Lehrbuch

der

funktionellen Diagnostik und Ther der Erkrankungen des Herzens und Gefässe

Lehrbuch

der

funktionellen Diagnostik und Therapie der Erkrankungen des Herzens und der Gefässe

von

Prof. Dr. **Aug. Hoffmann**

Geh. Med.-Rat, Direktor der medizinischen Klinik in Düsseldorf

Mit 169 Abbildungen und einer farbigen Tafel

Zweite, gänzlich neubearbeitete Auflage

Wiesbaden

Verlag von J. F. Bergmann

1920

Softcover reprint of the hardcover 1st edition 1920

ISBN-13: 978-3-642-89866-2 e-ISBN-13: 978-3-642-91723-3
DOI: 10.1007/978-3-642-91723-3

Druck der Universitätsdruckerei H. Stürtz A.G., Würzburg.

Meinem hochverehrten Lehrer Herrn Wirklichen Geheimen Rat

Prof. Dr. **Wilhelm Erb,** Exzellenz

zu Heidelberg

in grösster Dankbarkeit zugeeignet

Vorwort zur zweiten Auflage.

Die Aufforderung meines leider inzwischen verstorbenen Verlegers, des Herrn Dr. J. F. Bergmann, dem ich wie so viele Fachgenossen ein herzlich dankbares Gedenken bewahre, eine neue Auflage dieses Buches vorzubereiten, traf mich im Januar 1916 fern der Heimat unter Verhältnissen, die es mir nicht ermöglichten dieser Aufgabe gerecht zu werden. So verschob sich die Neubearbeitung bis zum Herbst 1918 und sie hat über manche trübe Tage und Abende hinweggeholfen.

Entsprechend den in den letzten Jahren gewonnenen grossen Fortschritten auf dem Gebiete der Kreislaufskrankheiten, die in einer gewaltig angeschwollenen Literatur niedergelegt sind, war eine fast vollständige Umarbeitung geboten, die namentlich das Gebiet der speziellen Diagnostik und der Therapie betrifft und zugleich ein besonderes Eingehen auf die Resultate experimenteller und pathologisch-anatomischer Forschung erforderte. Auch die reichen Erfahrungen des Weltkrieges mussten berücksichtigt werden, die namentlich das Gebiet der funktionellen und konstitutionellen Störungen betreffen. Die Lehre von den Unregelmässigkeiten des Herzens, welch letztere durch den Ausbau der Elektrographie, an dem der Verfasser nicht unbeteiligt ist, und durch die sonstige experimentelle Forschung vielfach umgestaltet wurde, ist als ein besonderes Kapitel der speziellen Diagnostik ganz neu bearbeitet, als „Insuffizienz der spezifischen Gewebe". Aber auch im übrigen wurde eine möglichst weitgehende Erneuerung und Vervollständigung des Inhalts angestrebt. Trotzdem glaubte ich an der in der ersten Auflage betätigten einheitlichen Auffassung der Erkrankungen der Kreislauforgane vom Standpunkt der Erkenntnis und Behandlung der funktionellen Schädigung festhalten zu sollen und so eine einheitliche Beurteilung der Kreislaufstörungen weiter zu erstreben. Mit dem vergrösserten Inhalt ist auch der Umfang des Buches gewachsen, so dass es zu einem Lehrbuch geworden ist, welches nicht nur dem Anfänger, sondern vor allem dem Praktiker ein Führer auf diesem Teilgebiet der inneren Medizin sein, und durch die möglichst umfassenden Literaturangaben ihm die eigene Kenntnisnahme der Originalarbeiten erleichtern möge. Ein günstiges Geschick ermöglichte es mir, wie bei der ersten Auflage, im schönen Engadin die letzte Hand an diese Arbeit zu legen.

Pontresina, August 1919.

Aug. Hoffmann.

Aus dem Vorwort zur ersten Auflage.

Im nachfolgenden ist in erweiterter Form der Inhalt von Vorlesungen über Erkrankungen der Kreislauforgane und ihre Behandlung dargestellt, welche ich an der Akademie für praktische Medizin in Düsseldorf gehalten habe. Ich versuchte dasjenige, was für den Arzt das Nächstliegende ist, die Diagnose und die Therapie der Kreislaufinsuffizienz zum Ausgangspunkt der Darstellung der Kreislaufstörungen zu nehmen und habe dabei die Ergebnisse der normalen und pathologischen Physiologie, sowie der anatomischen Forschung überall da eingefügt, wo sie zum Verständnis des Dargestellten in dem gewählten Rahmen notwendig erschienen.

Es wird so oft die Frage aufgeworfen, ob die wissenschaftliche Medizin andere Wege gehe, wie die praktische. Ich habe mich davon nie überzeugen können und glaube, dass aus jeder ernsthaften wissenschaftlichen Forschung ein allerdings unter Umständen erst mittelbar in die Erscheinung tretender Gewinn auch für die praktische Medizin herauskommen muss. Jedenfalls kann der Praktiker nicht die Wege und Resultate der wissenschaftlichen und experimentellen Forschung vernachlässigen, er muss das ihm Gebotene verarbeiten und mit den durch die klinische Beobachtung und Erfahrung gewonnenen Anschauungen vergleichen, und wo der Vergleich nicht stimmt, muss er sich ernstlich die Frage vorlegen, auf welcher Seite die Wahrheit liegt. Wie die physikalische und chemische Wissenschaft die Technik in ungeahnter Weise befruchtet hat, so wirkt auch die theoretisch-wissenschaftliche Forschung unausgesetzt fördernd auf die praktische Medizin ein. Diesen Anschauungen bin ich seit meiner Assistenten-Zeit bei Wilhelm Erb in Heidelberg nunmehr zwanzig Jahre treu geblieben, und in den nachfolgenden Darstellungen habe ich überall versucht, diese beiden Seiten des ärztlichen Interesses in enge Beziehung zueinander zu bringen. Trotzdem ich mich einer kompendiösen Darstellung befleissigt habe, glaubte ich nicht darauf verzichten zu sollen, die benutzte Literatur, deren Umfang in den letzten Jahrzehnten ganz ausserordentlich angewachsen ist, ausführlich mitzuteilen. So sind den einzelnen Kapiteln umfassende Literaturnachweise beigegeben, die besonders dem, der spezielles Interesse für einzelne Teilgebiete hat, als Wegweiser dienen und ihm zu weiteren Arbeiten behilflich sein mögen.

Pontresina, September 1910.

Aug. Hoffmann.

Inhaltsverzeichnis.

Allgemeine Diagnostik.

Spezielle Diagnostik.

Allgemeine Therapie.

Spezielle Therapie.

Allgemeine Diagnostik

I. Einleitung.

Die richtige Beurteilung der Funktionstüchtigkeit der Kreislauforgane im gegebenen Fall ist eine der wichtigsten aber auch der schwierigsten Aufgaben der ärztlichen Tätigkeit. Denn mit der Feststellung einer anatomischen Läsion des Herzens und der Art derselben ist die Diagnose nicht erschöpft. Muss auch diese Feststellung unter allen Umständen, schon um die Ursache einer bestehenden Kreislaufstörung richtig würdigen zu können, ein Hauptziel der Diagnostik sein, so geht doch das ärztliche Interesse weiter. Es handelt sich um die Feststellung, inwieweit der betreffende Mensch durch eine Erkrankung seiner Kreislauforgane geschädigt ist, das heisst, diese unter gewöhnlichen Verhältnissen ihren Dienst tun und welchen aussergewöhnlichen Anforderungen sie noch gewachsen sind. Diese individuelle funktionelle Diagnose ist in jedem Falle anzustreben.

Über das Verhalten der Kreislauforgane geben zahlreiche kombiniert anzuwendende Untersuchungsmethoden Aufschluss. Nicht das Herz allein ist der ausschlaggebende Faktor, sondern ebensosehr der Zustand der Gefässe. Dabei ist die Konstitution und das Verhalten des Nervensystems zu berücksichtigen.

Auf der genügenden Funktion der Kreislauforgane beruht die Funktion aller übrigen Organe des Körpers. So ist auch bei Erkrankungen der übrigen Organe der Zustand der Kreislauforgane von grosser Bedeutung. Wie das Nervensystem mit allen Organen des Körpers in Verbindung steht, so auch das Gefässsystem.

Die Aufgabe der Kreislauforgane ist die Versorgung jedes Körperteiles mit der diesem im gegebenen Augenblick notwendigen Menge von Nährstoffen, vor allem von Sauerstoff, also mit arteriellem Blut. Die Blutmasse muss sich fortwährend in genügend schneller Bewegung befinden und auf die einzelnen Körperteile nach Bedarf verschieden verteilt werden. Die Geschwindigkeit, mit der die Blutmenge durch einen Körperteil sich bewegt, hängt von der gegenseitigen Beziehung dreier Faktoren ab: der

Blutmenge und Beschaffenheit, die für gewöhnlich als etwas Gegebenes betrachtet wird, der Herzarbeit und der Weitbarkeit der Gefässe. Die beiden letzteren Faktoren besonders sind variabel, und die Veränderungen dieser festzustellen ist Aufgabe der funktionellen Diagnostik. In der Norm kompensieren sich die durch erhöhte Inanspruchnahme einzelner Organe vermehrten Bedürfnisse an arteriellem Blut durch das wechselnde Spiel der Arterienmuskulatur, indem, wenn einzelne Gefässgebiete erweitert werden, sich andere verengern. Steigen die Bedürfnisse in grösseren Gebieten, dann muss vermehrte Herzarbeit einsetzen, um den mittleren arteriellen Blutdruck bei Erweiterung grösserer Arteriengebiete und die Strömungsgeschwindigkeit bei ihrer Verengerung nicht absinken zu lassen. Das Herz arbeitet in der Norm nicht mit aller verfügbaren Kraft. Durch Vergrösserung der diastolischen Füllung und damit der systolisch ausgeworfenen Blutmenge oder durch Beschleunigung der Systolenfolge kann die Arbeitsleistung erhöht werden. Reicht die Herzarbeit nicht aus, so entsteht Kreislaufstörung. Der Druck in den Venen steigt, die Gewebe erhalten nicht genügenden Sauerstoff. Sie werden durch Überladung von mit Kohlensäure beladenem Blut zyanotisch. Es tritt allgemeiner Sauerstoffhunger ein.

Eine alltägliche Frage ist es, zu entscheiden, wieviel der einzelne seinem Herzen, seinem Kreislauf ohne Schaden zumuten darf. Hierzu bedarf es eingehender Untersuchungen und sorgsamer Erwägungen, wobei nicht nur der objektive Befund, sondern auch weitgehende Überlegungen die Grundlage bilden müssen: Konstitution, Lebensalter, Lebensgewohnheiten, frühere Krankheiten, Beruf usw. müssen berücksichtigt werden und erst das Gesamtbild aller Verhältnisse erlaubt es, ein Urteil über den Zustand der Kreislauforgane abzugeben. Das Ziel, eine einfache Methode zur sicheren Beurteilung des Kreislaufs zu erfinden, ist bisher nicht erreicht. Die Versuche, eine einzelne Eigenschaft des Herzens als ausschlaggebend für die Beurteilung des Zustandes desselben anzusehen, können der Kritik nicht standhalten. War es zeitweilig die Herzgrösse, welche im Vordergrund des Interesses stand und die Herzerweiterung dasjenige, was den Massstab für den Grad der Störung abgeben sollte, so wurde später wieder auf die Verhältnisse des Blutdruckes ein zu ausschliesslicher Wert gelegt. Die Zeiten, in denen man ein Geräusch als geradezu ausschlaggebendes Symptom einer Herzerkrankung ansah, sind vorüber, aber auch heute noch begegnet man vielfach einer Einseitigkeit in der Bewertung von einzelnen Symptomen, welche Erkrankungen des Herzens begleiten. Irregularitäten des Pulses, Blutdruckveränderungen, das Elektrokardiogramm darf man nicht alleinig in den Vordergrund stellen. Es muss daran festgehalten werden, dass nur eine Berücksichtigung aller Abweichungen von der

Norm, die bei einem Herzkranken gefunden werden, wobei den Organen, an denen sich Störungen der Herzfunktion mit mehr oder weniger grosser Deutlichkeit oder Regelmässigkeit durch sekundäre Erscheinungen erkennbar machen, so den Lungen, der Leber, den Harnorganen etc., besondere Aufmerksamkeit zu schenken ist, eine Beurteilung der Funktion der Kreislauforgane erlaubt. Dabei muss man sich vor Augen halten, dass das ärztliche Wissen und Können noch nicht so weit vorgeschritten ist, dass durch eine einzige bestimmte Untersuchungsmethode allein mit Sicherheit in jedem Einzelfalle die Frage der funktionellen Tätigkeit, namentlich in prognostischer Beziehung erschöpfend beantwortet werden kann. Es hat nicht an Versuchen gefehlt, durch bestimmte kombinierte Methoden ein allgemein gültiges Beurteilungsschema aufzustellen, doch ist keinem dieser Versuche aus leicht begreiflichen Gründen Erfolg beschieden gewesen. Die Fortschritte der Diagnostik, besonders die der letzten Jahrzehnte sind aber doch so weit gediehen, dass bei vorsichtiger und kritischer Anwendung der zur Verfügung stehenden Methoden selten ein Fehlschluss erfolgen dürfte. Man kann schon jetzt das Gebiet der Herzdiagnostik als eines der best ausgebauten der inneren Medizin bezeichnen, und deshalb ist die Kenntnis der einschlägigen Untersuchungsmethoden von grösster Wichtigkeit.

Natürlich wird man nicht in jedem Einzelfalle von allen komplizierten Methoden Gebrauch machen. Die meisten instrumentellen Methoden haben den Zweck, Symptome, welche man mit den Sinnen, dem Gehör, dem Gefühl, dem Gesicht wahrnehmen kann, zu verobjektivieren, die Beobachtung von dem subjektiven Ermessen des Untersuchers möglichst unabhängig zu machen. Ausserdem bringen sie Vorgänge, die mit den einfachen klinischen Methoden nicht festgestellt werden können, zur Wahrnehmung. Sie dienen also in erster Linie der Kontrolle der klinischen Methoden, der sinnlichen Wahrnehmungen des Untersuchers. Es ist deshalb erklärlich, dass eine gute Untersuchungstechnik und eine durch Anlage und Übung verschärfte Beobachtungskunst in vielen, ja den meisten Fällen dem Untersucher bei guter Kenntnis der Pathologie des Kreislaufs ein durchaus zutreffendes Urteil erlauben kann. Man muss sich also vor einer einseitigen Überschätzung des Wertes der maschinellen Untersuchungsergebnisse hüten. Die komplizierten Methoden haben auch ihre Fehlerquellen, die allerdings bei Übung in der Handhabung und in der Interpretation der Ergebnisse gewiss beschränkt, nicht immer aber ganz ausgeschaltet werden können. Durch Überschätzung der Methoden lag zeitweilig die Gefahr nahe, dass der Schwerpunkt der Krankenuntersuchung in das Laboratorium verlegt würde. Der Arzt als „Techniker“ trat zu sehr in den Vordergrund. Es scheint aber diese Zeit überwunden zu werden und der Ruf „vom Laboratorium mehr zurück ans Krankenbett“ erhebt sich, je mehr sich die Unzulänglichkeit aller Maschinen zur Beurteilung eines Krankheitszustandes erweist. Neben dem Arzt-Techniker kommt der Arzt-Künstler wieder zu seinem Recht. Nur beides vereint: die subtile Untersuchung und Beobachtung mit klinischen Hilfsmitteln nebst der im gegebenen Fall richtigen Anwendung und Deutung der iustrumentellen Methoden verbürgt das grösste Können.

So soll man sich daran gewöhnen, auch die geringsten Abweichungen der Norm, die sich mit Gefühl, Gehör und Auge feststellen lassen, zu schätzen und komplizierte Instrumente erst dann heranziehen, wenn die Resultate zweifelhaft sind, oder wenn die klinische Beobachtung nicht ausreicht, den vorliegenden Fall zu analysieren. In solchen Fällen sind diese aber oft unentbehrlich. Es muss deshalb die Aufgabe des Arztes sein, alle gangbaren Methoden, wenn nötig, in den Bereich der Betrachtung zu ziehen und sie in ihrer Bedeutung für das Ziel der Diagnostik, die Feststellung des Zustandes und der Leistungsfähigkeit der Kreislauforgane, kritisch würdigen zu können.

Was von der Diagnostik gilt, gilt in derselben Weise von der Therapie. Auch die Therapie soll „funktionell“ sein, d. h. sich aufbauen auf der genauen Berücksichtigung des funktionellen Zustandes der Kreislauforgane und der Kenntnis der funktionellen Wirkung der angewandten Heilmittel und Behandlungsmethoden. Die Wahl der bei Herzkranken üblichen Heilmittel und Heilmethoden muss so im Einzelfalle sich den Erwägungen der funktionellen Diagnostik anschliessen. Nichts schadet hier mehr wie ein Schematismus. Nicht der organische Befund, etwa ein Klappenfehler, bestimmt die Therapie. Wir sind demselben gegenüber ebenso machtlos wie etwa einem verlorenen Auge gegenüber. Der Grad der Funktionsstörung muss für den Behandlungsplan ausschlaggebend sein, und so schliesst sich an eine funktionelle Diagnostik die funktionelle Therapie unmittelbar an. Gerade bei Herzkranken muss die Therapie, um ein viel missbrauchtes Wort anzuwenden, individuell sein. Auf Grund der empirisch und experimentell festgestellten Wirkungsweise sind die zur Hebung des funktionellen Zustandes geeigneten Heilmittel und Heilmethoden auszuwählen und ist im Einzelfall die Therapie zu bestimmen.

Es muss bei der Untersuchung der Kreislauforgane derselbe Gang der Untersuchung erfolgen wie bei der Krankenuntersuchung überhaupt. Ein ganz besonderer Wert kommt dabei der Anamnese zu, deren sorgfältige Aufnahme allein dafür bürgt z. B. dass gewisse, nur anfallsweis auftretende Störungen nicht übersehen werden. Sie gibt wertvolle Anhaltspunkte für die Beurteilung der bisherigen Leistungsfähigkeit des Herzens.

Die eigentliche Untersuchung zerfällt in die Feststellung der Gestalt, Lage und Grösse des Herzens und der grossen Gefässe und in das Studium der durch die Bewegung und Tätigkeit der Kreislauforgane hervorgerufenen Erscheinungen.

Dabei ist die Arbeitsleistung des Herzens neben der der Gefässe zu berücksichtigen.

Es kommt dazu die Feststellung gewisser Symptome, die als Begleiterscheinungen der Kreislaufstörungen in anderen Organen entstehen.

II. Das Krankenexamen (Anamnese) und die Inspektion.

I. Das Krankenexamen.

a) Die Vorgeschichte.

Bei der Aufnahme der Anamnese sind für die Beurteilung der Kreislauforgane folgende Feststellungen wichtig:

Hereditäre Verhältnisse sind für die Diagnose der Herzkrankheiten selten von Belang. Doch scheint eine gewisse funktionelle Schwäche oder Anfälligkeit, die sich in der Konstitution häufig ausdrückt, erblich sein. Man findet dann mitunter bei verschiedenen Gliedern derselben Familie andauernde Beschleunigung oder Verlangsamung des Herzschlags. Auch arhythmische Störungen sind in manchen Familien häufig. So konnte ich in einem Falle bei Gliedern von vier Generationen derselben Familie Extrasystolen-Arhythmie beobachten. Anfälle von Herzjagen kommen zuweilen in mehreren Generationen einer Familie vor (Leusser).

Vielleicht auch, dass eine gewisse familiäre Disposition zu Klappenfehlern, bzw. zur Endokarditis vorkommt. Man begegnet nicht selten in derselben Familie mehreren Geschwistern, welche an Herzfehlern leiden. Es scheint, dass insofern eine gewisse familiäre Anfälligkeit der Herzklappen besteht, dass bei akuten Erkrankungen, Gelenkrheumatismus, Influenza, Chorea, in gewissen Familien Komplikationen von seiten des Herzens leichter auftreten. So beobachtete ich bei einer schweren Influenza-Epidemie bei nicht weniger wie drei Kindern derselben Familie eine bei dieser Erkrankung sonst seltene Endokarditis, die mit Klappenfehler ausging. Mit demselben Recht könnte man aber auch in diesen Fällen die Schwere der Infektion resp. die Virulenz der betreffenden Noxe in Betracht ziehen, da jedenfalls die Kranken sich aus derselben Quelle infiziert hatten. Angeborene Herzfehler finden sich mitunter in mehreren Generationen (Burwinkel). Ebenso findet man eine Art rheumatischer Veranlagung in gewissen Familien und damit auch eine grössere Disposition zu Komplikationen am Herzen.

Die Gicht, eine oft familiäre Krankheit, spielt bei der Entstehung mancher Herz- und Gefässkrankheiten eine Rolle. Fettleibigkeit und Arteriosklerose werden nicht selten als familiäre Krankheiten gefunden. Man erfährt so, dass in derselben Familie der Schlaganfall „erblich" ist, oder dass verschiedene Geschwister in einem bestimmten Lebensalter an Apoplexie zugrunde gingen.

Wichtiger wie die erblichen Verhältnisse ist die frühere Lebensweise des Kranken; zunächst sein Verhalten in der Aufnahme von Speisen und Getränken. Überernährung führt zu Fettsucht und damit leicht zur konsekutiven Erkrankung der Kreislauforgane, zum Fettherzen und zur Arteriosklerose. Der reichliche Genuss von Alkohol schädigt die Kreislauforgane, insbesondere wird dem Bier eine wichtige ätiologische Bedeutung beigelegt. Herzhypertrophien, Nierenerkrankungen und Myokarditis findet man häufig bei Leuten, die reichlichem Biergenuss frönen, während die anderen Alkoholika nach dieser Richtung weniger in den Vordergrund treten.

Nikotinmissbrauch führt leicht zu Kreislaufstörungen, die zum Teil nur als funktionell anzusprechen sind, zum Teil aber auch, wie die Arteriosklerose speziell der peripheren Arterien (Erb), als organische Krankheiten wahrscheinlich einen gewissen Zusammenhang mit dem Genuss dieses Giftes haben. Grosse übermässige körperliche Anstrengungen schädigen das Herz, namentlich in vorgerückterem Lebensalter. Bei schwer arbeitenden Menschen, ebenso wie bei Sportsleuten, findet man häufig schon in früherem Lebensalter Herzhypertrophie, Myokarditiden und Arteriosklerose (Tübinger Herz). Das hypertrophische Herz ist Erkrankungen mehr ausgesetzt wie das normale. Es neigt mehr zum Versagen wie dieses (Athletenherz). Ebenso ist auf psychische Erregungen Wert zu legen. Menschen, die ein aufgeregtes tätiges Leben führen, fallen oft frühzeitig der Arteriosklerose zum Opfer, ebenso werden durch heftige Erregungen manche Erkrankungen, wie die nervösen Herzstörungen, auch vielleicht die Basedowsche Krankheit herbeigeführt oder doch ungünstig beeinflusst.

Wichtig ist die Beachtung der allgemeinen Konstitution, besonders des Zustandes der Körpermuskulatur. Die Muskelmasse des Herzens geht in ihrer Grösse mit der Entwickelung der sonstigen Muskulatur parallel (Hirsch). Es ist demnach aus dem Zustand der Körpermuskulatur, ob sie kräftig oder schlaff und gering entwickelt ist, ein Rückschluss auf die Beschaffenheit der Herzmuskulatur möglich. Auch die Thoraxverhältnisse sind von Belang. Herz nimmt eine Beeinträchtigung des Herzens durch Raumbeengung im Thorax an. Wichtiger ist die Kyphoskoliose wegen ihrer Folgeerscheinungen für Atmung und Kreislauf.

Das Lebensalter, in dem der Kranke zur Beobachtung kommt, ist von grösster Wichtigkeit. Wenngleich auch im jugendlichen Alter sich bei der Autopsie namentlich solcher, die an Infektionskrankheiten gelitten haben, Veränderungen an den Gefässen finden, die anatomisch zur Arteriosklerose gerechnet werden, so ist es doch fraglich, ob die chronische Arteriosklerose, wie wir sie als ausgeprägtes Krankheitsbild kennen, mit diesen identisch ist (Mönkeberg). Jedenfalls wird man funktionelle Störungen unter den 30er Jahren eher als nervös bedingt auffassen, als jenseits dieser Zeit, in der die Arteriosklerose mit zunehmender Häufigkeit auftritt. Mit höherem Lebensalter tritt auch in den Kreislauforganen ein gewisser Verschleiss auf, der vorkommende Störungen wahrscheinlicher als organisch bedingt erscheinen lässt, als in der Jugend. Andererseits spielt das Lebensalter für die Prognose und Beurteilung der Herzfehler eine grosse Rolle. Angeborene Herzfehler geben durchweg mit seltenen Ausnahmen eine schlechte Prognose. Auch die im ersten und im Anfang des zweiten Lebens-Jahrzehnts auftretenden Herzfehler, die meist mit grösserer Erweiterung des Herzens einhergehen, werden nicht lange ertragen. In der Pubertät verschlimmert sich häufig der Zustand. Das Pubertätsalter zeichnet sich ebenfalls durch gewisse Störungen am Herzen aus. Die respiratorische Unregelmässigkeit des Pulses ist eine sehr häufige Erscheinung dieses Alters, die jedoch von guter Prognose ist. Auch sonstige Unregelmässigkeiten der Herztätigkeit sind in diesem Alter häufig. Das Herz von Kindern in den ersten Lebensjahren erscheint häufig relativ zu gross; der Spitzenstoss überschreitet die Mamillarlinie, ohne dass dies eine krankhafte Vergrösserung des Herzens bedeutet. Ebenso ist die Zeit des Klimakteriums häufig infolge von Änderungen der inneren Sekretion von Kreislaufstörungen begleitet. Wallungen, die auf partiellen Gefässkrämpfen und -Erweiterungen beruhen, treten ein, ebenso Beschleunigung und Unregelmässigkeit der Herztätigkeit. Besonders kurz vor oder im Beginn der Menopause pflegen derartige Störungen aufzutreten.

Frühere Erkrankungen sind für die Diagnose der Herzkrankheiten von Wichtigkeit. Vor allen Dingen wichtig ist der akute Gelenkrheumatismus, der erfahrungsgemäss am häufigsten zu Komplikationen von seiten des Herzens führt. Endokarditis kommt bei dieser Erkrankung relativ am häufigsten als Komplikation vor, und als Folgeerscheinung dieser bleiben Klappendefekte zurück. Aber auch andere akute Infektionskrankheiten sind zuweilen mit Endokarditis kompliziert, vor allem die Influenza, die um deswillen eine grosse Bedeutung hat, weil sie im Anfang der 90er Jahre und wieder im Jahre 1918 geradezu pandemisch in Europa herrschte und mitunter die Ursache von Klappenfehlern wurde. Ebenso sind septische Erkrankungen, ferner Masern, Scharlach, Diphtherie von Bedeutung, während Typhus und Pneumonie seltener zur Erkrankung des Endokards, häufiger des Perikards führen. Nach Syphilis ist unter allen Umständen zu fragen. Schon in den Frühstadien der Syphilis treten oft Herzstörungen ein (Fournier, Grassmann), besonders aber in der Tertiärperiode. Die Mehrzahl der Aorten-Aneurysmen entsteht auf syphilitischer Grundlage. Ebenso findet sie sich als Ursache bei den sonstigen Erkrankungen der Aorta ascendens und der Klappen, besonders bei der Insuffizienz. Dass Veränderungen in den Arterien, so Aortitis und Koronarsklerose, ihr ursächliches Moment in manchen Fällen in der Syphilis haben, ist zu berücksichtigen. Von sonstigen Erkrankungen ist die Chorea minor wichtig, die vereinzelt mit Endokarditis kompliziert ist, auch Erythema nodosum und verwandte Erkrankungen sind mitunter der Ausgangspunkt einer Entzündung des Endokards.

Auch bestehende, namentlich beginnende Gravidität ist zu beachten. Gerade in der Gravidität kommen häufig Irregularitäten des Pulses, so Extrasystolen-Irregularität dauernd und anfallsweise vor. Die Prognose ist günstig. Umgekehrt sieht man in der Gravidität bisweilen vorher festgestellte Extrasystolen-Arhythmie verschwinden. Das Uterusmyom ist häufig von Störungen von seiten des Herzens begleitet. Gicht und chronischer Rheumatismus sind mitunter der Ausgangspunkt von Kreislaufstörungen, besonders aber Nierenerkrankungen, so dass in keinem Falle die Feststellung, wie die Niere funktioniert, unterbleiben darf.

Auch der Zustand der Atmungsorgane, wobei Asthma, Emphysem, Husten und namentlich blutiger Auswurf besonders zu berücksichtigen sind, muss beachtet werden.

Von Bedeutung auch sind die sexuellen Verhältnisse speziell für die funktionellen resp. nervösen Störungen. Onanie und sexueller Abusus sonstiger Art sind häufig der Ausgangspunkt nervöser Herzstörungen und auch von Hypertrophie und Vergrösserung des Herzens (Bachus).

Die Beschäftigung des Kranken und der Beruf sind insofern von Wichtigkeit, als eine mit grossen psychischen Aufregungen verbundene Tätigkeit die Ursache von Herzstörungen sein kann, und ebenso spielen, wie eingangs erwähnt, die mit dem Beruf etwa verknüpften grösseren körperlichen Anstrengungen eine Rolle.

Es wird jetzt und in Zukunft auch die Frage nach den Erlebnissen im Weltkrieg gestellt werden müssen. Bei den in der Heimat Gebliebenen wirken die seelischen Erschütterungen, die Aufregung und Spannung,

Verluste naher Angehöriger, vielleicht auch die Ernährungsveränderungen auf das Herz-Gefässsystem zurück. Besonders aber bewirken die Anstrengungen im Felde und mehr noch die psychischen und körperlichen Traumen bei Kriegsteilnehmern häufig Störungen an den Kreislauforganen.

Auch Kriegsverletzungen des Herzens und der umliegenden Organe führen nicht selten zu nachhaltigen Störungen (Brustschüsse). Verletzungen kommen ferner bei der Entstehung von Klappenfehlern in Betracht, besonders aber bei funktionellen Störungen (traumatisch entstandene Neurosen).

Von Wert ist die Feststellung des Beginns der Krankheitserscheinungen, ob schon in früher Jugend ähnliche Erscheinungen bestanden haben. Dies ist besonders wichtig bei Störungen der Motilität des Herzens. Haben diese bereits im jugendlichen Alter bestanden, so sind sie gewöhnlich harmloserer Natur, als wenn sie erst in späterem Alter auftreten.

b) Subjektive Störungen.

Die subjektiven vom Herzen ausgehenden Störungen zerfallen in zwei Kategorien: erstens in die bei der Bewegung des Herzens entstehenden Empfindungen, und zweitens in die unabhängig von der einzelnen Herzbewegung bestehenden Gefühlsstörungen. Die ersteren bezeichnen wir als Herzklopfen.

Das Gefühl des Herzklopfens, bei welchem jeder einzelne Herzschlag — meist unangenehm — empfunden wird, wird entweder in der Gegend der Herzspitze oder unter dem Brustbein lokalisiert. Bei heftigeren Graden von Herzklopfen fühlt der Kranke die Pulsationen auch am Halse in der Gegend der Karotiden, sowie mitunter auch im Kopf und in den Ohren. Auch pulsatorische Gefühle an der Bauchaorta werden mitunter empfunden. Dabei kann der Puls regelmässig oder unregelmässig sein, er kann beschleunigt oder nicht beschleunigt sein. Mitunter ist die Aktion des Herzens, ohne dass Beschleunigung besteht, heftiger und erschüttert die Brustwand mehr als gewöhnlich. Es handelt sich dabei wohl um einen durch nervöse Einflüsse geänderten Aktionstypus. Ist der Puls nicht beschleunigt und regelmässig, so handelt es sich beim Herzklopfen oft nur um eine subjektive Überempfindlichkeit, ist er aber beschleunigt oder unregelmässig, so liegen zugleich Motilitätsstörungen des Herzens vor. Das Gefühl von Herzklopfen vermisst man merkwürdigerweise sehr häufig bei durch organische Ursachen bedingten Störungen der Herzbewegung, und man ist oft erstaunt, wie wenig manche Schwerkranke über Herzstörungen klagen, trotz mächtig veränderter Herzaktion, bei der der Puls oft durchaus unregelmässig ist.

Die Bedeutung des Gefühls von Herzklopfen ist keine allzugrosse. Starkes Herzklopfen pflegt sich namentlich bei nervösen Menschen einzustellen. Der normale Mensch fühlt für gewöhnlich sein Herz nicht, jedoch genügt es, dass er seine Aufmerksamkeit intensiver seinem Herzen zuwendet, um namentlich bei der Nachtruhe, wenn alles still ist, eine deutliche Empfindung von der Erschütterung des Thorax durch jeden Herzschlag zu erhalten. Wie Oppenheim und Goldscheider hervorheben, entsteht bei nervösen Menschen durch die dem Herzen zugewandte Aufmerksamkeit, durch angespannte Selbstbeobachtung gewissermassen eine Bahnung, und so kommt es dazu, dass das zunächst nur zeitweilig empfundene Klopfen durch das immer feiner werdende Seelengehör immer häufiger und deutlicher vernommen wird, und schliesslich bildet sich ein habitueller Zustand aus, bei dem in peinigender Weise fortwährend das Klopfen und andere unangenehme Sensationen in der Herzgegend empfunden werden. Mit diesem unangenehmen Gefühl in der Herzgegend sind gewöhnlich auch Allgemeingefühle der Angst und Spannung verbunden. Es entsteht ein Circulus vitiosus. Das beängstigende Gefühl, welches durch die fortwährende Wahrnehmung der eigenen Herztätigkeit entsteht, löst Affekte und Stimmungen aus, die wiederum beschleunigend oder verlangsamend auf die Tätigkeit des Organs einwirken. Jede veränderte Tätigkeit des Organs wird aber wiederum besonders unangenehm empfunden, und so kommt es zu einer unausbleiblichen Steigerung, wenn nicht eine stärkere Macht den Kreis durchbricht. Die sensiblen Störungen sind fast regelmässige Begleiterscheinungen psychisch-nervöser Herzstörungen, aber auch bei lokalisierten Störungen des Herzens werden sie beobachtet, obwohl bei letzteren die motorischen Störungen meist in den Vordergrund treten.

Mitunter hören die Kranken selbst bei der Herztätigkeit ein Geräusch; dieses Geräusch hat zischenden, musikalischen, oder auch knackenden Charakter. Es ist das meist ein vom Herzen herrührendes sogenanntes Klappen-Ferngeräusch. Meist ist es nur vorübergehend subjektiv wahrnehmbar, mitunter besteht es immerzu. Mitunter verdankt es seine Entstehung der Pulsation der Karotis, die vom inneren Ohr wahrgenommen wird.

Die nicht von der Herzbewegung abhängenden subjektiven Störungen von seiten des Herzens sind erstens ein abnormes Druckgefühl in der Herzgegend, welches man bei organisch und funktionell erkrankten Herzen findet. Zweitens Schmerzgefühl in der Gegend des Herzspitzenstosses, dasselbe wird meist etwas ausserhalb und unterhalb der Herzspitze lokalisiert und man findet häufig dann in dieser Gegend bei genauer Sensibilitätsprüfung eine hyperästhetische Zone (Head). Zuweilen ziehen die Schmerzen die Interkostalnerven entlang bis zum

Rücken. Zugleich mit diesen findet sich mitunter das Gefühl von Kribbeln. Drittens treten auch richtige Anfälle auf, die mit krampfhaften Schmerzen in der Herzgegend und unter dem Brustbein einhergehen. Die Schmerzen strahlen häufig in den linken, zuweilen auch in beide Arme aus. Der Schmerz kann sehr hohe Grade erreichen. Mitunter strahlt der Schmerz in den Oberkiefer und in die Zähne aus.

Diese Anfälle, Angina pectoris, stenokardische Anfälle genannt, treten vorzugsweise bei Körperbewegungen, beim Gehen, Treppensteigen, oft auch bei Einatmung kalter Luft auf, ferner bei Aufregungen und auch nach stärkeren Mahlzeiten. Die Schmerzen erreichen oft hohe Grade, so dass die Kranken dabei kollabieren. Das Gesicht wird blass, kalter Schweiss tritt auf die Stirn, und der Zustand kann sich bis zum förmlichen Vernichtungsgefühl steigern.

Man beobachtet Anfälle von Angina pectoris in erster Linie bei organisch Herzkranken. Besonders bei Sklerose der Kranzarterien treten sie häufig auf, doch sind sie nicht pathognomonisch für dieses Leiden, da bei Kranken mit schwersten Anfällen die Kranzarterien oft intakt gefunden werden und umgekehrt sie bei schwerster Erkrankung dieser Gefässe fehlen können, denn auch andere organische Herzstörungen: Klappenfehler, Myokarditis etc. können zu diesen Anfällen führen.

Andererseits kommen sie auch bei rein funktionellen (nervösen) Herzstörungen vor. Man hat der Angina pectoris vera, wie sie als Begleiterscheinung organischer Herzkrankheiten häufig beobachtet wird, eine Pseudoangina, eine Angina pectoris vasomotoria (Nothnagel) gegenüber gestellt. Romberg sowohl wie Mackenzie betonen, dass ein durchgreifender Unterschied in den Symptomen zwischen beiden Arten der Angina pectoris nicht gefunden werden kann. Auch bei funktionellen Erkrankungen, z. B. bei der Tabakvergiftung, können Anfälle von Herzschmerz auftreten, die sich nicht wesentlich von der Angina vera unterscheiden und wohl auch auf vorübergehendem Krampf der Koronararterien beruhen.

Ob die Angina pectoris durch ein organisches Leiden bedingt ist, oder ob es sich um eine solche als Teilerscheinung einer Neurose handelt, muss durch die genaue Untersuchung der übrigen Symptome festgestellt werden, und das kann grosse Schwierigkeiten machen.

Die Erklärung des Zustandekommens der Herzschmerzen macht einige Schwierigkeit. Alle viszeralen Organe haben keine eigentlich schmerzempfindenden Nervenfasern. Das ist von Lennander für die Unterleibsorgane und von Ross, Head und Mackenzie für das Herz festgestellt. Auch eigene Erfahrungen zeigten mir, dass man das durch Thorakoplastik unter der Haut freiliegende Herz kneifen, drücken oder sonst insultieren kann, ohne dass der Kranke eine Schmerzempfindung äussert. Und doch findet man bei organisch, namentlich aber auch bei funktionell Herzkranken Schmerzempfindungen in der Herzgegend lokalisiert. Oft liegt der Schmerz in den äusseren Bedeckungen, und man findet dabei nicht selten eine Hyperästhesie der Haut, welche eine gewisse typische Verbreitung zeigt. Diese umfasst einen Teil der Herzgegend und die Innenfläche des linken Arms, wie Mackenzie es dargestellt hat. Es entspricht diese Hyperästhesie ungefähr dem 1. bis 4. Dorsalsegment. In Deutschland sind die einschlägigen Untersuchungen von Head und Mackenzie bisher wenig beachtet worden, und doch gewinnen sie physiologisch und klinisch zunehmende Bedeutung. Head und Mackenzie fassen diese Schmerzen als irradiierte auf, d. h. sie nehmen an, dass zwar das Herz keine Gefühls- und Schmerzreize zum Zentralorgan direkt sendet, dass aber durch Vermittlung des autonomen Nervensystems fortwährend vom Herzen aus Reize zum Zentralorgan, hier zum Rückenmark und zum Kopfmark fliessen. Diese Reize bewirken, wenn sie pathologisch verändert sind, einen Zustand erhöhter Reizbarkeit in den entsprechenden Partien des Zentralorgans, wie das von Mackenzie entworfene Schema veranschaulicht. Die in diesen Bezirk einmündenden sensiblen Fasern erfahren eine Umstimmung, so dass schon einfache Tastreize, welche von denselben dem Rückenmark zugeführt werden, dort zu schmerzhaften Empfindungen gewissermassen umgeformt und als solche weiter geleitet werden. Diesen Vorgang nennt Mackenzie den Viszero-Sensory-Reflex.

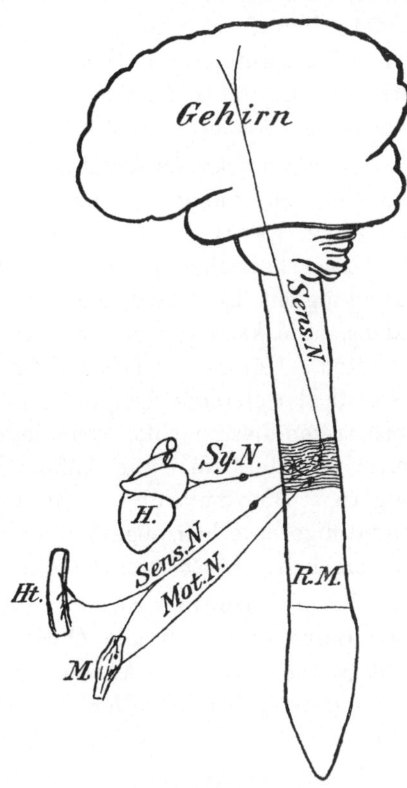

Fig. 1.
Schema der Entstehung des sensorischen und motorischenHerzreflexes nach Mackenzie.
H = Herz, Ht = Haut, M = Muskel, RM = Rückenmark.

Ebenso sollen die motorischen Kerne derselben Region beeinflusst werden, so dass sie tonische Kontrakturen in den benachbarten Muskelbezirken, beim Herzen in den Interkostalmuskeln hervorrufen, einen Vorgang, den er als Viszero-Motor-Reflex bezeichnet, entsprechend der défense musculaire bei abdominellen Viszeralerkrankungen. Es lässt sich nicht leugnen, dass Schmerzempfindungen, die bei gestörter Herztätigkeit oder auch bei nur gesteigerter Empfindlichkeit für die Tätigkeit des Herzens auftreten, etwas Typisches haben, so dass eine derartige psychophysische Erklärung annehmbar erscheint. Obiges Schema nach Mackenzie veranschaulicht es, wie er sich das Zustandekommen dieser Reflexe denkt (Fig. 1). Eine andere von Lewandowsky gegebene Erklärung ist die, dass die glatten Muskelfasern, besonders der Gefässe, unter gewissen Umständen bei stärkerer Kontraktur sehr empfindlich werden und die Organschmerzen produzieren sollen.

Neusser nimmt ebenfalls einen durch irgend einen Reiz in den Vasomotoren des Herzens hervorgerufenen Krampfzustand der Koronargefässe an, dabei soll durch sensible Sympathikusfasern der Schmerz zentripetal geleitet werden. Irgend ein das sympathische Nervengeflecht, welches das Herz umspinnt, treffender Reiz soll den Schmerzanfall auslösen können.

Anfälle von Beschleunigung oder Unregelmässigkeit der Herztätigkeit werden oft beim Krankenexamen angegeben. Bei ersteren ist besonders darauf zu achten, ob die Anfälle plötzlich beginnen und plötzlich enden (Anfälle von Herzjagen) und aus welcher Ursache sie aufgetreten sind, ob Gemütsbewegungen, Anstrengungen, Exzesse in venere, Abusus von Alkohol, Nikotin, Kaffee, Tee, vorausgegangen sind.

Nach subjektiven Beschwerden von seiten anderer Organe ist eingehend zu fahnden. Vor allen Dingen kommt hier in Betracht: Kurzatmigkeit, Husten, Auswurf, ob zeitweilig Blut ausgeworfen ist (hämorrhagischer Infarkt der Lungen), Seitenstechen. Gerade die Kurzatmigkeit ist häufig das erste Symptom eines bestehenden Herzleidens. Sie kann in der Ruhe vorhanden sein oder erst bei Bewegung auftreten. Gewisse Atemstörungen treten anfallsweise auf und sind oft das erste alarmierende Symptom einer Herzinsuffizienz (Asthma cardiacum). Meist treten diese nachts, wenn das Herz unbeeinflusst von stimulierenden Reizen arbeitet, auf. Die Anfälle können sich zu äusserster Heftigkeit steigern. Die Sprache wird durch die Kurzatmigkeit beeinflusst. Kurzatmige sprechen abgesetzt und können nicht in fortlaufender Rede sich ergehen. Lässt man sie zählen, so müssen sie oft Atem schöpfen.

Kopfschmerz, Schwindel, Ohrensausen, sowie subjektive Geräusche in den Ohren sind ebenfalls bei Herzkrankheiten nicht selten. Heftige Anfälle von Hinterhauptschmerzen beobachtet man zeitweilig bei Mitralfehlern. Eingenommener Kopf, dumpfer Kopfschmerz begleiten oft die Arteriosklerose, ebenso Schwindelerscheinungen.

Symptome von seiten der Verdauungsorgane sind bei Herzkranken nicht selten vorhanden. Druck und Völle in der Lebergegend kennzeichnen mitunter die Stauungsleber. Der Appetit liegt bei Insuffizienz des Kreislaufes in der Regel danieder. Aufstossen, Erbrechen kann erfolgen, selbst Blutbrechen kommt bei allgemeiner Stauung vor. Der Stuhlgang ist meist angehalten, mitunter aber auch diarrhoisch (Morbus Basedowii). Auch die Urinsekretion zeigt dem Kranken subjektiv erkennbare Störungen. Dunkler, satziger Urin in verminderter Menge abgesondert kommt bei Herzkranken mit beginnender Insuffizienz häufig vor, andererseits auch vermehrte Ausscheidung eines hellen Urins, so bei Komplikation mit Schrumpfniere. Das Zurückgehen der gewohnten Urinmenge wird von den Kranken als eines der ersten Symptome der beginnenden Insuffizienz oft bemerkt. Andererseits werden bei nervösen Herzstörungen mitunter grössere Mengen diluierten Harns

(Urina spastica) abgesondert. Auch kommt es vor, dass Nykturie auftritt, die vorher nicht vorhanden war.

Wichtig ist die Frage nach Anschwellungen, besonders der Füsse, die mitunter lange Zeit, namentlich abends auftreten, bevor weitere Erscheinungen des gestörten Kreislaufes dem Kranken subjektiv bemerkbar werden. Gewisse Aufschlüsse gibt auch die Feststellung des Verhaltens des Körpergewichtes. Seine rasche Vermehrung weist auf Flüssigkeitsretention hin, umgekehrt ist starke Abmagerung namentlich bei älteren Individuen sehr oft mit der Arteriosklerose, der Myokarditis und mit sonstigen Herzerkrankungen verbunden.

Eine wichtige Frage ist auch die nach dem Schlaf. Der Schlaf ist diejenige Zeit, in der das unablässig arbeitende Herz gewissermassen eine Ruhepause hat. Während des wachen Zustandes empfängt das Herz unausgesetzt Impulse, sei es von der Psyche selbst, sei es von anderen Organen des Körpers, sei es von der Aussenwelt, z. B. auch durch Erschütterungen beim Gehen etc. Im Schlafe fallen alle diese zum Teil vom Nervensystem auf das Herz übertragenen Reize fort, das Herz arbeitet mit der reinen unbeeinflussten Automatie. Fehlender Schlaf schädigt das Herz um seine notwendige Ruhe. Es ist das wohl auch ein Hauptgrund, weshalb die schlaflos, wenn auch ruhig, im Bett verbrachten Nächte nicht die körperliche Erquickung bringen, wie ein gleich langer Schlaf. Mangelnder Schlaf ist eine häufige Begleiterscheinung organischer und funktioneller Herzstörungen, er bedarf deshalb dringender Berücksichtigung.

Vor allem vergesse man nicht zu erfragen, ob und womit der Kranke bereits vorher behandelt wurde. Namentlich ob kürzlich etwa Digitalispräparate verabreicht wurden, damit man nicht durch übergrosse Gaben dieses Mittels Schaden anrichtet.

Wenngleich viele Punkte der Angaben der Kranken für die Beurteilung einer vorliegenden Störung von Wichtigkeit sind, so wird man manche anamnestischen Verhältnisse doch durch die objektive Untersuchung ergänzen müssen. Speziell die Frage, ob Lues vorliegt, wird häufig erst durch die Wassermannsche Komplementablenkungs-Methode festzustellen sein, die man in keinem verdächtigen Fall unterlassen darf. Die körperliche Leistungsfähigkeit vor der Erkrankung und die etwaige Abnahme seit ihrem Beginn gibt wertvolle Anhaltspunkte für die funktionelle Diagnose.

II. Die Inspektion.

a) Die äussere Erscheinung.

Wenngleich die äussere Erscheinung eines Kranken, speziell eines Herzkranken, für die Diagnose nicht von ausschlaggebender Bedeutung ist, so ist doch andererseits oft eine aufmerksame Besichtigung imstande, das Urteil über den Zustand des Kranken, besonders auch in prognostischer Beziehung wesentlich zu beeinflussen. Gewiss soll man Augenblicksdiagnosen perhorreszieren, sie täuschen, aber andererseits soll eine genaue Inspektion auch bei Herzkranken niemals unterlassen werden. Ein sorgsames Beobachten dessen, was der Kranke äusserlich darbietet, zeigt nicht selten den Grad der Funktionsstörung schon ebenso deutlich an, wie ihn die objektive Untersuchung nachher bestätigt. Folgende äusseren Erscheinungen sind bei Herzkranken in erster Linie wichtig:

a) Die allgemeine Konstitution. Gewisse funktionelle Störungen gehen mit Anomalien der Konstitution einher, die sich häufig im äusseren Habitus erkennen lassen. Vor allem ist es der infantile Habitus, der neben allgemein schwächlicher Veranlagung auch ein funktionell minderwertiges Herz aufweist. Beim Mongolismus finden sich oft kongenitale Herzmissbildungen. Beim Status thymo-lymphaticus kommt plötzlicher Herztod bei geringfügigen Eingriffen, besonders bei der Narkose und bei Anwendung sinusoidaler Wechselströme vor, die Hering auf Herzkammerflimmern zurückführt. Vor allem ist auf das Verhalten der Schilddrüse zu achten, um basedowoide Erkrankungen nicht zu übersehen. Form und Länge des Thorax sind für die Lage des Herzens von Bedeutung. Skoliosen und Kyphoskoliosen bringen Lageanomalien hervor, die für die Funktion des Herzens von nachteiligem Einfluss sind. Abnorme Thoraxlänge bedingt das leistungsschwache Cor pendulum (Wenckebach) und das Tropfenherz (F. Kraus). Letzteres kommt bei dem sogenannten kümmernden Hochwuchs vor. Auch hier besteht Schmal- und Engbrüstigkeit. Der Atemtypus ist dabei so, dass die oberen Teile des Thorax die grössten Exkursionen machen, demnächst steht der Unterbauch. Untere Thoraxapertur und Rumpfmitte machen geringe Bewegungen.

Andererseits haben organische Herzkrankheiten, besonders wenn sie angeboren sind oder in früher Jugend entstehen, auf die körperliche Entwickelung Einfluss. Solche Individuen bleiben oft auf infantiler Stufe stehen. Bei früh erworbenen Herzfehlern findet sich eine oft hochgradige Vergrösserung des Herzens, die zur linksseitigen Vorwölbung des Thorax führt. (Voussure.)

b) Die Hautfarbe. Viele Kranke mit chronischen Herzfehlern sind von sehr blasser Hautfarbe, namentlich jugendliche Individuen unter 20 Jahren zeigen eine oft wachsartige Blässe der Haut. Die grosse Anämie, welche dieser zugrunde liegt, ist ein Signum mali ominis. Man findet dann sowohl eine Verminderung der roten Blutkörperchen als auch eine Hämoglobinverarmung derselben. Besonders auffällig ist die Anämie bei der septischen Endokarditis.

Tafel I.

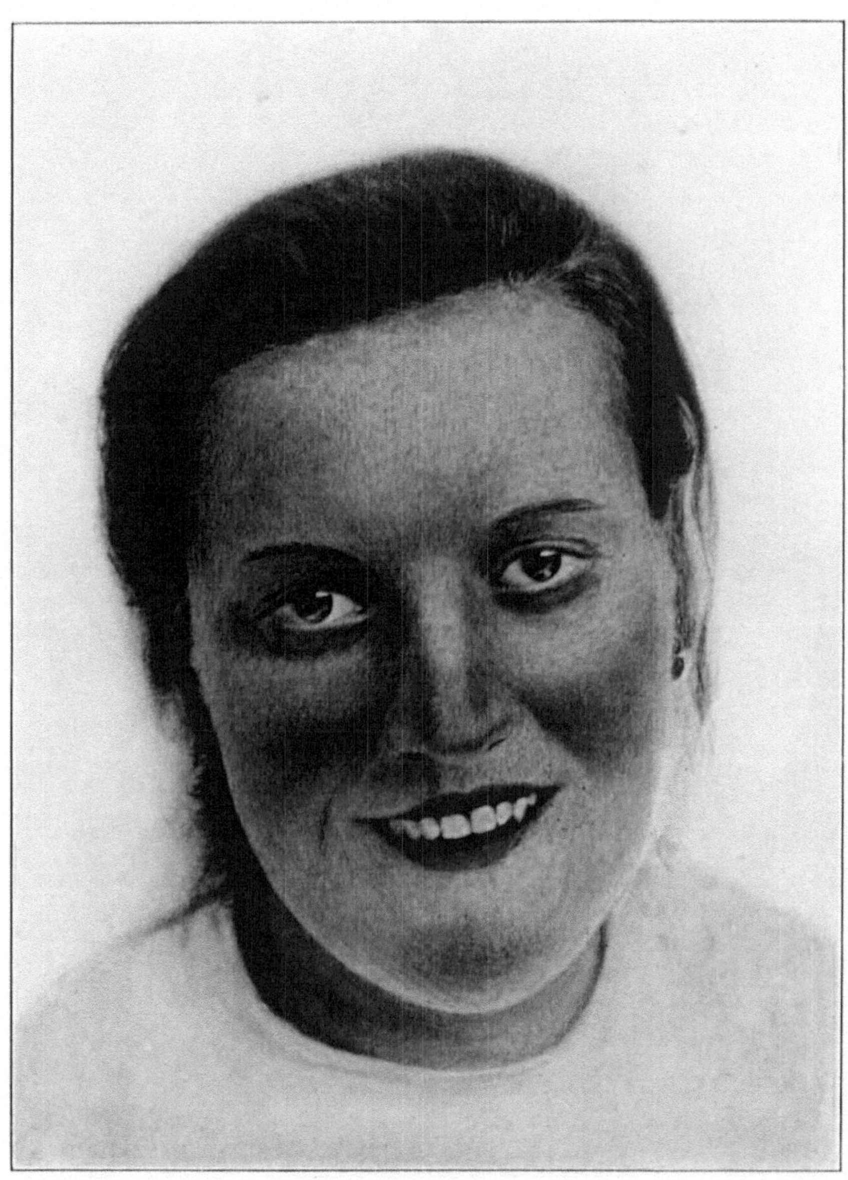

Verlag von J. F. Bergmann in Wiesbaden.

Bei schwerer Herzinsuffizienz findet sich nicht selten Ikterus, der durch die Stauungserscheinungen in der Leber hervorgerufen wird. Bei angeborenen Herzfehlern andererseits; besonders bei der Pulmonalstenose, findet sich dagegen häufig eine ganz eigentümliche Zyanose. Die Zyanose ist am deutlichsten an den Lippen und Wangen, sowie an den Fingern ausgeprägt und erreicht Grade, wie man sie sonst niemals sieht. (Blausucht.) (S. Abbildung auf Tafel I.) Es ist dabei zu bedenken, dass angeborene Herzfehler auch bei älteren Individuen beobachtet werden. Die Endphalangen der Finger schwellen bei diesen Kranken oft in eigen-

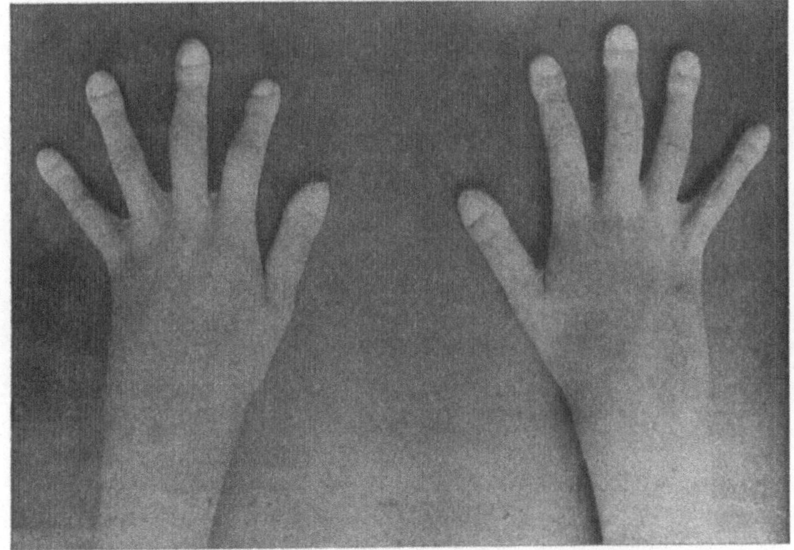

Fig. 2.
Trommelschlägelfinger bei angeborenem Herzfehler.

tümlicher Weise an. Es bilden sich sogenannte „Trommelschlägelfinger“ aus, indem die letzten Phalangen sich verdicken und eine eiförmige Gestalt annehmen (Fig. 2). Die Nägel scheinen blau durch. Auch die Schleimhäute, besonders im Mund, werden dunkelblaurot verfärbt.

Die Ursache der Blausucht ist nicht eine Kohlensäureüberladung des Blutes, sondern die Hyperglobulie, die oft bis zum doppelten des normalen betragende Vermehrung der roten Blutkörperchen bei diesen Kranken. Da ausserdem Kapillaren und kleinste Gefässe erweitert sind, so bewirkt das in seiner Färbekraft abnorm gesteigerte Blut, in dicker Schicht zirkulierend, den blauroten Farbenton.

Häufiger als die beiden geschilderten Veränderungen des Aussehens der Haut findet man bei chronischen Herzkranken umschriebene Rötung der Wangen, wobei die übrige Haut eine leicht ikterische wachsartige blasse Färbung annimmt, die sich auch den Konjunktiven mitteilt. Dabei spielt die Röte, namentlich auch an den Lippen, etwas ins Bläuliche.

b) Ödeme. Anschwellungen der Haut beobachtet man gewöhnlich zuerst an der Innenfläche der Tibia. Bei der Untersuchung ist zu berücksichtigen, ob nicht lokale Stauungen, sei es durch Varizenbildung und dadurch erschwerten Rückfluss des Blutes, oder mechanisch durch

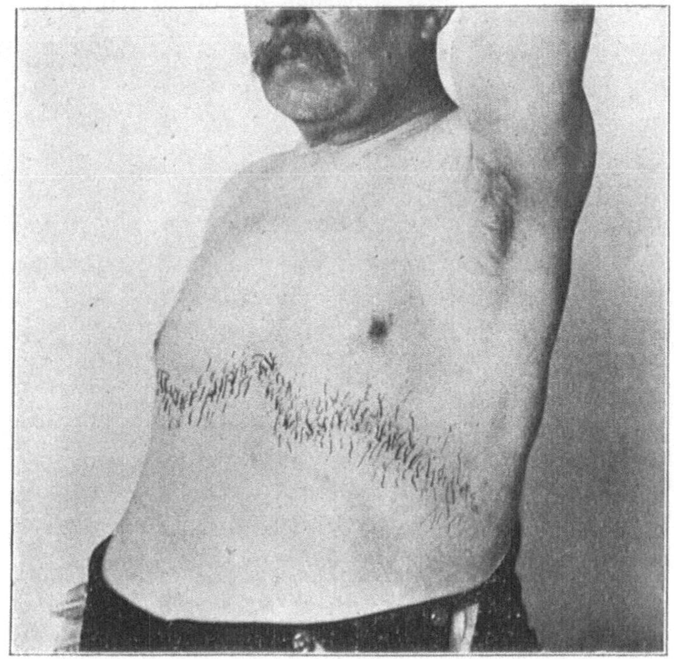

Fig. 3.
Lokalisation des Kranzes erweiterter Venen am Thorax. (Dieselben sind mit Tusche nachgezogen.)

umschnürende Strumpfbänder mit im Spiele sind. Leichte Tibialödeme treten namentlich bei solch künstlichen lokalen Stauungen auch bei völliger Gesundheit der Kreislauforgane ein. Die ersten Schwellungen werden von Kranken oft übersehen. Erst wenn sie die Knöchelgegend mitumfassen, pflegen sie dem Kranken aufzufallen. Die Schwellungen treten abends am stärksten und auch zuerst auf, während sie bei Bettruhe verschwinden, so dass man sie, wenn man den Kranken nur in den Morgenstunden zu sehen bekommt, vermisst. Es muss da auf eine sorgfältige Aufnahme der Anamnese verwiesen werden.

c) Mitunter sieht man geschlängelte Venen, die namentlich an der Brust die Haut durchsetzen. Ein Kranz erweiterter strichförmiger Venen umgibt häufig die Gegend des unteren Rippenbogens. Es ist über die Bedeutung dieses Venenkranzes viel diskutiert worden, ohne dass ein abschliessendes Urteil darüber vorliegt. Am meisten hat noch die Ansicht für sich, dass es sich um lokale Stauungen in der Gegend des Ansatzes des Zwerchfelles handelt. Die Hautvenen verlaufen dort in fast senkrechter Richtung und verschwinden, nachdem sie etwa in der Länge von 2—5 cm als bläuliche Streifen sichtbar waren, wieder in der Tiefe. Auch um die Herzgegend herum findet man diese Venenkränze. v. Noorden hält sie für Zeichen einer beginnenden Stauung in den Lungen, besonders bei Fettsüchtigen (Fig. 3).

d) Bei länger dauernden Ödemen treten zuweilen Kontinuitätstrennungen im Unterhautbindegewebe ein, die anfangs als blaurote, später als weisse narbenartige Streifen nach Art der Schwangerschaftsnarben durchschimmern. Auch verdickt und rötet sich die Haut der Unterschenkel bei länger dauernden Ödemen, sie wird gespannt und glänzend. Auch wird sie abschilfernd infolge der schlechten Ernährung und schliesslich kann es zu nässenden Exzemen, sogar zu geschwürigen Durchbrüchen kommen, aus denen die Ödemflüssigkeit dann aussickert.

b) Pulsationen.

1. Am Halse.

Während beim gesunden Menschen in der Regel am Halse Pulsationen nicht zu bemerken sind, höchstens über der Supraklavikulargrube sich eine schwache Pulsation namentlich in horizontaler Körperlage bemerken lässt, treten bei Herzkranken häufig mehr oder weniger starke Pulsationen dort auf. Diese können von den Karotiden oder von den Halsvenen herkommen. Die Venenpulsation bemerkt man auffällig in der Gegend des Bulbus venae jugularis und auch mitunter im Verlaufe der äusseren Halsvenen. Hier sieht man meist dann mehrfache hüpfende Bewegungen auf jeden einzelnen Pulsschlag kommen. In anderen Fällen erzeugt jeder Puls nur eine einzige meist mächtige Pulsation. Der Hals schwillt und sinkt ein im Rhythmus des Herzschlages. Hier handelt es sich um eine systolische venöse Pulsation, die früher nach Riegels Vorgang auf eine Insuffizienz der Trikuspidalklappen bezogen wurde. Man findet sie aber auch bei Vorhofflimmern und Vorhofstillstand als fortgeleitete Wellen, die durch den Schluss der Trikuspidalklappen hervorgerufen werden. Pulsationen in der Fossa jugularis beobachtet man mitunter bei Aneurysmen des Aortenbogens. Deutlich sichtbare Pulsation der nach oben gerückten Art. subclaviae findet man bei der Elongation der aufsteigenden Aorta, wie sie besonders bei luetischer Aortenerkrankung auftritt. Hier sieht und fühlt man oberhalb des Schlüsselbeins die pulsierenden Arterien, die in der Norm vom Schlüsselbein verdeckt werden. Die Karotidenpulsation am Halse ist umschriebener wie die Venenpulsation. Volhard hat ein einfaches Instrument angegeben zur Feststellung des Charakters einer Venenpulsation durch Inspektion. Zwei U-förmig gebogene Glasröhrchen werden in dem Bogen mit einer gefärbten Flüssigkeit gefüllt. An das eine offene Ende jedes Röhrchens wird ein Gummischlauch gesteckt, an dessem anderen Ende sich ein kleiner Trichter befindet. Setzt man einen Trichter auf die Karotis, den anderen auf den Bulbus jugularis, so geraten die Flüssigkeitssäulen in beiden Röhrchen in pulsatorische Bewegungen. Sind beide Pulsationen gleichgerichtet, so liegt systolischer Venenpuls vor, sind sie entgegengesetzt gerichtet, so handelt es sich um normalen (präsystolischen) Venenpuls (Fig. 4).

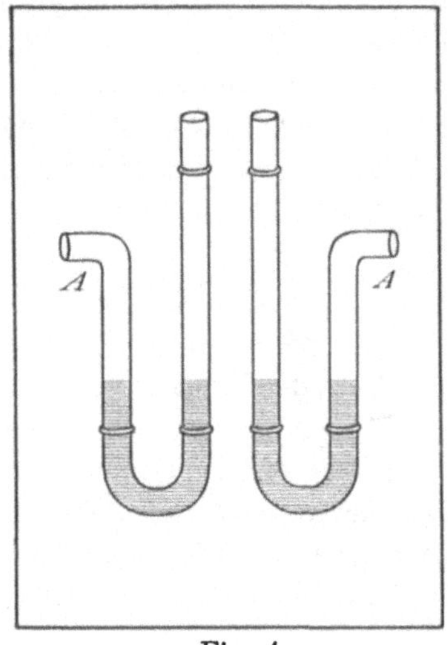

Fig. 4.
Instrument zur Beobachtung von Pulsationen am Halse nach Volhard.

2. Pulsationen am Thorax und Formveränderungen.

Die Form des Brustkorbes erleidet durch Veränderungen am Herzen mitunter Abweichungen von der Norm. Besonders bei jugendlichen Individuen tritt, wenn Vergrösserung des Herzens, namentlich durch Klappenfehler vorliegt, eine Vorwölbung der Herzgegend ein (Voussure), die eine gewisse Asymmetrie zugunsten der linken Seite bedingt. Aneurysmen der aufsteigenden Brustaorta wölben zuweilen umschriebene Stellen der Thoraxwand vor. Häufig sieht man in der Herzgegend bei Vergrösserung des Herzens diffuse Erschütterungen der ganzen Brustwand. Gewöhnlich sind aber die Pulsationen am Thorax umschriebener.

Wichtig ist die Untersuchung des sogenannten Spitzenstosses des Herzens, der häufig, namentlich bei erregter Herzaktion, als eine scharf umschriebene Vorwölbung in einem Interkostalraum sichtbar wird. Mitunter sieht man die Gegend des Spitzenstosses sich systolisch einziehen und diastolisch vorschleudern; besonders bei Perikardialverwachsungen tritt dieses Phänomen ein. Jedoch begegnet man ihm auch bei Hypertrophie des Herzens, da der Spitzenstoss nicht von der eigentlichen Herzspitze, sondern von einem Teil der Ventrikelwand gebildet wird. Die normale Stelle des Herz-Spitzenstosses ist gewöhnlich etwa einen Finger breit innerhalb der linken Mamillarlinie im 5. Interkostalraum gelegen. Die Bestimmung der Lage des Spitzenstosses nach der Mammillarlinie ist nicht zweckmässig, besser ist es, festzustellen, wieviel Zentimeter weit von der Mittellinie er sich befindet. Bei Vergrösserung des Herzens

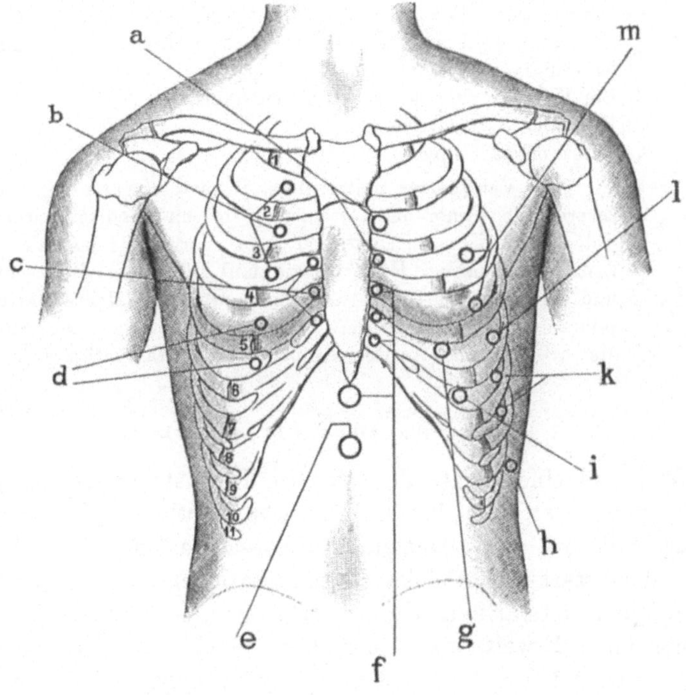

Fig. 5.
Aufzeichnung der Pulsationen an der vorderen Brustwand (nach Butler).

wandert die Stelle nicht selten nach auswärts. Für die Beurteilung des Spitzenstosses wichtiger als die Inspektion ist die Palpation und die graphische Darstellung.

Ausser dem Spitzenstoss bemerkt man namentlich bei jugendlichen Individuen am Thorax noch weitere mit der Tätigkeit des Herzens verbundene Pulsationen. In Figur 5 sind nach Butler die einzelnen Stellen, an denen unter Umständen Pulsationen sicht- und fühlbar werden, schematisch dargestellt. Auch diese Pulsationen sind von Rautenberg graphisch dargestellt. Besonders häufig verursachen grosse Aneurysmen der Aorta umfangreiche Pulsationen der Brustwand.

Im einzelnen sind die an den mit Buchstaben bezeichneten Stellen in Fig. 5 auftretenden Pulsationen folgendermassen zu deuten:

a) Pulsation der Conus pulmon. bei Hypertrophie des rechten Ventrikels und Retraktion des linken Oberlappens.

b) Pulsation der Aorta bei retrahiertem rechtem Oberlappen.

c) Pulsation des nach rechts verlagerten normalen Herzens oder des erweiterten rechten Vorhofs bei Klappenfehlern.

d) Pulsation bei verlagertem Herzen infolge starker Retraktion der rechten Lunge oder linksseitigem Erguss oder Pneumothorax.

e) Epigastrische Pulsation a) herzsystolisch: bei vergrössertem rechtem Ventrikel, bei Emphysem, bei verstärkter Herzaktion, b) postsystolisch: bei fühlbarer Abdominalaorta.

f) Bei Hypertrophie des rechten Ventrikels.

g) Normaler Spitzenstoss.

h) Pulsierendes Empyem.

i), k), l), m) Verlagerter Spitzenstoss, i) nach abwärts bei Tiefstand des Zwerchfells, ferner bei Aortenaneurysma und Mediastinaltumor, k) nach unten und aussen bei Dilatation und Hypertrophie des linken Ventrikels, l) nach aussen bei Hypertrophie und Dilatation des rechten Vorhofs und Ventrikels, m) nach oben und aussen bei Hochstand des Zwerchfells infolge linksseitiger Lungenschrumpfung oder abdominellem Meteorismus oder Aszites, Eventratio diaphragmatica.

3. Pulsationen am Abdomen.

Während eine leichte Pulsation im Epigastrium bei mageren Individuen auch unter normalen Verhältnissen sichtbar ist — man begegnet ihr zur Zeit bei der allgemeinen Kriegsabmagerung häufig — so erwecken doch stärkere dort lokalisierte Pulsationen, abgesehen davon, wenn sie bei einer verstärkten Herzaktion eintreten, den Verdacht auf das Bestehen einer Erweiterung des rechten Ventrikels. (Epigastrische Pulsation.) Sie sind dem Spitzenstoss entgegengesetzt, gehen also mit systolischer Einziehung und diastolischer Vorwölbung einher und entstehen durch Ansaugung der Weichteile bei der Systole resp. Vorwölbung derselben bei der Diastole des rechten Ventrikels.

In der Lebergegend kann man venöse Pulsationen beobachten, wenn durch Insuffizienz der Trikuspidalis die Blutwelle aus dem rechten Vorhof in die klappenlose Lebervene zurückgepresst wird. Pulsationen am Abdomen können auch von der Aorta abdominalis hergeleitet sein. Die aufgelegte Hand fühlt in solchen Fällen in der Tiefe ein pulsierendes Rohr und, falls es sich um ein Aneurysma handelt, einen Tumor. Dadurch, dass man feststellt, dass die Pulsation von diesem Tumor nach allen Seiten hin gleichmässig erfolgt, schützt man sich vor der Verwechselung mit einem der Aorta bloss angelagerten Tumor, dessen Bewegungen natürlich nur nach einer Richtung hin erfolgen können.

4. Pulsatorische Hautfärbung (Kapillarpuls).

Bei der Aorten-Insuffizienz sieht man pulsierendes Erröten und Erblassen einzelner Hautpartien. Besonders an den Fingernägeln ist dieses Phänomen festzustellen. Aber auch an der Haut der Stirn sieht man mitunter eine mit jedem Pulsschlag wechselnde Intensität der Rötung. Auch an der Mundschleimhaut, besonders an der Uvula ist diese Pulsation zu sehen. Ebenso an der Retina. Auch kann man sie künstlich zum Vorschein bringen, wenn man durch Kratzen mit einem spitzen Gegenstand einen roten Streifen auf der Haut erzeugt. Dieser zeigt dann ebenfalls eine derartige Pulsation.

Literatur.

Albrecht, Der Herzmuskel. Berlin 1903.

Bachus, Über Herzkrankheiten bei Masturbanten. Diss. Jena 1899.

Bamberger, Lehrbuch der Krankheiten des Herzens. Wien 1857.

Broadbend, Herzkrankheiten. Deutsch von Kornfeld. Würzburg 1902.

Brugsch u. Schittenhelm, Lehrbuch klinischer Untersuchungsmethoden. Berlin u. Wien 1908.

v. Dusch, Lehrbuch der Herzkrankheiten. Leipzig 1868.

Erb, W., Über das intermittierende Hinken etc. Deutsche Zeitschr. f. Nervenheilk. XIII. 1898.

Eulenburg, Kolle, Weintraud, Lehrbuch der klin. Untersuchungsmethoden. Berlin u. Wien 1905.

Fraentzel, Vorlesungen über die Krankheiten des Herzens. Berlin 1889.

Friedreich, Krankheiten des Herzens. Erlangen 1861.

Grassmann, Klinische Untersuchungen an den Kreislauforganen im Frühstadium der Syphilis. D. Arch. f. klin. Med. 68/69. 1900/01.

Hirsch, Über die Beziehungen zwischen dem Herzmuskel und der Körpermuskulatur etc. D. Arch. f. klin. Med. 64. S. 597.

Hoffmann, A., Neuere Fortschritte in der Diagnostik der Herzkrankheiten. Deutsche med. Wochenschr. 1908. Nr. 1.

Huchard, Maladies du coeur et de l'aorte. 3. volumes. Paris 1899—1905.

v. Jagič, Handbuch der allgemeinen Pathologie, Diagnostik und Therapie der Herz- und Gefässerkrankungen. Leipzig und Wien 1913.

Janowski, Die funktionelle Herzdiagnostik. Berlin 1910.

Jürgensen, Herzinsuffizienz, Endokarditis, Klappenfehler in Nothnagels Handbuch.

Krehl, Pathologische Physiologie. Leipzig. 9. Aufl. 1918.

— u. Romberg, Über die Bedeutung des Herzmuskels und der Herzganglien für die Herztätigkeit des Säugetieres. Arch. f. experim. Path. und Pharm. 1902. Bd. 30. S. 49.

— Erkrankungen des Herzmuskels. Nothnagel, spez. Pathol. u. Ther. II. Aufl. Wien und Leipzig 1913.

Külbs, F., Erkrankungen der Zirkulationsorgane im Handbuch der inneren Medizin. Berlin 1914.

Mackenzie, J., Diseases of the heart. London 1908.
— Symptoms and their Interpretation. London 1909.
Moritz, Methoden der Herzuntersuchung. Die deutsche Klinik IV. 1907.
Müller, Fr., Der Ausbau der klinischen Untersuchungsmethoden. Zeitschr. f. ärztl. Fortb. 1906. Nr. 15 u. 17.
Neusser, zit. n. Ortner, Über Arteriosklerose. Jahreskurse f. ärztl. Fortbildung 1910. H. 2.
Obrastzow, Über sensible Störungen der Herztätigkeit. Zentralbl. f. Herzkrankh. 1912. H. 4.
Romberg, Krankheiten des Herzens und der Blutgefässe. II. Aufl. Stuttgart 1909.
Rosenbach, O., Krankheiten des Herzens. Wien u. Leipzig 1897.
Sahli, H., Lehrbuch der klinischen Untersuchungsmethoden. Leipzig u. Wien. 5. Aufl. 1908.
Schmidt u. Lüthje, Klinische Diagnostik und Propädeutik innerer Krankheiten. Leipzig 1910.
See, Germain, Klinik der Herzkrankheiten. Deutsch von Salomon. Hamburg u. Leipzig. 1890.
Stokes, Die Krankheiten des Herzens und der Aorta. Deutsch von Lindwurm. Würzburg 1855.
Testa, Herzkrankheiten. Deutsch von Spiegel. Halle 1815.
Volhard, Über Venenpulse. Verh. d. XX. Kongr. f. inn. Med. Wiesbaden 1902. S. 402/403.

III. Die Feststellung der Lage, Form und Grösse des Herzens.

Anatomische Vorbemerkungen.

Das Herz ist in der Brusthöhle so aufgehängt, dass es auf dem Zwerchfell ruht und nur von den kreisförmig angeordneten Gefässen, welche an der hinteren Brustwand fixiert sind, gehalten wird. Das Herz ist also gewissermassen um einen festen Punkt nach allen Seiten drehbar aufgehängt. Es wird in seiner gewöhnlichen Lage gehalten 1. durch den Aufhängeapparat, 2. durch das Zwerchfell, mit welchem der das Herz umgebende Herzbeutel verwachsen ist, und auf welchem es normalerweise mit seiner unteren Fläche aufruht, 3. durch die vordere Brustwand und 4. durch die Lungen, welche den grössten Teil seiner Wandungen umgeben, 5. durch den Herzbeutel, welcher, wie man in linker Seitenlage bei Röntgendurchleuchtung bemerken kann, bei tiefer Atmung dann das Herz hebt. Herz und grosse Gefässe bilden eine einzige das Röntgenlicht weniger als die Umgebung durchlassende Masse, welche zwischen den Lungen eingelagert den Mittelraum des Brustkorbes ausfüllt. Bei der Vorderansicht bedecken die Lungen das Herz zum grössten Teil. Die rechte Grenze des Herzens reicht vom zweiten Rippenraum bis zum 6. Rippenknorpel und bildet einen nach aussen leicht konvexen Bogen, die linke Herzgrenze reicht vom zweiten Zwischenrippenraum bis zum 6. Rippenknorpel und bildet einen stark nach aussen ausladenden Bogen. Die untere Herzgrenze erstreckt sich links etwa bis zum 6. Rippenknorpel und dem nächsten Zwischenraum, in der Mitte bis zum Schwertfortsatz, nach rechts etwa bis zum fünften Zwischenrippenraum. Da der grösste Teil der Vorderfläche des Herzens von den Lungen bedeckt ist, so ist nur ein Teil der Vorderfläche, welcher von oben nach unten zwischen 4. und 6. linken Rippenknorpel, nach rechts und links zwischen Mitte des Brustbeins und einer etwa in der Mitte zwischen linker Parasternal- und Mamillarlinie verlaufenden senkrechten Linie liegt, bei Eröffnung des Thorax und nicht retrahierten Lungen freiliegend. Dieser „wandständige" Teil des Herzens bildet den Bezirk, den man mit Darstellung der absoluten Dämpfung bei der Herzperkussion erkennen will. Die gesamte Ausdehnung des Herzens sucht man durch die Feststellung der relativen Dämpfung festzustellen. Der grosse Gefässstamm ist nach vorn von den Lungen überlagert, die hier nur wenige Millimeter in der Mittellinie auseinanderklaffen. Er gibt also keine absolute Dämpfung.

Die Feststellung der Lage, Grösse und Form des Herzens hat für die funktionelle Diagnostik grosse Bedeutung. Das verlagerte Herz ist funktionell mehr beansprucht wie das normale. Eine Herzformveränderung ist die Folge einer Funktionsstörung durch Änderungen an Klappen und Ostien und die Vergrösserung wird durch Über- oder Unterfunktion hervorgerufen (Hypertrophie und Dilatation).

Die Methoden, welche zur Feststellung der Lage, Form und Grösse des Herzens zur Verfügung stehen, sind ausser der durch Inspektion und Palpation zu bestimmenden Lage des Spitzenstosses die Perkussion und die Röntgenuntersuchung.

1. Die Perkussion des Herzens.

Die absolute Herzdämpfung, welche den Teil des Herzens umgrenzt, welcher nicht von Lungen bedeckt ist und der Brustwand unmittelbar anliegt, wird mit leiser Perkussion festgestellt. Ob man dazu die Fingerperkussion, die Plessimeterperkussion oder die Hammer-Plessimetermethode wählt, ist gleichwertig. Die Darstellung der absoluten Herzdämpfung unterliegt keiner besonderen Schwierigkeit, da es leicht gelingt zu unterscheiden, wo der nicht tympanitische helle Schall dem dumpfen Schall weicht. Nach unten lässt sich der dumpfe Herzschallraum nicht begrenzen, da er in den ebenfalls dumpfen Schall des linken Leberlappens unmittelbar übergeht. Die Form der absoluten Herzdämpfung ist ein nach rechts scharf abgeschnittener Viertelkreisbogen. Dieser reicht normalerweise nach links bis einige Zentimeter einwärts der Mamillarlinie, nach rechts fast bis zur Mitte des Sternums. Früher nahm man die Grenze nach rechts am linken Sternalrand an, da man nicht glaubte, den unter dem Sternum hinziehenden Lungenrand perkutieren zu können, weil das Sternum wie ein grosses Plessimeter wirke. Krönig hat gezeigt, dass bei leiser Perkussion dieses doch gelingt. Mitunter verläuft der rechte Herzrand bei absoluter Dämpfung treppenförmig nach rechts ausladend. Diese Krönigsche Treppenform der Herzdämpfung ist ein Zeichen der Vergrösserung des rechten Herzens (Fig. 6). Wenn dieser stufenförmige Verlauf des rechten Dämpfungsrandes sich nicht findet, so ist allerdings damit eine Hypertrophie des rechten Herzens doch nicht sicher auszuschliessen, da durch Verwachsungen der Lungenränder, durch allgemeine Lungenblähung die Retraktion des rechten Lungenrandes trotz bestehender Vergrösserung des rechten Herzens verhindert werden kann.

Die Feststellung der relativen Herzdämpfung ist eine technisch schwierige. Sie soll das Projektionsbild des Herzens auf die Brustwand wiedergeben. Sie soll damit nach Ad. Weil auch den Bezirk wiedergeben, wo zwischen das Herz und die Brustwand eine Lungenschicht eingeschoben ist. Man kann das Dünnerwerden der Lungenschicht, das Kleinerwerden der Schwingungsmasse durch den Klopfschall erkennen.

So gelingt es durch eine gut geübte Perkussion der relativen Herzdämpfung in den meisten Fällen, wenn nicht allzu ungünstige Bedingungen vorliegen, ein einigermassen genaues Bild der Herzfigur festzustellen. Gegenüber den früheren Feststellungen von Pierry und Conradi, nach denen die Herzfigur ein stumpfwinkliges Dreieck bildete, dessen Spitze neben dem linken Sternalrand in Höhe der 3. Rippe, die linke untere Spitze im 5. Interkostalraum nahe der Mamillarlinie und die rechte untere Spitze nach rechts vom rechten Sternalrand an der 5. oder 6. Rippe

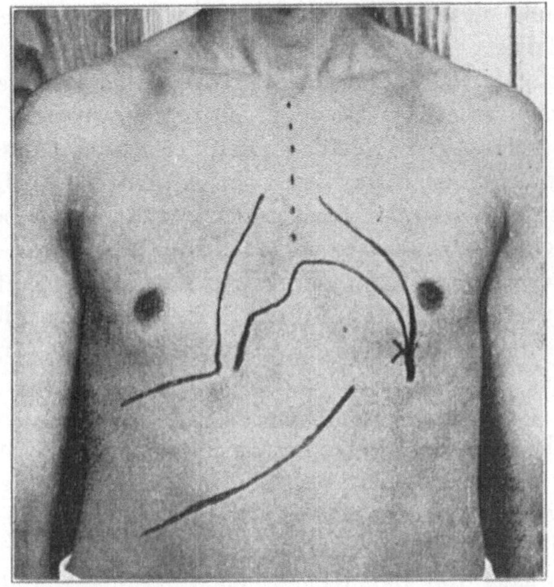

Fig. 6.
Relative und absolute Herzdämpfung bei Mitralstenose.
Krönigsche Treppenform.

gefunden wurde, nach Friedreich aber am linken Sternalrand und nach anderen wieder anders, hat die Röntgenkontrolle der Herzperkussion grosse Fortschritte gebracht.

C. Gerhardt hat auf eine weitere Abnormität der absoluten Herzdämpfung hingewiesen. Es findet sich mitunter links neben dem Sternum vom zweiten Interkostalraum abwärts eine bandartig herabziehende Dämpfung, die der absoluten Herzdämpfung „schornsteinartig“ aufgesetzt ist. Diese Dämpfung kann durch Vergrösserung des linken Herzrohres oder durch Erweiterung der linken Arteria pulmonalis entstehen. Am ausgesprochensten ist diese Dämpfung aber bei offenem Ductus Botalli. Sie wird durch eine Erweiterung der Arteria pulmonalis hervorgerufen, welche in solchen Fällen durch das unter dem höheren Druck in der Aorta durch den Duktus überfliessende Blut gedehnt wird.

Bei linker und rechter Seitenlage verändert sich die Form der Herzdämpfung. Nach Weil rückt die linke Grenze um 3,5 cm bei linker Seitenlage nach aussen, bei rechter um 1,75 cm nach innen.

Die Bestimmung der absoluten Herzdämpfung gibt über die wirkliche Gestalt und Grösse des Herzens keine Auskunft. Man perkutiert dabei ja nur den Lungenrand an den Stellen, wo er über das Herz fortläuft. Ein erstrebenswertes Ziel muss es sein, die gesamte Grösse des Herzens festzustellen und dieses geschieht durch die Perkussion der relativen Herzdämpfung.

Während bis vor kurzem die Perkussion der relativen Herzdämpfung als etwas rein Subjektives gelten konnte, insofern als jeder gewissermassen seine eigene Methode der Perkussion besass, ist in den letzten Jahren durch die orthodiagraphische Kontrolle bei Röntgendurchleuchtung festgestellt worden, dass gewisse wohl umschriebene Methoden der Perkussion hier besonders sicher zum Ziele führen. Es kommen für diesen Zweck hauptsächlich drei Methoden in Betracht.

1. Die sogenannte mittelstarke Perkussion, die der althergebrachten Methode, die relative Herzdämpfung festzustellen, am nächsten steht. Moritz hat diese Methode auf ihre Zuverlässigkeit hin geprüft. Sie wird in folgender Weise aufgeführt: Mit einer starken Perkussion wird bei flacher Atmung von aussen links nach rechts innen perkutiert, um die linke Herzgrenze festzustellen, dann perkutiert man den linken unteren Lungenrand stark nach dem Magen beziehungsweise der Leber zu. Es wird dann, indem man den „Plessimeter-Finger“ parallel der Mamillarlinie hält, von der rechten Mamillarlinie von der Höhe des Herzens nach links hin perkutiert bei stärkster Exspiration, die Exspiration zieht die Lunge möglichst weit vom Herzrande zurück ohne die Lage des Herzens wesentlich zu verändern. Man bekommt dann in der Gegend des rechten Herzrandes eine Schallverkürzung und diese findet sich normalerweise etwas nach rechts vom rechten Sternalrande. Der obere Teil des linken Herzrandes, sowie die linke Begrenzung des Gefässstammes wird bei flacher Atmung festgestellt, man perkutiert am linken Sternalrand von oben nach unten mit dem den Rippen parallel gelegten Plessimeter-Finger. Man soll den Perkussionsschlag möglichst in sagittaler Richtung führen, da, wenn man ihn zentralwärts führt, man leicht auch in den Seitenpartien des Thorax relative Dämpfung erhalten kann.

De la Camp betont demgegenüber, dass ein Radial-Perkussion eine bessere Vorstellung der wirklichen Grösse und Lage des Herzens im Thoraxraume gebe.

Die linke Herzgrenze hat man auch durch die Gegend des Spitzenstosses zu lokalisieren versucht. Diese Stelle ist jedoch nicht immer der am weitesten nach links gelegene Punkt, da sie gewöhnlich nicht von der Spitze, sondern von einem Teil der Wand des linken, mitunter auch des rechten Ventrikels gebildet wird.

Die Resultate der oben geschilderten Perkussion sind von Moritz in einer grossen Anzahl von Fällen durch die Orthodiagraphie geprüft worden und es hat sich gezeigt, dass fast immer die durch diese Art der Perkussion gefundenen Grenzen mit den durch die Orthodiagraphie festgestellten annähernd übereinstimmten. Diese Perkussionsmethode ist dabei geeignet, mehreren Untersuchern zugleich die Herzdämpfung zu demonstrieren.

Dieser gegenüber steht die zweite Form, die Schwellenwerts-Perkussion, welche zuerst von Ewald empfohlen ist. Er ging vom Fechnerschen psychophysischen Gesetz der Schwellenwerte aus. Als Plessimeter benützt man ein auf die Kante gestelltes weiches Radiergummi oder den in der von Plesch angegebenen Fingerhaltung gekrümmten linken Zeigefinger. Diese besteht darin, dass die beiden Endphalangen des Zeigefingers der linken Hand gestreckt gehalten und im rechten Winkel zu der Grundphalanx gebeugt werden. Die Kuppe des Fingers wird auf den Interkostalraum gesetzt und es wird mit dem Mittelfinger der rechten Hand auf die Basis der zweiten Phalange geklopft. Mit leisester Perkussion in sagittaler Richtung, bei der innerhalb der relativen Dämpfung überhaupt keine wahrnehmbare Schallerscheinung erzeugt wird, wird die Vorderfläche des Herzens abgegrenzt. Die Perkussion muss so schwach sein, dass nur das dem Finger genäherte Ohr über den ausserhalb der relativen Dämpfung gelegenen Partien einen ganz schwachen Perkussionsschall wahrnimmt. Innerhalb der relativen Dämpfung soll überhaupt ein Schall nicht wahrnehmbar sein. Ewald begründet die Methode mit folgenden Worten: „Je stärker ein Reiz ist, um so mehr muss er verstärkt werden, wenn eine Verstärkung wahrgenommen werden soll, und die niedrigste überhaupt wahrnehmbare Reizstärke, der sog. Schwellenwert, muss, weil sie sich plötzlich aus dem Negativen ins Positive wendet, bei kleinster Reizstärke den grössten Empfindungszuwachs, nämlich den aus dem Nichts in Etwas geben.“ Während der Perkussion lässt man oberflächlich atmen. Der rechte Herzrand wird allerdings bei stärkster Exspiration deutlicher. Diese Methode ist weiterhin von Goldscheider ausgebildet worden, der sie dahin veränderte, dass er vermittelst eines senkrecht gestellten Stäbchens perkutierte (Griffel-Perkussion).

Die Schwellenwerts-Perkussion ist unter Kontrolle der Röntgenuntersuchung von verschiedenen Autoren, Schleyer, Curschmann,

Treupel, Simons, nachgeprüft worden. Die Resultate, die Treupel erhielt, waren die, dass bei der Schwellenwerts-Perkussion der Prozentsatz, in dem für den Maximalabstand des rechten Herzrandes von der Mittellinie eine Abweichung von nicht mehr als 1 cm gefunden wurde, 97% war, der Maximalabstand des linken Herzrandes von der Mittellinie wurde in 95% als bis auf einen Zentimeter zutreffend festgestellt, und der Längsdurchmesser gemessen vom Cavavorhofwinkel bis zur Herzspitze in 94%. Die mittelstarke Perkussion ergab für die

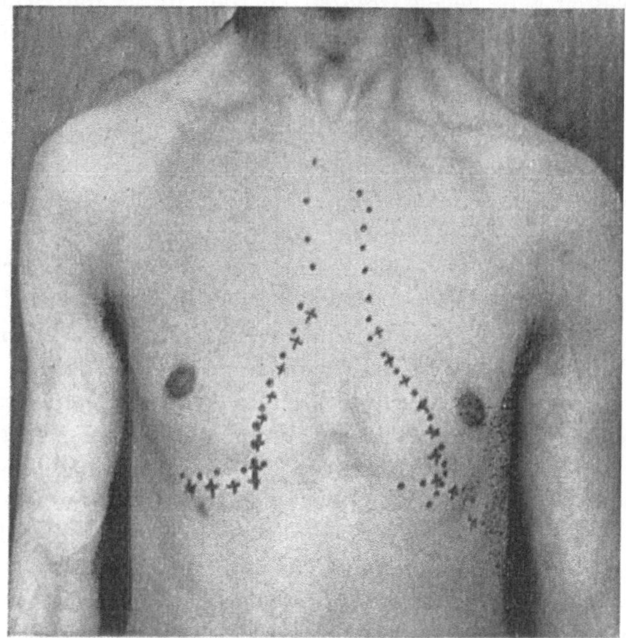

Fig. 7.
Schwellenwertperkussion (Kreuzlinie) und Orthodiagraphie (Punktierlinie).

erste Entfernung 87,3%, für die zweite 84%, für die dritte 99% zutreffende Ergebnisse (Fig. 7).

Es sind demnach, wobei auch die Fehlerquellen der Orthodiagraphie mit zu berücksichtigen sind, nach diesen Erfahrungen beide Methoden als zuverlässig anzusehen. Entgegen stand diesen Methoden das Bedenken, dass nach Weil die Tiefenwirkung des Perkussionsstosses selbst bei starker Perkussion sich nur 6—7 cm weit erstrecken sollte. Experimentelle Untersuchungen von Moritz haben aber erwiesen, dass auch schwächste Erschütterungen die ganzen Lungen durchdringen können. Simons nimmt an, dass es sich bei der schwächsten Perkussion um Auffassung feinster ganz oberflächlicher Spannungsdifferenzen handelt, die solide Massen in einer elastischen Umgebung bewirken. Gewiss wirken auch diese dabei mit, aber exakte Versuche von Moritz beweisen, dass eine wirkliche Tiefenwirkung in der Tat vorhanden ist. Auch Geigel und Rauchfuss haben diese festgestellt.

3. Die Ebsteinsche Tastperkussion. Es ist seit langem bekannt, dass bei jeder Perkussion der Tatsinn einen erheblichen Anteil an den zur Grenzbestimmung führenden Wahrnehmungen hat. Ebstein hat das „Tastperkutieren“ zu einer besonderen Methode ausgebildet und unterscheidet dabei die mittelbare und unmittelbare Perkussion. Bei der mittelbaren perkutiert der auf den Kopfteil des Hammers mit der Spitze in gestreckter Stellung aufgelegte Finger auf ein Plessimeter. Schallerscheinungen sollen vermieden werden, so dass nur das veränderte Resistenzgefühl wahrgenommen wird. Man stösst kurz und sacht gegen das Plessimeter. Die unmittelbare Tastperkussion geschieht mit steifgehaltenem Finger, wobei der Daumen adduziert ist. Sie geschieht mit kurzen leichten Schlägen senkrecht zur Wand des Thorax. Bei der mittelbaren Tastperkussion unterstützt jedenfalls der Gehörsinn doch die Wahrnehmungen, so dass sowohl Gehör wie Tastsinn bei der Bestimmung mitwirken. Es ist aber im allgemeinen vorzuziehen, nur mit einer Art Sinneswahrnehmung zu arbeiten, da, wenn man gleichzeitig zwei Sinne anspannen muss, es doch schwerer fällt, feine Unterscheidungen zu machen.

Von Rauchfuss und Treupel wurde die Brauchbarkeit der Tastperkussion erwiesen. Treupel fand zutreffende Ergebnisse im Vergleich zur Orthodiagraphie für den Maximalabstand des rechten Herzrandes von der Mittellinie in 94% der Fälle, den Maximalabstand des linken Herzrandes in 94% der Fälle, und in der Länge in 85% der Fälle. Es gibt demnach die Schwellenwert-Perkussion die genauesten Re-Resultate, da die durchschnittliche Differenz sämtlicher festgestellten Werte gegenüber den orthodiagraphischen 0,42 cm ist. Die Tastperkussion gab 0,50 cm und die mittelstarke Perkussion 0,65 cm Abweichung. Es geht aus diesen Untersuchungen hervor, dass alle drei Methoden nahezu gleichwertig sind für die Bestimmung der relativen Herzdämpfung und damit der Grösse des Herzens. Die Schwellenwert-Perkussion erscheint am besten begründet und am zuverlässigsten zu sein. Man wird sich in der Praxis am besten also einer recht leisen Perkussion zur Darstellung der sogenannten relativen Dämpfung bedienen. Neben der relativen Dämpfung kommt aber der leicht darzustellenden absoluten Dämpfung immer noch ein hoher diagnostischer Wert zu (Östreich), da sie mit gewissen Änderungen der Herzgrösse und Herzfigur parallel geht. Die Herzperkussion nimmt man am besten in aufrechter Stellung des Patienten vor und bei oberflächlicher Atmung.

2. Die Röntgenuntersuchung des Herzens.

Von überaus grosser Wichtigkeit für die Feststellung der Herzgrösse und mehr noch der Herzform und Lage ist die Untersuchung mit Röntgenstrahlen.

Schon bei der Besprechung der Herzperkussion wurde der Röntgendurchleuchtung gedacht insofern, als sie zur Kontrolle der Perkussionsmethoden herangezogen wurde. Der Röntgenuntersuchung wird zurzeit ein ausschlaggebender Wert für die Grössenbestimmung des Herzens beigelegt. Der Umstand, dass das Herz von den lufthaltigen Lungen umgeben ist, macht es möglich, dass es sich bei der Durchleuchtung mit Röntgenstrahlen als dunkler Schatten nach rechts und links von der Umgebung abhebt. Nach unten und oben ist eine Abgrenzung des Herzschattens selten möglich, weil die Wirbelsäule und die oberhalb des Herzens gelagerten Gefässe einen vom Herzschatten nicht zu differenzierenden Schatten geben und weil der Leberschatten ebenfalls unvermittelt in den Herzschatten übergeht.

Doch ist häufig bei Durchleuchtung in aufrechter Stellung die untere Herzgrenze in der Gegend der Herzspitze erkennbar, wenn nämlich der Magen in seinen oberen Partien reichlich Luft enthält. Man kann durch mässige Lufteinblasung in den Magen sich so mitunter die untere Grenze teilweise sichtbar machen.

Zur Herzuntersuchung benötigt man eines starken Röntgen-Instrumentariums, welches sich mit weitgehender Regulierbarkeit den einzelnen Röhren anpassen lässt. Für längere Durchleuchtungen haben sich neuerdings die Colidge- und die Lilienfeld-Röhren als besonders brauchbar erwiesen. Sie bedürfen eines besonderen Instrumentariums. Auf die eigentliche Röntgentechnik soll hier nicht weiter eingegangen werden. Sie erfordert eine Reihe von technischen Kenntnissen und eine besondere Übung. Da man, um absolut objektive Bilder zu erhalten, in Zweifelsfällen die Photographie zu Hilfe nehmen muss, so ist für die Herzuntersuchung ein Instrumentarium erwünscht, welches auch gestattet, Momentaufnahmen zu machen, denn nur diese geben scharfe Umrisse des Herzschattens. Man bedarf ausserdem gewisser Nebenapparate, vor allen Dingen der Blenden. Am praktischsten erweist sich eine Anordnung, bei der die Röhre ganz in einen Blendenkasten eingeschlossen ist. Die Röhren müssen verschiedene Härtegrade haben, da man bei Kindern, mageren Individuen am besten mit weicher Röhre, bei starkleibigen Erwachsenen mit härterer Röhre durchleuchtet und photographiert. Allzu hart dürfen die Röhren nicht sein, denn dann verwischen sich die Schatten zu sehr und eine scharfe Abgrenzung ist nicht möglich. Die Lilienfeld- und Colidge-Röhren sind in der Härte abstufbar und stellen auch für diesen Zweck das vollkommenste dar.

Man unterscheidet drei Methoden der Röntgenuntersuchung des Herzens: 1. die Beobachtung des Herzens vor dem Leuchtschirm, 2. die Orthodiagraphie und Orthophotographie, 3. die Teleröntgenographie.

1. Die Beobachtung des Herzens vor dem Leuchtschirm.

A. Die dorsoventrale Durchleuchtung.

Man stellt zu diesem Zwecke den Kranken mit dem Rücken gegen die Blendenöffnung und stellt diese so ein, dass sie etwa der Mitte des zu erwartenden Herzschattens sich gegenüber befindet. Ein etwa 30 : 40 oder 40 : 50 cm grosser Bariumplatincyanürschirm wird senkrecht vor die Brust gehalten. Derselbe ist mit einer Bleiglasplatte bedeckt, um die den Schirm durchdringenden Strahlen vom Untersucher möglichst abzuhalten. Bei der grossen Schwere derartiger mit Glas montierter Schirme empfiehlt es sich, ihn vermittelst Rollen und Zug von der Decke oder einem Wandarm herabhängen zu lassen. Das Gewicht des Schirmes ist dabei durch ein Gegengewicht ausgeglichen, so dass man leicht den Schirm auf- und abwärts bewegen kann. Das lästige Halten des schweren Schirmes fällt hierbei fort und man hat eine Hand frei, um, wenn erwünscht, mit Fettstift auf der Glasplatte die Umrisse der Schatten markieren zu können. Zur Durchleuchtung bedient man aber sich zweckmässig eines besonderen Stativs, welches die Röhre so eingeschlossen hält, dass die von ihr ausgehenden sog. vagabundierenden Röntgenstrahlen durch eine allseits abschliessende Bleikassette abgehalten werden, in den Raum zu treten. Vor der Antikathode der Röhre befindet sich eine Irisblende, die von der Stelle, wo sich der Beobachter befindet, durch einen Handgriff reguliert werden kann. Die Röhre muss von dieser Stelle aus ebenfalls beweglich sein, so dass sie bald höher, bald tiefer, bald mehr nach der einen oder anderen Seite bewegt werden kann, so dass man den Patienten nicht mehr als nötig zu bewegen braucht. Derartige Blendenstative sind von verschiedenen Firmen gebaut worden. Eines der bekanntesten ist das Polyphos-Stativ von der Polyphos-Gesellschaft in München. — Man sieht bei dieser Durchleuchtung, welche vor allen Dingen geübt werden muss, um überhaupt ein Urteil über Röntgenbefunde zu gewinnen, im vollkommen dunklen Raum, nachdem das Auge sich einigermassen angepasst hat, bei nicht zu starken Personen den dunklen Herzschatten mit grosser Deutlichkeit von den hell erscheinenden Lungenfeldern sich abheben. Zur Herbeiführung einer möglichst raschen Adaption empfiehlt es sich, vor der Vornahme der Durchleuchtung eine Zeitlang eine rote Schutzbrille nach Trendelenburg zu tragen. Seitlich vom dunklen Herzschatten ziehen die

Rippenschatten in schräger Linie nach der Peripherie hin. Diese haben nicht die Dichtigkeit des Herzschattens, so dass sich das Herz vollkommen deutlich abhebt. Neben dem Herzschatten rechts und links sieht man streifige und rundliche Schattenflecke, den Hilus- und Begleitschatten. Diese Schattenflecke und Streifen werden von den Lymphdrüsen, den Blutgefässen der Lunge und vielleicht auch von den stärkeren Bronchialästen hervorgerufen. Nach unten wird der Herzschatten vom dunklen Leberschatten begrenzt, den man bei jedem Atemzuge auf- und absteigen sieht. Der Leberschatten geht in der rechten Thoraxhälfte in den Zwerchfellschatten über, so dass sich die rechte Kuppe des Zwerchfelles mit grosser Deutlichkeit abhebt. Das linke Zwerchfell steht tiefer als das rechte, doch ist in den meisten Fällen der Schatten der unter dem Zwerchfell gelegenen Organe so tief, dass auch hier eine dunkle Kuppe erscheint. Häufig sieht man dann unterhalb der Herzspitze bei Untersuchung in aufrechter Stellung einen hellen Fleck, die sog. Magenblase, welcher dadurch entsteht, dass an dieser Stelle die im Magen enthaltene Luft als dem höchsten Punkt des Magenraumes sich ansammelt. Dieser helle Fleck ermöglicht es, bei aufrechter Körperstellung in vielen Fällen die untere Grenze des Herzschattens auf eine Strecke hin abzugrenzen. Nach oben hin läuft der Herzschatten als schräger Kegel in ein 4—5 cm breites Band aus. Dies wird hervorgerufen durch den Schatten der Gefässe der Trachea und der Wirbelsäule.

Der gesamte in der Mitte befindliche Schatten wird Medianschatten genannt, der von Weinberger, de la Camp, Kienböck u. a. genauer analysiert ist. Der schmale obere Schatten, welcher vornehmlich von der Brustwirbelsäule und in geringem Masse vom Brustbein gebildet wird, setzt sich durch den ganzen Medianschatten hindurch mehr oder weniger deutlich erkennbar fort, rechts und links wird er dann von den Weichteilschatten verbreitert. Nach beiden Seiten hin lassen sich an dem Medianschatten je drei bogenförmige Ausbuchtungen erkennen, besonders deutlich auf der linken Seite. Steht die Röhre nach Weinberger in der Mitte zwischen 4. und 6. Brustwirbel, dann entspricht in der Höhe der oberste Bogen des Medianschattens dem 1. Interkostalraum, der zweite dem 2. Interkostalraum, der dritte den weiter abwärts gelegenen Interkostalräumen. Natürlich wird eine veränderte Röhrenstellung eine Verschiebung in diesen Verhältnissen hervorrufen, so dass beim Herabgehen der Röhre die Rippenschatten in die Höhe, bei heraufgehender herabrücken.

Die Breite des 1. Bogens in der angegebenen Mittelstellung beträgt 5—7 cm. Dieser fehlt auf der rechten Seite häufig, namentlich bei jugendlichen Individuen. Der 2. Bogen ist links flacher und nach unten hin oft schwer zu begrenzen. Er wendet sich schräg nach aussen.

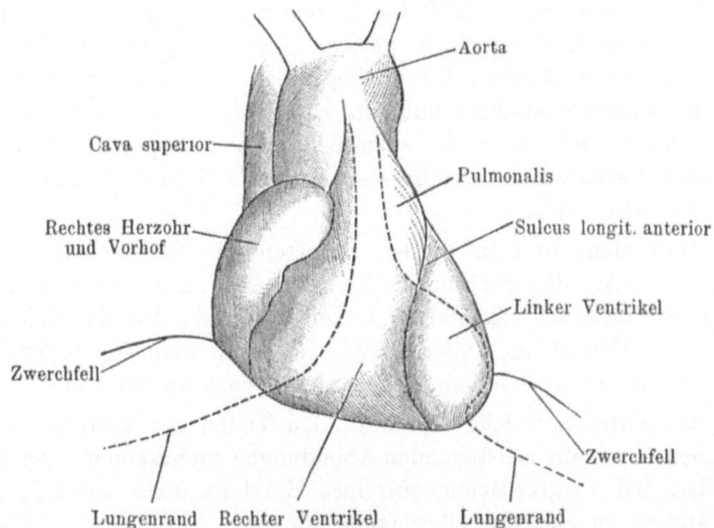

Am link. Herzrand kein Hervortreten der Pulmon. Linkes Herzohr nicht sichtbar.

Fig. 8.

Lage des Herzens und der grossen Gefässe im Mittelfellraum (n. Moritz).

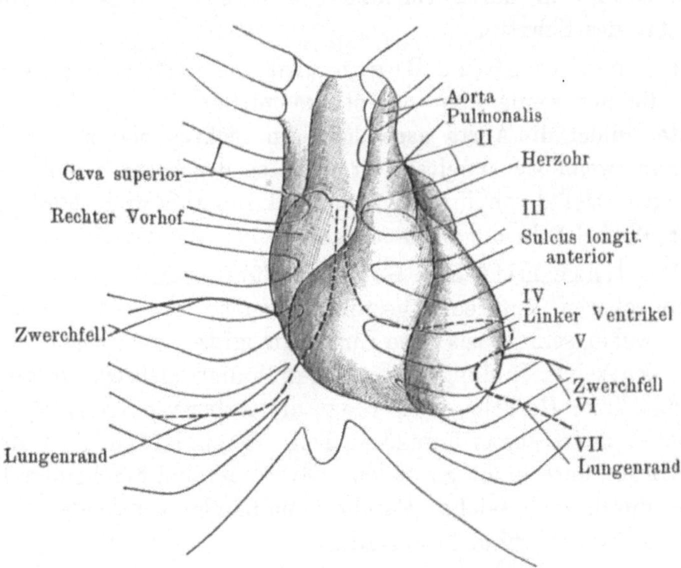

Am linken Herzrande das linke Herzrohr sichtbar.

Fig. 9.

Lage des Herzens und der grossen Gefässe im Mittelfellraum (n. Moritz).

Auf der rechten Seite steht der 2. Bogen senkrecht und ist häufig so flach verlaufend, dass er als gerade Linie erscheint, von der sich der 3. untere Bogen absetzt. Der 3. Bogen ist unter normalen Verhältnissen nach links stark ausladend und geht nach unten in den Zwerchfellschatten über. Auch nach rechts ist er meist deutlich ausgebuchtet, bei pathologischen Verhältnissen, Vergrösserung des rechten Ventrikels oder Vorhofs, oft sehr stark.

Man sieht nun in diesem Schattenbild verschiedene Pulsationen auftreten. An der rechten Seite sieht man nur am unteren Bogen schwache Pulsation, während die linken Bogen alle drei deutlich pulsieren. Stellt man sich etwas weiter zurück, so kann man feststellen, dass die Pulsationen der drei linken Bogen nicht synchron erfolgen.

Die Organe, welche den einzelnen Teilen des Mittelschattens entsprechen, sind aus beistehenden Abbildungen zu erkennen. Zu bemerken ist, dass bei Vergrösserung einzelner Herzteile diese mehr hervortreten und andere im Schatten überlagern können.

Die Analyse des Schattenbildes ist folgende (Weinberger): Der linke obere Bogen wird durch den Aortenbogen gebildet, und zwar durch den Teil, welcher sich nach hinten und links umbiegt, wo er in die Aorta descendens übergeht. Hier zeigen sich grosse Verschiedenheiten, sowohl in der Form und Grösse des Bogens als auch in der Intensität des Schattens.

Der rechte obere Bogen wird von der Vena cava superior gebildet, die nur wenig über das starke mittlere Schattenband vorspringt. Mitunter bildet die Aorta ascendens den rechten oberen Bogen, namentlich dann, wenn sie erweitert ist. Hinter der Aorta liegen Trachea und Ösophagus, rechts von ihr die Vena cava superior und unmittelbar rechts an der Wirbelsäule die Vena azygos.

Der linke mittlere Bogen verläuft ziemlich flach und ist nicht wie die oberen senkrecht gestellt, sondern er verläuft schräg nach aussen, wobei seine Basis eine Linie von mitten oben nach aussen unten bildet. An seiner Bildung nehmen gewöhnlich mehrere Organe teil, und zwar das linke Herzohr, ausserdem die Arteria pulmonalis, namentlich im oberen meist etwas dunkleren Teil. Nach Bittorf ist der normale linke Vorhof dort nicht zu sehen. Mitunter sind die beiden Teile dieses Bogens durch eine seichte Furche voneinander geschieden, so dass der Bogen in zwei Abschnitte zerfällt.

Der rechte Mittelbogen, welcher flach und senkrecht nach unten verläuft, mitunter als deutlicher Absatz gar nicht erkennbar ist und nur dadurch bestimmbar wird, dass man sein oberes und unteres Ende in dieselbe Höhe verlegt, an der links die Endpunkte des Mittelbogens gelegen sind, wird von Vena cava superior und dem rechten Herzohr resp. Vorhof gebildet.

Im Bereiche der unteren Bogen rechts und links wird der Medianschatten ausschliesslich durch das Herz gebildet. Der linke Bogen fällt in schräger nach auswärts gerichteter Linie nach dem Zwerchfellschatten hin ab. Die Richtung kann mehr oder weniger steil sein. Mitunter bildet er einen langgezogenen, nach links ziehenden Rücken, der dann in einer fast senkrechten Linie abfällt. Er wird gebildet vom linken Ventrikel. Der rechte untere Bogen, welcher in den meisten Fällen viel weniger nach aussen ausladet, wird vom rechten Vorhof gebildet, nur in pathologischen Fällen auch von der rechten Kammer.

Mitunter ist, wie schon hervorgehoben wurde, auch ein Teil des unteren Randes des Herzschattens zu sehen. Bei mageren und jugendlichen Individuen hebt sich der dunkle Schatten des Herzens nach der linken Seite hin deutlich vom Schatten der Bauchorgane ab, besonders wenn eine stärkere Luftfüllung des Magens besteht. Dieser untere Rand des Schattens wird von der rechten Kammer gebildet.

Die Pulsation der drei Herzbogen findet in folgender Reihenfolge statt: Zuerst sieht man den linken mittleren Bogen sich abflachen, mitunter auch den rechten unteren, dann zieht sich der linke untere Bogen zusammen und zuletzt der linke obere Bogen. Der rechte obere und mittlere Bogen zeigt keine Pulsation. Man sieht aber im Herzschatten bei tiefer Atmung noch eine weitere Bewegung, die besonders schön von Köhler in kinematographisch zusammengesetzter Aufnahme dargestellt ist. Bei starkem Auf- und Absteigen des Zwerchfells hebt und senkt sich die Herzspitze, also der linke untere Bogen. Diese Bewegungen können so stark werden, dass bei tiefster Inspirationsstellung das Herz eine fast senkrechte Stellung erreicht, während es bei tiefster Exspiration eine mehr quere Lage einnimmt.

Kienböck hat den homogenen Herzschatten, so wie er sich bei der sagittalen Durchleuchtung frontal darstellt, weiter zu differenzieren gesucht. Ausgehend von der anatomischen Lage der vier Herzteile, zwei Vorhöfe und zwei Kammern, und der sie trennenden Furchen konstruierte er die letzteren in das radiologische Herzbild hinein und ebenso die Lage der Ostien.

Da der Verlauf der Furchen auf der Vorder- und Hinterfläche des Herzens ein verschiedener ist, so muss bei der Einzeichnung der sie bezeichnenden Linien darauf Rücksicht genommen werden. An der Hand der anatomischen Lage der einzelnen Herzteile und der Klappen lassen diese sich in dem Röntgenschatten feststellen, so dass man in der Lage ist das Röntgenbild danach einzuteilen (Fig. 10). Wenn es auch nicht gelingt mit mathematischer Genauigkeit die einzelnen Herzteile so abzugrenzen, so gibt doch die Kenntnis der ungefähren Lage der einzelnen Herzteile die Möglichkeit sowohl Fremdkörper im Herzen genauer zu lokalisieren als auch bei Dilatationen einzelner Herzteile, wie sie besonders bei Klappenfehlern vorkommen, diese und ihre Folgezustände auch für die übrigen Herzviertel und dadurch hervorgerufene Lageveränderungen festzustellen. Wenn ein Herzteil beträchtlich vergrössert ist, so werden die anderen durch Druck und Zug mitbeeinflusst. Sie werden aus ihrer normalen Lage im Brustkorb verdrängt, ferner werden sie in ihrer Form verändert weil benachbarte Teile von dem vergrösserten mit ausgezogen

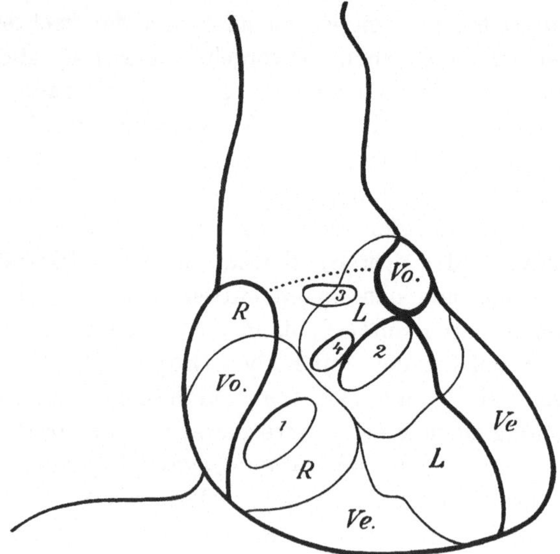

Fig. 10.

Schema der Einteilung des Röntgenschattens des Herzens nach Kienböck. *R. Vo.* = Rechter Vorhof; *L. Vo.* = Linker Vorhof; *R. Ve.* = Rechter Ventrikel; *L. Ve.* = Linker Ventrikel; *1* = Valv. tricuspidalis; *2* = Valv. mitralis; *3* = Valv. pulmonalis; *4* = Valv. aortae. Die vorderen Linien sind dicker wie die hinten gelegenen gezeichnet.

werden. Weiterhin wird das ganze Herz durch isolierte Vergrösserung eines oder mehrerer seiner Teile als Ganzes im Brustkorb verschoben, dem Gesetz der Schwere folgend. Das vergrösserte Herz sinkt dabei bei aufrechter Stellung mehr abdominalwärts, auch kann es sich um seine vertikale Achse drehen, wodurch die Lage seiner einzelnen Teile zueinander verändert wird. Alle diese Änderungen wie auch durch sonstige Umstände hervorgerufene Drehungen des Herzens ergeben Veränderungen der Herzfigur, die sich in der Form des Herzschattens ausdrücken.

In Fig. 10 sind die bei dorso-ventraler Durchleuchtung, also die auf der Vorderfläche beziehungsweise der nach oben gerichteten Seite des Herzens liegenden Furchen als Scheidelinien der Vorhöfe der Kammern und der Vorhofkammergrenze mit dicken Strichen gezeichnet, wobei die obere Grenze der rechten Kammer punktiert dargestellt ist. Die Furchen der Hinterfläche sind mit feineren Linien umrissen. Die Lage der Klappen ist durch eingezeichnete Ovale angegeben, und zwar bezeichnet 1 V. tricuspidalis, 2 Mitralis, 3 Pulmonalis, 4 Aorta.

B. Die Durchleuchtung in anderen Richtungen.

Neben der dorsoventralen Durchleuchtung, welche für die Beobachtung des Herzens die bequemste ist, sind noch weitere Durchleuchtungsrichtungen üblich. Zunächst die ventrodorsale. Bei dieser sieht man dasselbe Bild des Medianschattens wie bei der dorsoventralen, doch verhalten sich die Grössenverhältnisse der einzelnen Bogen anders. Der linke obere Bogen ist bei beiden Durchleuchtungsrichtungen gleich gross, denn die Aorta liegt von Brust- und Rückenfläche ungefähr gleich weit ab. Der rechte obere Bogen wird, da er von der Vena cava, welche der Thoraxvorderfläche näher liegt, gebildet wird, in ventrodorsaler Richtung stark vergrössert, auch der linke mittlere Bogen wird ebenso wie der rechte bei der ventrodorsalen Beleuchtung grösser, da die Organe näher der Vorderfläche des Brustkorbes liegen. Ebenso verhält es sich mit den unteren Bogen, da auch das Herz näher der Vorderfläche liegt als dem Rücken.

Zu bemerken ist, dass das Herz in verschiedenen Körperstellungen auch bei normalen Menschen eine verschiedene Lage haben kann, es kann mehr oder weniger quer gestellt oder sagittal liegen. Dadurch wird die Spitze mehr nach vorn oder hinten liegen und demnach auch mehr oder weniger sich von der Brustwand entfernen können.

Bewegt man den Kranken, während man den Thorax durchleuchtet, um die Längenachse des Thorax, während man das Bild auf dem Schirm betrachtet, so sieht man schon bei kleinen Abweichungen von der sagittalen Richtung starke Verschiebungen der Schattenbilder eintreten. Gewiss hat man schon früher bei der Betrachtung des Herzens oder der Gefässe von dieser Verschiebung Gebrauch gemacht, doch sind die verschiedenen schrägen Durchleuchtungsrichtungen erst von Holzknecht und Rieder methodisch studiert worden. Wir haben als typische Durchleuchtungsrichtungen anzusehen:

Die quere oder Frontalrichtung, bei der die Durchleuchtung von rechts nach links oder umgekehrt ausgeführt werden kann. Die schrägen Durchleuchtungsrichtungen. Man unterscheidet vier Richtungen:

Die sog. erste schräge Durchleuchtungsrichtung von links hinten nach rechts vorn.

Die zweite schräge Durchleuchtungsrichtung von rechts vorn nach links hinten.

Die dritte schräge Durchleuchtungsrichtung von rechts hinten nach links vorn und

Die vierte schräge Durchleuchtungsrichtung von links vorn nach rechts hinten. Dabei ist allemal an erster Stelle die Röhre, an letzter Stelle der Schirm gedacht. Richtung 1 und 2 sowie 3 und 4 sind also einander entgegengesetzt. Wenn von der einen schrägen Richtung in

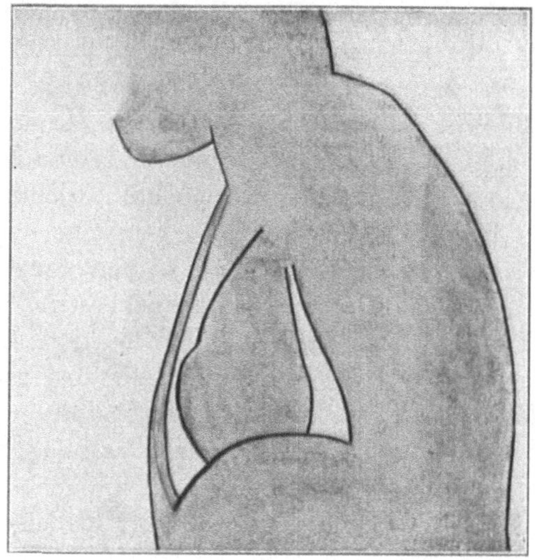

Fig. 11.
Thorax bei querer oder frontaler Durchleuchtungsrichtung.

die andere übergegangen wird, macht demnach der Körper jedesmal eine Drehung von 90 Grad. Die Schattenbilder zeigen bei diesen verschiedenen Durchleuchtungsrichtungen sehr verschiedene Gestalt und werden von anderen Herzteilen hervorgerufen wie bei der Dorsoventralen.

Die Frontal- oder quere Durchleuchtung gibt nicht in allen Fällen deutliche Bilder. Es hängt das mehr oder weniger von der Korpulenz des Untersuchten ab. Bei mageren Individuen, die eine nicht zu breite Brust haben, sieht man mitunter die Organe recht deutlich. Die Durchleuchtung von rechts nach links ist natürlich, wenn man das Herz betrachten will, die wichtigere. Das Herz ist dabei dem Schirm näher und wird weniger verzeichnet. Man sieht zwei helle Felder, die von dunklen Schatten begrenzt sind (Fig. 11). Die Brustwand bildet nach vorn einen breiten Schattenstreifen, hinter dem ein dreieckiges, schmales, helles Feld, das Retrosternalfeld, sichtbar ist. Dieses wird nach rückwärts vom Herz- und Gefässschatten begrenzt, hinter dem wieder der helle Retrokardialraum liegt, der ein lang gezogenes Trapez bildet, welches nach hinten durch den Schatten der Wirbelsäule und der Weichteile des Rückens begrenzt wird. Man sieht also das Herz von der Seite. Es wirft so einen ziemlich schmalen Schatten. Der untere Teil dieses Schattens wird vom Herzen selbst gebildet und das rechte Herzohr bildet die untere Begrenzung des Retrosternalfeldes. An der Bildung dieses Teiles des Schattens nehmen Teil der Konus der Arteria pulmonalis und die Aorta ascendens. Die hintere obere Begrenzung längs des Retrosternalfeldes wird von dem Schatten der Schultermuskulatur des erhobenen Armes gebildet. Das Retrokardialfeld wird an der Vorderseite von dem Herzen, an der Rückseite vom 7. Brustwirbel an abwärts durch die Aorta descendens begrenzt. Neben der Aorta descendens verläuft der Ösophagus. Nur bei tiefer Inspiration hellen sich die beiden Felder so weit auf, dass eine einigermassen sichere Betrachtung möglich ist. Es orientiert diese Beleuchtung über den Tiefendurchmesser des Herzens, sowie über Aneurysmen der auf- oder absteigenden Aorta. Auch unterrichtet sie über die Grösse des Retrosternalfeldes, welches bei manchem flachbrüstigen Menschen verkleinert ist und beim Exspirium gänzlich verschwinden kann. Nach Hänisch und Querner ist dadurch der Grund zu dem funktionellen Basisgeräusch, einem über der Pulmonalis hörbaren sytolischen Reibegeräusch, welches bei tiefer Inspiration verschwindet, gegeben.

Geht man von der sagittalen Richtung in die erste schräge Durchleuchtung über, so kann man eine starke Veränderung des Schattenbildes wahrnehmen. Die beiden hellen Lungenfelder rechts und links werden dadurch, dass die Wirbelsäule in das rechte Feld eintritt, in drei Felder getrennt: ein linkes helles Lungenfeld, welches durch den Herzschatten von dem vor ihm liegenden hellen Mittelfeld getrennt ist, und dieses wieder ist durch den Wirbelsäuleschatten vom rechten Lungenfeld getrennt (Fig. 12). Der Herzschatten bekommt hier die an der Basis etwas nach rechts ausgezogene Gestalt eines spitzen Dreieckes. Oben sieht man den schmalen Schatten des Gefässbündels, welcher aus Aorta ascendens und dem Aortenbogen gebildet wird. Diese ist die wichtigste der schrägen Durchleuchtungsrichtungen, da Veränderungen an der Aorta besonders auch am Bogen hier deutlich erkennbar werden. Die Konturen des Herzens werden rechts vom rechten Vorhof und rechten Ventrikel, links vom linken Vorhof und linken Herzohr und linken Ventrikel gebildet. Bei der zweiten schrägen Durchleuchtungsrichtung erscheint der Herzgefässschatten, weil die Gebilde, die ihn erzeugen, weit vom Schirm abliegen, vergrössert und undeutlich (Fig. 13).

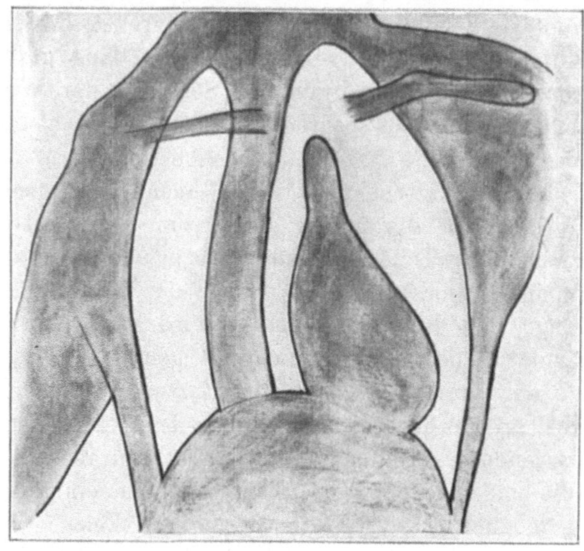

Fig. 12.
Erste (dorsoventrale) Durchleuchtungsrichtung (von links hinten nach rechts vorn).

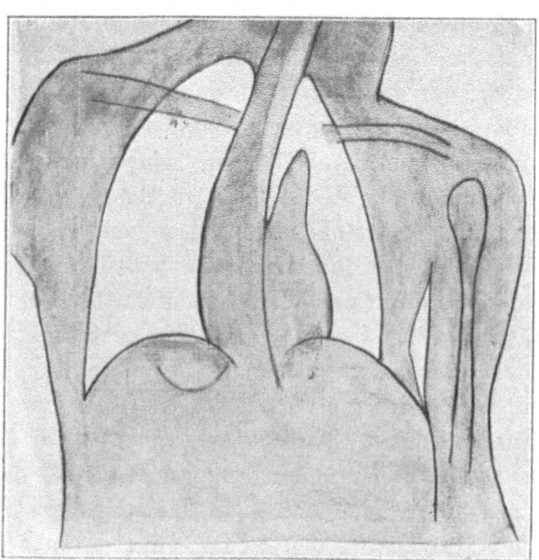

Fig. 13.
Zweite schräge (ventrodorsale) Durchleuchtungsrichtung (von rechts vorn nach links hinten).

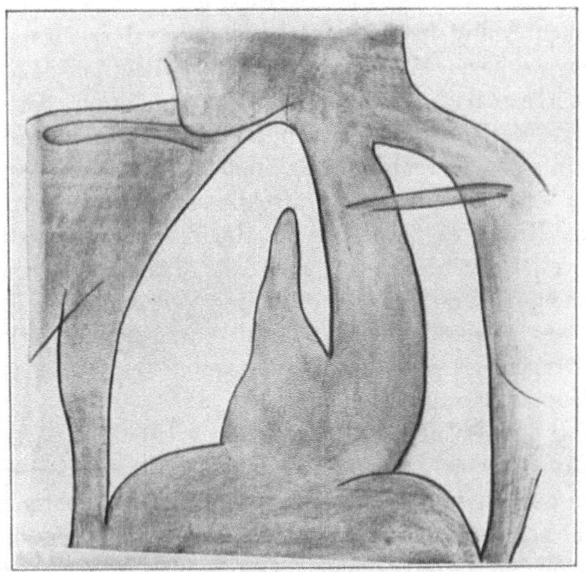

Fig. 14.
Dritte (dorsoventrale) schräge Durchleuchtungsrichtung (von rechts hinten nach links hinten).

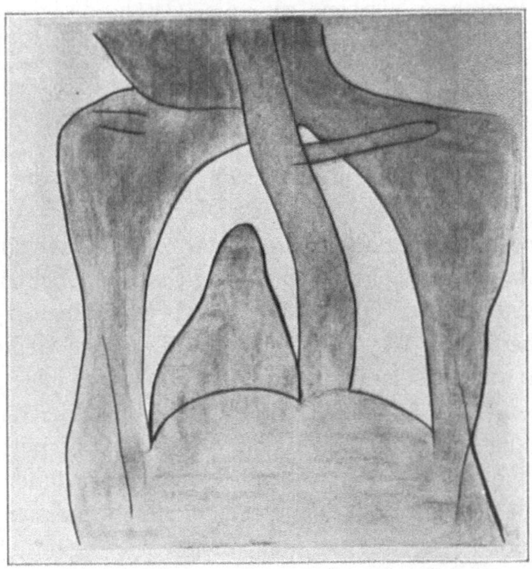

Fig. 15.
Vierte (ventrodorsale) Durchleuchtungsrichtung (von links vorn nach rechts hinten).

Bei der dritten schrägen Durchleuchtungsrichtung ist das Mittelfeld nicht völlig frei. Nach oben ist der Herzgefässschatten durch die Vena cava superior abgegrenzt (Fig. 14). Bei der vierten schrägen Durchleuchtungsrichtung ist wiederum der Herzschatten zu sehr vergrössert, als dass Veränderungen deutlich würden (Fig. 15).

Die einfache Durchleuchtung und Beobachtung des Herzens auf dem Schirm kann bereits viele Aufschlüsse über pathologische Verhältnisse geben. Eine Vergrösserung des Herzens in toto, wenn sie einigermassen stark ist, entzieht sich auch der einfachen Beobachtung nicht, ebenso können Aneurysmen der Gefässe, Vergrösserung einzelner Herzabschnitte wie gewisse typische Gestaltveränderungen erkannt werden. Vor allen Dingen ist es aber die Bewegung des Herzens, die nur bei der Durchleuchtung wahrnehmbar wird.

Da aber alle Schattenteile weder die wirkliche Grösse der schattenbildenden Organe widergeben noch auch, da diese in verschiedener Entfernung von Schirm und Lichtquelle gelegen sind, richtige vergleichbare Masse abgeben, so kann die einfache Durchleuchtung nicht den diagnostischen Zwecken voll genügen. Das Bedürfnis, eine genaue Grössenfeststellung des Herzens zu machen, um möglichst auch geringfügige Abweichungen von der normalen Grösse erkennen zu können, führte zur Anwendung besonderer Verfahren, die weit genauere Einblicke tun lassen, als es die einfache Beobachtung auf dem Leuchtschirm gestattet. Als solche Verfahren haben wir die Orthodiagraphie und die Teleröntgenographie anzusehen.

2. Die Orthodiagraphie.

Die Röntgenstrahlen breiten sich genau wie die Strahlen irgend einer Lichtquelle von ihrem Ausgang, der Mitte der Antikathode, nach allen Richtungen hin radial aus. Es wird demnach das Schattenbild eines Gegenstandes, welches dem fluoreszierenden Schirm nicht anliegt, nach den Gesetzen der Optik vergrössert erscheinen. In Fig. 16 ist dies veranschaulicht. Ist A die Lichtquelle, B der Gegenstand, welcher den Schatten wirft, X seine Entfernung von der Lichtquelle und Y die Entfernung von dem Leuchtschirm, so wird das Schattenbild die Grösse von C C haben. Kann man nun den zu untersuchenden Gegenstand nicht unmittelbar an den Schirm bringen und will man doch seine wirkliche Grösse auf dem Schattenbilde erkennen, so muss man einen besonderen Weg der Untersuchung einschlagen. Denkt man sich den Strahlen aussendenden Punkt der Antikathode mit einem Punkte des Randes des zu untersuchenden Körpers, hier des Herzens, und einem Markierstift, welcher genau dem Ausgangspunkt der Strahlen gegenüber fixiert ist, in senkrechter Richtung, so wird der Rand des Körpers an der betreffenden Stelle des zwischen Körper und Stift eingeschalteten Schirmes durch einen senkrechten Strahl projiziert und an dieser Stelle wird das Schattenbild genau dem wirklichen Rande des schattenwerfenden Körpers entsprechen, die übrigen Teile des Schattens dieses Körpers werden nach der entgegengesetzten Richtung hin verzogen und vergrössert erscheinen. Nehmen wir an, es handele sich um das Herz und man bewegt nun die Person, nachdem man eine Stelle des rechten Herzrandes in dieser Weise durch ein Loch in dem Schirm auf dem Thorax markiert hat, so weit nach rechts, dass nunmehr ein Punkt des linken Herzrandes in der Visierlinie liegt und markiert ebenfalls diese Stelle,

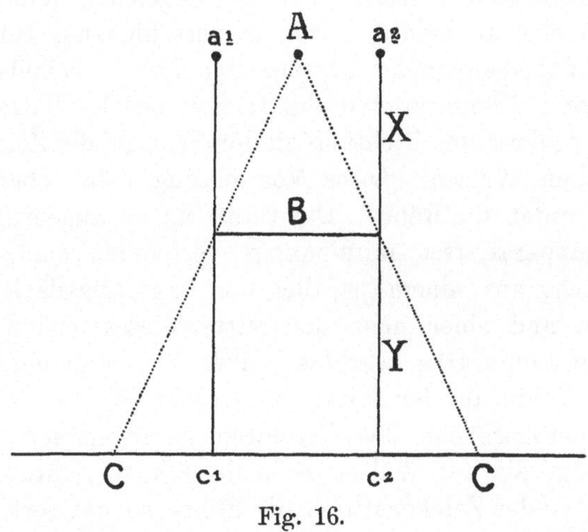

Fig. 16.

Schema der orthodiagraphischen Durchleuchtung. A, a_1, a_2 Lichtquelle. B schattenwerfender Gegenstand. C, C u. c_1, c_2 Schirmbild.

so hat man auf der Vorderfläche des Thorax die genaue Breite des Herzens durch die beiden Punkte aufgetragen (Fig. 16). Diese Art der Untersuchung würde gestatten, wenn man die Person zugleich bald höher, bald tiefer stellen kann, jeden einzelnen Punkt des rechten oder linken Herzrandes zu markieren und so ein genaues Bild des Herzschattens, wie er der wirklichen Grösse des Herzens entspricht, auf der Brustwand aufzuzeichnen. Man ordnet aber besser den Versuch so an, dass man die Röhre und andererseits den Markierstift an einem gabelförmigen Halter, zwischen dessen Zinken sich die zu untersuchende Person stellen kann, so miteinander unverrückbar verbindet, dass sich der Zeichenstift stets gegenüber dem Mittelpunkt der Antikathode befindet. Diese Gabel macht man drehbar in einem auf- und abwärts beweglichen Lager. Nun kann der Patient stehen bleiben und das gabelförmige System kann von rechts nach links und auf- und abwärts bewegt werden. Der Leuchtschirm wird an dem den Stift tragenden Arm der Gabel angebracht und ist gegenüber dem Stift durchlocht, so dass der Stift durch den Schirm an dieser Stelle vorgeschoben werden kann. So kann man, wenn man das die Röhre, den Schirm und den Stift tragende System bewegt, jeden Punkt des Schattenrandes auf dem Thorax der zwischen Röhre und Schirm stehenden Person markieren.

Nachdem Rosenfeld, Boas, Hoffmann und Grunmach schon dieses Prinzip erkannt hatten, gelang es Moritz, durch eine glückliche Konstruktion alle Schwierigkeiten zu überwinden und die Methode für die Klinik handlich zu machen (Fig. 17). Er konstruierte einen Lagerungstisch, dessen Platte aus Segeltuch gefertigt ist und an welchem sich eine an beiden Seiten in verschiedener Höhe feststellbare auf- und abwärtsbewegliche barrenartige Lehne befindet. Diese trägt an ihrem oberen Rande zwei drehbare horizontale Walzen. Auf diesen ruht nun in senkrechter Richtung zu den Walzen die Zeichenvorrichtung auf ebensolchen Walzen. Diese Vorrichtung trägt oben den Zeichenapparat und unten die Röhre. Das Ganze ist so angeordnet, dass Röhre und Zeichenapparat fest miteinander verbunden sind. Der Zeichenapparat besteht aus einem parallel der Lagerungsfläche angebrachten Leuchtschirm und einer über der Mitte dieses befindlichen Zeichenfeder, die mit Anilinfarbe beschickt wird. Sie kann durch einen Hebelapparat durch ein in der Mitte des Leuchtschirmes befindliches Loch bis zur Körperoberfläche des Patienten herabgelassen werden. Nach unten hin trägt die auf Walzen ruhende Tragvorrichtung genau gegenüber der Spitze des Zeichenstiftes die Röhre so gelagert, dass die Antikathode dem Stift unverrückbar gegenüber steht. Bewegt man nun die ganze Vorrichtung, so folgt die Röhre stets der Bewegung des Stiftes und man kann, indem man das Schattenbild des Herzens betrachtet, den Stift über die Konturen des Schattens hinführen. Jede Stelle des Schattenrandes, die der Stift berührt, wird genau von dem senkrechten Strahl der Antikathode getroffen und so kann man in wenigen Sekunden indem man die Schattenkonturen verfolgt und dabei von Zeit zu Zeit durch Herablassen des Zeichenstiftes die betr. Punkte auf der Körperoberfläche markiert, das Bild der wahren Herzgrösse auf dem Thorax des Patienten aufzeichnen. Durch eine oberhalb des Zeichenstiftes angebrachte Zeichenebene kann, da der Stift an beiden Enden eine Zeichenvorrichtung trägt, es erreicht werden, dass nunmehr auf diese Zeichenebene zugleich mit der Markierung auf dem Thorax eine Zeichnung des Spiegelbildes des Herzschattens auf einen dort angebrachten Bogen Papier markiert wird. Grödel brachte die Zeichenvorrichtung hinter der Röhre an und ermöglichte es so, dass, während man den Leuchtschirm betrachtet und auf diesem mit einem Markierstift dem Herzen entlang fährt, ein durch einen Gummiball pneumatisch angetriebener Zeichenstift damit den Herzschatten sofort auf die hinter dem Patienten und hinter dem

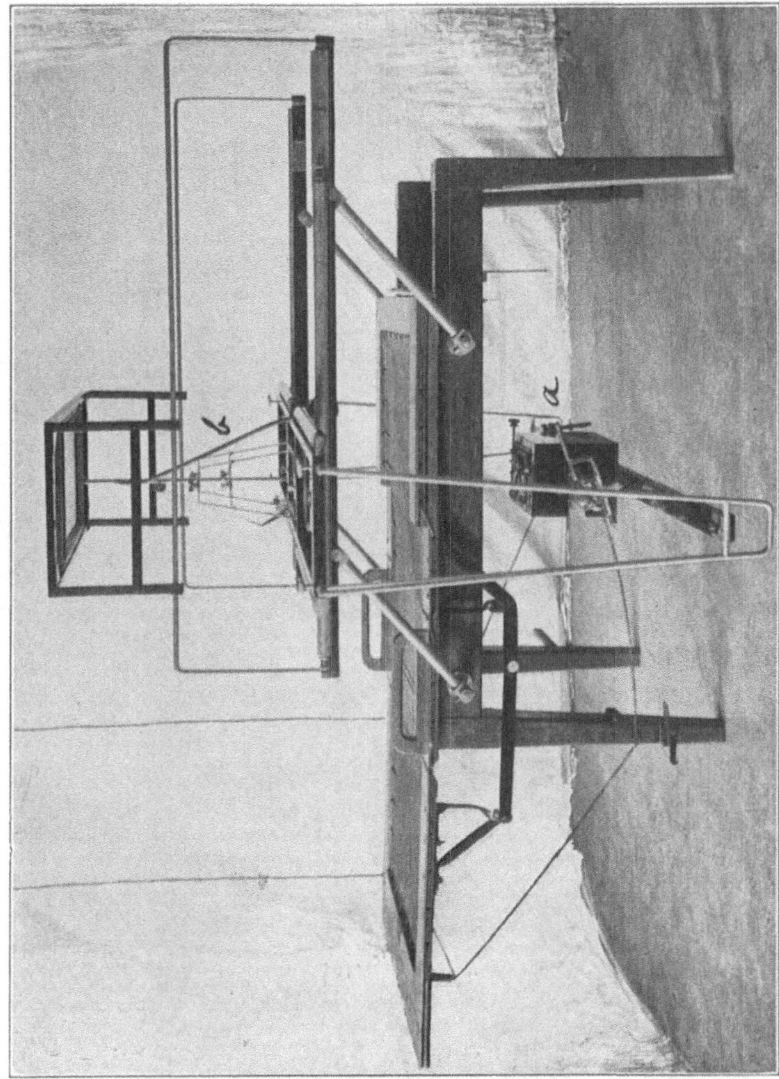

Fig. 17.
Orthodiagraph nach Moritz. *a*) Röhrenkasten, *b*) Zeichenvorrichtung.

Rohre befindliche Zeichenebene aufschreibt. Diese letztere Anordnung gestattet zugleich mit dem Herzschatten den Schatten des Sternums, der Rippen und sonstige mit Bleiplättchen beklebte Markierungspunkte der Körperoberfläche aufzuzeichnen.

Um eine Zeichnung bei senkrechter Stellung der zu untersuchenden Person zu ermöglichen, wurden verschiedene Apparate konstruiert. Bei dem von mir angegebenen Apparat (Fig. 18) werden Röhre und

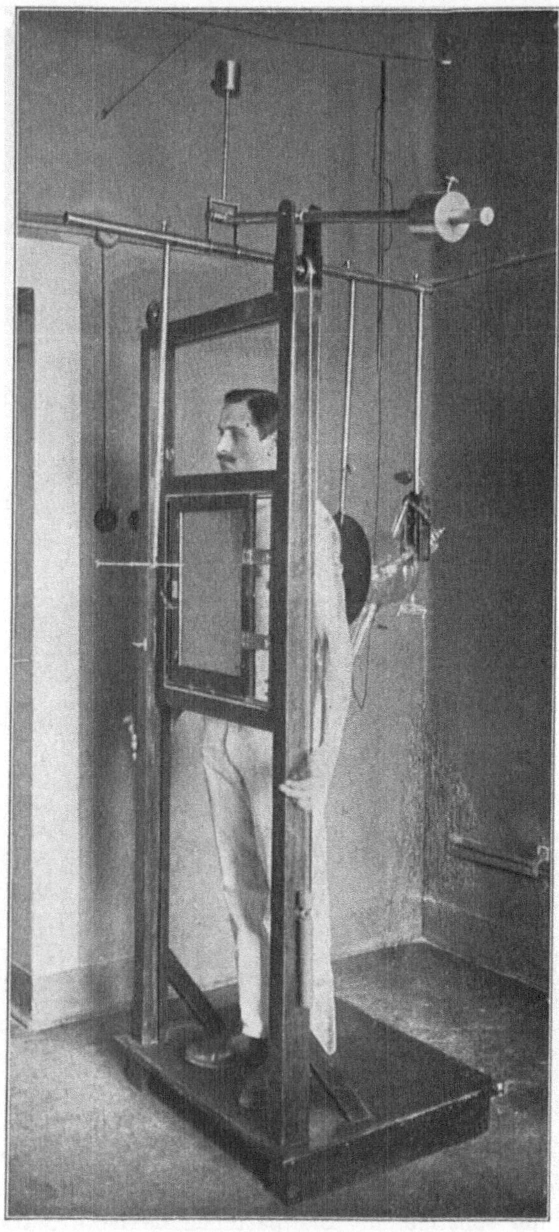

Fig. 18.
Orthodiagraph nach Hoffmann.

Zeichenstift von senkrecht herabhängenden Hebeln getragen, die oben durch ein Querstück verbunden sind. Vor der Röhre befindet sich eine Blende. Das Querstück selbst ist in einem Scharnier drehbar und wird von einem Hebel getragen, der an der anderen Seite ein Gewicht trägt. Ebenso wird die Röhre und die Blende auf der Stiftseite durch ein Gewicht ausbalanciert. Der Schirm, der auch mit einer photographischen Kassette ausgetauscht werden kann, welch letztere aber auch gleichzeitig mit dem Schirm durch ein an der linken Seite befindliches Scharnier auf den Rahmen zu klappen ist, befindet sich auf- und abwärts beweglich zwischen zwei senkrechten Pfosten und liegt auf einem mit ihm verschieblichen Rahmen, auf welchem sich kreuzweise gespannte Drähte befinden, die in oben und unten, sowie rechts und links angebrachten Schienen gegeneinander senkrecht beweglich gemacht sind. An den Schienen befindet sich Zentimeterteilung. Durch verschiedene Stellung dieser Drähte können die verschiedenen Punkte und Linien der Körperoberfläche, welche bei der Perkussion zur Orientierung dienen, markiert werden. Bei der Durchleuchtung erscheinen diese Drähte als schwarze Striche auf dem Schattenbilde

Es hat diese Einrichtung den Vorteil, dass man, wenn man sich die Entfernungen der Drähte, welche die Mittellinie und Mamillarlinie markieren, aufschreibt, in der Lage ist, bei der nächsten Untersuchung die betr. Person genau wieder so zu stellen, wie sie das erste Mal gestanden hat, indem man die Drähte auf dieselben Zahlen einstellt und die Person so stellt, dass die Drähte auf die betr. Linien zu liegen kommen. Dadurch wird einem Verdrehen der zu untersuchenden Person vorgebeugt, welches sonst zur Folge hat, dass die Schattenbilder gegenüber der ersten Aufnahme wegen Verzerrungen nicht vergleichbar sind. Bei der einfachen Durchleuchtung zeigt sich schon, einen wie grossen Einfluss auf die Grösse der Schattenbilder eine geringfügige Verdrehung des Körpers hat.

Man kann mit diesem Apparat sehr leicht eine orthodiagraphische Aufzeichnung des Herzens in aufrechter — sitzender oder stehender — Stellung vornehmen. Da beim Stehen leicht Schwankungen der zu untersuchenden Person eintreten, muss man für einen festen Stand derselben sorgen. Man kann dies entweder durch unter den Armen fixierte Halter bewirken, oder indem man die Person durch Gurte unter den Armen an dem Gestell festschnallt. Im Sitzen sichert man sich die Stellung durch entsprechende Stühle, die ebenfalls durch unter den Armen oder an den Seiten eingreifende Stützen die Personen befestigen. Moritz fixiert den Patienten, wenn er ihn in aufrechter Stellung untersucht, durch ein mit Segeltuch bespanntes Gestell, an welchem zwei die Schulter umfassende verschiebliche Kloben angebracht sind.

Es sind inzwischen noch zahlreiche andere Orthodiagraphen konstruiert worden, die aber alle auf dem angegebenen Prinzip beruhen. Der Grödelsche Apparat, welcher umgekippt werden kann, ermöglicht Aufnahmen im Stehen und Liegen, ebenso der von Levy Dorn angegebene.

Die Aufzeichnungen mit den verschiedenen Apparaten sind in dreierlei Weise möglich. Man kann, wie oben geschildert, direkt auf die Brust des Patienten durch einen durchlochten Leuchtschirm aufschreiben, dann muss man vermittelst Pauspapier die Aufzeichnung auf Papier übertragen, um sie aufbewahren zu können. Nachteilig dabei ist die Krümmung des Thorax, da, wenn das Papier dem Körper direkt anliegt, natürlich bei Ausbreitung dieses ein verzerrtes Bild entsteht. Man kann dies dadurch umgehen, dass man zunächst eine Glasplatte auf den Thorax legt und auf diese das Pauspapier bringt.

Sicherer sind die Methoden, welche es erlauben, direkt auf eine Zeichenebene den Herzschatten aufzutragen. Dieses ist bei meinem Apparat dadurch ausserordentlich vereinfacht, dass man auf dem mit einer Bleiglasplatte bedeckten Leuchtschirm vermittelst zweier Holzstäbe ein Blatt Gelatinepapier aufklemmen kann. Dieses ist glashell und man kann nunmehr mit dem Zeichenstift auf ihm die Konturen des Herzens, während man sie umfährt, sofort aufschreiben. Die Grödelsche Vorrichtung, hinter der Röhre zu schreiben, ist bereits erwähnt. Man wird bei jeder Methode die wichtigsten Markierungspunkte der Körperoberfläche oder nach Moritz den Schatten der Rippen oder des Sternums oder besser den Umriss beider Lungenfelder mit aufschreiben.

Man kann ferner auch zwischen dem durchlochten Leuchtschirm und dem Patienten eine Zeichenplatte aus weichem Holz anbringen, auf welcher das Papier befestigt wird. Da eine solche vollständig durchlässig ist für die Röntgenstrahlen, so sieht man das Schattenbild nicht beeinträchtigt. Man kann nun statt auf dem Körper des Patienten auf ein dieser Platte aufgelegtes Papier beim Umfahren der Konturen die Punkte anbringen. Alle diese verschiedenen Methoden führen zum gleichen Ziele, insofern sie es gestatten, das genaue Projektionsbild des Herzens in seiner grössten frontalen Ausdehnung in der wirklichen Grösse aufzuschreiben.

Es hat sich eine Diskussion darüber entsponnen, in welcher Körperstellung die Orthodiagraphie am besten zu machen sei. Die Frage kann nur dahin beantwortet werden, dass Befunde, welche am stehenden Menschen gemacht sind, mit solchen, die in liegender Stellung aufgenommen sind, nicht verglichen werden dürfen (Dietlen). Also man untersucht immer in derselben Stellung oder auch jeden Patienten in beiden Stellungen. Bei Rückenlage rückt das Herz namentlich bei der Atmung herauf; sie ist für manche Herzkranke viel unbequemer wie die aufrechte

Stellung. Die aufrechte Stellung ist dem Menschen natürlich, das Herz liegt in dieser nahe der Brustwand an, Veränderungen der Herzform treten dabei deutlicher zutage, wie bei der liegenden.

Die Orthodiagraphie gibt ein annähernd genaues Bild des grössten Umfanges des frontalen Umrisses des Herzens. Eine Fehlerquelle besteht darin, dass das Herz sich nicht ruhig verhält, sondern fortwährend Bewegungen ausführt. Die mit der Atmung erfolgenden Bewegungen lassen sich bei Gesunden durch oberflächliche Respiration meist beseitigen, nicht aber bei schwer dyspnoeischen Kranken. Die mit der Herztätigkeit verbundene Verschiebung der Herzränder, welche ganz besonders den linken Herzrand betrifft, ist mitunter namentlich bei starkem Aktionstypus (v. Criegern) so gross, dass sie mehr wie 1 cm betragen kann. Dieses bringt selbstverständlich eine gewisse Ungenauigkeit mit sich. Wenn man sich auch bemüht dieselbe Phase, etwa die Diastole für die Zeichnung festzuhalten, so gelingt dies bei dem rasch wechselnden Bilde doch nicht mit vollkommener Sicherheit. Es sind also gewissermassen mittlere Werte, die aufgeschrieben werden. Selbst Moritz, der die Methode am meisten ausgebaut hat, gibt eine Fehlerquelle von 1 cm zu. Ein Zentimeter in der Herzbreite bedingt aber auf das Volumen berechnet schon recht bedeutende Unterschiede in der Herzgrösse. Trotzdem ist die Methode, da die Perkussion grössere Fehlergrenzen hat, als ein Fortschritt gegenüber dieser zu bezeichnen. Es ist ein nicht geringes Verdienst von Moritz, die Perkussions-Methoden auf ihre Zuverlässigkeit hin an Hand der Orthodiagraphie geprüft zu haben. Es ist so gelungen, relativ sehr genaue Methoden für die Herzperkussion festzustellen, so dass für die meisten Zwecke der Praxis die Röntgenuntersuchung des Herzens entbehrlich ist. Die Feststellung der wahren Grösse des Herzens ist aber mit der Feststellung des frontalen Projektionsbildes nicht identisch. Bei der Krümmung des Thorax muss ein stark vergrössertes Herz eine Drehung machen und von vorn gesehen mehr oder weniger auf die Kante gestellt erscheinen. Die Orthodiagraphie in sagittaler Richtung, welche dies erkennen lässt, ist aber in vielen Fällen nicht einwandfrei durchführbar. Trotzdem ist die Methode für vergleichende Untersuchungen an demselben Individuum durchaus zuverlässig und in allerdings etwas beschränktem Masse auch für solche an verschiedenen.

3. Die Orthophotographie.

Die Orthophotographie unterscheidet sich von der Orthodiagraphie nur dadurch, dass zwischen Leuchtschirm und Röhre die eine photographische Platte enthaltende Kassette, welche für die Röntgenstrahlen durchgängig ist, parallel zum Leuchtschirm eingeschaltet wird. Die Orthophotographie ist mit dem beschriebenen

Orthodiagraphen für aufrechte Stellung sofort ausführbar (Immelmann). Umfährt man mit der Spitze der Zeichenvorrichtung die Herzkonturen, so muss dabei durch eine enge Blende ein schmaler Strahlenkegel durch die photographische Platte hindurch auf den Leuchtschirm geworfen werden. Wenn man dem Rande des in dem Strahlenkegel befindlichen Herzschattens mit dem Stift folgt, dann findet sich bei Entwickelung der Platte ein bandförmiger, den Herzkonturen folgender dunkler Streifen, der ein helles Mittelfeld umgrenzt. Dieses helle Mittelfeld entspricht dem orthodiagraphischen Schattenbilde des Herzens. Die Umrisse dieses Feldes sind nicht ganz scharf, was mit der Herzbewegung einerseits, mit leichten Schwankungen des Stiftes andererseits zusammenhängt.

Die Methode hat wenig Eingang gefunden, sie ist kostspieliger wie die Orthodiagraphie und bietet dieser gegenüber keine wesentlichen Vorteile. Zwar gibt sie, da sie die zeichnende Hand des Untersuchers mehr ausschaltet, einen grösseren Grad von Objektivität, der aber durch die Unschärfe des Bildes wieder aufgehoben wird.

Eine andere Art der Orthophotographie ist von Albers-Schönberg angegeben. Sie wird mit dem sogenannten Trochoskop ausgeführt. Es befindet sich dabei die Röhre unterhalb des Lagerungstisches, auf welchem der Kranke liegt, in einem nach allen Seiten durch Kurbelbewegung verstellbaren Kasten. Der Antikathode gegenüber ist in der nach oben gerichteten Blende des Kastens ein parallel zur Längsrichtung des Patienten gestellter schmaler Schlitz. Die Platte des Lagerungstisches, welcher von Segeltuch ist, ist durch Zahn und Trieb von rechts nach links beweglich, es kann dadurch der Patient parallel zum Spalt über den Röhrenkasten weggeführt werden. Über dem Patienten befindet sich mit dem Lagerungstisch unverrückbar verbunden die photographische Platte. Man bringt den Kasten unter dem Lagerungstisch so in Stellung, dass das schmale streifenförmige Strahlenbündel, welches durch den Schlitz in der Blende nach oben gerichtet ist, auf eine Linie des Thorax fällt, welche etwa rechts ausserhalb des Herzschattens liegt. Der Strahlenstreifen durchdringt demnach die Lunge und schwärzt die Platte. Wenn man nun mit langsamer Bewegung den Patienten nebst der Platte von rechts nach links über diesen Strahlenstreifen wegführt, so entsteht ein wenigstens in den am weitesten nach rechts und nach links gelegenen Stellen ziemlich genau der Grösse des Herzens entsprechendes Schattenbild des Herzrandes. Nach oben und unten wird natürlich das Herzbild verzerrt sein. Man kann so in völlig objektiver Weise wenigstens die wirkliche grösste Breite des Herzens feststellen. Derselbe Apparat ist auch für Aufnahme in sitzender Stellung konstruiert, wobei der Patient auf einem Stuhl sitzend mit der vor demselben befindlichen Platte quer vor dem Vertikalspalt eines Trochoskops hergeführt wird.

Diese Art der Orthophotographie gibt aber nur ungenaue und gegenüber der Orthodiagraphie weniger brauchbare Bilder. Im günstigsten Fall erhält man nur für ein kleines Stück des rechten und linken Herzrandes ein dem wirklichen Herzumriss entsprechendes Bild. Die Methode ist wie auch die erstbeschriebene Immelmannsche der Teleröntgenographie an Brauchbarkeit weit nachstehend.

4. Die Teleröntgenographie.

Das Bestreben, die bei der Orthodiagraphie noch immer nicht ganz ausgeschlossene Subjektivität des Untersuchers auszuschalten, führte A. Köhler dahin, die einfache Röntgenphotographie weiter auszubilden. Vermittelst der immer mehr vervollkommneten besonders stromstarken

Induktorien und widerstandsfähigen Röhren gelingt es, aus grösserer Entfernung der Röhre — 2 m und mehr — hinreichend deutliche Bilder der Organe des Brustkorbs in Momentaufnahmen auf die photographische Platte zu bringen. Die Entfernung des Herzens von der Brustwand ist ja verschieden. Sie ist an dem unteren Rande geringer als in der Gegend des Gefässansatzes. Es wird demnach, wenn eine nahe hinter dem Rücken befindliche Röhre den Schatten auf den der Brust anliegenden Leuchtschirm wirft, der obere Teil des Herzschattens mehr vergrössert sein wie der untere. Da aber auch an den der Oberfläche des Herzens nächst gelegenen Stellen immer noch zwischen photographischer Platte und Herz eine Entfernung von 4—6 cm mindestens angenommen werden muss, so sind auch diese Teile auf dem Leuchtschirm vergrössert zu sehen. Je grösser nun der Abstand der Röhre vom Patienten und damit von dem Schirm beziehungsweise der photographischen Platte genommen werden kann, um so geringer wird die Verzeichnung und Vergrösserung der Herzsilhouette ausfallen. Die Verzeichnung in der Breite des Schattens hat Köhler bei einer Entfernung von 1 m zwischen Antikathode und photographischer Platte auf 1,0 cm berechnet. Bei 1,5 m Entfernung und bei einer Herzbreite von 14 cm ist die Vergrösserung nur mehr auf 0,75 cm, bei 2 m Entfernung auf 0,5 cm anzuschlagen. Dabei ist die Verschiedenheit des Abstandes der einzelnen Herzteile von der Platte nicht von Bedeutung, da es sich nur um Unterschiede von geringen Bruchteilen eines Zentimeters in der Vergrösserung handeln kann. Da die Orthodiagraphie eine Fehlerquelle von zirka einem Zentimeter hat, mit der stets zu rechnen ist, so spielt demgegenüber die Fehlerquelle bei der Telephotographie bei 1,5—2 m Entfernung also 0,75 und 0,5 cm eine noch geringere Rolle und schon bei 1 m Entfernung ist die Fehlerquelle gleich. Man hat also bei Bildern, die in 1 m Entfernung aufgenommen sind, den gesamten Herzschatten um etwa 1 cm zu verkleinern und man hat ein der wirklichen Herzgrösse ebenso wie bei der Orthodiagraphie entsprechendes Herzbild. Ich nehme die Entfernung von 1,5 m, welche noch recht kurze Expositionszeiten zulässt.

Hammer kommt durch Vergleiche des Orthodiagramms und der Fernaufnahme zu dem Schluss, dass die Fehlerbreite der Fernaufnahme grösser anzusetzen ist. Die durchschnittliche Vergrösserung des Transversaldurchmessers gegenüber dem Orthodiagramm berechnet er für im Sitzen aufgenommene Fernbilder auf 1,0 cm, die Fehlerbreite auf 1,4 bei 2 m Entfernung. Man muss also 1,0 cm vom Transversaldurchmesser des Herzens auf der Platte abziehen um die wirkliche Grösse zu berechnen.

Die Methode hat den Nachteil, dass sie wegen der dazu benötigten grossen Platten ziemlich kostspielig ist, aber andererseits den Vorteil, dass sie neben der Orthodiagraphie die genauesten und objektivsten Bilder der Herzgrösse gibt. Auch hier ist das Herzbild, wenn die Herzbewegungen zum Ausdruck kommen, nicht scharf konturiert, was besonders dann der Fall ist, wenn zur Aufnahme der Platten mehr wie Bruchteile einer Sekunde gebraucht werden. Es ist aber mit den neuen Intensiv-Apparaten gelungen, die Aufnahmezeit bis auf $^1/_{100}$ Sek. zu verkürzen und dadurch völlig scharfe Bilder des Herzrandes zu gewinnen. Es wird dabei das Herz in einer bestimmten Bewegungsphase fixiert.

Von Grödel ist auch schon der gelungene Versuch einer kinematographischen Aufnahme der Herztätigkeit gemacht. Jedoch sind diese Aufnahmen noch nicht von praktischer Wichtigkeit geworden. Die von Kästle, Rieder und Rosenthal angegebene „Bioröntgenographie“ gestattet nur 1 Aufnahme pro Sekunde und ist deshalb zur Wiedergabe der Herzbewegungen noch nicht geeignet.

Huismanns hat eine Apparatur konstruiert, die es erlaubt in jeder vorher berechneten Phase der Herztätigkeit eine Momentaufnahme mit Hilfe des Dessauerschen „Blitzapparates“ zu machen. Letzterer Apparat erlaubt mit einem Einzelfunken eine Herzaufnahme zu machen. Es wird der Karotispuls durch Trichter und Schlauch auf einen Schreibhebel übertragen, der einen Platinkontakt bewegt, der durch entsprechende Einstellung des Gegenkontaktes in einer bestimmten Pulsphase einen Stromschluss bewirkt, der die Blitzaufnahme auslöst. Da diese nur $^1/_{200}$ Sekunde dauert, so entsteht praktisch ein wirkliches Momentbild der betreffenden Herzphase. Man kann durch Auslösung von zwei solcher Blitzschläge systolische und diastolische Herzform auf derselben Platte, wo dadurch eine Doppelkontur des Herzschattenrandes an den Stellen, wo er sich bei der Herztätigkeit bewegt, entsteht, fixieren. Wenngleich die systolische Bewegung des linken Herzrandes keine sehr ausgiebige ist, so liess sich doch der verschiedene Aktionstypus des Einzelherzens zu verschiedenen Zeiten erkennen. Da die mit dem Apparat erzielten Bilder Momentaufnahmen sind, so lassen sie auch alle sonst mit dem Röntgenverfahren darstellbaren Eigenschaften des Herzens erkennen.

Die Erkennung der Grösse der Bewegung des linken Herzrandes hat im Einzelfalle wohl nur geringe diagnostische Bedeutung, zumal sie wechselnd ist. Zu Kontrollzwecken therapeutischer Einwirkungen scheint die Methode anwendbar.

Auskultatorische Perkussion und perkussorische Auskultation.

Die schon auf Laennec zurückreichenden Versuche, durch gleichzeitige Auskultation die Resultate der Perkussion dem Ohre deutlicher zu machen, sind in den letzten Jahren wieder aufgelebt, ohne jedoch eine praktische Bedeutung gewonnen zu haben.

Von Bacci-Bianchi wurde eine Methode beschrieben, die sog. Streichmethode, mit der es gelingen sollte, mit Hilfe einfacher Streichungen der Haut mit einem Pinsel und gleichzeitigen Behorchens mit dem Phonendoskop genaue Bilder der wirklichen Herzgrösse zu erhalten. Die Methode wurde eine Zeitlang von vereinzelten Untersuchern angewandt. Die damit erhaltenen ungeheuerlichen

Resultate mussten stutzig machen. Die völlige Unbrauchbarkeit dieser Methode ist durch die Untersuchungen von Moritz, de la Camp, Grote, Hoffmann erwiesen. Die Resultate werden in erster Linie von dem Spannungszustand der Haut beeinflusst. Sie ist deswegen aus den Untersuchungsmethoden des Herzens zu streichen.

Es wurde von J. Hoffmann ein mit einer Hand benutzbares Instrument angegeben, welches aus Hammer und Plessimeter zugleich besteht. Durch gleichzeitiges Behorchen mittelst des Phonendoskops oder eines binauralen Stethoskops während der Perkussion mit dem Instrument sollte eine feinere Abgrenzung der Herzdämpfung möglich sein.

Von E. Reichmann wurde unter dem Namen Stäbchenauskultation eine Methode angegeben, die darin besteht, dass auf die Haut über dem abzugrenzenden Organ ein geriffeltes Stäbchen gestellt wird, an welchem mit dem Fingernagel kräftig gekratzt wird. Durch ein ebenfalls in der Gegend des zu untersuchenden Organs aufgesetztes Stethoskop wird nun gehorcht, an welcher Stelle das Geräusch sich ändert. Da Reichmann annimmt, dass dies an den Organgrenzen der Fall sei, so meint er damit, die Grenzen des Herzens genauer feststellen zu können. Dies ist aber nicht der Fall.

Aufrecht sucht durch Streichen mit einem flexiblen Stethoskop mit dem engen Trichter desselben an den Grenzen der Organe einen Schallwechsel wahrzunehmen, und Buch setzt das Stethoskop über das Organ, während er von aussen nach den Grenzen des Organs zu perkutiert.

Allen diesen Methoden kann für die Feststellung der Grösse des Herzens keine Bedeutung zugesprochen werden. Während die Aufrechtsche und die Reichmannsche Methode an denselben Fehlern kranken, wie die Bacci-Bianchische Streichmethode, haben die Buchsche und die Hoffmannsche Methode nur eine Verstärkung des wahrnehmbaren Klopfschalls und zugleich aller Nebengeräusche zur Folge. Eine bessere Ausnutzung der Resonanzverhältnisse im Körper kann damit nicht erreicht werden.

I. Bestimmung der Lage des Herzens.

Die Perkussion und die Röntgenuntersuchung geben Aufschluss über Lage, Form und Grösse des Herzens.

Die Lage des Herzens kann sowohl angeborene wie erworbene pathologische Veränderungen erleiden: Die angeborene Lageveränderung ist in der Regel mit allgemeinem Situs viscerum inversus verbunden. Hierbei liegt das Herz so, dass ein Spiegelbild der normalen Lage entsteht, und zwar liegt es mit seiner grössten Masse in der rechten Thoraxhälfte mit der Spitze nach rechts. Diese Form der Dextrokardie ist also eine einfache Transposition, bei der die Leber links liegt (Fig. 19). Seltener kommt isolierte Dextrokardie vor mit nach rechts gelegener Herzspitze (Fig. 20). Man sieht dann den Leberschatten rechts, die Magenblase links als hellen Schatten unter dem Zwerchfell. Die Funktion des Herzens ist bei diesen Zuständen nicht beeinträchtigt.

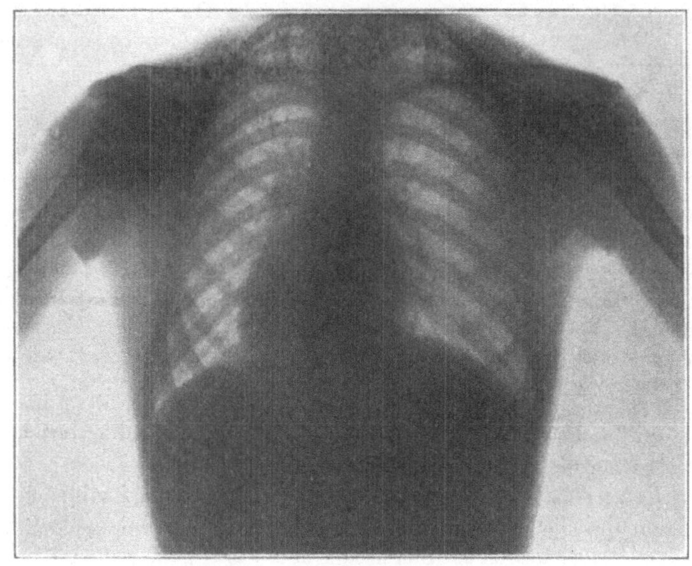

Fig. 19.
Situs viscerum inversus.

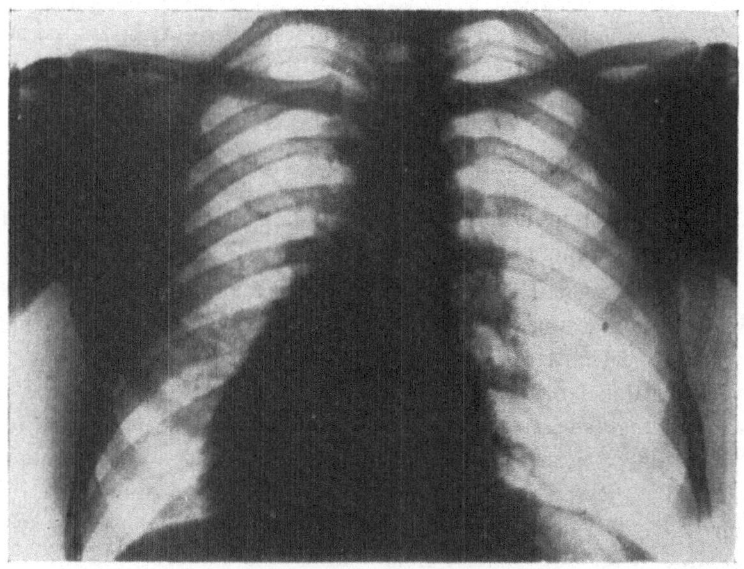

Fig. 20.
Dextrokardie ohne Transposition der Leber.

Bei erworbener Dextrokardie wird das Herz entweder durch Druck oder Zug nach der rechten Seite verlagert. Ebenso kann es auch durch dieselben Ursachen nach links verlagert werden. Es bleibt dabei immer die Spitze wie bei der normalen Lage nach links gerichtet. Die häufigste Ursache des Zuges sind pleuritische Schwarten und Schrumpfungen des Lungengewebes, welche sich an Exsudate anschliessen (Fig. 21). Auch bei Atelektase und Schrumpfung einer Lunge, z. B. in einem von mir beobachteten Fall von in den Hauptbronchus gelangtem Fremdkörper, kommt eine Verlagerung durch Zug zustande. Ein Pleura-Exsudat drängt das Herz

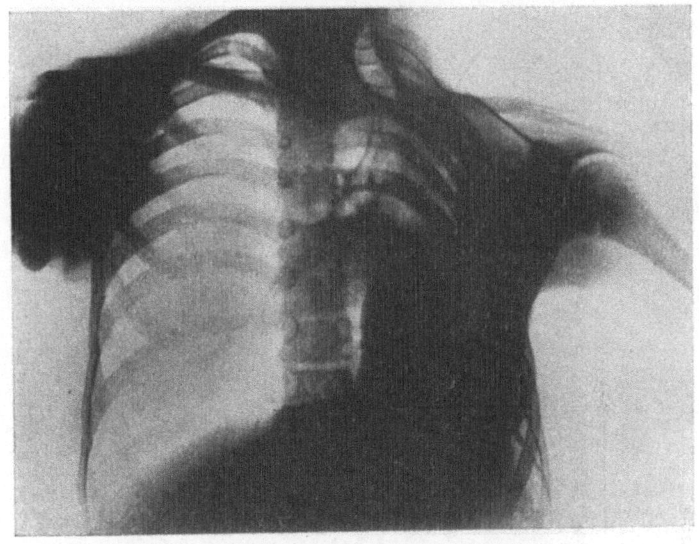

Fig. 21.

Verziehung des Herzens nach links durch Lungenschrumpfung. Das ganze Mediastinum, besonders die Trachea überzogen.

nach der entgegengesetzten Seite. Besonders stark verdrängend wirken linksseitige Exsudate. Die Schrumpfung zieht das Herz zur selben Seite hin, wobei es vollständig im Schatten oder in der Dämpfung der geschrumpften Lunge verschwinden kann. Ansammlung von Luft im Pleuraraum — Pneumothorax — drängt das Herz zur entgegengesetzten Seite. Ebenso sind Tumoren imstande das Herz zu verdrängen. Bei Pleuraergüssen und Tumoren kann häufig der ihnen angelagerte Herzrand weder perkutorisch noch durch Röntgenstrahlen scharf abgegrenzt werden. Deshalb ist auch nicht immer eine genaue Bestimmung des Grades der Verlagerung möglich. Wenn das obere Mediastinum mit verschoben erscheint, so kann auf eine Verschiebung des Herzens im ganzen geschlossen werden.

Drehungen des Herzens können durch kleinere Exsudate hervorgerufen werden, welche nur die Herzspitze zur Seite drängen. Sobald das Exsudat bis zum oberen Mediastinum steigt, fällt der einseitige Angriffspunkt fort und das Herz wird in toto verschoben. Beim Pneumothorax ist meist das Herz nach beiden Seiten deutlich abzugrenzen, hierbei ist die Herzverdrehung stärker wie beim Exsudat.

Durch die sogenannte Eventratio diaphragmatica wird häufig das Herz nach rechts verschoben. Diese findet sich nur links-

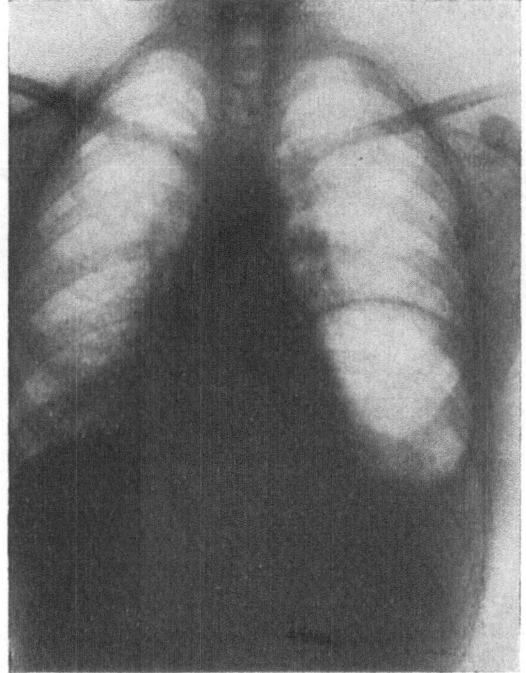

Fig. 22.
Verdrängung des Herzens nach rechts durch Eventratio diaphragmatica.
Die rechts sichtbare scharfe Linie zeigt den Stand der linken Zwerchfellhälfte an.

seitig und ist durch Perkussion, besser aber durch Röntgenuntersuchung festzustellen. Es zeigt sich dabei ein abnormer Hochstand der linken Zwerchfellhälfte, die dabei unbeweglich ist. Der Zustand entsteht wahrscheinlich durch eine bei der Geburt erworbene Phrenikuslähmung der linken Seite. Nach Untersuchungen von Ken Kuré u. a. wird der Tonus des Zwerchfells von Fasern beherrscht, die vom Rückenmark aus auf dem Wege der N. splanchnici und des Gangl. coeliacum zum Zwerchfell gehen. Zur Lähmung muss also hier ein Tonusverlust hinzukommen. Der Zustand führt zu einem Hochstand des Magenfundus und zur Abknickung der Cardia, so dass von seiten der Magenfunktion dabei leicht Störungen entstehen. Das nach rechts gedrängte Herz liegt mit der Spitze nach links. Störungen der Herztätigkeit sind in Form von Oppressionsgefühl, rascher Ermüdbarkeit und schlechter Anpassung des Organs an körperliche Leistungen dabei beobachtet.

Die stärksten Grade der seitlichen Verlagerung sieht man bei Verziehung des Herzens durch Schrumpfungsprozesse. Durch Schrumpfung der Lungen, bei alten Pleuraauflagerungen, bei Phthise, Bronchiektasen, Atelektase folgt das Herz und mit ihm das ganze Mediastinum dem Zuge des Schrumpfungsprozesses. Mitunter findet es sich ganz in die eine Thoraxhälfte einbezogen und ist auf dem Röntgenbilde überhaupt nicht zu finden und ebenso nicht durch Perkussion nachzuweisen (Fig. 21).

Weiterhin erfährt das Herz durch die Körperstellung sowohl seitliche wie sagittale Verschiebungen. Bei linker Seitenlage wandert der Herzspitzenstoss in der Regel um einige Zentimeter nach links. Diese Verlagerung kann so hochgradig werden, dass sie sowohl durch die Perkussion, wie durch das Röntgenbild deutlich nachzuweisen ist. Eine besondere diagnostische Bedeutung kommt dieser Verlagerung nicht zu. Der Zustand wird, wenn er hochgradig ist, Cor mobile oder Wanderherz genannt. Bei konstitutionell schwächlichen, bei rasch abgemagerten Menschen, auch bei schlecht genährten Menschen tritt mitunter diese stärkere Beweglichkeit des Herzens ein. Schwund des Herzfettes wird als Ursache angesehen. Mitunter sind es arteriosklerotische Veränderungen in der Aorta, welche zu Dehnung des Gefässes führen und damit Ursache einer stärkeren Beweglichkeit des Herzens werden. Häufig findet man sie bei nervösen Menschen.

Eine weitere Lageveränderung erleidet das Herz, wenn man sich aus der Rückenlage in aufrechte Stellung begibt. Es wandert nach unten und vorn, und zwar hauptsächlich nur mit dem linken Abschnitt. Es handelt sich dabei wesentlich um eine Art Drehbewegung, aber wie Moritz nachwies, auch um ein Herabsinken des Herzens. Der Transversal- und Breitendurchmesser des Herzens wird dabei verschmälert, ebenso das Gefässband. Der Längsdurchmesser des Herzens streckt sich und die Vorderfläche verkleinert sich. Auch der Sagittaldurchmesser ist im Stehen kleiner wie im Liegen. Diese Veränderungen sind abhängig von dem im Stehen erfolgenden Herabtreten des Zwerchfelles. Bei allen Prozessen, welche zu Tiefstand des Zwerchfelles führen, bei tiefer Inspiration, bei Emphysem, bei Asthma treten gleichartige Veränderungen der Herzlage auf.

Auch nach oben kann das Herz in seinen linksseitigen Partien gedreht werden, und zwar durch Hochstand des Zwerchfelles. Starke Exspiration, Meteorismus, starke Fettablagerung im Bauche, Tumoren der Baucheingeweide, Flüssigkeitsansammlungen in der Bauchhöhle bringen derartige Veränderungen mit sich. Praktisch wichtig ist, dass auch die Gravidität nach dieser Richtung wirken kann. Auch Aufblähung des Magens, Milzvergrösserung, grosse Tumoren der linken Niere heben den linken Herzanteil, so dass eine Querlagerung des Herzens die Folge ist.

Beim Vornüberbeugen und bei Bauchlage legt sich das Herz in grösserem Umfange der Thoraxwand an.

Verlagerung des Herzens nach hinten und damit Drehung um eine vertikale Axe kann durch akute Lungenblähung hervorgerufen werden insofern, als das Herz durch die es vorn umgebenden Lungenpartien vom Sternum abgedrängt wird. Die Perkussion ergibt dann über dem grössten Teil des Herzens vollen Lungenschall, also Verkleinerung der absoluten Herzdämpfung. Im Röntgenbilde sieht man in querer Durchleuchtung eine Vergrösserung des vorderen Lungenfeldes. Ebenso können Tumoren das Herz verdrängen. Ob mechanische Einwirkungen auf die Thoraxwand das Herz in seiner Lage beeinflussen können, ist zweifelhaft. Die Wirkung von Herzstützen und Kompressionsapparaten auf das Herz hat jedenfalls keine weitgehende Bedeutung für die Lage des Herzens. Eine Drehung des Herzens um die vertikale Achse, wobei die Herzspitze nach hinten gedreht wird, beobachtet man mitunter bei hochgradigem Lungenemphysem. Das Herz legt sich bei starken Lungenblähungen in die Richtung, in der es am wenigsten Widerstand findet.

Besonders starke Verlagerungen erleidet das Herz im kyphoskoliotischen Thorax. Alle Thoraxdeformitäten wirken auf die Topographie der Brusteingeweide zurück. So kann das Herz verlagert und verdreht sein. Durch die Perkussion ist es oft nicht genau abzugrenzen. Das Röntgenbild gibt seltsame Verhältnisse (Fig. 23).

M. Herz hat ein Krankheitsbild „Herzbeengung“ aufgestellt, als welche er räumliche Missverhältnisse zwischen der Grösse des Herzens und der Weite des Thorax versteht. Es kann dabei der Thorax zu eng oder das Herz zu gross sein. Es fällt das Skoliotikerherz unter diesen Begriff, aber auch sonst allerlei, was man von ganz verschiedenen ätiologischen und klinischen Gesichtspunkten zu betrachten gewohnt ist. Sicherlich spielen die mechanischen Verhältnisse bei der Entstehung von Herzbeschwerden und Kreislaufstörungen eine gewisse Rolle, doch sind sie, abgesehen von der Thoraxdeformität, wohl sekundär und untergeordnet. Jede pathologische Herzvergrösserung muss zu einem Missverhältnis zwischen Thoraxkapazität und Herzgrösse führen, doch ist dieser Umstand wohl nicht das wesentliche bei den dadurch entstehenden Kreislaufstörungen.

Während die angeborenen Lageanomalien keine Bedeutung für die Funktion des Herzens haben, ist die erworbene Lageveränderung, wenn sie höhere Grade erreicht, stets von nachteiligem funktionellem Einfluss. Die Tätigkeit des Herzens wird dabei in zwei Beziehungen erschwert. Einerseits wird bei Lageveränderungen eine Drehung und Knickung der das Herz suspendierenden Gefässe erfolgen, wobei nicht nur ein erhöhter Widerstand in den arteriellen Gefässen entstehen kann, sondern auch ein verminderter Zufluss von Blut durch die venösen Gefässe. Andererseits behindern die zur Lageveränderung führenden Verwachsungen mechanisch die Tätigkeit des Herzens, indem sie sowohl eine vollkommene diastolische Ausdehnung, als auch, da träge oder starre Massen mitbewegt werden müssen, die Systole erschweren, ganz abgesehen davon, dass Verlegung grösserer Lungenpartien die Entleerung des rechten Ventrikels erschweren muss.

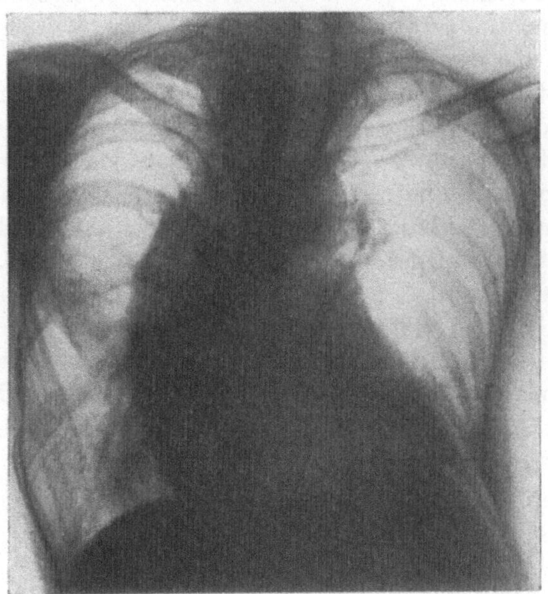

Fig. 23.
Skoliotischer Thorax.

II. Bestimmung der Grösse des Herzens.

Die Grösse des Herzens ist kein feststehender Begriff. Das Herz wechselt seine Grösse mit jeder Systole und Diastole. Das maximal systolisch zusammengezogene Herz ist, da es seinen Inhalt fast ganz ausgedrückt hat und sich nahezu fest zusammenschliesst, natürlich kleiner in seinem Volumen als das mit Blut gefüllte. Da nun die Systole keine einfache Muskelzuckung des ganzen Herzens ist, sondern in Form einer peristaltischen Welle verläuft, so hat das Herz in jeder Phase der Zusammenziehung eine andere Gestalt und Grösse. Diese Tatsache muss man sich vor Augen halten, wenn man den Begriff Herzgrösse definieren will.

Mit der Orthodiagraphie wird in der Regel die maximal diastolische frontale Grösse des Herzens aufgezeichnet. Es ist eben viel leichter den diastolischen Umrissen zu folgen als den systolischen, zumal während der Systole eine fast fortlaufende Bewegung im Herzschatten zu sehen ist. Es fragt sich, ob nun diese diastolische Herzgrösse bei demselben Individuum unter allen Verhältnissen gleich ist? Dies ist nicht der Fall, schon die Anstellung des Müllerschen und Valsalvaschen Versuches vor dem Röntgenschirm belehrt darüber, dass dasselbe Herz unter diesen beiden Bedingungen starke Grössendifferenzen in der Diastole zeigt. Der Tierversuch ist in dieser Beziehung ebenfalls ausserordentlich belehrend. Vergiftet man einen Frosch mit Muskarin bei eröffnetem Thorax, so sieht man das Herz anschwellen, bis es schliesslich strotzend von Blut gefüllt in der Diastole stehen bleibt und dabei einen ganz erheblich grösseren Umfang zeigt, als es früher in der Diastole erreichte. Tropft man einige Tropfen Atropinlösung auf dieses stillstehende Herz, so beginnt bald darauf die Tätigkeit wieder, es zieht sich normalerweise zusammen und zwischen den raschen Systolen kommt es nicht entfernt zu der vorher bestandenen diastolischen Erweiterung. Auch am lebenden Menschen kann man ähnliche Beobachtungen machen. Beobachtet man vor dem Röntgenschirm ein in Extrasystolen schlagendes Herz, so sieht man in der der Extrasystole folgenden Pause das Herz sich mehr und mehr erweitern, bis die nun endlich einsetzende nächste normale Systole plötzlich dieser fortschreitenden Erweiterung ein Ende macht. Die folgende Diastole, welche einer normalen Herzpause folgt, erreicht dann nicht wieder die Grösse der abnormen Diastole. Über einen Tonus des Herzens in der Diastole ist wenig bekannt. Ältere Untersuchungen von Hesse zeigen, dass das Herz bis zu einem gewissen Volumen sich leicht füllen lässt. Dann aber leistet die Wand in steigendem Masse der Füllung Widerstand. Ob dieser „Tonus“ unter Umständen wechseln kann, ist nicht sichergestellt.

Auch auf scheinbare Herzvergrösserungen ist hier hinzuweisen, die durch Lageveränderungen vorgetäuscht werden. So verändern Hoch- und Tiefstand des Zwerchfells scheinbar die Herzgrösse, auch sonstige Lageveränderungen des Herzens können Grössenveränderungen vortäuschen, wenn es dabei mehr quer gestellt wird.

Alle diese angeführten Zustände, die mehr oder weniger physiologisch und auch gut zu erkennen sind, schliessen es doch nicht aus, dass das Herz des einzelnen Menschen unter gleichen Bedingungen, wozu vor allem gleiche Frequenz der Aktion gehört, untersucht, doch eine ziemlich grosse Konstanz der Schattengrösse erkennen lassen. Wie Moritz betont, zeigt das einzelne Individuum, zu den verschiedensten Zeiten untersucht, fast genau dieselben Werte für die Herzmasse. Pathologische Herzen erreichen unter solchen Verhältnissen abnorme Werte, die ebenfalls ziemlich konstant sind. Wir können also klinisch von einer bestimmten orthodiagraphischen Herzgrösse eines Individuums sprechen. Anatomisch finden wir ja auch enorme Unterschiede in der Grösse des kranken Herzens, neben dem kleinen Phthisiker-Herzen das Cor bovinum. Es geht also mit manchen Krankheiten eine Veränderung der Herzgrösse einher, und zwar kann diese Grössenveränderung das ganze Herz betreffen oder einzelne Abschnitte.

Meist treten einzelne Abschnitte besonders vergrössert hervor und die dadurch bedingten Formveränderungen sind bisher für die Diagnostik einer veränderten Funktion fruchtbarer geworden als die einfache Grössenbestimmung.

Die Perkussion ermöglicht, mit den angeführten Methoden ausgeführt, wie die Nachprüfungen am Leuchtschirm gezeigt haben, eine annähernd richtige Darstellung der Grössenverhältnisse des Herzens. Bequemer und sicherer ist aber die Untersuchung mit Röntgenstrahlen, speziell mit der Orthodiagraphie, der, was Sicherheit des Verfahrens anbetrifft, nur die Teleröntgenographie an die Seite gestellt werden kann. Früher war es üblich, die perkutorisch gefundenen Herzgrenzen in Beziehung zu gewissen Linien und Punkten der Körperoberfläche zu bringen, und zwar zu der Mittellinie, dem Sternalrand, der Parasternallinie und der Mamillarlinie. Die Mittellinie ist als Orientierungslinie einwandfrei, dagegen ist die Mamillarlinie nicht zuverlässig. Die Papillen haben eine zur Mittellinie wechselnde Lage. Nicht nur bei Frauen, auch bei Männern desselben Thoraxumfanges findet sich eine mitunter sehr abweichende Entfernung derselben von der Mittellinie. Der Sternalrand ist, da das Sternum verschieden breit ist, bei den einzelnen Menschen auch nicht als sichere Orientierungslinie zu bezeichnen. Die Parasternallinie, deren Lage nach der Mamillarlinie bestimmt wird, ist ebenso unsicher. Es bleibt demnach, wenn man die Körperoberfläche in Betracht zieht, nur die Mittellinie als Ausgangspunkt für Messungen des Herzschattens übrig. Die Masse der grössten Ausdehnung des Perkussionsbildes nach rechts und links von der Mittellinie in Zentimetern geben einen bestimmten Anhalt für die Grösse des Herzens. Im Röntgenbilde ist man in der Lage, auch die Rippen einzeichnen zu können. Der Verlauf der Rippen ist bei demselben Individuum in derselben Atmungsstellung konstant. Man zeichnet aber in der Regel besser die beiden Lungenfelder ganz mit ein. Dies ermöglicht es bei wiederholten Aufnahmen sich genau zu orientieren, ob die gleichen Aufnahmebedingungen vorhanden sind.

Moritz hat eine Methode angegeben, nach welcher die Herzsilhouette durch Einzeichnung bestimmter Linien genau ausgemessen werden kann (Fig. 24). Er zieht zunächst die Mittellinie des Körpers

(a) durch die Herzsilhouette. Senkrechte, von dem Punkte grösster Entfernung des Herzschattens rechts und links von der Mittellinie, auf diese gefällte Linien (b, c) bezeichnen mit ihrer Länge die Grösse der Ausladung des Herzschattens nach rechts und links in Zentimetern (Medianabstand nach rechts und links Mr und Ml). Die Summe beider Linien bezeichnet den Transversaldurchmesser Tr.

Der Längsdurchmesser (L) wird durch eine von der Grenze des zweiten und dritten Bogens rechts zum Orte der Herzspitze gelegte Linie (d) gefunden. Der Winkel, welchen die Längslinie mit der Mittellinie bildet, der Neigungswinkel, wird ebenfalls gemessen. Dann wird noch eine senkrechte Linie von der Grenze zwischen zweitem und drittem

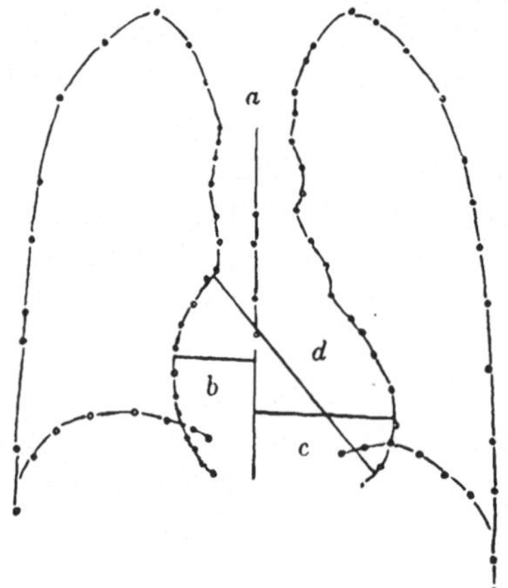

Fig. 24.
Orthodiagraphische Ausmessung des Herzens nach Moritz.

Bogen links und eine weitere von der Gegend des Zwerchfell-Herzwinkels auf die Längslinie d gefällt; diese werden als oberer und unterer Querdurchmesser bezeichnet. Die Summe beider Linien ist der Breitendurchmesser (Br). Ausserdem kann man die Herzsilhouette auf Zentimeterpapier übertragen, dessen Fläche in Quadratzentimeter eingeteilt ist. Durch Zählung der von der Herzsilhouette eingenommenen Quadrate kann man so den Flächeninhalt (Fl) des Herzschattens in Quadratzentimetern angeben.

Moritz und Dietlen haben weitgehende Untersuchungen über Grösse und Lage des normalen Herzens unter physiologischen Bedingungen angestellt und gewisse Standartwerte gefunden. Dietlen konnte dabei feststellen, dass die Herzgrösse des Menschen bis zu einem gewissen Grade von der Körpergrösse abhängig ist. Ferner spielt das Lebensalter eine Rolle. Das Herz des erwachsenen Menschen ist grösser als das eines gleich grossen unerwachsenen und das Frauenherz ist durchschnittlich etwas kleiner als das Herz des gleichgrossen Mannes. Ein ausschlaggebender Faktor für die Herzgrösse ist ferner das Körpergewicht. Je schwerer der Mensch, um so grösser das Herzbild. Grosser Thoraxumfang hat ebenfalls ein grösseres Herz zur Folge. Engbrüstige und schwächliche Menschen haben nach F. Kraus oft ein schmales, langgestrecktes Herz (Tropfenherz). Das Tropfenherz wird von Kraus als konstitutionell schwach angesehen.

In höherem Alter wird der linke Medianabstand grösser, das Herz tritt aus der schrägen Stellung in eine zur Längsachse mehr transversale Richtung. Die Ursache ist in einem Elastizitätsverlust und Längerwerden des Gefässbündels, an dem das Herz aufgehängt ist, sowie in einem gleichzeitigen Hochstand und Flacherwerden der das Herz stützenden Zwerchfellkuppe zu suchen. Besonders Fettansammlung in der Bauchhöhle führt zu diesem. Der rechte untere Herzbogen verläuft dann fast senkrecht, während nach links die Spitze weit ausladet. Auf Grund seiner Untersuchungen stellte Dietlen folgende Tabellen für die normale Herzgrösse auf, unter Berücksichtigung der Grösse, des Körpergewichts und des Lebensalters. Sie gelten nur für liegende Körperhaltung.

Tabelle 1.

Frauen unerwachsen (15—17 Jahre).

Grössenklasse			Mr cm	Ml cm	Tr cm	L cm	Br cm	Fl qcm
I.		min.	3,3	6,5	10,5	11,9	8,5	84
145—154 cm					150 43 15	154 45 16	150 43 15	154 45 16
Grösse Mittel	150 cm	mitt.	**3,5**	**7,5**	**11,0**	**12,4**	**9,2**	**92**
Gew. „	46 kg	max.	4,0	8,7	12,0	12,8	9,9	100
Alter „	16 J.				153 52 16	153 52 16	153 52 16	153 52 16
II.		min.	3,2	7,0	10,3	12,9	8,7	86
155—164 cm				**8,0**	160 41 16	156 58 15	157 55 16	160 43 15
Grösse Mittel	158 cm	mitt.	**3,5**		**11,5**	**13,2**	**9,3**	**95**
Gew. „	48 kg	max.	4,0	8,8	12,5	14,0	10,2	104
Alter „	16 J.				157 55 16	157 55 16	156 58 15	157 55 16
III.		min.	2,8	7,0	10,9	12,3	8,9	85
165—173 cm					166 58 16	165 49 15	165 49 15	165 49 15
Grösse Mittel	169 cm	mitt.	**3,4**	**7,7**	**11,1**	**12,7**	**9,6**	**92**
Gew. „	56 kg	max.	3,9	8,5	11,3	13,3	9,8	97
Alter „	16 J.				168 60 16	168 60 16	166 58 16	166 58 16

Tabelle 2. Frauen erwachsen (über 17 Jahre).

Grössenklasse			Mr cm	Ml cm	Tr cm	L cm	Br cm	Fl qcm
I.		min.	2,4	7,2	10,3	12,1	8,6	86
145—154 cm					154 42 29	154 42 29	150 55 42	154 60 19
Grösse Mittel	152 cm	mitt.	**3,5**	**8,3**	**11,8**	**12,8**	**9,5**	**94**
Gew. „	54 kg	max.	4,0	9,2	12,8	13,3	10,2	105
Alter „	26 J.				153 62 17	152 57 19	152 48 45	153 62 17
II.		min.	2,6	6,8	10,9	11,7	8,6	83
155—164 cm					163 48 18	160 52 21	163 55 18	155 50 18
Grösse Mittel	159 cm	mitt.	**3,5**	**8,5**	**12,0**	**13,3**	**10,1**	**102**
Gew. „	57 kg	max.	5,2	10,3	13,7	15,0	10,6	116
Alter „	26 J.				161 62 20	161 62 20	159 67 60	162 59 31
III.		min.	3,2	6,8	11,3	12,8	9,5	103
165—174 cm					166 56 26	167 70 19	165 63 17	167 70 19
Grösse Mittel	168 cm	mitt.	**3,9**	8,8	**12,7**	**13,6**	**10,2**	**109**
Gew. „	62 kg	max.	4,5	9,7	12,9	14,0	10,6	116
Alter „	22 J.				165 65 18	165 65 18	167 70 19	172 65 23

Tabelle 3. Männer unerwachsen (15—19 Jahre).

Grössenklasse			Mr cm	Ml cm	Tr cm	L cm	Br cm	Fl qcm
I.		min.	3,4	7,1	10,6	11,4	8,2	78
145—154 cm					154 41 15	154 41 15	154 41 55	154 41 15
Grösse Mittel	152 cm	mitt.	**3,5**	**7,5**	**11,0**	**11,8**	**9,3**	88
Gew. „	43 kg	max.	3,7	7,8	11,2	12,5	10,5	96
Alter „	16 J.				153 53 19	153 53 19	151 40 15	153 53 19
II.		min.	3,0	7,4	10,7	12,0	8,9	84
155—164 cm					159 50 16	159 50 16	164 50 18	161 50 16
Grösse Mittel	159 cm	mitt.	**3,8**	**8,0**	**11,8**	**12,7**	**9,7**	**96**
Gew. „	48 kg	max.	4.1	9,3	13,1	14,2	11,1	114
Alter „	17 J.				163 59 19	163 59 19	158 42 15	163 59 19
III.		min.	3,4	7,0	11,0	12,5	9,5	95
165—175 cm					167 45 17	168 50 17	166 65 16	168 50 17
Grösse Mittel	167 cm	mitt.	**4,2**	**8,2**	**12,4**	**13,6**	**10,3**	**109**
Gew. „	60 kg	max.	5,1	8,8	13,8	15,2	10,9	121
Alter „	18 J.				166 70 18	173 62 17	169 70 18	166 66 18
IV.		min.	3,6	6,5	10,4	12,7	9,8	98
175—182 cm					176 60 19	176 46 19	176 60 19	176 46 19
Grösse Mittel	178 cm	mitt.	**4,0**	**7,9**	**11,9**	**13,7**	**10,3**	**109**
Gew. „	58 kg	max.	4,3	8,8	12,4	14,4	11,1	125
Alter „	19 J.				182 62 19	182 62 19	182 62 19	182 62 19

Tabelle 4.

Männer erwachsen (über 20 Jahre).

Grössenklasse			Mr cm	Ml cm	Tr cm	L cm	Br cm	Fl qcm
I.		min.	3,1	8,2	11,9	12,1	8,5	91
145—154 cm					149 41 55	—	—	—
Grösse Mittel	151 cm	mitt.	**3,7**	8,5	**12,2**	**13,4**	**9,6**	**103**
Gew. „	47 kg	max.	4,4	8,8	12,6	14,1	10,5	112
Alter „	48 J.				153 50 58	154 48 27	154 48 27	153 50 58
II.		min.	3,3	7,4	11,0	12,3	9,1	97
155—164 cm					159 52 20	159 52 20	160 65 45	159 52 20
Grösse Mittel	159 cm	mitt.	**4,2**	**8,7**	**12,9**	**14,0**	**10,2**	**111**
Gew. „	57 kg	max.	5,9	10,4	14,5	15,3	11,0	130
Alter „	24 J.				164 65 20	162 60 24	164 68 50	161 58 22
III.		min.	3,0	6,8	11,3	12,5	9,2	96
165—174 cm					169 63 55	172 53 35	165 62 30	168 62 29
Grösse Mittel	170 cm	mitt.	**4,3**	8,8	**13,1**	**14,2**	**10,3**	**117**
Gew. „	64 kg	max.	5,7	9,7	15,3	15,9	11,7	138
Alter „	34 J.				171 84 37	171 61 60	170 55 21	172 61 60
IV.		min.	3,5	8,1	13,1	13,4	10,0	111
175—187 cm					182 68 44	176 53 63	170 55 21	176 53 63
Grösse Mittel	182 cm	mitt.	**4,5**	**9,3**	**13,8**	**14,9**	**11,0**	**131**
Gew. „	71 kg	max.	5,8	11,0	15,0	16,2	11,4	149
Alter „	29 J.				184 78 22	184 74 20	182 68 44	184 74 20

Die unter den Minimal- und Maximalwerten befindlichen Zahlen geben Grösse, Gewicht und Alter der Person an, von der diese Werte stammen.

Von Groedel wurden ähnliche Tabellen aufgestellt für die aufrechte Körperhaltung, welche hier folgen.

Tabelle I.

Frauen unerwachsen.

Grössenklasse	Mr cm	Ml cm	Tr cm	L cm
I. 145—154 cm				
Min.	2,5	6,5	9,0	10,5
Mitt.	**3,1**	**7,0**	**10,1**	**11,2**
Max.	4,0	7,8	11,0	12,0

Grössenklasse	Mr cm	Ml cm	Tr cm	L cm
II. 155—164 cm				
Min.	2,8	6,5	9,0	10,5
Mitt.	**3,8**	**7,6**	**11,4**	**12,3**
Max.	5,2	8,7	12,7	14,0
III. 165—174 cm				
Min.	4,0	6,6	10,6	10,6
Mitt.	**4,1**	**7,0**	**11,1**	**11,8**
Max.	4,2	7,4	11,6	13,0

Tabelle II.
Frauen erwachsen.

Grössenklasse	Mr cm	Ml cm	Tr cm	L cm
I. 145—154 cm				
Min.	3,0	6,2	10,1	11,0
Mitt.	**3,8**	**8,0**	**11,8**	**13,0**
Max	4,5	9,3	13,1	13,5
II. 155—164 cm				
Min.	3,2	6,4	10,4	11,5
Mitt.	**3,8**	**8,0**	**11,8**	**13,0**
Max.	5,0	9,5	14,3	14,8
III. 165—174 cm				
Min.	3,2	6,5	10,8	12,0
Mitt.	**4,0**	**8,1**	**12,1**	**13,2**
Max.	4,5	9,8	14,0	14,5

Tabelle III.
Männer unerwachsen.

Grössenklasse	Mr cm	Ml cm	Tr cm	L cm
I. 145—154 cm				
Min.	3,2	7,0	10,5	11,2
Mitt.	**3,9**	**7,4**	**11,3**	**11,8**
Max.	4,5	8,0	12,0	12,5

Grössenklasse	Mr cm	Ml cm	Tr cm	L cm
II. 155—164 cm.				
Min.	3,6	7,2	11,2	11,2
Mitt.	**4,4**	**7,9**	**12,3**	**12,4**
Max.	5,2	8,3	13,5	13,8
III. 165—174 cm				
Min.	3,9	7,0	11,6	11,3
Mitt.	**4,3**	**7,9**	**12,1**	**13,1**
Max.	4,7	8,5	12,5	14,3
IV. 175—187 cm				
Min.	4,0	8,0	12,0	13,6
Mitt.	**4,0**	**8,0**	**12,0**	**13,7**
Max.	fehlt im Original			

Tabelle IV.

Männer erwachsen.

Grössenklasse	Mr cm	Ml cm	Tr cm	L cm
I. 145—154 cm				
Min.	4,0	8,0	12,0	12,0
Mitt.	**4,7**	8,4	**13,1**	**12,9**
Max.	5,2	9,2	14,4	14,2
II. 155—164 cm				
Min.	3,5	7,4	12,1	13,0
Mitt.	**4,5**	8,7	**13,0**	**13,9**
Max.	5,3	9,5	14,1	15,0
III. 165—174 cm				
Min.	3,7	7,2	11,4	12,0
Mitt.	**4,5**	8,7	**13,2**	**14,0**
Max.	5,6	10,2	14,6	15,3
IV. 175—185 cm				
Min.	4,0	7,3	12,0	13,3
Mitt.	**4,7**	8,5	**13,2**	**14,2**
Max.	5,4	9,0	13,6	14,7

Durchschnittswerte.

	Mr	Ml	Tr	L
Erwachsene Männer	4,6	8,4	13,0	14,0
Unerwachsene Männer	4,1	7,8	11,9	12,7
Erwachsene Frauen	3,9	8,0	11,9	12,9
Unerwachsene Frauen	3,7	7,2	10,9	12,1

Nach diesen Tabellen kann man im Einzelfalle, wenn man perkutorisch, oder besser orthodiagraphisch, die Herzgrösse bestimmt hat, entscheiden, ob das Herz über das Mittelmass resp. Maximalmass der betreffenden Alters- oder Grössenklasse hinausragt, am wichtigsten dafür ist der durch Addition der beiden Medianabstandlinien (Mr und Ml) gefundene transversale Durchmesser (Tr). Man wird also im Einzelfalle zunächst den Transversaldurchmesser zum Vergleich mit der Tabelle heranziehen. Der Längsdurchmesser ist für die Beurteilung der Grösse demnächst am meisten massgebend.

Die ausser Lebensalter, Geschlecht, Körperstellung: Stehen, Liegen, Sitzen, und Körpergewicht auf die Herzgrösse einwirkenden Ursachen: Transversal und Längendurchmesser des Brustkorbs, die zum Teil die Herzlage bedingen, sind in neuerer Zeit auch mehr berücksichtigt worden. Vor allem ist es die Thorax-Lungenbreite, die als Vergleichsmass für das Herz herangezogen ist. Groedel fand eine auffallende Konstanz in der Verhältniszahl: Herztransversaldurchmesser (HT) zu Lungentransversaldurchmesser LT, und zwar bei Kindern: HT zu LT 1 : 1,9, bei 20jährigen 1 : 1,92 und bei 30jährigen 1 : 1,95. Bei normal gebauten herzgesunden Menschen schwankt die Verhältniszahl zwischen 1,90 und 1,99. Werte oberhalb und unterhalb dieser Zahlen sind als pathologisch anzusehen. Man kann das Vorliegen einer Herzvergrösserung noch einfacher dann annehmen wenn HT : LT grösser als 1 : 2 ist, was sich leicht am Orthodiagramm ausrechnen lässt.

Zondeck hat ein etwas komplizierteres Messverfahren angegeben, das neben der Thoraxbreite auch den Zwerchfellstand und die Thoraxhöhe in Betracht zieht und ebenfalls ein recht brauchbares Mass für die Herzgrösse gibt. Er fällt von dem Scheitel des vom Wirbelsäulenschatten und Schatten des linken Schlüsselbeins gebildeten Winkels eine Senkrechte auf eine durch die linke Zwerchfellkuppe gelegte Horizontale. Eine weitere Horizontale, die gegenüber der durch die Senkrechte festgelegten Thoraxhöhe und dem Zwerchfellstand die Thoraxbreite darstellt, wird als Verbindungslinie der Schnittpunkte des beiderseitigen Schattens der fünften Rippe mit der Begrenzungslinie des Thorax gezogen, da wo der untere Rand der Rippe eben nach vorn umbiegt. Diese Linie wird mit a bezeichnet, die Senkrechte mit b. Durch den äussersten Punkt des rechten und linken Randes des Herzschattens wird je eine Senkrechte auf die durch die Zwerchfellkuppe laufende Horizontale gefällt, die aus letzterer die Strecke c gleich dem Transversaldurchmesser des Herzens ausscheidet (Mr + Ml) (Fig. 25).

Steht das Zwerchfell höher, so wird b kleiner und c grösser, also ist c zu b umgekehrt proportional, während c zu a direkt proportional ist. Statt der Formel $c = \frac{a}{b}$ setzt er aus Zweckmässigkeitsgründen die Formel c proportional 2 a — b, was sich als empirisch zutreffend erwies, da der Thoraxbreite die grössere Wertigkeit beizumessen ist

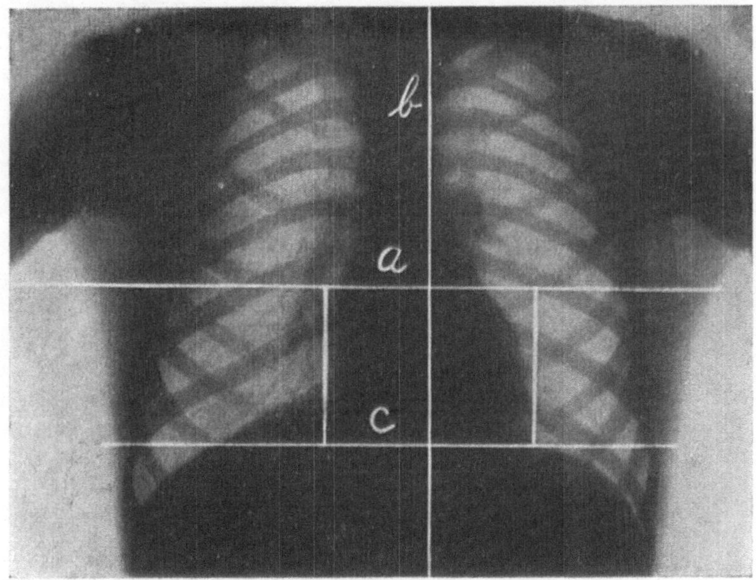

Fig. 25.
Ausmessung des Herzschattens nach Zondeck.

gegenüber der Thoraxhöhe. Den 2a—b Wert bezeichnet er als Thoraxindex. Es ergaben vergleichende Messungen folgende Tabelle:

Bei 2a — b (Thoraxindex) 24—29	ist der Transversaldurchmesser des Herzens	normal	10,4—11,7
„ „ „ 29—31	ist der Transversaldurchmesser des Herzens	„	11,3—12,3
„ „ „ 31—34	ist der Transversaldurchmesser des Herzens	„	12,1—12,9
„ „ „ 34—37	ist der Transversaldurchmesser des Herzens	„	12,6—13,5
„ „ „ 37—42	ist der Transversaldurchmesser des Herzens	„	13,3—14,0
„ „ „ 42—45	ist der Transversaldurchmesser des Herzens	„	13,7—14,5

Gröbere Abweichungen von diesen Normalgrenzwerten sind als krankhafte Grössenveränderungen des Herzens anzusehen.

Auch Haudeck hat unter Berücksichtigung von Alter, Grösse, Gewicht, Lungenbreite und durch Zwerchfellstand und Form des Herzens verändertem Neigungswinkel des Herzens Tabellen aufgestellt. Es muss aber im Einzelfalle noch das Verhalten der Körpermuskulatur beachtet werden, da der Muskelstarke gegenüber dem Fettleibigen bei gleichem Gewicht ein grösseres Herz hat. Er fand, dass das Körpergewicht für die Grösse des Herzens von erster Bedeutung ist. Der Einfluss des

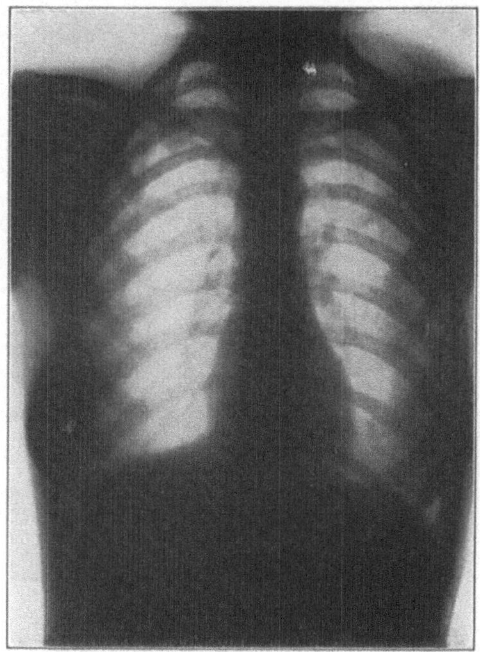

Fig. 26.
Tropfenherz.

Alters ist sehr geringfügig, ebenso der der Körperlänge. Lungenbreite und Neigungswinkel sind neben dem Gewicht von ausschlaggebender Bedeutung. Auch Hammer hat Tabellen aufgestellt unter Berücksichtigung der genannten Faktoren, die von den Groedelschen Mittelzahlen nur wenig abweichen.

Es ergibt diese Zusammenstellung, dass bei Berücksichtigung der massgebenden Faktoren die physiologische Schwankungsbreite doch noch recht erheblich ist. Differenzen von bis zu 3,5 cm zwischen den Maximal- und Minimalwerten der einzelnen Unterabteilungen sind noch vorhanden.

So haben weitere Versuche, zu absoluten verlässlichen Normalzahlen für die Herzgrösse zu kommen, noch nicht zum Ziel geführt. Die Zondecksche Art der Grössenberechnung scheint neben der Groedelschen am meisten empfehlenswert.

Zur Fixierung des Herzbefundes in Krankenblättern etc. empfiehlt Erich Meyer folgende Zahlen anzugehen: Körpergrösse (m), Körpergewicht (kg), Herzmasse nach dem Orthodiagramm Mr. Ml. L. Dabei ist Körperstellung und Atmungszustand bei der Aufnahme des Orthodiagramms anzugeben. Es muss aber dazu noch das Mass der Thoraxbreite angegeben werden und der Zwerchfellstand am besten nach dem Zondeckschen Schema, um wirklich vergleichbare Angaben zu erzielen.

In pathologischen Fällen findet man sowohl Verkleinerung als Vergrösserung des Herzens. Als verkleinerte Herzen sind anzusehen:

1. das konstitutionell schwache Herz (Kraus), das sog. Tropfenherz (Fig. 26 u. Fig. 27). Bei Menschen mit schmalem langen Thorax findet man häufig ein die Mittellinie nach rechts und links abnorm wenig überragendes Herz. Es ist dabei steil gestellt, der Neigungswinkel ist abnorm klein, ausserdem hat es einen verkleinerten Flächeninhalt und zeigt sich in allen Massen geringer als das normale Herz. Kraus spricht ein solches Herz als funtionell schwach an, doch sind diese Verhältnisse noch nicht völlig geklärt. Jedenfalls wird es bei an sich schwächlichen Menschen häufig gefunden. Seine Entstehung ist in der Regel einem besonders langen schmalen Thorax zuzuschreiben. Das Herz ruht nur mit einem kleinem Teil dem Zwerchfell auf. Nach Dietlen ist die Blutfüllung für das Bild des „kleinen“ Herzens von Bedeutung

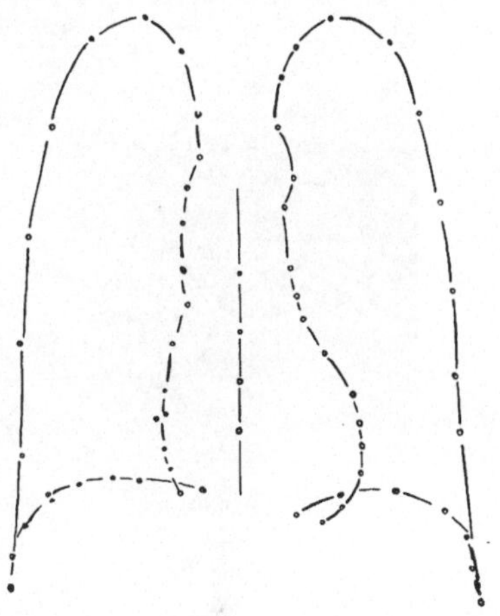

Fig. 27.
Orthodiagramm eines Tropfenherzens.

Wenckebach nennt ein dem Tropfenherz ähnliches Herz das „Cor pendulum“ (Fig. 28). Er sieht die wichtigste Eigenschaft und die Bedingung der Entstehung der Tropfenform darin, dass das Herz mit seiner unteren Fläche das Zwerchfell nicht voll erreicht, sondern sich gewissermassen frei schwebend im Thorax befindet. Dies bringt eine ungünstige Arbeitsweise für das Herz mit sich. Bei jeder Vorhof- und Kammerkontraktion muss es sein ganzes Gewicht emporziehen. Es fehlt die unterstützende Wirkung des Zwerchfells. Dadurch muss es eine gewisse Mehrarbeit leisten, ganz abgesehen davon, dass es weniger fixiert im Thorax ist, als ein normales.

Nach F. Krauss soll das ausgewachsene Tropfenherz leicht insuffizient werden. Es wird dann zum Rundherz, d. h. die mediane Stellung behält es bei und erweitert sich nach beiden Seiten durch Dilatation der Ventrikel. Dieses Rundherz wird als weniger leistungsfähig angesehen. Es ist aber zu betonen, dass es sich hier wesentlich um eine Lagenanomalie des Herzens handelt, die nicht immer mit einer Hypoplasie verbunden zu sein braucht (Fig. 29).

Die Lageanomalie erfolgt aus konstitutionellen Gründen: der Habitus der Kranken ist meist schwächlich, der Thorax langgestreckt, das Zwerch-

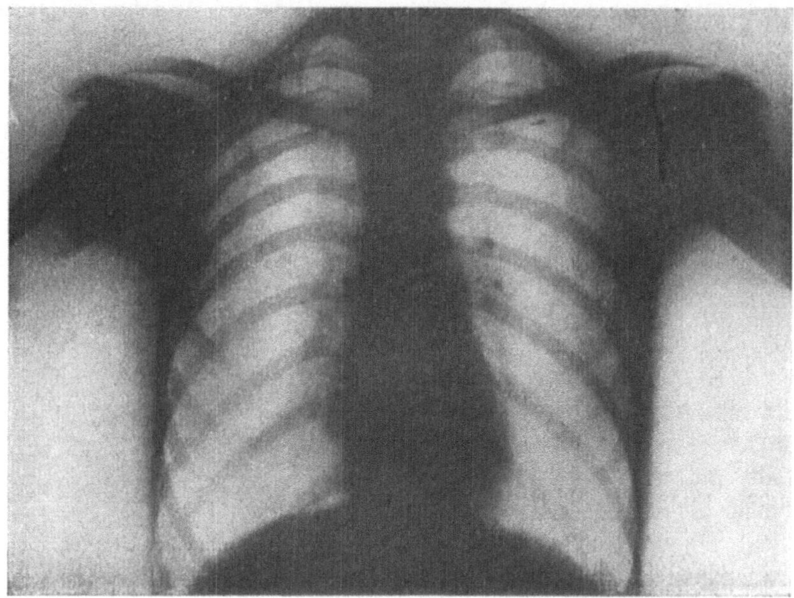

Fig. 28.
Freischwebendes Herz (Cor pendulum).

fell stark abfallend nach beiden Seiten. Durch diese ungünstigen räumlichen Verhältnisse im Thorax kommt es zu der Eigenartigkeit der Herzform und zu der ungünstigen Arbeitsweise des Herzens. Da diese bei konstitutionell schwachen Menschen vorzugsweise vorkommt und diese in der Regel auch nervöse Stigmata zeigen: Zittern, erhöhte Reflexe, vasomotorische Reizbarkeit usw., so ist ihr Nervensystem und damit auch das Herznervensystem labiler wie bei Gesunden. Aus der Wechselwirkung der Konstitution auf Nerven- und Herzgefäss-System erklären sich die vielfach bei solchen Trägern eines schmalen, gestreckten Herzens beobachteten Herzstörungen.

2. Verkleinert ist das Herz mitunter nach heftigen Anstrengungen, bei denen Herzbeschleunigung auftritt. Im Gegensatz zu den

Behauptungen von Th. Schott, Smith und anderen fanden Moritz, Dietlen u. a. nach grossen körperlichen Anstrengungen nicht nur das Herz nicht vergrössert, sondern verkleinert. Der Grund für die Verkleinerung ist darin zu suchen, dass bei der durch die Anstrengung gesteigerten Herzfrequenz in den einzelnen verkürzten Pausen das Herz nicht weit diastolisch ausladen kann. Die Herzpause ist verkürzt und darum erreicht das Herz in der Diastole nicht die gewöhnliche Grösse und Füllung.

3. Bei tachykardischen Anfällen ist das Herz im Anfang

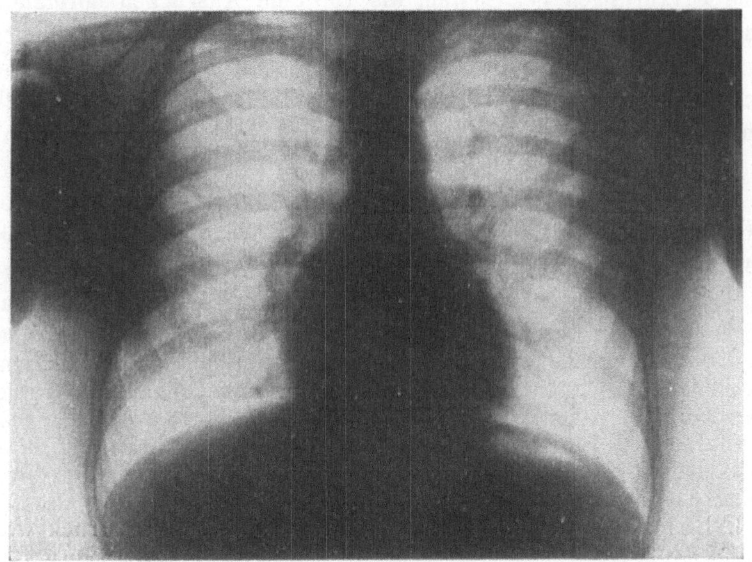

Fig. 29.
Rundherz (median gestelltes Herz).

in der Regel verkleinert (Hoffmann). Hier liegen die Verhältnisse ebenso wie bei der Überanstrengung.

Vergrössert ist das Herz:

1. bei Fällen von Formveränderungen, die es durch Vergrösserung einzelner Abschnitte erleidet (exzentrische Dilatation), worüber im nächsten Kapitel zu sprechen ist,

2. bei allgemeiner (konzentrischer) Dilatation des Herzens. So ist das ganze Herzbild oft gleichmässig vergrössert durch die Stauungsdilatation bei Insuffizienz des Herzens, wenn das Herz nicht mehr imstande ist seinen Inhalt voll auszutreiben, also bei Herzmuskelschwäche. Hier sind die Exkursionen des Herzens geringer als in der Norm, es kann sich nicht mehr vollständig zusammenziehen und da-

durch bleibt ein mehr oder weniger vergrösserter Rest von Residualblut bei jeder Systole im Herzen zurück. Um die nötige Menge von Blut mit jeder Systole in den Kreislauf zu bringen, muss es sich abnorm diastolisch erweitern. Regelmässig schlägt es dabei auch frequenter als in der Norm. Nur diese letzte Art der Vergrösserung ist als eigentliche pathologische Dilatation aufzufassen, wenn sie dauernd besteht; sie zeigt eine funktionelle Schädigung an.

Chronische Dilatation des Herzens kommt, wie die Erfahrungen des Krieges zeigten, auch durch andauernde Überanstrengung zustande. Eigene Erfahrungen bei Leuten, die vor dem Ausrücken normale Herzgrösse hatten und die nach vielmonatlichen grossen Anstrengungen aus dem Felde mit Herzbeschwerden zurückkehrten, haben mir dies gezeigt. Wenckebach und Kaufmann haben zahlreiche derartige Fälle gesehen und ein Zurückgehen der Dilatation bei geeigneter Behandlung und Ruhe beobachtet. Ob in allen diesen Fällen das Herz vorher gesund war, ist nicht sicher. Nach meinen Beobachtungen tritt jedenfalls die Häufigkeit der chronischen Dilatation durch Überanstrengung weit hinter die Häufigkeit funktioneller Beschwerden zurück. Die Verwechslung einer Arbeitshypertrophie mit einer Dilatation liegt dabei nahe.

D. Gerhardt fand, dass auch bei intaktem Herzen abnorme Füllungen oder abnorme Widerstände in der Strombahn zu unvollkommenen Entleerungen, also zu Stauungsdilatationen, wenn auch ganz vorübergehend führen können. Nach kurzer Zeit gleicht sich aber diese Störung wieder aus, und sie hat wohl nur theoretisches Interesse, da sie kaum klinisch in die Erscheinung treten wird. Auch O. Bruns machte bei Tierversuchen dieselbe Erfahrung.

3. Bei sog. akuter Dilatation. Mit diesem Ausdruck werden die verschiedensten Dinge zusammengeworfen. Einzelne Autoren wie Nikolai und Zuntz nehmen auf Grund von Versuchen an, dass ein gesundes Herz unter dem Einflusse von Anstrengungen akut dilatieren könne, um bald darauf wieder die normale Grösse anzunehmen. Diese Grössenzunahme war aber nur sehr gering. Sie beruht vielleicht auf kurzdauernder nicht normaler Entleerung des Herzens. Wie oben erwähnt, wird aber gerade nach grossen Anstrengungen bei gesunden Menschen ein verkleinertes Herz vorgefunden.

Es kann eine Dilatation vorgetäuscht werden durch einen vergrösserten Aktionstypus des Herzens (v. Criegern). Wie bereits oben angeführt, tritt mit Verlängerung der Herzpause eine weitergehende diastolische Vergrösserung des Herzens ein. Wenn das Herz in der Zeiteinheit eine grössere Blutmenge mit derselben Anzahl von Systolen bewältigen soll, so muss die diastolische Füllung der Kammern steigen. Diese vermehrte diastolische Füllung ist aber keine Erweiterung des Herzens; von einer Erweiterung des Herzens kann man nur dann sprechen, wenn das Herz auch in der Systole nicht in der Lage ist, seinen Inhalt normal auszutreiben. Letzterer Zustand bedeutet, wenn er andauernd besteht, aber eine schwere Schädigung des Herzens und ist bei der Insuffizienz des Herzens eine gewöhnliche Erscheinung (Fig. 30). Er verschwindet dann oft mit wieder herbeigeführter Kompensation. Bei schweren Myokard-Erkrankungen treten solche Anfälle dilativer Schwäche besonders häufig auf und verschwinden nach der Verabreichung von Herzmitteln (Riegel). Alle Menschen, welche solche Anfälle dilativer Herzschwäche erlitten haben, sind in ihrem Herzen schwer gefährdet, denn die dilative Herzschwäche setzt einen geschwächten Herzmuskel (einen herabgesetzten Tonus?) voraus. Dagegen ist der vergrösserte Aktionstypus nicht als Schädigung des Kreislaufs anzusehen. Im Gegenteil weist er in der Regel auf einen recht kräftigen Herzmuskel hin.

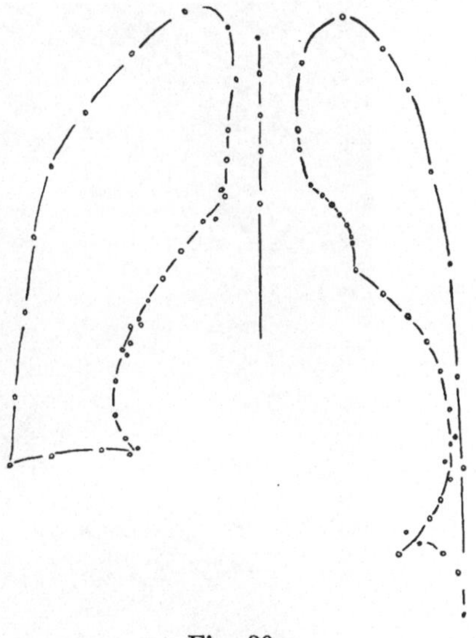

Fig. 30.
Orthodiagramm einer Dilatatio cordis bei Mitralherz (Cor bovinum).

4. Hypertrophien einzelner Herzabschnitte beeinflussen die Konfiguration des Herzens, sowie auch die Grösse. Dass häufige grosse Anstrengungen einen Einfluss auf die Herzgrösse haben, hat Schiefer speziell bei Radfahrern festgestellt, ebenso während des Militärdienstes, doch ist diese Vergrösserung etwas ganz anderes als die Dilatation. Sie bedeutet eine durch fortgesetzte starke Übung des Organs eintretende Verdickung der Muskulatur, eine Hypertrophie (Sportherz). Die durch Hypertrophie, besonders des linken Ventrikels, hervorgerufene Herzvergrösserung, wie sie beim Sportherzen sowie besonders bei der chronischen Blutdrucksteigerung, besonders bei Nephritis sich findet, geht mit einer Gestaltveränderung am linken unteren Bogen einher. Die Form dieses Bogens wird weiter nach links ausladend und sein oberer mehr horizontal verlaufender Schenkel geht mit einem ziemlich scharfen Knick, der fast die Grösse eines rechten Winkels erreichen kann, in den vertikal nach abwärts verlaufenden Schenkel über. Gerade bei Soldaten, die andauernd schwere körperliche Anstrengungen, namentlich grosse Märsche, ausgeführt haben, findet man das Bild der Hypertrophie. Kaufmann und Wenckebach konnten durch vergleichende Untersuchungen bei denselben Individuen vor und nach Anstrengungen das Entstehen der Hypertrophie im Röntgenbild verfolgen.

Bei allen Herzvergrösserungen wird gewöhnlich der Neigungswinkel des Herzens vergrössert, das Herz wird quer gestellt; offenbar zerrt das schwere Herz stark am Aufhängeapparat und dieser gibt in gewissen Grenzen nach. Auch liegt das vergrösserte Herz deshalb mehr quer, weil durch seine Volumenzunahme die Entfernung zwischen Zwerchfellkuppe und Aufhängepunkt verkürzt wird. Indem das Herz sich gewissermassen auf der Zwerchfellkuppe aufstaut, wird es zur Seite gedrängt (Entenform). Umgekehrt hat bei Hypertrophie des linken Ventrikels dieser dann schwerste Teil des Herzens bei genügender Länge des Thoraxraumes die Neigung nach der Mitte unter den Auf-

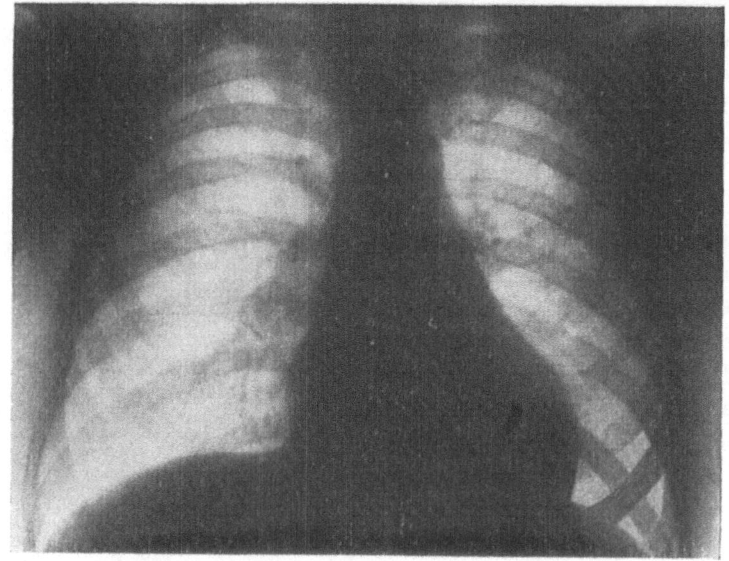

Fig. 31.
Halbmondförmige Schatten von Kalkablagerungen im Aortenbogen.

hängepunkt des Herzens zu sinken und das Herz damit steiler zu stellen.

Vergrösserungen des Herzens sind bei akuten Infektionskrankheiten gefunden worden, offenbar durch Schwächung der Kontraktilität im Verlauf toxischer Einwirkungen oder auch akuter Myokarditis. Diese gehen gewöhnlich zurück. Bei Diphtherie, Scharlach, Typhus, Sepsis, Polyarthritis und Pneumonie wurde so Herzdilatation beobachtet. Eine Grössenzunahme des Herzens in der Schwangerschaft wird wohl meist durch Hochstand des Zwerchfells und dadurch bedingte Drehung des Herzens vorgetäuscht. Dieselbe Ursache ist bei Fettleibigen wirksam. Ganz ähnlich verhält es sich, wenn bei kleinen Kindern anscheinend das Herz vergrössert ist. Auch die bei der Chlorose beobachtete scheinbare Herzvergrösserung ist in den meisten Fällen so zu erklären. (v. Noorden.)

Vergrösserungen des Herzens sind mit der Perkussion wie mit dem Röntgenverfahren nicht immer mit Sicherheit festzustellen, wenn sie nur geringe Grade erreichen. Das liegt im Charakter der Methoden, deren Fehlerbreite auch bei exakter Ausführung nicht unter $^1/_2$ cm herunterzubringen ist. Durch die Bewegungen des Herzens wird der Schatten natürlich ebenfalls, soweit es die beiden oberen Bogen sowie die beiden unteren betrifft, in ununterbrochener Bewegung gehalten, die namentlich am linken Herzrande unter Umständen grosse Amplitude zeigt. Infolgedessen wird die den Stift führende Hand mehr oder weniger unsicher sein und, wie die orthodiagraphischen Originalaufnahmen stets zeigen, ist es für jeden Untersucher notwendig, namentlich in der Gegend der Herzspitze, zahlreiche Punkte zu zeichnen und dadurch gewissermassen erst die mittlere Linie zu gewinnen. Besonders schwer sind Vergrösserungen des rechten Ventrikels nachzuweisen, da dieser ja mit seinem Aussenrand im Zwerchfell-Leberschatten verschwindet. Eher wird man derartige Vergrösserungen mit der Perkussionsmethode feststellen können, weil dabei das untere Sternum stärker gedämpft wird. Es wird nämlich bei der Vergrösserung des rechten Ventrikels das Herz nicht so sehr im Breiten-Durchmesser, als im Tiefen-Durchmesser vergrössert. Dadurch liegt es der Vorderfläche der Thorax in seinen unteren Partien dann in grösserer Ausdehnung an als im normalen Zustande.

Alle Grössenbestimmungen mit den genannten Methoden sind deshalb nicht vollkommen zu nennen, weil sie nur eine Silhouette der frontalen Herzfigur geben, dagegen nichts über die sagittale Grösse des Herzens und auch über das Herzvolumen aussagen. Selbst bei der frontalen Durchleuchtung erhält man keinen genügenden Einblick in dieses Verhältnis. Allerdings ist demgegenüber festzustellen, dass irgend erhebliche Vergrösserungen des Herzens auch die frontale Herzsilhouette vergrössern, ausser wenn durch Lageveränderungen wie beim Emphysem das Herz eine Drehung erleidet.

III. Die Formveränderungen des Herzens.

Von grösserer Bedeutung, wie die einfachen Grössenveränderungen des Herzens, sind seine Gestaltveränderungen für die funktionelle Diagnostik, die ja, da solche stets durch Vergrösserung einzelner Herzabschnitte hervorgerufen werden, stets auch mit einer Grössenzunahme des Herzschattens einhergehen. Schon bei der Besprechung des Nachweises von Vergrösserung oder Verkleinerung des Herzens wurde darauf hingewiesen, dass jedes sich vergrössernde oder verkleinernde Herz auch eine gewisse Gestaltveränderung erleiden muss. Bei der Verkleinerung des Herzens ist die charakteristische Tropfenform hervorgehoben worden, bei der das Herz in der Mittellinie mangels genügender Auflage auf dem Zwerchfell wie ein fallender Tropfen herabhängt und namentlich im queren Durchmesser verkleinert erscheint. Das Greisenherz zeigt umgekehrt die Eigentümlichkeit der sogenannten Entenform insofern, als neben einer nach links ausladenden knotenförmigen Verdickung im oberen Bogen, welche durch die gedehnte Aorta hervorgerufen wird, sich im unteren linken Bogen eine weit nach links ragende Ausbuchtung von geringer Höhe zeigt, eine Folge des durch die Verlängerung des

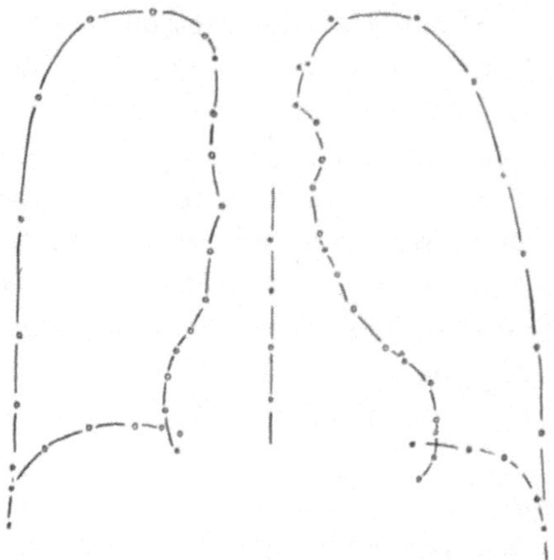

Fig. 32.
Orthodiagramm eines Greisenherzens.

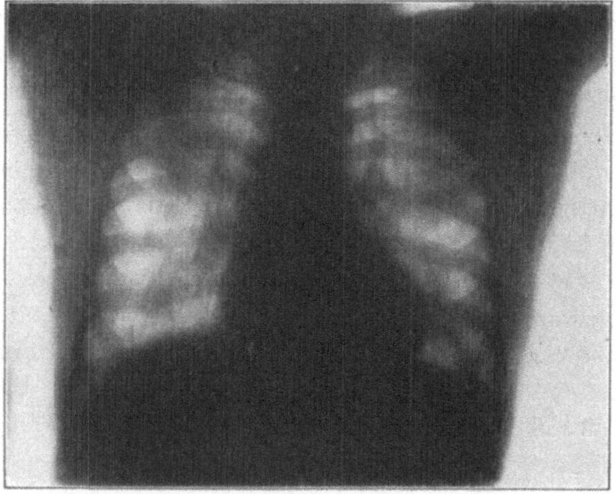

Fig. 33.
Greisenherz.

Aufhängeapparates bewirkten breiteren Aufliegens des Herzens auf dem Zwerchfell, wobei es nach rückwärts umgekippt wird (Fig. 32 u. 33). Weitere wichtigere Gestaltveränderungen treten ein bei der Vergrösserung einzelner Herzabschnitte, und sie sind geradezu charakteristisch für diese. Die Perkussion kann zwar auch ein annähernd richtiges Bild dieser Verhältnisse geben, doch ist das Röntgenverfahren hier weit überlegen.

Bei jeder Vergrösserung des Herzens, sei es im ganzen oder in einzelnen Teilen, tritt eine Achsendrehung ein. Auch wird die Achse gewöhnlich steiler gestellt, da das an Gewicht vermehrte Herz sich mehr oder weniger senkrecht, wie ein an der Spitze frei aufgehängtes Dreieck unter den Aufhängepunkt zu stellen bestrebt ist, wobei die Höhe des Zwerchfellstandes entgegen wirkt. Bei Vergrösserung des linken Ventrikels tritt diese Steilstellung natürlich auch ein und deshalb wird der Winkel, den der Längsdurchmesser mit der Horizontalen bildet, vergrössert. Es hängt von der Stellung des Zwerchfells ab, wie das Herz

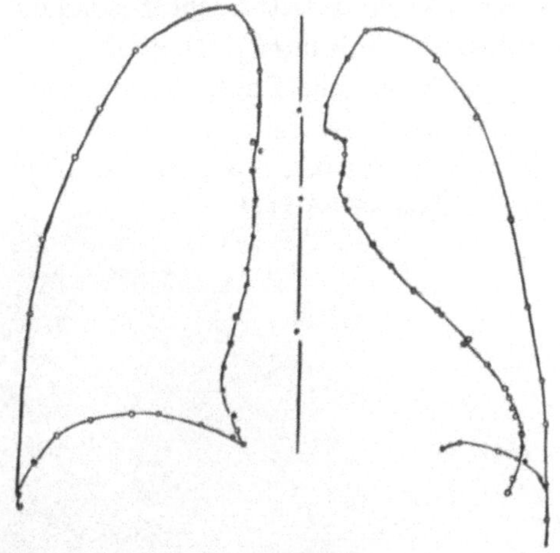

Fig. 34.
Orthodiagramm bei Aorteninsuffizienz und bei langem Thorax.

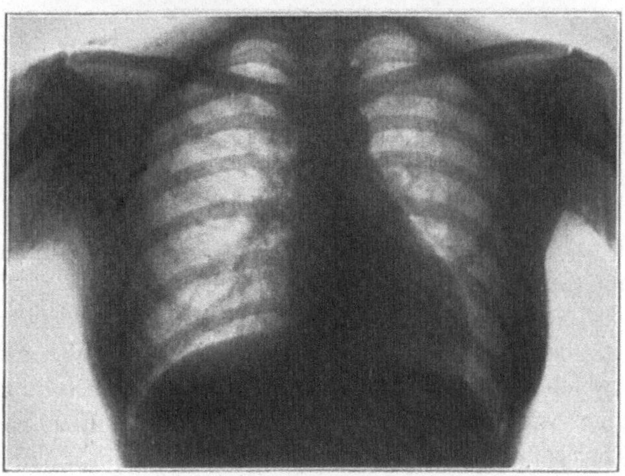

Fig. 35.
Aorteninsuffizienz.

sich einstellt. Ruht es zum grossen Teile dem Zwerchfell auf wie beim kurzen Thorax, so wird es mehr quer gestellt. Beim langen Thorax stellt es sich mehr senkrecht und kann nach rechts im rechten unteren Bogen weiter ausladen. Der linke untere Bogen springt weit nach links vor, ähnlich wie bei dem Greisenherz, die Herzspitze sinkt tiefer herunter und nimmt eine rundliche Form an. Besonders bei der Aorteninsuffizienz tritt ein derartiges Bild auf. Der Herzschatten bleibt dabei im ganzen schmal und langgestreckt (Fig. 34 u. 35). Die Gegend des linken Vorhofs tritt nicht besonders hervor, der zweite linke Bogen verschwindet mitunter. Der oberste linke Bogen tritt durch eine tiefe Einkerbung scharf über dem mittleren Bogen hervor. Der Aortenschatten ist deutlich verbreitert, und zwar ist er besonders im rechten mittleren Bogen verbreitert. Wenn der Aortenschatten — wie so häufig — bei

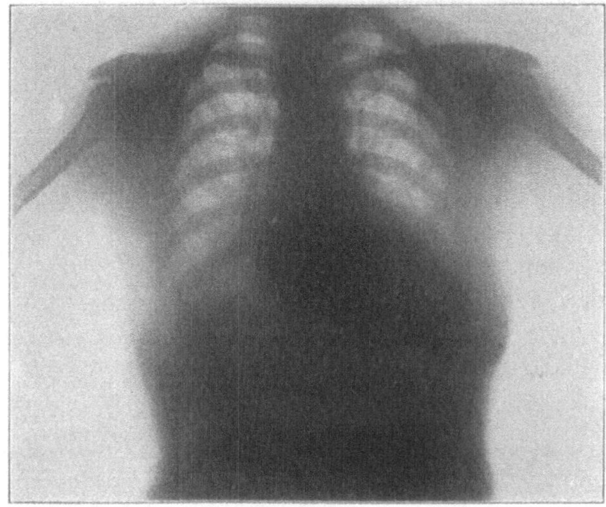

Fig. 36.

Aortenstenose.

Aorteninsuffizienz sich erweitert, ist auch der oberste linke Bogen vergrössert und zeigt starke Pulsation.

Bei der Aorten-Stenose ist das linke Herz ebenfalls vergrössert, doch ist hierbei auch der linke Vorhof ausser dem Ventrikel beteiligt. Das Herz ist ebenso wie bei der Aorteninsuffizienz nach links verbreitert, zugleich aber wird der Querdurchmesser grösser. Das Herz ist nicht so stark horizontal gelagert wie bei der Aorteninsuffizienz und der Aortenschatten ist nicht verbreitert. Nur wenn zur Stenose eine Insuffizienz tritt, wird das Herz mehr horizontal gelagert und der Aortenschatten verbreitert. Es ist dies eine natürliche Wirkung der Mechanik dieser Klappenfehler (Fig. 36).

Bei der Aorteninsuffizienz wird nämlich die Aorta bei jeder Herzrevolution unter gesteigertem Druck mit Blut gefüllt. Die Blutmenge, welche hinausgeworfen wird, ist grösser wie in der Norm, da ja ein Teil regurgitiert und der übrigbleibende Teil zur Aufrechterhaltung des Kreislaufs genügen, also normal sein muss. Hierdurch werden die Wandungen mehr ausgedehnt, da sie eine grössere Menge Blut in der Zeiteinheit fassen müssen. Ebenso wird die Ventrikelwand durch die zurückströmende Menge Blutes, die unter hohem Druck steht, stark ausgedehnt, und da der Blutstrom gegen die Herzspitze gerichtet ist, muss nach dieser Richtung hin die Vergrösserung erfolgen. Bei Aortenstenose hat die Herzwand in der Systole einen starken Druck zu überwinden und dieser Druck stemmt sich der Kontraktion entgegen. Solange der Ventrikel den Druck gut überwinden kann, liegt kein Grund zur Erweiterung vor und es entsteht nur durch die vermehrte Arbeitsleistung eine Hypertrophie der Ventrikelwand. Kann er dies nicht, so ist bei Beginn der Diastole der Ventrikel gewöhnlich nicht so vollkommen wie normal entleert. Dabei kann der linke Vorhof die normale Menge Blut nicht einführen, weil ein Teil des für dieses notwendigen Platzes von dem Residualblut eingenommen wird. Deshalb wird der Vorhof um eine grössere Blutmenge aufnehmen zu können, sich ebenfalls mässig erweitern.

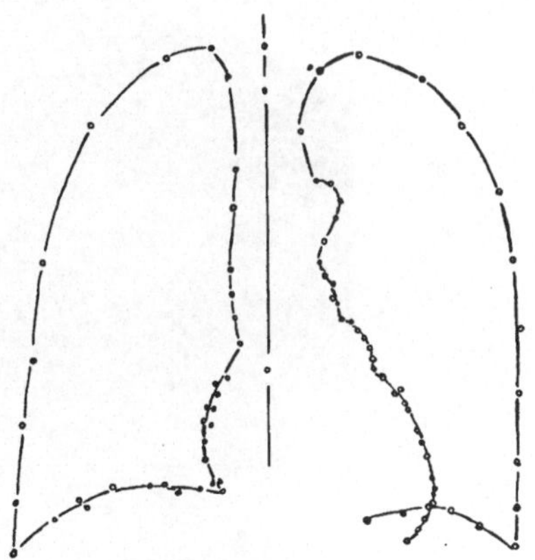

Fig. 37.
Orthodiagramm bei Mitralstenose.

Das mitralkonfigurierte Herz zeigt besonders charakteristische Gestaltveränderungen. Es zeichnet sich durch eine stärkere Ausladung des rechten unteren Bogens aus, ferner ist der zweite linke mittlere Bogen ausgeweitet (Fig. 37, 38, 39 u. 40). Die Vergrösserung des ersteren wird nicht nur vom rechten Vorhof veranlasst, sondern auch vom rechten Ventrikel. Der zweite linke Bogen wird von der Arteria pulmonalis und dem linken Herzohr gebildet. Der Herzschatten bekommt dadurch eine eigentümliche Gestalt. Zunächst wird der gesamte Querdurchmesser vergrössert. Der 2. linke und der 3. rechte Bogen springen stark vor. Auch der untere linke Bogen springt bei Vergrösserung des linken Ventrikels vor. Das mitralkonfigurierte Herz findet sich bei den Fehlern der Mitralklappe, der Stenose und der Insuffizienz.

Am besten ausgebildet ist diese Figur bei reiner Mitralstenose (Fig. 37). Wenn der rechte Ventrikel nicht mit vergrössert ist, so ist nur der linke Vorhof erweitert und es springt der mittlere linke Bogen des Herzschattens deutlich in das Lungenfeld vor. Oft ist er dabei in der Mitte durch eine Kerbe in zwei Teile geteilt, indem sich der in diesem Bogen oben liegende Pulmonalarterienschatten deutlich von dem unten liegenden Schatten des linken Vorhofs beziehungsweise Herzohrs abteilt. Da bei reiner Mitralstenose der linke Ventrikel nicht vergrössert ist, ist auch die Herzfigur nicht verlängert und ebensowenig quer gelagert.

Bei der Mitralinsuffizienz ist der linke Ventrikel regelmässig vergrössert, ebenso der linke Vorhof, da zwischen beiden ein gewisses Luxusquantum von Blut hin- und hergeworfen wird. Meist ist der linke Vorhof nicht imstande, die Kompensation allein zu bewerkstelligen und

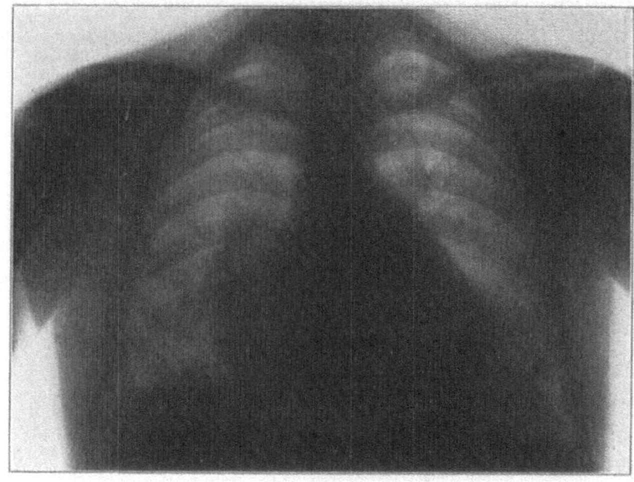

Fig. 38.
Mitralinsuffizienz.

die Stauung setzt sich rückwärts durch die Lungengefässe in den rechten Ventrikel fort. Je nach diesem Verhalten ist der Herzschatten verschieden. Der Herzschatten nimmt durch die Vergrösserung des linken Ventrikels und linken Vorhofs im Querdurchmesser, und zwar im linken mittleren und unteren Bogen vornehmlich, zu. Namentlich wird die obere Partie des linken unteren Bogens vorgewölbt. Dies kommt wahrscheinlich dadurch zustande, dass der vergrösserte rechte Ventrikel den linken empordrängt. Das Herz ist nicht wie bei der Aorteninsuffizienz quer gelagert, sondern bleibt in steilerem Winkel stehen. Nur wenn eine Hypertrophie und Erweiterung höheren Grades des rechten Ventrikels eintritt, so tritt auch eine Verbreiterung des Herzschattens nach rechts im unteren Bogen hervor (Fig. 38). Bei kombinierten Fehlern an der Mitralis, bei Stenose und Insuffizienz sieht man das Stenosenbild mit dem Bild der Hypertrophie des linken Ventrikels vereinigt (Fig. 39 u. 40).

Wenn bei einer Mitralstenose sich das Bild des vergrösserten linken Ventrikels zeigt, so ist jedenfalls eine Komplikation mit Insuffizienz anzunehmen. Das mitralkonfigurierte Herz ist entstanden aus der Vergrösserung des rechten Ventrikels, der Vergrösserung der linken Vorkammer, speziell des Herzohres, der Vergrösserung des linken Ventrikels und der abnormen Füllung der Arteria pulmonalis. Diese Gestaltveränderungen des Herzens sind am besten mit der Telephotographie zu erkennen. Undeutlicher sind sie bei einfacher Beobachtung auf dem

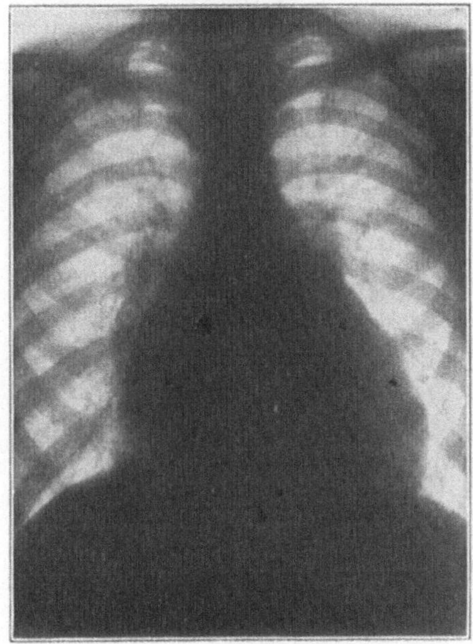

Fig. 39.
Cor bovinum bei Mitralinsuffizienz und Stenose.

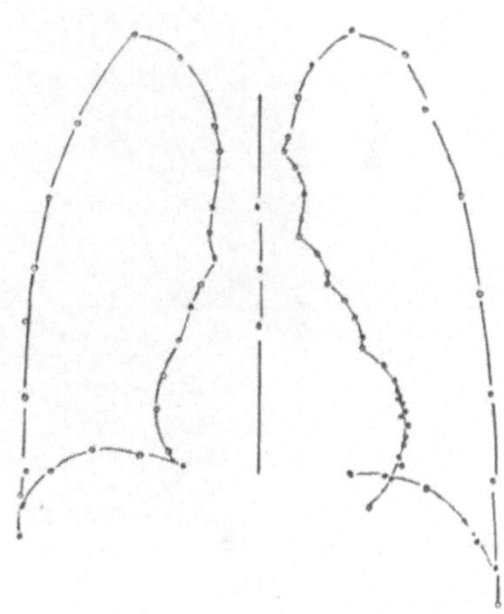

Fig. 40.
Orthodiagramm von Mitralinsuffizienz und Stenose.

Röntgenschirm. Mit der Orthodiographie lassen sie sich aber ebenfalls gut darstellen. Ebenso mit der Schwellenwertperkussion.

Bei allen Fehlern des rechten Herzens betreffen die Vergrösserungen Abschnitte dieser Herzhälfte, während an der linken Herzhälfte sich meist keine Vergrösserungen finden. Im Schattenbild ist das Herz meist nach rechts vergrössert. Nach de la Camp ist für die Fehler des rechten Herzens der Nachweis einer Pulsation des oberen Teiles des linken mittleren Bogens, der der Arteria pulmonalis entspricht, von Wichtigkeit. Er pulsiert dann gleichzeitig mit dem darüber liegenden Aortenbogen. Besonders wenn der Ductus Botalli offen bleibt oder Aorta und Pulmonalis durch Anlagerung (Adossement) in Verbindung getreten sind, ist die Pulsation der Pulmonalis ausserordentlich lebhaft.

Der Ductus Botalli kann, wenn er erweitert ist, ebenfalls an der Pulsation des linken mittleren Bogens teilnehmen. Nach Arnheim ist bei offenem Ductus Botalli der linke mittlere Bogen stark vorspringend.

Den Septumdefekt der Kammern zeigt nach Deneke ein schmales Gefässband an, im mittleren Bogen ist keine stärkere Pulsation. Das Herz im ganzen ist leicht erweitert, der rechte Herzschattenrand pulsiert ebenso stark wie der linke im unteren Bogen und die Pulsationsbewegungen des rechten unteren Bogens sind mit denen des linken synchron. Die angeborenen Herzfehler sind klinisch nur in den seltensten

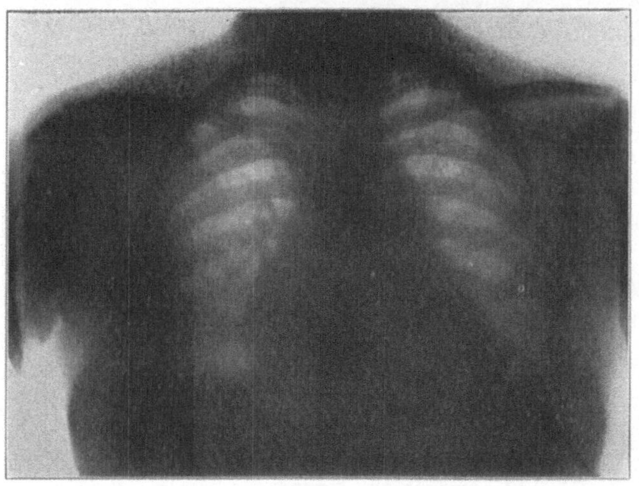

Fig. 41.

Angeborenes Vitium. Septumdefekt.

Fällen diagnostisch völlig klarzustellen. Bei der Mannigfaltigkeit der anatomischen Möglichkeiten und den geringen klinischen Unterschieden, die sie darbieten, ist kaum zu erwarten, dass weiteres genügendes Material hier eine stärkere Differenzierung erlauben wird.

Von einem in meiner Klinik zur Obduktion gekommenen 23jährigen Mädchen ist in Abbildung (Fig. 41) der Herzschatten dargestellt. Ein starkes systolisches Blasen war über dem ganzen Herzen zu hören.

Der Tod trat infolge von Herzinsuffizienz ein. Bei der Obduktion fand sich fast vollständiger Septumdefekt der Kammern. Die Aorta entspringt aus dem rechten Herzen, die Pulmonalis entspringt aus der Aorta, der linke Ventrikel hat überhaupt keine ausführenden Gefässe. Im Leben bestand starke Blausucht. (S. Tafel I, S. 16.)

Bei Vergrösserung des rechten Ventrikels, die bei Septumdefekt und Pulmonalstenose nicht ausbleibt, springt der rechte untere Bogen stark vor. Bei Erweiterung der Pulmonalis ist der zweite linke Bogen in seinem oberen Teile vergrössert. Bei Offenbleiben des Ductus Botalli ist der obere und mittlere linke Bogen verbreitert.

Verwachsungen des Perikards mit dem Herzen sind aus dem Röntgenbilde nicht zu diagnostizieren. Vereinzelt sind Kalkablagerungen, wie sie sich häufig bei alten Synechien der Perikardialblätter finden, intra vitam nachgewiesen. Bei einem 14jährigen an Polyserositis verstorbenen Knaben meiner Klinik fanden sich bei der Autopsie ausgedehnte Kalkablagerungen zwischen den Perikardialblättern. Es war aber auf der Röntgenplatte nichts davon zu sehen. Die Tiefe

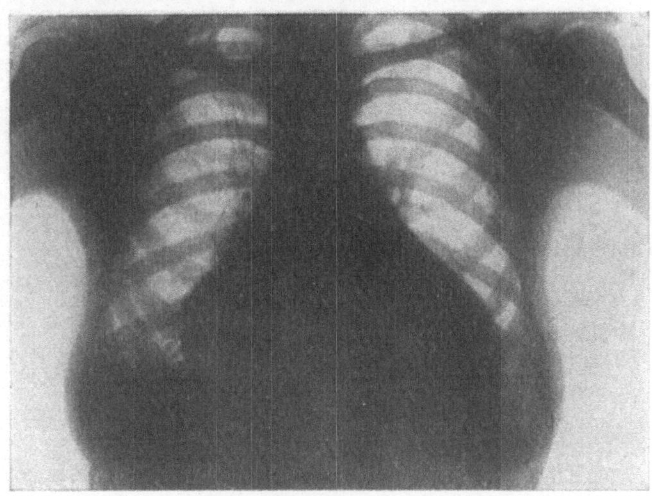

Fig. 42.
Perikardialexsudat.

des Herzschattens verhindert wohl meist ein Deutlichwerden solcher Verdichtungen im Bilde.

Ein Perikardialexsudat macht, wenn die Flüssigkeitsmenge grösser ist, eine Vergrösserung des Herzschattens (Fig. 42). Der Herzschatten nimmt die Gestalt eines aufrecht stehenden Dreiecks an, bei welchem der rechte und linke Schenkel unten stumpfe Ausladung zeigen. Der Herzschatten nimmt bei aufrechter Stellung die Form eines etwa halbgefüllten Eisbeutels an. Die Basis des Dreiecks liegt im Zwerchfell-Leberschatten, es sind auf beiden Seiten die Bogen des Herzschattens nicht abzugrenzen. Bei kleinen Exsudaten ist die Verbreiterung und Verwischung des Herzschattens nur in den unteren Partien deutlich. Dietlen vergleicht das Bild mit dem eines breiten Beutels, der auf dem Zwerchfell aufsitzt und nach oben in einen dünneren, je nach der

Menge des Exsudats längeren oder kürzeren Stiel übergeht. Nach Resorption oder Punktion des Exudats tritt dann die Herzfigur wieder hervor (Fig. 43).

Bei Verwachsungen des Perikards sind mitunter Schattenstreifen sichtbar, die vom Herzrand her nach dem Zwerchfell oder ins helle Lungenfeld zackenartig sich erstrecken. Es ist jedenfalls schwierig, hier sichere Entscheidung zu treffen, da die Schattenzeichnungen der Lunge kaum von diesen Schatten zu unterscheiden sind. Ist das Pericardium viscerale mit dem Zwerchfell verwachsen, so entfernt letzteres sich nicht

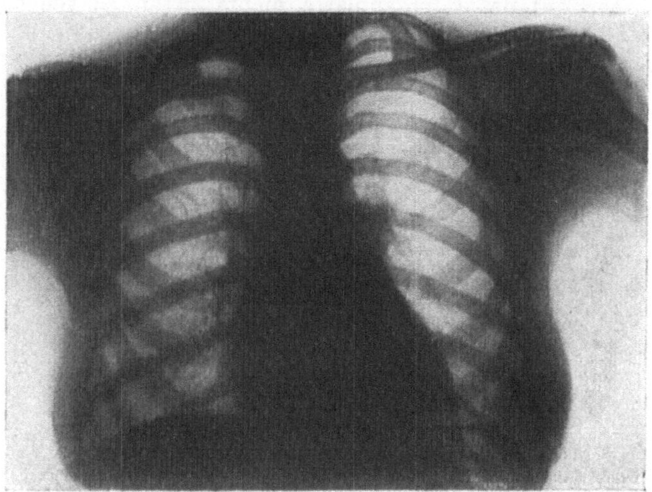

Fig. 43.

Dunkler Fall wie Fig. 42 nach Resorption des Exsudats.

bei tiefer Respiration vom Herzen. Jedenfalls sind alle diese Zeichen nicht eindeutig. Eine Diagnose der trockenen Perikarditis ist durch das Röntgenbild nicht möglich.

IV. Die Untersuchung des Gefässsystems mit Röntgenstrahlen.

Von ganz hervorragender Bedeutung ist die Röntgenuntersuchung für die Erkennung von Erweiterungen an den grossen Gefässen im Brustinnern geworden.

Auch Verengerungen der Aorta bei allgemeiner Hypoplasie des Gefässsystems können vielleicht so erkannt werden. v. Teubern und Zehbe haben durch Messungen Normalmasse für die Breite des Aortenbogens bei Gesunden aufgestellt. Zehbe fand die grösste Breite des Aortenbogenschattens im Alter bis zu 25 Jahren 4,6—4,9 cm, von 26—35 Jahren 5,0—5,4 cm und von 36—50 Jahren 5,5—5,9 cm.

Die Zahlen v. Teuberns ergeben ähnliche Werte. Die Zahlen sind aber nur mit Vorsicht als Massstab gegenüber einer Erweiterung oder Verengerung der Aorta zu gebrauchen. Auch hier spielen unübersehbare individuelle Verhältnisse eine Rolle, wie Länge des Brustkorbs usw.

Die Aneurysmen der Aorta und der Anonyma können in manchen Fällen nur durch die Röntgenuntersuchung festgestellt werden. Bei dorsoventraler Durchleuchtung sieht man im oberen Teil des Median-

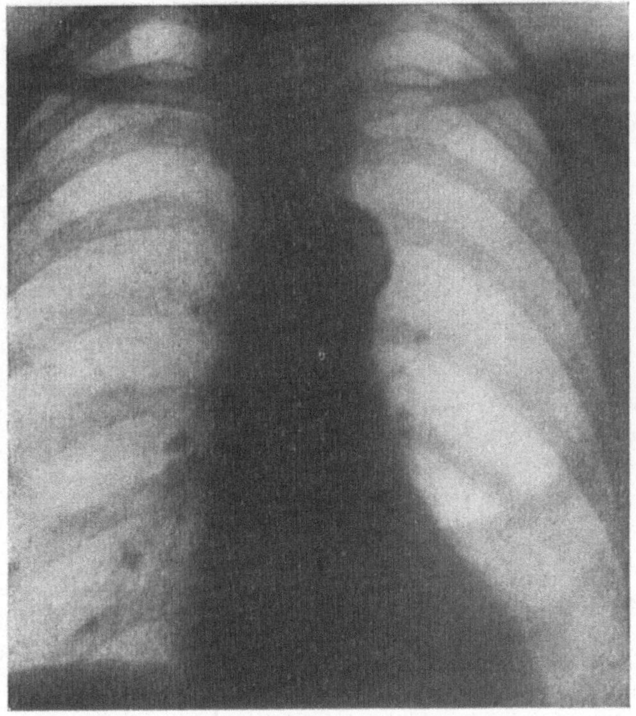

Fig. 44.

Halbmondförmige Schatten von Kalkablagerungen im Aortenbogen.

schattens den Arcus aortae und das Anfangsstück der Aorta descendens. Diese bilden den linken oberen Herzbogen. Die Aorta ascendens und der weitere Verlauf der Aorta descendens treten nach aussen nicht über den Schatten der anderen Gebilde hervor. Der Aortenbogen zeigt synchron mit dem linken Herzrand aber umgekehrte Pulsation. Bei erster schräger Durchleuchtungsrichtung sieht man die Aorta ascendens und den Arcus aortae deutlich dem Herzschatten aufsitzen und stark pulsieren. In pathologischen Fällen kann der Schatten der Aorta ascendens und descendens auch in dorso-ventraler Durchleuchtungsrichtung erkennbar werden. Ist die Aorta nach rechts oder links verlagert oder erweitert, so findet sich entsprechend im Mittelschatten ein nach rechts ausladender, pulsierender bogenförmig abgegrenzter Schatten, oder der linke obere Bogen springt stark hervor. Holzknecht hat das Ollier sche Symptom, das ist ein Höhertreten des Aortenbogens beim Schlingakt, bei der Durchleuchtung bestätigen können. Ist bei Arteriosklerose oder bei Aorteninsuffizienz die Aorta in toto erweitert, so erscheint das Bild des Aortenbogens, wie es sich im linken oberen Bogen des Medianschattens darstellt, stärker ausladend, und zwar hauptsächlich nach links. Es tritt dann eine bischofstabähnliche Konfiguration des Medianschattens ein (Fig. 45). Man kann dann in erster schräger Durchleuchtungsrichtung erkennen, ob bei nur wenig vorspringendem und vergrössertem Aortenbogenschatten eine Aneurysma oder nur eine einfache Erweiterung vorliegt. Im letzteren Falle zeigt sich nirgendwo bei der schrägen Durchleuchtung eine abgesetzte Erweiterung, sondern man sieht das Aortenband im ganzen gleichmässig verbreitert verlaufen. Besonders beim Greisenherzen findet man diese bischofstabförmige Auftreibung im linken oberen Bogen. Mitunter, bei stärkerer Sklerose der Aorta, wird die Aorta descendens sichtbar, indem vom linken Rande des Aortenbogens ein nach links ausladender Schatten, der den mittleren Bogen einschliesst, zum dritten Bogen hinabsteigt. Mitunter sieht man im Aortenbogenschatten einzelne tiefdunkle Flecken, welche verkalkten Stellen der Aortenwand entsprechen (Fig. 44.) Die Aorta wird in solchen Fällen häufig gedehnt, das Herz sinkt tiefer herab (Greisenherz). Bei Verlängerung der Aorta kann sie unter Umständen, wenn die Länge des Thoraxraumes nicht ausreicht, sie gestreckt zu erhalten, sich schlängeln.

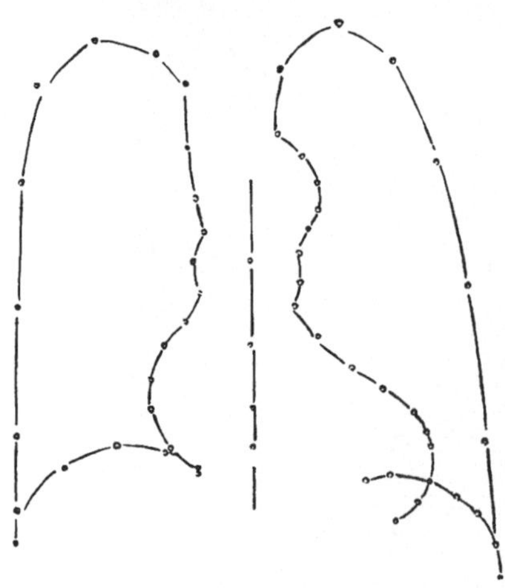

Fig. 45.
Orthodiagramm: Erweiterung des Aortenbogens und Greisenherz.

Ist die Aorta nicht im ganzen erweitert, sondern nur im Anfangsteil, so springt der zweite (mittlere) rechte Bogen besonders stark vor. Er ist dabei von dem unteren Bogen nur durch eine seichte Abschnürung getrennt, während er sich vom oberen Bogen scharf absetzt. Der linke obere Bogen springt dann ebenfalls stärker vor. In der ersten schrägen Durchleuchtungsrichtung sitzt dem Herzschatten der Aortenschatten breit auf, verjüngt sich aber nach oben schnell. Ist nur der Aortenbogen isoliert erweitert, so wird der linke obere Bogen vergrössert.

Dies findet sich häufig kombiniert mit „Greisenherz" (Fig. 45). Nicht nur bei Elastizitätsverlust der Wandung kommen derartige isolierte Erweiterungen vor, sondern auch durch eine abnorme Blutfüllung der Aorta. Diese Blutüberfüllung im Anfangsteil findet sich bei der Aorteninsuffizienz. Bei diesem Herzfehler sieht man auch eine ausserordentlich starke Pulsation der Aorta, da diese ihre Elastizität trotz der Erweiterung bewahrt. Die Pulsation tritt am meisten im linken oberen Bogen hervor, im rechten mittleren Bogen weniger, da dort der Umriss durch die Hohlvene gebildet wird und diese nur schwache mitgeteilte Pulsation zeigt.

Neben den einfachen Erweiterungen der Aorta, deren Diagnose und Unterscheidungen die Röntgenuntersuchung überhaupt erst ermöglicht hat, sind die Erweiterungen umschriebener Abschnitte, die Aneurysmen der Aorta zu unterscheiden. Diese können spindelförmig sich als allseitige Auftreibung einer mehr oder weniger langen Strecke der Aorta darstellen, bei denen dann die ganze Wand der Aorta nach allen Richtungen hin mehr oder weniger gleichmässig ausgebuchtet ist, oder als sackartige Ausstülpung einer bestimmten Stelle der Aortenwand. Bei der Durchleuchtung in sagittaler Richtung treten die Aneurysmen als dunkle Schatten hervor, welche nach rechts oder links oder auch beiderseits von dem Medianschatten aus vorspringen, und zwar in verschiedener Höhe. Sie sind von scharfen, abgerundeten, gewöhnlich pulsierenden Rändern eingefasst. Die Grösse der Aneurysmen ist eine ausserordentlich verschiedene. Mitunter sind sie nur als kleine Ausbuchtung des Schattens erkennbar, mitunter aber auch füllen sie einen grossen Teil des Lungenfeldes aus und verdecken den Herzschatten fast gänzlich. Mit Hilfe der Orthodiagraphie gelingt es leicht, die wahre Grösse eines Aneurysmas festzustellen, da die Pulsationen nicht sehr ausgiebig und die Grenzen scharf sind. Auch die Lage des Aneurysmas lässt sich feststellen. Ebensogut gelingt dies mit der Telephotographie. Zur Beobachtung der Aneurysmen wird man in erster Linie den Fluoreszenzschirm heranziehen und neben der sagittalen auch andere Durchleuchtungsrichtungen, besonders die erste schräge Durchleuchtungsrichtung benutzen. Erscheint in einer der Durchleuchtungsrichtungen das Aneurysma in seinen Umrisslinien schärfer begrenzt und kleiner und dunkler, so liegt es näher dem Leuchtschirm, also auch näher entweder dem Rücken oder der Brust, je nachdem von der einen oder der anderen Seite das Bild gewonnen wird. Dreht man den Patienten, während man ihn durchleuchtet, um seine Längsachse, so wird der Schatten um so grössere Exkursionen machen, je weiter das Aneurysma vom Schirm abliegt. In den meisten Fällen pulsiert der Aneurysmaschatten, und zwar synchron aber entgegengesetzt mit dem linken Ventrikel. Die

Pulsationen können bei grösseren Aneurysmen jedoch fehlen oder sehr schwach sein, da ja die relativ kleine Blutmenge, welche das Herz dem Gesamtinhalt des Sacks bei jeder Systole zuführt, nur eine geringe Vermehrung des Volumens darstellt. Es können aber die Pulsationen auch durch Thrombenbildung oder Wandverdickungen gedämpft werden. Pulsationen können natürlich auch Tumoren, welche im Mediastinalschatten liegen, mitgeteilt werden.

Im sagittalen Bilde wird das Aneurysma der aufsteigenden Aorta in der Gegend des zweiten Bogens rechts sich als Ausbuchtung zeigen (Fig. 46). Das Aneurysma des Bogens tritt höher oben in

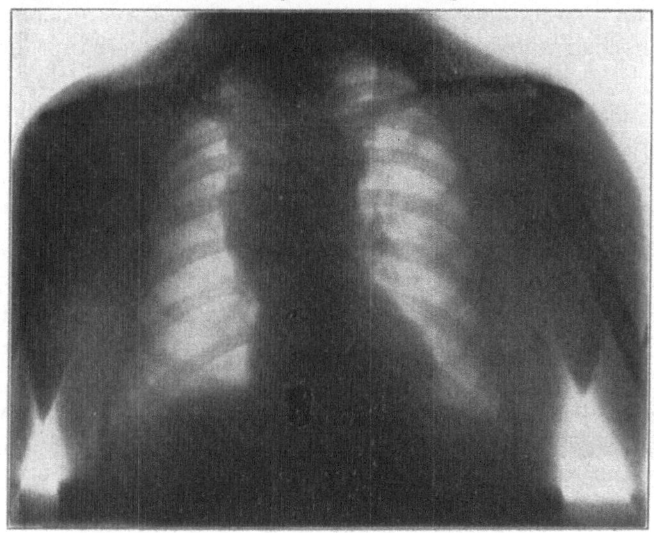

Fig. 46.
Aneurysma der aufsteigenden Aorta.

die Erscheinung, nur der obere Bogen wird, sei es nach einer, sei es nach beiden Seiten hin, erweitert. Dagegen bleibt der mittlere Bogen frei (Fig. 47). Je weiter das Aneurysma in die Gegend der absteigenden Aorta rückt, um so mehr geht die Ausbuchtung nach links, und die Aneurysmen der Aorta descendens treten nur nach links hervor und sind meist auf die Gegend der beiden oberen linken Bogen beschränkt (Fig. 48 und 49). Die Pulsation des Aneurysma ist um so deutlicher, je näher es dem Herzen anliegt. Je weiter der Abstand vom Herzen wird in der Aorta descendens, um so geringer wird die Pulsation (Windkesselwirkung). Der Zusammenhang des Aneurysmaschattens mit dem Aortenschatten wird meist erst in der schrägen Durchleuchtung zu sichern sein; so sind die Aneurysmen der aufsteigenden Aorta gleich am Abgang derselben als mit dieser im Zusammenhang stehende Tumoren ins helle Mittelfeld einragend zu sehen. Die Bogenaneurysmen

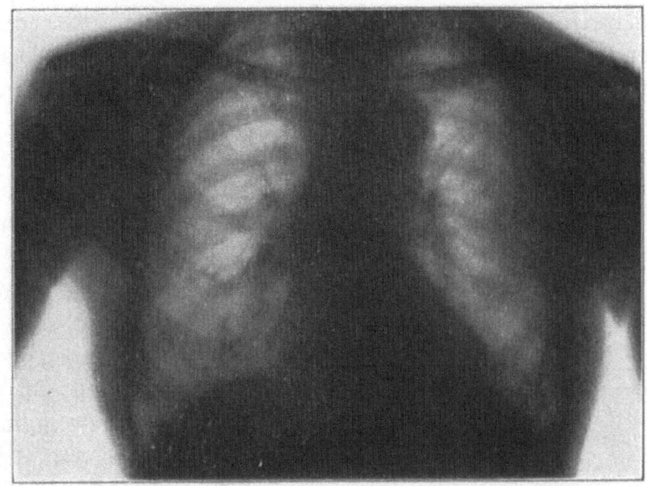

Fig. 47.
Aneurysma des Aortenbogens.

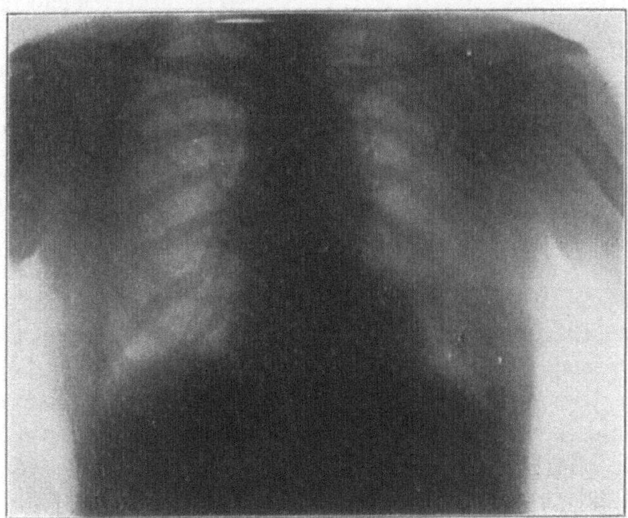

Fig. 48.
Aneurysma der absteigenden Aorta.

verdunkeln ebenfalls entsprechend ihrem Abgang Teile des Mittelfeldes. Diese Aneurysmen verdicken den zapfenförmigen Gefässschatten nach rechts oder links meist unsymmetrisch zu einer Keulenform. Die Aneurysmen der Aorta descendens sind bisweilen bei der schrägen Durchleuchtung im linken Lungenfelde sichtbar. Bei der frontalen Durchleuchtung sieht man die Aneurysmen der aufsteigenden Aorta und des Bogens im retrosternalen Feld, die der absteigenden im retrokardialen Feld liegen. Mitunter kann man Verdrängungen der Trachea und der Speiseröhre, namentlich wenn man in letztere eine Quecksilbersonde einführt, konstatieren.

Von Wichtigkeit ist die Differentialdiagnose zwischen Mediastinaltumor und Aneurysma. In Betracht kommt dabei der Umstand, ob bei bestimmten Durchleuchtungsrichtungen die Tumoren von der Aorta getrennt werden können. Die oberen Mediastinaltumoren liegen meist näher der Brustwand an, die mittleren haben gewöhnlich unregelmässige Konturen. Ihnen fehlt ferner die allseitige Pulsation. Ösophagus-Tumoren sind durch Füllung der Speiseröhre mit Wismutbrei leicht zu differenzieren.

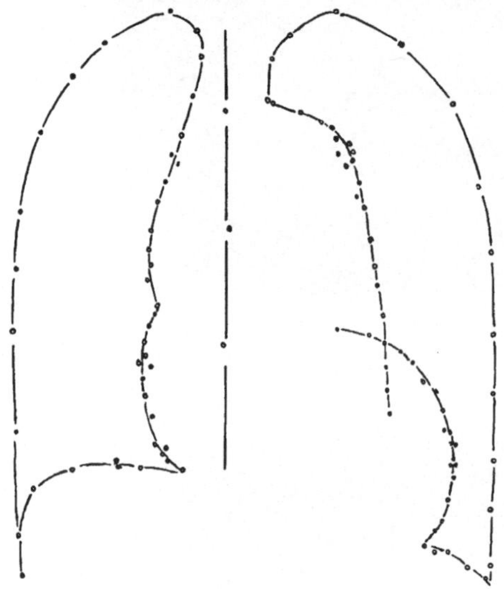

Fig. 49.
Orthodiagramm eines Aneurysma der absteigenden Aorta.

Das Aneurysma der Arteria anonyma ist ebenfalls durch die Röntgenuntersuchung zu erkennen. Es liegt oberhalb des rechten oberen Bogens und zieht sich von dort nach oben und aussen. Es liegt in dem Winkel zwischen Klavikula und Medianschattenrand rechts oberhalb des Aortenschattens (Fig. 50). In der schrägen Durchleuchtungsrichtung sieht man den Zusammenhang dieses aufgesetzten Schattens mit der Aorta. Der Aortenschatten wird gewöhnlich nach der entgegengesetzten Seite vorgedrängt, so dass der linke obere Bogen vorgewölbt erscheint. Mitunter kann man auch Kalkablagerungen bei Sklerosen in der Anonyma deutlich als Schattenbildner sehen.

Die Arteria pulmonalis ist schon bei den Fehlern des rechten Herzens behandelt worden. Erweiterung dieser kommt wohl nur bei kongenitalen Herzleiden vor. Die obere Partie des mittleren linken Bogens wird von der Pulmonalis gebildet, hier lassen sich Erweiterungen erkennen. Diese pulsieren synchron mit der Kammer und sind deshalb von dem präsystolisch pulsierenden Herzohr abzutrennen. Das seltene Aneurysma der Art. pulmonalis findet sich, wie ein von mir beobachteter Fall zeigte (S. 426), als vom oberen Teil des linken mittleren Bogens ausgehender kugeliger Schatten, der starke Pulsation zeigt. Das Aneurysma war auf Grund eines kongenitalen Herzfehlers entstanden.

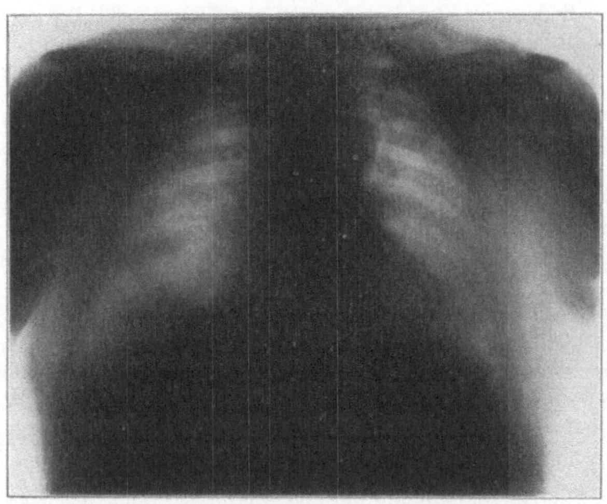

Fig. 50.
Aneurysma der Arteria anonyma.

Die Vena cava wird bei Erweiterung der Aorta im rechten mittleren Bogenfelde mitunter durch Verdrängung deutlich sichtbar. Sie zeigt dann von der Aorta mitgeteilte schwache Pulsationen. Bei venöser Stauung in der oberen Körperhälfte wird die Vena cava superior mitunter erweitert und ihr geradliniger Schatten ragt dann ziemlich weit über den mittleren Bogen des Medianschattens hervor.

Literatur.

Agostini, P. de, Orthodiagraphische und radiographische Untersuchungen über die Grössenänderung des Herzens in Beziehung zu Anstrengungen. Zeitschr. f. exp. Path. u. Ther. VII. 1910. H. 1.

Albers-Schoenberg, Die Röntgentechnik. Hamburg 1903.

— Eine neue Methode der Orthodiagraphie. Röntgenkongress 1906. S. 109.

Albrecht, Der Herzmuskel. Berlin 1903.

Arnsperger, Die Röntgenuntersuchung der Brustorgane. Leipzig 1909. S. 248.

Aufrecht, Über Perkutieren und Auskultieren. Berl. klin. Wochenschr. 1912. Nr. 3.

Beck, Touristik und Herz. Wien. med. Wochenschr. 1906. Nr. 6 u. 7.

— u. Dohan, Über Veränderung der Herzgrösse im heissen und kalten Bade. Münch. med. Wochenschr. 1909. Nr. 4.

Beck u. Epstein, Einfluss sportlicher Extremleistungen auf Herz etc. Münch. med. Wochenschr. 1908. S. 866.

Bollinger, Über idiopathische Herzvergrösserung. München 1894.

Beyer, Der Einfluss des Radfahrens auf das Herz. Münch. med. Wochenschr. 1905.

Bruns, O., Welche Faktoren bestimmen die Herzgrösse. Münch. med. Wochenschr. 1909. Nr. 20.

Bittorf, Die Bedeutung des linken mittleren Herzschattenbogens. Fortschr. auf d. Geb. d. Röntgenstrahlen IX.

de la Camp, Zur Methodik der Herzgrössenbestimmung. Verh. d. 21. Kongr. f. innere Med. 1904. S. 208.

— Experimentelle Studien über die akute Herzdilatation. Zeitschr. f. klin. Med. LI. 903.

— Zur Kritik der sog. Modernen Methoden der Herzgrössenbestimmung. Therap. d. Gegenw. 1903.

— Zur Röntgendiagnostik seltener Herzleiden. Deutsch. Arch. f. klin. Med. Bd. 99. 1906.

— Etwas über physikalische Herzdiagnostik. Berlin. klin. Wochenschr. 1905.

— und Oestreich, Anatomie und physikal. Untersuchungsmethoden. Berlin 1905.

v. Criegern, Ergebnisse der Untersuchung menschlicher Herzen mittelst fluoreszierenden Schirmes. Verh. d. XVII. Kongr. f. innere Med. Wiesbaden 1899.

Curschmann u. Schlayer, Über Goldscheiders Methode der Herzperkussion. Deutsch. med. Wochenschr. 1905. S. 2054.

Davidsohn, Die Herzdarstellung mittelst Röntgenstrahlen. Deutsch. med. Wochenschr. 1899. S. 573.

Determann, Die Beweglichkeit des Herzens etc. (Cardioptose). Deutsch. med. Wochenschr. 1900. Nr. 13 und Zeitschr. f. klin. Med. 1900. Bd. 40.

Dietlen, Über Grösse und Lage des normalen Herzens und ihre Abhängigkeit von physiologischen Bedingungen. Deutsch. Arch. f. klin. Med. LXXXVIII. 1906. S. 132.

— Die Perkussion der wahren Herzgrenzen. Deutsch. Arch. f. klin. Medizin. LXXXVIII. 1906. S. 286.

— Orthodiagraphische Beobachtungen über Herzlagerung bei pathol. Zuständen. Münch. med. Wochenschr. 1908.

— u. Moritz, Über das Verhalten des Herzens nach langdauerndem anstrengendem Radfahren. Münch. med. Wochenschr. 1908. Nr. 10.

— Orthodiagraphische Untersuchungen über pathol. Herzformen und das Verhalten des Herzens bei Emphysem und Asthma. Münch. med. Wochenschr. 1908. Nr. 34.

— Zur Frage des kleinen Herzens. Münch. med. Wochenschr. 1919. Nr. 1 u. 2.

Ebstein, Zur Lehre von der Herzperkussion. Berlin. klin. Wochenschr. 1876. Nr. 35.

— Die Tastperkussion. Stuttgart 1901.

Ewald, Über einige praktische Kunstgriffe bei Bestimmung der relativen Herz- und Leberdämpfung. Charitée Annalen 1875.

Francke, Die Orthodiagraphie. München 1906.

Franze, Orthodiagraphische Praxis. Leipzig 1906.

Geigel, Die Stärke des Perkussionsschlages. Münch. med. Wochenschr. 1907. Nr. 10.

— Die klinische Verwertung der Herzsilhouette. Münch. med. Wochenschr. 1914. S. 1220.

Gerhardt, D., Zur Lehre von der Dilatation des Herzens. Verh. d. 30. Kongr. f. inn. Med. S. 238. Wiesbaden 1913.

Gillet, Über Fehlerquellen der Orthoröntgenographie. Fortschr. a. d. Geb. d. Röntgenstrahlen. Bd. IX. H. 6.

Goldscheider, Über Herzperkussion. Deutsch. med. Wochenschr. 1905. XXXI. 9. 10.

— Über die Untersuchung des Herzens in linker Seitenlage. Deutsch. med. Wochenschr. 1906. Nr. 41.

— Untersuchungen über Perkussion. Deutsch. Arch. f. klin. Med. 1908. Bd. 94. S. 480.

Grassmann, Zur Aufzeichnung von Herzumrissen. Wien. klin. Rundsch. 1907. Nr. 14.

Groedel, T. u. F., Über die Form der Herzsilhouette bei den verschiedenen Klappenfehlern. Deutsch. Arch. f. klin. Med. 1908. Bd. 93. H. 1—2. S. 79.

— Die Orthoröntgenographie. München 1908.

— Die Technik der Röntgenkinematographie. Deutsch. med. Wochenschr. 1909. Nr. 10.

— Zur Technik der Teleröntgenographie. Zeitschr. f. med. Elektrol. med. Röntgen. kunde. X. 1908.

— Zur Ausgestaltung der Orthodiagraphie. Münchner med. Wochenschr. 1906 S. 826.

Groedel, F. M., Die Röntgendiagnostik der Herz- und Gefässerkrankungen. Berlin 1912.

— Vereinfachte Ausmessung des Herzorthodiagramms. Münch. med. Wochenschr. 1918. Nr. 15.

Grunmach und Wiedemann, Über die aktinoskopische Methode zur exakten Bestimmung der Herzgrenzen. Deutsch. med. Wochenschr. 1902. Nr. 34.

— Über die Leistungen der X-Strahlen zur Bestimmung der Lage und Grenzen des Herzens. Deutsch. med. Wochenschr. 1904. Nr. 13.

Guilleminot, Über einige Vorrichtungen zur Durchleuchtung des Körpers und zur Grössenbestimmung der Organe. Fortschr. a. d. Geb. d. Röntgenstrahlen. V. H. 3.

Guttmann, Über die Bestimmung der sogenannten wahren Herzgrösse durch Röntgenstrahlen. Zeitschr. f. klin. Med. 1906. Bd. LVIII. S. 353.

Haudeck, Eine Revision der Methodik der röntgenologischen Herzgrössenbeurteilung. Jahreskurse f. ärztl. Fortbild. 1918. Augustheft.

Hammer, Die röntgenologischen Methoden der Herzgrössenbestimmung etc. Fortschr. a. d. Geb. d. Röntgenstr. Bd. XXV. H. 6.

Hauser, A., Zur Perkussion des Herzens und der Lungenspitzen. Prag. med. Wochenschr. 1908. Nr. 22.

Heitler, Experimentelle Studien über Volumveränderung des Herzens. Zentralbl. f. inn. Med. 1903. Nr. 26.

Herz, M., Ein einfacher Behelf zur Orientierung im Orthodiagramm. Wien. med. Wochenschr. 1908. Nr. 21.

— Über scheinbare Vergrösserung des Herzens. Med. Klinik. 1908. S. 778.

— Stumme Perkussion. Zentralbl. f. inn. Med. 1909. Nr. 1.

Hoffmann, A., Ein Apparat zur Bestimmung der Herzgrenzen etc. Zentralbl. f. inn. Med. 1902. Nr. 19.

Hoffmann, A., Akute Herzdilatation und Cor mobile. Deutsch. med. Wochenschr. 1900. Nr. 19. S. 306.

— Gibt es eine akute schnell vorübergehende Erweiterung des normalen Herzens? Verh. d. XX. Kongr. f. inn. Med. Wiesbaden 1901.

— Über Orthodiagraphie. Leitfaden d. Röntgenverfahrens von Dessauer u. Wiesner. 3. Aufl. 1908. Leipzig 1908.

— Skiametrische Untersuchungen am Herzen. Verh. d. XVIII. Kongr. f. inn. Med. 1900.

— Über funktionelle Herzkrankheiten. Wien. med. Wochenschr. 1899.

— Die Röntgenuntersuchung der Kreislauforgane. Jahresk. f. ärztl. Fortbildung. 1916. Febr.-Heft.

Holzknecht, Die röntgenologische Diagnostik der Erkrankungen der Baucheingeweide. Hamburg 1901.

— Das Röntgenverfahren in der inneren Medizin. Leitf. von Dessauer u. Wiesner. 3. Aufl. Leipzig 1908.

Hornung, Über Vorzüge und Fehler der Orthodiagraphie und der Friktionsmethode bei Bestimmung der Herzgrenzen. Verh. d. XX. Kongr. f. inn. Med. 1902. S. 417.

Huismanns, Über die verschiedenen Methoden der Herzmessung und Herzphasenbestimmung. Deutsch. med. Wochenschr. 1918. Nr. 11.

— Telekardiographische Studien über Herzkonturen. Fortschr. a. d. Geb. d. Röntgenstrahlen. Bd. XXIV. S. 561.

— Die Verwendung meines Telekardiographen. Zentralbl. f. Herzkrankh. 1915. H. 17.

— Der Ersatz der Orthodiagraphen durch den Teleröntgen. Verh. d. XXX. Kongr. f. inn. Med. 1913.

— Die Telekardiographie. Zeitschr. f. inn. Med. Bd. 85. H. 1 u. 2.

Immelmann, Über die Orthophotographie des Herzens. Berl. klin. Wochenschr. 1905. S. 574.

Kantorowicz, A., Kritik der neueren Methoden der Perkussion. Berlin. Klin. 1906. Okt. H. 220.

Katzenstein, Dilatation und Hypertrophie des Herzens. München 1903.

Ken Kure etc., Zwerchfelltonus und Nervi splanchnici. Zentralbl. f. Phys. XXVIII. Nr. 3.

Kienböck, Zur Radiologie des Herzens. Zeitschr. f. klin. Med. 1918. Bd. 86. S. 64.

Köhler, Teleröntgenographie des Herzens. Deutsch. med. Wochenschr. 1908. S. 187.

— Zur Technik der Teleröntgenographie. Zeitschr. f. med. Elektrol. 1908. X.

Kraus, F., Konstitutionelle Herzschwäche. Med. Klinik 1905. Nr. 50.

— Über konstitutionelle Schwäche des Herzens. Deutsch. med. Wochenschr. 1917. S. 1153.

Lennhoff u. Levy-Dorn, Untersuchungen an Ringkämpfern. Deutsch. med. Wochenschr. 1905. S. 869.

Levy-Dorn, Zur Untersuchung des Herzens. XVII. Kongr. f. inn. Med. 1899.

— Ein neues orthodiagraphisches Zeichenstativ. Fortschr. a. d. Geb. d. Röntgenstrahlen. VIII.

Mendel und Selig, Zur Frage der akuten Herzdilatation. Med. Klinik 1907. S. 135.

du Mesnil de Rochemont, Zur Methodik der Herzausmessung mittelst des Orthodiagraphen. Festschr. f. Rindfleisch. Leipzig 1907.

Meyer, Erich, Einheitliche Untersuchung und Bezeichnung der Herzgrösse. Deutsch. militärärztl. Zeitschr. 1918. H. 3/4.

Moritz, F., Über die Bestimmung der Herzgrenzen nach Smith mittelst Phonendoskopes. Münch. med. Wochenschr. 1903. Nr. 31.

— Röntgenstrahlen etc. und exakte Bestimmung der Herzgrösse nach diesem Verfahren. Münch. med. Wochenschr. 1900. Nr. 29.

— Methodisches und Technisches zur Orthodiagraphie. Deutsch. Arch. f. klin. Med. 1904. Bd. 81. H. 1/2.

— Ergebnisse der Orthodiagraphie für die Herzperkussion. Verh. d. Kongr. f. inn. Med. 1901.

— Über Tiefenbestimmungen mittelst des Orthodiagraphen und deren Verwendung, um etwaige Verkürzungen bei der Orthodiagraphie des Herzens zu - mitteln. Fortschr. d. Röntgenstrahlen. VII. 1904.

— Über Veränderungen in der Form, Grösse und Lage des Herzens etc. Deutsch. Arch. f. klin. Med. 1904. Bd. 82. H. 1/2.

— Über die Bestimmung der wahren Herzgrösse mittelst Röntgenstrahlen. Zeitschr. f. klin. Med. 1906. Bd. 59.

— Einige Bemerkungen zur Frage der perkutorischen Darstellung der gesamten Vorderfläche des Herzens. Deutsch. Arch. f. klin. Med. 1907. Bd. 88. S. 276.

— Zur Frage der Perkussion des rechten Herzrandes. Deutsch. med. Wochenschr. 1908. Nr. 9.

— Zur Geschichte und Technik der Orthodiagraphie. Münch. med. Wochenschr. 1908. Nr. 13.

— Über Herzdilatation. Münch. med. Wochenschr. 1905. S. 681.

— Über funktionelle Verkleinerung des Herzens. Münch. med. Wochenschr. 1908. Nr. 14.

— Über Veränderungen des Herzvolums unter normalen und pathologischen Verhältnissen. Münch. med. Wochenschr. 1908. S. 882.

— Zur Frage der akuten Dilatation des Herzens durch Überanstrengung. Münch. med. Wochenschr. 1908. S. 1332.

— u. W. Röhl, Experimentelles zur Lehre von der Perkussion der Brustorgane. Deutsch. Arch. f. klin. Med. 1909. Bd. 95. S. 457.

Müller, Radiologische Bemerkungen über Fehlerquellen der klinischen Herzgrössenbestimmung. Münch. med. Wochenschr. 1914. H. 23.

Pick, A., Über das bewegliche Herz. Wien. klin. Wochenschr. 1889. S. 747.

Pick, Fr., Leopold Auenbrugger, der Erfinder der Perkussion. Münch. med. Wochenschr. 1909. S. 26.

Plesch, J., Einiges über Perkussion. Deutsch. Arch. f. klin. Med. 1908. Bd. 93. S. 201.

— Über ein verbessertes Verfahren der Perkussion. Münch. med. Wochenschr. 1908. Nr. 5.

Rieder, Die Orthoröntgenographie des menschlichen Herzens. Arch. f. phys. Med. Bd. 2.

Romberg, Über Herzdilatation. Deutsch. med. Wochenschr. 1908. Nr. 47.

Rumpf, Über Wanderherz. Deutsch. med. Wochenschr. 1906.

— Orthodiagraphie des Herzens und Thoraxverschiebung. Verh. des XXVI. Kongr. f. inn. Med. 1909.

Sahli, Die topographische Perkussion im Kindesalter. Bern 1882.

Schieffer, Über Herzvergrösserung infolge Radfahrens. Deutsch. Arch. f. klin. Med. 1907. Bd. 89.

— Über den Einfluss des Ernährungsstandes auf die Herzgrösse. Deutsch. Arch. f. klin. Med. 1908. Bd. 92. H. 1/2. S. 54.

— Über den Einfluss der Berufsarbeit auf die Herzgrösse. Deutsch. Arch. f. klin. Med. 1908. Bd. 92. H. 5/6. S. 382.

— Über den Einfluss des Militärdienstes auf die Herzgrösse. Deutsch. Arch. f. klin. Med. 1908. Bd. 92. H. 5/6. S. 392.

— u. Weber, Die Perkussion der abs. Herzdämpfung und deren Wert für die Bestimmung der Herzgrösse. Deutsch. Arch. f. klin. Med. 1908. Bd. 94. S. 466.

Schminke, Einfluss hydrotherapeutischer Prozeduren auf das Herz. Münch. med. Wochenschr. 1908. S. 2154.

Schott, Experimente mit Röntgenstrahlen über akute Herzüberanstrengung. Deutsch. med. Wochenschr. 1897. S. 495.

— Zur Frage der akuten Herzüberanstrengung. XXV. Kongr. f. inn. Med. 1908. S. 300.

Schüle, Die Orthodiagraphie und Perkussion des Herzens. Münch. med. Wochenschr. 1902. S. 967.

Schultess, Über den Stand der unteren Lungengrenzen und den Spitzenstoss beim gesunden Menschen. Deutsch. Arch. f. klin. Med. LX. 317.

Selig, Beitrag zur Kenntnis der Herzdilatation. Wien. klin. Wochenschr. 1905.

Selling, Untersuchungen des Perkussionsschalles. Deutsch. Arch. f. klin. Med. 1907. Bd. 90. S. 163.

Simons, Die Schwellenwertperkussion des Herzens an der Leiche. Deutsch. Arch. f. klin. Med. 1907. Bd. 88. S. 246.

— Zur Theorie und Praxis der Schwellenwertperkussion. Deutsch. med. Wochenschr. 1907. Nr. 38.

Staub, Über das kleine Herz. Münch. med. Wochenschr. 1917. S. 1442.

v. Teubern, Orthodiagraphische Messungen des Herzens und des Aortenbogens bei Herzgesunden. Fortschr. f. Röntgenstr. XXIV. H. 6.

Treupel, Der gegenwärtige Stand von der Perkussion des Herzens. Verh. d. XXIV. Kongr. f. inn. Med. Wiesbaden 1907.

Wenckebach, Die Bedeutung des Röntgenverfahrens, insbesondere der stereoskopischen Röntgenographie für die Diagnose innerer Krankheiten. Verh. d. Röntgenkongr. 1907.

Weyl, Handbuch und Atlas der topogr. Perkussion. Leipzig 1877.

Zehbe, Beobachtungen am Herzen und die Aorta. Deutsch. med. Wochenschr. 1916. Nr. 11.

Zondeck, Eine Methode zur Messung der Herzgrösse im Röntgenbild. Med. Klin. 1918. Nr. 12.

Auskultatorische Perkussion.

Aufrecht, Das Phonendoskop. Münch. med. Wochenschr. 1896. Nr. 52.

Bianchi, Verh. der Naturforscher-Vers. Frankfurt a. M. 1896.

Buch, Die Grenzbestimmung der Organe der Brust- und Bauchhöhle etc. durch perkussorische Auskultation oder Transsonanz. Deutsch. med. Wochenschr. 1901. Nr. 38.

Grote, Wie orientieren wir uns am besten über die wahren Herzgrenzen? Deutsch. med. Wochenschr. 1902. Nr. 13.

Hofmann, Über auskultatorische Perkussion. Münch. med. Wochenschr. 1901. Nr. 35.

Reichmann, Ed., Perkussorische Auskultation, Phonendoskopie und Stäbchenauskultation. Berl. Klin. 1903. Nr. 181.

— Zur Grössenbestimmung innerer Organe durch die Stäbchenauskultation. Deutsch. med. Wochenschr. 1901. Nr. 46 u. 1902. Nr. 20.

Ritter, Über die Schalleitung und Schallbildung bei der Perkussion des Thorax. Deutsch. Arch. f. klin. Med. 1879. Bd. 23.

Runeberg, Über perkussorische Transsonanz. Zeitschr. f. klin. Med. Bd. 42. Nr. 1 u. 2.

Sehrwald, Das Phonendoskop. Deutsch. Arch. f. klin. Med. 1904. Bd. 82.

Smith, Über den heutigen Stand der funktionellen Herzdiagnostik und Herztherapie. Berl. Klin. 1902. H. 166.

— Über einige neue Methoden zur Bestimmung der Herzgrenzen. Verh. d. XVIII. Kongr. f. inn. Med. 1900.

— Die Funktionsprüfung des Herzens und sich daraus ergebende neue Gesichtspunkte. Verh. d. XIX. Kongr. f. inn. Med. 1901.

Zuelzer, Über die perkutorische Transsonanz. Berl. klin. Wochenschr. 1877. Nr. 43.

IV. Die Untersuchung des Ablaufs der Herztätigkeit.

Einleitung.

Da auch das ansgeschnittene Herz in ungestörter Weise seine Tätigkeit fortsetzt, so trägt es die Bedingungen seiner Tätigkeit in sich selbst (von Haller). Es hat sich in den letzten Jahrzehnten ein zu grosser Schärfe gediehener Streit darüber entsponnen, ob das Herz myogen oder neurogen schlage, d. h. ob die Reize für die automatische Bewegung in der Muskelsubstanz oder den Nervenelementen entstehen und von ihnen geleitet werden. Gaskell und Engelmann haben die „myogene Theorie" aufgestellt, wonach dem Herzmuskel folgende Eigenschaften zugeschrieben werden: 1. die der Reizerzeugung, 2. die der Reizleitung 3. die der Anspruchsfähigkeit auf Reize und 4. die der Kontraktilität. Die von diesen Forschern gegebenen Grundlagen für diese Theorie sind jedoch in neuerer Zeit besonders durch die Forschungen von Cyon, Bethe, Dogiel, Carlson und anderen erschüttert worden. Wir wissen, dass alle Teile des Herzens von zahlreichen Nervenfasern und auch Ganglienzellen durchsetzt sind, und dass der Nervenreichtum des Herzens ein viel grösserer ist als der irgend eines anderen Muskels. Ferner haben insbesondere die Carlsonschen Untersuchungen am Limulusherzen, bei welchem sich Nerv und Muskel in der Vorhofkammerbrücke trennen lassen, erwiesen, dass das Herz dieses Tieres neurogene Leitung besitzt und auch neurogen erregt wird. So neigt die Mehrzahl der Physiologen neuerdings dazu, die automatische Reizerzeugung und das Leitungsvermögen nervösen, im Herzen eingelagerten Organen zuzuschreiben. Damit ist die myogene Theorie durchaus noch nicht überwunden, denn es ist bisher noch nicht gelungen experimentell diese Frage zu lösen, andererseits aber erscheint sie nicht mehr so fest gestützt, dass sie unbedingt anerkannt werden müsste. So muss es vorerst zweifelhaft bleiben, ob die beiden Grundeigenschaften der Reizerzeugung und der Reizleitung im Herzen dem Nerven oder Muskelgewebe zukommen. So weit aber scheint die Frage doch geklärt, dass den Orten eines von der übrigen Herzmuskulatur auch anatomisch erkennbar gesonderten Gewebes, der sogenannten „spezifischen Muskulatur", die sich an ganz umschriebenen Stellen findet, diese Eigenschaften allein oder doch in ganz besonderem Masse zugeschrieben werden müssen.

Weiterhin steht aber fest, dass das Nervensystem eine weitgehende Einwirkung auf die Tätigkeit des Herzens hat. Es kann alle vier Eigenschaften des Herzens in positivem und negativem Sinne beeinflussen. Einflüsse, welche die Reizerzeugung verändern, werden nach Engelmann chronotrope genannt, beschleunigen sie, so heissen sie positiv chronotrope, verlangsamen sie den Rhythmus, so heissen sie negativ chronotrope. Die Geschwindigkeit der Reizleitung wird durch positiv und negativ dromotrope Wirkungen beeinflusst. Die Anspruchsfähigkeit der motorisch erregbaren Endapparate im Herzen werden durch positiv und negativ bathmotrope Einwirkungen verändert, und der Zustand des Herzmuskels, welcher die Grösse der Kontraktion bestimmt, die in ihrer Stärke vom Alles- und Nichtsgesetz gänzlich unabhängig ist, wird durch positiv und negativ inotrope Wirkungen verändert. Es können die Einwirkungen nun sowohl intrakardial erfolgen, sei es durch Beeinflussung der Muskelsubstanz oder der intrakardialen Nerven, als auch extrakardial durch Vermittelung der zum Herzen führenden extrakardialen Nerven.

Das Herz wird von zwei Seiten innerviert, vom kranialen autonomen Vagussystem, welches im wesentlichen hemmende (negative) Wirkungen bringt, und von dem ebenfalls autonomen sympathischen Akzeleranssystem, welches vorzugsweise die fördernden (positiven) Einflüsse bringt. Jedoch verlaufen in beiden Systemen sowohl positiv wie negativ wirkende Fasern.

Bemerkenswert ist ferner der Einfluss der Systole auf die Grundeigenschaften des Herzens. Während jeder Systole und kurz danach ist der Herzmuskel unerregbar. Erregbarkeit, Kontraktilität und Leitungsvermögen sind zunächst aufgehoben, um dann langsam wieder anzusteigen bis zur nächsten Systole. Die Zeit der Unerregbarkeit nennt man die refraktäre Phase.

Der normale Entstehungsort der das Herz bewegenden rhythmischen Reize ist beim Kaltblüter der Sinus, beim Warmblüter der an der Einmündungsstelle der oberen Hohlvene in den rechten Vorhof gelegene „Knoten" spezifischer Muskulatur, der sogenannte Keith-Flacksche Sinusknoten. Von Wenckebach ist beim Warmblüter ein besonderes Muskelbündel, welches die Hohlvene umspannt, beschrieben. Dieses wird von ihm als Rest der Sinusmuskulatur angesprochen. Von anderer Seite wird aber diese Bedeutung der Muskelzüge in Abrede gestellt. Von der Stelle der Reizerzeugung breiten sich die normalen Herzreize aus und setzen zunächst die Vorkammern beinahe gleichzeitig in Bewegung. Eine Verbindung des Sinusknotens mit den weiter abwärts gelegenen Teilen der spezifischen Muskulatur ist nicht nachgewiesen. Die von Thorel erhobenen Befunde einer vom Sinusknoten zum Überleitungssystem reichenden spezifischen Muskulatur haben sich bisher nicht bestätigt. Von den Vor-

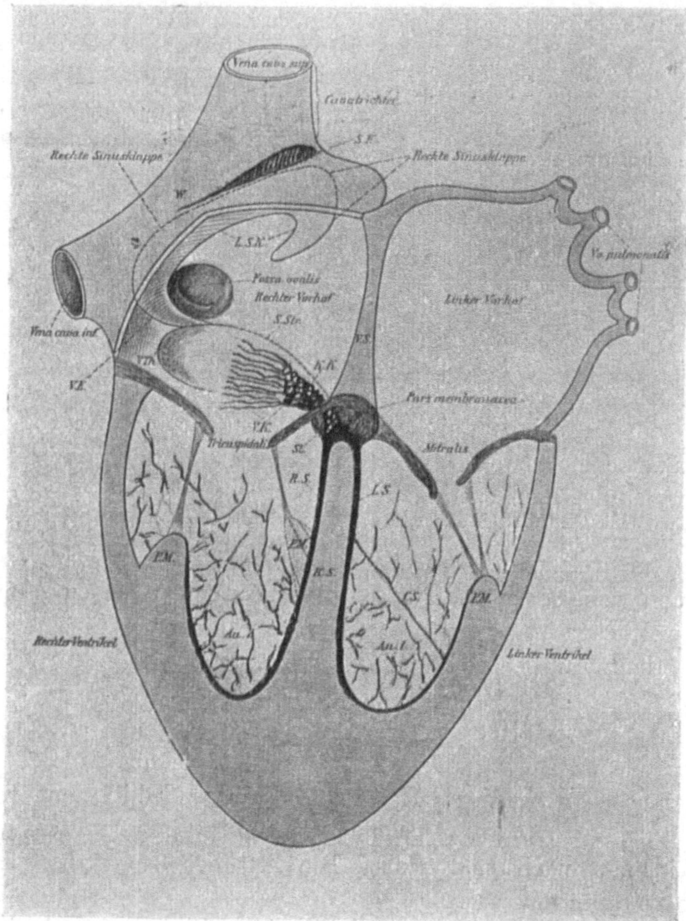

Fig. 51.

Schema der spezifischen Muskulatur des Herzens nach Koch. *W.* = Wenckebachscher Muskelzug. *L. S. K.* = Linke Sinusklappe; *V. E.* = Valvula Eustachii; *V. Th.* = Valv. thebesii; *S. Str.* = Sinusstreifen; *V. S.* u. *K. S.* = Vorhofs- und Kammerscheidewand; *S. K.* (dunkel schraffiert) = Sinusknoten; *V. K.* = Vorhofsanteil des Aschoff-Tawaraschen Knotens (Vorhofknoten, Koronarsinusknoten); *K. K.* = Kammeranteil des Aschoff-Tawaraschen Knotens (Kammerknoten); *St.* = Stamm des Reizleitungssystems (Hissches Bündel); *R. S.* u. *L. S.* = Rechter und linker Schenkel des Reizleitungssystems; *Au. r.* u. *Au. l.* = Ausbreitung des Reizleitungssystems; *f. S.* = falscher Sehnenfaden.

höfen werden die Reize durch die von His gefundene Muskelbrücke zu den Kammern fortgeleitet. Die Hissche Brücke enthält ausser histologisch den embryonalen Muskelfasern gleichenden zu einem Knoten (Tawara) verschlungenen Fasern auch zahlreiche marklose Nerven. Dieser Aschoff-Tawarasche Knoten besteht aus zwei anatomisch deutlich trennbaren Abschnitten. Es gehört anatomisch der obere Teil zum Vorhof, Vorhofknoten, der untere, der mehr geflechtartig gebildet ist, zur Kammer, Kammerknoten. Diese drei Systeme spezifischer Natur, der Sinusknoten, der Vorkammer- und der Kammerknoten finden sich bei allen Wirbeltieren (Fig. 51).

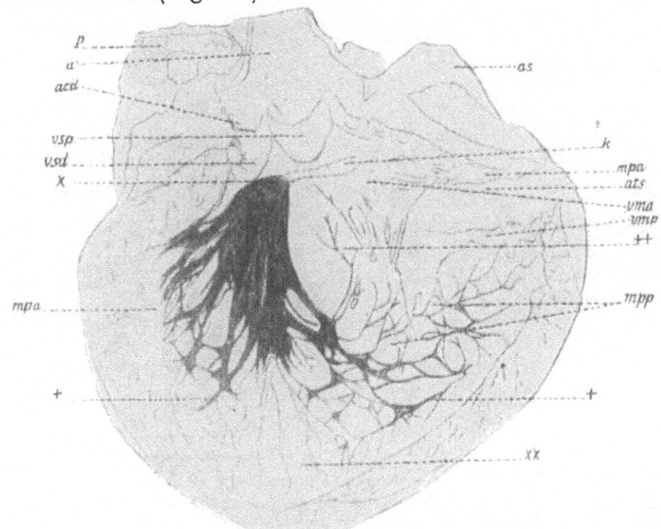

Fig. 52.

Die Lage des Atrioventrikularsystems im linken Ventrikel des Menschen (nach Tawara). Der linke Ventrikel ist an der vorderen Wand zwischen beiden Papillarmuskeln von dem Aortenostium bis zur Spitze eröffnet nach beiden Seiten weit aufgeklappt.

a = Aorta, *as* = linkes Herzohr, *ats* = linker Vorhof, *p* = Art. pulmonalis, *acd* = Art. coron dextra, *vsd* = rechte Aortenklappe, *vsp* = hintere Aortenklappe, *mpa* = vorderer Papillarmuskel, *mpp* = hinterer Papillarmuskel, *vma* = Valvul. mitral aortic. (ant.), *vmp* = Valvul. mitr. parietalis (poster), *k* = Knoten d. h. Vorhofsteil des Atrioventrikalurbündels, × Teilungsstelle des Bündels in den linken und den rechten Schenkel, + = Endausbreitung des Verbindungsbündels, ++ = ebenfalls.

Von der Muskelbrücke werden die Reize durch die von Tawara als Fortsetzung dieser sichergestellten Schenkel beiderseits an der Septumwand entlang zur Spitze geleitet, von wo sie in die Papillarmuskeln sich verzweigen (Fig. 52 u. 53). Der Vorhofteil des Aschoff-Tawaraschen Knotens ist identisch mit dem von Zahn gefundenen Koronarvenensinuszentrum (Koch).

Die Kammerkontraktion folgt der Vorkammersystole nach einer kleinen Pause, die auf eine im Knoten verlangsamte Leitung zurückgeführt wird (Hering). Die Kontraktion der rechten Kammer soll nach Frédericq etwas später als die der linken erfolgen, doch ist dies zweifelhaft, da besonders das Elektro-Kardiogramm es viel wahrscheinlicher macht, dass die Kontraktion der rechten Kammer vor der linken beginnt. Die Kontraktion beginnt an den Papillarmuskeln (Hering, Salzmann), um dann von der Spitze des Herzens zur Basis fortzu-

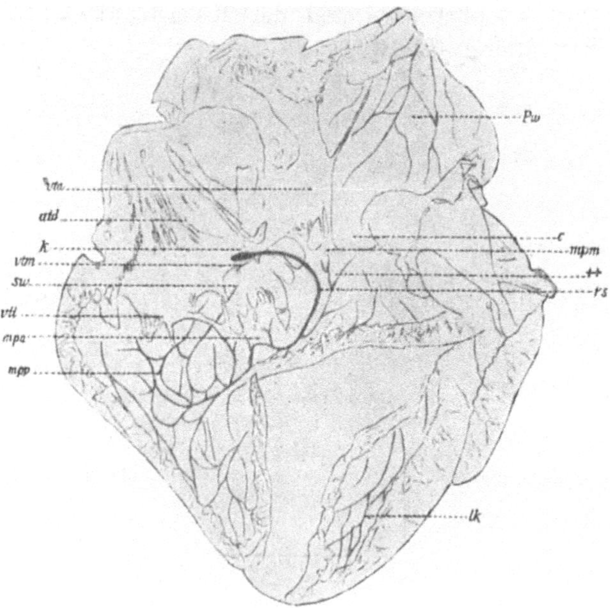

Fig. 53.

Die Lage des Atrioventrikularsystems im rechten Ventrikel des menschlichen Herzens (nach Tawara). Ein Teil der Parietalwand *(pw)* ist stark nach oben aufgeklappt, während die übrige Parietalwand nach hinten gezogen ist. Ein Teil der geöffneten linken Kammer *(lk)* ist sichtbar.

mpm = medialer Papillarmuskel, *mpa* = vorderer Papillarmuskel, *mpp* = hinterer Papillarmuskel, *vtm* = mediales Trikuspidalsegel (abgeschn.), *vta* = vorderes Trikuspidalsegel, *vtl* = = laterales Trikuspidalsegel, *atd* = rechter Vorhof, *sw* = Kammerscheidewand, *c* = Crista supraventricularis, *k* = Knoten des Verbindungsbündels, *rs* = rechter Schenkel d. Vbb. ++ = rückläufiger Ast d. r. Schenkels.

schreiten. Dieser Kontraktionsablauf ist der zweckmässigste, da die grossen Arterien, in welche das Blut hineingetrieben wird, in der Nähe der Kammerbasis ihren Ursprung nehmen. Es wird so das Blut von der Spitze zur Basis und von da in die Aorta und Pulmonalis gedrängt. Die Systole ist eine peristaltische Bewegung, so dass wohl nur eine ganz kurze Zeit alle Teile der Kammer zugleich kontrahiert sind.

Die Kammerwand besteht aus drei Muskelsystemen (Albrecht): der Papillarmuskelschicht, an der Innenfläche der Kammer gelagert, der mittleren zirkulären Muskelschicht, dem sog. Treibwerk, und der äusseren Längsmuskelschicht. Nach Ablauf der Kammersystole ist das ganze Herz erschlafft. Der Vorhof erschlafft kurz vor den Ventrikeln. Im Beginn der Diastole ist der Herzmuskel für keinerlei Reize empfänglich (refraktäre Phase), erst allmählich stellen sich seine Grundeigenschaften wieder her. Zu bemerken ist noch, dass wahrscheinlich alle Teile des Herzens reizerzeugend sein können und reizbar sind, und dass das ausgeschnittene Herz nach Abtrennung der Stelle, welche normalerweise den Rhythmus angibt, trotzdem nach kurzer Zeit von neuem rhythmisch zu schlagen anfängt. Doch ist die Eigenschaft rhytmischer Reizerregung den Gegenden der spezifischen Muskulatur besonders eigen und vielleicht vorbehalten. Auch nach Abtrennung der Vorhöfe schlagen die Kammern automatisch, und selbst die abgetrennte Herzspitze pulsiert in einem eigenen Rhythmus. Doch ist der Rhythmus aller dieser gewissermassen untergeordneten rhythmischen Zentren, von denen dann die Kontraktionen ausgehen, für gewöhnlich ein langsamerer als der des normalen Ausgangspunktes der Reize, des Sinusknotens, der deshalb von Lewis der Schrittmacher (Pacemaker) des Herzens genannt wird. Die jeweils mit schnellstem Rhythmus begabte Stelle des Herzens zwingt stets dem ganzen Herzen ihren Rhythmus auf. Die Bildungsstätten der automatisch rhythmischen Herzreize sind nach Koch sowohl unter normalen wie pathologischen Verhältnissen an die Stellen spezifischer Muskulatur gebunden, weshalb diese auch als „intrakardiale motorische Herzzentren“ bezeichnet werden. Sie liegen nach Keith und Mackenzie an den Grenzbezirken der primitiven Herzabschnitte, und zwar im Übergangsbezirk vom Sinus zum Vorhof, dem Sinusknoten, und in dem vom Vorhof zur Kammer des Reizleitungssystems. Hier liegen aber auch die den Blutstrom regelnden Klappenapparate des Herzens, zu denen die spezifischen Muskelsysteme in naher Beziehung stehen. Der Sinusknoten wird als primäres Zentrum für die Herzbewegung bezeichnet, das Überleitungsbündel bez. der Tawaraknoten als sekundäres, und die in den Kammern gelegenen wohl an die Taweraschenkel gebundenen Zentren heissen tertiäre.

Es treten häufig bei unversehrtem Herzen verfrühte Herzreize an untergeordneten Zentren auf. Der Bildungsort dieser „Extrareize“, die zu Extrasystolen, d. h. ausserhalb des regelmässigen Rhythmus eintretenden verfrühten Systolen führen, ist nicht sichergestellt. Sowohl vom Vorhof wie vom Ventrikel, auch vom Sinus können sie ausgehen. Es ist nach den Ergebnissen der Elektrographie mit grosser Wahrscheinlichkeit anzunehmen, dass auch der Ausgangspunkt solcher spontanen Extrasystolen das spezifische Muskelgewebe des Herzens ist. Werden diese rückwärts bis zum Sinusknoten, der Ausgangsstelle der normalen Herzreize fortgeleitet, so zerstören sie hier das angesammelte Reizmaterial und es dauert etwas länger als die Zeit einer normalen Herzperiode, bis der nächste Schlag einsetzen kann. Setzen die Reize sich nicht rückwärts bis zu dieser Stelle fort, so folgt der nächste Kammerschlag dem vorhergehenden normalen, welcher vor dem Extrareiz gelegen war, erst nach der doppelten Zeit einer Herzperiode, weil der nächste normale Herzreiz, wenn er zur Kammer gelangt, in die refraktäre Phase der abnormen sogenannten Extrasystole fällt. Die Studien von Wenckebach, Hering, Gerhardt, Volhard, Hoffmann und anderen haben eine weitgehende Übereinstimmung der Bewegungsvorgänge am menschlichen Herzen mit den am Tiere gefundenen physiologischen Ergebnissen festgestellt. Nach Ausschaltung des Sinusknotens werden die rhythmischen Erregungen vom Überleitungssystem übernommen, und zwar oft in einem sehr verlangsamten Tempo. Aber auch von den Schenkeln des Leitungssystems können rhythmische Erregungen erfolgen.

Die Versuche von Brandenburg und Hoffmann sowie von Ganter und Zahn ergaben dafür ein kompliziertes Verhalten. Bei reizloser Ausschaltung des Sinusknotens waren die Ergebnisse andere als wenn dies mit Reizung geschah. Bei reizloser (Kältewirkung) Ausschaltung tritt Atrioventrikularrhytmus ein, der Tawaraknoten übernimmt die Reizbildung. Eine nicht reizlose Ausschaltung bewirkt Wandern der Ursprungsreize auf eine andere nicht lokalisierte Stelle des Vorhofs, wobei das Vorhofkammerintervall A-V unverändert bleibt. (Koronarsinusknoten?).

Die spezifische Muskulatur hat von der rechten Koronararterie aus eine reichliche Blutversorgung. Im Sinusknoten liegt der von der medialen Sinusarterie und dem, wie jene ebenfalls aus der rechten Koronararterie entspringenden, Sinusgefäss gebildete Circulus arteriosus sinoauricularis. Auch die Gefässe der Vorkammer-Kammerbrücke, entstammen grösstenteils der Art. coronaria dextra. Es sind dies der Ram. septi ventriculorum, dessen Zweige in die hintere Ausstrahlung des linken Hauptschenkels ziehen, und der Ram. septi fibrosi, der einen Hauptast in den Tawaraknoten abgibt, der in die Anfangsteile der Schenkel sich verfolgen lässt.

Von der linken Kranzarterie werden die vorderen Ausstrahlungen des linken Schenkels durch kleine Zweige versorgt. Der rechte Schenkel wird von beiden Kranzarterien vaskularisiert.

In der spezifischen Muskulatur und in ihrer Umgebung finden sich reichlich Nervenfasern und Ganglienzellen und es ziehen zahlreiche

Nervenfasern, zum Teil aus den extrakardialen Nerven stammend, zu ihr hin.

Vom Vagus haben Ganter und Zahn festgestellt, dass er auf diese motorischen rhythmischen Zentren einwirkt. Es wird angenommen, dass gewöhnlich der rechte Vagus vorzugsweise auf den Sinusknoten, der linke auf den Aschoff-Tawaraschen Knoten einwirkt.

Da das Herz das ganze Leben lang in ununterbrochener rhythmischer Bewegung sich befindet und durch diese Bewegung seine eigentliche Arbeitsleistung vollführt, d. h. die Zirkulation des Blutes durch Schaffung der für diese notwendigen Druckdifferenzen aufrecht erhält, so ist ein wesentlicher Teil der funktionellen Diagnostik der Kreislauforgane die Feststellung pathologischer Erscheinungen an den Herzbewegungen und an den durch diese hervorgerufenen Strömungs- und Druckverhältnissen in den Arterien. Wenn die Ventrikel sich kontrahieren, entleeren sie ihr Blut in die arteriellen Gefässe. Dadurch entsteht im Anfang der arteriellen Blutbahn, sowohl im kleinen wie im grossen Kreislauf, ein erhöhter Druck, der sich nunmehr durch die ganze arterielle Blutbahn hindurch fortpflanzt bis in die Kapillaren hinein. Es entsteht hauptsächlich durch diese Tätigkeit der Ventrikel der Druckunterschied, „das Gefälle“ zwischen Anfang des arteriellen und Ende des venösen Systems, der den Kreislauf des Blutes bedingt. Die Theorie einer aktiven Blutbewegung durch die Gefässe ist nicht erwiesen. Während in den Arterien das Blut rhythmisch pulsiert, indem es mit jeder Systole einen Zuwachs an Masse und Geschwindigkeit erhält, wird in den Kapillaren die Blutwelle infolge ihrer Enge als solche vernichtet. Das Blut strömt von da an in fast kontinuierlichem Strom, der nur grössere von der Atmung und von Muskelbewegungen abhängige Schwankungen zeigt, durch die Venen zurück. Die Kräfte, welche das venöse Blut zum Herzen treiben, sind ausser der Vis a tergo und dem durch benachbarte pulsierende Arterien auf die Venen ausgeübten rhytmischen Druck, der wegen der zahlreichen Klappen in den Venen eine zum Herzen hin gerichtete Strömung unterstützt, noch die durch Muskelbewegungen hervorgerufenen Kompressionen der Venen, sowie die Aspiration durch die inspiratorische Thoraxerweiterung. Die Ansaugung durch die Diastole des Herzens hat nur minimale Wirkung, dagegen ist die pressorische Wirkung der Kontraktion des Zwerchfells für die Entleerung der abdominalen Venen von grosser Bedeutung.

Die Methoden, mit welchen man die Tätigkeit des Herzens und ihre Wirkung auf die Bewegung der Arterien und Venen, soweit sie durch die Tätigkeit des Herzens bedingt wird, untersuchen kann, sind ausser der schon besprochenen Inspektion:

1. Die Palpation des Spitzenstosses und der Arterien.
2. Die Auskultation.
3. Die Betrachtung des Herzens und der grossen Gefässe am Röntgenschirm.
4. Die Anwendung mechanischer graphischer Methoden, welche es erlauben, sowohl Herz-, Arterien- wie Venenpulsationen aufzuschreiben.
5. Die Elektrographie.

Literatur.

Aschoff, Über die Beziehungen des Reizleitungssystems zur Anordnung der venösen Klappen und zugehörigen Papillarmuskeln etc. Ber. d. Naturf.-Ges. in Freiburg. Bd. 20. S. 59.

Brandenburg und Hoffmann, Wo entstehen die normalen Bewegungsreize im Warmblüterherzen etc. Med. Klin. 1912. S. 16.

Hering, Die Reizbildungsstellen der supraventrikulären Abschnitte des Säugetierherzens und des menschlichen Herzens. Pflügers Arch. Bd. 148. S. 169.

Koch, Walter, Über die Bedeutung der Reizbildungsstellen (kardiomotorischen Zentren) des rechten Vorhofs beim Säugetierherzen Pflügers Arch. Bd. 151. S. 279.

— Die Orte der Reizbildung und Reizleitung im menschlichen Herzen. Zeitschr. f. experim. Pathol. u. Ther. Bd. 16, S. 1.

Külbs, Das Reizleitungssystem im Herzen. Berlin 1913.

Keith und Flack, The form and nature of the muscular cornuctions betwen the primary divisions of the vertebrate heart. Journ. of Physiol. and Anat. XIII. S. 172.

— und Mackenzie, Recent researches on the anatomy of heart. Lancet 1910. S. 101.

Lewis, The Pacemaker of the Mamalian Heart. Verh. d. XIII. internat. Kongr. f. Med. London 1913. S. 109.

Mangold, Die Erregungsleitung im Wirbeltierherzen.

Mönckeberg, Untersuchungen über die Atrioventrikularbündel im menschlichen Herzen. Jena 1908.

— Beitrag zur Entwicklungsgeschichte des Atrioventrikularsystems etc. Zentralbl. f. Herz- u. Gefässkrankh. 1915. H. 18.

— Verh. d. Deutsch. Pathol. Ges. 1913. S. 228.

Oppenheimer, B. S. und Adele, O., Nerve fibriles in the Sino Auricular Node. Proceeding of the New York. Patholog. Soc. 1912. Bd. 12.

Tawara, Das Reizleitungssystem des Säugetierherzens. Jena 1906.

Zahn, Experimentelle Untersuchungen über Reizbildung im Atrioventrikularknoten und Sinus coronarius. Zentralbl. f. Physiol. 1912. Bd. 26. S. 12.

— und Ganter, Über die Beziehungen des N. vagi zum Sinus und Atrioventrikularknoten. Pflügers Arch. Bd. 154. S. 492.

I. Die Palpation.

a) Die Palpation des Spitzenstosses.

Für die Palpation kommen bei Herzkranken hauptsächlich die Bewegungserscheinungen am Thorax und an den Gefässen in Betracht. Viele der bei der Inspektion erwähnten Veränderungen können ausser durch Besichtigung auch durch Befühlung wahrgenommen werden.

Die Bewegungen des Herzens sind zunächst in der Herzgegend selber oft sichtbar und fühlbar. Die Erschütterung, welche jeder Herzschlag an der Thoraxwand hervorruft, wird als Herzstoss bezeichnet. Gerät nur eine umschriebene Stelle der Brustwand in der Nähe der Herzspitze in Erschütterung, so nennt man diese den Spitzenstoss. Man untersucht den Herzspitzenstoss in der Weise, dass man die flache Hand auf die Herzgegend legt, und zwar mit leisem Druck auf die Gegend des vermuteten Spitzenstosses. Man sucht dann mit der Fingerspitze den Punkt heraus, an welchem der Spitzenstoss am deutlichsten zu fühlen ist. Man kann den Spitzenstoss deutlicher fühlbar machen, nach Gumprecht, wenn man den Patienten sich vorn überbeugen lässt. Dadurch, dass das Herz dann in grösserer Ausdehnung der Thoraxwand anliegt, werden die Herzbewegungen besser fühlbar. Bei linksseitiger Lage wandert der Spitzenstoss mehrere Zentimeter nach links und aussen. Grössere Verschieblichkeit ist als pathologisch anzusprechen.

Man fühlt häufig bei Gesunden den Spitzenstoss nicht. Fühlt oder sieht man ihn, so wird er gewöhnlich im 5. linken Interkostalraum, gewöhnlich etwas einwärts der Mamillarlinie, etwa 9 cm von der Mittellinie bei Erwachsenen, als eine mit zwei bis drei Fingerspitzen leicht zu bedeckende systolische schwache Vorwölbung der Haut wahrgenommen. In der Rückenlage verschwindet er oft, auch wenn er bei aufrechter Stellung fühlbar war.

Bei manchen Menschen wandert der Spitzenstoss bei linker Seitenlage ausserordentlich weit nach links, Entfernungen von 7—8 cm von der normalen Stelle kommen vor. Es liegt das daran, dass das Herz dann eine abnorme Beweglichkeit besitzt und in seinem Aufhängeapparat gelockert ist. Verantwortlich gemacht für die abnorme Beweglichkeit des Herzens wird schnelle Abmagerung (Rumpf), bei der vor allem das Fett am Herzen und an den Perikardialleisten verschwinden soll. Dies trifft wohl nur für einzelne Fälle zu. Meist handelt es sich wohl um andere Verhältnisse, um eine mehr oder weniger starke Biegsamkeit der das Herz suspendierenden Gefässstränge und vor allem um einen langgestreckten Thorax, bei dem das Herz nur eine geringe Stütze am Zwerchfell findet. Dass derartige Pendelbewegungen des Herzens bei verschiedener Körperlage nicht ganz ohne Einfluss auf das Wohlbefinden des betreffenden Menschen sein müssen, ergibt sich wohl daraus, dass man ein stark bewegliches Herz bei vielen Neurasthenikern, welche subjektive Beschwerden in der Herzgegend klagen, findet (A. Hoffmann).

Bei kurzem Brustkorb, bei emphysematösem Habitus, wandert der Spitzenstoss mitunter nach oben. Bei langem Brustkorb, Thorax paralyticus (pyriformis, Wenckebach) wandert er nach unten. Bei aufrechter Stellung liegt er tiefer wie im Liegen.

Die Palpation des Spitzenstosses in linker Seitenlage macht den Spitzenstoss auch da, wo er in Rückenlage oder Aufrechtstellung nicht festzustellen war, fühlbar. Man kann, wenn man den Kranken dann aus der Seitenlage in die Rückenlage zurückbringt, den Spitzenstoss bei seiner Rückwanderung mit dem Finger verfolgen und so seine richtige Lage feststellen (Goldscheider). Bei rechter Seitenlage wandert er auch bei exzessivem Wanderherz nur wenig nach rechts. Jedenfalls überschreitet er nach rechts nie die linke Parasternallinie. Meist wird er dabei unfühlbar.

Bei Dextrokardie findet man den Spitzenstoss an entsprechender Stelle an der rechten Brustseite, jedoch nur, wenn die Dextrokardie angeboren ist. Bei erworbener Dextrokardie durch Verziehung des Herzens kann der Spitzenstoss bis an den linken Sternalrand heran rücken oder verschwinden.

Da das Herz mit seiner unteren Fläche auf dem Zwerchfell ruht, so wird es natürlich bei starker Ausatmung, bei der das Zwerchfell nach oben steigt, empor gehoben, und ebenso folgt es bei tiefer Inspiration dem absteigenden Zwerchfell, da es an den grossen Gefässen einen beweglichen Aufhängeapparat hat. Das Herz liegt im Thorax in der Richtung von rechts hinten und oben nach links unten und vorn. Seine Achse beschreibt mit der Längsachse der Brust einen Winkel von ca. 60 Grad. Dieser Winkel verändert sich bei der Atmung.

Der Spitzenstoss, welcher durch die Anspannung des Herzens im Beginn der Systole zustande kommt, richtet das Herz auf und stemmt es gegen die Brustwand. Die Stelle des Spitzenstosses ist nicht immer die am weitesten nach links reichende Stelle des Herzens. Diese kann von Lunge überlagert sein. Durch dünnere Schichten Lungengewebe ist der Spitzenstoss fühlbar.

Die Bewegung des Herzens, welche während der Systole stattfindet, wird hauptsächlich durch den linken Ventrikel hervorgerufen.

Der linke Ventrikel, welcher wesentlich die Form des Herzens bestimmt, da er der bei weitem muskelkräftigere ist, macht bei der Systole eine dreifache Formveränderung durch. Durch die zirkuläre Muskelschicht wird die Wandung zusammengerückt, er verkleinert sich dadurch nur im Quer-, nicht im Längsdurchmesser. Zunächst wird eine Rotationsbewegung ausgeführt, so dass die seitlichen Teile nach vorn und einwärts gegen das Septum sich drehen, dabei rückt auch die Spitze nach einwärts. Durch die Aufrichtung der Spitze, die dadurch entsteht, dass die Spitze in eine der Basis gegenüberliegende Stellung gebracht wird, die sog. Ludwigsche Hebelbewegung, bekommt der Ventrikel eine kugelförmige Gestalt, dabei wölbt sich ein etwas einwärts von der Spitze gelegener Teil des linken Ventrikels stärker vor als die übrige Vorderfläche des Herzens, der sog. systolische Herzbuckel (Braun). Dies wird neben der oben erwähnten Aufrichtung des Herzens als Ursache des eigentlichen Spitzenstosses betrachtet.

Der Stand des Zwerchfells ist entscheidend für die Lage des Spitzenstosses. Bei Meteorismus, bei reichlichem Bauchfett, oder auch bei künstlicher oder natürlicher Magenaufblähung, bei der das Zwerchfell emporgedrängt wird, steigt der Spitzenstoss aufwärts und seitwärts.

Der Spitzenstoss wird am besten vermittelst graphischer Methoden studiert, jedoch bietet er schon für das Gefühl verschiedene Qualitäten dar. Bei Vergrösserung des Herzens kann der Spitzenstoss als solcher verschwinden und eine mehr oder weniger ausgedehnte Erschütterung der Brustwand, an der auch die Rippen mit teilnehmen, erfolgen. Diese starken Erschütterungen sind auch bei insuffizientem Herzen zu beobachten, bei welchem der Puls klein und schwach ist, und dieser Gegensatz wird von Martius als diagnostisch wichtig für die Dilatation des Herzens hervorgehoben. Da bei starker Dilatation des Herzens das Herz in grösserer Ausdehnung dem Brustkorb anliegt, weil die Lungen zurückgedrängt werden, wird dieses Verhalten erklärlich.

Eine Verstärkung des Spitzenstosses kann bei normalem Herzen durch eine verstärkte Tätigkeit des Herzmuskels, die vielleicht in einem schnelleren Ablauf der Kontraktion besteht, wie sie wohl durch nervöse Einflüsse hervorgebracht wird, entstehen. Bekannt ist Verstärkung des Spitzenstosses nach körperlichen Anstrengungen. Bei nervösem Herzklopfen, besonders auch bei der Basedow-Erkrankung, tritt häufig eine Verstärkung des Spitzenstosses ein.

Bei Hypertrophie des Herzens wird der Spitzenstoss oft ausserordentlich hart und hebend, speziell bei der Hypertrophie des linken Ventrikels. Der aufgelegte Finger vermag auch durch starken Druck ihn nicht zurückzuhalten.

Abschwächung des Herzstosses kommt vor durch Überlagerung seitens der Lungen beim Emphysem, durch Ergüsse in den linksseitigen Thoraxraum, ferner durch Ergüsse in den Herzbeutel. Auch Pneumothorax, namentlich linksseitiger, kann den Herzstoss zum Verschwinden bringen. Tumoren und Luftansammlung im vorderen Mediastinum bringen ebenfalls den Spitzenstoss zum Verschwinden. Bei starkem Fettpolster und bei Emphysem der Haut fühlt man natürlich den Spitzenstoss ebenfalls nicht. Ein Verschwinden des Herzstosses durch Herzschwäche wird selten beobachtet. Es kann also aus dem Verschwinden des Spitzenstosses nicht auf eine schlechtere Funktion geschlossen werden.

Mitunter sieht man, namentlich bei Kindern, in verschiedenen Zwischen-Rippenräumen der linken Seite Pulsationen (cf. Fig. 5). Statt einer Vorwölbung sieht man nicht selten, besonders in der Nähe des Spitzenstosses systolische Einziehungen. Sie entstehen durch Aspiration der Thoraxwand seitens des sich kontrahierenden rechten Ventrikels, wenn die Seitenwand des Ventrikels sich dem Septum nähert. Der rechte Ventrikel kontrahiert sich in der Weise, dass sich die Wandung an das Septum heranzieht. So wird bei der Systole die Wand des rechten Ventrikels von der Brustwand abgezogen. Bei schlaffen Interkostalmuskeln kann nun eine systolische Einziehung an den der Wandung des Ventrikels zunächst gelegenen Interkostalräumen eintreten. Neben diesen systolischen Einziehungen beobachtet man mitunter, dass auch der eigentliche Spitzenstoss statt einer Vorwölbung eine Einziehung bei der Systole zeigt. Es drängt dann die Herzspitze bei der Systole nicht nach aussen gegen die Brustwand, sondern zieht sich in das Thoraxinnere zurück. Man findet diese systolische Einziehung, welche sich am besten durch graphische Registrierung feststellen lässt, besonders bei Verwachsungen der Perikardialblätter oder bei Verwachsung dieser mit der Pleura parietalis. Offenbar hindern diese Fixationen die normale Bewegung des Herzens, indem sie das Herz mit der vorderen Brustwand oder dem Zwerchfell fest verlöten. Es muss dann die Aufrichtung der Herzspitze so erfolgen, dass das gesamte Herz eine andere Stelle einnimmt, wobei ein negativer Druck an der Thoraxwand entsteht und die betreffende Stelle, der die Herzspitze anliegt, nach innen gezogen wird. Die diagnostische Bedeutung der systolischen Einziehung ist schon dadurch, dass eine diastolische Pulsation durch den rechten Ventrikel entstehen kann, eingeschränkt, jedoch findet man gerade bei Verwachsungen des Perikards häufig die systolische Spitzenstosseinziehung. Es folgt dann der Einziehung ein von Brauer als diagnostisches Zeichen für perikardiale Verwachsungen wieder hervorgehobenes diastolisches Vorschleudern der Brustwand, auf welches schon Friedreich hingewiesen hat. Man findet dieses diastolische Vorschleudern aber auch bei Herzhypertrophie infolge von chronischer Nephritis.

Der Spitzenstoss kann durch verschiedene Methoden graphisch aufgenommen werden. Die Ergebnisse dieser Kardiographie genannten Untersuchungsmethode werden bei den graphischen Methoden angeführt werden.

b) Die Palpation des Arterienpulses.

Das Herz wirft bei jeder Kontraktion den Inhalt des linken Ventrikels durch die geöffneten Semilunarklappen der Aorta in das Arteriensystem. Die dadurch in diesem System von elastischen Röhren entstehende Welle setzt sich in alle seine Zweige fort, bis sie in den Kapillaren ihr Ende findet. An allen Arterien ist die aus Erweiterungen und Verengerungen des Rohres bestehende Bewegung wahrnehmbar. Diese, „Puls“ genannt, verdankt also ihre Entstehung unmittelbar der Tätigkeit des linken Herzens, und der Verlauf der Wellen lässt gewisse Rückschlüsse auf die Arbeit dieses Herzteils zu. Wie der Spitzenstoss, so wird auch der Arterienpuls mit verschiedenen Methoden untersucht, von denen die älteste und allgemein gebräuchliche die Palpation ist. Da Änderungen der Herzfunktion und des Zustandes der Arterien sich durch Änderung der Frequenz oder der Qualität des Arterienpulses kenntlich machen, so kommt der Pulsuntersuchung für die funktionelle Diagnostik eine hohe Bedeutung zu.

Man wählt für die Palpation des Pulses in der Regel die Arteria radialis, und zwar die der rechten oder der linken Hand, da diese leicht auffindbar und oberflächlich gelegen ist. Zwischen dem Processus styloideus radii und der Sehne des M. flexor carpo radialis liegt die Arterie am oberflächlichsten und es wird diese Stelle sowohl für die Palpation als für die Sphygmographie des Pulses bevorzugt. Vereinzelt aber fehlt an dieser Stelle der Puls oder er ist dort sehr schwach, dann fühlt man ihn am Handrücken zwischen Daumen und Zeigefinger, da der dort laufende Ast, die Arteria pollicis, mitunter der weitere ist, — eine angeborene Anomalie —, so dass die Radialis demgegenüber leer erscheint. Wenn man also den Puls an der gewohnten Stelle nicht findet, so muss man ihn an dieser zweiten Stelle suchen. Es genügt in manchen Fällen nicht, den Puls an einer Radialis allein zu fühlen, sondern man muss ihn an beiden Radialarterien suchen und vergleichen. Man setzt am besten die Kuppe des zweiten oder dritten Fingers auf die pulsierenden Arterien und wechselt mit dem Druck, wobei man kurz nach jedem Herzschlage die Erhebung der Arterie fühlt.

Zuerst unterrichtet man sich über die Beschaffenheit der Arterienwand. Lässt man die Finger in querer Richtung über das Gefäss gleiten, so findet man beim normalen Menschen, dass das Gefässrohr sich weich anfühlt. Bei Arteriosklerose fühlt sich die Arterie starr an und zeigt auch in ihrem Verlaufe Schlängelungen. Auch bei erhöhtem Blutdruck fühlt man das Gefäss als pralle Röhre unter den Fingern. Natürlich ist nicht in jedem Falle von Arteriosklerose die Arteria radialis verändert, da die Arteriosklerose sich auf einzelne Gefässgebiete lokalisieren, auch wohl nur die grossen Gefässe, besonders die Aorta betreffen kann. Die Fühlbarkeit des Arterienrohres ist aber andererseits auch nicht für das Bestehen von Arteriosklerose beweisend, sondern sie kann durch andere Umstände so auch durch erhöhten Kontraktionszustand der Media hervorgerufen werden (Fischer und Schlayer).

Man untersucht nun an der pulsierenden Arterie 1. die Frequenz, 2. den Rhythmus und 3. die Qualität des Pulses.

I. Die Frequenz.

Unter Pulsfrequenz wird die Zahl der Pulse in einer Minute verstanden, welche man mit der Taschenuhr abzählt. Man muss unter möglichst gleichbleibenden äusseren Verhältnissen untersuchen, psychische Einflüsse fern halten, und so ist es ratsam, die Pulsuntersuchung erst dann vorzunehmen, wenn der Patient die mit jeder ärztlichen Untersuchung verbundene Erregung überwunden hat. Die Pulsfrequenz des normalen Menschen ist nach Vierordt im ersten Lebensjahr 134, im zweiten 110,6, im dritten 108. Sie fällt dann um ein geringes, bis sie im fünfzehnten Lebensjahr etwa 91 beträgt, im achtzehnten 86.

Die Pulsfrequenz des Erwachsenen liegt um 70 herum, in höherem Alter wird sie langsamer, um nach dem 60. Jahre wieder etwas anzusteigen.

Bei weiblichen Individuen ist der Puls meist um 7—8 Schläge schneller.

Die Körpergrösse hat ebenfalls Einfluss auf die Frequenz. Bei grösseren Menschen ist die Pulsfrequenz niedriger als bei kleineren. Von weiteren Einwirkungen sind noch zu bemerken:

1. Psychische Erregung vermag namentlich bei nervösen Menschen die Pulsfrequenz sehr zu steigern.

2. Körperbewegung steigert meistens die Pulsfrequenz.

3. Die Körperlage. Der Puls wird beim Übergang von der liegenden zur sitzenden und von der sitzenden zur stehenden Körperhaltung beschleunigt, und zwar um je 5—10 Schläge.

4. Nahrungsaufnahme. In der Verdauungszeit ist der Puls namentlich nach reichlicher Nahrungsaufnahme meist etwas beschleunigt.

5. Atmung. Bei der Inspiration nimmt die Pulszahl zu, bei der Exspiration ab. Dies ist bei oberflächlicher Atmung kaum zu erkennen. Dagegen wird es bei tiefer Inspiration deutlicher. Bei nervösen Menschen findet man auch bei oberflächlicher Atmung Beschleunigungen und Verlangsamungen. (Pulsus irregularis respiratorius.)

Beim Husten treten ebenfalls Beschleunigungen des Pulses auf, auch nach kurzer Verlangsamung beim Pressen mit geschlossener Glottis (Valsalvascher Versuch). Dagegen tritt beim Müllerschen Versuch, Inspirationsstellung bei geschlossener Glottis, meist Verlangsamung ein.

6. Im Schlaf sinkt die Pulsfrequenz bei Gesunden um ca. 20 Schläge in der Minute. Auch bei kompensierten Herzfehlern ist es so. Bei Herzinsuffizienz ist die Abnahme der Frequenz geringer (Klewitz).

7. Körpertemperatur. Bei steigender Körpertemperatur steigt gewöhnlich auch die Pulsfrequenz.

1. Beschleunigung der Pulsfrequenz. Tachykardie.

Die Erhöhung der Pulsfrequenz nennt man Tachykardie, auch Polykardie, Pyknokardie, Sychnosphyxie.

Die Hauptursache dauernder Pulsbeschleunigung ist das Fieber. Nach Liebermeister ist bei jedem Grad Celsius Steigerung der Temperatur die Pulsfrequenz um ca. 8 Schläge vermehrt. So kommt es, dass die Temperaturkurve und die Pulsfrequenzkurve im allgemeinen parallel verlaufen. Je mehr die Pulsfrequenz im Fieber ansteigt und namentlich, wenn sie eine verhältnismässig hohe Zahl erreicht, um so schlechter ist im allgemeinen die Prognose.

Umgekehrt haben gewisse fieberhafte Krankheiten die Eigentümlichkeit, dass die Pulsfrequenz nicht entsprechend der Temperatur ansteigt, so besonders der Typhus abdom. (Vagureizung.) Andere gehen mit besonders beschleunigtem Puls einher, so Scharlach sowie tuberkulöse (bes. Miliartuberkulose) und septische Erkrankungen. Weiter tritt erhöhte Frequenz auf bei vielen Affektionen des Herzens, wobei sie nicht selten mit Unregelmässigkeit verbunden ist. Endokarditis und Perikarditis, Myokarditis sowie Klappenfehler, besonders die Aorteninsuffizienz, sowohl kompensiert, wie im Stadium der Kompensationsstörung zeigen erhöhte Pulsfrequenz.

Als mit Pulsbeschleunigung einhergehend ist das thyreotoxische Kropfherz (M. Basedowii) zu erwähnen. Ferner tritt bei nervösen Individuen leicht eine abnorm hochgradige Beschleunigung des Pulses auf bei Anlässen, die bei normalen Menschen nur mässige Pulsbeschleunigungen hervorrufen. Auch bei schmerzhaften Hautreizen und Schmerzen überhaupt tritt Erhöhung der Pulsfrequenz ein. Eine besondere Art der Herzbeschleunigung stellt das Herzjagen dar, die sogenannte paroxysmelle Tachykardie. Bei diesem beobachtet man die höchsten Pulsfrequenzen bis zu 200 und 300, die in Anfällen, welche von Minuten bis zu Tagen, Wochen, ja Monaten dauern können, auftreten.

Die Anfälle treten plötzlich ein und enden plötzlich. Der Puls ist dabei meist regelmässig, aber klein.

2. Verlangsamung der Pulsfrequenz. Bradykardie.

Geht die Pulszahl bei Erwachsenen unter 60 Schläge herunter, so spricht man nach Riegel von Bradykardie. Dieselbe kommt physiologisch vor, so in der Verdauungszeit, ferner im Puerperium. In der Rekonvaleszenz von akuten Infektionskrankheiten tritt ebenfalls häufig Bradykardie ein, ferner bei Hirndruck durch Blutung oder sonstige drucksteigernde Prozesse. Ebenso bei Überladung des Blutes mit Kohlensäure kommt sie vor und bei allgemeiner Blutdrucksteigerung. Auch bei Ikterus und bei Bleikolik sieht man Verlangsamungen, besonders auch bei den sogenannten Kriegsödemen, die auf Inanition zurückzuführen sind. Weiterhin wird Bradykardie bei Alkohol- und Morphiumentziehungskuren anfangs oft beobachtet. Schliesslich tritt sie auch bei gewissen Herzkrankheiten auf, sowohl bei nervösen wie organischen. Bei letzteren kommen besonders eigentümliche, durch Leitungsstörungen hervorgerufene Verlangsamungen der Herztätigkeit in Betracht, von welchen weiter unten die Rede sein wird. Mitunter liegt der Bradykardie des Pulses eine Arhythmie des Herzen zugrunde, nämlich wenn nicht alle Systolen in der Peripherie fühlbare Pulswellen hervorrufen.

II. Rhythmus des Pulses.

Gewöhnlich folgen sich die einzelnen Pulse nahezu in gleichen Zeitintervallen. Folgen sich die Pulse in verschieden grossen Abständen, so spricht man von einem irregulären Puls. Der irreguläre Puls kann aus einer vollständigen Störung der gleichmässigen Schlagfolge bestehen, oder aber die gleichmässige Schlagfolge kann nur hie und da durch einen unregelmässig einsetzenden Schlag unterbrochen werden. Ist dies in regelmässigen Intervallen der Fall, so spricht man von Allorhythmie. Die genaue Analyse der Pulsirregularitäten ist nur durch graphische Methoden möglich und wird später bei der speziellen Diagnostik besprochen werden.

III. Qualität des Pulses.

Man unterscheidet je nach der Höhe des Pulses einen Pulsus magnus und Pulsus parvus. Je mehr Blut durch die Systole befördert wird, um so grösser ist unter sonst gleichbleibenden Verhältnissen der Puls. Daher wird der Puls bei Verengerung des Aortenostiums klein, bei Hypertrophie des linken Ventrikels und normalen Aortenklappen grösser.

Man unterscheidet ferner die Raschheit des Auf- und Absteigens des Pulses, die sogenannte Zelerität, die Art des Druckablaufs. Diese hängt davon ab, mit welcher Schnelligkeit das Arterienrohr sich erweitert und wieder zusammenfällt. Der schnellende Puls wird Pulsus celer genannt, der langsam verlaufende, träge: Pulsus tardus. Der Pulsus celer findet sich bei der Aorteninsuffizienz, weil hier. eine grosse Blutmenge in das Arteriensystem geworfen wird, von der aber ein Teil rasch durch die insuffizienten Aortenklappen zurückfliesst.

Die Spannung des Pulses zeigt an, wie gross der Blutdruck in den Arterien ist. Man beurteilt diese am besten dadurch, dass man versucht, mit einem von zwei aufgelegten Fingern die Arterie vollständig zu verschliessen, bis der peripher befindliche Finger den Puls nicht mehr fühlt. Nach dem Mass der aufgewandten Kraft kann man ein allerdings nur oberflächliches Bild der Spannung, also des Blutdruckes gewinnen. Man nennt den stark gespannten Puls Pulsus durus, den nicht gespannten Pulsus mollis. Da für die Blutdruckmessung gut anwendbare und jedenfalls zuverlässigere Methoden als die Palpation zur Verfügung stehen, so wird man in den Fällen, bei denen man den Blutdruck genauer festzustellen wünscht, die instrumentelle Untersuchung anwenden, zumal die Digitaluntersuchung oft trügt. Schliesst sich der eigentlichen Pulswelle eine deutlich fühlbare zweite Welle an, so dass jeder Pulsschlag aus zwei Erhebungen besteht, so spricht man von einem dikroten Puls. Dieser wird hauptsächlich bei vasodilatorisch entspannten Arterien beobachtet, besonders im Fieber. Man fühlt die Dikrotie am besten mit ganz leicht aufgelegtem Finger.

Der Pulsus differens ist dann gegeben, wenn die Pulse an beiden Radialarterien entweder nicht gleichzeitig oder nicht gleichmässig stark zu fühlen sind. Er entsteht dadurch, dass die Abgangsstelle oder das Lumen der art. Anonyma oder einer Subklavia oder Brachialarterie an irgend einer Stelle verengert ist. Dies kann durch Tumoren, durch Aneurysmen oder mediastinale Verwachsungen der Fall sein, oder aber auch durch Zerrung der Abgangsstelle des Gefässes in der Aorta aus denselben Ursachen.

II. Die Auskultation.

Die Auskultation des Herzens.

Seit Erfindung der Auskultation durch Laennec ist diese Methode für die Untersuchung des Herzens von grosser Wichtigkeit geworden und geblieben. Wenngleich man in erster Linie dadurch feststellen wollte, ob statt der Töne an einzelnen Stellen Geräusche auftreten, und dadurch die anatomische Diagnose der Klappenfehler förderte, ist doch, abgesehen von der Feststellung organischer Veränderungen an den Klappen und Ostien, die gewiss die Funktion des Herzens beeinträchtigen, mehr und mehr das Bestreben in den Vordergrund getreten, durch Abschätzung der Intensität der Töne, des Auftretens von Verdoppelung etc. gewisse Rückschlüsse auf die Art der Funktion auch des nicht klappenkranken Herzens zu machen.

Wenn man die Auskultation von dem Gesichtspunkt aus, dass sie ein Zweig der funktionellen Diagnostik ist, betrachtet, so bedarf es weiterer Feststellungen als nur der, ob die Töne an einzelnen Stellen durch Geräusche ersetzt oder von ihnen begleitet sind. Es ist bei der Auskultation des Herzens auf mancherlei zu achten, was bei oberflächlicher Behorchung leicht entgehen kann.

Unter Auskultation versteht man die Behorchung innerer Organe. Die Methode hat seit ihrer Entdeckung bis jetzt wesentliche Erweiterungen nicht erfahren. Die unmittelbare Auskultation wird durch Anlegen des Ohres an den betreffenden Körperteil, den man behorchen will, ausgeführt. Die mittelbare bedient sich gewisser Instrumente, von denen das von Laennec eingeführte Stethoskop bis heute das einfachste, zugleich aber auch das vollkommendste genannt werden muss. Der Vorteil des Instrumentes ist gegenüber der unmittelbaren Auskultation der, dass man in der Lage ist, die Behorchung genau zu lokalisieren, d. h. die akustischen Erscheinungen, welche von einem kleinen Teil der Körper-Oberfläche ausgehen, gesondert aufzufangen. Für die exakte Untersuchung des Herzens kommt eigentlich nur die mittelbare Auskultation in Frage, da es sich hier darum handelt, möglichst kleine Bezirke isoliert zu behorchen. Dinkler empfiehlt, um das Aufsetzen des Stethoskops für Arzt und Patienten zu erleichtern, den Trichter mit einem Gummiwulst zu umgeben.

Ausser den gewöhnlichen Stethoskopen, welche aus Holz, Elfenbein, Zelluloid oder Metall angefertigt werden, hat man unter der Voraussetzung, die auch schon Laennec teilte, dass es darauf ankomme, durch das Horchinstrument die Schallerscheinungen möglichst zu verstärken, besondere Instrumente konstruiert, die diesem letzteren Zwecke dienen sollten. Es sind dies die verschiedenen Arten der Resonanz-Stethoskope, die am unteren Ende mit Hartgummi, oder sogar durch vollständige Resonanzräume abgeschlossen sind. Am bekanntesten ist von diesen schallverstärkenden Instrumenten das Phonendoskop von Bacci-Bianchi. Es ist dies keineswegs ein Mikrophon, wie oft in Lehrbüchern angegeben wird, sondern es besteht aus einer dicken hohlen Metallkapsel, über welche eine Hartgummimembran gespannt ist; zwei Schläuche leiten den Ton, der in diesem Resonanzraum sehr verstärkt wird, zu den Ohren des Untersuchers. Sehrwald hat eingehende Untersuchungen über die Brauchbarkeit dieses Instrumentes angestellt und kommt zu dem Schluss, dass der Resonanzraum die Schallerscheinungen sehr und ungleichmässig verstärkt und so ein richtiges Urteil über sie beeinträchtigt. Demgegenüber ist zu betonen, dass der Geübte mit diesem Instrument doch recht gute Resultate erzielt, und selbst Sahlis Einwendungen, dass die Töne mit Übergewalt auftreten, kann an diesem Urteil nichts ändern. Wählt man die Gummischläuche recht lang, so ist ein unverkennbarer Vorteil dieser Instrumente, dass man ohne Körperverrenkungen, wie sie beim starren Stethoskop bei liegenden Patienten leicht notwendig werden, jede Stelle des Brustkorbes behorchen kann. Auch kann man, ohne die Patienten weit aufzurichten, die seitlichen und rückwärtigen Partien des Thorax auskultieren.

Ferner sind binaurale Stethoskope konstruiert worden, die die Auskultation mit beiden Ohren erlauben. Diese sowie auch die flexiblen Stethoskope, von denen das von Bendersky mehrfach genannt wurde, haben alle das eigentümlich, dass von einem festen Schalltrichter her durch biegsame Gummi- oder Metallschläuche der Schall durch eine am Ende des Schlauches angebrachte Ohrplatte oder einen in den Gehörgang zu steckenden Konus geleitet wird.

Die meisten dieser Instrumente wirken schallverstärkend. Die Schallverstärkung ist aber nicht das prinzipiell Erstrebenswerte. Mit der Verstärkung des Schalles verstärken sich auch die Nebengeräusche, ausserdem wird der Klangcharakter der Geräusche wesentlich verändert. Es ist für jemand, der mit dem gewöhnlichen Stethoskop zu auskultieren vermag, nicht ohne weiteres möglich sofort mit einem Resonanzstethoskop zu arbeiten. Wer ein solches anwenden will, muss sich zunächst auf diese Technik einüben. Dass dies gelingt, ist keine Frage. Die biegsamen Stethoskope haben den Vorteil, dass die Untersuchung damit bequemer ist als mit dem starren Stethoskop. Der Untersucher braucht keinerlei Körper- und Halsverdrehungen vorzunehmen, um jede einzelne Stelle zu auskultieren, während das feststehende Stethoskop immerhin dies verlangt. Auch kann er mit dem biegsamen Instrument leichter plötzlichen Körperbewegungen, namentlich bei Kindern folgen.

Feststehende Stethoskope sollen eine ziemlich weite Öffnung besitzen. Wenngleich der Schall zum Ohr auch durch die solide Wand geleitet wird, was ja zur Einführung vollkommen solider Stethoskope geführt hat, so ist doch die Schalleitung durch eine weit gebohrte Röhre entschieden günstiger. Von Bock ist ein besonderes Stethoskop konstruiert, welches eine regulierbare Abschwächung des Schalles erlaubt, das Differentialstethoskop. Dieses soll einen besseren Vergleich der

Stärke der Herztöne ermöglichen. Es ist aber wohl überflüssig zu solchen Methoden zu greifen, die doch keine einwandfreien Resultate geben. Bei der Auskultationstechnik ist stets zu beachten, dass der Trichterrand des Stethoskopes vollständig an der Brustwand anliegt. Das Ohr wird leise aufgesetzt und jeder Druck vermieden.

Über dem Herzen hört man an allen Stellen in der Regel nur zwei Töne, wie man klinisch diese Schallerscheinungen nennt. Es sind aber in der Tat keine Töne, sondern kurze Geräusche von besonderem Klangcharakter, wie dies durch die graphische Registrierung der Herztöne festgestellt ist.

Die Entstehung dieser Geräusche hängt mit den Herzrevolutionen zusammen. Das Herz ist ein Hohlorgan mit aus Muskelmasse gebildeten Wänden. Es treibt nach Art einer Druckpumpe das Blut in die Arterien. Ob eine eigentliche Saugwirkung seitens des Herzens ausgeübt wird, ist mindestens sehr fraglich. Das Einströmen des Blutes wird sicher nicht wesentlich durch aktive Erweiterung des Herzens bewirkt, sondern durch andere Kräfte. Durch Ventilklappen wird die einheitliche Richtung des Blutstromes gesichert. Zwischen den Vorhöfen und Kammern des Herzens befinden sich die Segelklappen; auf der linken Seite die Mitral- oder Bikuspidalklappe, welche aus zwei Zipfeln besteht, und auf der rechten Seite die Trikuspidalklappe, aus drei Zipfeln bestehend. An den Ausgängen der Kammern, wo die grossen arteriellen Gefässe einmünden, befinden sich die Taschenklappen, aus drei taschenförmigen Häuten gebildet: die Aorten- und die Pulmonalklappen. Der Beginn der Herzkontraktion findet in den Hohlvenen, resp. in den Vorhöfen, im sog. Keith-Flackschen Knoten statt. Von dort pflanzt sie sich in ausserordentlich kurzer Zeit auf beide Vorhöfe fort, die praktisch sich gleichzeitig kontrahieren. Nach einer kleinen Pause beginnt die Kontraktion der Kammern, die sich ebenfalls fast gleichzeitig zusammenziehen. Doch geht die Kontraktion der rechten Kammer wohl der der linken um ein kleines voraus, wie das Elektrokardiogramm vermuten lässt. Im Moment des Beginns der Kammerkontraktion schliessen sich die Bikuspidal- und Trikuspidalklappen (Anspannungszeit). Während dieser Zeit sind die Semilunarklappen an der Aorta und Pulmonalis noch geschlossen. Erreicht der Druck in den Kammern eine gewisse Höhe, so dass er den in den grossen Gefässen bestehenden Mitteldruck überwindet, so öffnen sich die Semilunarklappen, und es beginnt nunmehr die Austreibungszeit. Nachdem die Kammern sich maximal zusammengezogen haben, erschlaffen sie plötzlich, und zu dieser Zeit, vielleicht etwas früher, schliessen sich durch den Rückstrom des arteriellen Blutes, welches sich in ihren Taschen verfängt, die Semilunarklappen. Es fällt also der Beginn der Diastole nahezu mit dem Schluss der Semilunarklappen, der Beginn der Systole mit dem Schluss der Tri- und Bikuspidalklappen zusammen. Während ihrer Diastole erweitern sich Vorhöfe und Kammern und füllen sich mit Blut, wobei die zwischen Vorhöfen und Kammern befindlichen Klappen offen stehen. Zum Schluss der Diastole setzt die Vorhofkontraktion ein und verstärkt den Zufluss des Blutes zu den Kammern.

Martius hat durch die sog. akustische Markiermethode die zeitlichen Verhältnisse zwischen Klappenschluss und Herztätigkeit am Menschen festzulegen versucht. Neuerdings hat die graphische Registrierung der Herztöne es ermöglicht diese genauer festzustellen (S. Fig. 69 u. Taf. II).

Das folgende Schema gibt dieses Verhältnis nach Martius wieder:

Systole der Ventrikel		Diastole der Ventrikel	
Verschlusszeit	Austreibungszeit	Ventrikel und Atrien erschlafft	Systole der Atrien
I. Ton			

Schluss der Bi- und Trikuspidalklappen — Öffnung der Semilunarklappen — II. Ton Schluss der Semilunarklappen, kurz darauf Öffnung der Bi- und Trikuspidalklappen.

Die Länge der einzelnen Phasen hat Weitz mit dem Frankschen Spiegelsphygmographen bei normalen Erwachsenen festgestellt, und zwar findet er für die Anspannungszeit $^{6}/_{100}$ Sek., für die Austreibungszeit ca. $^{26}/_{100}$ Sek., für die Entspannungszeit $^{12}/_{100}$ Sek. Die Anfüllungszeit wechselt stark mit der Frequenz der Herzaktion.

Es entstehen bei den einzelnen Herzrevolutionen vier systolische und zwei diastolische Töne. Trotzdem werden nur zwei Töne wahrgenommen, da jeder einzelne der wahrgenommenen Töne seine Schallerscheinungen von mehreren Seiten her erhält und sich aus mehreren summiert. Die Herztöne halten einen gewissen Rhythmus inne, der an den verschiedenen Gegenden des Herzens verschiedenen Charakter hat. Die systolischen Töne entstehen:

1. über dem linken Ventrikel bzw. an der Mitralis,
2. über dem rechten Ventrikel bzw. an der Trikuspidalis,
3. über dem Anfang der Aorta und
4. über dem Anfang des Pulmonalis.

Die diastolischen Töne entstehen:

1. über den Aortenklappen,
2. über den Pulmonalklappen.

Die diastolischen Töne entstehen durch die plötzliche Entfaltung und Anspannung der arteriellen Klappen. Die Entstehung der systolischen Töne ist lange Zeit strittig gewesen. Man nimmt jetzt an, dass der erste Ton ein Mischton ist, und zwar entsteht er einerseits durch die systolische Anspannung der Bi- und Trikuspidalklappen. Dazu kommt andererseits der Muskelton der Herzkammerwandung. Die plötzliche Anspannung der Muskelwand, die sich fest um ihren Inhalt schliesst, erzeugt in dieser Schwingungen, welche den ersten Ton mit verursachen. Dieser systolische Spannungston wird verstärkt durch den Klappenton.

Die systolischen Töne an den Arterien entstehen durch die Anspannung der Wandung des einzelnen Arterienrohres und durch die vermehrte Anspannung der geschlossenen Semilunarklappen, die durch den plötzlich steigenden Druck des Ventrikelinhalts in Schwingungen versetzt werden. Das Einströmen des Blutes in die grossen Gefässe verursacht jedenfalls den ersten Herzton nicht mit, da dieser, wie Martius nachgewiesen hat, bereits in der Anspannungszeit, also vor dem Beginn der Austreibung entsteht.

Für die klinische Beurteilung der Herztöne ist hauptsächlich der von den Klappen hervorgerufene Anteil der Töne bisher berücksichtigt worden. Man spricht von einem Mitralton, Trikuspidalton und bezeichnet damit den systolischen Ton über den Ventrikeln. Der Muskulton wird als solcher nicht unterschieden und seine Veränderungen sind nicht sicher nachzuweisen. Vielleicht, dass die graphischen Methoden nach dieser Richtung hin weitere Aufklärung bringen.

Von Einthoven ist durch das Saitengalvanometer ein dritter Herzton nachgewiesen, den vorher Gibson akustisch wahrgenommen hatte. Bei der graphischen Registrierung der Herztöne wird er erörtert werden. Akustisch ist er am normalen Herzen für gewöhnlich nicht zu differenzieren.

Man kann nun, obwohl über dem ganzen Herzen nur zwei Töne zu hören sind, durch das Stethoskop gewisse Schallbezirke abgrenzen, in denen die Töne einen voneinander verschiedenen Charakter haben. Man kann so an bestimmten Auskultationsstellen gewissermassen jeden einzelnen Ort der Entstehung der Töne behorchen.

Da die einzelnen Klappen sich auf verschiedene Stellen der Brustwand projizieren lassen, die immerhin mehrere Zentimeter weit voneinander getrennt sind, ist es möglich, jede einzelne Herzklappe getrennt zu behorchen. Zwar hört man an jeder einzelnen Stelle nicht nur die an der betreffenden Klappe entstehenden Töne und Geräusche, sondern es treten auch fortgeleitete an anderen Klappen entstehende Schallerscheinungen dort in die Wahrnehmung. Jedoch überwiegt an den einzelnen Stellen der in der Nähe entstehende Ton derartig, dass man unschwer diesen gesondert untersuchen kann.

Die Lage der einzelnen Klappen (s. Fig. 10) ist folgende: Die Mitralklappen liegen unter der Verbindungsstelle des dritten linken Rippenknorpels mit dem Sternum. Man auskultiert aber den dort entstehenden Ton an der Herzspitze, d. h. in der Gegend in der der Spitzenstoss sicht- oder fühlbar ist.

Die Trikuspidalklappen liegen zwischen der Ansatzstelle des dritten linken und fünften rechten Rippenknorpels unter dem Sternum. Man auskultiert sie über der unteren Hälfte des Sternums, in Höhe des 5. und 6. Rippenknorpels.

Die Pulmonalklappen liegen dicht neben dem Sternum hinter dem 3. Rippenknorpel, resp. im zweiten Interkostalraum. Man auskultiert im zweiten linken Interkostalraum nahe dem Sternum.

Die Aortenklappen liegen ungefähr in der Mitte des Sternums in der Höhe des dritten Interkostalraumes bez. des dritten Rippenknorpels. Man auskultiert sie im zweiten rechten Interkostalraum neben dem Sternum. Die Aortenklappen sind, wenn an ihnen ein diastolisches Geräusch entsteht, vom sogenannten fünften Punkt aus besser zu auskultieren. Dieser liegt im dritten linken Interkostalraum, dicht am Sternum. Hier werden diastolische Aortengeräusche entsprechend dem dorthin gerichteten Blutstrom, der sie erzeugt, besonders deutlich. Es liegen dieser Stelle allerdings die Pulmonalklappen sehr nahe, und man kann deshalb die Töne beider arteriellen Klappen an dieser Stelle nicht immer voneinander unterscheiden.

Man hört auch bei Auskultation vom Rücken aus die Herztöne. Besonders dann sind sie deutlich und laut dort zu hören, wenn die Lungen verdichtet sind. Bei Aortenfehlern hört man das systolische Geräusch über dem 1. und 2. Proc. spinosus der Brustwirbelsäule, bei Mitralfehlern abwärts vom 6. Proc. spinosus links von der Wirbelsäule, und bei Pulmonalstenose über dem 4. Proc. spinosus. Bei Aneurysmen der absteigenden Aorta hört man die Herztöne oft auffallend laut links neben der Wirbelsäule.

Die beiden Herztöne sind unter normalen Verhältnissen niemals von gleicher Stärke und von gleichem Klangcharakter.

Sie sind auch nicht an allen Stellen des Thorax gleich laut. Der erste Ton ist gewöhnlich in der Gegend des Herzspitzenstosses, sowie über dem unteren Teil des Brustbeines und über den anliegenden Rippenknorpeln lauter wie der zweite. Dagegen ist in der Gegend der Herzbasis, also über den beiderseitigen zweiten bis vierten Rippenknorpeln und dem dazwischen gelegenen Teil des Brustbeins der zweite Ton stärker als der erste. Der Rhythmus des Herzschlages ist demnach nach der Spitze zu mehr „trochäisch“, der Basis zu mehr „jambisch“. Man findet jedoch auch häufig in der Gegend der Spitze einen jambischen Rhythmus, so dass dann auch dort der zweite Ton stärker erklingt, ohne dass dies als pathologisches Zeichen aufzufassen wäre. Von Wichtigkeit ist die Unterscheidung, ob man bei der Auskultation den ersten oder zweiten Ton vor sich hat, d. h. dass man den systolischen Ton vom diastolischen genau unterscheiden kann. Die eben beschriebene Akzentuierung der Töne macht dies beim normalen Herzen im allgemeinen leicht. Mitunter aber klingen beide Töne fast gleich und dann gilt als ein Unterscheidungsmerkmal die Länge der zwischen den Tönen eingeschalteten Pausen. Es ist der systolische Ton von dem vorhergehenden diastolischen durch die längere Pause getrennt. Da die längere Pause stets eine Gruppe von zwei Tönen abteilt, die man leicht als zusammengehörig erfasst, so ist der erste jeder Gruppe stets der systolische. Mitunter werden aber auch die beiden Herzpausen fast oder ganz gleich. Man kann dann den systolischen Ton durch die Palpation des Spitzenstosses erkennen. Bei frequenter Herzaktion jedoch wird auch dies unsicher, namentlich dann, wenn statt der Töne oder neben diesen Geräusche auftreten. Mitunter hilft da eine Palpation des Karotispulses. Dieser ist aber gegenüber dem Beginn der Systole, der Ausspannungszeit, in welcher der erste Ton entsteht, immer etwas verspätet. Dies gilt in noch höherem Masse von der Palpation entfernterer Arterien. Bei äusserst frequenter Herzaktion kann es unmöglich werden, beide Töne mit Sicherheit zu unterscheiden. In pathologischen Fällen kann dann die Auskultation der Geräusche die Unterscheidung erleichtern.

Abnorme Auskultationserscheinungen am Herzen.

Gegenüber der im vorstehenden geschilderten normalen Tonfolge am Herzen treten in Krankheitsfällen Veränderungen der Schallerscheinungen auf, die man wie folgt unterscheiden kann:

1. Veränderungen der Reinheit der Töne,
2. Verstärkung und Abschwächung der Töne,
3. Vermehrung der Töne, und
4. Herzgeräusche.

1. Unreine Herztöne.

Als unrein bezeichnet man Herztöne, welche nicht scharf begrenzt sind, sondern einen verschwommenen Klang haben. Unreine Herztöne entstehen durch ungleichmässige Schwingungen der sie erzeugenden Herzteile und werden von solchen begleitet. Sie verdanken ihre Entstehung mitunter leichten Veränderungen der betreffenden Klappe, Verdickungen, Auflockerungen, oder einem nicht ganz vollständigen oder ungleichmässigen Klappenschluss. Der unreine erste Ton entsteht oft durch eine Abschwächung der Kontraktionskraft der Ventrikel. So ist er bei chronischer Herzinsuffizienz häufig unrein. Derartige unreine Töne wechseln ihren Charakter häufig. Mitunter hört man dann neben dem Ton ein Geräusch, mitunter nur einen unreinen Ton. Eine sichere diagnostische Bedeutung hat der unreine Ton nicht. Er mahnt nur zur Vorsicht, dass man ein etwa zeitweilig vorhandenes Geräusch nicht übersehen soll und an funktionelle Schwäche des Herzens denke, und fordert zu wiederholten Untersuchungen auf.

2. Verstärkung und Abschwächung der Herztöne.

Die Verstärkung und Abschwächung ist eine mehr oder weniger deutliche quantitative Änderung des Tones. Die normalen Herztöne können verhältnismässig grosse Differenzen in der Stärke aufweisen, wie Vierordt festgestellt hat. Es können deshalb nur ganz besonders auffallende Veränderungen der Stärke von diagnostischer Bedeutung sein.

Die Stärke, in der man die Herztöne hört, hängt von zwei Bedingungen ab: Die eine liegt ausserhalb des Herzens und hängt davon ab, ob das Herz durch dazwischen gelagerte Gewebe mehr oder weniger weit vom auskultierenden Ohr entfernt ist, und ob diese lufthaltig oder nicht sind. Je dicker die Thoraxwand ist, um so schwächer werden die Töne vernommen. Bei Fettsüchtigen, bei Frauen mit stark entwickelten Brüsten, auch bei sehr muskelkräftigem Thorax sind die Herztöne meist leise. Auch ödematöse Schwellung der Haut der Brust macht die Herztöne leiser. Wird das Herz von der Thoraxwand durch dazwischen geschobene Gewebe oder Flüssigkeit abgedrängt, so werden ebenfalls die Herztöne schwächer, mitunter sogar unhörbar. Lungenemphysem und Perikardialergüsse führen hierzu. Wird dagegen das Herz in grösserer Fläche der Thoraxwand genähert, so werden die Töne stärker. Dies kann bei Schrumpfung der Lunge, bei skoliotischem Thorax, Hochstand des Zwerchfells und bei Verlagerungen des Herzens erfolgen. Ist die das Herz umgebende Lunge infiltriert oder komprimiert, so werden die Herztöne stärker gehört durch Resonanz in den Bronchien und vielleicht auch wegen besserer Fortleitung durch das infiltrierte Gewebe. Auch bei Luftansammlung in der Nähe des Herzens, sei es in Kavernen, sei es im Herzbeutel (Pneumoperikard), sei es im aufgeblähten Magen oder Darm, erleiden die Herztöne durch Resonanz eine Verstärkung des Klangcharakters, sie bekommen mitunter sogenannten metallischen Beiklang.

Die Ursache kann aber auch im Herzen liegen. Je kräftiger der Herzmuskel arbeitet, um so lauter werden die ersten Töne. Ebenso werden sie kräftiger und lauter bei aufgeregter Herztätigkeit, wenn der Herzmuskel sich rasch und energisch zusammenzieht. Besonders hört man auch bei gewissen Formen von Irregularität, so bei Kammerextrasystolen, wegen der offenbar sehr rasch verlaufenden Kontraktion auffallend laute Töne. Umgekehrt sind bei schwachem Herzmuskel die Herztöne mitunter leiser. Besonders bei Kompensationsstörungen des Herzens tritt gegenüber der Zeit der guten Kompensation eine Abschwächung der Herztöne häufig ein. Mitunter hört man jedoch auch bei Schwächlichen und Anämischen laute Töne, was vielleicht mit der Zartheit der Klappen, vielleicht auch mit einer geringeren Viskosität des Blutes in Zusammenhang steht.

Die Herztöne sind mitunter so sehr verstärkt, dass man sie nicht nur mit dem an den Thorax angelegten Stethoskop resp. Ohr deutlich auskultieren kann, sondern, dass man sie sogar in einiger Entfernung von der Brustwand, durch einen Luftabstand hindurch, hört. Derartige Ferntöne können so laut werden, dass sie meterweit hörbar sind. Ich selbst beobachtete einen Fall, bei dem auf 4 Meter hin laute knackende oder klatschende Töne hörbar waren. Das Phänomen bestand nur wenige Stunden und war offenbar eine Resonanzerscheinung, die vom luftgefüllten Magen ausging. Auch bei gewissen Rhythmusstörungen tritt Abschwächung der Herztöne ein, doch sollen diese zusammen mit den Unregelmässigkeiten des Herzens beschrieben werden.

Man kann die Stärke der Herztöne durch verschiedene Methoden messen, von denen jedoch keine einzige klinisches Interesse hat. So hat Nessler mit einem sogenannten Flötenstethoskop, Müller mit komprimiertem Kautschukschlauch, Möller durch ein ähnliches Instrument und Bettelheim und Gärtner durch das Steophonometer versucht, die Stärke der Herztöne objektiv zu messen. Auch die von Vierordt angegebenen Methoden der exakten Messung der Herztöne haben sich nicht eingebürgert. Er stellte die Einheit des Schalles dar durch ein kleines Bleikügelchen von einem Milligramm Gewicht, das aus einer bestimmten Höhe auf eine 1,8 bis 2 Millimeter dicke und 1,7 cm breite Zinkplatte fiel. Er fand damit absolute Werte für die Stärke des Schalles an den verschiedenen Auskultationsstellen. Derartige Feststellungen haben natürlich nur heuristischen Wert, da ein absolutes Mass für die Werte der Herztöne in der Norm aus oben auseinander gesetzten Gründen nicht zu finden ist.

Auch das von Bock angegebene Differentialstethoskop, welches eine Dämpfungsvorrichtung hat, durch die in langsam steigendem Masse der Schall abgeschwächt werden kann, und welches so erlaubt, die Stärke der Herztöne zu messen, hat für die Diagnostik keinen Wert, da die Umstände, welche die Herztöne in ihrer Stärke beeinflussen, durchaus verschieden sind und ihre Veränderung nicht von Fall zu Fall gemessen werden kann.

Viel wichtiger als gemeinsame beide Töne betreffende Veränderungen der Herztöne ist die Veränderung einzelner Herztöne in ihrem Stärkeverhältnis zueinander. Um derartige Veränderungen zu bemessen, muss man sich die Verhältnisse, unter denen sie entstehen, klar machen. Man nimmt gewöhnlich an, dass jeder Ton des linken Herzens gleich laut gehört wird, wie der entsprechende Ton des rechten Herzens. Obwohl der linke Ventrikelmuskel stärker ist, so werden die dort entstehenden Töne doch nicht lauter gehört, weil er von der Brustwand weiter abliegt als der rechte. Aber schon unter normalen Verhältnissen trifft dies nicht immer zu, und ein fein geübtes Ohr wird leichte Differenzen heraushören. Nur dann, wenn der Unterschied ein bedeutender ist, kann man von der Verstärkung des einen oder anderen Tones sprechen. Was die einzelnen Töne anbetrifft, so ist nur das Verhältnis des zweiten Pulmonaltons zum zweiten Aortenton nach dieser Richtung hin von Bedeutung.

Die Verstärkung des zweiten Aortentons wird bei Hypertrophie des linken Ventrikels beobachtet, vorausgesetzt, dass die Aortenklappen intakt sind und der linke Ventrikel suffizient ist. Namentlich bei allgemeiner

Blutdrucksteigerung, so bei Arteriosklerose, bei Aortenlues, sowie bei chronischer Schrumpfniere beobachtet man Verstärkung dieses Tones, der dann nicht selten einen klappenden oder sogar klingenden Charakter annimmt. Der zweite Pulmonalton ist bei Hypertrophie des rechten Ventrikels verstärkt, die bei abnormen Widerständen im Lungenkreislauf eintritt. Insbesondere trifft dies bei Mitralklappenfehlern zu, und bei fast jedem kompensierten Mitralfehler findet man als diagnostisch wichtiges Moment den verstärkten zweiten Pulmonalton. Lässt die Kraft des rechten Ventrikels nach, wird die Kompensation gestört, so schwächt sich der zweite Ton ab. Die ersten Töne sind dabei in der Regel nicht verstärkt, trotz stärkerer Muskelarbeit der Ventrikel. Aus der Abschwächung des zweiten Pulmonaltons kann also auf eine geschwächte Funktion des rechten Ventrikels geschlossen werden in Fällen, wo normal seine Verstärkung zu erwarten wäre.

Abgeschwächt werden die zweiten Töne, wenn Geräusche entstehen. Bei Deformierung und Defektwerden der Klappen fällt, trotzdem ein Teil der Klappensegel nicht funktioniert, der betreffende Klappenton gewöhnlich nicht völlig aus. Die Reste können immer noch einen genügenden Ton erzeugen, so dass man in solchen Fällen neben dem Geräusch deutlich einen abgeschwächten Ton hört. Bei Zerstörung der Atrioventrikularklappen werden mitunter die ersten Töne schwächer und unhörbar. Es hat das seine Ursache darin, dass an solchen Herzen der Moment fehlt, in welchem alle Klappen zugleich geschlossen sind, die sogenannte Verschlusszeit oder Anspannungszeit. Hier wird, da das Blut nach dem Vorhof entweichen kann, die Anspannung nicht plötzlich um die Blutmasse herum erfolgen, sondern langsamer. Ebenso werden die Aortenklappen beim Beginn der Systole nicht erheblich gespannt, und an dieser Stelle entsteht also ebenfalls kein systolischer Ton. Wenn das in den Vorhof getriebene Blut beim Beginn der Diastole schnell in den linken Ventrikel einströmt, kann es den raschen Schluss der Aortenklappen stören, so dass dieser ein allmählicher wird und dadurch ebenfalls die Tonbildung gestört wird. Dasselbe geschieht auch unter gleichen Verhältnissen auf der rechten Seite. Es kann demnach das Schwächerwerden der Herztöne einen diagnostischen Wert gewinnen.

3. Vermehrung der Herztöne.

Man hört mitunter, statt wie in der Norm zwei Herztöne, deren drei oder vier, die sich mehr oder weniger gut voneinander trennen lassen. Es kann diese Vermehrung der Hertöne darauf beruhen, dass das in der Norm statthabende Zusammenfallen der Komponenten der systolischen und diastolischen Töne gestört ist. Es können aber auch am Herzen neue abnorme Töne und Geräusche auftreten, welche zu den zwei normalen hinzutreten.

a) Spaltung und Verdoppelung der Herztöne.

Bei der Spaltung und Verdoppelung der Herztöne ist der Rhythmus ungestört, da der einfache Zweivierteltakt des Herzrhythmus erhalten bleibt. Man spricht von Spaltung, wenn der betreffende Ton in zwei Teile zerfällt, die nur durch ein kleines Intervall getrennt sind, so dass sie beinahe den Eindruck nur eines Tones machen. Verdoppelung nennt man die Spaltung dann, wenn zwischen den beiden Bestandteilen des Doppeltons ein deutliches Intervall liegt. Es kann sowohl der erste wie der zweite Ton gespalten und verdoppelt sein. In der Norm tritt das Zusammenfallen der verschiedenen Komponenten sowohl des ersten wie des zweiten Tones so vollkommen ein, dass man nur zwei akustische Phänomene vernimmt. Da beide Töne aus mindestens zwei verschiedenen Bestandteilen zusammengesetzt sind, so ist es leicht erklärbar, dass unter pathologischen Verhältnissen das normale Zusammenfallen gestört sein kann. Die Spaltung durch unvollkommenes Zusammenfallen der Komponenten des ersten Tones kommt seltener vor. Vielleicht kommt dann ein ungleichzeitiger Beginn der Kontraktion beider Ventrikel in Betracht, wie es F. Kraus als den Ausdruck einer relativen Hemisystolie betont hat. Da eine Hemisystolie im Tierversuch vorkommt, ist es ebenso möglich, dass unter gewissen Verhältnissen der Übergang der Kontraktion von den Vorhöfen auf die Ventrikel auf einer Seite sich verzögert und dadurch eine merkbare Pause, die sich durch Verdoppelung des ersten Tones anzeigt, entsteht. Auch kann Muskelton und Klappenton getrennt erscheinen.

Viel häufiger ist die Verdoppelung des zweiten Tones. Unter normalen Verhältnissen kann man diese Verdoppelung mitunter durch tiefe Inspiration hervorrufen. Sie beruht auf einem ungleichzeitigen Schluss der Aorten- und Pulmonalklappen. Man nimmt meist an, dass dieser ungleichzeitige Schluss durch eine vermehrte Druckdifferenz zwischen dem Aorten- und Pulmonaldruck hervorgerufen werde. Bei höherem Druck in der betreffenden Arterie soll sich die Klappe schneller schliessen als bei niedrigerem. Da aber der Druck in der Aorta und in der Pulmonalis in der Norm schon sehr verschieden hoch ist, so ist nicht recht einzusehen, weshalb die im Vergleich zu dieser Differenz doch nur geringen Schwankungen den verspäteten Schluss resp. verfrühten hervorrufen sollen. Es ist aber ebenso wie bei der Spaltung des ersten Tones durchaus verständlich, dass, wie dort die Systole, hier die Diastole in beiden Ventrikeln nicht ganz gleichzeitig erfolgt. Im Beginn der Diastole schliessen sich sofort die Klappen und werden durch den Druck in den arteriellen Gefässen mit einem Ruck zurückgedrängt und stark gespannt. Wenn die rasche diastolische Drucksenkung im Ventrikel beeinträchtigt wird, so wird der Eintritt des zweiten Tones verzögert und umgekehrt wird er beschleunigt, wenn die Drucksenkung durch irgendwelche Verhältnisse begünstigt wird. Bei der Inspiration wird Blut in den erweiterten Lungengefässen zurückgehalten und damit die Füllung des linken Vorhofs und Ventrikels verlangsamt. Da der Ventrikel keinen reichen Zufluss im Beginn der Diastole hat, so wird die Druckdifferenz zwischen Ventrikel und Aorta vergrössert und damit kann die Anspannung der Aortenklappen rascher eintreten als die der Pulmonalklappen. Dadurch verfrüht sich der Aortenton um ein Geringes. Bei der Mitralstenose liegen die Verhältnisse ähnlich. Auch hier verlangsamt sich das Einströmen des Blutes in den linken Ventrikel und dieselben Verhältnisse für einen frühzeitigeren Schluss der Aortenklappen sind gegeben. Bei der Mitralinsuffizienz sind die Verhältnisse umgekehrt. Hier wird der linke Ventrikel während der Diastole durch das vermehrt zurückfliessende Blut rascher gefüllt und die Anspannung der Aortenklappen verzögert sich. Nach Sahli kann man durch dies Verhalten bei der Auskultation die Mitralstenose und die Insuffizienz unterscheiden, da bei Auskultation im linken zweiten Interkostalraum sich bei ersterer der zweite, bei letzterer der erste Teil des Doppeltones als Pulmonalton durch seine stärkere Hörbarkeit an dieser für die Pulmonaltöne günstigen Auskultationsstelle erweist. Die einfache Spaltung der Herztöne hat nur eine geringe diagnostische Bedeutung, zumal sie unter physiologischen Verhältnissen z. B. schon bei tieferer Inspiration eintritt.

Die Verdoppelung durch Neubildung von Tönen ist seltener. Diese wird nur an der Auskultationsstelle der Gefässe wahrgenommen. Sahli nimmt an, dass die Verdoppelung dann so zustande kommt, dass der erste Teil des Tones der normale ist und der zweite Teil dadurch entsteht, dass die in die Aorta oder Pulmonalis geworfene Blutmenge diese ruckartig erweitert. Es ist also ein Gefässton nach Art der über der Karotis zu hörenden Töne. Diese Verdoppelung betrifft den ersten Ton. Auch beim zweiten Ton kann unter Umständen die sekundäre Blutwelle (dikrote Welle) einen überzähligen zweiten Ton hervorrufen. Alle diese Verdoppelungen sind nur über der betreffenden Klappe, die den Ton erzeugt, deutlich zu hören. Sie stören nicht den Zweivierteltakt des Rhythmus.

b) Der dreiteilige Rhythmus.

Die häufigste Form des dreiteiligen Rhythmus beobachtet man bei der Mitralstenose. Es kann bei der Mitralstenose anstatt des Geräusches und neben diesem ein dreiteiliger Rhythmus auftreten. Es fällt dabei der dritte Ton nicht so nahe mit einem der beiden anderen Töne zusammen, dass der Zweivierteltaktrhythmus gewahrt bleibt, sondern es tritt ein Dreivierteltaktrhythmus ein. Der dritte Ton kann protodiastolisch oder präsystolisch sein, d. h. er kann näher dem zweiten oder ersten Herzton liegen. Bei der Mitralstenose ist er präsystolisch, d. h. er fällt in den Schluss der Diastole. Mitunter ist er noch mit einem Geräusch verbunden. In anderen Fällen tritt nur bei erregter Herzaktion statt des Tones ein Geräusch auf. Es entsteht durch eine Anspannung der verwachsenen Klappensegel der Mitralis, welche ein Hindernis für das durch die Vorhofkontraktion dem Ventrikel zuströmende Blut darstellen und durch dieses in Schwingung geraten resp. zur Dehnung gebracht werden. Zu erkennen ist dieser Ton am besten daran, dass er an der Herzspitze, der Auskultationsstelle der Mitralis, am deutlichsten ist, oder auch nur da gehört wird.

Im Gegensatz dazu ist die zweite Art des dreiteiligen Rhythmus, der Galopprhythmus, über dem ganzen Herzen zu hören. Beim Galopprhythmus folgen sich die drei Herztöne in nicht gleichem Intervall. Für gewöhnlich ist der dritte Ton deutlich als ein präsystolischer zu erkennen, aber auch ein protodiastolischer Typus kommt vor. Der Galopprhythmus kann zweierlei Charakter haben, entweder liegt der akzentuierte Ton in der Mitte, oder am Ende der Gruppe von drei Tönen, und zwar hört man meist an der Spitze die erstere, an der Basis die zweite Art der Gruppierung. Der Galopprhythmus wird noch nicht einheitlich aufgefasst. Fr. Müller hat nachgewiesen, dass der präsystolische und protodiastolische Rhythmus, wie er eben geschildert ist, nicht von wesentlichem Unterschied für die Deutung ist. Er fasst den protodiastolischen Ton als Ausdruck des ersten Teiles der Diastole auf, in welchem sich das Blut aus dem Vorhof nach Eröffnung der Klappen in die Kammer ergiesst und dabei vielleicht durch Aufprallen auf das vermehrte Residualblut den dritten Ton erzeugt. Die zweite Art, der diastolische Galopprhytmus, der präsystolische, entsteht durch Beschleunigung des Blutstromes durch die Kontraktion der Vorhöfe. Die Ursache für diese Verdoppelung kann liegen:

1. Im Verhalten des Ventrikels, indem dieser schlaffer als normal ist und nun das Blut auffallend rasch in den schlaffen Ventrikel einströmt. Es entsteht dann der protodiastolische Ton.

2. In vermehrter Arbeit des Vorhofes, der auffallend stark den Blutstrom bei seiner Kontraktion beschleunigt. Dieses bringt den präsystolischen Ton hervor. Es scheint mir aber auch die unvollständige systolische Entleerung eines dilatierten Ventrikels von Bedeutung. Strömt das Blut vom Vorhof ein und trifft statt auf die wieder nachgiebige Ventrikelwand auf die vermehrte Flüssigkeitsmasse des Residualblutes, so

kann das Zusammentreffen beider Flüssigkeiten eine Schallerscheinung machen.

3. Im Verhalten der Leitung zwischen Vorhof und Ventrikel. Die Vorhöfe erzeugen bei ihrer Kontraktion einen schwachen Ton, der wegen der kurzen Zeitspanne, die ihn vom ersten Kammerton trennt, nicht vernommen wird. Wird das Vorhof-Kammer-Kontraktionsintervall grösser, so kann der Vorhofton als Vorschlag zum ersten Ton hörbar werden (Schrumpf).

Entsprechend der Entstehung der Töne findet man bei langsamer Herzaktion häufig den präsystolischen, bei beschleunigter Herzaktion den protodiastolischen Typus.

Nach Huchard soll der Galopprhythmus wesentlich bei der chronischen Nephritis eintreten. Man findet ihn jedoch auch bei sonst dilatiertem Herzen sehr häufig. Häufig findet er sich bei Myocarditis acuta und chronica, aber auch bei starker Herzbeschleunigung unter nervösen Einflüssen kann er eintreten. Von vielen Autoren wird der Galopprhythmus als ein Zeichen schwerer funktioneller Herzschwäche aufgefasst, und soll eine üble Prognose anzeigen. F. Müller betont mit Recht, dass der Galopprhythmus nicht immer eine solch ernste Bedeutung hat, vorübergehend findet er sich auch bei harmlosen Affektionen des Herzens. Er zeigt wohl immer allerdings eine gewisse, wenn auch dann vorübergehende Schwäche des linken Ventrikels an.

Ein dritter Ton findet sich auch bei der Obliteratio Pericardii infolge schwieliger Mediastino-Perikarditis (Friedreich). Wenn das Herz an die vordere Brustwand fixiert wird, tritt im Beginn der Diastole das Blut in beschleunigtem Strom in den Ventrikel ein, was von einem protodiastolischem Geräusch begleitet ist. Da dieses Geräusch jedoch auch nach der das Herz beweglicher machenden Kardiolysis zu hören ist, so ist anzunehmen, dass es in ähnlicher Weise wie beim Galopp rhythmus erzeugt wird.

4. Embryokardie.

Von Huchard wurde eine unter gewissen Verhältnissen am Herzen zu beobachtende Veränderung des Rhythmus mit dem Namen Embryokardie bezeichnet. Diese kennzeichnet sich dadurch, dass die Herzaktion beschleunigt wird und beide Herztöne in gleichen Pausen einander folgen und ausserdem den gleichen Klangcharakter haben, so dass man bei der Auskultation ein gleichmässiges Ticken hört. Man findet die Embryokardie im Endstadium mancher Herzfehler. Ganz besonders und als regelmässige Erscheinung findet man sie bei gewissen tachykardischen Anfällen, die von den Franzosen als „Tachycardie paroxysmelle“ bezeichnet werden. Diese stellen gegenüber der sonstigen Herzbeschleunigung etwas Besonderes dar. Man kann diese eigentümliche Form der Herzbeschleunigung mit dem Ausdruck „Herzjagen“ bezeichnen, denn nur bei dieser ist die Herzaktion wahrhaft jagend. Es kommt auch vor, dass, ohne dass Beschleunigung der Herzaktion besteht, die Herztöne gleich werden, ebenso wie die Pausen. Man nennt diesen Rhythmus dann „Pendelrhythmus“, da die einzelnen Töne sich gleichmässig folgen wie die beim Schlagen eines Uhrpendels wahrnehmbaren Geräusche. Bei sehr frequenter Herztätigkeit hört man bei geschwächtem Herzen und gesunkenem Blutdruck mitunter statt zweier Töne nur einen bei jeder Herzrevolution. Der zweite — Klappenton — wird fast unhörbar, wegen der geringen Spannung im arteriellen System. (Küngelrhythmus nach Müller.)

5. Herzgeräusche.

a) Sogenannte organische Herzgeräusche.

Die normalen Herztöne sind in pathologischen Fällen nicht selten einzeln oder alle durch Geräusche ersetzt oder mit solchen verbunden. Als zwischen Herzton und Herzgeräusch stehend ist der schon erwähnte unreine oder rauhe Ton zu betrachten. Unter Herzgeräusch versteht man gegenüber dem kurz abgesetzten Ton ein fortdauerndes und verlängertes akustisches Phänomen, welches dadurch entsteht, dass Wirbel das sonst gleichmässige Strömen des Blutes unterbrechen und Teile der Herz- und Gefässwandungen in Vibration versetzen. Es ist merkwürdig und noch nicht geklärt, dass beim normalen Herzen, bei dem doch durch das Einströmen des Blutes aus engeren Räumen in weitere und umgekehrt, ebenfalls Wirbelbewegungen entstehen müssen, keine „Geräusche“ entstehen. Der Charakter der Herzgeräusche kann ausserordentlich verschiedenartig sein, vom leisen Hauchen bis zum scharfen Kratzen und Schaben, ja zum musikalischen Tönen. Die Schallqualität ist dabei verschieden, man spricht von blasenden, hauchenden, musikalischen, rauschenden, sägenden, quietschenden und ähnlichen Geräuschen. Manche Geräusche sind für gewisse Klappenfehler charakteristisch, so das präsystolische schnappende Mitralgeräusch, das „giessende“ diastolische Aortengeräusch. Im übrigen ist aber auf die Qualität des Geräusches nicht viel zu geben, da die Bedingungen für die Entstehung des Klangcharakters ausserordentlich verschiedenartig sind und im Einzelfalle nicht festgestellt werden können. Neben den Geräuschen sind sehr häufig noch Töne zu hören. Man teilt die Herzgeräusche ein in endokardiale und exokardiale, d. h. in Geräusche, welche im Herzen resp. in den grossen Gefässen entstehen und solche, welche ausserhalb der Herzhöhle ihre Entstehung haben.

a) Die endokardialen Geräusche sind langgezogene Schallphänomene, welche nach ihrer zeitlichen Lage zum ersten oder zweiten Herzton als systolische und diastolische bezeichnet werden. Sie sind meist von mässiger Lautheit und können in ihrem Charakter verschiedene Erscheinungen darbieten. Manche Geräusche setzen scharf ein und klingen langsam aus, andere setzen leise ein und hören scharf auf. Auch können die Geräusche von einem Minimum zu einem Maximum ansteigen und wieder zum Minimum abfallen. Manche Geräusche sind so laut, dass man sie auf eine gewisse Entfernung hin vernimmt: Distanzgeräusche. Namentlich die musikalischen Geräusche, welche einen echten Ton erkennen lassen, sind oft auf weitere Entfernung hin hörbar. Solche Geräusche werden auch häufig von dem Patienten selbst wahrgenommen und sind mitunter durch ihre subjektive Wahrnehmbarkeit ausserordentlich störend und ein Grund von Beängstigung. Besonders stören sie auch den Schlaf.

Die Bedingung für die Entstehung eines Herzgeräusches ist dann gegeben, wenn 1. der Blutstrom sich beschleunigt, 2. wenn Verengungen oder Erweiterungen der Blutbahn vorliegen. Es ist dies also so wie beim Strömen von Flüssigkeit in Röhren überhaupt. Es bilden sich Wirbel vor und jenseits der verengten Stellen. Es zeigen somit die Geräusche eine Veränderung des Blutstromes an. Die Geräusche entstehen beim Herzen in der Gegend der Herzklappen, und zwar dadurch, dass der Blutstrom eine verengte Stelle passieren muss. Bei der Stenose passiert er diese während der Systole des vorhergehenden Herzabschnittes, bei der Insuffizienz während seiner Diastole. Bei der Stenose wird die Klappenöffnung nicht vollständig geöffnet, es kann demnach der vor der Klappe liegende Herzteil sein Blut nur unter höherem Druck in der Zeiteinheit entleeren. Bei der Insuffizienz schliesst die Klappe bei der Arbeit des der Klappe folgenden Herzabschnittes nicht vollständig, es strömt demnach Blut zurück. Bei der arteriellen Insuffizienz strömt das Blut aus den durch die systolische Füllung unter hohen Druck gesetzten grossen Arterien durch die undicht gewordenen Klappen zurück.

Es müssen demnach die Stenosengeräusche an den Atrioventrikular-Klappen, da die Systole der Vorhöfe der der Ventrikel voraufgeht, präsystolisch sein. Denn den Beginn der Systole rechnen wir vom Beginn des ersten Herztones an, der in die Anspannungszeit der Ventrikel fällt. Die Stenosen-Geräusche an den Arterien, Aorta und Pulmonalis, müssen systolisch sein, da während der Systole des Ventrikels in der Austreibungszeit das Blut durch die verengte Öffnung gepresst wird. Umgekehrt müssen die Insuffizienzgeräusche der Atrioventrikularklappen systolisch sein, da während der Systole das Blut rückwärts durch die undichten Klappensegel entweicht, während die Insuffizienzgeräusche an den grossen Arterien diastolisch sind, weil während der Diastole der Ventrikel das Blut aus den gefüllten Arterien durch die insuffizienten Klappen in den Ventrikel zurückfliesst.

Die Geräusche, die an den einzelnen Klappen entstehen, hört man an denselben Orten, an denen, wie früher ausgeführt, auch die Töne gehört werden. Es ist dadurch die Möglichkeit einer Lokalisation der Geräusche gegeben. So werden die Mitralgeräusche über der Herzspitze auskultiert. Die Aortengeräusche werden im zweiten Interkostalraum rechts vom Sternum, die Pulmonalarteriengeräusche im zweiten Interkostalraum links vom Sternum, ferner die Trikuspidalgeräusche auf dem unteren Teile des Sternums in der Regel auskultiert. Diese Regel erleidet aber im Einzelfalle zahlreiche Ausnahmen. Es entstehen die Geräusche an den Klappen durch Blutwirbel, deren Geräusch sich am besten mit der Strömung fortleitet. Geräusche entstehen besonders an der Seite des Ostiums, an welcher sich der grössere Hohlraum befindet. Diese beiden Umstände verursachen es, dass gewisse Geräusche an anderen als den üblichen Auskultationsstellen für die Töne mit besonderer Deutlichkeit gehört werden.

Vor allem ist das diastolische Aorteninsuffizienz-Geräusch, welches, weil der Blutstrom, der das Geräusch erzeugt, sich rückwärts in den Ventrikel ergiesst und, weil ferner die Auskultationsstelle der Aorta nicht genau der Gegend, in der die Klappe sich befindet, entspricht, oft links vom Sternum etwa im dritten Interkostalraum unmittelbar am Rande des ersteren, am sog. „fünften Punkt", am besten zu hören ist. In nicht seltenen Fällen ist das Geräusch überhaupt nur an dieser Stelle zu hören, so dass man bei der Untersuchung des Herzens nicht versäumen soll, an dieser Stelle zu auskultieren.

Das systolische Geräusch der Stenose der Aorta leitet sich entsprechend dem Blutstrom, der es erzeugt, in die Aorta und in die von dieser abzweigenden grossen Gefässe fort. So hört man es in einiger Entfernung vom Herzen, wenn man dem Laufe der Art. subclavia oder Karotis folgt, oft mit unverminderter Deutlichkeit. Es ermöglicht dieser Umstand seine Unterscheidung von einem systolischen Mitralgeräusch, welches sich nicht in die Gefässe fortpflanzt und demnach an jenen Stellen nicht oder doch nur sehr schwach zu hören ist.

Das systolische Mitralinsuffizienzgeräusch hört man an der Herzspitze deutlicher als in der Gegend, wo die Klappe liegt, da dort der rechte Ventrikel dem linken vorgelagert ist und ausserdem die Lunge einen Teil der Herzbasis bedeckt. Mitunter hört man es links vom Sternum, also in der Gegend, in der man gewöhnlich die Pulmonalis auskultiert, am stärksten, namentlich bei erweitertem linken Vorhof, der sich dann mit Zurückdrängung der Lunge der Thoraxwand anlegt. Da der Blutstrom, der das Geräusch erzeugt, zum linken Vorhof hin gerichtet ist, so ist es erklärlich, dass unter diesen besonders günstigen Bedingungen das Geräusch über dem linken Vorhof am deutlichsten wird.

Bei der Mitralstenose hört man das präsystolische Geräusch, da dieses sich mit dem zum Ventrikel gerichteten Blutstrom fortpflanzt und durch diesen erzeugt wird, meist nur über der Herzspitze. Mitunter hört man rein diastolische Geräusche der Mitralis besser über dem Vorhof, da im Beginn der Diastole der Vorhof mit Blut gefüllt und weit, der Ventrikel blutleer und eng ist.

Die selteneren Geräusche des rechten Herzens werden, was die Pulmonalisgeräusche anbetrifft, am besten in der Gegend der Auskultationsstelle der Pulmonaltöne im zweiten Interkostalraum gehört. Das systolische Geräusch der Pulmonalstenose ist gewöhnlich über dem ganzen Herzen hörbar, da die Vorderfläche des Herzens fast ganz vom rechten Ventrikel gebildet wird und dieser der Brustwand in grosser Ausdehnung anliegt. Ebenso hört man die Septumdefektgeräusche meist über dem ganzen Herzen. Pulmonal-Stenosengeräusche pflanzen sich in die Lungenarterien fort und werden deshalb unter der linken Klavikula sowie mitunter zwischen den Schulterblättern deutlich gehört, wohin sich die Aorten-Stenosengeräusche nicht fortpflanzen. Ebenso kann das diastolische Pulmonalinsuffizienzgeräusch aus denselben Gründen wie das Aortengeräusch am unteren Sternum mitunter deutlich hörbar werden. Es entspricht dies der Richtung des das Geräusch erzeugenden Blutstroms.

Die Trikuspidalgeräusche, besonders das diastolische beziehungsweise präsystolische Stenosengeräusch, werden am unteren Drittel des Sternums am besten gehört. Hier hört man von anderen Klappen fortgeleitete Geräusche nur selten. Ebenso wird ein systolisches Trikuspidalinsuffizienzgeräusch an dieser Stelle am besten gehört.

Die Bedeutung der Geräusche für die Diagnose der Klappenfehler ist zwar eine grosse, aber nicht allein ausschlaggebende. Jeder Klappenfehler bringt, aus rein physikalischen Gründen, noch eine Reihe anderer Symptome durch die mit ihm verbundene Veränderung der Funktion der einzelnen Herzteile hervor, so dass auch ohne alleinige Berücksichtigung der Geräusche jeder einzelne Klappenfehler zu diagnostizieren ist. Umgekehrt können Geräusche auch anderen Umständen, Rauhigkeiten der Wand, Sehnenfäden, Veränderung der Blutflüssigkeit etc., ihre Entstehung verdanken. Auf diese Momente wird bei der speziellen Diagnose der Klappenfehler näher einzugehen sein. Es muss aber an dieser Stelle schon betont werden, dass die äusserst minutiösen Unterscheidungen bei der Untersuchung der Herzgeräusche, von denen kurz noch im folgenden die Rede sein wird, nicht die ausschlaggebende Wichtigkeit haben, die ihnen früher, zu einer Zeit, in der die Folgeerscheinungen der Klappenfehler für die Herzfunktion nicht so genau festgestellt waren, beigelegt wurde.

Was die feinere Unterscheidung der Geräusche anbetrifft, so ist zunächst daran festzuhalten, dass oft neben den Geräuschen noch die Töne zu hören sind, da ja selten die Zerstörung der Klappensegel so hochgradig ist, dass nicht ein Klappenton noch zustande käme. Andererseits wird auch der durch die Muskelkontraktion erzeugte Teil des ersten Tones gewöhnlich fortbestehen. Dies ermöglicht, beim Auskultieren den Rhythmus des Herzens meist ohne weitere Kunstgriffe zu erfassen. Ist man im Zweifel, ob der erste oder zweite Ton von einem Geräusche begleitet ist, resp. durch ein solches ersetzt ist, so muss die Palpation der Herzspitze entscheiden. Auch die Karotis kann herangezogen werden, da der Puls der Karotis dem ersten Ton kurz nachfolgt. Systole und Diastole werden nach Beginn des ersten und zweiten Tones unterschieden. Alles, was vor den Beginn eines dieser Töne fällt, gehört der anderen Phase an, so ist ein präsystolisches Geräusch in Wirklichkeit diastolisch und ein postsystolisches Geräusch immer systolisch. Durch die Kombination von Tönen und Geräuschen erhalten die akustischen Phänomene eigentümliche Veränderungen, die dem Gehör einzuprägen sind:

Sahli hat die Geräusche durch Worte wiederzugeben versucht, so hört man bei Mitralinsuffizienz und Trikuspidalinsuffizienz: Táfta, Táfta; bei Aorten- und Pulmonalstenose: Taftá, Taftá; bei Aorten- und Pulmonalinsuffizienz: Tatáf, Tatáf; bei Mitralstenose und Trikuspidalstenose: Ftáta, Ftáta.

Die zu je zwei gruppierten Fehler, welche gleiche Geräusche haben, werden an verschiedenen Orten auskultiert, ausserdem sind die weiteren Folgeerscheinungen am Herzen so durchaus verschieden, dass eine Unterscheidung nicht schwer ist.

Die meisten Herzgeräusche setzen stark ein, und werden allmählich leiser. Nur die Stenosengeräusche der Atrio-Ventrikularklappen sind an ihrem Ende stärker, weil erst am Ende der Diastole durch die Systole der Vorhöfe der Blutstrom beschleunigt wird, während die arteriellen Geräusche durch die Tätigkeit der Ventrikel im Anfang verstärkt werden, da der Beginn der Kontraktion am stärksten den Blutstrom beschleunigt. Es kann bei der Atrio-Ventrikularstenose auch nur der letzte Teil des Geräusches überhaupt hörbar sein, da im Anfang der Diastole die Geschwindigkeit des aus den Vorhöfen in die Kammer sich ergiessenden Blutes so gering ist, dass ein Geräusch nicht zustande kommt. Es gibt auch ausser dem diastolisch-präsystolischen Geräusch noch prädiastolische, die nach Sahli dadurch entstehen, dass die Klappe im Beginn der Systole noch schliesst und erst in der Austreibungszeit, wenn der Druck sich im Ventrikel vermehrt, auseinanderweicht. Andererseits können diese auch dadurch entstehen, dass die zum Schluss der Systole entstehende grössere Erweiterung des Vorhofes und die diesem gegenüberstehende grössere Verengerung der Kammer eine günstigere Bedingung für die Entstehung von Wirbeln in der Blutflüssigkeit und damit von Geräuschen gibt.

Wenn sich Klappenfehler kombinieren, so kann dies dadurch geschehen, dass sich an derselben Klappe Insuffizienz und Stenose zugleich findet, was ja an der Mitralis besonders häufig ist, oder dadurch, dass an mehreren Klappen zugleich ein Fehler entsteht. Es kombinieren sich dann die für die einzelnen Klappenfehler charakteristischen Geräusche miteinander.

Nach Sahli entsteht bei Mitralinsuffizienz und Stenose und Trikuspidalinsuffizienz und Stenose das Geräusch: Ftáfta, Ftáfta. Bei Aorteninsuffizienz und Stenose, sowie Pulmonalinsuffizienz und Stenose: Taftáf, Taftáf.

Es können auf diese Weise ausserordentlich mannigfaltige Schallerscheinungen wahrnehmbar werden, die im einzelnen kaum genügen, eine bestimmte Diagnose zu stellen. Wichtig dabei ist der Umstand, über welchem Punkt das Geräusch am deutlichsten zu hören ist, beziehungsweise wenn es an zwei Punkten zu hören ist, ob es an beiden den gleichen Charakter hat. Hört man an zwei verschiedenen Punkten des Herzens ein Geräusch, welches an dem einen Punkte einen ganz anderen Charakter hat wie am anderen, so handelt es sich wahrscheinlich um zwei an verschiedenen Orten entstehende Geräusche. Hat das Geräusch den gleichen Charakter, so entsteht es in der Regel an der Klappe, an der es am deutlichsten ist. Es kann aber auch ein leises und ein lautes Geräusch von zwei verschiedenen Klappen kombiniert sein, dann auskultiert man vom Ort des leisen Geräusches aus nach dem des stärkeren zu unter Verschiebung des Stethoskops. Hört man kontinuierlich das Geräusch stärker werden, so handelt es sich um ein fortgeleitetes Geräusch von der Stelle des stärksten Geräusches. Schwächt sich aber das Geräusch zunächst ab, um dann wieder stärker zu werden, so wird es sich um zwei an zwei Klappen oder Ostien entstandene Geräusche handeln. So wird man vom Punkte des schwächeren Geräusches nach den Punkten der stärkeren hin auskultieren und auf diese Weise entscheiden können, ob autochthone oder fortgeleitete Geräusche an der betr. Stelle zu hören sind.

Sind Geräusche am Herzen nicht zu hören und hat man dennoch den Verdacht eines Klappenfehlers, so kann man den Umstand, dass durch Vergrösserung der Strömungsgeschwindigkeit Geräusche deutlicher werden, dazu benutzen, die Geräusche hervorzulocken. Dies ist besonders bei Stenosengeräuschen zu empfehlen, weil die verstärkte Tätigkeit des hinter der Stenose gelegenen Herzabschnitts dann den Blutstrom beschleunigt. Man lässt den Patienten einige mässig anstrengende Bewegungen machen wie Kniebeugen, rasches Aufrichten und Wiederhinlegen, und findet dann bei beschleunigter Herzaktion nicht selten das vorher vermisste Geräusch.

b) Die funktionellen und akzidentellen Herzgeräusche.

Bei Herzen, deren Klappen anatomisch intakt befunden werden, ist nicht selten intra vitam ein Geräusch zu hören. Man findet diese Geräusche besonders bei Anämie, bei fieberhaften Krankheiten, in der Rekonvaleszenz, sowie bei sonst geschwächten Menschen. Diese akzidenellen Geräusche sind fast immer systolisch. Sie sind meist am Auskultationsort der Arteria Pulmonalis am deutlichsten. Man hört sie aber auch oft an der Herzspitze sowie auch wohl über dem ganzen Herzen. Ihr Charakter ist meistens hauchend, doch kommen alle Arten von Geräuschen gelegentlich auch akzidentell vor. Sahli wirft die Frage auf, warum das normale Herz keine Geräusche habe, da doch an allen Klappen Verengerungen der Blutbahn sich befinden. Die Antwort darauf gibt er dahin, dass die Strömungsgeschwindigkeit des Blutes für gewöhnlich nicht ausreiche, Geräusche an diesen Stellen zu erzeugen. Stimmt man dem zu, so kann man als eine Ursache der akzidentellen Geräusche eine vermehrte Strömungsgeschwindigkeit auffassen. Bei Anämischen ist das Blut dünnflüssiger, weniger viskös. Es strömt deshalb rascher, da es weniger innere und äussere Reibung hat. Andererseits mag die im Fieber und auch sonst beschleunigtere Herzaktion, bei der auch die Systole sich verkürzen kann, eine Beschleunigung des Blutstroms und damit Geräusche hervorbringen. Auf ein weiteres wichtiges Moment haben Krehl und Romberg aufmerksam gemacht. Es ist das der Umstand, dass zu einem vollständigen Klappenschluss, besonders der Atrio-Ventrikularklappen, es notwendig ist, dass der sie umgebende Muskelring durch seine Kontraktion die Ränder der Klappe möglichst einander nähert, dass ferner die Papillarmuskeln in gehöriger Weise sich verkürzen, so dass die Klappe gewissermassen beim Schluss von einem Muskelpolster umgeben wird. Fällt diese Kontraktion aus, oder wird sie schwächer, so reichen die Klappensegel nicht aus, die Öffnung gänzlich zu schliessen. Es kommt so zu relativer Insuffizienz, und diese ist in manchen Fällen von Geräuschen, die wir nicht akzidentelle, sondern funktionelle nennen müssen, die Ursache. Ferner mögen auch Rauhigkeiten, myokarditische Schwielen, Auflagerungen in der Aorta in dem vorbeifliessenden Blutstrom Wirbel erzeugen, so dass Geräusche entstehen.

Eine weitere Ursache für akzidentelle Geräusche sind extrakardiale Verhältnisse, insofern sie bei der Systole in den anliegenden Partien der

Lunge erzeugt werden, sogenanntes systolisches und diastolisches Vesiküläratmen. Man hört diese Geräusche in einer bestimmten Phase der Atmung am deutlichsten. Man lässt den Patienten langsam ein- und ausatmen und hört dann, dass das Geräusch bei bestimmter Atmungsstellung der Lunge sehr deutlich wird, um bei anderen ganz zu verschwinden. Man hört es auch meist an dem äusseren Herzrand am deutlichsten, namentlich aber in der Gegend des unteren linken Herzrandes, wo die Herzexkursionen am grössten sind. Auch mit der Herzaktion und durch diese entstehende systolische und diastolische Rhonchi in den Lungen können Herzgeräusche vortäuschen. (Fleckseder.) Die diastolischen akzidentellen Geräusche, deren Vorkommen vielfach bestritten wird, sind von Sahli bei Anämischen beschrieben und von ihm als fortgeleitete Venengeräusche aufgefasst, welche, durch die diastolische Ansaugung (?) verstärkt, entsprechend dem Blutstrom in das Herz fortgeleitet werden sollen. Auf dieselbe Weise glaubt er auch diastolische Geräusche, welche von dem vom Vorhof in den Ventrikel einströmenden Blut erzeugt werden sollen, konstatiert zu haben. Da eine derartige Entstehung von Geräuschen nur bei stark chlorotischem Charakter des Blutes bisher beobachtet wurde, so wird ein solches Geräusch kaum Gelegenheit zur Verwechselung mit organischen Geräuschen geben.

In neuerer Zeit ist auf ein mitunter vorkommendes, in seiner Intensität verschiedenes, oft rauhes systolisches Geräusch in der Gegend der Herzbasis hingewiesen, das sich besonders bei flachbrüstigen Individuen findet. Es findet sich am lautesten über der Pulmonalis im zweiten linken Interkostalraum. Bei tiefer Inspiration verschwindet es fast ganz, um bei starker Exspiration sehr deutlich und laut zu werden. Ich habe eine Torsion der Arteria pulmonalis als Ursache für die Entstehung dieses Basis-Geräusches angesehen. Nach Haenisch und Querner wird es in manchen Fällen durch ein abnorm starkes Anliegen der Arteria pulmonalis an der Thoraxwand hervorgerufen. Durchleuchtet man solche Geräuschträger in frontaler Richtung, so sieht man das vordere Lungenfeld bei der Exspiration fast ganz verschwinden.

Ausser den schon genannten Bedingungen, welche ein akzidentelles Geräusch als solches entstehen und erkennen lassen, fällt ferner für die Erkenntnis seiner Natur ins Gewicht, dass bei allen Klappenfehlern gewisse Folgeerscheinungen in der Zirkulation und am Herzen sich zeigen. In diesen Fällen muss die Diagnose per exclusionem gestellt werden. Der Einfluss der Atmung auf die Geräusche ist sowohl bei akzidentellen wie auch bei organischen zu konstatieren, je nachdem die betreffende Atmungsphase den Zustrom oder andererseits das Abströmen des Blutes zum Herzen begünstigt oder nicht. So begünstigt die Inspiration beim rechten, die Exspiration beim linken Herzen den Zufluss. Es werden dabei natürlich durch die erhöhte Geschwindigkeit des Blutstromes auch die organisch bedingten Geräusche deutlicher. Von praktischer Wichtigkeit sind aber diese Sachen kaum. Der Valsalvasche Versuch unterdrückt infolge Zurückstauung des Venenblutstroms die endokardialen Geräusche des rechten Herzens vollständig. Die des linken Herzens werden zunächst durch das aus den ausgepressten Lungengefässen rascher zuströmende Blut verstärkt, dann aber ebenfalls abgeschwächt.

Eine Bedeutung hat ein akzidentelles Geräusch für die Leistungsfähigkeit des Herzens nicht, obwohl Kylin statistisch feststellte, dass unter den anscheinend herzgesunden von ihm untersuchten Soldaten der Prozentsatz der mit akzidentellen Geräuschen behafteten unter den gegenüber Anstrengungen Versagenden ein grösserer war, als unter den anderen. Anders ist es mit den Krehlschen funktionellen Geräuschen. Diese weisen auf eine schwächere Kontraktion der Kammern hin.

c) Die extrakardialen Geräusche.

Ausser im Herzen selbst können Geräusche auch an der Aussenfläche, an den Flächen des Perikards entstehen, ganz abgesehen von den schon erwähnten kardio-pulmonären und durch Anlegen der Pulmonalis an die vordere Toraxwand beim Exspirium erzeugten Geräuschen. Die Geräusche, welche dort entstehen, sind entweder rein perikardiale Reibegeräusche, die zwischen den beiden Blättern des Perikards, wenn sie nicht glatt, sondern durch krankhafte Auflagerungen rauh geworden sind, hervorgerufen werden, oder pleuroperikardiale, welche zwischen Perikard und Pleura entstehen. Ausserdem ist noch das präkordiale Emphysemgeräusch zu erwähnen, sowie das seltene perikardiale Plätschergeräusch.

1. Das perikardiale Reiben entsteht gewöhnlich durch Auflagerungen entzündlicher Natur auf den Perikardialblättern. Diese Auflagerungen können fibrinöse Stränge und bindegewebliche Wucherungen sein. Selbst Kalkablagerungen können sich dort finden. Bei raschem Wasserverlust des Körpers, so bei der Cholera und der Ruhr, hat man ebenfalls Reibegeräusche am Herzen beobachtet, welche wohl durch abnorme Trockenheit der Perikardialblätter hervorgerufen werden. Der Charakter der perikardialen Geräusche ist gewöhnlich etwas rauher, wie der der Herztöne. Sie klingen dem Ohre näher wie jene und haben meist einen kratzenden, schabenden Charakter. Man erkennt sie am besten an dem zeitlichen Verhalten zur Herzaktion. Sie schliessen sich nicht den Herztönen resp. den Momenten ihrer Entstehung unmittelbar an wie die endokardialen, sondern schieben sich sehr häufig zwischen die Töne

hinein. Sie haben dabei oft rasch wechselnden Charakter. Durch Aufdrücken des Stethoskops werden sie oft deutlicher, da man dadurch die Perikardialblätter einander nähert. Die Geräusche können zur Systole und zur Diastole die verschiedensten Beziehungen unterhalten. Sie können mitten in die Systole und Diastole fallen, können von der Systole in die Diastole übergreifen, ja sie können kontinuierlich vorhanden sein und nur in der Systole und Diastole sich steigern. Man hört sie gewöhnlich in der Gegend der Herzbasis und über dem Sternum am deutlichsten. Mitunter sind sie als Schwirren zu fühlen. Durch das häufige Nachschleppen dieser Geräusche nach den Herztönen entsteht oft ein eigentümlicher, vierteiliger, an das Pfauchen einer Güterzuglokomotive erinnernder Rhythmus, so dass mit jeder Herzaktion vier deutlich voneinander unterschiedende akustische Phänomene, Töne und Geräusche zu hören sind. Auch die perikardialen Geräusche werden durch die Atmung beeinflusst. Ebenso auch durch Lagewechsel des Kranken.

2. Das pleuroperikardiale Reiben entsteht, wenn pleuritische Auflagerungen sich in der Nähe des Herzens finden. Man hört diese Geräusche meist am linken Rande der Herzdämpfung am deutlichsten. Sie sind mit der Atmung meist variierend. Wird die Atmung angehalten, verschwinden sie mitunter, namentlich dann, wenn man versucht, die Atmung in verschiedenen Phasen einhalten zu lassen. Bei der Exspiration verschwinden sie meistens, während sie durch tiefe Inspiration sich verstärken lassen.

3. Das präkordiale Emphysemgeräusche (Sahli). Bei Ruptur von Lungenalveolen kann Luft in das Bindegewebe des vorderen Mediastinums gelangen und die Herzdämpfung überlagern. Es können durch Erschütterung seitens des Herzens in diesem Gewebe Geräusche entstehen wie bei dem interstitiellen Lungenemphysem, die einen eigentümlich klingenden Charakter haben und mit der Herzaktion synchron sind. Die Herzdämpfung ist dabei verkleinert und die Herztöne werden leiser.

4. Perikardiales Plätschern. Enthält der Herzbeutel Luft und Flüssigkeit zu gleicher Zeit, wie es in seltenen Fällen so nach Perikardpunktionen vorkommt, so kann das Herz, indem es die Flüssigkeit bei seiner Aktion in dem lufthaltigen Raum peitscht, klingende laute Plätschergeräusche erzeugen. Ähnliche Geräusche können aber auch durch die Herzaktion im Magen erzeugt werden, wenn er mit Luft aufgetrieben ist und dabei reichliche Flüssigkeit erhält.

Die Auskultation der Gefässe.

a) Normale arterielle Töne und Geräusche.

An den Gefässen entstehen normalerweise und unter pathologischen Verhältnissen Töne und Geräusche. Solche, welche während der pulsatorischen Erweiterung der Arterien, also der Diastole dieser entstehen, nennt man arterio-diastolische, obwohl sie durch die Systole des Herzens hervorgerufen werden. Die bei der pulsatorischen Verengerung der Arterien entstehenden werden arterio-systolische genannt, obwohl sie mit der Zeit der Diastole des Herzens ungefähr zusammenfallen. Spontan nennt man diejenigen Töne und Geräusche, welche, ohne dass man einen Druck mit dem Stethoskop ausübt, vernommen werden, während sogenannte Druckgeräusche durch Aufdrücken des Stethoskops entstehen. Drucktöne und Druckgeräusche sind also stets künstlich hervorgebracht.

Bei gesunden Menschen sind Spontantöne in der Regel nur an der Karotis und an der Subklavia zu hören. Bei etwa 90% der Gesunden hört man an der Karotis zwei Töne, von denen der zweite der stärkere ist. Der erste diastolische Ton ist in seiner Entstehung zweifelhaft. Es besteht da die Frage, ob er vom Herzen fortgeleitet, oder ob er an Ort und Stelle entsteht, und ob er, wenn er in der Arterie selbst entsteht, dort durch Blutwirbel hervorgerufen wird, oder von den Wandungen der Arterie, oder durch beides zugleich. Ist er vom Herzen fortgeleitet, so muss er synchron mit dem ersten Herzton entstehen. Findet sich dagegen eine zeitliche Differenz, so muss er an Ort und Stelle entstanden sein. Man findet einen selbständigen Arterienton gewöhnlich nur bei stark gespanntem Pulse, sonst ist der zu hörende Ton vom Herzen fortgeleitet. Der zweite, stärkere systolische Ton wird sicher von den Aortenklappen fortgeleitet. Die über der Subklavia hörbaren Töne sind ebenfalls meist fortgeleitet, aber auch hier kommt es bei erhöhtem Druck im Gefässsystem vor, dass in der Arterie selbst der Ton entsteht. An den kleineren, vom Herzen entfernteren Arterien, so an der Brachialis, Kruralis, kennt man unter normalen Verhältnissen nur Drucktöne. Es entsteht bei mit stärkerem Druck aufgesetztem Stethoskop ein diastolischer Ton durch Anschlagen der Blutwellen an die durch den Druck stark verengte Stelle. Bei schwächer aufgesetztem Stethoskop, wobei die Blutbahn nur wenig eingeengt wird, entsteht ein Geräusch. Bei kleineren Arterien hört man weder Töne noch Geräusche, auch nicht bei Druck. Dagegen lässt sich an der Aorta abdominalis sowohl der Druckton wie das Druckgeräusch hervorrufen. Das Phonendoskop ermöglicht es, auch hier mitunter spontane Töne zu hören.

b) Pathologische Geräusche über den Arterien.

In krankhaften Fällen können sowohl die normalerweise hörbaren Geräusche und Töne über den Arterien verschwinden, als auch an Arterien, die normalerweise keinen Ton und kein Geräusch erkennen lassen, solche hörbar werden. Fehlt der zweite Aortenklappenton, so wird auch der zweite Karotis- und Subklaviaton fehlen. Bei Stenose der Aorta fehlt der erste Ton, da die langsam und spärlich fliessende Blutmasse ihn nicht überträgt und auch nicht imstande ist, einen Lokalton zu erzeugen. Bei Aorteninsuffizienz kommen vom Herzen entfernt liegende Arterien mitunter zum Tönen. Man hört dann z. B. an der Kruralis bei guter Herzkraft zwei Töne, die sich durch Druck mit dem Stethoskop in Geräusche verwandeln lassen. Diese Lokaltöne kommen dadurch zustande, dass bei dem hohen Pulsdruck und der relativ geringen Gefässspannung die Gefässe durch den plötzlichen Druck der Blutwelle stark gespannt, aber durch das rasche Zurückfliessen des Blutes ebenso rasch wieder entspannt werden. Solche Töne hört man auch über der Brachialis, ferner, und zwar den diastolischen Ton allein, mitunter über dem Arterienbogen der Hohlwand, und zwar schon mit blossem Ohr.

Meistens findet sich über den grossen Arterien nur ein Ton, und zwar ein arterio-diastolischer Ton, der auch zu einem Doppelton werden kann. Dieser Doppelton kommt bei Fiebernden, bei Bleikranken (Matterstock), bei Basedowkranken, bei Mitralstenose (Weil), bei Chlorose und auch im Verlauf der Schwangerschaft vor. Nach Friedreich und Schreiber entsteht der Doppelton in seinem ersten Teile in der Vene, im zweiten in der Arterie. Bei überfülltem Venensystem und Hypertrophie des linken Ventrikels kommt er zustande. Durch stärkeres Andrücken des Stethoskops lässt sich der Doppelton in ein Doppelgeräusch verwandeln. Spontane Arteriengeräusche finden sich in der Norm nur über der offenen Fontanelle der Kinder, etwa von der vierten Lebenswoche an bis zu anderthalb Jahren, doch kann bei längerem Offenbleiben dieser der Ton bis ins sechste sogar achte Lebensjahr persistieren. Es ist ein herzsystolisches Geräusch, welches wahrscheinlich von den Arterien der Schädelbasis aus durch die Gehirnmasse fortgeleitet wird. Die Arterien der Schädelbasis erfahren mehrfache Windungen und Knicke, welche das Auftreten von Geräuschen begünstigen. Auch das Uteringeräusch, welches bei Schwangeren in den letzten Monaten zu hören ist, entsteht in den erweiterten Arterien des Uterus. Ähnliche Geräusche können bei Abdominalgeschwülsten gehört werden.

Pathologische Geräusche finden sich ferner bei Erweiterung der Gefässe, den Aneurysmen. Ein solches Geräusch ist arteriodiastolisch und entsteht dadurch, dass das Blut aus der engeren Arterie plötzlich in einen erweiterten Raum stürzt. Bei grossen Aneurysmen vermisst man aber nicht selten dies Geräusch, was dadurch zu erklären ist, dass die Aneurysmen entweder zum Teil mit Gerinnseln gefüllt oder im Vergleich zur Blutbahn sehr weit sind, so dass keine kräftigen Wirbel in dem weiten Sack entstehen.

Ebenso entstehen Geräusche an Stellen, an denen die Blutbahn verengert wird, so an der Aorta durch Druck von Geschwülsten, auch durch Verengerung infolge von mediastinalen und pleuritischen Verwachsungen und ähnlichem. Über dem vaskulösen Kropf, besonders bei Basedowkranken, findet man ein blasendes arterio-diastolisches Geräusch, welches mit der aufgelegten Hand gewöhnlich auch als Schwirren zu fühlen ist. Bei gesteigerter Strömungsgeschwindigkeit des Blutes bei Hypertrophie des linken Ventrikels hört man in den Halsadern nicht selten Geräusche. Ferner hört man bei Atheromatose der Gefässwand mitunter ein durch die Rauhigkeit der Gefässwand verursachtes Geräusch. Man hört ferner von der Aorta fortgeleitete Geräusche oft in den grossen Arterien des Halses und in der Subklavia.

So findet man bei Aorteninsuffizienz häufig ein diastolisches Geräusch in der Karotis. Bei Aortenstenose wie unter Umständen bei Mitralfehlern findet sich ein systolisches Geräusch.

Nicht selten hört man bei Gesunden bei gewissen Phasen der Inspiration Geräusche über der Subklavia, die offenbar von Zerrungen der Wand des Gefässes und damit Verengerungen des Rohres herrühren. Bei Tuberkulösen findet man beim Exspirium dies besonders häufig. Es soll nach Müller durch Verwachsung der Pleurablätter hervorgerufen werden, jedoch ist es, da es auch bei normalen gefunden wird, hierfür nicht pathognomonisch. Spontangeräusche finden sich auch mitunter bei Aorteninsuffizienz, bei Bleikranken und Chlorotischen sowie bei Fällen von Herzhypertrophie über der Arteria brachialis. Es ist dann meist ein Spontandoppelgeräusch zu hören. Regelmässig lässt sich aber bei solchen Kranken durch Druck mit dem Stethoskop ein solches erzeugen. Drückt man stärker, so entsteht wieder ein Druckton. Über Aneurysmen findet sich häufig auch ein systolisches Geräusch, welches durch die Aorta von den Aortenklappen fortgeleitet ist, es kann aber auch dem Zurückfedern des diastolisch ausgedehnten Sackes seinen Ursprung verdanken.

c) Venentöne und Geräusche.

Venentöne werden nur dann beobachtet, wenn infolge einer Trikuspidalinsuffizienz das Blut in die Venen zurückläuft und die Venenklappen noch schliessen. Es kann dann über den Venenklappen an der Jugularis ein Ton entstehen. Der Ton ist venendiastolisch, da die Vene dann durch die Systole der Kammer diastolisch erweitert wird. Bei schlussunfähigen Jugularklappen kann dieser Ton im weiteren Verlauf der Vene gehört werden, mitunter kann sogar ein Doppelton entstehen, wenn kräftige Vorhofkontraktionen vorausgehen. Der Ton kann sich sogar bis in die Schenkelvene (Friedreich) fortpflanzen. Ausser der Klappenspannung wird für diese Töne auch die plötzliche Erweiterung der Venenwand verantwortlich gemacht. Venengeräusche lassen sich wie Arteriengeräusche durch leichten Druck mit dem Stethoskop über den grösseren Venen erzeugen. Man beobachtet Venengeräusche besonders an den Halsvenen und kann sie auch bei Gesunden, namentlich wenn man den Kopf nach der entgegengesetzten Seite wenden lässt und dadurch die Venenwand anspannt und verengert, deutlicher machen. Sie kommen mit verschiedenem Klangcharakter vor. Leichtes Hauchen oder Rauschen bis zum tönenden Klingen kommt vor (Nonnengeräusch). Besteht stärkere Stauung in den Venen, so bleibt das Geräusch aus. Diese Geräusche entstehen durch das Einströmen des Blutes aus engeren in weitere Venenabschnitte oder auch dann, wenn das Blut eine wässerige Beschaffenheit hat. Die Venengeräusche kommen mitunter dem Kranken selbst als Ohrensausen zum Bewusstsein. Man kann durch Druck auf die Vene dann das Geräusch abstellen. Kann man das Venenschwirren mit dem Finger fühlen, so ist es nach Friedreich als krankhaft zu bezeichnen, ebenso wenn es entfernt von der Platte des Stethoskops gehört werden kann. Auch über anderen Venen ist unter Umständen dieses Geräusch zu hören, so am rechten Brustbeinrand bis zum dritten rechten Rippenknorpel über der Vena anonyma und über der V. cava superior. An den grossen Schenkelvenen lässt sich das Nonnengeräusch zuweilen ebenfalls hören, namentlich bei hochliegendem Bein. Auch bei den erweiterten Venen der Bauchhaut, wie sie sich bei Einengung des Pfortaderkreislaufs finden, können Venengeräusche auftreten. Bei Trikuspidalinsuffizienz, bei welcher während der Systole des rechten Ventrikels das Blut in den Halsvenen rückläufig wird, findet sich dementsprechend auch ein rückläufiges Geräusch. Auch durch Kommunikation von Arterien mit Venen, wie dies bei Durchbrüchen von Aneurysmen in Venen oder auch sonst auf traumatischem Wege zustande kommen kann, entstehen in den mit arteriellem Blut pulsierend gefüllten Venen Geräusche und Töne.

Die Auskultation des Herzens von der Speiseröhre aus.

Man kann, wenn man einen Magenschlauch in die Speiseröhre herabführt, sehr bald, nachdem derselbe den Kehlkopfeingang passiert hat, an seiner Mündung die Herztöne wahrnehmen. Wenn man die Röhre weiter vorschiebt, ändert sich der Charakter der Töne. Man bekommt so nach der anatomischen Lage der

Speiseröhre zunächst die in die Aorta fortgeleiteten Geräusche zu hören und weiter unten die Töne und Geräusche der Pulmonalis und der Mitralis. Benjamins hat die Herztöne von der Speiseröhre aus registriert. Eine besondere diagnostische Bedeutung hat die Auskultation durch die Speiseröhre nicht gewonnen, dagegen ist die Kardiographie von der Speiseröhre aus von Minkowsky und Rautenberg mit Erfolg versucht worden.

G. Fischer hat auf ein zuweilen vor dem geöffneten Munde des Kranken deutlich zu hörendes Geräusch, das Mundhöhlengeräusch, aufmerksam gemacht. Er nimmt einen abnorm hohen Stand des Aortenbogens als Ursache des Auftretens dieses bald nur expiratorisch, bald auch inspiratorisch auftretenden Geräusches an.

Literatur.

Benjamins, Über die Untersuchung des Herzens von der Speiseröhre aus. Pflügers Arch. 158. S. 125.

Bock, Ein neues Stethoskop zur Messung der subjektiven Stärke der Herzklänge. Münch. med. Wochenschr. 1908. Nr. 11.

Braun, Untersuchungen am Herzen. Verh. d. XXI. Kongr. f. inn. Med. Wiesbaden 1904.

Dinkler, Eine Verbesserung des gewöhnlichen Hörrohres. Münch. med. Wochenschr. 1904. Nr. 24.

Fischer, G., Das Mundhöhlengeräusch. Münch. med. Wochenschr. 1903. Nr. 19 u. 20.

Fleckseder, Über akzidentelle Geräusche am Herzen. Med. Klin. 1916. Nr. 42.

Geigel, Die akustische Leitung von Kommunikationsrohren und Stethoskopen. Virchows Arch. Bd. 140.

— Entstehung und Zahl der normalen Herztöne. Virchows Arch. Bd. 141.

Gerhardt, C., Lehrbuch der Auskultation und Perkussion. 6. Aufl. Tübingen 1900.

Goldscheider, Schallerscheinungen am Herzen. Die Deutsche Klinik. IV. S. 303.

Haenisch und Querner, Über das akzidentelle Geräusch an der Pulmonalis und dessen Erklärung auf Grund von Röntgenbeobachtungen. Münch. med. Wochenschr. 1917. S. 721.

Henschen, Über die sogen. anämischen akzidentellen Herzgeräusche. Zentralbl. f. d. ges. Therap. 1905. H. 6 u. 7.

Hoffmann, F. A., Über Herzuntersuchung. Deutsch. med. Wochenschr. 1904. Nr. 17.

Hoffmann, Aug., Über ösophageale Auskultation. Zentralbl. f. inn. Med. 1892. Nr. 48.

Klewitz, Der Puls im Schlaf. Deutsch. Arch. f. klin. Med. Bd. 112. S. 38.

Krehl, Über den Herzmuskelton. Arch. f. Anat. u. Physiol. 1889. Physiol. Abt. S. 253.

Kylin, Akzidentelle Herzgeräusche und Ausdauer bei körperlichen Anstrengungen. Deutsch. Arch. f. klin. Med. Bd. 124, S. 105 u. Bd. 127, S. 387.

Lüthje, Beitrag zur Frage der systolischen Geräusche am Herzen und der Akzentuation des II. Pulmonaltons. Med. Klin. 1906. S. 404.

Müller, Fr., Über Galopprhythmus des Herzens. Münch. med. Wochenschr. 1906. Nr. 17.

Obrastzow, Über die verdoppelten und akzessorischen Herztöne bei unmittelbarer Auskultation des Herzens. Zeitschr. f. klin. Med. LVII. S. 70.

Ortner, Klinische Beobachtungen über das Verhalten der Kreislauforgane bei akuten Infektions-Krankheiten. Verh. d. XXII. Kongr. f. inn. Med. Wiesbaden 1905. S. 506.

Pribram, Über das Phonendoskop. Prag. med. Wochenschr. 1896. Nr. 33.

Sahli, Lehrbuch der klinischen Untersuchungsmethoden. 5. Aufl: Leipzig u. Wien 1908.

Schrumpf, Die Spaltung resp. Verdoppelung der Herztöne. Deutsch. Arch. f. klin. Med. Bd. 126. S. 73.

Sehrwald, Über die Brauchbarkeit des Phonendoskops. Deutsch. Arch. f. klin. Med. 1904. Bd. 79. S. 450.

Senator, Bemerkungen zur Diagnose der Herzkrankheiten. Fortschr. d. Med. 1901. Nr. 13.

Squire, An exocardial murmur often misinterpreted. Brit. med. Journ. 1908. Oct.

Talma, Beiträge zur Theorie der Herz- und Arterientöne. Deutsch. Arch. f. klin. Med. XV. S. 77.

Treupel, Über systolische funktionelle Herzgeräusche. Deutsch. med. Wochenschr. 1915. Nr. 51.

Wilhelm, Th., Beitrag zur Frage der akzidentellen Geräusche des Herzens. Zentralbl. f. Herzkrankh. 1918. Nr. 10.

III. Die graphischen Methoden.

a) Einleitung.

Die Beobachtung des Ablaufs der Tätigkeit des Herzens durch das Auge (Beobachtung des Spitzenstosses, der Venenpulsation am Halse sowie des Herzens am Röntgenschirm), das Gefühl (Palpation) und das Gehör (Auskultation) gibt nur in beschränktem Masse Aufschluss über Abweichungen von der normalen Funktion des Herzens. Das Urteil ist dabei auf Wahrnehmungen gestützt, welche leicht subjektiver Färbung unterliegen. Es ist nicht allein die Verschiedenheit der Schärfe der Sinnesorgane der einzelnen Untersucher, sondern vor allem die verschieden grosse Übung und Erfahrung, welche die Resultate zweier Untersucher ungleichwertig machen. Dazu kommen auch Verschiedenheiten in der Auffassung und Beurteilung der beobachteten Erscheinungen, die diese Methoden nicht als einwandfreie objektive Untersuchungsmethoden gelten lassen. Das ärztliche Streben muss aber dahin gehen die Funktion des Herzens mit solchen Methoden darzustellen, welche möglichst objektiv die Abweichungen von der Norm für jeden Sachverständigen in überzeugend einwandfreier Weise erkennen lassen. Diesem Zweck dienen in erster Linie die graphischen Methoden, zu welchen auch die Elektrokardiographie zu zählen ist. Diese Methoden können, wenn sie nach gleichmässigen Prinzipien angewandt werden, objektive Feststellungen geben. Sie haben grosse Fortschritte in wissenschaftlicher Beziehung ermöglicht und es erst gestattet, die Lehren der Physiologie auf die Pathologie der menschlichen Herztätigkeit anzuwenden. Für die funktionelle Diagnostik haben sie noch den besonderen Wert, dass die Resultate einer vorgenommenen Untersuchung durch diese Methoden fixiert werden und man so in der Lage ist, bei späteren Untersuchungen das frühere Resultat unmittelbar zum Vergleiche heranzuziehen. Ferner dienen sie, wie die Röntgenuntersuchung zur Kontrolle der Perkussion, so zur Kontrolle der Palpation und Auskultation, wodurch letztere Methoden zu einem höheren Grad von Sicherheit geführt wurden. Sie geben aber noch weitere Aufschlüsse, besonders weil sie allein gestatten, die Tätigkeit aller vier Abteile des Herzens: beider Vorhöfe und beider Kammern, gesondert darzustellen. So wird man namentlich zur genaueren Analyse der unregelmässigen Herztätigkeit sie nicht entbehren können, wenngleich die häufigeren klinischen Formen der Arhythmie auch ohne ihre Zuhilfenahme in den meisten Fällen richtig erkannt werden können.

Die durch die Tätigkeit des Herzens an der Körperoberfläche erzeugten Bewegungserscheinungen lassen sich zunächst auf dem Thorax in der Gegend des Herzens als Spitzenstosskurve registrieren. Auch von der Speiseröhre aus kann man Herzbewegungen registrieren. (Minkowski, Rautenberg.) Ferner kann man über allen oberflächlich gelegenen Arterien Pulsationen aufschreiben. Bevorzugt sind dabei die Radialarterie (Marey, Riegel, Mackenzie), die Karotis und die Kubitalis (Hering).

Auch über den Venen des Halses, besonders über dem Bulbus jugularis lassen sich pulsatorische Bewegungen erkennen und aufschreiben (Riegel).

Im Epigastrium ist häufig eine Pulsation zu konstatieren und in pathologischen Fällen pulsiert auch die Leber durch rhythmische Zurückstauung des Blutes in die klappenlose Lebervene.

Voraussetzung des Entstehens einer Pulsation in einer Vene ist, dass zwischen der ins Auge gefassten Stelle derselben und dem rechten Vorhof sich keine schlussfähige Klappe befindet. Man kann unter Umständen, wie ich allerdings nur in einem einzigen Falle feststellen konnte, sogar über den oberflächlichen Venen des Arms Pulsationen sehen und schreiben (Verh. d. 21. Kongr. f. inn. Med.).

Am Thorax schreibt man in der Regel nur den Spitzenstoss, Kardiographie. — Die Aufschreibung des Arterienpulses wird Sphygmographie und die der Venenpulsationen Phlebographie genannt.

b) Die Kardiographie.

Schon die aufgelegte Hand fühlt, dass der Spitzenstoss nicht eine kurze einfache Erhebung ist, sondern eine gewisse Dauer hat. Nicht selten kann man im Verlaufe dieser Dauererhebung einen weiteren kleinen Stoss fühlen, der den Schluss der Aortenklappen anzeigt. Weitere Einzelheiten aber zeigt nur die graphische Registrierung. Die Aufschreibung des Spitzenstosses wird entweder mit einer besonders dazu gearbeiteten Pelotte (Kardiograph von Jaquet) oder vermittelst eines aufgesetzten Metall- oder Glastrichters vorgenommen.

Ich habe mich mehrfach auch der Suspensionsmethode zur Aufschreibung der auf der Brustwand wahrnehmbaren Pulsationen bedient. Es wird dabei der Faden mittelst eines kleinen Pflasterstreifens oder eines Kartenblättchens und Kollodium an der Stelle der Brustwand, von der man die Pulsation aufschreiben will, befestigt. Das andere Ende des Fadens greift an dem Arm vor der Achse eines zweiarmigen hinter der Achse durch ein verschiebbares kleines Gewicht beschwerten Hebels an. An dem Hebel befindet sich die Zeichenfeder, ein mit einem Stückchen zugespitzter Federspule armierter Strohhalm. Der Hebel folgt allen Bewegungen des aufgeklebten Blättchens und die Feder zeichnet sie vergrössert auf dem Kymographion als Kurven auf.

Der Kardiograph nach Jaquet (Fig. 54 *A*) besteht aus einer Kapsel, über die luftdicht eine Gummimembran gespannt ist. Diese trägt in der Mitte aufgeklebt einen Knopf. Die Kapsel befindet sich mit ihrem Ausführungsrohr in einem kleinen Gestell, auf- und abbeweglich. Dieses hat eine ringförmige Platte, mit der es auf der Brustwand aufruht. Durch Zahn und Trieb kann nunmehr der Knopf, der die Mitte des Ringes einnimmt, so eingestellt werden, dass er stärker oder schwächer der Brustwand anliegt. Durch Luftübertragung vermittelst eines an der Kapsel angebrachten Gummischlauchs wird die durch den Spitzenstoss in der Kapsel erzeugte Luftverdichtung auf einen Mareyschen Tambour übertragen, welcher ebenfalls aus einer Kapsel mit übergespannter Gummimembran besteht. Die Gummimembran des Tambours überträgt ihre Bewegungen auf einen auf seiner Mitte ruhenden langen Schreibhebel, der mit seinem Ende diese vergrössert auf ein durch ein Uhrwerk bewegtes berusstes Papier aufschreibt. Man verwendet dazu das aus der Physiologie bekannte Kymographion, bei dem das Papier auf eine elektrisch oder durch ein Uhrwerk bewegte Trommel gespannt ist. Die mit dem Jaquetschen Aufnahmeinstrument gezeichnete Kurve ist dadurch kompliziert, dass sie durch die Atembewegungen leicht verzerrt wird. Verwendet man einen Trichter oder eine kleine Metallkapsel zur Aufnahme des Spitzenstosses und wird diese mit der Hand angedrückt, so vermindert man die durch die Atmung gesetzten Schwankungen. Um ein gleichmässiges Andrücken dieser Metallkapseln = Rezeptoren, auch während der Atembewegungen zu erzielen, habe ich sie mit ihrem Stiele federnd durch eine mit einer Drahtspirale armierten Hülse gehen lassen, so dass bei den Atembewegungen die Kapsel den Thoraxbewegungen mit ungefähr gleichem Druck folgt. Man kann diese Rezeptoren mit ihrer Hülse an einem Stativ befestigen, wobei sie ganz mechanisch angedrückt und in ihrer Lage erhalten werden. (Fig. 54 *B*.)

Brauer bediente sich zur Aufnahme des Spitzenstosses, um die Schleuderung der Brustwand aufzuzeichnen, ebenfalls grosser gummiüber-

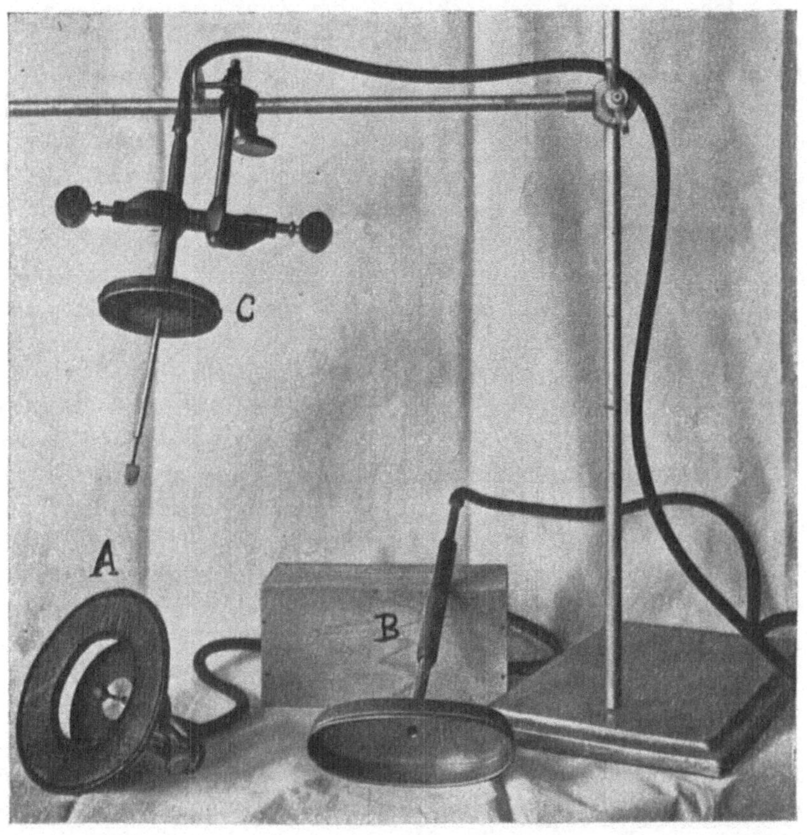

Fig. 54.

A = Kardiograph nach Jaquet. *B* = federnder Rezeptor (für Lebervenenpuls) nach Hoffmann. *C* = Rezeptor nach Brauer.

zogener Kapseln, die mit einem langen Knopfansatz, der auf die Spitzenstossgegend gesetzt wird, versehen sind. Auch diese lassen sich durch ein Stativ in der richtigen Lage erhalten. (Fig. 54 *C*.)

Bei der klinischen Untersuchung bedient man sich aber mit Vorteil eines einfacheren Instrumentariums. Am meisten verbreitet ist der Jaquetsche Sphygmokardiochronograph, der aus dem ursprünglich von demselben Autor konstruierten Sphygmochronographen hervorgegangen ist. Dies Instrument besteht aus zwei Teilen: der Befestigungsschiene und der auf dieser befindlichen Schreibvorrichtung. In ein Scharnier der zunächst auf dem Arm geschnallten Befestigungsschiene

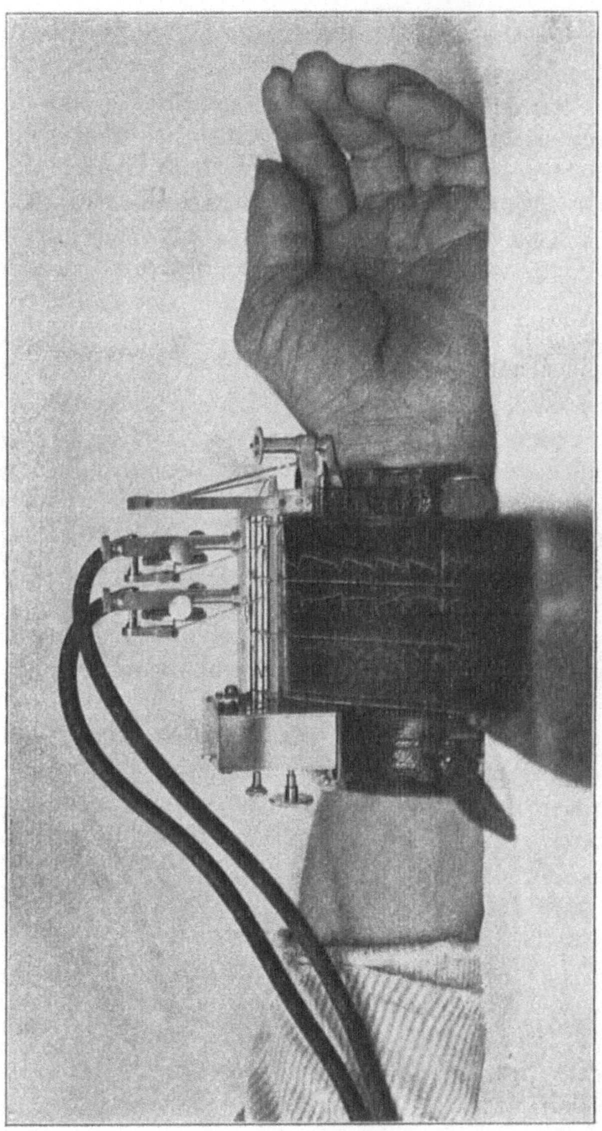

Fig. 55.

Jaquets Sphygmokardiochronograph. (Links: Vene, mittel: Spitzenstoss, rechts: Radialis.)

lässt sich die das Uhrwerk und die Schreibhebel enthaltende Vorrichtung einschieben. (Fig. 55.) Wie die Abbildung zeigt, besteht dieser Teil aus einem geschlossenen Metallkasten, in welchem sich zwei Uhrwerke befinden. Das eine ist für die Zeitschreibung, welche in $^1/_5$ Sekunden erfolgt, bestimmt, das andere bewegt den Papiertreifen zwischen zwei Walzen. Eine einfache Umstellvorrichtung ermöglicht es, den Streifen mit langsamerer oder grösserer Geschwindigkeit durchpassieren zu lassen.

Die Zeitschreibung wird durch ein Schreibhebelchen in kleinen Zacken in die Kurve eingetragen. Man kann mit diesem Instrumente Arterienpuls, Spitzenstoss und Venenpuls gleichzeitig aufschreiben. Die Pulsschreibung erfolgt durch eine kleine federnde Pelotte, die, wenn die Befestigungsschiene in der richtigen Weise dem Unterarm des Patienten angelegt wird, auf einer Hautstelle, welche unmittelbar über der Arteria radialis liegt, aufruht. Durch einen Exzenter kann der Druck dieser Pelotte auf die Arterie variiert werden und man stellt so ein, dass die Pulse möglichst gross werden. Durch Hebelübertragung werden sie einer auf dem Papierstreifen ruhenden feinen Zeichenfeder mitgeteilt, die durch ihren Hin- und Hergang die Bewegungen auf das durch ein Uhrwerk bewegte, berusste Papier schreibt. Zwischen der Zeitschreibung und dem Pulsschreiber sind an einer Tragvorrichtung noch zwei kleine Mareysche Tambours angebracht, welche ebenfalls je einen über dem Pulsschreiber stehenden kleinen Zeichenhebel in Bewegung setzen. Durch je einen Schlauch können diese mit dem Kardiographen oder mit einem zur Aufnahme des Spitzenstosses oder des Venenpulses geeigneten kleinen Trichter verbunden werden. Man ist so in der Lage auf dem 7 cm breiten Papierstreifen zu schreiben: 1. den Radialispuls, 2. einen Venenpuls, 3. den Herzspitzenstoss und 4. die Zeit in $^1/_5$ Sekunden. Natürlich kann man auch, wenn man den Radialpuls nicht aufnehmen will, Karotis und Venenpuls mittelst der beiden pneumatischen Übertragungen gleichzeitig schreiben.

Die früher gebräuchlichen Sphygmographen, welche keine Zeitschreibung besitzen und nur für kurze Papierstreifen eingerichtet waren, wie der von Marey, Riegel, Dudgeon, Landois etc., sind durch das Jaquetsche Instrument verdrängt worden. Die Zeitschreibung ist für die graphische Untersuchung unerlässlich.

Der Sphygmograph von Frey bietet die gleichen Vorteile wie der Jaquetsche. Er hat sogar, wegen der direkteren Übertragung des Arterienpulses, den Vorteil, dass die Form der Kurve der wirklichen Bewegung der Arterie mehr entsprechend ist, doch ist er nicht mit Zeichenvorrichtung für Spitzenstoss und Venenpuls versehen und erlaubt nur die Aufnahme kurzer Kurven.

Daneben bedient man sich noch des Kymographions, mit welchem man leicht neben dem Spitzenstoss den Karotis- und den Venenpuls ja beliebig viele Pulsationen zugleich schreiben kann (Fig. 56). Es hat dies den Vorteil, dass die zeitlichen Verhältnisse des Karotispulses zu denen des Jugular-Venenpulses und zum Spitzenstoss einen genaueren Vergleich zulassen, als die des Radialispulses, der immer erheblich später

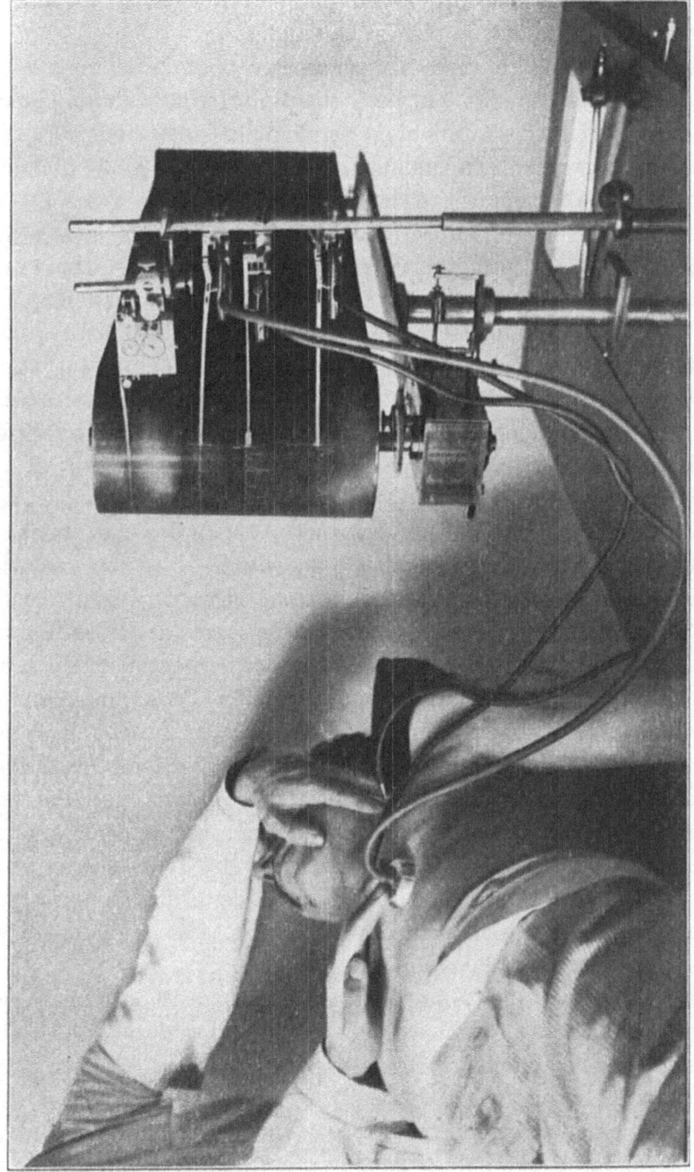

Fig. 56.
Aufnahme von Spitzenstoss und Venenpuls am Kymographion mittelst Trichtermethode.

als der Karotispuls entsteht und eine unter Umständen wechselnde Verspätung erleidet (B. Hoffmann), so dass sein zeitliches Verhältnis zur Herzsystole wechselt. Um möglichst lange Kurven schreiben zu können, ist es zweckmässig, eine aus zwei Zylindern bestehende Vorrichtung, wie sie Fig. 56 zeigt, anzuwenden. Es lässt sich so eine lange Papierschleife aufspannen, die eine bis 2 m lange Kurve aufzuschreiben erlaubt. (Schleifenkymographion.)

Mackenzie hat den sogenannten „Klinikal-Polygraph" konstruiert, ein Instrument, welches ebenfalls erlaubt zwei Pulsationen zu gleicher Zeit zu schreiben. Es besteht aus einer Mareyschen Schreibkapsel, welche an einem längeren Hebel sich befindet, der an dem Dudgeonschen Sphygmographen befestigt ist. Es schreibt dann die Mareyschen Kapsel den Venenpuls neben dem vom Dudgeonschen Schreiber aufgeschriebenen Radialpuls. Ich habe mich lange praktisch mit diesem von der Firma Cassel & Co. gelieferten Instrumente beschäftigt, ziehe aber den Jaquetschen Apparat, da er viel handlicher und einfacher in der Anwendung ist und längere Kurven zu schreiben erlaubt, bei weitem vor. Die Kurven, welche Mackenzie mit seinem Instrument geschrieben hat, beweisen die ausgezeichnete Technik des Autors.

Man kann die mit den genannten „Hebelsphygmographen" gewonnenen Kurven nicht als ein getreues Abbild der mit ihnen gezeichneten Bewegungsvorgänge ansehen, da, wie O. Frank nachwies, die Trägheit der bewegten Massen ihnen nicht erlaubt wegen ihrer zu geringen Schwingungszahl den raschen Bewegungen der Pulsationen getreu zu folgen. Andererseits ist die Reibung der bewegten Teile hinderlich. Diese Fehlerquellen lassen sich zum grössten Teile ausschalten, wenn man durch die Pulswelle einen kleinen Spiegel in Bewegung setzen lässt, der einen Lichtstrahl reflektiert. Der Lichtstrahl folgt allen Bewegungen des Spiegelchens und damit der Pulsation. Lässt man ihn auf einen Spalt fallen, hinter dem ein Streifen lichtempfindlichen Papiers durch ein Uhrwerk vorbeigeführt wird, so werden die Bewegungen in Kurvenform aufgeschrieben, und man erhält nach der Entwicklung eine Kurve, die den mechanisch registrierten ähnlich sieht, also ein genaueres Abbild aller Einzelheiten der Pulsation gibt.

v. Czermak und Bernstein haben zuerst diesen Weg eingeschlagen, aber erst durch die Konstruktion des O. Frankschen „Spiegelsphygmographen" (1903) ist diese Methode klinisch anwendbar geworden und bereits vielfach benutzt. Der Apparat (Fig. 57) besteht aus drei an einem Stativ befestigten kleinen, mit dünnem Gummi überzogenen drehbaren Tambours, an deren seitlichem Rand ein Spiegelchen aufgeklebt ist, welches den durch ein Linsensystem von einer Nernstlampe aus auffallenden Lichtstrahl reflektiert. Da die Fläche des Tambours sehr klein ist, so hat sie eine grosse Eigenschwingungszahl und kann allen ihr mitgeteilten auch sehr schnellen Bewegungen leicht folgen. Dabei wird die Bewegung dem Spiegelchen mitgeteilt, das wiederum den Lichtstrahl entsprechend hin und her gehen lässt. Der Lichtstrahl wird durch Drehen des Tambours so gerichtet, dass er auf den schmalen Spalt eines lichtdicht in einer Kapsel befindlichen, mit lichtempfindlichem Papier über-

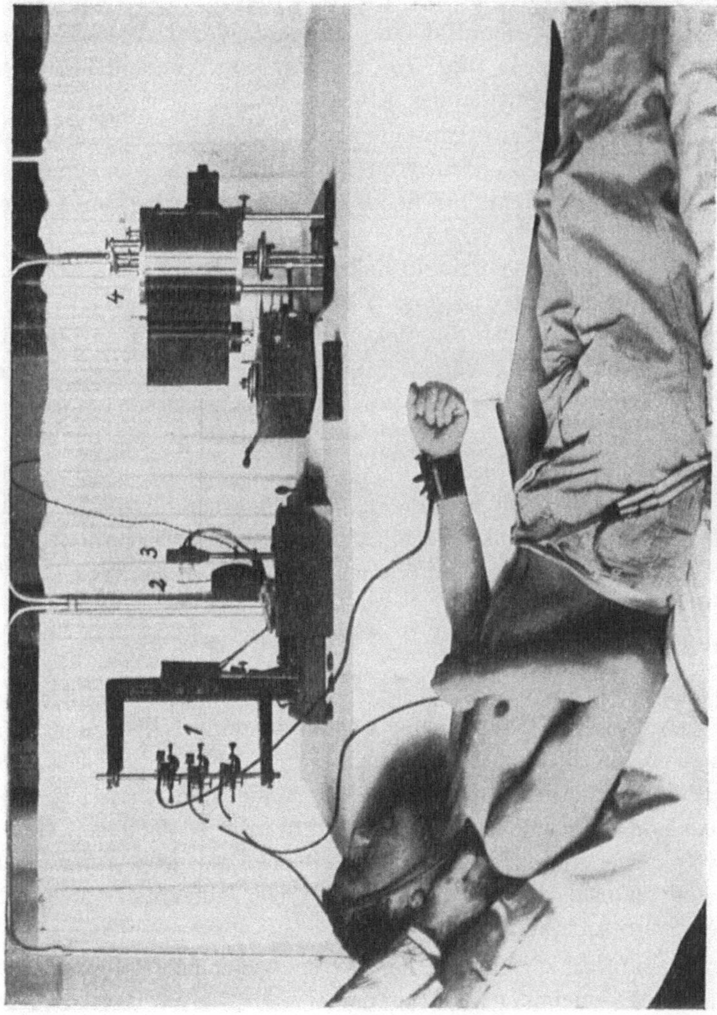

Fig. 57.
Spiegelsphygmograph nach O. Frank.
1 = Tambours mit Spiegelchen. *2* = Zeitmarkierung. *3* = Lichtquelle. *4* = Kymographion.

zogenen Kymographions fällt, welches durch ein geräuschlos arbeitendes Uhrwerk in Bewegung gesetzt wird. Der Spalt schneidet aus dem Strahl ein schmales Lichtbündel scharf aus, dessen auf- und abwärts gerichtete Bewegung sich auf dem Bromsilberpapier nach der Entwickelung als Kurve darstellt. Den Tambours wird die Pulsbewegung durch Luftübertragung vermittelst dickwandiger Gummischläuche zugeleitet, an deren freien Enden sich entsprechende Aufnahmevorrichtungen anbringen lassen, so Kapseln oder Pelotten für Venenpuls und Herzspitzenstoss, Phonendoskop für Herztöne, ein blindendender Gummischlauch für den Radialpuls. Die Zeitmarkierung erfolgt durch ein Uhrwerk, welches einen dünnen Zeiger bewegt, der die Richtung der Lichtstrahlen zum Kymographion kreuzt und dadurch in den nach der Entwickelung schwarz hervortretenden Kurven (Fig. 70, S. 177) feine weisse Linien erzeugt, die je $^1/_5$ Sekunde voneinander Abstand haben.

Da drei Tambours vorhanden sind, so können drei Bewegungsvorgänge nebst der Zeitschreibung gleichzeitig aufgenommen werden. Die Zeitlinien geben dann für den Vergleich der Kurven eine gute Orientierung.

Auf dem gleichen Prinzip beruht die Venenpulsregistrierung von Ohm, die die Luftübertragung vermeidet. Er überträgt die Venenbewegung durch ein auf die Vene gelegtes Stäbchen auf ein auf derselben Achse mit einem kurzen Stiel befestigtes Spiegelchen. Die Achse wird von einem verstellbaren Stativ getragen. Die Belastung der Vene durch das Stäbchen beträgt 0,350 g. Die Methode ergibt sehr schöne Kurven (Fig. 71, S. 178).

Zur Ermöglichung eines genauen zeitlichen Vergleiches der einzelnen Schwankungen des Venenpulses mit den Phasen der Herztätigkeit werden die Herztöne mitverzeichnet nach einer noch zu beschreibenden eigenen Methode.

c) Herztonschreibung.

Von grossem Wert für die Analyse einer Änderung der Herzfunktion ist die einwandfreie Registrierung der den Schluss der Klappen anzeigenden Herztöne. Die von Martius angegebene Methode der manuellen Markierung der mit dem Ohr wahrgenommenen Töne in der Herzstosskurve ist nur bei regelmässigem Puls anwendbar und nicht ganz einwandfrei, da sie durch subjektive Momente, die Verzögerung bringen können, beeinflussbar ist.

Es sind deshalb zahlreiche Versuche gemacht worden, zu einer objektiven Aufzeichnung der Schallerscheinungen am Herzen zu kommen. Die grosse Schwierigkeit bei der Aufnahme der Herztöne besteht darin, dass es kaum gelingt, die vom Herzen ausgehenden mechanischen Erschütterungen der Brustwand von den Tonkurven fernzuhalten. Wie Gerhartz nachwies, leiden alle Methoden an dem Fehler, dass Teile der Herzstosskurve sich bei der Aufzeichnung mit markieren. Obwohl sich dies durch seitliche Öffnungen im Übertragungssystem abschwächen lässt, so wäre es doch erwünscht reine Tonkurven zu erhalten.

Die ältere Hürthlesche Methode unterliegt in so hohem Masse diesem Fehler, dass sie verlassen ist. Zur Zeit sind die Methoden von Einthoven und die von Weiss, eine von Gerhartz angegebene und besonders die von O. Frank nebst der von Ohm gebräuchlich.

Um den obenerwähnten Fehler auszuschalten, hat Einthoven an dem Rohr, welches von dem auf die Brust gesetzten Schalltrichter den Schall zu einem Mikrophon leitet, ein durch einen Hahn abschliessbares, seitlich an dem ersteren angesetztes Rohr angebracht. Durch das Öffnen des Hahnes lassen sich die mechanischen Stösse sehr abschwächen, aber nicht ganz eliminieren. Die Schwingungen des Mikrophons werden auf ein kleines Edelmannsches Saitengalvanometer übertragen und bringen den Faden isochron zum Ausschlagen. Lewis hat mit dieser Apparatur gearbeitet und bemerkenswerte Beobachtungen gemacht. Selenin und A. Hoffmann haben ebenfalls diese sehr empfindliche Methode angewandt, die es nach der von ihnen angewandten Methodik erlaubt, selbst ohne Berührung des Rezipienten mit der Brustwand reine Tonkurven zu schreiben.

Gerhartz schaltet die mechanisch erzeugten Luftbewegungen dadurch aus, dass er das zur Aufnahme dienende Stethoskop am oberen Ende mit einer schalleitenden festen Platte schliesst und jenseits derselben weiterleitet. Dadurch wurden aber die schwachen Herztöne stark gedämpft und diese technische Schwierigkeit ist noch nicht überwunden.

Er registriert vermittelst eines auf eine Seifen- oder Kollodiumlamelle, die durch die Töne in Schwingungen versetzt wird, aufgelegten Spiegelchens.

Weiterhin ist die Registrierung der Herztöne mit einer von Otto Weiss erfundenen Methodik von diesem und Joachim am Menschen durchgeführt. Das Instrument trägt als Schall aufnehmende Membran eine kreisförmige Lamelle aus Seifenlösung. In das Zentrum der Lamelle wird das eine Ende eines rechtwinkelig gebogenen versilberten Glasfadens eingesetzt, während das andere Ende in einem besonderen Träger befestigt ist. Auf diese Weise werden die Schwingungen der Membran auf das Glashebelchen übertragen, dessen Bewegungen photographisch registriert werden. Diese Vorrichtung wurde von Weiss in einem besonderen Apparat angebracht, den er das Phonoskop nannte. Er besteht aus einem Kasten, in welchem von der einen Seite ein Beleuchtungs-, von der anderen Seite ein Projektionsfernrohr hineinragt. Zwischen beiden Fernrohren befindet sich das Glashebelchen, welches an seinem einen Ende durch eine Triebschraube nach allen Richtungen hin verstellbar ist. Man kann so den Hebel in den Fokus der Objektive einstellen, so dass eine hinter den Beleuchtungstubus gebrachte

Lampe ein vergrössertes Bild des Hebels auf den Spalt eines photographischen Registrierapparates werfen muss. Die physiologischen Untersuchungen mit diesem Apparat ergaben, dass die Herztöne Geräusche mit Toncharakter sind, mit einer Schwingungsfrequenz zwischen 45 und 200 in der Sekunde. Der zeitliche Abstand des Beginnes der beiden Töne in einer Herzperiode schwankt bei einem Erwachsenen zwischen 26 und 36/100 Sekunden, beim Fötus zwischen 17,5 und 18,5/100 Sekunden. In der Norm beträgt der zeitliche Abstand zwischen dem Beginn des ersten Herztones und dem Druckanstieg in der Karotis 6,76 bis 7,75/100 Sekunde. Von Joachim ist die Methode klinisch geprüft worden, die Resultate seiner Versuche haben jedoch praktisch wertvolle Ergebnisse noch nicht gezeitigt.

Marbe hat die Herztöne mittelst russender Königscher Flamme aufgeschrieben. Roos hat die Methode beim Menschen angewandt. Es entsteht dadurch, dass der die Flammen erzeugende Gasstrom eine Kapsel passiert, welche durch eine die Töne aufnehmende Gummimembran verschlossen ist, auf einem über der Flamme hingeführten Papierstreifen ein an den Stellen, an denen die Gummimembran vibrierte, Ringbildungen zeigender Russstreifen. Da die Methode keine gleichzeitige Aufschreibung der Bewegungsvorgänge etc. zulässt, so ist sie abgesehen davon, dass sie auch nicht erschütterungsfrei arbeitet, für klinische Zwecke bisher nicht anwendbar.

Von besonderem Einfluss ist die sphygmographische Methode von O. Frank besonders auf die Untersuchung der Herztöne geworden. Die O. Franksche Herztonkapsel besteht aus einem 1 cm im Durchmesser haltenden, mit Gummihäutchen überzogenen Tambour, der durch einen dickwandigen Gummischlauch mit dem Rezeptor verbunden wird. Am Rande des Gummihäutchens ist ein Spiegelchen aufgeklebt, welches alle Bewegungen des Häutchens mitmacht. Dieses System hat eine Eigenschwingungszahl von 200 und mehr und ist dadurch imstande, auch rasch verlaufenden Bewegungserscheinungen, wie sie z. B. durch die Herztonschwingungen hervorgerufen werden, folgen zu können. Für die Aufnahme der Herztöne befindet sich am Ende des Gummischlauches ein Phonendoskop. Durch eine seitliche Öffnung in dem Leitungssystem wird die Luftleitung so abgeschwächt, dass die von der Brustwand herrührenden mechanischen Erschütterungen fast ganz ausgeschaltet werden. Mit der O. Frankschen Herztonkapsel lassen sich die Herztöne sehr gut darstellen, und die vergleichende Untersuchung des Spitzenstosses, des zentralen Karotispulses und des Venenpulses mit gleichzeitiger Aufschreibung der Herztöne hat über die Bewegungserscheinungen des normalen und pathologischen Herzens weitgehende Aufschlüsse gegeben. Vor der Einthovenschen Methode hat sie voraus, dass der Patient in demselben Raum, in dem der Aufnahme apparat steht, untersucht werden kann. Denn durch die Geräusche, die der Registrierapparat macht, und sonstige Nebengeräusche werden die Schwankungen des Spiegelchens nicht beeinflusst. Zur Zeit stellt die O. Franksche Methode zur Aufnahme der Bewegungserscheinungen des Kreislaufs wohl die vollkommenste dar.

Ohm registriert die Herztöne mit Luftübertragung vermittelst einer durch eine Holzplatte von der Brustwand getrennten Schalldose mit Hartgummiplatte. Die Registrierung erfolgt durch ein an einem Gelatinehäutchen angebrachten Spiegelchen. Auf der Gelatinehaut ruht ein Papierstreifen, der an einer Welle drehbar angebracht ist und an seinem der Welle zugekehrten Ende ein Spiegelchen trägt. Durch eine Luftunterbrechung im Zuleitungssystem können die Schwingungen gedämpft werden.

Mit den drei Methoden von Einthoven, O. Frank und Ohm, die zur Zeit hauptsächlich klinisch angewandt werden, sind nicht nur wie mit den von Gerhartz und Otto Weiss angegebenen wissenschaftliche Ergebnisse erzielt, die sich vor allen auf die genauere Kenntnis des zeitlichen Ablaufs der Herzrevolution beziehen, sondern auch praktische, die die Methoden in die Klinik eingebürgert haben.

Literatur.

Einthoven u. Geluk, Die Registrierung der Herztöne. Pflügers Arch. Bd. 57. 1894, S. 461.

— und Flohil, Die Registrierung der menschlichen Herztöne mittelst des Saitengalvanometers. Pflügers Arch. 117. 1907. S. 461.

— Wieringa u. Snydus, Ein dritter Herzton. Pflügers Arch. 120. 1907. S. 31

Frank, Die unmittelbare Registrierung der Herztöne. Münch. med. Wochenschr. 1904. Nr. 22.

Gerhartz, Herzschallstudien. Pflügers Arch. Bd. 138. 1910. S. 509.

— Die Aufzeichnung von Schallerscheinungen, insbesondere die des Herzschalles. Zeitschr. f. exp. Path. u. Ther. V. 1909. S. 105.

— Die Registrierung des Herzschalls. Berlin 1911 (enthält die bis dahin bekannte Literatur).

Hess, O., Untersuchungen über die Bewegung des normalen und pathologischen Herzens etc. Erg. d. inn. Med. XIV. S. 359. 1915.

Holowinski, Arch. de phys. norm. et path. T. 28. Paris 1896.

Hürthle, Über die Erklärung des Kardiogramms mit Hilfe der Herztonmarkierung Deutsch. med. Wochenschr. 1893. Nr. 4. S. 77.

— Beiträge zur Hämodynamik. Über die mechanische Registrierung der Herztöne Pflügers Arch. 1895. Bd. 60. S. 263.

— Zur unmittelbaren Registrierung der Herztöne. Zentralbl. f. Phys. 1904. Bd. 18 S. 617.

Joachim und Weiss, Registrierungen von Herztönen und Herzgeräuschen beim Menschen. Deutsches Arch. f. klin. Med. 1910. Bd. 98. H. 4—6.

Marbe, Registrierung der Herztöne mittelst russender Flamme. Pflügers Arch. Bd. 120. 1907. S. 205.

Ohm, Venenpuls und Herzschallregistrierung. Berlin 1914.

Roos, F., Über objektive Aufzeichnung der Schallerscheinungen des Herzens. Deutsch. Arch. f. klin. Med. 1908. Bd. 92. S. 314.

Weiss, O. u. Hofbauer, Photographische Registrierung der fötalen Herztöne. Zentralbl. f. Gyn. 1908. Nr. 13.

— u. G. Joachim, Registrierung und Synthese menschlicher Herztöne. Verh. d. 25. Kongr. f. inn. Med. 1908. S. 653.

— Zwei Apparate zur Reproduktion von Herztönen und Herzgeräuschen. Zeitschrift f. biolog. Techn. u. Methodik 1908. Bd. 1.

— Registrierung und Reproduktion menschlicher Herztöne und Herzgeräusche. Pflügers Arch. 1908. Bd. 133. S. 341.

d) Das Kardiogramm.

Wenn man den Herzstoss graphisch aufzeichnet, so erhält man nicht in allen Fällen gleiche Bilder. Es liegt das daran, dass der den Spitzenstoss hervorrufende Herzteil wohl nicht immer derselbe ist und andererseits daran, dass die Lagen- und Grössenverhältnisse des

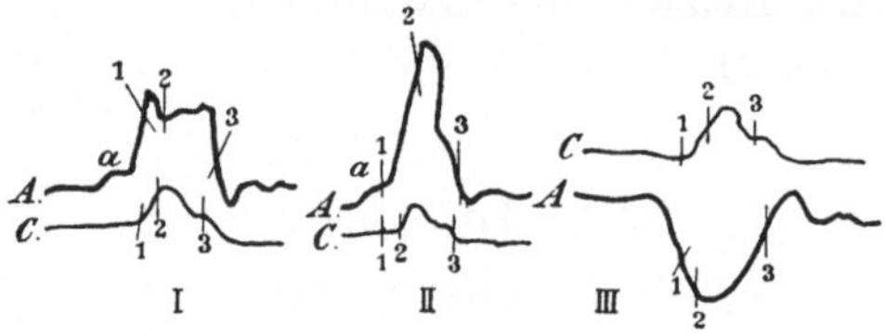

Fig. 58.

Die verschiedenen Formen des Spitzenstosses. A = Apex cordis. C = Carotis. a = Vorhofzacke.

zu untersuchenden Herzens verschieden sind. Auch Verwachsungen des Herzbeutels, vor allem aber Hypertrophie des Herzens, haben Einfluss auf die Form der Herzstosskurve. Der sich vorwölbende Teil des Herzens ist gewöhnlich nicht die eigentliche Herzspitze selbst, sondern der sogenannte Braunsche Herzbuckel, ein Teil der Ventrikelwand, der der Thoraxoberfläche am nächsten liegt. In der mit Hebelsphygmographen aufgeschriebenen Spitzenstosskurve findet man vorzugsweise drei Formen (Fig. 58), in denen sich aber gewisse Punkte stets wieder identifizieren lassen. Die gewöhnliche Form ist die eines Trapezes, welchem eine kleine Zacke *a* vorgelagert ist. Die dem aufsteigenden Schenkel vorgelagerte Zacke *a* wird durch die Vorhofkontraktion hervorgerufen. Man bezeichnet sie entsprechend der Zacke im Venenpuls mit a oder in der beistehenden Figur nach Wenckebach mit 1—2. (Fig. 59). Die Zacke kann auch negativ sein, was dann eintritt, wenn die Vorhofkontraktion die Herzkammern emporzieht. Da das Herz an den grossen Gefässen fest aufgehängt ist, im übrigen aber keinen Befestigungspunkt hat, so zieht der sich zusammenziehende und damit verkürzende Vorhof das Herz ein Stückchen nach aufwärts; jedoch wird diese Bewegung nicht immer deutlich, da, wenn das Herz dem Zwerchfell breiter aufliegt, das Emporziehen nur eine Drehbewegung des Herzens bewirkt und damit eine positive Zacke ergibt. Von da erhebt sich die Kurve steil aufwärts, hat aber in ihrem aufsteigenden Schenkel oft einen scharfen Knick (3), der die Öffnung der Semilunarklappen anzeigt. Nach der von Martius gegebenen Einteilung der Herzbewegung unterscheidet man in der Kammersystole zwischen einer Verschlusszeit oder Anspannungszeit, d. h. dem Teil der Systole, in dem alle Herzklappen noch geschlossen

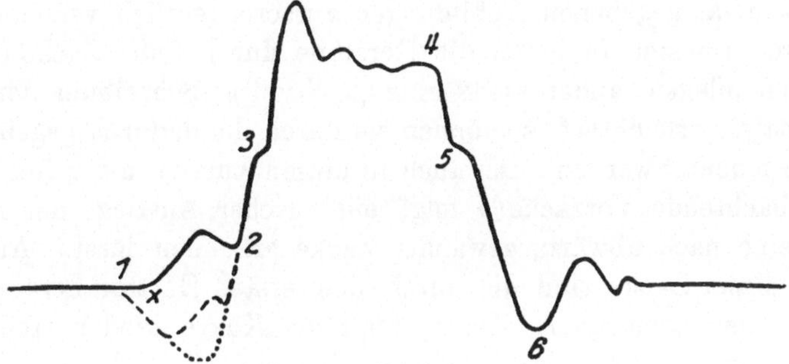

Fig. 59.

Schema des Kardiogramms nach Wenckebach. *1—2* = Vorhofsystole mit positiver oder negativer oder aus beiden kombinierter Zacke A. *2—3* = Anspannungszeit bei 3 I. Ton. *3—4* = Austreibungszeit. *5* = Schliessung der Semilunarklappen II. Ton. *6* = Ende des Zurückfallens des Herzens am Anfang der diastolischen Füllung.

sind, und einer Austreibungszeit, die von der Öffnung der Semilunarklappen bis zur vollendeten Entleerung und dem damit erfolgenden Schluss der Semilunarklappen dauert. Es ist also bei diesem Knick das Ende der Anspannungszeit und der Anfang der Austreibungszeit gegeben. Die Austreibungszeit dauert nun bis zum Schluss der Semilunarklappen und zieht sich also über das sogenannte Plateau hinweg bis zu einem Stück des absteigenden Schenkels hinab, in welchem wieder ein Knick (5) den Schluss der Semilunarklappen anzeigt. Der aufsteigende Schenkel steigt über die Höhe des Plateaus ein wenig hinauf und auf der Höhe des Plateaus zeichnen sich mehrere Wellen ab. Nach dem Schluss der Semilunarklappen fällt die Linie ziemlich steil ab, und zwar ein wenig unter die Abszisse (6). Dieser weitere Abfall erfolgt nach Keith durch das Zurücksinken des erschlafften Herzens in der Diastole. Die weiterhin noch auftretenden kleinen Zacken werden infolge der durch die beginnende Füllung des schlaffen Herzens bewirkten Bewegungen hervorgerufen.

Neben einem trapezförmigen Typus des Kardiogramms findet man noch den schnellenden (D. Gerhardt). Bei diesem ist der Spitzenstoss eine einem gleichschenkeligen Dreieck ähnliche Erhebung der Kurve. (Fig. 58.) Weiter unterscheidet man noch den negativen Spitzenstoss, bei dem ein solches gleichschenkeliges Dreieck nach abwärts von der Abszisse gerichtet erscheint.

Die mit dem Spiegelsphygmographen von O. Frank aufgenommenen Herzstosskurven haben oft eine von den mit Hebelsphygmographen hergestellten abweichende Form. So fehlt durchweg das sogenannte Plateau. Statt dessen finden sich zwei Erhebungen und eine rasch nachfolgende Senkung. Sie haben nach den von Hess und Weitz u. a. gegebenen Abbildungen ausserordentlich verschiedenartige Formen. Da sich in ihnen die Herztöne durch feine Zacken mit auszuprägen pflegen, andererseits eine gleichzeitige Schreibung der Herztöne ihre Analyse erleichtert, so können sie durch die dadurch gegebenen fixen Punkte gedeutet werden. Der auch in diesen Kurven in der Regel deutlich zu beobachtende Vorzacke a folgt ein rascher Anstieg, der auf halber Höhe eine nach abwärts gewandte Zacke erkennen lässt. Am tiefsten Punkt dieser Zacke sind die durch den ersten Herzton hervorgerufenen Oszillationen bemerkbar. Dann steigt die Kurve wieder steil auf, um rasch unter die Abszisse abzusinken, wo sie einen kleinen Knick erleidet. Vom tiefsten Punkt steigt sie wiederum mit einem kleinen Knick bis zur Abszisse auf, und an dieser Stelle zeigen sich die feinen Zacken des zweiten Herztons. Von da zeigt die Kurve noch mehrere kleinere und grössere Zucken. Es entspricht also die erste Zacke der Verschlusszeit bis zum Eintreten der ersten Herztonoszillation; von da an beginnt die Austreibungszeit, die sich bis zur zweiten Herztonoszillation hinzieht, der dann die Diastole folgt. Wie vor allem die Aufzeichnungen von Hess lehren, gibt es unter normalen und pathologischen Bedingungen ausserordentliche Verschiedenheiten der Form, die bis jetzt noch nicht eine volle klinische Auswertung gefunden haben.

Ob aus diesen Formverschiedenheiten Rückschlüsse klinischer Art gemacht werden können, ist wohl durchaus zweifelhaft. Es muss das weiteren Untersuchungen überlassen bleiben. Bisher hat der Herzspitzenstoss nur für die Schreibung des unregelmässigen Pulses Bedeutung und hier eine ganz wesentliche. Von den Formveränderungen ist nur das Negativwerden des Spitzenstosses, d. h. die systolische Einziehung von einiger Wichtigkeit. Der systolischen Senkung folgt dann häufig eine kleine Erhebung, die einer diastolischen Vorschleuderung der Rippen entspricht (Brauer). In der Spitzenstosskurve zeigt sich die Vorzacke *a* in der Regel deutlich an. Ihr Fehlen und andererseits ihr Abstand vom aufsteigenden Schenkel ist von klinischer Bedeutung. Ersteres zeigt den Mangel einer regelrechten Vorhoftätigkeit an (Vorhofstillstand, Vorhofflimmern), letzteres ist bei Überleitungsstörungen von Bedeutung, wo die Zacke a einen zunehmenden Abstand vom aufsteigenden Schenkel in einzelnen Kardiogrammen zeigt.

Im zweiten und dritten Interkostalraum kann man ebenfalls pulsatorische Bewegungen schreiben und **Rautenberg** hat hier Kardiogramme vom linken und rechten Vorhof, sowie vom rechten Ventrikel erhalten und auf solche Weise diese Herzabschnitte erfolgreich direkt graphisch registriert.

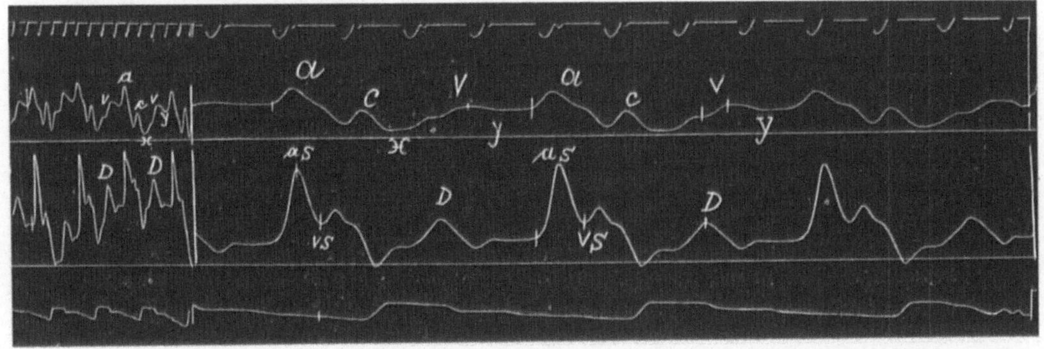

Fig. 60.

Pulsation des linken Vorhofs von der Speiseröhre aus geschrieben (in der Mitte), unten Radialpuls, oben Ingularvenenpuls. (n. Rautenberg.)

Auch von der Speiseröhre aus kann man die Tätigkeit des Herzens, und zwar des linken Vorhofs aufschreiben wie zuerst Frédericq beim Hunde und Minkowski und Rautenberg gleichzeitig später am Menschen nachwiesen. Sarolea hatte vorher schon nach dieser Richtung hin Studien gemacht.

Die Methode ist folgende: Ein graduierter Magenschlauch ist an einem Ende mit einer 4 cm langen Blase aus feinstem Gummi überbunden. Diese wird in den Magen eingeführt, aufgeblasen und dann über die Kardia zurückgezogen. Das offene Ende der Sonde ist durch ein T-Rohr mit einem Mareyschen Tambour, sowie mit einem Gebläse verbunden. Es wird nun beim langsamen Zurückziehen der Sonde probiert, an welcher Stelle die Pulsationen auftreten. Registriert wird mit geringem Druck (30 mm Wasser). Der Atem muss während der Registrierung angehalten werden. Der Patient befindet sich dabei in sitzender Stellung oder auch in Rückenlage. Letztere ermöglicht eine gleichzeitige Schreibung des Jugularvenenpulses. Man erhält die besten Kurven 7—9 cm oberhalb der Kardia.

In einer so erhaltenen Kurve des linken Vorhofs findet man den Ausdruck der Vorhofssystole als positive Welle ebenso eine ventrikelsystolische und eine Vorhof-Diastolische ebenfalls positive Welle. (Fig. 60.) Durch Vergleich mit dem Jugularvenenpuls fand Rautenberg, dass die drei Erhebungen im Jugularvenenpuls den drei vom Vorhof mit einiger Verspätung in die Jugularvene fortgeleiteten Wellen entsprechen Von Weber wird dies wegen der nicht einwandfreien Methodik bezweifelt.

Durch diese Methode kann aber Schwäche und Lähmung des linken Vorhofes nachgewiesen werden, ebenso das Verhalten des Vorhofs bei Arhythmien des Herzens.

Während man also im Spitzenstoss und im Karotispuls die Tätigkeitsäusserungen des linken Ventrikels aufschreiben kann, in der negativen Pulsation neben dem Spitzenstoss, eventuell im Epigastrium die Tätigkeit des rechten Ventrikels, kann man die Tätigkeit des rechten Vorhofs im Jugularvenenpuls erkennen und die des linken von der Speiseröhre aus aufschreiben. Man ist also so in der Lage, die Tätigkeit jedes einzelnen Herzabschnittes unter günstigen Verhältnissen gesondert registrieren zu können. Allerdings haben derartige Untersuchungen bisher eine besondere praktische Bedeutung nicht gewonnen. Da die Vorhöfe fast stets synchron zu schlagen scheinen, verzichtet man auf die Aufzeichnung des linken Vorhofes schon der Unbequemlichkeit der Methode für den Patienten halber und ebenso ist die Tätigkeit des rechten Ventrikels bisher klinisch nur selten zur Registrierung herangezogen worden.

e) Die Sphygmographie des Arterienpulses.

Zur graphischen Darstellung des Radialpulses bedient man sich nach dem Vorgang von Marey eines sogenannten Sphygmographen. Durch eine auf die Arterie gesetzte federnde Pelotte wird die Bewegung dieser auf einen Hebel übertragen, welcher auf berusstes Papier die Druckschwankungen in der Arterie vergrössert niederschreibt: Die älteren Mareyschen, Freyschen und sonstigen Konstruktionen sind zugunsten des jetzt allgemein gebräuchlichen schon beschriebenen Jaquetschen Instrumentes verlassen. Die Schiene des Jaquetschen Apparats wird vermittelst einer Manschette, welche durch drei Lederriemen angezogen wird, so über der Radialis befestigt, dass eine kleine Elfenbeinpelotte genau auf die Mitte der Radialarterie zu liegen kommt. Durch eine seitlich angebrachte Schraube kann man vermittelst einer exzentrischen Scheibe den Druck der Pelotte so regulieren, dass möglichst grosse Ausschläge erfolgen. Man beschickt den Apparat mit einem berussten Papierstreifen und lässt ihn mit der geringeren Geschwindigkeit des Uhrwerks passieren. Dann schreibt sich der Puls in Form einer Kurve auf.

Die Aufschreibung des Arterienpulses allein, von Marey und Riegel in die Klinik eingeführt, gibt zunächst Aufschluss über die Form der einzelnen Pulse. Hat das Instrument einen gleichmässigen Gang und ist dieser bekannt, so kann man auch die zeitlichen Verhältnisse in der Kurve ausmessen. Sicherer und jetzt allgemein gebräuchlich ist es, eine Zeitmarkierung direkt in die Kurve mit aufzunehmen, wie sie beim Jaquetschen Apparat angebracht ist. Für die Untersuchung der Irrigularitäten des Pulses ist es meist erforderlich, gleichzeitig weitere Kurven zu schreiben, und zwar den Venenpuls und den Spitzenstoss. Der Jaquetsche Apparat ermöglicht es, Karotispuls, Venenpuls, Spitzenstoss, epigastrische Pulsation oder die Atmung zu schreiben, so dass man in der Lage ist, mindestens zwei verschiedene dieser Kurven auf demselben Streifen gleichzeitig schreiben zu können neben der Zeitmarkierung.

Wenn der Sphygmograph über der Arterie richtig angelegt ist, so folgt der Schreibhebel allen Exkursionen derselben und zeichnet diese in Kurvenform auf einem berussten Papierstreifen auf. Die sphygmographische Kurve ist eine Darstellung des Druckverlaufes in der Arterie, sie ist also abhängig von den in der Arterie herrschenden wechselnden Druckverhältnissen. Da der Fusspunkt und ebenso der Gipfelpunkt der Kurve durch das Sphygmogramm nicht in absoluten Massen dargestellt wird, so gibt dieses auch keine sichere Auskunft über den absoluten Wert des Blutdruckablaufs. Ebensowenig kann es eine sichere Auskunft über den genauen Ablauf des Pulses geben, da die Lage der Arterie, die Dicke und Beschaffenheit der Bedeckungen in ihrem Einfluss auf die Kurve verschieden sind, ebenso natürlich auch die Spannung, der Feder, welche die Pelotte an die Arterie andrückt Bei grossen Pulsen treten leichte Schleuderbewegungen ein, so dass der Schreibhebel die Führung verlässt und weiter empor geschleudert wird, als es der Bewegung der Arterie entspricht. Dies vermeidet der Franksche Spiegelsphygmograph, dessen Kurven zur Feststellung der arteriellen Pulsform allein wirklich zuverlässig sind.

Dagegen gibt jedes Sphygmogramm den zeitlichen Verlauf der Druckdifferenzen richtig wieder.

Wie bei der Palpation bereits erwähnt ist, unterscheidet man schon durch das Gefühl verschiedene Pulsarten, die in Veränderungen der Form sich dokumentieren. Früher wurde fast nur den Formveränderungen ein Interesse entgegengebracht, während neuerdings die zeitlichen Verhältnisse mehr berücksichtigt werden und der gleichzeitig aufgeschriebene Arterien- und Venenpuls das einfache Arteriensphygmogramm mehr zurückgedrängt hat. Doch gibt schon die sphygmographische Pulsform gewisse Aufschlüsse über funktionelle Kreislaufänderungen, die vielleicht jetzt zu sehr vernachlässigt werden.

Im Sphygmogramm der Radialarterie unterscheidet man einen aufsteigenden, anakroten, und einen absteigenden, katakroten Schenkel. Während der aufsteigende Schenkel sich in fast vertikaler Linie rasch erhebt, verläuft der absteigende flacher und ist durch verschiedene Wellenerhebungen in seinem geraden Verlaufe unterbrochen. Von diesen Wellenerhebungen können normalerweise 3 bis 4 unterschieden werden, von denen eine sich besonders abhebt, und gewöhnlich auch stärker ist, die sogenannte Rückstoss-Elevation (Fig. 61). Man nennt diese auch

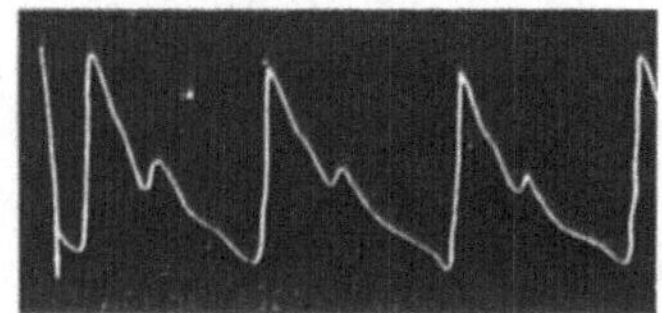

Fig. 61.
Normales Sphygmogramm des Radialpulses.

wohl die dikrote Welle. Die Ansicht von Buisson und Landois, wonach diese Welle durch den Rückstoss des Blutes an den geschlossenen Aortenklappen entstehen soll, wird von Weber als unzutreffend bezeichnet. Die Reflexion an der Peripherie und die Eigenschwingungen des Arteriensystems sollen sie beeinflussen. Bei hohem Blutdruck wird sie kleiner, bei niedrigem grösser. Die kleineren Wellen, von denen eine gewöhnlich der Rückstosselevation vorausgeht, die übrigen ihr nachfolgen, heissen Elastizitätsschwankungen. Sie werden durch die Schwankungen des elastischen Arterienrohres hervorgerufen. Bei Gesunden folgen sich die einzelnen Pulse des Sphygmogramms in fast aber doch nicht ganz gleichen Abständen (Folge des Vagustonus) und sind ziemlich gleich hoch.

Das Sphygmogramm gibt in erster Linie Aufschluss über die Frequenz des Pulses. Ist es mit Zeitschreibung aufgenommen, so kann man unmittelbar aus der Kurve die Frequenz ablesen.

Es gibt ferner einen, wenn auch nur bedingten Aufschluss über die Grösse des Pulses. Doch ist wegen der Unsicherheit, den Puls bei verschiedenen Versuchen unter ganz gleichen Bedingungen aufzuschreiben, diese Art der Feststellung nicht einwandfrei.

Ferner gibt es Aufschluss über den Spannungszustand der Arterien. Wenn die Arterie stark gespannt ist, so tritt die Rückstosselevation zurück, dafür treten die elastischen Schwankungen hervor. So ist bei sogenanntem gespanntem Puls der Gipfel der Kurve durch die rasch auftretende erste Elastizitätsschwankung abgeflacht (Pulsus durus) (Fig. 62). Umgekehrt ist bei schwacher Wandspannung der Arterie,

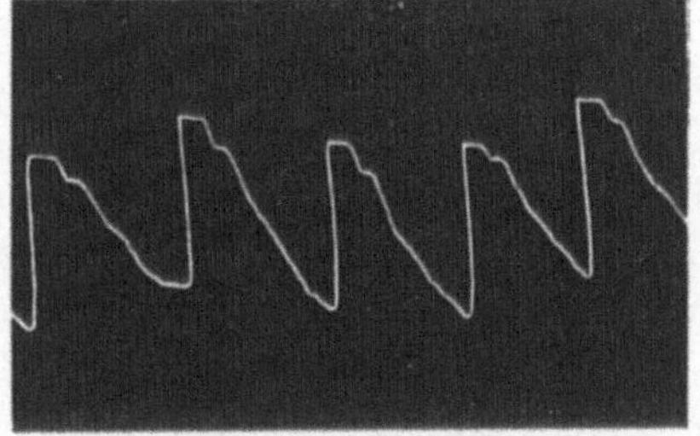

Fig. 62.
Pulsus durus bei stark gespannter Arterie.

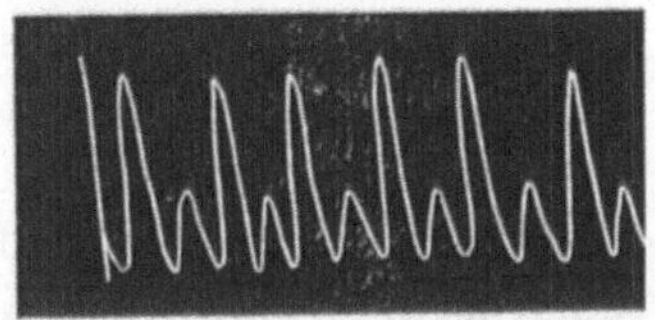

Fig. 63.
Pulsus dicrotus.

also bei wenig gespanntem Puls, die Rückstosselevation mehr ausgeprägt und es treten die Elastizitätsschwankungen dagegen zurück. Daraus folgt, dass, je schwächer die Spannung der Arterienwand ist, um so deutlicher sich die Rückstosselevation in der Kurve ausbilden muss. Natürlich muss eine genügend grosse Herzkraft vorhanden sein, um

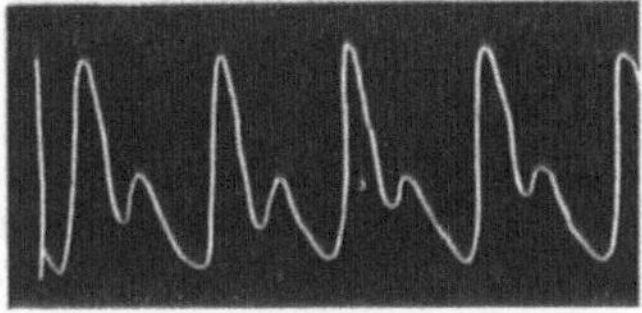

Fig. 64.
Unterdikroter Puls.

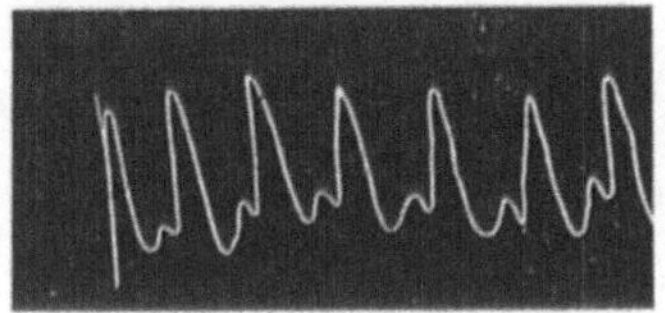

Fig. 65.
Überdikroter Puls.

diese stark genug hervortreten zu lassen. Tritt die Rückstosselevation oder die dikrote Welle besonders stark hervor, so spricht man von einem Pulsus dicrotus (Fig. 63). Ist der Fusspunkt der dikroten Welle dem der Hauptwelle gleich, entsteht also gewissermassen ein Alternieren von kleinen und grossen Wellen, so hat man den eigentlichen Pulsus dicrotus vor sich. Fällt die dikrote Welle in den absteigenden Schenkel des Pulses, so hat man den unterdikroten Puls (Fig. 64) und verspätet sie sich so, dass sie in den aufsteigenden Schenkel des nächsten Pulses fällt, so spricht man von überdikrotem Puls (Fig. 65). Bei grosser Herzfrequenz kann die dikrote Welle mit der nächsten Pulswelle vollkommen zusammenfallen. Es entsteht dann der monokrote Puls (Fig. 66). Beistehende Abbildungen zeigen die Entstehung des dikroten und monokroten Pulses. (Riegel.)

Auch die Celerität des Pulses spricht sich in der sphygmographischen Kurve sehr deutlich aus. Da der Pulsus celer meistens auch ein Altus ist, so erzeugt er ausserordentlich hohe und dann steil abfallende Sphygmogramme (Fig. 67).

Die O. Franksche Spiegelsphygmographie hat das Studium des zentralen Pulses, wie er in der Karotis und Subklavia auftritt, sehr gefördert. An den Karotispulsen, die sich bei der gewöhnlichen graphischen Aufschreibung nicht wesentlich verschiedener von den peripheren Pulsen aufschreiben, zeigen sich mit dem Spiegelsphygmographen aufgenommen, abweichende Formen. Im Karotispuls zeigt sich die Vorhoferhebung wie gewöhnlich, dann erfolgt ein Aufstieg der Kurve zu

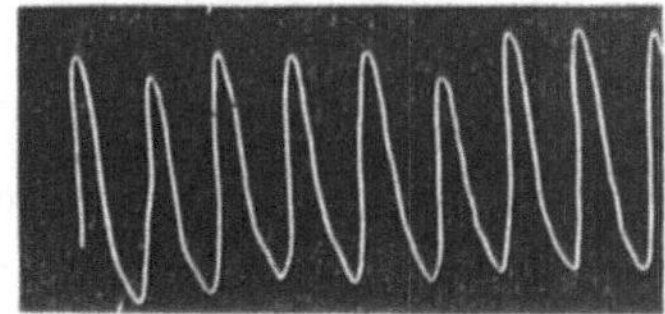

Fig. 66.
Monokroter Puls.

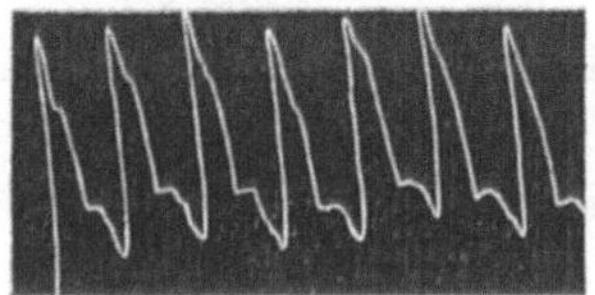

Fig. 67.
Pulsus celer.

einem steilen Bogen, der mitunter mehrfache Wellen zeigt. Eine scharfe Inzisur im absteigenden, sanfter verlaufenden Schenkel des durch die Kurve gebildeten Dreiecks zeigt den Semilunarklappenschluss an. Hier finden sich in der Regel einige Oszillationen, dann steigt die Kurve in einigen Wellenbewegungen wieder herab. In pathologischen Fällen sind auch hier mannigfache Abweichungen festgestellt, doch reichen auch die bisherigen Beobachtungen noch nicht aus, die klinische Bedeutung dieser Abweichungen sicher zu stellen.

Die Ergebnisse an den peripheren Pulsen sind ähnliche wie sie auch mit den anderen graphischen Methoden erhalten sind. Veiel fasst sie folgendermassen zusammen:

„Bei vermehrter Kontraktion der Arterien treten am Pulse die sekundären Wellen vermehrt und deutlicher hervor, bei Erschlaffung der Arterie werden sie spärlicher und undeutlicher. Die Arteriosklerose ist bestrebt, die sekundären Wellen auszulöschen. Bei der chronischen Nephritis mit und ohne Blutdrucksteigerung, bei Neuropathen und bei Digitalisierung sehen wir die sekundären Wellen vermehrt und deutlicher auftreten. Entsprechend den obigen Erörterungen muss man hier ausser an Änderungen des Kontraktionszustandes an Hypertrophie und Änderungen des Tonus der Arterie denken.

Die Pulsform, die mit dem O. Frankschen Spiegelsphygmographen gezeichnet wird, gibt uns also die Möglichkeit, auf anatomische und funktionelle Änderungen der Gefässwand zu schliessen. Mit ihrer feineren Zeichnung lässt sie uns tiefer in den Grad von Gefässschädigungen blicken als dies früher der Fall war. Dass aber die Zeichnung des Pulses allein keine endgültigen Schlüsse erlaubt, zeigt klar die Tatsache, dass die Pulse der kontrahierten Arterien denen der tonisierten völlig gleichen. Hier bedarf die Sphygmographie anderer ergänzender Methoden, der Plethysmographie, Tachographie und Sphygmomanometrie, dann aber wird sie in der neuen Form, die O. Frank ihr gegeben hat, ein wertvolles diagnostisches Hilfsmittel für die Erforschung des Kreislaufs bilden. Auch hier sind die Ergebnisse für die funktionelle Diagnostik noch nicht so bedeutsam, als dass man die Methode schon zur praktischen Anwendung reif erachten dürfte. Es bedarf noch weiterer Untersuchungen um „die Methode den einzelnen Zwecken anzupassen“ (O. Frank). Was damit erreicht ist, trägt bisher den Charakter des „Vorläufigen“.

Wichtiger als die Formveränderungen bei einzelnen Pulsbildern sind die Änderungen, welche die Regelmässigkeit des Pulses betreffen. Unregelmässigkeiten können sich in zweierlei Weise im Sphygmogramm ausdrücken:

1. können die zeitlichen Verhältnisse der Pulse zueinander gestört sein und

2. können die einzelnen Pulsschläge in der Grösse differieren.

Meist trifft beides zusammen ein, doch kann auch eine der beiden Störungen allein auftreten.

Zur Analyse der Arhythmien des Herzens ist es aber unter allen Umständen sicherer, ausser dem Arterienpuls als Ausdruck der Tätigkeit der linken Kammer auch den Venenpuls als Ausdruck der Vorkammertätigkeit zu schreiben. Meist ist auch eine Aufnahme des Spitzenstosses und vor allem des Elektrokardiogramms erwünscht.

f) Die Aufschreibung des Venenpulses.

Zum Studium der Irregularitäten des Herzens ist die Aufschreibung des Venenpulses für die meisten Fälle erwünscht, für viele direkt notwendig. Er wird an dem Bulbus der Vena jugularis aufgenommen, und zwar am besten dem der rechten Seite, da wegen des geraden Verlaufes dieser Vene sich rückläufige Pulsationen vom Herzen hierhin am besten fortleiten. Die Technik der Venenpulsaufnahme ist einfach: Man bedeckt die pulsierende Stelle mit einem kleinen Glastrichter oder einer entsprechend geformten kleinen Metallschale, von der dann durch Luftübertragung vermittelst eines Gummischlauches die Pulsationen zu einem Mareyschen Tambour übergeleitet werden. Ist man darauf angewiesen, den Patienten selbst die Kapsel andrücken zu lassen, so empfehlen sich federnde Rezeptoren (Hoffmann). Ein solcher besteht aus einer kleinen Metallschale, welche auf die Vene gesetzt wird. Die Schale ist an einem langen Stiel befestigt. Um diesen Stiel ist eine zylindrische Hülse angebracht, in der der Stiel auf- und abgleiten kann. Eine Spiralfeder drückt dabei die Kapsel stets an die Haut an (Fig. 54 B). Man lässt das Instrument an der Hülse anfassen und auf die Vene aufdrücken. Kleine Bewegungen des Patienten sowie auch die Atembewegungen werden durch die Federung fast vollkommen ausgeschaltet, so dass sie den graden Verlauf der Kurve nicht stören.

In der Praxis bedient man sich zur Aufnahme des Venenpulses ebenfalls des Jaquetschen Sphygmo-Kardiographen, indem man den Schlauch von dem Rezeptor zu einem der an dem Instrument befindlichen kleinen Mareyschen Tambours führt. Man kann den Venenpuls auch schreiben, indem man, wie bei der Kardiographie erwähnt, auf die die Vene bedeckende Haut mittelst eines Papierblättchens mit Kollodium oder eines Heftpflasterstreifens einen Faden festklebt und die Bewegungen von einem einfachen Schreibhebel auf eine Kymographiontrommel schreiben lässt. Da die Haut den Bewegungen der Vene folgt, so erhält man auf diesem Wege, namentlich wenn man bei Atemstillstand die Aufnahme macht, recht gute Bilder der drei Hauptwellen (Hoffmann). Als Rezeptor bedient sich Weber dabei einer mit in Glyzerin konservierten Hundemesenterium, auf welches ein Korkstückchen aufgeklebt ist, überspannten Kapsel. Bei der Aufnahme empfiehlt es sich besonders dann, wenn der Venenpuls undeutlich ist, den Patienten möglichst flach sich niederlegen zu lassen. Allerdings ist diese Lage für Herzkranke nicht bequem, doch gelingt es in den meisten Fällen, wenn man den Kranken nur zur Zeit der eigentlichen Aufnahme sich flach legen lässt, doch zum Ziele zu kommen. Bei dyspnoischen Herzkranken tritt aber meist die Vene in halbsitzender Stellung schon recht deutlich hervor. Während der Aufnahme des Pulses muss, wenn man sich nicht eines federnden Rezeptors bedient, der Patient von Zeit zu Zeit eine kurze Strecke den Atem einhalten. Nur während des Atemstillstands verlaufen die Pulse in gerader Linie, sonst werden sie durch die Atembewegungen verzerrt. Die Atmungsbewegung wirkt namentlich bei dyspnoischen Kranken in vielen Fällen so störend, dass die Kurven sehr schwer oder gar nicht zu analysieren sind. Bei Atemstillstand verschwindet aber die Vorhofzacke a mitunter. Besonders praktisch zur Venenpulsaufnahme ist der O. Frank sche Spiegelsphygmograph, der die einzelnen Wellen ungleich getreuer wiedergibt als die sonst übliche Registrierung. Sehr schöne Kurven gibt die Ohm sche Methode (Fig. 71 S. 178).

g) Die Analyse des Venenpulses.

Ist die Aufnahme des Venenpulses in manchen Fällen schon nicht leicht, so kann die Analyse noch schwieriger sein. Der Venenpuls stellt keine einheitliche Erhebung dar, wie der Arterienpuls, sondern besteht aus mehreren Wellen. Er hat einen vom Arterienpuls durchaus verschiedenen Charakter. Während in der Arterie ein mit starker Gewalt vorwärts getriebener Blutstrom die Pulse erzeugt, fliesst in der Vene das Blut unter geringem Druck und in mehr oder weniger gleichmässigem sanftem Strome zum Herzen ab. Durch die Herztätigkeit wird der in den Venen fliessende Blutstrom bald gestaut oder gar rückwärts getrieben, bald beschleunigt. Bei stärkerer Füllung des venösen Systems treten die pulsatorischen Erscheinungen stärker hervor, deshalb ist bei möglichst horizontaler Lage des Patienten der Venenpuls am deutlichsten ausgesprochen. Er ist ein Volumpuls. Um die einzelnen Wellen des Venenpulses zu deuten, bedarf es meist auch der Aufnahme einer arteriellen Pulsation oder der graphischen Registrierung der Herztöne. Mit dem Jaquet schen Apparat wird gewöhnlich der Radialpuls zugleich aufgeschrieben. Man kann aber auch durch den zweiten an diesem Apparat befindlichen Tambour noch den Spitzenstoss oder den Karotispuls schreiben. Hat man ein Kymographion zur Hand, so empfiehlt es sich, den Puls der Karotis mitschreiben zu lassen. Da die Art. carotis an der Aufnahmestelle am Halse ungefähr gleich weit vom Herzen entfernt ist wie die Ven. jugularis, so kann man die Zeiten in den aufgenommenen Pulsen unmittelbar vergleichen, während der Radialpuls gegenüber dem Jugularpuls stets eine kleine Verspätung erleidet. Man kann aus Vergleichen mit der Radialis- oder Karotiskurve, der Kurve des Spitzenstosses und der Aufzeichnung der Herztöne die zeitlichen Verhältnisse der im Venenpuls sich ausdrückenden Wellen und ihre Beziehungen zur Tätigkeit des rechten Vorhofs und Ventrikels feststellen.

Bei regelmässiger Herztätigkeit, bei der das Verhältnis des Radialpulses zu allen Teilen der Herztätigkeit sich gleich bleibt, ist es leicht durch Vergleich des Radialpulses mit dem Venenpuls die zeitlichen Verhältnisse sicher zu stellen. Bei unregelmässiger Herztätigkeit nimmt man besser den Spitzenstoss oder die Art. carotis mit auf.

Von Volhard ist, wie schon erwähnt, eine einfache Methode angegeben, den Venenpuls ohne graphische Instrumente sichtbar zu machen.

Man kann so durch Augenschein erkennen, ob der Venenpuls gleich- oder entgegengesetzt gerichtet zum Karotispuls schlägt. (Fig. 4 S. 20.)

Die Deutung der Venenpulskurve ist noch vielfacher Kontroverse unterlegen. Wenn auch für die Hauptwellen jetzt eine einigermassen einheitliche Beurteilung erzielt ist, so sind doch manche Details in ihrer Genese noch umstritten.

Im Venenpuls erscheinen konstant in der Regel drei, mindestens aber zwei, deutlich voneinander abgesetzte Wellen (Fig. 68), von denen die erste mit dem Buchstaben a (Atriumwelle), die dritte mit v (Ventrikelwelle) oder d bezeichnet werden, ausserdem ist meist noch eine Welle zwischen beiden sichtbar, die mit c (Karotiswelle) oder vk (Ventrikelklappenwelle) bezeichnet wird. Es drückt sich in dieser Welle c nach Mackenzie der Karotispuls aus. Er nimmt an, dass sie von der benachbarten Karotis fort-

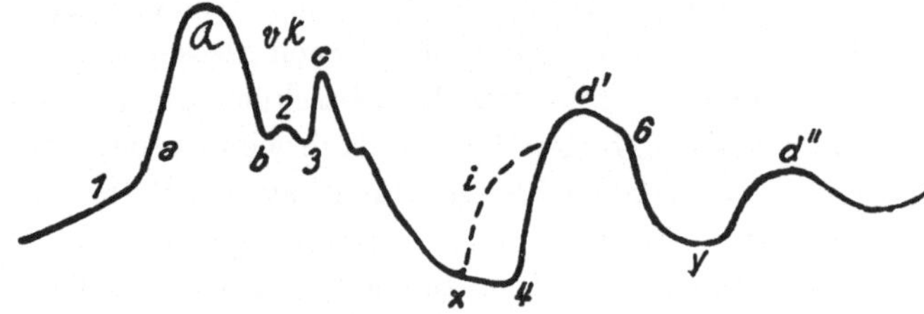

Fig. 68.

Schema des Venenpulses nach Wenckebach. *1—2* = Vorhofwelle *a*. *2—3* = *b* Anspannungswelle. *3—4* = *c* Arterielle (Carotis-) Welle. *d'* = Erste diastolische Welle (Rückfall des Herzens nach Keith). *d''* = Zweite diastolische Welle (vollendete Füllung der Ventrikel und dadurch bewirkte Stauung des Blutes in die Vene). *i* = Stauungswelle. *x* = Ventrikel systolische, *y* = Ventrikel diastolische Entleerung der Vene.

geleitet wird. Nach Untersuchungen von Hering und Rautenberg ist diese Welle eine echte, vom Klappenschluss der Trikuspidalis hergeleitete Venenpulswelle, der die von der Karotis mitgeteilte Bewegung sich zuaddiert.

Hering nennt die Welle vk (Ventrikelklappenschlusswelle) und nimmt an, dass in ihr sich der Klappenschluss der Atrioventrikularklappen markiert. Die Untersuchungen von Riehl und Rautenberg bestätigen diese Annahme. Die vk-Welle ist danach eine unabhängig von der Karotis entstehende Welle. Durch den Schluss der Atrioventrikularklappen wird das Blut im Vorhof mit einen Ruck rückwärts gestaut und diese Bewegung teilt sich dem Bulbus jugularis mit. Oft hebt sich in dieser Welle vk die von der Karotis mitgeteilte Pulsation als besondere Spitze c ab (Fig. 58).

Nach Wenkebach und Weber soll c eine von der Aorta dem rechten Vorhof mitgeteilte Pulsation sein. Jedenfalls ist ihre Genese wohl eine Summe dieser drei Komponenten. Vor der Welle vk + c sieht man mitunter eine kleine von Wenckebach mit b bezeichnete „intersystolische“ d. h. zwischen Vorhof und Kammersystole eingeschaltete Welle, die der Anspannungszeit der Ventrikel entspricht.

Die Deutung der beiden anderen Wellen a und v (bez. d) hat ebenfalls Schwierigkeiten gemacht. Doch ist jetzt sichergestellt, dass die Welle a von der Vorhofsystole verursacht wird. Indem durch die Zusammenziehung des Vorhofs der Abfluss des Blutes nach dem Herzen behindert wird, staut dieses sich in der Jugularvene an, und zwar unterhalb der letzten Klappen. Zugleich wird ein Teil des im Vorhof befindlichen Blutes bei dessen Kontraktion nach der offenen Hohlvene hin ausweichen. Die Welle a hat oft einen Knick, dessen Deutung unsicher ist. Er koinzidiert nach Hering mit der Kurve des rechten Herzohrs.

Sobald der Vorhof erschlafft, stürzt das in den Venen gestaute Blut in diesen ab und es entsteht eine Senkung im Venenpuls, die zum Teil mit der Kammersystole zusammenfällt. (Systolischer Venenkollaps, negativer Venenpuls [Riegel]) (Fig. 68x). Der Anfang der Kammersystole fällt gewöhnlich, wie neuere Untersuchungen von Kapf und Veiel zeigen, in den absteigenden Teil der Welle a. Er ist erkennbar an dem zu dieser Zeit auftretenden ersten Herzton. Die darauf folgende Senkung entsteht zum Teil durch Ansaugung des Blutes seitens der erschlaffenden Vorhöfe, hauptsächlich durch ihre kammersystolische Verlängerung, welche nach Keith dadurch hervorgerufen wird, dass während die Vorkammern erschlaffen und sich die Kammern verkürzen, der Atrioventrikularring nach abwärts gezogen wird, welcher, während der Vorkammersystole, da das Herz oberhalb der Vorkammern befestigt ist, nach oben gezogen war. Durch dies Herabrücken wird die erste grössere Senkung im Venenpuls, welche mit x bezeichnet wird, hervorgerufen. Stark mitwirkend ist dabei die negative Druckschwankung, welche durch Entleerung des Inhalts der linken Kammern in das periphere Arteriensystem im Thorax entsteht.

Während der Systole der Kammer beginnt die dritte Hauptwelle v u. d des Venenpulses. Diese ist oft durch einen Knick in zwei Teile vs (ventrikelsystolische Welle) und vd (ventrikeldiastolische Welle) (Hering), d_1 und d_2 (Wenckebach) oder s und d (Gerhardt) geteilt. Der Vorhof ist inzwischen gefüllt, die Ansaugung seitens der systolisch kontrahierten Ventrikel hat aufgehört und da die Ursache des Einsinkens der Kurve damit ebenfalls aufgehört hat, kann sich die Halsvene wieder mehr mit Blut füllen, welches sich anstaut, da die Trikuspidalklappen noch geschlossen sind. So entsteht der erste Teil der Welle v oder vs (d_1 + i). Bei stärkerer Stauung im venösen System ist er vergrössert. Bei normalen Verhältnissen fehlt er häufig. Sobald die Semilunarklappen geschlossen sind, fällt das Herz nach unten und hinten. Diese Reposition des Herzens hemmt den Abfluss des Blutes aus den Venen für einen Moment. Es kann sogar durch die Erschlaffung des Herzens und das Rückwärtsfallen rein mechanisch etwas Blut aus dem Vorhof zurückgepresst werden. Die erste Welle v d oder d_1 verdankt also ihre Entstehung dem ersten Stadium

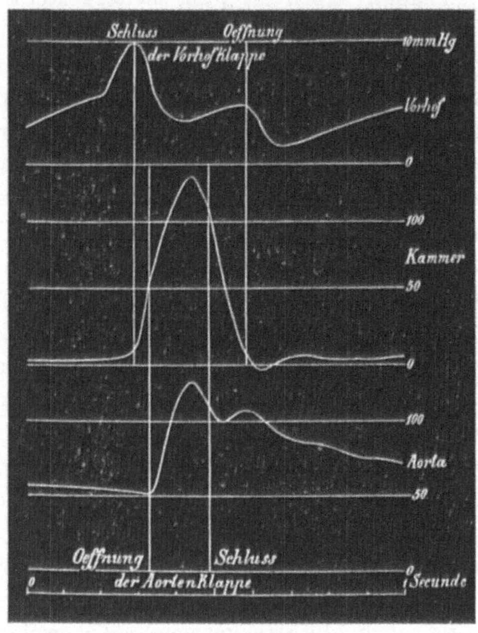

Fig. 69.

Schema des Druckablaufs in Vorkammer, Kammer und Aorta (nach v. Frey), v. k. u. c. Welle fehlt.

der Diastole als sogenannte Kammerstauwelle. Zwischen d_1 und d_2 liegt eine zweite — (ventrikeldiastolische) — Einsenkung y genannt. Sobald das Herz reponiert ist, kann das Blut wieder freier in den Vorhof abfliessen, bis zum Moment seiner Füllung. Dadurch entsteht diese Einsenkung. Ist der Vorhof gefüllt, so staut sich das Blut wieder rückwärts und bringt die zweite diastolische Welle d_2 hervor. Der III. Herzton fällt in den Aufstieg der Welle d_1 an das Ende von i, wenn diese Welle vorhanden ist. Nach d_2 entsteht dann wieder eine neue Welle a. Durch die Auf- und Abwärtsbewegung des Atrioventrikularrings sowie durch die wechselnde Kontraktion und Erschlaffung der Ventrikel und der Vorhöfe sind also die einzelnen Phasen des Venen-

Tafel II.

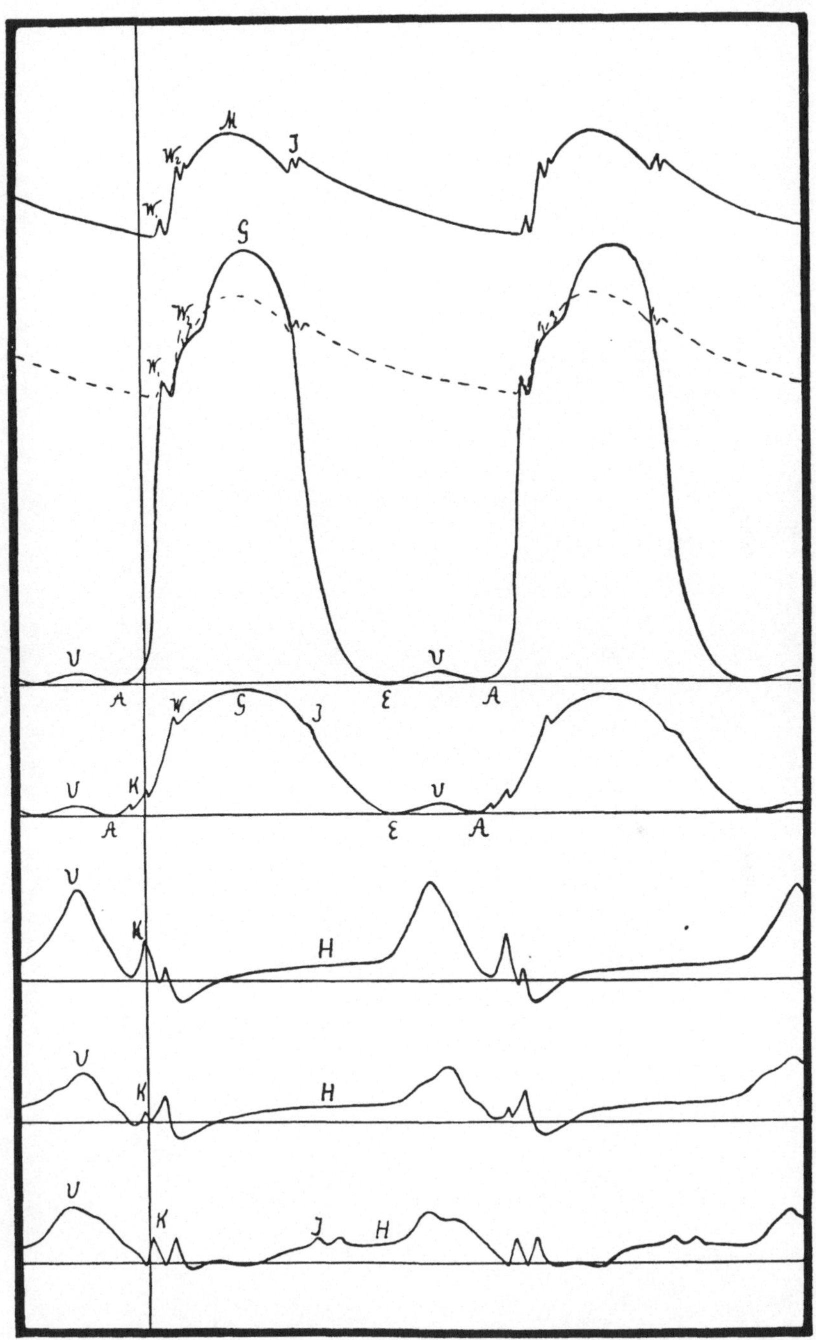

Druckverlauf in den Herzhöhlen der Aorta und der Hohlvene (nach Piper).

1. Aorta oben und punktierte Linie darunter. 2. L. Ventrikel. 3. R. Ventrikel. 4. L. Vorhof. 5. R. Vorhof. 6. Vena cava. V = Vorhofsystole. A = Beginn der Kammerkontraktion. W = Öffnung der Semilunarklappen. W_2 = Steiler Druckanstieg in der Aorta. $G.$ = Höhepunkt des Ventrikeldrucks. J = Schluss der Aorten- und Pulmonalklappen. K = Schluss der Tricuspidalklappen. E = Ende der Ventrikelaktion. H = Diastole des Vorhofs.

pulses zu erklären. Das Schema (Fig. 69) zeigt den Verlauf und die Entstehung des Venenpulses. Während die c-Welle im Leberpuls fehlt, ist auch vk meist dort durch die dämpfende Eigenschaft der Leber nicht zu erkennen. Doch hat Rautenberg sie auch im Lebervenenpuls nachgewiesen.

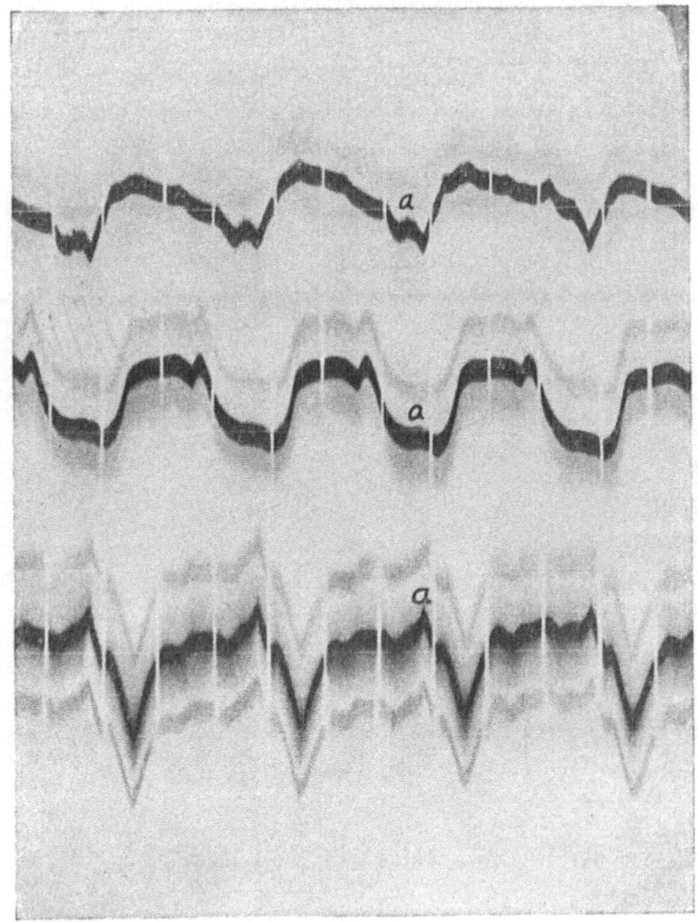

Fig. 70.

Pulsschreibung mit dem O. Frankschen Spiegelsphygmographen. Von oben nach unten: Carotis, Spitzenstoss, Vena jugularis, bei *a* Vorhofswelle.

Die Welle c kann, wenn sie deutlich erkennbar ist, statt des Spitzenstosses oder des arteriellen Pulses als Orientierungspunkt für die Venenkurve dienen, da sie die zeitlichen Verhältnisse zwischen Ventrikeltätigkeit und Venenpuls erkennen lässt. Besser noch werden die Phasen erkannt, wenn man gleichzeitig die Herztöne aufschreibt (Fig. 71).

Die Atmung wirkt, wie schon erwähnt, auf den Venenpuls stark störend ein, da bei der Inspiration das Blut leichter und rascher abfliesst wie bei der Exspiration. Dadurch steigt die Kurve exspiratorisch und fällt inspiratorisch, verhält sich also entgegengesetzt wie die stethographische Kurve. Bei längerem Atemstillstand kann die Welle a ausbleiben.

Die mit der O. Frankschen Spiegelsphygmographie geschriebenen Venenpulskurven geben ähnliche Bilder wie die sphygmographisch auf-

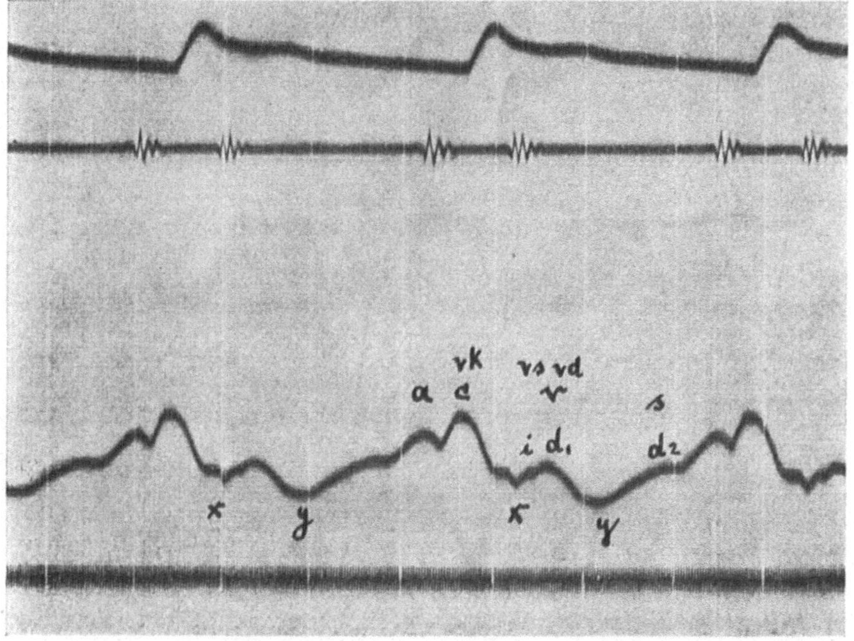

Sphygmogramm des arteriellen Pulses (oben), der Herztöne und des Venenpulses nach Ohm.

gezeichneten. Ebenso die mit Ohmschen Spiegelschreibung aufgenommenen (Fig. 70). Auch hier sind die drei Haupterhebungen deutlich sichtbar. Besondere Vorzüge hat die Spiegelschreibung hier nicht, da ihre Ergebnisse nicht über die mit der älteren Methode gewonnenen hinausgehen.

Die Venenpulse geben Aufschluss über die Tätigkeit des rechten Herzens und zwar:

1. Über die Tätigkeit des rechten Vorhofs, da von der Trikuspidalklappe aufwärts eine nicht durch Klappen unterbrochene Blutsäule bis

zum Bulbus jugularis sich erstreckt. Wie Rautenberg durch Aufschreibung die Tätigkeit des linken Vorhofs von der Speiseröhre aus nachweisen konnte, entsprechen die Wellen des Venenpulses den Pulsationen in beiden Vorhöfen. Die Grösse der Welle a ist kein Massstab für die Stärke der Vorhofkontraktion.

2. Über die Tätigkeit des rechten Ventrikels durch die Welle vk. Wenn die Trikuspidalklappen insuffizient sind, wird der Venenpuls positiv, d. h. statt des systolischen Kollapses tritt eine Erhebung ein.

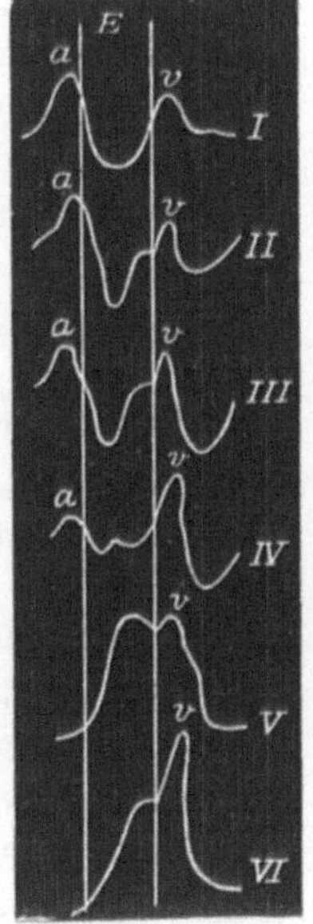

Fig. 72.
Schema der Entstehung des systolischen (ventrikulären) Venenpulses nach Mackenzie.
E = Kammersystole.

Da beide Vorhöfe fast immer synchron schlagen, so erhält man durch die Jugularvenenkurve Aufschluss über die zeitlichen Verhältnisse der Tätigkeit der Vorhöfe überhaupt, da man die Tätigkeit des linken mit der des rechten gleichsetzen kann. Ob eine Dissoziation der Vorhöfe beim Menschen vorkommt, ist noch nicht sicher entschieden. Wenckebach hält es nach der Analyse einzelner Kurven für möglich.

Der Venenpuls kann verschiedene Änderungen erleiden, welche diagnostische Schlüsse erlauben. Im Venenpuls tritt, wie erwähnt, durch das Abfliessen des Blutes nach der Vorhofsystole die erste Einsenkung x ein. Diese Einsenkung kann in pathologischen Fällen fehlen. Wenn das Blut sich in grösserer Menge in der Vene staut, so muss die Einsenkung flacher werden. Die weitgehendste Änderung wird von Riegel darauf zurückgeführt, dass die Trikuspidalklappen insuffizient werden. In diesem Falle wird der Vorhof bei seiner Diastole von zwei Seiten mit Blut gefüllt: durch das aus der Vena jugularis zuströmende und durch das durch die nicht schliessende Trikuspidalklappe aus dem Ventrikel zurückgepresste Blut. Beide Blutströme stossen aufeinander und da die vom Ventrikel bewegte Blutmasse gegenüber der aus den Venen unter geringem Druck abfliessenden die mächtigere ist, so staut sie das Blut in die Venen zurück. Es entsteht dann, das auf beistehendem Schema (Fig. 72) charakterisierte Verhalten des Venenpulses. Dieser wird statt präsystolisch systolisch und beide Wellen fliessen ineinander. Die a-Welle und die ihr folgende Einsenkung verschwindet und statt dessen tritt nur eine einzige grosse Welle auf. Die Venenpulse bekommen dadurch das Aussehen eines arteriellen Pulses. Dieser positive, systolische oder ventrikuläre Venenpuls wurde bis vor kurzem als ein charakteristisches Zeichen einer relativen oder absoluten Trikuspidalinsuffizienz angesehen. Hering wies nach, dass bei relativer Trikuspidalinsuffizienz, wie von Riegel angenommen wurde, kein systolischer Venenpuls entsteht, auch bei organischer kommt er nicht stets zustande. Der systolische Venenpuls kann aber auch in anderer Weise entstehen, so wenn sich Kammer und Vorkammer gleichzeitig zusammenziehen, z. B. bei atrioventrikulären Extrasysten. Dann wird das Blut bei der Vorhofsystole, die dann zeitlich mit der Kammersystole zusammenfällt, aus der Vorkammer nicht in die Kammer abfliessen können. Es wird mit Gewalt rückwärts in die Venen gepresst. Es entsteht dadurch eine hohe systolische Welle a. Dies Verhalten muss dann eintreten, wenn der Rhythmus des Herzens von der Atrioventrikulargrenze ausgeht, der sogenannte Nodal-Rhythmus von Mackenzie. Auch dann, wenn die Herztätigkeit äusserst beschleunigt ist, kann durch „Vorhofpfropfung“ eine Vergrösserung der a-Wellen eintreten (Wenckebach).

Aber auch bei Atonie und Lähmung wie auch bei Flimmern der Vorhöfe muss ein systolischer positiver Venenpuls auftreten. Er ist aber in solchen Fällen von geringerer Höhe und beruht auf Verstärkung der vk-Welle. Die Unterscheidung einer verstärkten vk-Welle, Kammerklappenschlusswelle, von einer echten Kammerpulswelle kann unmöglich sein (Hering). Wie D. Gerhardt nachwies, und ich vorher fand, ist aber bei langsamer Ventrikeltätigkeit auch bei Vorhofflimmern oft systolischer Kollaps zu beobachten. Er kommt durch das Herabziehen der Vorhofkammergrenze vereint mit der ventrikelsystolischen, negativen Druckschwankung im Thorax zustande. Es ist aber die erste Welle dann nicht a, sondern eine ventrikelsystolische Welle.

Die Welle a kann verstärkt werden, ohne dass sie mit der Ventrikelsystole zusammenfällt, und das ist der Fall, wenn die Trikuspidalöffnung stenosiert ist. Findet der Vorhof für seine Entleerung in der Stenose der Trikuspidalis ein Hindernis, so wird sich der Blutstrom ebenfalls stärker in die Jugularvene zurückstauen. In diesem Falle aber ist der Venenpuls deutlich präsystolisch, da die Systole des Ventrikels in normaler Weise der Kammersystole folgt.

Die Vorhofwelle fehlt bei Schwäche, Lähmung und Flimmern der Vorhöfe. Es ist dann nur die Kammerklappenwelle vk vorhanden.

Wenn die Venenklappen insuffizient werden, so setzt sich die Stauung weiter in das Venensystem fort über den Bulbus jugularis hinaus. Es pulsiert dann die Jugularis externa. Nimmt man dort den Venenpuls auf, so erhält man keine Karotiszacke. Auch die *vk*-Welle fehlt gewöhnlich. Ich habe bei einem herzgesunden Phthisiker infolge offenbar kongenitalen Klappendefekts der Venen pulsierende Venen am Oberarm gefunden und konnte die Pulsation vermittelst der früher beschriebenen Suspensionsmethode aufschreiben. Auch diese Pulsationen zeigten nur zwei Wellen, eine deutliche a- und eine d-Welle. Die Welle vk ist eben meist so schwach, dass sie sich nicht weit fortleitet.

Ein weiteres Gebiet, wohin sich der Venenpuls fortpflanzen kann, ist das Pfortadersystem. Da die Lebervene keine Klappen hat, so werden die Pulsationen vom rechten Vorhof durch die Vena cava inferior direkt in die Leber fortgeleitet. Man findet dann in der Lebergegend einen Venenpuls, dem gewöhnlich auch die Welle vk fehlt und kann ihn durch aufgesetzten Trichter registrieren. Diese Pulsation ist durchaus verschieden von der epigastrischen Pulsation. Letztere kommt durch die Systole des rechten Ventrikels zustande, die die Weichteile ansaugt und ist systolisch negativ. Systolisch positiver Lebervenenpuls kommt nur bei Trikuspidalinsuffizienz zustande. Nur dann, wenn die Kraft des rechten Ventrikels ausreicht, den Blutstrom in die Vena cava zurückzustauen, kommt es zu sicht- und fühlbaren Pulsationen der Leber. Nur sehr selten wird unter anderen Verhältnissen Leberpulsation beobachtet, die dann zwei Wellen zeigt wie der Jugularvenenpuls, während er bei Trikuspidalinsuffizienz nur eine systolische Erhebung zeigt. Der normale Leberpuls wird natürlich um so deutlicher, je deutlicher die Zacke a im Jugularispuls wird. Demnach ist ein Lebervenenpuls mit stark ausgeprägter Welle a unter Umständen ein diagnostisches Zeichen für eine bestehende Trikuspidalstenose.

Ohm hat den Venenpuls zur funktionellen Diagnostik der Herzschwäche herangezogen und A. Weber desgleichen. Ohm betrachtet den Venenpuls als „Manometer“ für die rechte Vorkammer und für die Druckverhältnisse im Thorax. Diese Anschauung lässt sich, nach dem über die Entstehung des Venenpulses Gesagten, nicht halten. Der Venenpuls stellt keine Druckkurve, sondern eine Volumkurve dar. Dass eine Verstärkung der Welle a (nach Ohm pr.) nicht auf eine vermehrte Kraft der Vorhofskontraktion bezogen werden darf, ist schon dargelegt. Eine Buckelbildung im systolischen Kollaps, die eine erschwerte systolische Aspiration in den Vorhof anzeigen und damit auf Schwäche der rechten Kammer deuten soll, ist nach Weber bei vielen Zuständen, die zur venösen Stauung führen, zu finden. Eine vorzeitige Beendigung des systolischen Kollapses, die nach Ohm mit dem Anfang des II. Herztones zusammenfallen soll, so dass der II. Herzton in den aufsteigenden Schenkel der diastolischen Welle fällt, sieht Weber als ein objektives Zeichen der beginnenden Herzinsuffizienz an. Es handelt sich aber hier wohl um dasselbe, was die Welle i im Sphygmogramm anzeigt: eine venöse Stauung. Bei Tachykardie kann die diastolische Welle fehlen, weil sich die präsystolische a-Welle durch Verkürzung der Diastole unmittelbar an den systolischen Kollaps x anschliesst. Bei Pulmonalstenose soll jener sehr flach sein (Ohm). Vertieft soll der diastolische Abfall y bei Mitralfehlern und beim Tropfenherz sein (Weber), doch ist die Tiefe auch bei normalen Herzen oft stark wechselnd. Gegen die Ohmsche Technik und gegen die Deutung der Kurven und die gezogenen Schlüsse hat Edens gewichtige Bedenken geltend gemacht. Jedenfalls ist die Methode noch nicht für die Feststellung beginnender Insuffizienz des rechten Herzens als ausschlaggebend zu bezeichnen.

Nach allem hier ausgeführten stellt der Venenpuls ein ausserordentlich kompliziertes Phänomen dar. Die vielen Widersprüche in der Auffassung selbst bei denjenigen Autoren, welche wie Mackenzie, Wenckebach, Hering, D. Gerhardt, Riehl, Bard, Edens, Ohm, Kapf, Friberger und andere sich mit der Analyse des Venenpulses befasst haben und die immer subtileren Deutungen der in den meisten Kurven kaum unterscheidbaren Zacken und Zäckchen haben dazu beigetragen, dass das an sich schwierige Gebiet diagnostisch immer unfruchtbarer wurde. Dazu kommt, dass in vielen Fällen die Venenpulsschreibung technisch nicht oder doch nur sehr unvollkommen gelingt. So scheint eine andere Methode, die Elektrographie, welche besonders über das Verhalten der Vorhöfe leichte und gute Auskunft gibt, berufen, für die Analyse des unregelmässigen Pulses die Venenschreibung in vielen Fällen zu ergänzen, wenn nicht zu ersetzen.

Literatur.

Albert, Einige sphygmographische Messungen beim Menschen. Jahrb. der Ges. Wiener Ärzte 1883. S. 248.

Bard, De l'origine et de la signification de l'onde protosystolique du pouls veineux des jugulaires. Arch. des mal. du coeur, des vaisseaux et du sang. 1908. 6.

— Des divers details du pouls veineux des jugulaires chez l'homme. Journ. de Physiol. et de Pathol. générale. Mai 1906.

Bock, Universal-Registrier-Apparat. Modell Bock-Thoma. Münch. med. Wochenschr. 1910. Nr. 10.

Brauer, Untersuchungen am Herzen. Verh. d. XXI. Kongr. f. innere Medizin. Wiesbaden 1904.

Burton-Opitz, The flow of the blood in the external jugular vein. Amer. Journ. of Physiol. VII. 1902. S. 435.

Chauveau et Marey, Appareils et expériences cardiographiques. Mémoires de l'Académie de Médicine 1863. T. 26. p. 268.

Edens, D. Arch. f. klin. Med. 118. S. 503.

— Zeitschr. f. exp. Pathol. u. Ther. Bd. 19. H. 2.

François Frank, Mouvements des veines du cou en rapport avec l'action de la respiration et du coeur. Gaz. hebdomad. de méd. et chir. II Sér. T. 19. 1882.

— Variations de la vitesse du sang dans les veins sur l'influence de la systole de l'oreillette droite.

Fleischer, Zur Methodik des Pulsschreibens. Berl. klin. Wochenschr. 1909. Nr. 48.

Frank, O., Registrierung des Pulses durch einen Spiegelsphygmograph. Münch. med. Wochenschr. 1903. Nr. 42.

— Der Puls in den Arterien. Zeitschr. f. Biologie. Bd. 46. S. 441.

Frédéricq, Sur le tracé cardiographique des oreillettes. Bulletin de l'Académie royale de Belgique 1887.

— La seconde ondulation positive du pouls veineux physiologique chez le chien Archives intern. de Physiol. 1907. V.

— Historisch-kritische Bemerkungen über die von klinischer Seite neuerdings anerkannte Identität der Venen- und Ösophaguspulsbilder mit den Vorkammerdruckkurven. Zentralbl. f. Physiologie XXII.

v. Frey und Krehl, Untersuchungen über den Puls. Arch. f. Phys. 1890. S. 47.
— Die Untersuchung des Pulses. Berlin 1892.
Friberger und Veiel, Über die Pulsform in elastischen Arterien. D. Arch. f. klin. Med. Bd. 107. S. 268.
— Die Genese der zweiten Hauptwelle des Venenpulses. D. Arch. f. klin. Med. Bd. 117. S. 68.
Gärtner, Über einen neuen Sphygmographen. Therap. Monatshefte 1903.
Gerhardt, D., Klinische Untersuchungen über den Venenpuls. Arch. f. exp. Path. u. Pharm. XXXIV.
— Einige Beobachtungen an Venenpulsen. Arch. f. experim. Path. u. Pharm. XLVII.
— Beitrag zur Lehre vom Venenpuls. D. Arch. f. klin. Med. Bd. 127. S. 175.
Gillet, H., Cardiographie clinique. Coéffic. chronolog. du coeur. Tachycardies en général et dans la fièvre typhoïde. Bull. et mém. de la Soc. de méd. de Paris. Séance du 27. XI.
Gottwald, E., Der normale Venenpuls. Pflügers Arch. Bd. 25. 1881.
Hering, Zur Analyse des Venenpulses. Deutsch. med. Wochenschr. 1907. Nr. 46.
Hewlett, The interpretation of the positive venous pulse. The journ. of med. research. vol. 18. N. 1.
Hirschfelder, Graphic methods in the studie of cardiac diseases. Amer. journ. of Medic. research. XII. 1907.
— Some variations in the form of the venous pulse. John Hopkins Bull. 1907. Vol. 18.
Hoffmann, A., Neue graph. Methoden etc. Verh. d. 21. Kongr. f. innere Medizin. Wiesbaden 1904.
Janowski, W., Über die Bedeutung des ösophagealen Kardiogramms für die genaue Diagnose der Stokes-Adamschen Krankheit nebst Bemerkungen über Bradykardie. Wien. med. Wochenschrift 1908. Nr. 37—38 und Medycyna 1908. Nr. 19—20.
— Das Ösophagokardiogramm seine Bedeutung und Erklärung. Zeitschr. f. klin. Med. 1910. Bd. 70. H. 3—4.
Jaquet, Zur Technik der graphischen Pulsregistrierung. Münch. med. Wochenschr. 1902. Nr. 2.
— Der Kardiosphygmograph. Verhandl. d. 18. Kongr. f. innere Medizin. Wiesbaden 1901.
Kapf, Studien über den Venenpuls. D. Arch. f. klin. Med. Bd. 113. S. 494.
Keith, The evolution and action of certain muscular structures of the heart. Lancet 1904.
— An account of the struct res concerned in the production of the jugular pulse. Journ. of anatomy and physiol. Vol. 42. 1907.
Knoll, Beiträge zur Lehre von der Blutbewegung in den Venen. Über den Venenpuls. Pflügers Arch. Bd. 72. S. 317. 1898.
v. Kries, Ein neues Verfahren zur Beobachtung der Wellenbewegung des Blutes. Arch. f. (Anat. u.) Phys. 1887. S. 254.
— Studien zur Pulslehre. Freiburg i. Br. 1892. 8. S. 149.
Landois, Graphische Untersuchungen über den Herzschlag. Berlin 1876.
Lewis, Th., The time relations of Heart sounds and murmurs. Heart. IV. 1913. S. 241.
— Illustrations of Heart sound Records. The Quaterly Journ. of Med. 1913. Nr. 24.
Mackenzie, The study of the pulse. London 1902.

Mackenzie, The interpretation of the pulsations in the jugular veins. Americ. journ. of med. sciences. 1907.

Martius, Graphische Untersuchungen über die Herzbewegung. Zeitschr. f. klin. Med. Bd. 14. 1888. S. 527.

— Über normale und pathologische Herzstosskurven. Deutsche med. Wochenschr. 1888. Nr. 13.

— Weitere Untersuchungen zur Lehre von der Herzbewegung. Zeitschr. f. klin. Med. Bd. 15. 1888. S. 536.

Minkowski, Die Registrierung der Herzbewegungen am linken Vorhof. Deutsche med. Wochenschr. 1906. Nr. 31.

Morrow, Über Fortpflanzungsgeschwindigkeit des Venenpulses. Pflügers Arch. Bd. 89. Nr. 7.

Ohm, R., Beitrag zur photographischen Pulsregistrierung. Münch. med. Wochenschr. 1910. Nr. 7.

— Venenpuls und Herzschallregistrierung als Grundlage für die Beurteilung der mechanischen Arbeitsleistung des Herzens. Berlin 1914.

Petter, Die Leistungen des Sphygmographen. I. Theorie der Sphygmographie. II. Spezielle Kritik der Sphygmographie. Zeitschr. f. Biologie. 1908. Bd. 51. S. 335 u. 354.

Rautenberg, E., Neue Methode der Registrierung der Vorhofpulsationen vom Ösophagus aus. Demonstr. am 19. Novbr. 1907. Deutsche med. Wochenschr. 1907. Nr. 21.

— Die Registrierung der Vorhofpulsation von der Speiseröhre aus. Deutsch. Arch. f. klin. Med. 1907. Bd. 81. S. 251.

— Die Vorhofpulsation beim Menschen, ihre Registrierung und die bisherigen Resultate ihrer Erforschung. Volkmanns Samml. klin. Verh. 557—558. 1909.

— Die an der äusseren Brustwand sichtbaren Pulsationen der Vorhöfe. Berl. klin. Wochenschr. 1907. Nr. 46.

— Die Pulsation des linken Vorhofs und ihre Deutung. Berliner klin. Wochenschr. 1907. 21.

Reinboldt, M., Über das Sphygmoskop. Berl. klin. Wochenschr. 1907. Nr. 6.

Riegel, Über die diagnostische Bedeutung des Venenpulses. Volkmanns Samml. klin. Vortr. Nr. 227. 1883.

— Über den normalen und pathologischen Venenpuls. D. Arch. f. klin. Med. 1882. Bd. 31.

— Zur Kenntnis von dem Verhalten des Venensystems unter normalen und pathol. Verhältnissen. Berl. klin. Wochenschr. 1881. Nr. 18.

— Über die Bedeutung der Pulsuntersuchung. Volkmanns Samml. klin. Vortr. Nr. 144/45. 1878.

Riehl, Untersuchungen über den Venenpuls unter normalen und pathologischen Bedingungen. Zeitschr. f. exp. Path. u. Ther. VI. 1909.

— Die graphische Aufnahme des Arterien- und Venenpulses etc. Prag. Med. Woch. 1913. Nr. 42.

Sarolea, La pulsation cardio-oesophagienne chez l'homme. Bull. d. l'Acad. roy. d. Belgique 1889. Vol. 18. Nr. 12, p. 772—798.

Schmidt u. Nielsen, Le pretendu synchronisme de la Systole des deux oreillettes. Arch. intern. de Physiol. 1906. IV.

Tiegerstädt, Der Arterienpuls. Ergebnisse der Physiol. VIII. 1909.

Veiel, Über die Bedeutung der Pulsformen. D. Arch. f. klin. Med. Bd. 105. H. 4

— u. Kapf, Studien über den Venenpuls. D. Arch. f. klin. Med. Bd. 113. S. 494.

Veiel u. Noltenius, Die Vorzüge des O. Frankschen Spiegelsphygmographen für die Aufzeichnung der Pulsform. Münch. med. Wochenschr. 1910. Nr. 15.
Volhard, Über Venenpulse. Verh. d. Kongr. f. innere Med. Wiesbaden 1902.
Weber, A., Über den Venenpuls. Berl. klin. Woch. 1918. Nr. 25.
— Über die Registrierung des Druckes im rechten Vorhof etc. Münch. med. Woch. 1913. Nr. 46.
— u. Wirth, Die Registrierung der Herztöne nach O. Frank. D. Arch. f. klin. Med. Bd. 105. 1912. S. 562.
Weitz, W., Das Elektrokardiogramm in seinen Beziehungen zum Spitzenstoss. D. Arch. f. klin. Med. Bd. 125. S. 207.
— Über die Dikrotie des Pulses. D. Arch. f. klin. Med. Bd. 108. S. 312.
— Über die Kardiographie des gesunden Menschen mit dem Frankschen Apparat. D. Arch. f. klin. Med. Bd. 124. S. 134.
— Über die Kardiographie des pathol. Herzens; ebenda S. 656.
Wenckebach, Beiträge zur Kenntnis der menschl. Herztätigkeit I. Arch. f. Anatom. u. Physiol. 1906. II. 1907. III. 1908.
— Die unregelmässige Herztätigkeit. Leipzig und Berlin 1914.
Young, A. Hewlett, The normal pulsation within the oesophagus. The Journ. of med. research. Vol. 16. Nr. 3.

h) Die Elektrographie des Herzens.

Unter den graphischen Methoden nimmt die Elektrokardiographie eine besondere Rolle ein. Während alle anderen Methoden mechanische Bewegungsvorgänge verzeichnen, wird bei dieser ein elektrischer Vorgang, der ein biologisches Geschehen begleitet, gemessen und aufgezeichnet. Die Elektrophysiologie ist mit dieser Methode, nachdem Einthoven ein brauchbares Instrument zur Messung und graphischen Registrierung der bei der Tätigkeit des Herzens auftretenden elektrischen Erscheinungen konstruierte, in die Klinik eingezogen. Es bedarf zum Verständnis dessen, was mit dieser Methode aufgezeichnet wird, eines Studiums jener. Die grundlegenden Lehren der Elektrophysiologie können aber hier nur so weit berührt werden, als sie zum Verständnis der Elektrokardiographie notwendig sind.

Jeder Punkt eines erregbaren Gewebes, wird im Momente der Erregung gegenüber allen in Ruhe befindlichen Punkten — wie das Zink innerhalb des galvanischen Elementes gegenüber dem Kupfer — elektropositiv. Indem sich die Erregung weiter fortpflanzt, schreitet die Elektropositivität ebenfalls weiter fort. Ist das ganze Gewebe erregt, so ist es an allen Punkten von der gleichen Spannung, es ist isoelektrisch oder stromlos. Beim Abklingen der Erregung werden die zuerst erregungslosen Teile elektronegativ gegenüber den noch erregten elektropositiven. Mit der Bezeichnung elektropositiv ist dasselbe gemeint, was in der älteren Literatur, weil es dem negativen Pol im Schliessungsbogen entspricht (nicht im Element), einfach „negativ“ genannt wurde.

Das betrifft nicht nur die Tierwelt, sondern auch die Pflanzenwelt. Reizt man ein Dioneablatt, so folgt der Reizung unmittelbar eine elektrische Erscheinung (Burdon-Sanderson). Von der gereizten Stelle aus geht ein fortschreitender positiv elektrischer Zustand aus, der sich über das ganze Blatt hin verbreitet, erst sekundenlang, nachher beginnt die Wirkung des Reizes auf die motorischen Organe und kommt die Kontraktion zustande.

Die bei der Erregung reizbarer Gewebe auftretenden Ströme nennt man „Aktionsströme" (Hermann), da sie mit der Aktion, der Tätigkeit, ebenso wie die chemischen, thermischen und mechanischen Erscheinungen verbunden sind. Ganz rein kommen diese Vorgänge nur an parallelfaserigen Geweben zur Beobachtung. Kreuzen und vermischen sich Fasern verschiedener Richtung, so resultiert bei der Erregung ein komplizierter Vorgang. Es summieren und subtrahieren sich die elektrischen Erscheinungen der einzelnen Fasern.

Die Herzkammern verhalten sich bei der künstlichen Erregung wie ein parallelfaseriger Muskel. Die Erregung pflanzt sich geradlinig vom Orte eines künstlichen Reizes aus nach allen Richtungen fort. Bei der Erregung durch den natürlichen Herzreiz ist aber die Fortpflanzung des Reizes an bestimmte Bahnen gebunden, nämlich an das Überleitungssystem. Man erhält deshalb bei der Registrierung der Aktionsströme des normal sich bewegenden Herzens eine typische bei jeder Herzrevolution gleichmässig wiederkehrende Kurve.

Die bei der Erregung des Herzens auftretenden Ströme sind ausserordentlich schwach und es bedarf zu ihrem Nachweis sehr empfindlicher Instrumente.

Sie wurden zuerst mit dem Differentialrheotom gemessen, später wurde das Lippmannsche Kapillar-Elektrometer in die physiologische Forschung eingeführt, doch hat diese Methode der Darstellung der Aktionsströme des Herzens für die Klinik keine Bedeutung gewonnen. Erst Einthoven gelang es durch Umkonstruktion eines von Ader für technische Zwecke angegebenen Instrumentes ein hochempfindliches Galvanometer, das sogenannte Saitengalvanometer, herzustellen, welches es erlaubt, kleinste Spannungsdifferenzen wahrzunehmen, zu messen und photographisch zu registrieren.

In neuerer Zeit hat Edelmann das Instrument weiter verändert und es besonders zum klinischen Gebrauch geeignet eingerichtet. In Deutschland ist dieses neben dem von Bock-Thoma in München konstruierten in einzelnen Kliniken in Gebrauch. Neuerdings wird auch ein von Siemens konstruiertes Modell angewandt (Schrumpf). Die beiden letzteren Instrumente tragen im magnetischen Feld eine Drahtschleife, die sich bei elektrischer Feldwirkung dreht. Ein auf der Schlinge befindliches Spiegelchen reflektiert ein schmales Lichtbündel, das die Bewegungen vergrössert projiziert. (Rhiograph, Oszillograph.) Diese Instrumente enthalten zu grosse bewegte Massen, so dass sie nicht aperiodisch sind und leicht schleudern.

Das Edelmannsche Instument (Fig. 73) besteht aus einem starken Elektromagneten, zwischen dessen nur wenige Millimeter voneinander entfernten Polschuhen im magnetischen Feld ein feiner leitender Faden von versilbertem Quarz oder Platin sich befindet. Der Faden ist in

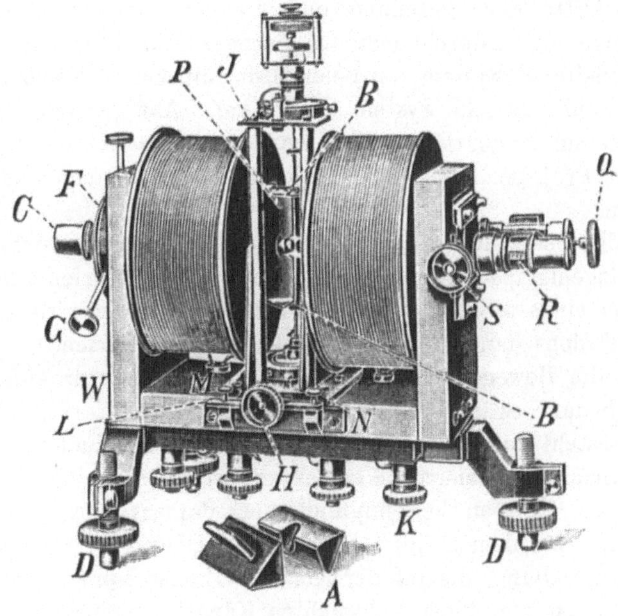

Fig. 73.

Saitengalvanometer nach Einthoven-Edelmann.

J = Fadenträger, P = Polschuhe, B = Platinfaden, H = Regulierungsvorrichtung für den Fadenträger, L, N = Klemmung zur Fixierung des Fadenträgers, K = Klemmen für die Akkumulatorverbindung des Elektromagneten, D = Füsse des Instruments, C = Beleuchtungsmikroskop, R = Projektionsmikroskop, F, G, Q, S = Einstellschrauben für letztere, A = Verschlussstücke aus Messing, um den Faden seitlich zu schützen.

dem dazu gehörigen Aufhängeapparat, dem Fadenträger, isoliert so befestigt, dass man seine Enden mit den Elektroden, welche den zu messenden Strom aufnehmen, verbinden kann. Die Dicke des Fadens beträgt wenige Mikren.

Der Faden kann durch eine Mikrometerschraube gespannt und durch eine an seinen beiden Enden im Träger befindliche Zentriervorrichtung zentriert werden. Die Länge des Fadens beträgt im Einthovenschen Instrument 140 mm, in dem von Edelmann konstruierten 87 mm. Das Prinzip des Instrumentes beruht auf dem physikalischen Gesetz, dass ein elektrischer Strom, der sich in einem Magnetfeld befindet, abgelenkt wird. Diese Ablenkung erfolgt nach dem Ampèreschen Gesetz. Sie ist bei gleichem magnetischen Feld proportional der Stromstärke. In unserem Falle ist die Grösse der Ablenkung des Fadens, der Saite, abhängig von dem Grade seiner Spannung und der Stärke des den Faden durchfliessenden Stromes und von der Dicke und Trägheit des Fadens.

Die Mitte der Polschuhe und die der Eisenkerne der Elektromagnetwickelung ist durchbohrt. In dieser Durchbohrung befindet sich auf der einen Seite ein System von Beleuchtungslinsen. Als solches verwendet man das achromatische System C (Zeiss). Auf der anderen Seite befindet sich ein Projektionssystem, bestehend aus Achromat DD (Zeiss) und einem Projektionsokular. Man kann natürlich auch andere Systeme verwenden.

In das Beleuchtungssystem wird das Licht einer Gleichstrom-Handregulier-Bogenlampe durch eine Kondensorlinse geworfen und scharf auf den Faden eingestellt. Durch das Projektionsokular wird ein Schattenbild des Fadens dann auf eine weisse Fläche geworfen.

Um die Bewegungen des Fadens in Kurvenform aufschreiben zu können, bedarf es einer photographischen Registriervorrichtung. Ihr Prinzip besteht darin, dass das Schattenbild des Fadens durch einen zur Fadenrichtung senkrecht gestellten Schlitz auf einen hinter diesem hergeführten Streifen lichtempfindlichen Papiers oder Films geworfen wird. Ein vor dem Schlitz befindlicher Glasstreifen zeigt eingeätzte Millimetereinteilung, die auf der Kurve in hellen Linien wiedererscheint. Das Papier ist von einer lichtdichten Kapsel umgeben und nur durch den Schlitz kann Licht auf das Papier fallen. Das Papier ist entweder um eine Trommel nach Art des Kymographions gespannt oder es befindet sich in einer besonderen Vorrichtung ein langer (75 m) Papierstreifen, der durch eine Walzenkombination hinter dem Schlitz durch Uhrwerk oder Elektromotor gleichmässig fortbewegt wird, ähnlich wie das Papier im Morseapparat für Telegraphie. Vor dem Schlitz kann ein Gartensches Speichenrad sich befinden, dessen Speichen bei seiner Drehung in bestimmten Abständen durch ihren Schatten Ordinaten in die Kuven einzeichnen.

Während der Schatten des Fadens bei seinen Bewegungen über dem Schlitz sich hin und her bewegt, entzieht er die von ihm bedeckten Stellen des lichtempfindlichen Papiers der vollen Einwirkung des Bogenlichtes. Es werden durch die doppelte Bewegung des Schattens einerseits der registrierenden Fläche andererseits, die Fadenbewegungen durch das Projektionssystem vergrössert in Kurvenform aufgeschrieben.

Ausser diesen Hauptapparaten bedarf es noch mehrerer Nebenapparate. Zunächst einer Vorrichtung, welche es gestattet die Empfindlichkeit des Galvanometers zu messen. Man bedient sich dazu eines Normalelementes mit vorgeschaltetem Widerstand von gleicher Ohmzahl, wie das Normalelement tausendstel Volt Spannung hat. Indem man durch einen Zweigwiderstand einen Teil des Stromes durch das Galvanometer sendet — gewöhnlich $^1/_{10}$ Milliampère — kann man den bei dieser Stromstärke resultierenden Ausschlag durch kurze mit einem Tasterkontakt vorgenommene Stromschlüsse beobachten. Durch Regulierung der Fadenspannung kann man dann die für diesen Strom erwünschte Grösse des Ausschlags, z. B. 10 mm für 0,0001 Amp., feststellen. Die Voltempfindlichkeit des Instrumentes beträgt dann nach dem Ohmschen Gesetz 10 mm Ausschlag 0,001 Volt. Da die Form und Grösse der erhaltenen Kurve von der Spannung des Fadens sehr abgängig ist, so soll man nicht durch einen Vorschaltewiderstand sondern durch Veränderung der Fadenspannung regulieren. Man muss die Eichung bei Einschaltung des gesamten während der Aufnahme im Stromkreis befindlichen Widerstands aufnehmen, weshalb Einthoven bei Beobachtung des Elektrokardiogramms einen Spannungsunterschied von 1 Millivolt in den Kreis einführt und den Faden so reguliert, dass dann die Kurve einen bestimmten Wert zweckmässig 10 mm hebt.

Ferner bedarf es einer Vorrichtung, um den Ruhestrom auszuschalten oder zu kompensieren. Wenn in das Galvanometer der Körper des zu Untersuchenden eingeschaltet wird, so sieht man den Faden ein Stück aus seiner Ruhelage zur Seite wandern. Die Ursache davon ist der auch im ruhenden Körper vorhandene Dauer- oder Körperstrom. Da man seine Grösse und Richtung nicht kennt, so verursacht er Fehler in der Aufzeichnung der Kurven. Um ihn auszuschalten, kann man einen Kondensator, ein Mikrofarad (Cremer), in den Faden-Körperstromkreis einschalten.

Dadurch werden alle langsam verlaufenden Ströme ausgeschaltet. Auch kann man den Strom einer Akkumulatorzelle, der durch Vorschalte- und Zweigwiderstand entsprechend abgeschwächt wird, so gegenschalten, dass der Körperstrom vollkommen kompensiert wird und die Saite auf dem Nullpunkt verharrt.

Ferner ist erwünscht eine Vorrichtung zur Messung des Widerstandes von Körper und Elektroden namentlich für vergleichende Messungen.

Man bedarf weiterhin eines 4—5 zelligen Akkumulators, der den Strom für die Elektromagnete des Galvanometers zu liefern hat.

Dazu kommt die Schaltvorrichtung, welche es erlaubt die verschiedenen Mess-, Kompensationsvorrichtungen und den Kondensator einzuschalten.

Zur Aufnahme des Elektrokardiogramms ist weiterhin eine Aufnahmevorrichtung notwendig. Diese besteht, da das Elektrokardiogramm gewöhnlich von den Extremitäten des Patienten aus aufgenommen wird, aus drei für je einen Arm und einen Fuss bestimmten Glas- oder Zinkwannen. In erstere muss zur Ableitung des Stromes ein grosses Stück Zinkblech eingehängt werden, letztere müssen, um eine Berührung des Metalls mit dem Körper zu verhindern, mit Holzrosten ausgekleidet werden. Die Polarisationserscheinungen sind bei grossen Zinkflächen so gering, dass sie nicht in die Erscheinung treten. Gefüllt werden die Wannen mit Wasser, dem zweckmässig 1 % Kochsalz zugesetzt wird. Letzteres ist aber nicht absolut erforderlich. Der Patient wird zur Aufnahme des Elektrokardiogramms in halbliegender Stellung auf einen verstellbaren Sessel gesetzt. Die Hände werden in die seitlich und der linke Fuss in die vor dem Patienten stehende Wanne eingetaucht. Der Kopf und Rücken werden angelehnt und er darf ausser der oberflächlichen Atmung keine Bewegungen machen.

Fig. 74 zeigt die Einrichtung in der medizinischen Klinik zu Düsseldorf. Hier sind drei Galvanometer nebeneinander aufgestellt, die eine gleichzeitige Aufnahme von drei Ableitungen ermöglichen.

Aus dieser kurzen Beschreibung ist schon ersichtlich, dass das Instrumentarium ausserordentlich kompliziert ist. Wenn auch die Konstruktion eines Schalt- oder Messapparates von Edelmann die Nebenapparate in einer übersichtlichen Weise angeordnet und ihre Einschaltung durch einfache Hebeldrehung recht bequem gemacht ist, so sind doch so mannigfache Schwierigkeiten bei der Anwendung des Saitengalvanometers zu überwinden, dass dies neben der grossen Kostspieligkeit einer solchen Anlage einer grösseren Verbreitung des Instrumentes im Wege steht. Zur Regulierung der Lampe und der Optik bedarf man einer Hilfsperson. Ebenso zur eventuellen gleichzeitigen graphischen Aufnahme von Arterien, Venen und Spitzenstosspulsation. Dazu kommt noch die grosse Schwierigkeit der Vermeidung von Fehlern, die sich leicht einschleichen. Vor allem sind es Zitterungen und „spontane" Ausschläge der Saite, die störend wirken. Dabei sind weniger mechanische Erschütterungen der Instrumente beteiligt, obwohl auch diese, und besonders Luftzug, in Frage kommen. Meist sind es induzierende Wechselströme, die von Klingelleitungen, Starkstromleitungen etc. ausgehend das Galvanometer treffen. Auch Ladungen der Stative und Leitungen kommen vor. Deshalb müssen alle Instrumente geerdet werden. In meinem Laboratorium ist das ganze Instrumentarium mit einem Faradeyschen Drahtnetz umgeben. Trotzdem sind zeitweilig Zitterungen nicht zu vermeiden, auch Stromstösse unbekannter Provenienz wirken mitunter störend ein.

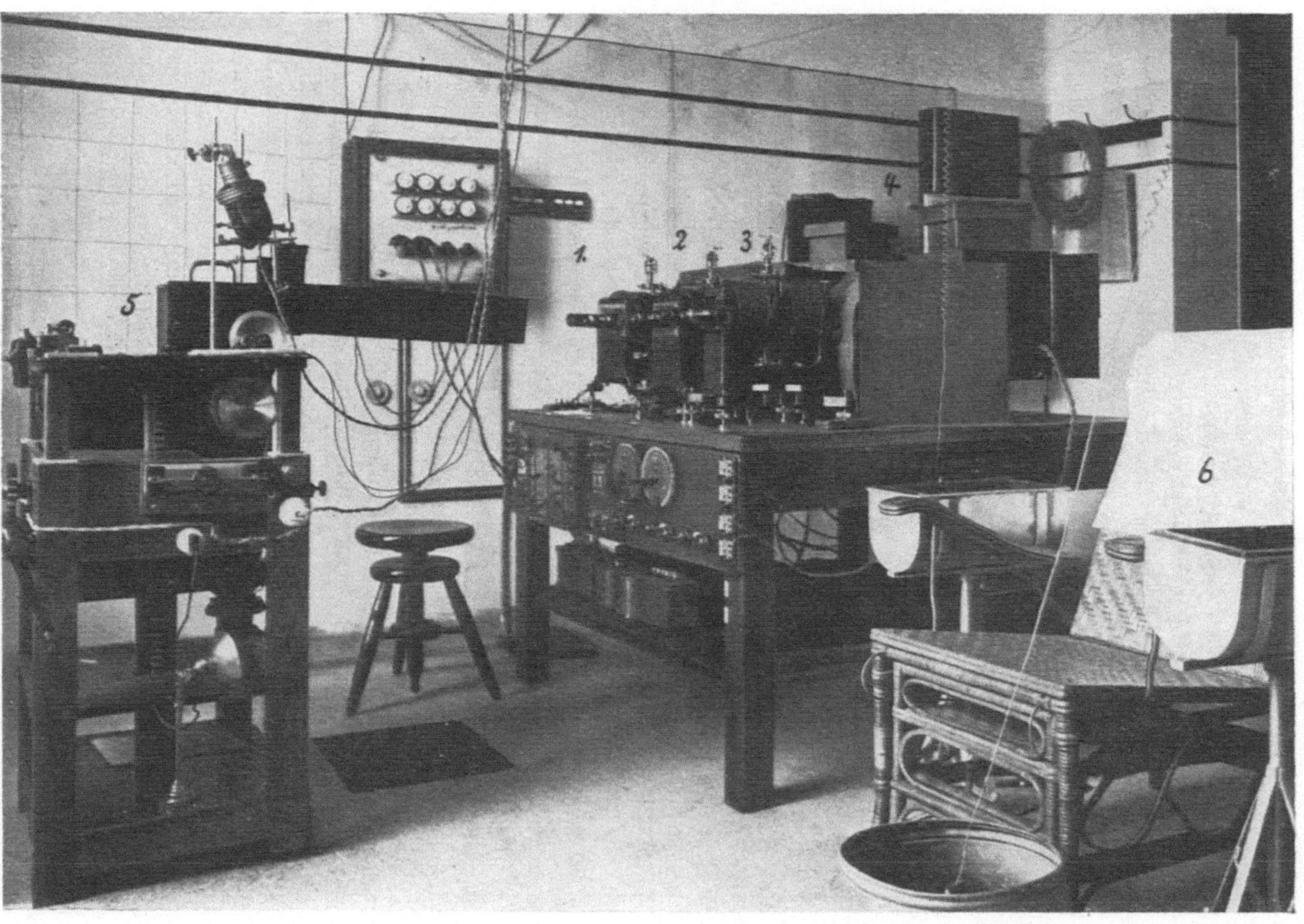

Fig. 74. Vollständige Station zur gleichzeitigen Aufnahme des Elektrokardiogramms in drei Ableitungen vermittelst dreier Galvanometer. *1, 2, 3* = Galvanometer. *4* = Bogenlampen. *5* = Registrierapparat. *6* = Aufnahmevorrichtung für den Patienten.

Die vom Herzen erzeugten Aktionsströme teilen sich, wie Waller nachwies, der gesamten Körperoberfläche mit. Es wirken dabei die zwischen dem Herzen und der Körperoberfläche gelegenen Gewebe als Elektroden (Fig. 75). In diesen verteilen sich die Ströme bzw. die Kraftlinien, so dass man an jeder Ableitungsstelle eine gewisse Summe von Punkten nicht nur der Herzoberfläche, sondern auch der Innenfläche ableitet. Auch mit dem Blutstrom leiten sich Potentialdifferenzen weiter, doch wird dies nicht von besonderer Bedeutung sein. Da die Herzmuskelfasern sich vielfach kreuzen und verfilzen, so erhält man an jeder Ableitungsstelle eine Summe von Potentialdifferenzen der einzelnen Muskelfasern, die sich zum Teil je nach ihrer Lage summieren oder von einander subtrahieren. Als Ableitungspunkte wählt man für die klinische Untersuchung die vier Extremitäten. Man kann auf diese Weise zwölf Ableitungsrichtungen, von denen je zwei zusammengehören, indem die eine die einfache Umkehrung der anderen ist, konstruieren. Man wählt aber in der Regel nur drei: Diese sind Ableitung I: rechter Arm, linker Arm; Ableitung II: rechter Arm, linkes Bein; Ableitung III: linker Arm, linkes Bein. Ableitung IV: rechter Arm, rechtes Bein; Ableitung V: linker Arm, rechtes Bein ergeben gleiche Kurven wie Abl. III bzw. II; Ableitung VI: rechtes Bein, linkes Bein kommt wohl kaum in Betracht, weil die so gewonnenen Ausschläge sehr klein sind, da die beiden Beine ungefähr dieselbe Summe von Potentialdifferenzen aufnehmen. Es zeigte sich bei genau vergleichbaren Aufnahmen die mit zwei Galvanometern übereinander geschrieben werden, dass es für die Form der Kurve gleich ist, ob vom rechten oder linken Bein abgeleitet wird. Es geben also Abl. II und IV, III und V nahezu identische Kurven. Es sind also mit I, II, III oder I, IV, V alle durch Ableitung von den Extremitäten möglichen Variationen der Kurve erschöpft. Kahn hat noch weitere Variationen versucht, indem er je zwei Extremitäten zugleich mit einem Pol verband. Hierdurch ist kein weiterer Fortschritt für die Beurteilung der elektrischen Erscheinungen bisher angebahnt. Von F. Kraus und

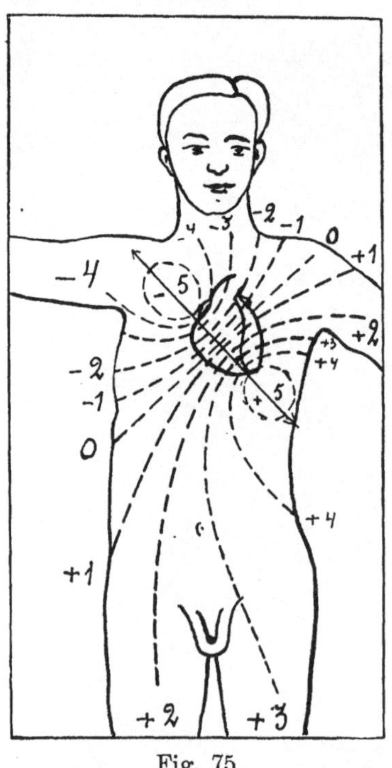

Fig. 75.
Schema der vom Herzen ausgehenden Aktionsströme nach Waller.

Nicolai, denen wir eine grundlegende, grössere Arbeit über das Elektrokardiogramm verdanken, wird für die klinische Untersuchung nur die Ableitung I angewandt und empfohlen. Einthoven empfiehlt stets Ableitung I, II und III zu wählen. Dies scheint auch mir das richtige. Es zeigen zwar beim normalen Herzen die gewonnenen Kurven in allen Ableitungen eine ziemlich grosse Übereinstimmung der Form, dagegen sind bei Abweichungen von der Norm oft in allen oder auch nur einzelnen Ableitungen grosse Differenzen zu beobachten. Während Ableitung I normale Verhältnisse zeigen kann, können in den anderen Abnormitäten konstatiert werden und umgekehrt. Besonders die Vorhofzacke, welche für die Beurteilung mancher Formen von Herzarhythmien von grosser Wichtigkeit ist, kann in Ableitung I fehlen, während sie in den übrigen Ableitungen, besonders in II, wo sie sich am deutlichsten auszuprägen pflegt, vorhanden sein kann. Es ist also aus ihrem Fehlen in der Ableitung I, nicht unbedingt auf das Fehlen der Vorhoftätigkeit überhaupt zu schliessen. Wir stehen deshalb auf dem Standpunkt, in allen Fällen die drei Einthovenschen Ableitungen und zwar möglich gleichzeitig zu schreiben. Es ergibt sich dabei eine mannigfaltige Abweichung der einzelnen Elektrokardiogramme in pathologischen Fällen, die man, wenn man erschöpfend untersuchen will, also eine Klinik des Elektrokardiogramms feststellen will, nicht vernachlässigen darf. Man kann aus zwei Ableitungen die dritte berechnen. Nach Einthoven ist Abl. II — I = III oder II — III = I was sich, wenn mit richtiger Technik, gleicher Widerstand in allen drei Stromkreisen und gleicher Empfindlichkeit der drei Galvanometer geschrieben wird, bestätigt.

Wie ich schon früher betonte, ist es erstrebenswert, die Elektrokardiogramme in den drei Einthovenschen Ableitungen gleichzeitig aufzunehmen. Nur so ergeben sich genau vergleichbare Kurven, denn die Kombination auch gleich nacheinander aufgenommener Kurven der einzelnen Ableitungen lassen sich nicht einmal bei regelmässiger Herztätigkeit, geschweige denn bei unregelmässiger, in sichere Beziehungen bringen. Denn die Gipfelpunkte der einzelnen Elektrokardiogramme fallen in den drei Ableitungen durchaus nicht zusammen. Es sind fast stets zeitliche Differenzen festzustellen. Seit zwei Jahren habe ich alle Elektrokardiogramme gleichzeitig in den drei bekannten Ableitungen aufgenommen, und so sind die meisten in diesem Buche abgebildeten Reproduktionen Photogramme so hergestellter Kurven. Einthoven hat eine Anordnung zweier Galvanometer hintereinander zu diesem Zwecke angegeben, auch gibt es ein mit zwei Fäden armiertes Saitengalvanometer, welches die gleichzeitige Aufnahme zweier Ableitungen erlaubt. (Näheres darüber bei Einthoven Pflügers Archiv Bd. 164, S. 167.) Die in diesem Buche wiedergegebenen Kurven sind durch drei Edelmannsche Galvanometer mit gleicher Optik und mit zwei Bogenlampen, von denen die eine durch eine Edelmannsche Spiegelvorrichtung zwei Galvanometer beleuchtete, gleichzeitig aufgenommen. Man muss, um elektrometrisch gleichwertige Kurven zu erhalten, dafür Sorge tragen, dass in jedem Stromkreis derselbe Widerstand herrscht, sonst erhält man nicht vergleichbare Ergebnisse.

Dies vorausgesetzt, lassen sich aus den Kurven sogar Schlüsse auf die Herzlage ziehen, indem man nach Einthoven die „Manifeste Grösse" der Potentialschwankungen feststellt. Die Feststellung dieser Grösse ist nur durch Aufnahme der drei Ableitungen möglich. Sie verspricht nicht nur Rückschlüsse auf die Lage des Herzens, sondern auch bei Gleichbleiben der Lage solche auf den Ausgangspunkt der Erregung bei Systolen, die nicht vom normalen Ursprungsort der Herzreize ihren Ausgang nehmen. Um dies zu verstehen, bedarf es zunächst des Eingehens auf die Form des normalen Elektrokardiogramms.

Die Form des normalen oder typischen Elektrokardiogramms ist die einer Kurve mit zwei Ausbiegungen und einer Zacke nach oben und zwei kleinen Zacken und einer Ausbiegung nach unten (Fig. 76). Die einzelnen Erhebungen werden mit Buchstaben benannt. Nach Einthoven mit P, Q, R, S, T. (Nicolai bezeichnet die erste Schwankung als A = Atriumschwankung, die Zacke R als J = Initialschwankung und T mit F = Finalschwankung der Systole. Die vor und nach diesen aufwärts gerichteten grossen Hauptzacken vorkommenden, nach unten gerichteten kleinen Zacken bezeichnet er mit denselben Buchstaben unter Zufügung eines a = anterior, wenn die Zacke vorausgeht und p = posterior, wenn die Zacke der grossen aufrechten Zacke nachfolgt. Die Nicolaische Bezeichnung ist, weil sie noch nicht bewiesene Zusammenhänge antizipiert und andererseits die nichts präjudizierende Einthovensche Bezeichnung die ältere ist, allgemein verlassen.) Der aufwärts gerichteten Ausbiegung T folgt fast stets erkennbar eine schwache abwärts gerichtete, die ausser von A. Hoffmann nur von Schrumpf bisher beachtet wurde. Die normalen oder typischen Elektrokardiogramme unterscheiden sich nur durch die Grösse der einzelnen Zacken voneinander. Auch für pathologische Verhältnisse hat man aus der Grösse und aus dem Verhältnis der einzelnen Zacken zueinander Schlüsse gezogen. Dies wird, solange das normale Elektrokardiogramm nicht einwandfrei gedeutet werden kann, wenig Wert haben. Wenn man bedenkt, dass die Zacken der Ausdruck von Summationen und Differenzen elektrischer Erscheinungen in den einzelnen Teilen des Herzmuskels sind, die schon durch ihre gegenseitige Lage und die zu den Ableitungsstellen geändert werden, so kann man das Bemühen, aus der Zackengrösse Rückschlüsse auf die Wertigkeit des Herzens zu ziehen als aussichtslos bezeichnen.

Über die Frage der Bedeutung der einzelnen Zacken ist volle Klarheit und Einstimmigkeit bisher nicht erzielt. Dass die Zacke P der Erregung der Vorhöfe ihre Entstehung verdankt, ist unzweifelhaft und dies ist experimentell wie klinisch erwiesen. Die Zacken R und T nebst ihren Vor- und Nachzacken hängen mit der Erregung der Kammer zusammen. Dies darf ebenfalls als sicher gelten. Das komplizierte Kammerelektrokardiogramm von Q bis T bedarf aber in seinen Einzelheiten noch der Aufklärung.

Die Vorhofzacke P stellt eine diphasische Schwankung dar, die im menschlichen Elektrokardiogramm gewöhnlich nur in ihrem Ausschlag nach oben zum Ausdruck kommt. Dies spricht für einen von der Einmündungsstelle der Venen bis zur Vorhofkammergrenze gerichteten ge-

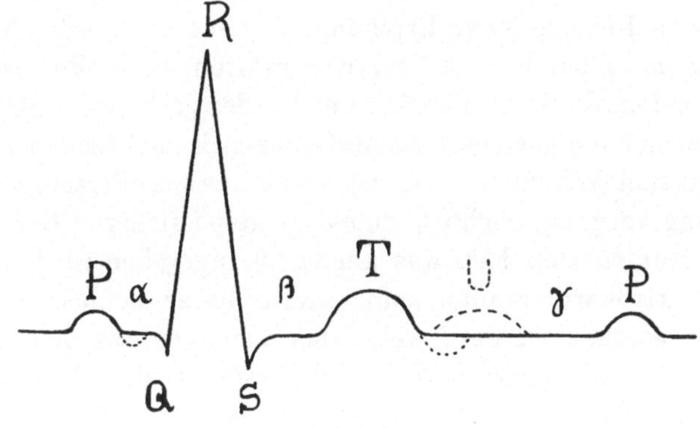

Fig. 76.
Schema des typischen Elektrokardiogramms.

raden Verlauf der Erregung. Anders verhält sich der folgende Teil, das Kammerelektrokardiogramm.

Zu einem Verständnis des Verhaltens der einzelnen Gruppen des Elektrokardiogramms kann man aber nur dann kommen, wenn man festzustellen sucht, was denn eigentlich im Elektrokardiogramm geschrieben wird. Nach den ursprünglichen Ausführungen von Einthoven, Kraus und Nicolai sollte das Elektrokardiogramm ein Ausdruck für die Kontraktionsvorgänge im Herzen sein; es sollte gewissermassen ein getreues Spiegelbild der Verhältnisse der Muskulatur des Herzens während des Kontraktionsablaufes sein. Nachdem darauf hingewiesen war (Hoffmann), dass die vermutliche Ursache der elektrischen Erscheinungen der Erregungsablauf sein müsse, haben Kraus und Nicolai sich dieser Anschauung ebenfalls genähert. Es ist ja die Erregung von der Kontraktion physiologisch nicht scharf zu trennen, denn man hat bisher kein Mittel, beide voneinander getrennt darzustellen, wenn man nicht die Elektrographie als ein solches, welches den Erregungsvorgang gesondert verzeichnet, anerkennen will. Tatsache ist, dass das Elektrokardiogramm in seinen Zacken der Kontraktion der betreffenden Muskelmassen, wenn auch beim Warmblüter nur um ein geringes, vorausgeht, und dass trotz nicht erfolgender Kontraktion die elektrischen Erscheinungen manifest werden. Engelmann unterschied sehr scharf zwischen Reizbarkeit und Kontraktilität. Andererseits ist der kontrahierte Muskel stets auch noch als gereizt anzusehen. Die einzelnen Voraussetzungen und Folgen der Kontraktion: Reizung, Formveränderung, Wärmebildung, chemische Veränderungen und elektrische Erscheinungen kann man bisher nicht absolut getrennt untersuchen, aber logisch wird man immer entscheiden, dass die Reizung der Kontraktion vorausgehen muss und dass jene eine Vorbedingung für diese sein muss. Es ist also immer noch zwischen Reizung bzw. Erregung, die mit chemisch physikalischen Erscheinungen verbunden ist, und Kontraktion, d. h. Formveränderung, zu unterscheiden, da beide Vorgänge nicht identisch sind. Solange experimentell auch nur die geringste Zeitdifferenz zwischen Elektrokardiogramm und Kontraktion gefunden wird, ist nicht auszuschliessen, dass ersteres den Erregungsvorgang zeichnet, zumal es keine sicheren Beziehungen zur Stärke der Kontraktion hat, was allgemein zugegeben wird. Somit kann aus dem Elektrokardiogramm kein unmittelbarer Schluss auf die Kraft des Herzens gezogen werden, wohl aber meistens auf den zeitlichen Ablauf des Kontraktionsverlaufes, weil dieser in der Regel dem Ablauf der Erregung folgt.

Zur Feststellung, welchen Phasen der Herztätigkeit die einzelnen Zacken des Elektrokardiogramms entsprechen, wurden von zahlreichen Autoren zeitmessende Versuche gemacht. So von Einthoven, Kahn, Hoffmann und Selenin Straub, Weitz, Ohm, Gerhartz u. a. Zum Vergleiche werden die Herztöne, die Ventrikeldruckkurve der Suspensionsmethode, die Aufzeichnung des Spitzenstosses, des Karotispulses und des Venenpulses herangezogen. Die Resultate sind wohl wegen der verschieden gewählten Technik nicht ganz zusammenfallend, doch ist von allen Autoren gefunden, dass die Zacke P der mechanisch registrierten Vorhoftätigkeit um mehrere hundertstel Sekunden vorausgeht. Der Beginn der Ventrikeltätigkeit fällt in den Verlauf der Spitze R. Nach Hoffmann und Selenin 0,08 Sek. nach Beginn des Kammerelektrokardiogramms, nach Weitz und anderen kürzer. Der I. Herzton fällt in den absteigenden Schenkel von R. Der II. Herzton gegen das Ende von T. Da T nicht genau abgemessen werden kann und von den meisten Autoren bisher nicht beachtet wurde, dass T eine zweiphasische Schwankung ist, so sind die bisher gewonnenen Resultate, die grosse Schwankungen in dem zeitlichen Verhältnis von T zum Ende der Systole zeigen, nicht abschliessend zu verwerten.

Auch die Resultate, die Becker erhielt, der durch Anwendung der Röntgenkinomatographie die Beziehungen zwischen Herztätigkeit und Elektrokardiogramm festzustellen versuchte, stimmen mit den oben genannten überein.

Die bisherigen Erklärungsversuche können noch nicht voll befriedigen. Vor allem macht die Erklärung der Entstehung der Zacke T grosse Schwierigkeiten.

Schon ihre von der Initialgruppe Q. R. S. abweichende Form, ferner ihr sanfter weder für den Anfang noch für das Ende scharf abzugrenzender Verlauf gibt ihr ein besonderes Gepräge. Der parallelfaserige Skelettmuskel gibt eine einfache diphasische Schwankung, denn die Judinsche Darstellung, ein dem Elektrokardiogramm ähnlicher Zuckungsverlauf, hat sich anderen Untersuchern nicht bestätigt. Im folgenden sollen die hauptsächlichsten Ansichten über die Entstehung der eigenartigen Kurvenform und der einzelnen Zacken kurz mitgeteilt werden.

A. Hoffmann, Edens und Seemann kamen zur Anschauung, dass die Anfangsschwankung Q, R, S und die Nachschwankung T verschiedenen Vorgängen ihre Entstehung verdanken. Erstere ist der Ausdruck der Erregungsleitung, während letztere mit dem Ende der Kontraktion etwas zu tun haben müsse. Diesen Anschauungen schliesst sich Eyster an. Ussow fasst die T-Zacke als eine Folge der Lageveränderung des Herzens am Beginn der Diastole auf. Dies stimmt nicht mit den zeitlichen Verhältnissen. Bakker und auch Eiger fanden bei Kaltblütern in allen Teilen des Herzens die Komponenten des Kammerelektrokardiogramms, ersterer fasst die Zacke T nicht als Ausdruck eines Aktionsstroms auf, sondern findet sie biochemischen Prozessen entsprechend. Clement konnte durch Differentialelektrogramme die Zacke T an jeder Stelle des Ventrikels nachweisen. Garten und Sulze fanden dasselbe und stellten ebenso wie vorher A. Hoffmann fest, dass sich Zacke T durch Abkühlung und Erwärmung verspäten und verfrühen lässt. Sie fassen das Elektrokardiogramm als Superposition von zwei einphasischen Aktionsströmen auf. Selenin hat das Zweikammerelektrokardiogramm physikalisch durch die Kombination zweier zweiphasischer Aktionsströme der beiden Ventrikel, die entgegengerichteten Verlauf haben, zu erklären versucht, wobei er die Herzlage als wichtigen Faktor für die Entstehung der Kurvenform ansah.

Boruttau gibt folgende Erklärung: „Der einphasische Aktionsstrom, den man bei Ableitung von einer intakten und einer frisch abgetöteten Stelle der blossgelegten Herzkammer erhält, stellt den Ablauf des systolischen Erregungsvorganges einschliesslich der Kontraktion rein dar und zeigt auf einen steilen Anstieg folgend ein Verharren (Plateau) und mehr oder weniger steilen Abfall, genau wie es die mechanisch registrierte Kontraktionskurve auch aufweist. Mangel des Verharrens, frühzeitiger allmählicher Abfall beider Kurven, der elektrischen wie mechanischen, muss auf verminderte Leistungsfähigkeit des Myokards hinweisen. Dieser Zustand wird aber nicht nur in der einphasischen, sondern auch in der Superpositions- bzw. Interferenzkurve zum Ausdruck gelangen, insofern die Endzacke als Differenz niedriger Endverläufe einphasischer Kurven selbst stark erniedrigt wird".

Einthoven nimmt für den veränderlichen Verlauf der Spitzen Q, R, S, T der Kammer E. K. G. die Verschiedenheit der Zuleitung des Herzreizes durch das Überleitungssystem zur Kammermuskulatur als Ursache an. Je nachdem der Reiz zuerst an eine nahe der Spitze oder in der linken Kammer liegende Stelle gelangt, bildet sich Zacke Q. Zacke R entsteht durch Erregung von der Basis oder der rechten Kammer anliegenden Stellen, Zacke S durch die der Spitze und der linken Kammer zugehörigen Teile. Die Strecke β zeigt die allgemeine Kontraktion der gesamten Kammermuskulatur an, und T entsteht durch die verschieden lange Dauer des Kontraktionszustandes in rechter und linker Kammer, wobei positive T-Zacke bedeutet, dass rechte Kammer bzw. die Basis länger kontrahiert bleibt als linke Kammer bzw. Spitze. Ein negatives T bedeutet das umgekehrte.

Fahr und Weber haben versucht, durch Anwendung von zwei Galvanometern die Richtung der Erregung in den Kammern festzustellen. Die Q-Zacke entspricht einer Erregung in der mittleren Zone des Herzens (Papillarmuskeln). R ist der

Ausdruck der Erregung der Herzbasis, und die S-Zacke entspricht einer Negativität der Herzspitze. Die T-Zacke erklären sie mit dem Abklingen der Erregung, wobei die Positivität ein Nachschleppen der Basis bedeutet.

Zunächst ist es eine gesicherte Tatsache, dass die Zacke P das elektrische Äquivalent der Aktion des Vorhofes ist. Sie geht zeitlich der Kontraktion der Vorhöfe um ein geringes voraus. In Fällen von Dissoziation der Vorkammern kann man bei gleichzeitiger Aufschreibung des Venenpulses das Zusammengehören von P und a sehr wohl erkennen. P ist im menschlichen Elektrokardiogramm fast stets einphasisch. Bei Erregung der Vorhöfe von anderen Stellen wie von dem Sinusknoten ändert P seine Form und kann, wenn die Ausgangsstelle nach der Atrioventrikulargegend liegt, negativ werden (Lewis). Auch Spaltung von P kommt vor, angeblich bei Vorhofhypertrophie (Mitralstenose).

Nach P folgt eine wagerechte Strecke α, die anzeigt, dass keine Potentialdifferenzen im Herzen vorhanden sind. Es ist wohl sicher, dass diese Strecke die Überleitungszeit durch die Hissche Muskelbrücke wiedergibt. Viel schwieriger ist der nun folgende Teil des Elektrokardiogramms zu deuten.

Von dem Grundsatze ausgehend, dass der gereizte (tätige) Muskelteil sich gegenüber dem nichtgereizten (untätigen) zinkartig verhält, muss der Weg der Erregung und auch der Kontraktion gesucht werden, der die eigentümliche Form des Elektrokardiogramms erklären soll. Bayliss und Starling nehmen eine von der Atrioventrikulargrenze erfolgende gradlinige Richtung der Erregungsleitung an, wobei zum Schluss die Basis länger erregt bleibt wie die Spitze. Nicolai nimmt an, dass bei normalen Kammerschlägen die Erregung bzw. die Kontraktion der Herzmuskulatur in gebahnten Wegen ablaufe. Er erklärt die R-Zacke für den Ausdruck der Erregung des basalen Teils des papillaren Muskelsystems. Die Erregung pflanzt sich bis zur Spitze fort, wenn sie dort anlangt, ist die Kurve bereits wieder abgesunken. Der darauf folgende wagerechte Verlauf der Kurve (β) soll der allseitigen Kontraktion der gesamten Kammermuskulatur (zirkuläre Muskelschicht) entsprechen, und in diesem Intervall soll sich die entstehende Potentialdifferenz so ausgleichen, dass keinerlei Ausschläge nach der einen oder der anderen Seite erfolgen. Die Zacke T soll die Rückkehr des Erregungsvorganges zur Herzbasis andeuten (durch die äussere Längsmuskelschicht des Herzens?). Von Gotch ist eine auf embryologische Verhältnisse zurückgeführte Erklärung gegeben, indem er annimmt, dass die Erregung von den Vorhöfen durch den rechten Ventrikel zur Herzspitze und von dort durch die linke Kammer zum Aortenteil zurückläuft. Die Zacke R würde dem ersten Vorgang, die Zacke T dem letzteren entsprechen, wobei die Basis des Herzens sowohl zu Anfang wie zum Schluss der Revolution negativ ist. Beide Erklärungen, so bestechend sie zunächst scheinen, haben doch etwas Gezwungenes. Vor allen Dingen muss es auffallen, dass die Schwankungen Q, R, S so rasch verlaufen, während die Schwankung T einen langsamen, verweilenden Verlauf nimmt. Dies muss das Bedenken erwecken, ob denn die in R und T verzeichneten Vorgänge gleicher Art sind, oder ob es nicht vielleicht etwas Verschiedenes ist, was einerseits R, andererseits T anzeigt.

Aus den Meinungen der Autoren ergeben sich mannigfache Widersprüche und unvereinbare Gegensätze, die auch heute noch kaum abschliessende Erklärung für die Entstehung der Form des Elektrokardiogramms erlauben.

Sichergestellt ist, dass das Kammerelektrokardiogramm eine Kurve darstellt, in der die Erregungsvorgänge wie sie sich in den Muskelzellen beider Kammern abspielen, in Superposition enthalten sind. Jedes Muskelelement bringt einen Teil dazu, und die sich vielfach durchkreuzenden Muskelfasern geben Additionen und Subtraktionen der Potentialschwankungen an die Peripherie ab. Da beide Kammern je ein besonderes Leitungssystem in den Tawara-Schenkeln besitzen, so ist dadurch ein Moment gegeben, was eine für jede Kammer verschiedene Art der Zuleitung des Bewegungsreizes annehmen lässt. Es wird also, wenn nur eine Kammer erregt wird, eine andere Potentialdifferenz herauskommen, als wenn beide zugleich erregt werden. Es ist also im Kammerelektrokardiogramm die Summe der Potentialdifferenzen beider Ventrikel enthalten. Diese wird beeinflusst durch die Masse der die Potentiale liefernden Zellen durch die Lage dieser zueinander, die durch Lageveränderungen des ganzen Herzens mit verändert wird, und durch die zeitlichen Verhältnisse, in denen die einzelnen Fasern erregt werden. Der Bewegungsreiz wird durch die Fasern des Reizleitungssystems den Herzmuskelzellen zugeführt, der anscheinend fast gleichzeitig in jedem Ventrikel die kontraktile Substanz erreicht. Von den Endpunkten der Reizleitungsfasern breitet sich die Erregung ausserordentlich rasch — explosionsartig — gradlinig weiter in der Muskelmasse aus. Ein der Oberfläche künstlich zugeführter Reiz breitet sich ebenfalls gradlinig nach allen Seiten aus.

So hängt die Form des Elektrokardiogramms ganz davon ab, in welcher Reihenfolge die kontraktilen Elemente nacheinander erregt werden und wie ihre Lage zueinander ist. Es bedarf auch für das normale oder typische Elektrokardiogramm nicht der Annahme besonders gebahnter Wege der Reizung in den Schichten der Muskulatur, sondern hier wird, da die Reize ordnungsgemäss vom Überleitungssystem übertragen werden, auch eine typische Form der Potentialdifferenzen sich zeigen müssen, da diese wohl in jedem einzelnen normalen Herzen in sehr ähnlicher Weise die kontraktile Muskulatur erreichen. Es ist also die Grundform des Kammerelektrogramms das Resultat sehr komplizierter Vorgänge, die sich in ihre Einzelheiten nicht zerlegen lassen. Nur der Anteil, den jede Herzkammer am Zustandekommen des Elektrokardiogramms hat, lässt sich in pathologischen Fällen einigermassen feststellen, wenn die zeitlichen Verhältnisse der Erregung für diese eine Differenz aufweisen.

Die Anfangsgruppe Q R S kommt durch die rasche Ausbreitung des Reizes in der Muskulatur zustande, und die verschiedene Ausbildung und Höhe der Zacken kommt zustande, je nachdem Teile des Herzens, die näher oder entfernter von den ableitenden Stellen der Körperoberfläche gelegen sind, früher oder später in Erregung geraten. Da alle Teile rasch nacheinander in Erregung geraten, so ergibt sich daraus der Zickzackverlauf der Anfangsschwankungen, die ja nur Summationen und Differenzen der Potentiale der gleichzeitig oder rasch nacheinander in Erregung tretenden Fasern darstellen. Die dann eintretende relative Ruhe der Saite (β) zeigt an, dass nunmehr der ganze Herzmuskel erregt ist, und die Zacke T gibt die Summe und Differenz der abklingenden Erregungszustände in den einzelnen Fasern und in den Kammern wieder und die Strecke γ, die in die Diastole der Kammern und Vorhöfe fällt, zeigt an, dass das ganze Herz nicht erregt also wieder isoelektrisch ist. Je nachdem den Ableitungspunkten näher oder entfernter gelegene Stellen zuletzt noch erregt sind, wird die Zacke T grösser oder kleiner ausfallen, bzw. „negativ“ werden. Da Zacke T eine zweiphasische Erscheinung ist, so heisst das, es geht der positive oder negative Teil voran oder folgt nach. Q R S verdanken dem Einsetzen, T dem Abklingen der Erregung ihre Entstehung.

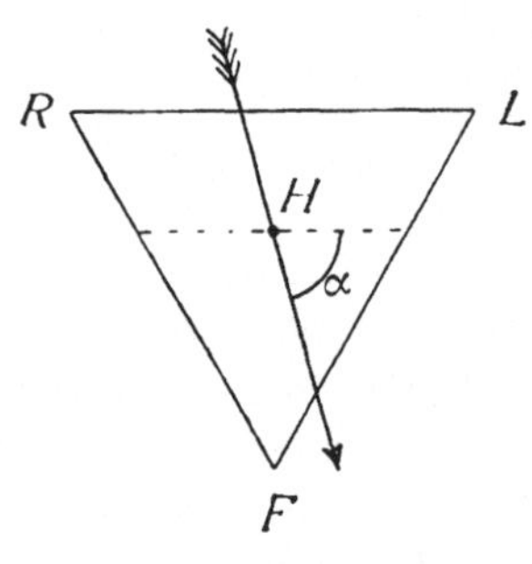

Fig. 77.
Schema des gleichseitigen Dreiecks nach Einthoven.

Damit wird die Anschauung, dass das Elektrokardiogramm eine Interferenz der vom rechten und linken Ventrikel oder der von Spitze und Basis oder der von Triebwerkzeug und Papillar- und Längsmuskelschicht ausgehenden elektrischen Wellen sei, nicht ausgeschaltet, nur ist das Wesentliche für Entstehung der Form und Grösse der Zacken, ob näher dem einen oder dem anderen Ableitungspunkt gelegene Teile gegenüber entfernter gelegenen erregt oder nicht erregt sind.

Es ist also ein in seinen Einzelheiten nicht zu verfolgendes sehr kompliziertes Geschehen, welches die Form der typischen Elektrokardiogramme bedingt.

Sobald durch irgendwelche Umstände die ordnungsmässige Zuleitung der Reize durch das Reizleitungssystem zu den beiden Kammern bei gleichbleibender Ableitung sich ändert, müssen demnach Veränderungen in der Form des Elektrokardiogramms auftreten, da dann die Verhältnisse der erregten Muskelteile zueinander und zu den Ableitungsstellen sich ändern. Dies ist neuerdings von Rothberger und Winterberg experimentell festgestellt. Ebenso wenn Lageveränderungen des Herzens die Superposition ändern.

Danach ergibt sich, dass Formveränderungen, die in Veränderungen der Grösse der einzelnen Zacken bestehen, keinen unmittelbaren Rückschluss auf veränderte Herztätigkeit zulassen.

Einthoven hat durch Aufnahme der drei von ihm angegebenen Ableitungen einen Weg gezeigt, über die Richtung und manifeste Grösse der Potentialschwankungen im menschlichen Herzen und über den Einfluss der Herzlage auf die Form des Elektrokardiogramms Aufschlüsse zu erhalten. Ausgehend von der Formel Abl. III = Abl. II — Abl. I, die die gegenseitige Abhängigkeit der Form der in den drei Ableitungen entstehenden Kurven ausdrückt, berechnet er die wirkliche Richtung der Potentialunterschiede im Körper an der Hand des Schemas des gleichseitigen Dreiecks, nach welchem der menschliche Körper durch eine flache homogene Platte von der Form eines gleichseitigen Dreiecks RLF dargestellt wird (Fig. 77). Ableitung I entspricht der Ableitung von R und L, II der von R und F und III der von L und F. In der Mitte des Dreiecks wird das Herz durch den Punkt H markiert. Nimmt man an, dass im bestimmten Moment die Potentialunterschiede im Herzen so verteilt sind, dass ihre Resultierende die Richtung des eingezeichneten Pfeiles hat, so würde eine Stromableitung vom Herzen in dieser Richtung einen maximalen Potentialunterschied aufweisen, und zwar so, dass in der Richtung der Pfeilspitze das Herz positiv, in der entgegengesetzten negativ ist. Den Winkel, den der Pfeil mit der Seite RL macht, bezeichnet Einthoven mit α und nennt diesen Winkel positiv, wenn der Pfeil von der horizontalen im Sinne der Zeiger einer Uhr, negativ, wenn er entgegengesetzt gedreht ist.

Fallen bei einer Versuchsperson, bei jeder der drei Ableitungen die Zacken, z. B. R I, R II und R III, in übereinstimmende Phasen der Herztätigkeit, so muss R III = R II — R I sein (Fig. 78).

Da das Galvanometer, wenn es richtig geeicht ist, die Ausschläge der Zacken nach Teilen eines Volts berechnen lässt, so ergibt sich, wenn 10 mm = 1 Millivolt sind, dass jeder Millimeter des Ausschlags = $^1/_{10}$ Millivolt zu setzen ist. Berechnet man die Höhe von R in Zehntel-Millivolts in jeder der drei Ableitungen und setzt die gefundenen Werte in das Schema ein, so kann man in diesem die Richtung des Potentialunterschiedes ermitteln, die während der Registrierung der R-Zacken im Herzen vorhanden war.

Die Berechnung der Richtung, die im Schema durch den Pfeil angedeute wird, und die von der Grösse des Winkels α bestimmt wird, ist eine recht komplizierte. Sie geht nach der Formel $\operatorname{tg} \alpha = \frac{\text{Abl. II} + \text{Abl. III}}{(\text{Abl. II} - \text{Abl. III}) \sqrt{3}}$, wenn man sie aus den bei Abl. II und III gewonnenen Zahlen berechnen will.

Auch die manifeste Grösse des resultierenden Potentialunterschiedes lässt sich aus der Höhe der Zacken nebst der Grösse vom Winkel α berechnen.

Zur Vereinfachung und Vermeidung der Berechnungen hat Einthoven eine Tafel ausgearbeitet, nach der beide Werte leicht festgestellt werden können.

Die Methode ist bisher nur von Einthoven[1]) selbst zu diagnostischen Zwecken angewandt, verspricht aber in pathologischen Fällen mancherlei Aufschlüsse zu geben. So kann bei unveränderter Herzlage auf gleichen oder verschiedenen Ort des Ausgangs der Herzreize geschlossen werden, ferner finden sich bei manchen Herzkranken, so bei Hypertrophien, derartige Grössen von α, dass sie nicht aus der Herzlage erklärt werden können und auf eine Veränderung der Erregungsleitung hindeuten. Besonders für die Erkenntnis des Ursprungs der Kammerextrasystolen ist die Methode von Bedeutung. Stets gleiche Verhältnisse von α und der manifesten Grösse der Potentialunterschiede wiesen darauf hin, dass in dem betreffenden Fall die Kammerextrasystolen stets von derselben Stelle ausgehen.

---

[1]) Pflügers Arch. Bd. 164. S. 196.

Voraussetzung bei Anwendung der Methode ist die gleichzeitige Registrierung von mindestens zwei Ableitungen, besser von allen dreien, und genaue Eichung der drei Galvanometer, deren Stromkreise gleiche Widerstände haben müssen. Diese Bedingungen sind in den hier reproduzierten Kurven, bei denen es mehr auf die Berücksichtigung der Form und des zeitlichen Ablaufs der Kurven, nicht aber auf galvanometrische Messungen ankam, nicht immer eingehalten.

Fahr und Weber haben weitere Untersuchungen mit Hilfe der Feststellung der manifesten Grösse der Potentialunterschiede gemacht und dadurch den Gang der Erregung durch die Herzkammern festzustellen gesucht.

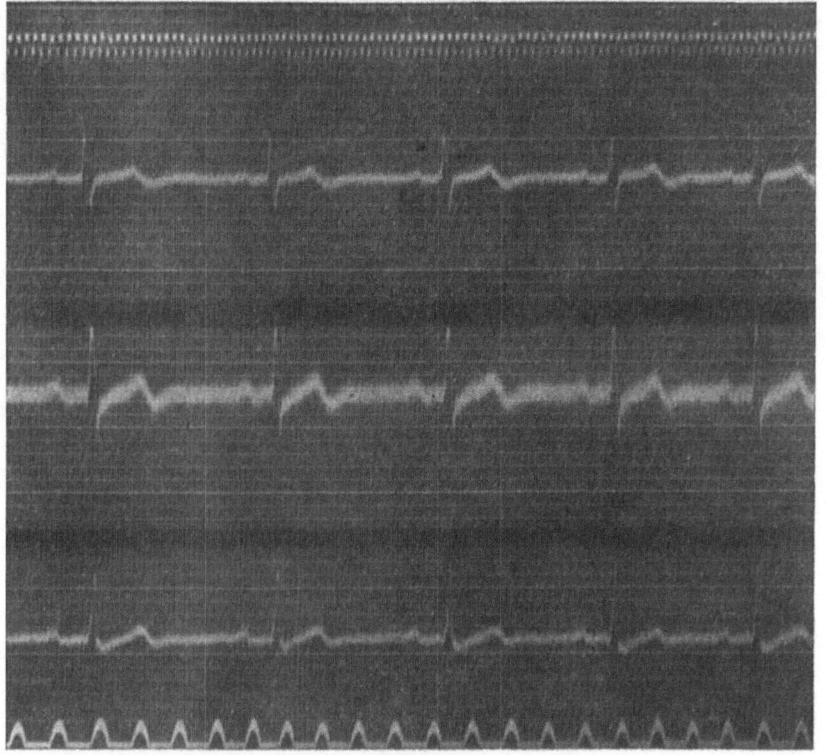

Fig. 78.
Menschlich-typisches Elektrokardiogramm in Abt. I (oben), II (mitten), III (unten), gleichzeitig aufgenommen.

Das Studium des Elektrokardiogramms hat sich aber für die Lehre der Arhythmie des Herzens als ganz besonders fruchtbringend erwiesen. Gewisse Formen dieser stellen sich im Elektrokardiogramm bedeutend klarer dar, als bei der Arterien- und Venen-Pulsschreibung. Ja, gewisse Formen von Abweichungen der Herzschläge von der Norm sind nur auf diesem Wege zu erkennen.

So gibt die Kammertätigkeit dann, wenn die Erregung der Kammern nicht vom Vorhof durch das atrioventrikuläre Leitungssystem ihren

Ausgang nimmt, eine von der Form der normalen in hohem Grade abweichende Kurve. Man kann in allen drei Ableitungen im wesentlichen drei Formen dieser reinen Kammerelektrokardiogramme unterscheiden. Entweder ist zunächst die Kurve nach abwärts gewendet, um dann nach der entgegengesetzten Richtung hin in flachem Bogen auszuschlagen (Typ. B, Fig. 79) oder sie ist erst nach aufwärts gerichtet (Typ. A, Fig. 80). Die Zacke P fehlt regelmässig. Eine dritte Form zeigt einen gespaltenen Gipfel (Typ. C, Fig. 81). Kraus und Nicolai bezogen die erste Form auf eine Entstehung des Kammerschlages im linken Ventrikel, die zweite Form auf eine Entstehung im rechten, die dritte Form soll eine Entstehung an der Kammerscheidewand vermuten lassen. Manche sind geneigt, für die erste eine Entstehung an der Kammerbasis, für die zweite eine solche an der Kammerspitze anzunehmen. Doch muss immer be-

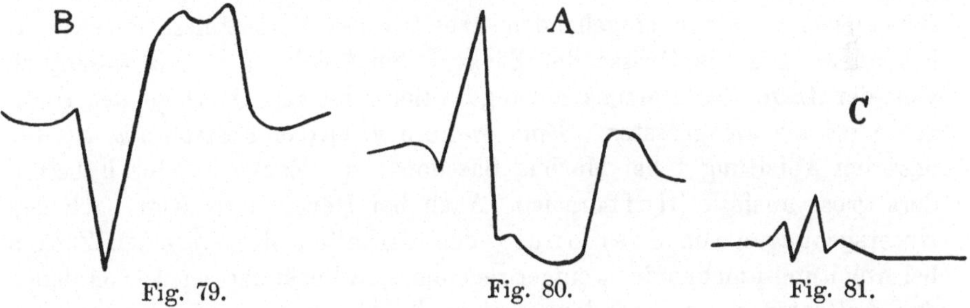

Fig. 79. Atyp. Kammerelektrokardiogramm der linken Kammer.

Fig. 80. Atyp. Kammerelektrokardiogramm der rechten Kammer.

Fig. 81. Atypisches Kammerelektrokardiogramm beider Kammern.

achtet werden, dass beide Ventrikel getrennte Zuleitung des Erregungsreizes haben und jeder eine funktionelle Eigenart hat, wenigstens was das zweikammerige Herz angeht, weshalb die Verhältnisse nicht so einfach aufgefasst werden können. Kraus nennt alle abweichenden Formen vom Typischen des Elektrokardiogramms Allodromien, da sie einen gegen die Norm veränderten Ablauf der Kammertätigkeit anzeigen. Die atypischen Elektrokardiogramme vom Typus C lassen sich bei gleichzeitiger Aufnahme in 3 Ableitungen, da dann in Abl. II und III andere Typen entstehen, oft doch den A und B Typus gleichstellen; es handelt sich um Verzeichnungen unbekannter Provenienz.

Von den atypischen oder abnormen Kammerelektrokardiogrammen wird bei der Analyse der Arhythmie des Herzens noch des weiteren die Rede sein.

Was die Änderungen des normalen Elektrokardiogramms in pathologischen Fällen anbetrifft, so ist von Kraus u. a. das Fehlen oder Negativwerden der Zacke T in Ableitung I als pathognomonisch für einen geschwächten Herzmuskel angesehen. Dies trifft sehr häufig zu, aber nicht immer, da die Zacke T auch bei insuffizienten Herzen bei Ableitung I mitunter normal gefunden wird. Die Ansicht, dass die Höhe der Zacke R einen Anhaltspunkt für die Beurteilung der Herzkraft abgebe, ist wohl allgemein fallen gelassen, ebenso die besonders von Strubell vertretene, dass ein stärkeres Hervortreten der Zacke S für ein nervöses, resp. funktionell schwaches Herz spreche. Von Einfluss auf die Grösse der Zacken, namentlich bei den Ableitungen II und III, ist ganz besonders die Lage des Herzens, ob es mehr steil gestellt oder mehr quer gelagert ist. Da die Lage des Herzens, wie schon ausgeführt, von den verschiedensten Faktoren abhängig ist, so vom Zwerchfellstand, von exzentrischer Hypertrophie, von Verdrängungserscheinungen oder Retraktionen seitens der übrigen Organe der Brusthöhle, so kann man eine ganze Menge Ursachen für eine Veränderung der Zacken anführen. Grau hat in einer eingehenden Arbeit diese Verhältnisse dargestellt, besonders dass die Grösse der Zacke S bei Ableitung I ganz wesentlich von der Lage des Herzens abhängt. Bei relativer Querlage der Herzachse ist sie am grössten. Eine weitere klinische Feststellung ist die, dass bei Ableitung I bei Morbus Basedowii die Zacke T oder F besonders gross ausfällt (Hoffmann). Auch bei Herzfehlern zeigt nach den Untersuchungen von Steriopulo das Verhalten der einzelnen Zacken bei Ableitung I mehr oder weniger regelmässige Veränderungen, von denen das Auftreten eines besonders grossen P (A) oder einer Spaltung dieser Zacke für Mitralstenose typisch zu sein scheint (Samojloff). Die Änderung der absoluten Grösse der einzelnen Zacken des typischen Elektrokardiogramms hängt aber von so vielen unkontrollierbaren Umständen ab, dass daraus keine unmittelbaren Schlüsse gezogen werden können. Besonders auch unter Vergleich ihres Verhaltens bei verschiedenen Ableitungen wird die Sache sehr kompliziert. Bei der Untersuchung mit verschiedenen Ableitungen zeigen sich für die einzelnen Herzfehler und sonstigen organischen Störungen gewisse oft vergleichbare Änderungen, doch sind diese nicht diagnostisch von Bedeutung. Es ist nämlich zu vermuten, dass ein Teil dieser Abweichungen sich durch Lageveränderungen und Gestaltsveränderungen des Herzens erklärt. Voraussetzung ist dabei für jede derartige Feststellung, dass stets gleiche Fadenspannung, gleiche Kraft des magnetischen Feldes im Aufnahmeinstrument und gleicher Widerstand im Schliessungsbogen besteht. Nur unter absolut gleichen Bedingungen gewonnene Elektrokardiogramme können in dieser Beziehung zu Vergleichen herangezogen werden.

Festgestellt ist bei typischen, normalen Elektrokardiogrammen, dass P gespalten, abnorm hoch und abnorm klein und negativ werden kann. R kann gross und klein sein, es kann S besonders prävalieren, so dass die Initialgruppe ganz nach abwärts dirigiert erscheint. T kann fehlen, aufgesplittert sein und negativ sein. Es kann aber auch besonders gross werden, so nach Anstrengung, ferner bei M. Basedowii, also bei beschleunigter Herztätigkeit. Sichere Rückschlüsse auf pathologische Verhältnisse aus dem Verhalten des normalen oder typischen Elektrokardiogramms sind aber heute noch nicht möglich. Um so mehr Bedeutung hat dasselbe für das Studium der Arhythmie des Herzens gewonnen.

Literatur.

Ader, Sur une nouvel appareil enregistreur pour câbles sousma ins. Compt. rend. 1897. T. 124. p. 1440.

Bayliss and Stearling, On the Electromotive Phenomena of the Mammalian Heart. Proc. Roy. Soc. L. London p. 211.

Becker, Die Analyse des Elektrokardiogramms mittelst der Röntgenkinematographie. Deutsch. Arch. f. klin. Med. Bd. 113. S. 216.

Bernstein, Untersuchungen über den Erregungsvorgang im Nerven- und Muskelsystem. Heidelberg 1871.

Bondi, Über den Wert des Elektrokardiogramms für die Diagnose des Herzblocks etc. Wien. med. Wochenschr. 1909. Nr. 39.

Biedermann, Elektrophysiologie. Jena 1895.

Du Bois-Reymond, Untersuchungen über tierische Elektrizität. Berlin 1898.

Boruttau, Elektrizität in Medizin und Biologie. Wiesbaden 1906.

— Wesen und Bedeutung der pathologischen Elektrophysiologie. Deutsch. med. Wochenschr. 1909. Nr. 3.

— und Stadelmann, Leitfaden der klinischen Elektrokardiographie. Leipzig 1917.

— Beiträge zur Erklärung der Endzacken im Elektrokardiogramm. Arch. f. Anat. u. Physiol. 1913. S. 519.

Burdon-Sanderson, Die elektrischen Erscheinungen am Dionaeablatt. Biol. Zentralbl. 1882.

Cremer, Über die galvanometrische Beobachtung und Registrierung der Aktionsströme im offenen Kreise. Sitzungsber. d. Ges. f. Morphol. u. Phys. München 1905.

— Das Saitengalvanometer von Einthoven und seine Leistungen. Ebenda 1905.

— Demonstration der Aktionsströme des menschlichen Herzens. Verh. d. XXI. Kongr. f. inn. Med. Wiesbaden 1906.

— Über die direkte Ableitung der Aktionsströme des menschlichen Herzens vom Ösophagus und über das Elektrokardiogramm des Fötus. Münch. med. Wochenschrift 1906. Nr. 17.

— Über die Registrierung mechanischer Vorgänge auf elektrischem Wege etc. Münch. med. Wochenschr. 1907.

Einthoven, Über das Elektrokardiogramm. Verh. d. Ges. Deutsch. Naturf. u. Ärzte. 1908. S. 239.

— Über die Form des menschlichen Elektrokardiogramms. Pflügers Arch. Bd. 60. 1895. S. 101.

— u. Lint, Über das normale menschliche Elektrokardiogramm. Ebenda 1900. Bd. 80. S. 140.

Einthoven u. Vaandrager, Weiteres über das Elektrokardiogramm. Ebenda 1908. Bd. 122. S. 517.
— Le Télécardiogramme. Arch. intern. de Physiol. 1906. T. IV. S. 132.
— Ein neues Galvanometer. Ann. d. Physik. 1903. 4. Folge. Bd. 12. S. 1059.
— Die galvanometrische Registrierung des menschlichen Elektrokardiogramms, zugleich eine Beurteilung der Anwendung des Kapillarelektrometers in der Physiologie. Pflügers Arch. 1903. Bd. 99. S. 472.
— Über die Deutung des Elektrokardiogramms. Pflügers Arch. Bd. 149. S. 65.
— Über einige Anwendungen des Saitengalvanometers. Ann. d. Physik. 4. Folge. Bd. 14. S. 182.
— G. Fahr u. de Waart, Über die Richtung und manifeste Grösse der Potentialschwankungen im menschlichen Herzen und über den Einfluss der Herzlage auf die Form des Elektrokardiogramms. Pflügers Arch. Bd. 150. S. 275.
— Bergausius u. Rijtel, Die gleichzeitige Registrierung elektrischer Erscheinungen mittelst zwei oder mehr Galvanometer und ihre Anwendung auf die Elektrokardiographie. Pflügers Arch. Bd. 164. S. 167.
— u. Wieringa, Ungleichartige Vaguswirkung auf das Herz, elektrokardiographisch untersucht. Pflügers Arch. 1912. Bd. 149. S. 48.
Engelmann, Über die Leitung der Erregung im Herzmuskel. Pflügers Arch. 1875. Bd. 11. S. 480.
— Über das Verhalten des untätigen Herzens. Ebenda 1878. Bd. 17. S. 88.
Eppinger u. Rothberger, Zur Analyse des Elektrokardiogramms. Wien. klin. Wochenschr. 1909. Nr. 31.
— Über die Folgen der Durchschneidung der Tawaraschen Schenkel des Reizleitungssystems. Zeitschr. f. klin. Med. 1909. Bd. 70. H. 1 u. 2.
— und Störk, Zur Klinik des Elektrokardiogramms. Zeitschr. f. klin. Med. 1910. Bd. 71. S. 157.
Fahr und A. Weber, Über die Ortsbestimmung der Erregung im menschlichen Herzen mit Hilfe der Elektrokardiographie. Deutsch. Arch. f. klin. Med. Bd. 117. S. 361.
v. Frey, M., Über einige neuere Ergebnisse der Elektrokardiographie. Vortr. in d. phys.-med. Ges. zu Würzburg 1909. — Zit. nach Münch. med. Wochenschr. 1909. S. 1157.
Frédéricq, Sur les phénomènes electriques de la systole ventriculaire chez le chien. Bull. de l'Acad. de Belgique (7 Sér.) T. I. 1887.
— La pulsation du coeur du chien. Arch. intern. de Physiol. 1906. IV. p. 56.
Funaro und Nicolai, Das Elektrokardiogramm des Säuglings. Zentralbl. f. Phys. 1908. Nr. 2.
Ganter, Zur Analyse des Elektrokardiogramms. Deutsch. Arch. f. klin. Med. Bd. 112. S. 559.
Garten, Elektrophysiologie im Handbuch der physiologischen Methodik. 1908. II_3. S. 307.
Gotch, F., The succession of events in the contracting ventricle as shown by electrometer records (Tortoise and rabbit). The Heart. 1909. Vol. I. Nr. 3. p. 325.
— Capillary Electrometer Records of the electrical Changes during the natural beat of the frogs heart. Prel. Comm. proc. Roy. Soc. Vol. 49. Zentralbl. f. Physiol. 1902. XXI. S. 482.
Grau, H., Über den Einfluss der Herzlage auf die Form des Elektrokardiogramms. Zeitschr. f. klin. Med. 1909. Bd. 69. H. 3—4.

Grau, H., Die Bedeutung äusserer Momente für die Form der elektrokardiographischen Kurve. Zentralbl. f. Phys. 1909. XXIII. Nr. 14.

Hering, E., Das Elektrokardiogramm des Pulses irreg. perp. Deutsch. Arch. f. klin. Med. 1908. Bd. 94. H. 1—2. S. 205.

— Das Fehlen der Vorhofzacke beim Irregularis perpetuus. Münch. med. Wochenschrift 1909. Nr. 18.

— Experimentelle Studien an Säugetieren über das Elektrokardiogramm. I. Pflügers Arch. Bd. 127. S. 155. II. Zeitschr. f. experim. Path. u. Ther. Bd. 7.

— Über die klinische Bedeutung des Elektrokardiogramms. Deutsch. med. Wochenschrift 1909. Nr. 1.

— Über das Elektrokardiogramm. Verh. d. XXVI. Kongr. f. inn. Med. Wiesbaden 1909. S. 612.

— Die elektrischen Kräfte des Herzens im Dienste der Medizin. Deutsche Revue. Jan. 1909.

— Experimentelle Studien an Säugetieren über das Elektrokardiogramm. Zeitschr. f. experim. Path. u. Ther. 1901. Bd. 7. S. 363.

Hermann, Weitere Untersuchungen über die Ursache der elektromotorischen Erscheinungen an Muskeln und Nerven. Pflügers Arch. III. S. 15 und IV. S. 148. 1870/1.

Heubner, O., Das Elektrokardiogramm des Säuglings und Kindes. Monatsschr. f. Kinderheilk. 1908. Bd. 7. Nr. 1.

Hoffmann, A., Über das menschliche Elektrokardiogramm. Vers. deutsch. Naturf. u. Ärzte zu Cöln 1908.

— Zur Kritik des Elektrokardiogramms. Verh. d. XXVI. Kongr. f. inn. Med. 1909. S. 614.

— Über anatrische Herztätigkeit. Verh. d. XXVII. Kongr. f. inn. Med. Wiesbaden 1910.

— Die Arhythmie des Herzens im Elektrokardiogramm. Münch. med. Wochenschr. 1909. Nr. 44. S. 2259.

— Zur Deutung des Elektrokardiogramms. Pflügers Arch. 1910. Bd. 130.

— Zur Kenntnis des Morgagni-Adams-Stokesschen Symptomenkomplexes und seiner Differenzierung im Elektrokardiogramm. Deutsch. Arch. f. klin. Med. 1910. Bd. 100. S. 172.

— Die Elektrographie als Untersuchungsmethode des Herzens und ihre Ergebnisse, insbesondere für die Lehre von den Herzunregelmässigkeiten. Wiesbaden 1914.

— und Selenin, Zeitmessende Versuche über die elektrische Registrierung verschiedener Phasen der Herztätigkeit. Pflügers Arch. Bd. 116. S. 305.

Kahn, R. H., Beitrag zur Kenntnis des Elektrokardiogramms. Arch. f. d. ges. Phys. 1909. Bd. 126. S. 197.

— Zeitmessende Versuche am Elektrokardiogramm. Pflügers Arch. 1910. Bd. 132. S. 209.

— Weitere Beiträge zur Kenntnis des Elektrokardiogramms. Arch. f. d. ges. Phys. 1909. Bd. 129. S. 291.

— Über das Elektrokardiogramm künstlich ausgelöster Herzkammerschläge. Zentralbl. f. Physiol. 1909. Bd. 19. Nr. 14.

— Störungen der Herztätigkeit durch Adrenalin im Elektrokardiogramm. Arch. f. d. ges. Phys. 1909. Bd. 129. S. 379.

Kraus, Fr., Zur Lehre vom Elektrokardiogramm. Vers. deutsch. Naturf. u. Ärzte zu Cöln 1908. — Zit. nach Münch. med. Wochenschr. 1908. S. 2355.

Kraus, Fr. u. Nicolai, Über das Elektrokardiogramm unter normalen und pathologischen Verhältnissen. Berl. klin. Wochenschr. 1907. Nr. 25—26.

— Ablauf der Erregungsleitung im Säugetierherzen. Berl. klin. Wochenschr. 1907. Nr. 25 u. 26.

— Über die funktionelle Solidarität der beiden Herzhälften. Deutsch. med. Wochenschrift 1908. Nr. 1. S. 1.

— Das Elektrokardiogramm des gesunden und kranken Menschen. Leipzig 1910.

— Das Elektrokardiogramm. Ergebn. d. Physiol. 1914. Bd. 14.

Lippmann, Beziehungen zwischen den Kapillaren und elektrischen Erscheinungen. Poggendorfs Annal. 1873. Bd. 149. S. 546.

Marchand, Beiträge zur Kenntnis der Reizwelle und Kontraktionswelle des Herzmuskels. Pflügers Arch. Bd. 15. S. 511.

— Der Verlauf der Reizwelle des Ventrikels. Ebenda. Bd. 17. S. 137.

Mütze, Über den heutigen Stand der Lehre vom Elektrokardiogramm und seine Bedeutung für die Klinik. Inaug.-Diss. Marburg 1910.

Nicolai, Über die Art und den Verlauf der Erregungsleitung im Herzen. Vers. deutsch. Naturf. u. Ärzte zu Cöln 1908. — Zit. nach Münch. med. Wochenschr. 1908. S. 2356.

— u. Müller, Über den Einfluss der Arbeit auf das Elektrokardiogramm des Menschen. Zentralbl. f. Physiol. 1908. XXII. Nr. 2.

— Ablauf der Erregungsleitung im Säugetierherzen. Zentralbl. f. Physiol. 1907. XXI. Nr. 20.

— u. Simons, Zur Klinik des Elektrokardiogramms. Med. Klin. 1909. S. 160.

Nicolai, G. F. und J. Plesch, Der Regulationsmechanismus bei der völligen Dissoziation zwischen Vorhof und Kammer. Deutsch. med. Wochenschr. 1909. Nr. 51.

— u. Rehfisch, Über das Elektrokardiogramm des Hundeherzens bei Reizung des linken und rechten Ventrikels. Zentralbl. f. Physiol. 1908. XXII. Nr. 2.

Přibram, Über die Bedeutung des Elektrokardiogramms für die Beurteilung von Herzkrankheiten. Vortr. i. Ver. deutsch. Ärzte in Prag 1909. — Zit. nach Münch. med. Wochenschr. 1909. S. 786.

— und Kahn, Pathologische Elektrokardiogramme. Deutsch. Arch. f. klin. Med. 1910. Bd. 99. S. 479.

Rautenberg, Elektrokardiogramm und Herzbewegung. Berl. klin. Wochenschr. 1910. Nr. 48.

Rehfisch, Über die Ursprungsstelle der Ventrikelkontraktionen. Berl. klin. Wochenschr. 1907. Nr. 34.

— Die experimentellen Grundlagen des Elektrokardiogramms. Deutsch. med. Wochenschr. 1910. S. 977.

Rothberger, C. J., Über das Elektrokardiogramm. Wien. klin. Wochenschr. 1909. Nr. 13.

— u. Winterberg, Über den Puls. irregul. perpet. Wien. klin. Wochenschr. 1909. Nr. 51.

— — Über das Elektrokardiogramm bei Flimmern der Vorhöfe.

— — Vorhofflimmern und Arhythmia perpetua. Wien. klin. Wochenschr. 1909. Nr. 24.

Samojloff, A. u. M. Steshinsky, Über die Vorhoferhebung des Elektrokardiogramms bei Mitralstenose. Münch. med. Wochenschr. 1909. Nr. 38. S. 1942.

— Elektrokardiogrammstudien. Festschr. f. Henschen. S. 171.

— Elektrokardiogramme. Jena 1909.

Samojloff, A. u. M. Steshinsky, Beiträge zur Elektrophysiologie des Herzens. Arch. f. (Anat.) u. Physiol. 1906. Suppl. S. 207.
— Vorzüge der mehrfachen Ableitung der Herzströme bei Elektrokardiogrammaufnahmen. Pflügers Arch. 1913. Bd. 153. S. 196.
Seemann, Elektrokardiogrammstudien am Froschherzen. Zeitschr. f. Biol. Bd. 59. H. 2 u. 3.
Selenin, Zur physikalischen Analyse des Elektrokardiogramms. Pflügers Arch. Bd. 146. S. 319.
Steriopulo, S., Das Elektrokardiogramm bei Herzfehlern. Zeitschr. f. experim. Path. u. Ther. 1910. Bd. 7. S. 467.
Straub, Der Einfluss von Strophanthin, Adrenalin und Muskarin auf die Form des Elektrokardiogramms. Zeitschr. f. Biol. Bd. 53. S. 106.
Strubell, A., Zur Klinik des Elektrokardiogramms. XXVI. Kongr. f. inn. Med. 1909. S. 623.
— Elektrokardiographische Untersuchungen zur Physiologie und Pathologie des Herzschlags. Berl. klin. Wochenschr. 1909.
Waller, A demonstration on man of electromotive changes accompanyings the hearts beat. Journ. of Phys. 1887. VIII. p. 229.
— Tierische Elektrizität. Übers. von du Bois-Reymond. Leipzig 1899.
Wandel, Untersuchungen über die Aktionsströme des Herzens. Vers. deutsch. Naturf. und Ärzte zu Cöln 1908. — Zit. nach Münch. med. Wochenschr. 1908 S. 2356.
Weil, Beiträge zur klinischen Elektrokardiographie I und II. Deutsch. Arch. f. klin. Med. Bd. 166. S. 486 u. Bd. 119. S. 39.
Weiss, Phonokardiogramme. Jena 1909.
Weitz, Experimentelle Untersuchungen über die Veränderungen des Elektrokardiogramms bei Änderung der Herzarbeit. Deutsch. Arch. f. klin. Med. Bd. 111. S. 530.
Westerland, Über einige Beobachtungen mit einem von Edelmann gelieferten kleinen Modell des Einthovenschen Saitengalvanometers. Skandin. Arch. f. Physiol. Bd. 22. S. 281.

V. Die Untersuchung der Arbeitsleistung des Herzens.

Einleitung.

Die graphischen Methoden geben über die Funktion des Herzens, besonders soweit sie sich mit zeitlichen Verhältnissen messen lässt, weitgehenden Aufschluss. Doch besagen sie wenig über die vom Herzen geleistete Arbeit. Die geleistete Arbeit kann aber nur an den durch die Arbeit bewegten Massen gemessen werden. Mit jeder Systole wirft das Herz seinen jeweiligen Inhalt in das Arteriensystem. Wenn eben so viel Blut, wie durch das Schlagvolumen in dieses hineingeworfen wird, in derselben Zeit aus dem Arteriensystem ausfliesst, so ist das Resultat der Herzarbeit der mittlere Blutdruck in den Arterien. Dieser spannt die Arterienwand an und an dieser durch das Blut hervorgerufenen Wandspannung sucht man den Blutdruck am intakten Körper zu messen.

Die Spannung der Arterienwand hängt aber von mehreren Faktoren ab, und zwar 1. von der Elastizität der Wandung und 2. von der dehnenden Kraft.

Die erstere ist gegeben durch die eigentliche Elastizität der Wandung selbst und durch den Tonus der Gefässmuskulatur.

Die letztere hängt ab von der Blutmenge und, wenn man diese als gegeben annimmt, von dem Verhältnis des Zuflusses zum Abfluss.

Der Zufluss wird bedingt durch die Grösse des Schlagvolums des Herzens einerseits und durch die Frequenz der Herzsystolen andererseits.

Der Abfluss wird bestimmt durch den Widerstand im Gefässsystem besonders in den kleinen Arterien und Kapillaren, sowie durch die Konsistenz (Viskosität) des Blutes.

Da man die Arbeitsleistung am Herzen nicht unmittelbar untersuchen kann, so ist man zur Feststellung der vorliegenden Verhältnisse auf die Untersuchung an den Gefässen angewiesen.

Als Methoden stehen dabei zur Verfügung:

1. die Sphygmographie,
2. die Messung des Blutdrucks in Arterien, Venen und Kapillaren (Kymographie), die Sphygmobolometrie und die Energometrie,
3. die Messung des Volumens eines blutgefüllten Körperteils (Plethysmographie),
4. die Messung der Geschwindigkeit des Blutstromes (Tachographie).

Die **Sphygmographie** ist in dem vorigen Abschnitt, der die Feststellung der Bewegungserscheinungen des Herzens behandelt, ausführlich dargestellt. Sie interessiert hier nur so weit, als sie über den Druckablauf in den Arterien und Venen etwas aussagen kann. Dies kann sie aber nur in beschränktem Masse, so am Arterienpuls, im übrigen nur in Verbindung mit den anderen angeführten Methoden.

Die klinische Blutdruckmessung.

1. Die Bestimmung des Blutdrucks in den Arterien.

a) Die Bestimmung des maximalen Blutdrucks.

Während das Arterien-Sphygmogramm eine Druckkurve darstellt, in welcher die aufgezeichneten Werte unbekannt sind, und es deshalb als solche nur geringe klinische Bedeutung hat, sind seit dem Vorgange von Basch die Methoden, welche dazu dienen, den absoluten Wert der in den Arterien, speziell der Aorta, sich während der Tätigkeit des Herzens abspielenden Druckverhältnisse festzustellen, immer mehr vervollkommnet worden. Während beim Tier durch das Einbinden einer Kanüle in eine Arterie mit Leichtigkeit der Blutdruck in dem betreffenden Gefässgebiet gemessen werden kann, verbietet sich beim Menschen dieser Weg in der Regel von selbst. Doch hat O. Müller diese Methode gelegentlich bei Amputationen auch auf den Menschen übertragen und so festzustellen gesucht, wie gross die Fehlerquellen der gebräuchlichen klinischen Methoden der Blutdruckmessung sind.

Die jetzt zur Verfügung stehenden Methoden sind zunächst die von Basch eingeführte Sphygmomanometrie, welche von Potin modifiziert wurde. Das Prinzip der Baschschen Methode besteht darin, dass er eine mit Wasser oder Luft gefüllte Gummipelotte auf eine Arterie drückt, welche einem Knochen möglichst nahe anliegt, also z. B. auf die Temporalis oder die Radialis. Peripher von der Druckstelle wird das Gefäss mit dem Finger palpiert. Wenn der Druck der Pelotte so stark ist, dass der peripher von dieser fühlbare Puls völlig erlischt, oder wenn er, nachdem er völlig unterdrückt war, bei Nachlassen des Drucks der Pelotte eben anfängt wieder fühlbar zu werden, so muss der Druck in der Pelotte gleich dem Seitendruck, der in dem untersuchten Gefäss herrscht, sein. Auf einem mit der Pelotte verbundenen Manometer wird der Druck abgelesen. Diese Messung mit dem Sphygmomanometer ist durchaus unzuverlässig. Nach O. Müller und Blauel kann der Fehler der Messung bis zu 60—80 mm Hg betragen. Da die Arterie nicht unmittelbar auf der knöchernen Unterlage liegt und ebenso von einer dicken Schicht von Weichteilen bedeckt ist, so hat man dann nicht einen die Arterie zweiseitig umfassenden Druck, sondern es findet eine Kompression des Gefässes nur einseitig statt.

Die Methode von Riva-Rocci, die heute allgemein verbreitet ist, beruht darauf, dass durch eine allseitige Kompression am Oberarm die Brachialis zusammengeschnürt wird, während der Radialpuls palpiert wird. Als Instrumentarium wird nach Riva-Rocci ein 5—6 cm breiter Gummischlauch, der — damit er nach aussen nicht ausweichen kann und den ganzen in ihm herrschenden Druck nach innen dem Oberarm zu entfaltet — mit einer starren aus Metall oder starker Leinwand bestehenden Binde umgeben ist, benutzt. Dieser wird ziemlich straff um die dickste Stelle des Oberarms gelegt und dann wird durch ein Gummigebläse oder eine Druckpumpe der Gummischlauch aufgeblasen. Mit dem Innenraum des Schlauches kommuniziert ein Quecksilber-Manometer. Wenn man die Luft in den Schlauch hineintreibt, so steigt der Druck in der Manschette und es zeigt die im Manometer aufsteigende Quecksilbersäule den jeweils herrschenden Innendruck an. Palpiert man mit dem Finger, während man den Druck verstärkt, die Radialis, so kommt ein Moment, in welchem der Radial-Puls unfühlbar wird. Die Höhe der Quecksilbersäule in diesem Moment bezeichnet den Maximaldruck. Man lässt nun langsam etwas Luft entweichen und markiert den Punkt, an welchem der Puls eben wieder fühlbar wird. Dieser Punkt liegt etwas tiefer als der Punkt, an dem der Puls eben verschwunden war, und zwar kommt das daher, dass man nach O. Müller beim Verschwinden des Radialpulses den Enddruck, bei seinem Wiedereintritt den Seitendruck in der Arteria brachialis misst. (Palpatorische Methode der Blutdruckmessung.)

Durch von Recklinghausen wurde diese Methode sehr vervollkommnet. Zunächst verbreiterte er die Manschette auf etwa 15 cm, weil dadurch die Druckwirkung besser wird (Fig. 82 a). Während man mit der schmalen Manschette als Maximaldruck 14—15 cm Hg fand, wurde mit der breiteren Manschette ein Druck von 11—12 cm gefunden. Nach Müller und Blauel sind die Fehlerquellen bei der Untersuchung des maximalen Blutdrucks bei der breiten Manschette nur 7—9 %, bei der schmalen 40 %. Demnach ist die Blutdruckmessung mit der breiten

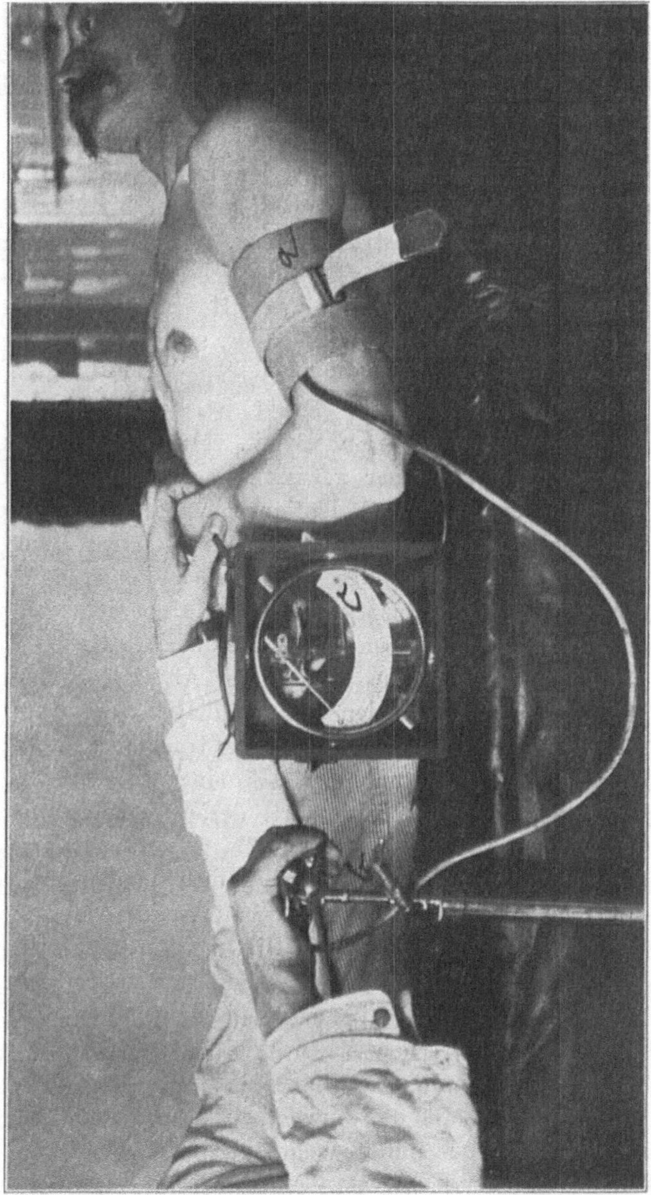

Fig. 82.

Blutdruckmessung nach v. Recklinghausen. a = Manschette, b = Druckpumpe, c = Manometer.

Manschette für klinische Zwecke genau genug und der mit schmaler vorzuziehen. Korányi hat beim Messen des Maximaldruckes nach

Riva-Rocci, nachdem der Radialpuls verschwunden war, an der pulslosen Hand den Blutdruck zugleich nach Gärtner in der Fingerbeere gemessen und gefunden, dass dort jener nur wenig beeinflusst war. Erst bei weiterer Erhöhung des Druckes nahm er ab. Dieser Versuch beweist, dass das Verschwinden des Pulses bei geringerem Druck erfolgt als der Verschluss der Arterie. Danach liegt also der klinisch als maximaler Blutdruck gefundene Wert in Wirklichkeit zu tief. Trotzdem ergibt diese Messung doch gut vergleichbare Werte.

Eine weitere Verbesserung nach v. Recklinghausen besteht darin, dass er anstatt des Quecksilbermanometers ein Metallmanometer ähnlich wie es schon Basch konstruiert hatte, aber ein grösseres und genauer registrierendes Instrument verwendet. Das Manometer besteht aus einer gekrümmten Metallröhre, die mit dem Hohlraum der Manschette kommuniziert (Fig. 82c). Durch den Druck sucht die Röhre sich gerade zu strecken und dadurch gibt das Manometer, wenn es auf Quecksilberdruck oder Wasserdruck geeicht ist, vergleichbare Werte. Dieses Instrument hat einen weiteren Vorteil. Man sieht bei der Blutdruckmessung den Zeiger von einer gewissen Druckhöhe an hin- und herschwingen, oszillieren. Diese Oszillationen werden bei einer bestimmten Druckhöhe grösser, um dann ungefähr in dem Moment, in welchem man das Verschwinden des Radialpulses bemerkt, plötzlich wieder kleiner zu werden. Recklinghausen palpiert nicht die Arterie, sondern beobachtet die Oszillationen des Zeigers, um die Höhe des Blutdrucks zu bestimmen. Beim Grosswerden der Ausschläge notiert er den minimalen, beim Kleinerwerden der Oszillation den maximalen Blutdruck (oszillatorische Methode der Blutdruckmenge).

Ebenso hat er statt des Gummigebläses eine nach Art der Radfahrpumpen gebaute Luftpumpe eingeführt, deren Verschlussmechanismus es erlaubt, leicht den Druck in dem System zu verändern (Fig. 82b). Man kann so durch Vor- und Zurückschieben des Stempels wechselnde Druckhöhen in der Manschette erzeugen und so die Messungen in wenigen Sekunden vielmals vornehmen. Dieses Instrumentarium, das Tonometer von v. Recklinghausen, hat sich trotz des hohen Preises rasch eingebürgert, jedoch kommt man in der Praxis auch mit dem einfachen Riva-Roccischen Apparat mit breiter Manschette zum Zweck der Messung des maximalen Blutdrucks aus. Das Recklinghausensche Instrument bietet den Vorteil, dass man auch den sogenannten minimalen Blutdruck auf eine annähernd genaue Weise messen kann. Volhard hat versucht, die Oszillation der Quecksilbersäule eines von ihm besonders konstruierten Manometers heranzuziehen, was ebenfalls vergleichbare Werte gibt.

Sahli empfahl statt der palpatorischen Bestimmung des maximalen

Blutdrucks eine sphygmographische Methode anzuwenden. Während der Blutdruckmessung wird auf die Radialis ein Jaquetscher Sphygmograph aufgebunden, mit welchem man das Verschwinden der Pulskurve bei höherem Druck gut registrieren kann.

Korotkow empfiehlt die auskultatorische Bestimmung. Während der Kompression der Arterien entstehen in diesen Geräusche, und man kann während der Blutdruckmessung am Arm an der Kubitalis die komprimierte Arterie auskultieren. Es entstehen bei einem gewissen Druck Töne und Geräusche, die bei jedem Pulsschlag zu hören sind, bis sie bei einer gewissen Druckhöhe, die gleich dem Maximaldruck in der Arterie ist, leiser werden. Man hört sie aber dann wieder deutlicher, wenn der Druck nachlässt. Auch diese Methode, die von Fellner und auch von Fischer nachgeprüft wurde, ist als brauchbar zu bezeichnen. Es konnte der Maximalblutdruck mit dieser Methode leichter und meist auch der Minimaldruck eben so sicher festgestellt werden, wie mit der oszillatorischen Methode.

Man unterscheidet bei der Auskultation verschiedene Phasen. Wenn man zunächst den Schlauch bis zur völligen Kompression aufgeblasen hat, so bemerkt man bei nachlassendem Druck zunächst, dass leise Töne auftreten. Zweite Phase: es treten sehr laute paukende Töne auf, die bei weiter sinkendem Druck plötzlich leiser werden. Die erste Phase entspricht den sogenannten Drucktönen, welche durch einen Anprall der Blutwellen und durch die Anspannung der Gefässwand bei jedem Pulse vor der komprimierten Stelle entstehen. Es handelt sich also um Töne, die in der Arterie an der Stelle der Kompression und von hier ein Stück peripherwärts infolge der künstlich durch die Kompression erhöhten Spannungsdifferenz hervorgerufen werden. Infolge der noch grösseren Spannungsdifferenz werden die Töne in der zweiten Phase noch lauter und infolge der sehr geringen Spannungsdifferenz während der dritten Phase sehr leise. Die Töne der zweiten Phase, welche sehr laut ausfallen, entsprechen den grössten Ausschlägen des Recklinghausenschen Tonometers. Ihr Leiserwerden bestimmt die Höhe des diastolischen Drucks. Fischer glaubt, dass zu laute oder zu leise Töne in der zweiten Phase auf eine vermehrte oder verminderte Herzarbeit hinweisen, ferner, dass der Ausfall der akustischen Erscheinungen der dritten Phase Aufschluss über die Spannung im Gefässsystem und Aufschluss über das Verhalten von Herzarbeit zur Gefässspannung geben kann. Doch sind alle diese weiteren Rückschlüsse viel zu wenig sicher, während die Methode zur Feststellung des maximalen und minimalen Blutdrucks durchaus brauchbar erscheint.

Die Gärtnersche Methode der Blutdruckmessung. Gärtner will den Blutdruck nicht durch das Gefühl, sondern durch eine für das Auge wahrnehmbare Reaktion feststellen. Durch Überstreifen eines Gummiringes wird das Endglied eines Fingers blutleer gemacht. Zentral von dem vorgeschobenen Ringe wird eine Metallmanschette, welche an ihrer Innenfläche einen platten Gummischlauch enthält, über das Glied geschoben. Durch einen Gummiballon, der durch eine Schraubenklemme zusammengepresst werden kann, wird die kleine Gummimanschette aufgebläht. Dann wird der zuerst zur Anämisierung benutzte Gummiring entfernt. Durch die aufgeblähte Gummimanschette wird das Blut verhindert in den Finger zurückzuströmen; der Hohlraum der Manschette ist mit einem Quecksilbermanometer verbunden. Während man langsam die Luft in den Gummiballon zurücktreten lässt, was durch Zurückschrauben einer Kompressionsvorrichtung geschieht, achtet man auf den Moment, in dem die anämische Fingerspitze sich wieder rötet. Der in diesem Augenblick abgelesene Manometerdruck wird als systolischer oder maximaler Blutdruck in den Fingerarterien angenommen. Die Methode ist sehr einfach und leicht ausführbar und bedarf nur eines kleinen Instrumentariums. Doch ist sie nicht sehr zuverlässig, sie hat nach Müller eine Fehlerbreite von etwa 19 %, was um so schwerer ins Gewicht fällt, als der Druck in den sehr peripher gelegenen Fingerarterien, in denen der Druck an sich schon geringer ist, gemessen wird. Da man durch die Blutdruckmessung möglichst den Druck in der Aorta kennen lernen will, so ist die Messung um so unsicherer, je weiter peripherwärts sie erfolgt. Ausserdem sind die vasomotorischen Schwankungen in den kleinen Arterien grösser als in den der Aorta näher gelegenen. Es gibt deshalb die Gärtnersche Methode nur grobe Annäherungswerte. Zu vergleichenden Messungen kann man sie nur dann brauchen, wenn man einigermassen sicher ist, dass sich die Weite der Fingerarterien im Verlauf der Untersuchung nicht verändert hat.

b) Die Bestimmung des minimalen Blutdrucks.

Nicht nur der Maximalblutdruck kann mit den beschriebenen Instrumenten gemessen werden, sondern auch, wie schon erwähnt, der minimale, der sogenannte diastolische Blutdruck. Während einer Herzrevolution erhebt sich der Druck in einer Arterie von einem Minimum zu einem Maximum. Da in den Arterien fortwährend positiver Druck herrschen muss, um den Kreislauf aufrecht zu erhalten, so liegt der Minimaldruck ebenfalls in einer gewissen Höhe über dem Nullpunkt. In dem Recklinghausenschen Tonometer zeigt sich die Stelle des Minimums beim Steigern des Manschettendrucks durch das Übergehen der kleinen Oszillationen in bedeutend grössere an. Bei der auskultatorischen Methode hört man hier bei Erreichung des Minimaldrucks zum erstenmal laute Töne über der Brachialis. Bei der ursprünglich von Masing, später von Strassburger weiter ausgebildeten palpatorischen Methode fühlt man bei einer gewissen Druckhöhe die Pulse an der Radialis kleiner werden. Es entspricht dies dem Moment, in welchem der Manschettendruck eben den Innendruck in der Radialis überwindet und das Gefäss leicht stenosiert wird. Bei der Sahlischen sphygmographischen Registrierung ist dies Kleinerwerden der Pulse noch sicherer und objektiver festzustellen.

Die Messung des Minimaldrucks mit der jetzt am meisten angewandten oszillatorischen Methode beruht auf folgenden Voraussetzungen: Wenn der Druck in der Manschette ansteigt, so wird ein Moment kommen, in welchem der durch die Manschette gesetzte Aussendruck gleich dem in der Diastole im Gefäss herrschenden Innendruck wird. Es wird dann die Arterienwand von beiden Seiten gleich belastet und angespannt sein. Wird dann der Aussendruck weiter gesteigert, so wird er im Tiefpunkt der Pulskurve den Innendruck übertreffen und nunmehr eine Einbuchtung im Gefäss entstehen, die Arterie wird also bei der Diastole anfangen zusammenzuklappen. Während der Systole dagegen wird der Innendruck den Aussendruck überwinden und so wird die Arterie eine grössere Differenz zwischen systolischer Füllung und diastolischer Leere zeigen. Steigt der Druck weiter, so überwindet auch die Systole nicht mehr den Aussendruck und dies ist der Moment, wo der Puls nicht mehr durch die verengte Stelle hindurch kann. Wenn der Aussendruck gleich dem Innendruck wird, so wird nach Recklinghausen die Arterie während der Zeit des Tiefpunktes der Druckkurve, weil sie stärker entspannt ist, stärkere Exkursionen machen wie vorher, sie wird wie eine freie Membrane gewissermassen flottieren und bei stärkerem Druck während der Diastole vollkommen kollabieren. Diese stärkeren Bewegungen setzen sich durch die Weichteile des Armes auf den Luftinhalt der Manschette fort und werden von da auf das Manometer übertragen. Es tritt bei steigendem Manschettendruck also ein Moment ein, in welchem der Tonometerzeiger anfängt grössere pulsatorische Schwankungen zu machen, und diese hören wieder auf, wenn man den Druck erniedrigt. Dieser Umschlag ist ein ziemlich plötzlicher und stets an derselben Stelle eintretender, so dass man ihn wohl als einen fixen Punkt der Kurve festhalten kann.

Von M. Herz ist ein kleiner Apparat zur Blutdruckmessung angegeben, der aus einem mit wenig Luft gefüllten, sonst allseitig abgeschlossenen platten Gummischlauch besteht, der mit einer kleinen Manometerröhre, in welcher sich ein Tropfen Quecksilber befindet, durch einen Gummischlauch kommuniziert. Legt man den ersteren Schlauch etwas oberhalb des Handgelenkes an und zieht die beiden Enden fest zusammen, so kann man den Zug bis dahin steigern, dass der Radialpuls unterhalb der komprimierten Stelle verschwindet. Die Druckhöhe wird abgelesen an dem Quecksilbertropfen, der in die graduierte Röhre hineingetrieben wird. Der kleine Apparat hat sich bei wiederholtem Nachprüfen in unserer Klinik nicht bewährt. Zur Feststellung des wirklichen Wertes des Blutdrucks ist derselbe nicht geeignet.

Von Pal ist ein sogenanntes Sphygmoskop konstruiert. Es überträgt die Druckschwankungen im Kompressionsschlauch auf eine kapilläre Flüssigkeitssäule. Das Prinzip ist dasselbe, wie bei der oszillatorischen Methode. Eingang in die Praxis hat das Instrument nicht gewonnen.

Sensorische Blutdruckmessung. Man kann den Blutdruck in den Arterien durch das bei Kompression der Arterien auftretende Klopfgefühl messen. Wenn der Druck auf die Arterien so ist, dass diese bei jedem Pulsschlag auf- und zugehen, so nimmt die Versuchsperson subjektiv die Volumschwankungen derselben als Klopfen wahr. Die obere und untere Grenze des Drucks, bei welchem diese Sensation wahrgenommen wird, entspricht dem maximalen und minimalen Blutdruck. Während so der minimale Blutdruck einigermassen genau wie bei der oszillatorischen Methode angegeben wird, ist der maximale ungenau, meistens zu hoch gegenüber den anderen messenden Methoden. Die Methode hat praktische Bedeutung nicht erlangt.

Das Reklinghausensche Tonometer wird in drei Grössen hergestellt, von denen das mittlere und kleine Modell gut transportabel sind. Da kein Quecksilbermanometer sondern ein Metallmanometer den Druck anzeigt, so sind keine besonders empfindlichen Teile an diesen Instrumenten.

Moritz hat ein transportables Quecksilbermanometer konstruiert mit schmaler Binde und einem einfachen Gummiball als Druckvermittler. Dieser ist so geräumig im Vergleich zum Luftraum der Manschette, dass beim einfachen Zusammendrücken des Balles schon die Höhe des maximalen Blutdruckes erreicht wird und es also dazu keines Gebläses und keiner Druckpumpe bedarf. Das Instrument ist leicht transportabel, hat aber den Nachteil, dass ein zwar geschütztes, aber doch leicht verletzbares Quecksilbermanometer den Druck anzeigt.

2. Graphische Methoden zur Registrierung des Blutdrucks.

Da die bisher beschriebenen Methoden immerhin etwas Subjektives haben, so sind von verschiedenen Seiten Apparate konstruiert, die es gestatten, die Blutdruckwerte graphisch in eine Kurve einzutragen. Bingel konstruierte ein Instrument zur sphygmographischen Blutdruck-Messmethode, bei welchem in zwei Quecksilber-Manometerröhren von 5 zu 5 mm Metallkontakte eingelassen sind, die, wenn das Quecksilber bis zu ihnen steigt, durch die Quecksilbersäule Stromkreise öffnen oder schliessen. Diese Stromkreise bewegen ein kleines magnetisches Signal, welches auf die Kurve schreibt, so dass sich auf dieser der Druckanstieg von 5 zu 5 mm markiert. Auch Jaquet konstruierte eine an seinem Sphygmochronographen angebrachte Schreibvorrichtung für den Blutdruck. Diese besteht aus einer Anäroidkapsel, welche mit dem v. Recklinghausenschen Schlauch in Verbindung steht und durch einen kompensatorischen Hebel — um das Nachlassen der Dehnung bei steigendem Druck in der Kapsel auszugleichen — den durch Eichung mit einem Quecksilbermanometer festgestellten Ausschlag der Kapsel neben einer gleichzeitig aufgenommenen Pulskurve aufschreibt.

v. Recklinghausen hat einen Tonographen konstruiert, der nach Analogie seines Manometers gebaut ist. Er teilt die von der Druckröhre ausgehenden Schwingungen einer durch eine Manometerröhre bewegten Schreibvorrichtung direkt mit und diese schreibt die Oszillationen in Kurvenform auf. Man kann so den Umschlag in grosse und wiederum in kleine Oszillationen graphisch registrieren, wobei zugleich die Druckwerte angegeben werden.

Auch Fellner hat ein Instrument zusammengestellt, welches den Blutdruck graphisch zu registrieren gestattet, zugleich mit einer Bestimmung der Strömungsgeschwindigkeit des Blutes.

Von Uskoff ist ein sogenannter Sphygmotonograph konstruiert, welcher ebenfalls zur graphischen Registrierung des Blutdrucks dient (Fig. 83). Er besteht aus einem U-förmigen Quecksilbermanometer, welcher mit einem Gebläse und einer Recklinghausenschen Manschette in Verbindung steht. Durch ein Zweigrohr ist mit diesem System von Hohlräumen ein Gummiballon verbunden, welcher in eine Glaskugel eingeschlossen ist (a). Wird dieser Ballon aufgebläht, so verdrängt er die Luft aus der Glaskugel, welche mit einen Mareyschen Tambour (f) kommuniziert, der die in dieser entstehenden Luftschwankungen aufschreibt. Alle Schwankungen im Luftraum der Manschette (b) teilen sich dem eingeschlossenen Ballon mit und werden so durch den Mareyschen Tambour auf ein Kymographion aufgeschrieben. Die Glaskugel hat eine kleine mit der Aussenluft kommunizierende Öffnung, die so reguliert ist, dass bei absinkendem Druck in der Manschette Luft in die Glaskugel treten kann, damit in dem Raum zwischen Ballon und Glaskugel stets Atmosphärendruck auch bei Verkleinerung des Ballons hergestellt wird. Trotz dieser Öffnung erzeugen die raschen Volumschwankungen des Ballons kräftige Ausschläge am Tambour, doch ist durch diese Einrichtung kein richtiges Verhältnis zwischen grossen und kleinen Oszillationen geschaffen und man kann so den minimalen Blutdruck nicht genau feststellen. (Stähelin und Faustus.)

Brugsch hat deshalb die Druckpulse der Manchette durch einen Pistenrekorder neben dem durch einen Schwimmer auf dem Quecksilber geschriebenen Blutdruck aufzeichnen lassen.

Auf dem Quecksilber des Manometers ist auf einem Schwimmer eine schmale Elfenbeinlamelle angebracht, die beim Ansteigen emporsteigt (d). Diese ist in je einen Millimeter Abstand von feinen Löchern durchbohrt. Vom Gebläse (c) geht ein Zweigrohr ab zu einer zweiten Mareyschen Kapsel (e). Dieses Rohr ist über das Manometer weggeleitet und an der Elfenbeinlamelle auf eine kurze Strecke unterbrochen. Die Elfenbeinlamelle gleitet zwischen den Rohrenden und lässt den Luftstrom nur an den gelochten Stellen zum zweiten Mareyschen Tambour durchpassieren, der dann beim Aufsteigen des Quecksilbers mit der

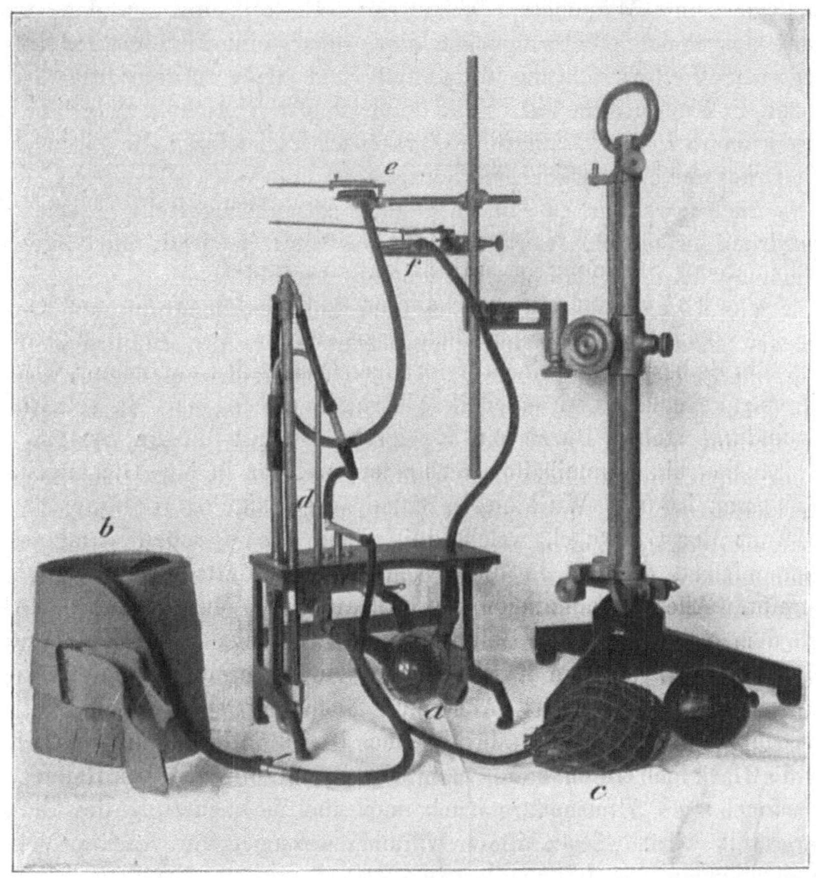

Fig. 83.
Sphygmotonograph nach Uskoff. (Erklärung der Buchstaben im Text.)

Lamelle durch kurze Schläge die Höhe der Quecksilbersäule in Millimetern aufschreibt.

Es ist die Messung mit dem Uskoffschen Sphygmotonographen auch eine Art der oszillatorischen Blutdruckmessung. Wie eigene Versuche mich überzeugten, gelingt es meist doch wohl den Übergang der kleinen Anfangsoszillationen in die grossen, den minimalen Blutdruck anzeigenden, zu erkennen. Schwieriger ist aber die Erkennung des Übergangs in die kleinen Endoszillationen, da er sehr allmählich stattfindet.

Schulthess hat eine mit dem Frankschen Spiegelsphygmographen kombinierte Vorrichtung zur gleichzeitigen Aufschreibung des Blutdrucks und des Pulses angegeben, die ebenfalls vergleichbare Werte anzeigt.

Alle diese Methoden zur graphischen Registrierung des Blutdrucks haben sich nicht recht eingeführt. Teils ist es die Kostspieligkeit und Empfindlichkeit der Instrumentarien, welche der Einbürgung der Apparate im Wege steht, teils der Umstand, dass sie gegenüber der Blutdruckmessung nach v. Recklinghausen oder Korotkow keine wesentlichen Vorteile bieten. In der Regel wird der maximale Blutdruck palpatorisch, der minimale oszillatorisch bestimmt. Man erhält so hinreichend übereinstimmende Werte.

3. Die Bestimmung des Blutdrucks in den Venen.

Wenn man den Druck in der Aorta, also im Anfang der Strombahn und den in der Vena cava, beziehungsweise im rechten Vorhof, also an ihrem Ende kennen würde, so wäre man in der Lage, die von der Arbeit des Herzens und der Gefässe geschaffene Druckdifferenz zu bestimmen, was einen weiteren Einblick in die Tätigkeit der erkrankten Kreislauforgane ermöglichen würde. Es sind deshalb schon seit längerer Zeit Versuche gemacht worden, durch Bestimmung des Blutdrucks in den oberflächlichen Venen der Hand, die man dabei in Vorhofhöhe bringt, den Druck im rechten Vorhof zu bestimmen.

Von Frey ist schon 1897 eine Methode angegeben, den Druck in den Venen zu messen. Er misst, indem er eine Pelotte auf eine ausgestrichene Vene des Handrückens aufsetzt, und bestimmt den Druck, den das zurückgestrichene Blut in der Vene überwindet, um wieder in diese einzutreten. Die Methode ist ungenau. Vor allen Dingen ist die Pelotte schwer gut anliegend anzubringen. Praktische Bedeutung hat die Methode nicht gewonnen. Ebensowenig die von Gärtner, die darauf beruht, dass die gefüllten Venen des Handrückens zusammenfallen, wenn man den gesenkten Arm langsam und unter steter Beobachtung der Venen erhebt, und zwar stets dann, wenn sie sich in einem bestimmten Niveau befinden. Das Zusammenfallen der Venen tritt bei stehendem oder sitzendem Patienten nach Gärtner dann ein, wenn sich die betreffende Venenstelle in der Höhe des Ansatzes der 3., 4. oder 5. Rippe befindet. Er fand, dass, wenn Stauung im rechten Herzen vorlag, die Venen erst zusammenfielen, wenn der Arm bis zum Jugulum oder bis zur Augen- oder Scheitelhöhe erhoben wurde. Die Methode ist zu einer vorläufigen Orientierung in exzessiven Fällen geeignet, da die Venen sich einigermassen wie kommunizierende Röhren verhalten, und das Niveau, in welchem das normale Zusammenfallen eintritt, die Höhe des rechten Vorhofes bezeichnet. Je höher man den Arm aber erheben muss, um so mehr ist offenbar der Abfluss nach dem rechten Vorhof erschwert, und dieses gibt ein allerdings sehr oberflächliches Mass der vorliegenden Druckverhältnisse.

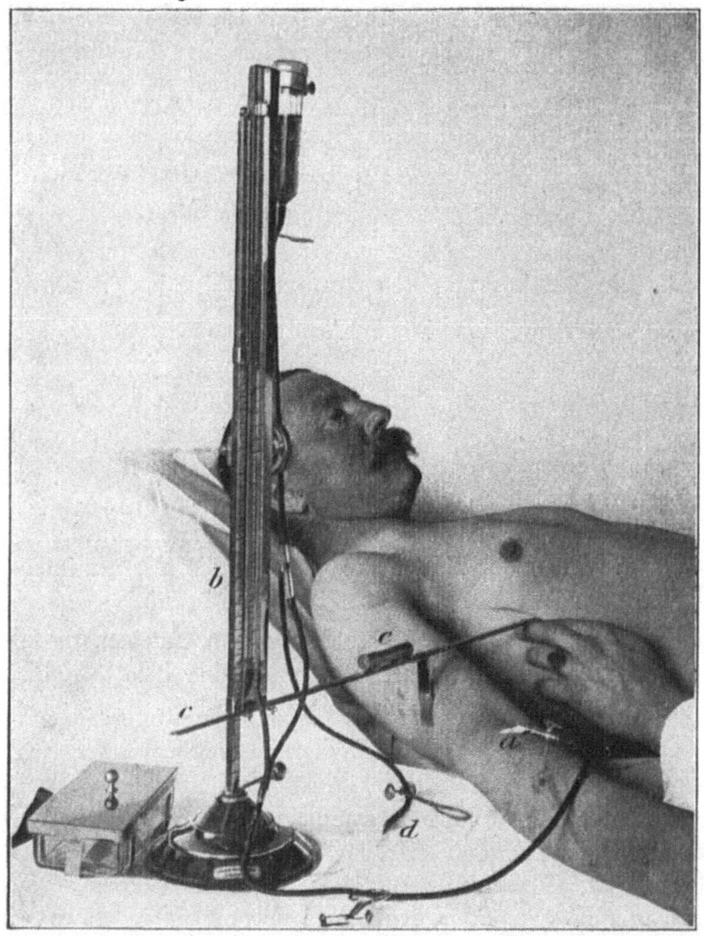

Fig. 84.

Blutdruckmessung in oberflächlichen Venen nach Moritz-Tabora. *a* = Kanüle durch Heftpflaster fixiert, *b* = Manometer, *c* = Nivellierstab, *d* = Schlauch mit zugespitztem Glasrohr.

Moritz und Tabora haben eine Methode ausgebildet, beim Menschen den Druck in den oberflächlichen Venen exakt zu bestimmen. Der dazu benötigte Apparat besteht in einem Manometerrohr, einem Verbindungsschlauch und einer Kanüle (Fig. 84). Die Kanüle, eine mit einem Hahnstück versehene Pravazkanüle, wird auf eine Rekordspritze gesetzt und in die Medianvene eingestochen. Sie wird vermittelst eines Schlauches mit dem Manometer verbunden. Das Manometer, eine graduierte Glasröhre, befindet sich an einem metallenen vierkantigen Stab. Längs desselben können zwei Metallschienen mit Millimeterskale vermittelst eines Zahntriebes verschoben werden. Der vierkantige Stab ist drehbar auf einem massiven Fuss montiert, auf dem gleichzeitig eine Glasschale angebracht werden kann, welche zur Aufbewahrung der Spritze dient. Das Millimeterlineal trägt das dickwandige Manometerrohr, welches unten von einer Federklammer, oben von einer Scharnierklammer festgehalten wird. Das obere Ende des Rohres ist leicht gebogen, das untere kommuniziert durch ein gläsernes T-Rohr einerseits mit einem am oberen Ende des Millimeterlinials befestigten Glasgefäss, andererseits unter Zwischenschaltung des Gummischlauches mit einem kleinen Metallkonus, der in das Hahnzwischenstück der Kanüle passt. Die Schlauchleitung zwischen Glasgefäss und T-Rohr ist durch eine unterhalb des ersteren mit dem Millimeterlinial verbundene Klammer abschliessbar. In dieser Leitung ist ein zweites T-Rohr eingeschaltet, dessen freies Ende durch einen Schlauch mit einem kurzen zugespitzten Glasrohr verbunden ist, auch dieser Schlauch, und der zum Metallkonus führende, sind mit Metallklammern versehen. In der Höhe des Nullpunktes des Millimetervierkantes sind zwei kleine Rasten zum Auflegen eines Nivellierstabes. Das Nivellierinstrument besteht aus einem Metallstab, auf welchem eine Wasserlibelle befestigt ist und längs dessen einer Hälfte ein zweiter 5 cm langer Metallstab sich in einem rechten Winkel verschieben lässt. Da das Prinzip der Messung darin besteht, dass man mit der Vene eine Flüssigkeitssäule in Kommunikation bringt und aus der Höhe dieser Säule den Druck in der Vene berechnet, so muss die Ausführung in allen Fällen eine bestimmte Gleichmässigkeit haben. Moritz lässt den Patienten sich horizontal lagern, es wird die 4. Rippe markiert und an ihrem Sternalansatz der Nivellierstab so auf den Thorax gelegt, dass er auf den beiden Brusthälften aufliegt und die Luftblase der Libelle sich einstellt, sodann wird der kurze 5 cm betragende Arm dieses Stabes an den Thorax herangeschoben, so dass er ihn mit dem unteren Ende berührt, und die Berührungsstelle, welche 5 cm unterhalb der Thoraxoberfläche liegt, mit Blaustift markiert. Dann wird das eine Ende des Nivellierstabes an die markierte Stelle gebracht und das andere auf die in Höhe des Nullpunktes der Millimeterskala befindlichen Rasten gelegt und vermittelst des Zahntriebes wird die Millimeterskala so lange der Höhe nach verstellt, bis die Libelle sich einstellt. Durch diese Nivellierung soll der Nullpunkt des Manometers auf die Höhe der Vorhöfe eingestellt werden, da der Druckabfall in der Vene auf Vorhofhöhe gemessen werden soll. Es wird nun der rechte Arm des Patienten im rechten Winkel abduziert und der Unterarm leicht proniert. Dann wird um den Oberarm eine Staubinde angelegt und nun die Kanüle vermittelst der mit Hahnzwischenstück armierten Spritze in die Vene eingestochen. Die Spritze wird vorher zur Hälfte mit steriler Flüssigkeit gefüllt. Man lässt einen Tropfen Blut in die Spritze eintreten und drückt ihn dann wieder in die Vene hinein, um so eine Gerinnung in der Kanüle zu vermeiden. Der Hahn des Zwischenstückes wird geschlossen, die Spritze abgenommen und der Konus des Manometerschlauches nach Öffnung der Klammer, so dass die Manometerflüssigkeit dabei ausfliesst, in das Zwischenstück geschoben. Öffnet man nun den Hahn des Zwischenstückes und die Staubinde, so fliesst die Manometerflüssigkeit in die Vene ein. Diese fliesst zunächst rasch ein, aber mit zunehmender Annäherung an den Veneninnendruck immer langsamer. Man sieht dabei respiratorische Schwankungen des Flüssigkeitsspiegels und schliesslich zeigt die Flüssigkeit keine weitere Abwärtsbewegung. Der nunmehr erreichte Stand der Flüssigkeit an der Millimeterskala wird als Ausdruck des Veneninnendruckes notiert.

Als Manometerflüssigkeit nimmt Moritz eine Lösung von 1 g Chinosol in 2000 ccm steriler physiologischer Kochsalzlösung. Da das Manometerrohr nur höchstens 1 ccm auf ca. 50 cm Rohrlänge fasst, so kommt man bei der einzelnen Bestimmung mit Bruchteilen eines Kubikzentimeter aus.

Moritz hat festgestellt, dass die Methode bei vergleichenden Versuchen annähernd genaue Werte gibt. Als Fehlerquellen sind zu nennen zunächst die Enge des Manometerrohres. Dieses hat eine gewisse Kapillarität. Das dadurch bedingte plus im Niveaustand lässt sich mit Hilfe des Nivellierstabes bestimmen. Da das Venenmanometer mit einem weiten Zulaufgefäss verbunden ist, so kann man bei offener Verbindung beider den Kapillaritätsfehler bestimmen, derselbe beträgt an dem angegebenen Apparat etwa 0,9 bis 1,3 cm. Eine zweite Quelle der Ungenauigkeit ist die Hohlnadel, welche ebenfalls kapillare Eigenschaften hat. Durch eine Eichung, welche man so vornimmt, dass man die Hohlnadel in ein mit Flüssigkeit gefülltes und einem Gummischlauch verschlossenes Steigerohr durch den Gummischlauch einsticht, kann man erreichen, dass sich die Flüssigkeit im Steigerohr und im Manometerrohr ausgleicht. Es zeigt sich, dass der Fehler nur sehr geringfügig ist. Ebensowenig ergaben sich Gebläsewirkungen seitens des Venenblutstromes, ferner ergab sich kein Einfluss der Lagerung des Armes, noch pulsatorische Druckschwankungen. Der normale Venendruck wurde im Mittel auf 52 mm Wasserdruck gefunden. Über pathologische Erfahrungen liegen noch keine weiteren Mitteilungen vor, als dass der Venendruck bis zu 320 mm Wasser in einem Falle von Hochdruckstauung gefunden wurde. Die Anwendung des Instrumentes in meiner Klinik ergab bei vielfach vorgenommenen vergleichenden Messungen gute Übereinstimmung der Resultate. Es konnte in Fällen von venöser Stauung mehrfach recht erhebliche Drucksteigerung festgestellt werden. Ebenso trat nach Aderlass und Abbinden der Glieder prompte Senkung des Druckes ein. Die Methode ist geeignet, ein zutreffendes Bild der Druckverhältnisse in den Venen im Einzelfalle zu geben.

4. Die Untersuchung der Kapillaren.

Neben der Bestimmung des Blutdrucks in den Arterien und den Venen hat Basch und nach ihm v. Recklinghausen versucht auch den in den Kapillaren der Haut vorhandenen Blutdruck zu bestimmen.

Basch verwendet dazu ein Glasgefäss, durch dessen Boden er die Hautstelle, auf welche es gesetzt wird, beobachtet. Das Erblassen der Haut bei zunehmendem oder das Wiedererröten bei abnehmendem Druck wird als Kriterium verwandt.

v. Recklinghausen verwendet dazu ebenso wie zu seiner bisher nicht zu klinischer Bedeutung gelangten Venendruckmessung einen Luftring aus Gummi, welcher durch eine Luftpumpe aufgeblasen wird. Der zur Anämisierung der Haut erforderliche Druck wird an einem mit dem System verbundenen Manometer abgelesen.

Klinisch angewandt ist bisher von Landerer das Baslersche Ochrometer. Dies besteht aus zwei Blechhülsen, in welche je ein Finger gesteckt wird. Durch entsprechend angebrachte Glasfenster kann man beide Finger gleichzeitig beobachten, was durch zwei Fresnelsche Prismen geschieht, die die Bilder beider Finger nahe zusammenbringen. Wird nun ein Finger durch eine aufgeblasene, durchsichtige Membran unter Druck gesetzt, so erblasst er schliesslich, und zwar entspricht die Druckhöhe, unter der das erste eben sichtbare Erblassen eintritt, dem Kapillardruck.

Basler fand den Druck gleich 7 mm, Landerer gleich 17—25 mm Hg.

Kraus fand mit ähnlichen Untersuchungen, dass bei Hypertonie stets ein abnorm niedriger, bei venöser Stauung ein erhöhter Kapillardruck nachweisbar war. Dies ist verständlich, wenn man bedenkt, dass bei Hypertonie die kontrahierten, bzw. in ihrer Wirkbarkeit behinderten kleinen Arterien gewissermassen das Blut vor den Kapillaren stauen und ein Hindernis für ihre Füllung bilden, während bei venöser Stauung ihre Entleerung erschwert wird. Den Mittelwert fand er zwischen 13 bis 17 mm.

Die Methoden leiden ausser an einer Ungenauigkeit der Resultate, die durch die verschiedenen Elastizitätsverhältnisse der Haut der einzelnen Individuen bedingt wird, auch daran, dass der Kapillardruck vom Druck in den kleinsten Arterien nicht getrennt werden kann. Auch ist mit der Feststellung des Drucks in den Kapillaren einer Körperstelle nicht viel gewonnen. Nach Bier soll eine vollständige Autonomie der Kapillaren in den einzelnen Körperteilen bestehen. Wie sehr ihre Füllung wechselnden nervösen Einflüssen unterliegt, ist bekannt, und Friedenthal hält den Kapillardruck nicht für eine schlechthin messbare, angebbare und verwertbare Grösse. Aus einzelnen Messungen Schlüsse auf das funktionelle Verhalten des Gesamtkreislaufs zu ziehen, ist auch in Verbindung mit der Messung des Drucks in den Arterien und Venen nicht angängig.

Zur weiteren Klärung der Strömungsverhältnisse in den Kappilargefässen wurde auf Anregung O. Müllers von Weiss eine Methode zur Beobachtung und photographischen Darstellung der Hautkapillaren am lebenden Menschen ausgearbeitet. Die Methode besteht darin, dass nach Lombards Vorgang eine Hautstelle durch Auftupfen einer transparenten Substanz: Zedernöl, Glyzerin, Knochenöl, Vaseline oder Paraffin durchscheinend gemacht wird und dann durch eine starke Lichtquelle beleuchtet und durch ein Zeissmikroskop, Obj. III, betrachtet wird. Will man photographieren, so ist eine Mikrokamera in geeigneter Weise anzubringen.

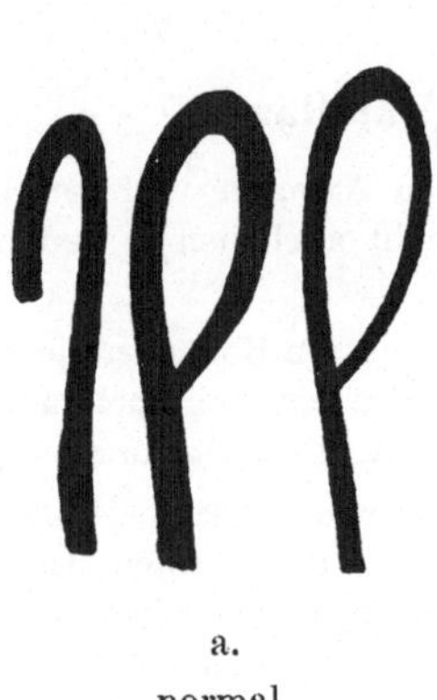

a.
normal.

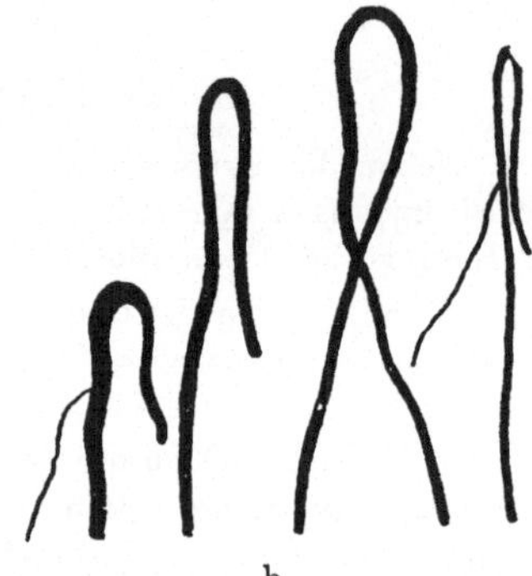

b.
Schrumpfniere und Arteriosklerose.

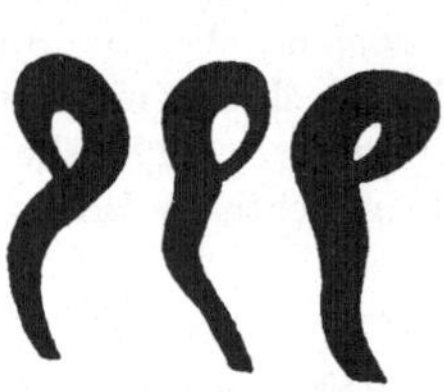

c.
Diabetes mellitus.

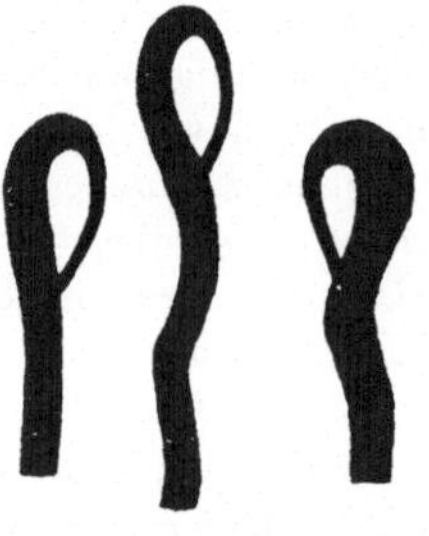

d.
Stauung.

Fig. 85.
Kapillarschlingenformen nach Weiss.

Besonders geeignet zur Beobachtung bei Kreislaufkranken ist die Gegend des Nagelfalzes der Finger. Hier sind die Kapillarschlingen gut sichtbar zu machen.

Die bisherigen Ergebnisse dieser Untersuchungsmethede sind nach Weiss folgende: Bei interstitieller Nephritis findet man die Zahl der Schlingen vermehrt, die Schlingen selbst verlängert und verbreitert, bei Arteriosklerose verschmälert, zugleich sind sie mehr geschlängelt. Die Strömung ist verlangsamt, die Füllung sehr wechselnd. Es finden sich Anastomosenbildungen. Weiss bezieht diese Veränderungen auf endarteriitische und kapillaritische Prozesse. Bei Arteriosklerose sind die Schlingen schmal und langgestreckt, auch hier ist die Strömung diskontinuierlich („körnelig"). Bei Diabetes fanden sich Erweiterungen des Teiles der Kapillarschlinge, die den Übergang vom arteriellen zum venösen Schenkel darstellt (Fig. 85).

Bei kardialer Stauung sind die Kapillaren stark gefüllt und dick, besonders der abführende venöse Schenkel. Die Blutbewegung, besonders im venösen Schenkel, ist verlangsamt. Bei Kompression des Oberarms durch den Riva-Roccischen Schlauch trat bei Nachlassen der Herzkraft schon durch geringeren Druck als unter normalen Verhältnissen Stillstand in der Kapillarströmung ein. Damit ist unter Umständen eine beginnende Herzinsuffizienz frühzeitig festzustellen, was Weiss methodisch anzuwenden empfiehlt, doch ist die Methode nicht weiterführend wie die Blutdruckmessung.

Bei Aorteninsuffizienz sind an den Kapillaren pulsatorische Schwankungen des Blutstroms zu beobachten. Bei Mitralstenose, wie auch noch mehr bei Pulmonalstenose, ist der venöse Schenkel wegen der stets damit verbundenen venösen Stauung erweitert.

Bei vasomotorischen nervösen Störungen findet sich ein stark wechselndes Bild der Strömung und der Weite der Kapillarschenkel.

5. Die Resultate der Blutdruckmessung.

Der mit einer dieser Methoden gemessene Blutdruck wird entweder in Millimetern Quecksilberdruck oder nach v. Recklinghausen in Zentimetern Wasserdruck bestimmt. Da das Manometer des v. Recklinghausenschen Instrumentes nach Wasserdruck geeicht ist, so ist bei seiner wegen der relativen Zuverlässigkeit der Messungen eingetretenen weiten Verbreitung in Zukunft zu erwarten, dass die Masse allgemein nach Wasserdruck ausgedrückt werden. v. Recklinghausen hat deshalb den Wasserdruck gewählt, weil dieser pro Zentimeter Druckhöhe 1 g Gewicht anzeigt, da das spezifische Gewicht des Wassers = 1 ist. Man weiss also, wenn man den Wasserdruck weiss, zugleich die Höhe des Drucks in Grammen. Andererseits steht das Wasser in seinem spezifischen Gewicht dem Blute sehr nahe. Der Unterschied zwischen dem spezifischen Gewicht des Blutes und dem des Wassers beträgt 5%. Man kann demnach sehr leicht aus dem Wasserdruck den wahren Blutdruck in Grammen berechnen. Ein weiterer Vorteil dieser Art der Messung ist der, dass bei dem nahezu gleichen spezifischen Gewicht des Blutes und des Wassers man leicht berechnen kann, wie hoch der Druck an einer um so und soviel Zentimeter höher oder niedriger gelegenen Stelle des Körpers ist.

Man braucht die Zahl der Zentimeter, um welche die Stelle höher oder niedriger liegt, nur einfach zuzuzählen oder abzuziehen. Hat man z. B. in Herzhöhe gemessen und den Blutdruck 150 als Maximaldruck gefunden, so kann man für die Nierenarterie, die etwa 20 cm unterhalb der Herzhöhe liegt, 150 — 20 = 130 annehmen. Als Herzhöhe nimmt v. Recklinghausen einen Punkt an, den man erhält, wenn man vom unteren Ende des Corpus sterni senkrecht zur Körperachse eine Linie nach dem Rücken zu zieht und diese Linie halbiert. Praktisch misst man in Herzhöhe beim liegenden Menschen einfach so, dass man die Manschette um die Mitte des Oberarmes legt und den Arm einfach neben dem Patienten auf dem Bett liegen lässt. Beim sitzenden Menschen wird der Arm so auf den Tisch gelegt, dass der Oberarm mit dem Unterarm, welcher horizontal liegt, etwa einen Winkel von 60° bildet. Da nun vielfach in mitgeteilten Tabellen der Blutdruck nach Millimeter Quecksilber angegeben wird, so ist eine Umrechnung in Wasserdruck, will man vergleichbare Werte mit dem nach v. Recklinghausen gemessenen Blutdruck erhalten, vorzunehmen. Eine Umrechnungstabelle, die v. Recklinghausen aufgestellt hat, ist berechnet für Wasser von 0° und spezifischem Gewicht von 1 und für Quecksilber von 18,5° und spezifischem Gewicht von 13550 und gibt folgende Zahlen:

Umrechnungstabelle für Flüssigkeitsdrucke.

cm Wasserhöhe oder g pro qcm in mm Quecksilberhöhe.

cm W.	mm Q.	cm W.	mm Q.	cm W.	mm Q.	cm W.	mm Q.	cm W.	mm Q.
1	1	10	7	110	81	210	155	310	229
2	1	20	15	120	89	220	162	320	236
3	2	30	22	130	96	230	170	330	244
4	3	40	30	140	103	240	177	340	251
5	4	50	37	150	111	250	185	350	258
6	4	60	44	160	118	260	192	360	266
7	5	70	52	170	125	270	199	370	273
8	6	80	59	180	133	280	207	380	280
9	7	90	66	190	140	290	214	390	288
10	7	100	74	200	148	300	221	400	295

mm Quecksilber in cm Wasserhöhe oder g pro qcm

mm Q.	cm W.	mm Q.	cm W.	mm Q.	cm W.	mm Q.	cm W.
1	1	10	14	110	149	210	285
2	3	20	27	120	163	220	298
3	4	30	41	130	176	230	312
4	5	40	54	140	190	240	325
5	7	50	68	150	203	250	339
6	8	60	81	160	217	260	352
7	9	70	95	170	230	270	366
8	11	80	108	180	244	280	379
9	12	90	122	190	257	290	393
10	14	100	136	200	271	300	407

Die mittleren Blutdruckwerte in der Art. brachialis sind bei Gesunden nach Recklinghausen durchschnittlich zwischen 100 cm Wasserminimaldruck und 160 cm Wassermaximaldruck, was einem Quecksilberdruck von 74 und 118 in Millimeter entsprechen würde. Stärkere Abweichungen nach oben oder unten werden als abnorm angesehen, obwohl auch hier keine ganz einfachen Zahlenverhältnisse angegeben werden können. Nach M. F. Groedel steigt der Blutdruck mit steigendem Alter, mit dem Körpergewicht, der Körpergrösse uud der Herzgrösse.

Die Messung des Blutdrucks ergibt, wie schon oben bemerkt, keine absolut fehlerfreien Werte. Besonders ist die Messung des Minimaldrucks oder diastolischen Drucks nicht ganz einwandfrei. Für die v. Recklinghausensche oszillatorische Messung liegen genaue Nachprüfungen nur von Volhard vor, der zu den Messungen das von ihm angegebene Instrument verwandte. Er fand, dass der minimale oder diastolische Blutdruck etwas tiefer liegt, als es der Umschlag der grossen in die kleinen Oszillationen am Tonometer v. Recklinghausens anzeigt. Dieser stimmte genau mit dem Aufhören der Schwankungen an dem von Volhard konstruierten Manometer überein. Die Fehler der systolischen Blutdruckmessung bei den einzelnen Methoden sind bei der Besprechung der Methoden selbst angegeben. Moritz macht in einer durch einfache Versuche illustrierten Kritik darauf aufmerksam, wie ausserordentlich schwer es abzuschätzen ist, welche Komponente bei der Blutdruckmessung der erhöhten Herzarbeit und welche dem Widerstand im Gefässsystem zukommt. Würde das Kaliber des Gefässes stets gleich bleiben und würde es sich bei der Herzarbeit einfach um eine Flüssigkeitsströmung in starren Röhren handeln, so würde der jeweilige Druck an einer bestimmten Stelle unmittelbar der aufgewandten Kraft, welche die Flüssigkeit in Bewegung setzt, entsprechen. Wenn also beim Herzen unter sonst gleichen Umständen der Aortendruck steigt, so müsste die in der Zeiteinheit vom Herzen geförderte Blutmenge zugenommen haben. Dies unter der Voraussetzung, dass die Röhren keine aktiven Schwankungen in ihrer Weite erleiden. Da aber die Blutgefässe solchen Schwankungen unterliegen, welche durch die Tätigkeit der Vasomotoren hervorgerufen werden und da die Grösse dieser Schwankungen nicht bekannt ist, so kann der Blutdruckmessung immer nur ein beschränkter Wert zukommen. Was durch die Blutdruckmessung festgestellt wird, ist nichts weiter als ein annähernd genauer Wert des während der Untersuchung in der betreffenden Arteria brachialis herrschenden Drucks. Wodurch dieser etwa verändert wird, ob durch Herzarbeits-, ob durch Arterienspannungsänderung kann nicht unterschieden werden.

Was die praktischen Ergebnisse der Messung des maximalen Blutdrucks anbetrifft, so ist hervorzuheben, dass die Werte bei einzelnen Menschen stark wechseln können. Es sind offenbar psychische und nervöse Einflüsse auf Herz und Gefässe, welche hier fortwährend modifizierend eingreifen.

Demgegenüber ergibt aber die fortlaufende Blutdruckmessung bei bestimmten Personen häufig andauernd abnorme Werte. Der maximale Blutdruck liegt in der Regel bei 160 Wasserdruck (118 mm Quecksilber). Ein Druck von 180 cm Wasser = 133 mm Quecksilber wird von den meisten Autoren als pathologisch angesehen.

Die andauernde erhebliche Steigerung des Blutdrucks über diesen Wert wird mit dem Worte Hypertension oder Hypertonie, die seltenere andauernde Erniedrigung mit Hypotension oder Hypotonie bezeichnet.

Hypertension ist bisher beobachtet:

1. Bei chronischen Nierenerkrankungen, besonders bei Schrumpfnieren. Hier werden die höchsten Werte beobachtet. Nach Romberg weisen Werte des maximalen Drucks von über 160 mm Quecksilber gleich 217 cm Wasser fast immer auf eine Komplikation von seiten der Nieren hin. Jedoch nicht jede Nephritis führt zur Hypertension. Die Umstände, welche sie erzeugen, sind nicht sicher gestellt. Die Traubesche Anschauung, dass mechanische Verhältnisse in der Niere hier massgebend seien, ist fallen gelassen, ebenso die Annahme vermehrter Adrenalinsekretion. Es ist aber einerseits möglich, dass infolge Retention blutdrucksteigernder Substanzen (Renin?) funktionelle Gefässstörungen resultieren, andererseits dass durch eine nicht auf die Niere beschränkte allgemeine sklerotische Erkrankung der kleinen Gefässe der abnorme Wiederstand hervorgerufen wird.

2. Bei Arteriosklerose, besonders der Aorta und des Splanchnikusgebietes. In etwa der Hälfte der Fälle von sicherer Arteriosklerose findet sich nach Israel Hypertension, nach Romberg in nur 12, nach Groedel und Dunin in 37 %.

3. Bei Polycythaemia hypertonica, einem von Senator und Geisböck studierten Krankheitsbild, welches aus Hyperglobulie, erhöhtem Blutdruck und häufig auch Vergrösserung der Milz und Leber besteht.

Der maximale Blutdruck der Kranken mit Hypertension ist in der Regel wechselnd, während der minimale ziemlich konstant ist.

Hypertension kommt aber auch häufig, jedoch meist vorübergehend, bei Kranken vor, die keine organischen Veränderungen an Herz und Nieren zeigen, die man als Neurotiker auffassen muss. Gerade bei diesen kommen oft sehr grosse Schwankungen des Blutdrucks vor. Zuweilen richten sich diese nach den Tageszeiten, oft aber auch nach Bewegung, Nahrungsaufnahme und besonders nach psychischen Reizen.

Chronische Hypotension kommt seltener vor. Zuweilen bei grosser Kreislaufschwäche und Insuffizienz des Herzens. Bei Morbus Addisonii wird sie gewöhnlich beobachtet, ebenso bei den sogenannten „Kriegsödemen“ und bei Diabetes insipidus. Aber auch bei rein funktionellen Zuständen, bei Herz- und Gefässneurosen kommt sie vor. Akute Hypotension ist häufig bei fieberhaften Infektionskrankheiten zu beobachten infolge von toxischer Vasomotorenschwäche.

Noch kurz muss des von Sahli sogenannten Krankheitsbildes der Hochdruckstauung gedacht werden. Trotz verminderter Herzkraft kann das Blut im arteriellen System unter hohem Druck stehen. Wenn die kleinen Arterien kontrahiert oder starrwandig sind, so wird der Abfluss aus ihnen gestört. Wenn nun ein insuffizientes Herz in dieses gewissermassen überfüllte Reservoir noch weitere Blutmengen einpumpt, die in Quantität gering sein können, so wird eine hohe Spannung entstehen. Da bei Insuffizienz des Herzens das Blut sich mit Kohlensäure überladet, welche das Vasomotorenzentrum reizt, so kommt es dadurch zu einer allgemeinen Gefässkontraktion. Solche Patienten sind gewöhnlich stark zyanotisch und man erhält bei ihnen abnorm grosse Blutdruckwerte, trotzdem alle Zeichen der Herzinsuffizienz, wie auch Ödeme etc. bestehen. Wird die Herzarbeit reguliert uud tritt wieder Suffizienz ein, so verliert sich die Zyanose und .infolge der Abnahme des Kohlensäuregehaltes des Blutes hört die Reizung des Vasomotorenzentrums auf und der Druck im Arterien-gefässsystem sinkt.

6. Pulsamplitude und absolutes Sphygmogramm.

Die mit jeder Systole eintretende Steigerung vom minimalen zum maximalen Blutdruck nennt man nach Strassburgers Vorgang Pulsdruck oder besser Pulsamplitude. Zählt man der Minimaldruckzahl die Hälfte der Pulsdruckzahl zu, so erhält man den Mitteldruck, der jedoch nicht genau dem wirklich in der Arterie herrschenden Mitteldruck entspricht. Da die Methoden, durch welche der Minimaldruck festgestellt wird, noch unsicher sind, während die Feststellung des Maximaldruckes nach der palpatorischen und oszillatorischen Methode mit der breiten Manschette ziemlich zuverlässige Werte gibt, so ist natürlich auch der für den Pulsdruck gewonnene Wert ein unsicherer. Die Pulsamplitude ist jedenfalls grösser, als die auf diese Weise gefundenen Werte. Die einfache rechnerische Bestimmung des Mitteldruckes aus Maximal- und Minimalblutdruck ist ebenfalls aus dem angegebenen Grunde ungenau. Wenn man in der Lage ist, bei der oszillatorischen

Messung den Druck genau festzustellen, bei welchem die Manometernadel die allergrössten Ausschläge macht, so würde diese Stelle noch am ehesten dem Mitteldruck entsprechen. Dies ist aber nur bei graphischer Registrierung möglich, da die schnellen Schwankungen der Tonometernadel durch das Auge nicht hinreichend scharf genug beurteilt werden können. Es würde also, wenn bei einer der erwähnten tonographischen Methoden sich die Stelle der grössten Ausschläge gut markiert, diese Stelle als der Ort und die Höhe des Mitteldrucks bezeichnet werden können.

Im Sphygmogramm wird eine Druckkurve mit unbekannter Ordinate geschrieben. Diese kann man nach Sahli dadurch in eine tonometrisch richtige verwandeln (absolutes Sphygmogramm), dass man in die Pulskurve als Fusspunkt den minimalen Blutdruck, als höchsten Punkt der Kurve den maximalen einzeichnet. Teilt man die Strecke entsprechend der Anzahl der Millimeter in gleiche Teile, wobei man je 5 mm als einen der Abszisse parallelen Strich eintragen kann, so stellen die Ordinaten die Druckzahlen dar, und man wäre in der Lage, an jeder Stelle des Sphygmogramms den in der Arterie herrschenden Druck an zugeben, wobei auf die Abszisse die Zeitmarken eingetragen werden können. Die sekundären Elevationen werden dabei ausser acht gelassen. Führt man diese Konstruktion so aus, dass man den Gipfelpunkt der Kurve durch gerade Linien mit den Fusspunkten verbindet, so soll das Sphygmogramm in seiner Amplitude dem Pulsdruck entsprechen. Liegt die Verbindungslinie der Fusspunkte des Sphygmogramms abnorm hoch, also bei Wasserdruck über 110, so spricht man von einem gespannten Puls. Die Höhe der Amplitude, das ist die Zahl der Millimeter Druck, welche zwischen Fusspunkt und Gipfel der Kurve liegen, bezeichnet man als Grösse des Pulses. Da die normale Grösse bei Wasserdruck etwa 60 mm beträgt, so sind Zahlen, welche erheblich unter 60 liegen, für den kleinen Puls anzusprechen, und finden sich Zahlen weit über 60, so wird man diesen Puls einen grossen nennen.

Auch diese Umrechnung ergibt natürlich nur Annäherungswerte. Für diagnostische Zwecke ist sie nicht ohne Wert, denn obwohl man aus dem Druckablauf der Pulskurve keine sicheren Schlüsse, weder auf das Verhalten des Herzens noch auf das der Arterien machen kann, so gibt die Form des Sphygmogramms andererseits doch einigen Anhalt für das Verhalten der Gefässe.

Die Plethysmographie.

Eine weitere Untersuchungsmethode, welche aber wegen ihrer komplizierten Technik sich für die praktische Anwendung im allgemeinen nicht eignet, jedoch in der Klinik neuerdings von Weber zur Diagnose der Herzschwäche sowie besonders auch zur Untersuchung gewisser therapeutischer Wirkungen mehr herangezogen wird, ist die Plethysmographie. Während das Sphygmogramm, die Pulsdruckkurve, in Verbindung mit der Tonometrie den Druckablauf in der Arterie während jeder einzelnen Revolution des Herzens, sowie auch den im Gefässsystem herrschenden Mitteldruck angibt, handelt es sich bei dem Plethysmogramm um einen Volumenpuls. Die Blutmenge eines Organs ist nicht konstant, sie wechselt unter verschiedenen Einflüssen, vor allem mit dem Herzschlag und mit der Atmung, ferner aber mit dem wechselnden Kontraktionszustand der Gefässe, der von vielfachen Einwirkungen, besonders auch von seiten der Psyche beeinflusst wird. Die dadurch hervorgerufenen Volumschwankungen werden durch die Plethysmographie aufgeschrieben. Die plethysmographischen Schwankungen, welche von dem Volumen einer Extremität genommen werden, sind der Ausdruck des Gesamtpulses aller in dem eingeschlossenen Körperteil enthaltenen Arterien. Die Methoden, nach welchen die Volumenpulse aufgeschrieben werden, sind einfach. Von Piegu (1846) und Cholius (1850) wurden bereits Volumenschwankungen menschlicher Extremitäten aufgeschrieben, von Fick wurde ein zu diesem Zwecke konstruierter registrierender Apparat eingerichtet, Mosso, Fr. Frank, Basch und in neuerer Zeit O. Müller und Weber haben die Methode weiter ausgebaut. Die Anordnung ist folgende (Fig. 86):

Die zu untersuchende Extremität wird in eine mit Wasser gefüllte Kapsel gebracht, welche durch eine Gummimanschette an der Stelle, an der die Extremität die Kapsel verlässt, wasserdicht abgeschlossen wird. Diese Kapsel ist mit einem Steigrohr verbunden, in welchem sich die Volumenschwankungen der Extremität als Niveauschwankungen der Wassersäule bemerklich machen, da jede Volumenvermehrung Wasser verdrängt und in das Steigrohr hineintreibt und jede Volumenabnahme es wieder absinken lässt. Diese Höhendifferenzen werden auf einen Schreibapparat vermittelst eines sogenannten Pistonrekorders (Fig. 86b) oder nach O. Müller eines Schwimmers übertragen und dieser registriert sie auf der Trommel eines Kymographiums. Ursprünglich wurden die Schwankungen im Steigrohr durch Luftleitung auf eine Mareysche Schreibkapsel übertragen. Müller hat die pulsierende Wassersäule, welche den Schwimmer trägt, durch eine Petroleumsäule ersetzt, er schichtet das Petroleum auf das im Steigrohr befindliche Wasser. Das leichter bewegliche Petroleum verhindert besser eine Reibung des Schwimmers. Als Schwimmer verwendet er ein dünnes Reagenzglas, welches in seinem Gewicht so bemessen ist, dass es mit seiner Oberkante nur eben aus dem Petroleum hervorragt. Durch ein paar Hartgummiringe wird an ihm eine Art

Führung hergestellt, so dass es sich leicht in dem Steigrohr hin- und herbewegen lässt. Dieser Schwimmer trägt an einem Aluminiumdraht die aus einem mit Tinte gefüllten Glaspfeifchen bestehende Schreibvorrichtung.

Das Plethysmogramm gibt bei dieser Versuchsanordnung nur Schwan-

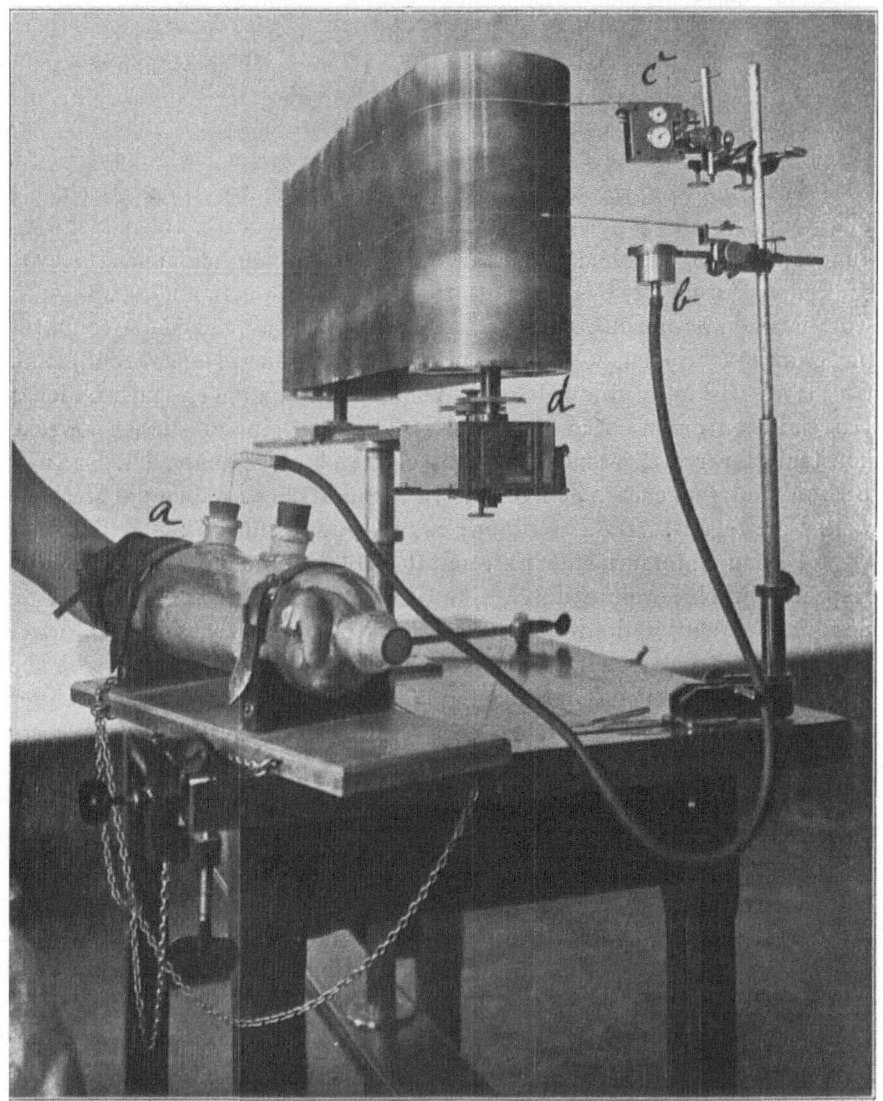

Fig. 86.

Plethysmographie. a = Aufnahmegefäss, b = Piston-Rekorder, c = Zeitschreibung, d = Kymographium.

kungen des Volums, aber keine absolute Masse für die in der Extremität enthaltenen Blutmengen (Fig. 87.) Neuerdings hat O. Müller eine Methode angewandt, die die Aufnahme eines absoluten Plethysmogramms ermöglichen soll. Er bestimmt den Blutgehalt des menschlichen Armes dadurch, dass es ihn zunächst anämisiert. Das geschieht dadurch, dass dieser in Quecksilber eingetaucht wird, und zwar bis zur Achselhöhle. Vorher ist mindestens 12 cm unter dem Niveau des Quecksilbers — da der maximale Blutdruck in der Extremität ungefähr 120 mm Hg beträgt — ein schmaler Riva-Roccischer Kompressionsschlauch angelegt und dieser wird nach dem Eintauchen stark aufgeblasen und damit die Extremität

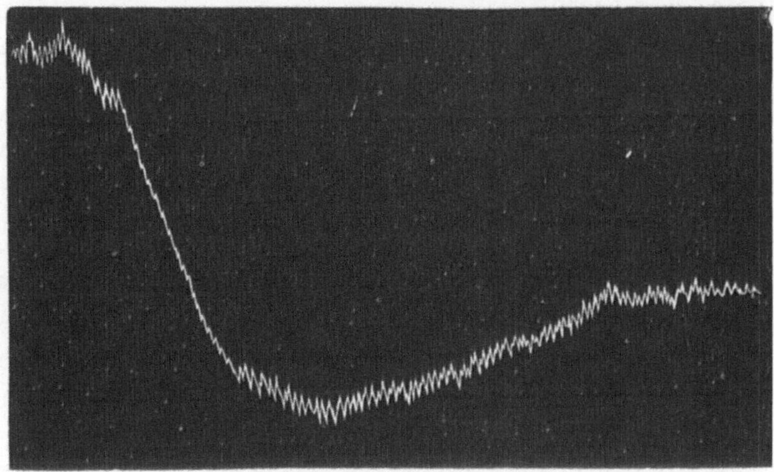

Fig. 87.
Plethysmographische Kurve. Absinken des Volums eines Armes durch eine Kontraktion der Gefässe nach Kälteeinwirkung (nach O. Müller).

gegen den Blutstrom abgesperrt. Der Arm wird nunmehr in den Plethysmographen gebracht, welcher vollständig mit Wasser gefüllt ist, die Binde wird gelöst und das aus dem Plethysmographengefäss abfliessende Wasser gemessen. Ein anderer Weg ist der, dass man den Arm in dem Zylinder, aus welchem man das Quecksilber ablaufen lässt, belässt. Durch einen anderen Hahn fliesst Wasser von 34° bis zur Höhe des Ellbogens ein. Man misst dann die nach Lösung des Kompressionsschlauches eintretende Wasserverdrängung und durch Herausziehen des Armes das Volumen des eingetauchten Teiles. Natürlich hat das Verfahren Fehlerquellen, welche besonders darin liegen, dass nach der Kompression eine starke Gefässdilatation in dem Arm entsteht. Dieser Fehler ist von Müller als geringfügig zurückgewiesen, es fehlt aber jedes sichere Mass hierfür.

Ferner wird mit dem Blute auch ein Teil der Lymphe, ein Teil der Gewebsflüssigkeit ausgepresst. Dieser Fehler ist bisher nicht abzuschätzen, ist aber wohl nicht allzuhoch anzuschlagen. Jedenfalls erhält man auf diese Weise ein annäherndes Mass für die in einer Extremität enthaltene Blutmenge und kann danach die plethysmographische Kurve eichen. Auch Albert Müller hat eine ähnliche Methode angegeben die er zur Feststellung des Schlagvolumens des Herzens benutzt.

Die durch das Plethysmogramm dargestellten Kurven zeigen gewisse Unterschiede gegenüber den sphygmographischen Kurven. Es sind eben Volumenpulse, die die Summe einer grossen Zahl von Druckpulsen darstellen. Man kann, wenn der Apparat geeicht ist, d. h. wenn man weiss, wieviel Kubikzentimeter Volumenzuwachs in der Kapsel auf den Millimeter der Ordinate des Plethysmogramms kommen, berechnen, wie gross die mit jedem Herzschlag in die Extremität geworfene Blutmenge ist, da man den Abfluss als gleichbleibend betrachten kann. Man muss aber vor jedem Versuche mit einer graduierten Spritze die Eichung vollziehen, wobei man nach Frey das eingebrachte Glied durch eine Umschnürung für die Zeit der Eichung pulslos macht. Das Plethysmogramm zeigt die Differenzen in der Blutfüllung einer einzelnen Extremität oder eines Organs während beliebig langer Zeit. Man kann damit Studien über die Blutverteilung machen, es wird aber auch in Verbindung mit der Tonometrie und der Tachographie zur Feststellung von Änderungen der Herzarbeit benutzt (Marey).

Die Tachographie.

Auf einem ähnlichen Prinzip wie die Plethysmographie beruht die von v. Kries eingeführte Tachographie. Es wird dasselbe Gefäss für die Aufnahme benutzt wie bei der Plethysmographie, nur dass es nicht ganz mit Wasser, sondern ganz oder teilweise mit Luft gefüllt ist. Wenn man das vom Plethysmographen zum Steigrohr führende Rohr mit einem besonders eingerichteten Gasbrenner verbindet, einer sogenannten empfindlichen Flamme, so gerät diese bei jeder Volumenschwankung des Armes in pulsatorische Auf- und Abbewegungen. Die Flamme befindet sich vor dem Spalt eines Registrierapparates, wie er auch zur Aufnahme des Elektrokardiogramms gebraucht wird. Nur steht der Spalt hier senkrecht, während er dort wagrecht steht. Durch ein Linsensystem wird das Bild der Flamme auf den Spalt geworfen und auf das hinter dem Spalt auf eine bewegliche Trommel gespannte lichtdicht abgeschlossene Bromsilberpapier photographiert (Fig. 88). Die empfindliche Flamme ist eine durch Zuleitung von Benzindämpfen leuchtend gemachte kleine Gasflamme. Die Lampe lässt sich auf einer Schiene verschieben und trägt drei Zuleitungsröhren mit Hähnen (Fig. 89). Zwei Röhren 1 und 2 führen in den zentralen Brennraum (3), in welchem das Leuchtgas und die Luft des Plethysmographengefässes zusammengeführt werden, das dritte Rohr führt zu einem mantelförmig um den Brenner gelegten Raum, an dessen Spitze vier kleine Löchelchen (S) nach aussen münden, welche kleine Zünd-

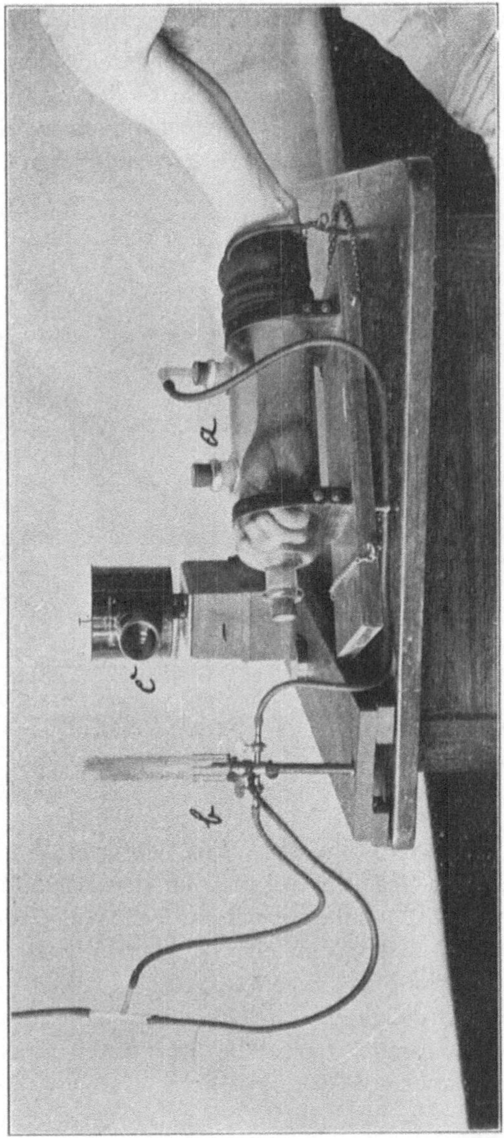

Fig. 88.

Tachographie nach v. Kriess: a = Aufnahmegefäss, b = registrierende Lampe, c = photographisches Kymographium.

flammen tragen, die als Sicherheitsflammen wirken, indem sie die Pulsflamme (P), welche bei brüsken Bewegungen leicht zurückschlägt, wieder anzünden. Ausserdem ist noch eine Zeitflamme vorhanden, die durch eine Stimmgabel in hüpfende Bewegung gesetzt wird. Ihr Bild wird durch ein Spiegelchen ebenfalls durch die Linse auf den Spalt geworfen. Der Brenner der Lampe ist von einem Glas- oder Flimmerzylinder umgeben, welcher eine Millimeterskala trägt, so dass die Höhe der Flamme mit blossem Auge beobachtet und gemessen werden kann.

Die durch Luft übertragenen Volumenschwankungen des Armes, welche keinerlei Widerstand finden und so in der Flamme zum Ausdruck kommen, sind nicht eigentliche Volumenpulse, sondern Geschwindigkeits- oder Strompulse. In der in ruhiger Lage befindlichen Extremität fliesst

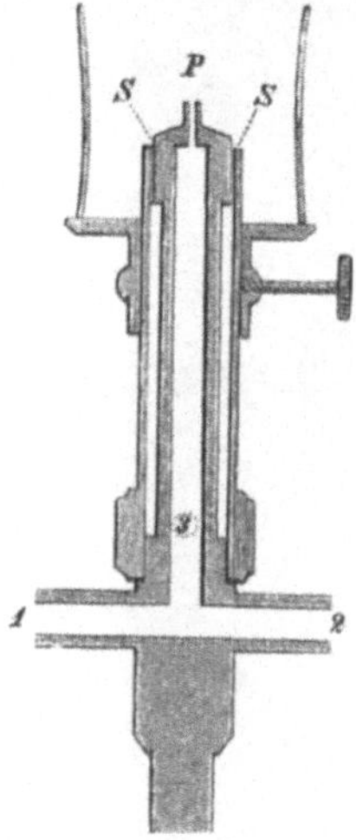

Fig. 89.
Brenner der Lampe für den Tachographen.

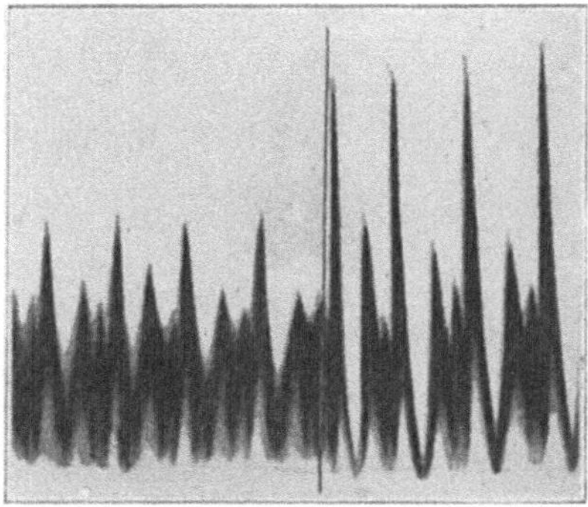

Fig. 90.
Form eines Tachogramms. a = geringere, b = grössere Geschwindigkeit des Blutstroms.

das Blut nach kurzer Zeit in den Venen ganz gleichmässig ab, es ist demnach ein Steigen der Kurvengipfel der Ausdruck für eine grössere Geschwindigkeit des Blutzuflusses und das Fallen das Gegenteil. Es sind die Abweichungen der Flammenhöhe von dem Mittelstand, den sie einnimmt, wenn keinerlei Pulse zugeführt werden, gleich dem Unterschiede zwischen der Geschwindigkeit des Blutstromes in den Arterien einerseits und den Venen andererseits (Fig. 90). Auf einen absoluten Mittelwert geeicht werden kann das Instrument nicht. Nach v. Kriess kann man aber die Stromdifferenz in folgender Weise ausmessen: Man kann nebeneinander registrieren die Zuckungen der Flamme und die Bewegungen einer Wassersäule, die in einer geeichten Bürette sich befindet. Der Luftraum der Bürette ist mit dem Brennerraum der Pulsflamme verbunden. Man kann aus der Kurve damit ein absolutes Mass der Volumenänderung erhalten neben der Kurve der zugehörigen Flammenhöhe. Die Tachographie ist als klinische Methode bisher wenig angewandt worden. Sie kann ebenso wie die Plethysmographie in Verbindung mit der Tonometrie zur Feststellung von Änderungen der Herzkraft dienen, da durch die Nebeneinander-Anwendung dieser drei Methoden ein Anhaltspunkt dafür gewonnen werden kann, ob Änderungen des Blutdrucks durch Veränderung des Gefässwiderstandes oder durch Änderung der Herzkraft hervorgerufen werden (Marey).

Auch von Fellner ist eine Methode angegeben, welche die Geschwindigkeit des Blutstromes zu messen sucht, und zwar in folgender Weise: Er macht den Arm durch eine von den Fingern aus nach oben fest umgewickelte Staubinde blutleer und legt um die obere Grenze des blutleer gemachten Teiles eine Manschette an, die mit Luft stark aufgeblasen ist, so dass sie den arteriellen Zufluss absperrt. Vermittelst eines Stop-Chronometers wird die Zeit bestimmt, welche vom Lösen der Manschette bis zum Eintritt der Rötung der Fingerbeere verstreicht. So wird die Schnelligkeit, mit welcher das Blut einen Weg von 50 cm, denn so weit entfernt von der Fingerspitze befindet sich die Manschette, zurücklegt, gemessen.

Gegen diese Methode ist einzuwenden, dass der durch die Staubinde anämisch gemachte Arm keine normalen Gefässverhältnisse aufweist, was schon die nach Lösung der Manschette eintretende Hautrötung anzeigt. Ausserdem ist der Moment, in dem, wie Fellner sagt, „das Rennen losgelassen“ wird, kein fest umschriebener Zeitpunkt, denn während die Luft aus dem Schlauch entweicht, werden mit nachlassendem Druck verschiedene Gefässe nacheinander sich mit Blut füllen, zuerst die grösseren und die unter höherem Druck stehenden, später die kleineren. Ausserdem ist der Weg bis zur Fingerbeere kein gerader, Geschwindigkeitsbestimmungen nach dieser Methode werden keinen absoluten Wert beanspruchen können.

Die Feststellung der Menge und Beschaffenheit des Blutes.

Die Menge und Beschaffenheit des Blutes muss neben dem Zustand der Gefässe von grossem Einfluss auf die Herzarbeit sein. Es sind aber offenbar im Körper ausserordentlich feine Regulierungs- und Anpassungsvorrichtungen vorhanden, welche diese Einflüsse in der Regel ausschalten oder doch sehr verringern. Wie das Tierexperiment zeigt, tritt auch nach grösseren Blutverlusten sehr rasch wieder die normale Spannung der Gefässe ein, was teils durch Aufnahme von Flüssigkeit aus den Geweben in die Blutbahn, teils durch vermehrte Kontraktion der Blutgefässe erreicht wird. Ebenso entledigt sich das Gefässsystem, wenn es mit grösseren Mengen von Flüssigkeit künstlich gefüllt wird, dieser in kurzer Zeit. Sogar wenn man einem Tier artgleiches Blut in das Gefässsystem einbringt, wird die erhöhte Blutmenge bald auf das normale Mass reduziert. Ob beim Menschen eine wirkliche Plethora, also eine im Vergleich zum Körpergewicht resp. zum Querschnitt der Blutbahn dauernd bestehende Vermehrung der Blutmasse vorkommt, ist noch unentschieden. Plehn tritt für ein Vorkommen dieses Zustandes ein. Sicher ist, dass bei starker Vermehrung der Körpermasse durch Fettablagerung grössere Blutmassen vorhanden sind als bei mageren Individuen.

Die Methoden zur Bestimmung der Blutmenge des Menschen bei intaktem Körper beruhen darauf, dass eine bestimmte konzentrierte Menge eines unveränderlichen Gases oder einer Lösung in die Blutbahn gebracht wird und nach einer bestimmten Zeit die Konzentrationsveränderung entweder des Blutes oder der angegebenen Lösung bestimmt wird. Als solche wurde z. B. physiologische Kochsalzlösung (Malassez) gewählt und die veränderte Konzentration des Blutes durch die abgemessene Menge festgestellt. Die Methode von Plesch besteht darin, dass er ein abgemessenes, für den Körper unschädliches Quantum Kohlenoxyd einatmen lässt und nun in einer, kurze Zeit nach der Einatmung entnommenen Probe des Blutes bestimmt, wieviel von diesem leicht nachweisbaren Gas in 100 ccm gebunden sind. Indem er voraussetzt, dass innerhalb der verflossenen Zeit eine gleichmässige Verteilung des Kohlenoxyds auf die Blutmasse stattgefunden hat, berechnet er aus dem in 100 ccm nachweisbaren Anteil der gesamten eingeatmeten Gasmenge die Gesamtmenge des Blutes. Er berechnet so die Gesamtblutmenge des normalen Menschen auf 5,32%, d. h. 1/19 des Körpergewichts.

Nach Behring wird eine bestimmte Menge Tetanusantitoxin in die Venen gebracht und nach 15 Minuten in einer wiederum den Venen entnommenen, bestimmten Blutmenge die in dieser Zeit erfolgte Verdünnung des Antitoxins durch Tierversuche festgestellt.

Kämmerer und Waldmann fanden bei Nachprüfungen die Methode zuverlässig und berechneten die Gesamtblutmenge mit ihr auf 9,8% des Körpergewichts, also auf ein Zehntel etwa. Die Abweichungen von diesem Durchschnitt waren in pathologischen Fällen nur geringe, womit die eingangs erwähnten Erfahrungen bestätigt werden.

Wichtiger noch ist die Beschaffenheit des Blutes, ob es dick- oder dünnflüssiger ist. Diese Eigenschaft, die Viskosität des Blutes, schwankt namentlich unter pathologischen Verhältnissen in ziemlich erheblichen Grenzen. Die vermehrte Viskosität des Blutes vermehrt die innere Reibung der Flüssigkeitsteilchen und auch die Reibung an den Gefässwänden, erschwert also die Strömung des Blutes.

Das Herz muss deshalb bei erhöhter Viskosität eine grössere Arbeit leisten, um in der Zeiteinheit eine bestimmte Menge Blut durch einen bestimmten Querschnitt des Gefässsystems zu treiben.

Die Viskosität des Blutes lässt sich messen, indem man ein abgemessenes Quantum Blut unter bestimmtem Druck durch eine Glaskapillare treibt. Je visköser das Blut ist, um so langsamer wird es denselben Weg zurücklegen. Die Methoden von Hess und von Determann, welche bisher zu klinischen Zwecken angewandt wurden, beruhen auf diesem Prinzip.

Im Hessschen Apparat wird Wasser und Blut gleichzeitig durch zwei gleichkalibrige Kapillaren angesaugt. Man bestimmt, wieviel mehr Wasser als eine bekannte Menge Blut in derselben Zeit die Kapillare passiert.

Bei dem Determannschen Apparat befindet sich die Kapillare in einem mit temperiertem Wasser gefüllten Glasmantel. Man saugt das mit einigen Körnchen Hirudinin, welches auf die zur Entnahme des Blutes angelegte Schnittwunde gebracht wird, ungerinnbar gemachte Blut bis zu einer Marke in die Kapillare. Wird diese senkrecht gestellt, so lässt sich mit der Uhr feststellen, in wieviel Zeit der Blutstropfen den vorgeschriebenen Weg durchläuft. Die Länge der dazu benötigten Zeit gibt das Mass der Viskosität. Grosse Bedeutung für die Untersuchung der Arbeitsleistung des Herzens hat die Methode noch nicht gewonnen. Die Regulierungsvorrichtungen des Körpers kompensieren Änderungen der Viskosität in der Regel schnell.

Es ist festgestellt, dass die Viskosität mit dem Gas- besonders dem Kohlensäuregehalt des Blutes steigt. Dies ist von Wichtigkeit für die Zirkulation des Blutes bei insuffizientem Kreislauf, bei dem eine Kohlensäureüberladung des Blutes statthat.

Ferner bewirkt eine Vermehrung der korpuskulären Elemente des Blutes eine Erhöhung der Viskosität. Bei Vermehrung der roten Blutkörperchen (Hyperglobulie) ist das Blut visköser. Ebenso bei der Leukämie. Es bedarf also eines stärkeren Drucks, um es gleich schnell wie das normale zirkulieren zu lassen. Erstere Veränderung findet man bei den angeborenen Herzfehlern und bei der Polycythaemia hypertonica. (Kienböck).

Von ganz besonderer Wichtigkeit für die Funktion des Herzens ist der Hämoglobingehalt des Blutes, der nach einer der einschlägigen Methoden bei Herzkranken stets bestimmt werden sollte. Da das Blut die Aufgabe hat, alle Organe mit der nötigen Menge Sauerstoff zu versehen, so muss es, um dies zu erreichen, wenn das Blut am Sauerstoffträger dem Hämoglobin verarmt, also weniger Sauerstoff im Verhältnis zur Masse aufnehmen kann, seine Arbeit vermehren, um durch Bewegung grösserer Massen in die Zeiteinheit den Mangel auszugleichen. Dabei aber wird auch das Herz selbst weniger Sauerstoff erhalten wie in der Norm und so in seiner Funktion beeinträchtigt. Das Hämoglobin wird kalorimetrisch (Apparate von Grützner, Authenrieth, Sahli, Fleischl u. a.) bestimmt, und diese Bestimmung lässt einen mittelbaren Rückschluss auf die Arbeit des Herzens zu.

Die Versuche und Methoden zur Messung der Arbeit des Herzens und der Gefässe.

Einleitung.

Die angeführten Methoden sind von verschiedenen Forschern kombiniert oder einzeln zur funktionellen Kreislaufdiagnostik herangezogen worden, um festzustellen, wie gross die mit der Bewegung des Blutes geleistete Arbeit des Herzens und der Gefässe ist und wie sich daraus weitere diagnostische und prognostische Schlüsse ziehen lassen.

Die Triebkraft für den Kreislauf des Blutes wird in erster Linie vom Herzen durch seine Arbeit geliefert. Daneben kommen für den venösen Rückfluss noch die Muskelbewegungen, durch welche das in den in ihnen befindlichen Venen strömende Blut beschleunigt ausgepresst wird. Ferner wirken die Atembewegungen darauf ein. Die Inspiration erleichtert durch die Herabsetzung des Druckes im Thorax den Zufluss zum rechten Ventrikel. Das Herabsteigen des Zwerchfells komprimiert die Venen der Abdominalhöhle und befördert ihre Entleerung dem Herzen zu.

Gegenüber diesen hergebrachten Anschauungen steht die neuerdings von Hasebroek wieder aufgenommene Theorie, nach welcher den Gefässen ein aktiver Anteil an der Fortbewegung des Blutes zufällt. Die Gefässe sollen aktiv pulsieren und gewissermassen in einer peristaltischen Welle das Blut vorwärts treiben, und zwar nicht nur die Arterien sondern auch die Venen. Damit käme dem extrakardialen Kreislauf eine gewisse Selbständigkeit zu und da diese alte von Volkmann früher ausgeschaltete Theorie im letzten Jahrzehnt zahlreiche neue Anhänger gefunden hat, so muss auf diese hier eingegangen werden. Die Arbeit der Arterien denkt sich Hasebroek in folgender Weise: Die vom Herzen hervorgerufene Pulswelle erregt zunächst die erweiternde Muskulatur der Gefässe, so dass es durch ihre Arbeit zur aktiven Erweiterung der Arterien kommt. Auf dem Höhepunkt der Pulswelle wird umgekehrt die zusammenziehende Muskulatur erregt und es folgt eine aktive Verengerung. Da die Pulswelle von Ort zu Ort sich der Peripherie zu fortpflanzt, so muss diese Erregung und Bewegung der Arterien die Form einer peristaltischen Welle annehmen, so dass das Blut teils durch die Diastole der Arterien angesaugt, teils durch ihre Systole vorwärts getrieben wird. Es fehlen nun aber in den Arterien, worauf schon Hess aufmerksam machte, Vorrichtungen, die bei einer solchen Tätigkeit der Wandungen dem Blutstrom eine Richtung geben könnten. Von jeder kontrahierten Stelle aus kann das Blut sowohl zentral wie peripherwärts ausweichen. Bewiesen ist diese Theorie bisher nicht, doch bringt Hasebroek eine Menge von Gründen vor, die eine solche Tätigkeit der Gefässe wahrscheinlich machen sollen, weil die bisher bestehenden Anschauungen gewisse Erscheinungen, die an den Gefässen beobachtet werden, nicht voll erklären konnten.

Als positive Gründe bringt Hasebroek zunächst als wichtigsten die Tatsache, dass die Arterien Aktionsströme bei ihrer Erweiterung und Verengerung zeigen, wie dies von Hürthle und später von Bittorf nachgewiesen ist.

Ferner hatte Hürthle beobachtet, dass der berechnete Wert der Stromstärke kleiner war als die registrierte Stromstärke, als er die Beziehungen zwischen Druck und Stromstärke im Laufe eines Pulsschlages bestimmen wollte. Die Voraussetzung war dabei, dass die Widerstände im Verlaufe eines Pulsschlages als konstant betrachtet werden dürfen. Später aber ist Hürthle von der Ansicht, dass ein wesentlicher

Anteil der zur Unterhaltung des Blutstromes erforderlichen Arbeit normalerweise von den Arterien geleistet werde, doch wieder abgekommen. Vor allem hat Hürthle gezeigt, dass auch getrocknete und dann wieder in Wasser aufgequollene Arterien, wenn sie rhythmisch mit Flüssigkeit durchströmt werden, Aktionsströme abgeben. Es geben also sicher abgetötete Arterien durch mechanische Einwirkung Ströme, während ihre Muskulatur nicht mehr imstande ist, sich zu kontrahieren. Damit fällt der wichtigste Beweisgrund. Auch die Modellversuche Hasebroeks, in denen er Analogien zum peripheren Kreislauf herzustellen suchte, befriedigen nicht, wenn auch durch die Annahme einer besonderen motorischen Tätigkeit der Gefässe manche Schwierigkeiten in der Deutung der Beziehungen zwischen Druck und Geschwindigkeit des Blutes erklärt werden könnten. Auf die zahlreichen von Hasebroek angeführten Wahrscheinlichkeitsgründe, dass die peripheren Gefässe eigenmotorische Eigenschaften haben müssen, kann im einzelnen nicht eingegangen werden. So geht er von entwickelungsgeschichtlicher Tatsache aus, neuerdings von der Anatomie der Kreislauforgane der Vögel, bei denen der rechte Ventrikel und ebenso das Venensystem und der rechte Vorhof besonders stark ausgebildet sind. Er findet die Erklärung in dem viel intensiveren Stoffwechsel dieser Tiere, deren Temperatur vielfach bis 5° höher liegt als bei den Säugern. Er sieht in der Herzhypertrophie von der venösen Seite her bei diesen Tieren den Eindruck des erhöhten Stoffwechsels. Durch den durch diesen vermehrten Zufluss zum rechten Herzen soll das Herz hypertrophieren. Auf den etwas schwerverständlichen Rosenbachschen Anschauungen der Energetik fussend, bringt er die Stoffwechselerfordernisse in unmittelbare Beziehungen zu den Kreislaufproblemen. Dies ist insofern richtig, als diese die Blutzuteilung beeinflussen müssen, spricht aber nicht für eine aktive Pulsation der Gefässe.

Weiterhin sucht er mancherlei Anhaltspunke aus dem sogenannten Eigenbetriebe der einzelnen Organe heranzuziehen, so vor allem der Skelettmuskulatur, der Haut, der Nieren, des Magens, des Darms, der Leber, des Gehirns. Vor allem nimmt er an, dass das Blut in der Pfortader, welches bereits ein Kapillarsystem passiert hat, kaum den Druck von seiten des Herzens noch mit sich führen können, um die Leber zu durchströmen und er nimmt deshalb eine aktive Tätigkeit der Pfortader und der Lebergefässe als Hilfskräfte für den Kreislauf dort an. Es ist aber die Leber dasjenige Organ, welches sich postmortal am leichtesten künstlich durchströmen lässt. Man kann sie geradezu ein Blutreservoir nennen, denn bei Stauungserscheinungen vergrössert sich die Leber sehr bald und in hohem Masse. Es muss daraus geschlossen werden, dass der natürliche Strömungswiderstand für das Blut in der Leber ein sehr geringer ist und damit wird auch diese Annahme hinfällig, zumal die Zwerchfellbewegungen hier die venöse Strömung besonders begünstigen.

Marés hat die Gründe und Gegengründe für die Annahme eines selbständigen peripheren Kreislaufs noch kürzlich übersichtlich zusammengestellt. Wenn er auch selbst, wie Hürthle sagt, „im selbständigen peripheren Kreislauf mehr ein Luftschloss und nicht ein Gebäude, das auf dem Boden der Erfahrung errichtet ist". sieht, so kommt er doch immerhin zu dem Resultat, dass eine Möglichkeit für eine aktive Beteiligung der peripheren Gefässe an der Blutbewegung vorliegt. Für die klinische Beobachtung und namentlich für die Begründung therapeutischer Massnahmen wird die aktive Tätigkeit der Gefässe von Hasebroek hoch bewertet. Die bisher beobachteten klinischen Fälle, die eine aktive Tätigkeit der Gefässe in der Peripherie beweisen sollen, sind aber nicht besonders überzeugend. Eine Beobachtung von Erb, der selbst sich mit diesem Problem nicht befasst, wird von Hasebroek herangezogen. In einem Fall von intermittierendem Hinken fehlte einseitig der Fusspuls, trotzdem war über den grossen Arterien ein Gefässgeräusch zu hören. Hasebroek fasst den Fall so auf, dass hier durch eine nervöse Störung in der Femoralis, die von ihm als normal angenommene aktive Gefässbewegung gelähmt worden sei, und nunmehr das Blut in diesem Gefäss nur durch die ihm vom Herzen mitgeteilte Triebkraft bewegt wurde. Dass sich auch andere Erklärungen davon aufstellen lassen, ergeben die beiden Fälle von Fahr und Hans Cohn, die ganz analoge Krankheitsfälle betreffen. Es handelt sich in beiden Fällen um ein Aneurysma der Aorta. Im Aneurysma waren alle grossen Halsgefässe durch alte, feste. fibrös gewordene Thromben verschlossen; dadurch war die Pulsation an der Radialis und Karotis aufgehoben. Trotzdem die Pulse aufgehoben waren, fand sich eine völlig ausreichende Ernährung der von diesen Gefässen versorgten Gewebe. Gegenüber der Möglichkeit, dass auf kollateralem Wege eine ausreichende Blutversorgung der Gewebe stattgefunden habe, nimmt Fahr hier an, dass in dem anämisierten Gebiete eine starke Herabsetzung der Widerstände durch aktive Erweiterung der Gefässe und eine dadurch hervorgerufene Ansaugung des Blutes stattgefunden habe. Die Weiterbeförderung in der Peripherie soll durch aktive Arbeit der Gefässe bewirkt sein. Fast gleichzeitig hat aber Hans Cohn einen ganz analogen Fall beobachtet, in welchem er ebenfalls das Fehlen derselben Pulse in einem Fall von Aneurysma der Aorta feststellte. Auch hier hatte ein Bogenaneurysma zu einem Verschluss sämtlicher grosser Halsgefässe geführt, so dass die zugehörigen Pulse fehlten; aber auch hier war keine Ernährungsstörung der zugehörigen Gewebe vorhanden. Cohn nimmt an, dass auch hier Fibrinniederschläge die Abgänge der grossen Halsgefässe verlegt hatten; er nimmt aber eine langsam und andauernd erfolgte Rekanalisation der thrombotischen Massen und als wahrscheinlich auch eine Erweiterung der normalerweise bestehenden Anastomosen zwischen Mammaria interna und Interkostalarterien an. Interessant waren die Ergebnisse der Blutdruckmessung, die nach der Gärtnerschen von Cohn etwas modifizierten Methode vorgenommen wurden. Er fand die Höhe gleich dem bei normalen Menschen zu erwartenden Minimaldruck und damit den Druck erheblich höher, als er normalerweise in den Kapillaren und in den Venen besteht. Ein Druckgefälle von etwa 50 mm kann als genügend für die Strömung von den Arterien zu den Venen erachtet werden und auch damit für die Ernährung der Gewebe. Die Blutdruckmessung nach der Recklinghausenschen Methode konnte natürlich wegen Fehlen der Pulse nicht gemacht werden. Hier sind wieder die Versuche von Koraniy zu erwähnen, der feststellte, dass bei der Recklinghausenschen Blutdruckmessung trotz Fehlen des Radialpulses, wenn man gleichzeitig mit dem Gärtnerschen Instrument misst, man trotz fehlenden Radialpulses kein erhebliches Herabsinken des nach Gärtner gemessenen Blutdrucks findet; dass also trotz des weitgehenden Verschlusses sämtlicher Arterien des Arms, so dass keine Pulsation in den peripheren Gefässen eintritt, doch durch die verengten Stellen noch ein genügender Blutstrom hindurchgeht, um eine Strömung zu ermöglichen und den Druck in den peripheren Teilen auf genügender Höhe zu halten.

Für eine aktive Tätigkeit der Gefässe wurde weiter angeführt, dass die von Grützner herangezogene Beobachtung von Schiff, wonach schon makroskopisch im Kaninchenohr, wenn man es gegen das Licht hält, sich langsam rhythmisch verlaufende Erweiterungen und Verengerungen der Gefässe beobachten lassen. Dies kann unmöglich als eine Stütze für die Theorie betrachtet werden. Denn diese langsam verlaufenden Erweiterungen und Kontraktionen, die zu ihrer Ausbildung 10 und mehr Sekunden brauchen, können bei den rasch verlaufenden Systolen keine

Unterstützung der Blutbewegung bilden, sondern nur einen Einfluss auf die Blutverteilung haben. Die Beobachtung von Bier, dass durch Unterbrechung der zuführenden Arterie anämisiertes Gewebe auffallend rasch und gut durch Kollateralen wieder mit Blut gefüllt wird, erklärt sich vielleicht doch besser aus einem Lähmungs- und Erweiterungszustand, der hinter der Verengungstelle gelegenen Gefässe und Kapillaren, die dadurch dem zufliessenden Blut geringeren Widerstand als in der Norm entgegensetzten als wie durch eine aktive Ansaugung des Blutes in diesen. Eine Ansaugung setzt stets eine vis a tergo hinter dem Angesaugten voraus, denn eine Ansaugung schafft eine Druckdifferenz gegenüber einer Kraft, die gleichbleibt. Diese Kraft braucht im Kreislauf nur vom Herzen auszugehen. Sie setzt eben den dieser Kraft entgegenstehenden Widerstand herab, wozu es aber nicht einer weiteren gleichgerichteten Kraft bedarf, sondern nur des Fortfalles eines Hemmnisses. So folgt das Wasser in der Pumpe dem Schwengel nur deswegen, weil der Luftdruck es dem Schwengel, der sonst einen luftleeren Raum schaffen würde, nachgepresst. Die treibende Kraft ist also immer ausserhalb des ansaugenden Teiles zu suchen.

Unsere ganze Kreislaufpathologie müsste mit der Annahme einer peripheren Mitarbeit der Arterien sich vollkommen ändern. Vor allen Dingen müsste auch die klinische Pulsdiagnostik geradezu umgestürzt werden, denn aus dem Pulse wollen wir die Arbeit des Herzens erkennen. Wenn nun periphere Mitarbeit oder gar Eigenarbeit hinzukäme, so würde die Beobachtung des Pulses den ihr zugeschriebenen Wert gänzlich verlieren. Wenn im Arterienpulse sich noch etwas weiteres ausdrückt als die vom Herzen fortgeleitete Pulswelle, so müsste auch damit gerechnet werden, dass etwa diese weitere Kraft zeitweilig versagte, zeitweilig unkoordiniert tätig wäre, und ein Rückschluss auf die Arbeit des Herzens wäre nicht mehr sicher. Ich erinnere nur an das Pulsdefizit, d. h. an den Zustand, in welchem nicht jeder Herzschlag einen peripheren Puls hervorruft. Wir sehen darin ein Versagen der Herzsystolen. Sie werden zum Teil so schwach, dass sie in der Peripherie keine Pulse mehr auslösen können. Im Fall einer peripheren Mitarbeit der Gefässe müssten wir aber darin in erster Linie einen Fortfall dieser erblicken und die bisher daraus gezogenen Schlüsse wären durchaus falsch. Strasburger macht mit Recht darauf aufmerksam, dass die kleinen Arterien, welche die stärkste Muskulatur besitzen, keine Pulsation erkennen lassen, wie sie doch müssten, wenn sie entsprechend ihrer Muskulatur aktiv mitarbeiteten. Man kann also damit die wieder neu aufgestellte Theorie von der Selbständigkeit des peripheren Kreislaufs im Sinne Hasebroeks vorläufig als unbewiesen betrachten und alle die Arbeitsleistung des arteriellen Kreislaufs betreffenden Untersuchungsmethoden haben das Ziel, die Arbeit des Herzens selbst festzustellen.

Die Aufgabe des Herzens, alle Organe je nach ihrem Bedarf jederzeit mit der nötigen Menge sauerstoffreichen Blutes zu versorgen, setzt eine weitgehende Regulierung im gesamten Gefässsystem voraus. Unter gewöhnlichen Verhältnissen erfolgt diese Regulierung zunächst durch die Tätigkeit der Vasomotoren. Indem sich die Gefässgebiete an den Stellen höheren Sauerstoffbedürfnisses erweitern, wird diesen eine grössere Menge Blut und damit Sauerstoff zugeführt. Dabei braucht das Herz zunächst in keiner Weise seine Tätigkeit zu ändern, denn während sich einzelne bestimmte Gebiete des Gefässsystems erweitern, pflegen sich andere zu verengern und damit die in der Zeiteinheit bewegte Blutmasse je nach dem Bedürfnis der einzelnen Organe anders zu verteilen.

Tritt jedoch in einzelnen Gebieten stark erhöhtes Bedürfnis nach Sauerstoff auf, wie z. B. bei angestrengter Muskelarbeit in den Muskeln, und sind die Gebiete erhöhten Sauerstoffbedürfnisses sehr gross, so kann die Regulierung des erforderlichen Blutzuflusses durch die Tätigkeit der Gefässe allein nicht stattfinden, ohne dass andere Teile Sauerstoffmangel leiden würden. Es kann demnach die Erweiterung jener Gebiete nicht durch eine Verengung anderer Gebiete ohne Schaden für den Organismus kompensiert werden. Nunmehr erwächst für das Herz die Aufgabe, durch grössere Beschleunigung des Blutstroms die raschere und reichlichere Sauerstoffzufuhr zu übernehmen. In zweierlei Weise kann das Herz dieser Aufgabe gerecht werden, entweder es vergrössert sich die mit jeder Systole ausgeworfene Blutmenge, oder es vermehrt sich die Zahl der Systolen. Die einzelnen Menschen verhalten sich in dieser Beziehung verschieden und es scheint, dass eine vermehrte Übung des Herzens dieses befähigt, derartigen vermehrten Ansprüchen durch Vergrösserung der Systolen resp. Diastolen nachzukommen, während bei ungeübtem Arbeiten, auch bei erregbaren, vielleicht auch in der Konstitution schwächeren Menschen dies durch vermehrte Schlagfolge statthat. Die Schlagfolge kann aber so vermehrt sein, dass, da die Beschleunigung der Herzschläge in erster Linie durch Verkürzung der Diastole erfolgt, die Zeit für das Einströmen des Blutes in die Ventrikel zu kurz wird und jede einzelne Systole nur eine geringe Menge Blut befördert. Bei rasch aufeinanderfolgenden Systolen tritt so der Fall ein, dass die Zeit der Diastole nicht ausreicht, eine genügende Füllung des Herzens zu ermöglichen. Da das Herz sich bei jeder Systole in normaler Weise, d. h. fast vollkommen zusammenzieht, so erscheint es gegenüber seiner normalen Grösse in der Diastole dann verkleinert. Es kann aber auch weiterhin die Kraft der einzelnen Systolen bei geschwächter Muskulatur nicht ausreichen, ein stark gefülltes Herz zu entleeren, die Systole bleibt unvollkommen und die Menge des Residualblutes, welches in geringer Menge auch bei vollkommener Systole zurückbleibt, steigt. Es wird dann jedesmal nicht der ganze Inhalt des Ventrikels hinausbefördert, sondern nur ein Teil desselben. Dadurch erscheint das Herz in der Diastole gegenüber der Norm vergrössert (Stauungsdilatation). Der letztere Fall ist ein ungünstiger, während der erstere Fall günstig genannt werden muss. Am Röntgenschirm sind diese Verhältnisse zu beobachten.

Die Änderungen in der Blutverteilung sowohl durch Erweiterung und Verengung bestimmter Teile des Gefässsystems, wie auch eine veränderte Herzarbeit kann nur durch Vermittelung des Nervensystems zustande kommen. Das Spiel der Vasomotoren einerseits und der Einfluss der autonomen, kranialen und sympathischen Herznerven andererseits bringt diese Regulierung zustande. Sie erfolgt unterhalb der Schwelle unseres Bewusstseins und ist nicht willkürlich zu beeinflussen. Andererseits wirken psychische Vorgänge auf diese Verhältnisse in hohem Masse modifizierend ein (E. Weber, F. Klemperer).

Die eigentlich treibende Kraft des Kreislaufes aber geht vom Herzen allein aus. Somit sind alle Kreislaufstörungen in letzter Linie auf eine mangelhafte Funktion dieses Motors zurückzuführen. Nun ist es nicht schwer, eine eingetretene schwere Kreislaufstörung festzustellen. Da eine solche stets ein das Leben über kurz oder lang schwer bedrohendes Ereignis darstellt, so ist es aber ein Hauptziel ärztlicher Tätigkeit, möglichst ihren Eintritt abzuwenden. Die dem einzelnen Herzen innewohnende Reservekraft ist es, die ihm ermöglicht, weiteren Ansprüchen zu genügen; das Mass dieser zu erkennen, ist das Ziel einer funktionellen Herzdiagnostik. Ob ein Herz noch weiterer Anstrengungen fähig ist als die, welche ein ruhiges tägliches Leben mit sich bringt, ob es die Gefahren einer Narkose, einer Schwangerschaft, des Fiebers usw. aushalten wird, ist eine Frage, die einem anscheinend normalen, wie auch einem defekten Herzen gegenüber alltäglich an den Arzt herantritt. Des ferneren die Frage, ob die Regulations- und Kompensationseinrichtungen der Kreislauforgane richtig funktionieren, ob und wie weit sie imstande sind, aussergewöhnlichen Ansprüchen zu genügen.

Der Weg, zu einer Erkenntnis dieser Verhältnisse zu kommen, kann nur der sein, dass man beobachtet, wie sich der Kreislauf gegenüber erhöhten Ansprüchen verhält. Es wird also jede Funktionsprüfung der Kreislauforgane davon auszugehen haben, festzustellen, wie sich unter veränderten Arbeitsbedingungen die einzelnen Faktoren des Kreislaufs verhalten. Eine grosse Schwierigkeit besteht aber darin, dass alle unsere Untersuchungsmethoden nicht sicher zu unterscheiden ermöglichen, welcher Anteil an den am Kreislauf dann zu beobachtenden Veränderungen dem Herzen selbst und welcher der etwa veränderten Tätigkeit der Gefässe zukommt.

Wenngleich allgemeine Veränderungen des Zustandes der Gefässe unter bestimmten Verhältnissen, wie die Gefässlähmung im Fieber, gewiss erkannt werden können, so können solche, wenn sie der Untersuchung unzugängliche Teilgebiete des Körpers betreffen, nicht sicher festgestellt werden. Ganz besonders betrifft dies aber die Gefässe des Körperinnern, besonders des Splanchnikusgebiets, von denen bekannt ist, dass sie im maximal erweiterten Zustand so viel Blut aufnehmen können, dass alle übrigen Organe zu wenig Blut erhalten und so gewissermassen in diese hinein eine „Verblutung“ stattfinden kann. Die Webersche Plethysmographie der Unterleibsgefässe durch einen per

Rektum eingeführten Ballon gibt nur beschränkten Aufschluss und ist in pathologischen Fällen kaum ausführbar.

An dieser Schwierigkeit, Trennung des Teiles der Erscheinungen, welcher durch eine veränderte Herzfunktion hervorgerufen wird, von dem, welcher seine Entstehung geänderter Funktion der Gefässe verdankt, ist bisher jede exakte mathematische oder rein naturwissenschaftlich arbeitende Methode, der Kreislaufdiagnostik, ganz abgesehen von der Unvollkommenheit der am unversehrten Körper anwendbaren Untersuchungsmethoden, so unendlich viel Geist und Arbeit auch auf diese verwandt ist, gescheitert. Und wenn man vom heutigen Standpunkt, unseres Wissens die Frage betrachtet, so besteht ebensowenig Aussicht, eine einwandfreie wissenschaftliche Methode zur Beurteilung der Herzfunktion zu finden, wie vorläufig Aussicht besteht, die Frage, ob das Herz myogen oder neurogen arbeitet, mit Sicherheit zu entscheiden.

Die Mehrzahl der Autoren, welche sich um eine einfache Methode der Messung der Herzfunktion bemüht haben, sind von der Pulsfrequenz oder der Blutdruckmessung ausgegangen.

Da diese Methoden noch zum Teil der Diskussion unterliegen, so müssen sie etwas eingehender besprochen werden. Sie sind, obwohl im einzelnen nicht einwandfrei, doch, da sie vielfach übereinstimmende Resultate gezeitigt haben, von grossem Wert für die Kenntnis der Kreislaufverhältnisse geworden und haben Licht auf bisher dunkle Gebiete geworfen.

Die einzelnen zur Feststellung der Leistungsfähigkeit des Herzens angegebenen Methoden.

Die ersten Versuche gingen nur vom Verhalten der Pulsfrequenz aus. Da die Pulsfrequenz unter verschiedenen somatischen Verhältnissen sich ändert — so ist sie im Stehen grösser wie im Liegen, bei Muskelarbeit steigt sie, um nach der Arbeit nach mehr oder weniger langer Zeit wieder die Norm zu erreichen — wurde zunächst in dem Verhalten der Pulsfrequenz ein Indikator für die Funktionstüchtigkeit des Herzens gesucht. Mendelsohn und Gräupner bestimmten die Zeit, welche ein durch eine dosierte Muskelarbeit erregtes Herz benötigte, um wieder in Ruhe zu kommen. Die Zeit, in der der beschleunigte Herzschlag wieder zur normalen Frequenz zurückkehrt, wurde als Massstab genommen, und je länger der beschleunigte Herzschlag anhielt, um so weniger leistungsfähig wurde das Herz angesprochen. Diese Methode ist allgemein verlassen worden. Es sind eben noch ganz andere Faktoren als die Reservekraft des Herzens massgebend für dies Verhalten. Vor allem spielen konstitutionelle und nervöse Einflüsse hier mit, und die so gewonnenen Resultate haben weder diagnostisch noch prognostisch allgemeine Gültigkeit.

Von M. Herz ist eine Methode angegeben, welche durch ein einfaches Verfahren feststellen soll, ob der Herzmuskel leistungsfähig ist oder nicht. Er beobachtete, dass bei sehr langsamer Beugung des Vorderarmes im Ellenbogengelenk mit angespannter Aufmerksamkeit, aber ohne besondere Anstrengung der Puls bei Gesunden unverändert in der Frequenz blieb oder leicht beschleunigt wurde, bei Herzmuskelkranken soll der Puls stets verlangsamt werden. Die eigene Nachprüfung der Methode ergab mir nicht den geringsten Anhaltspunkt für eine solche funktionelle Diagnostik. Bei schweren Fällen von Myokarditis, welche autoptisch festgestellt wurden, fand sich bei Anwendung dieses Verfahrens keine Veränderung der Pulsfrequenz. Demnach ist die Methode als unbrauchbar für den Zweck der Erkennung der Herzschwäche anzusehen.

Weitere Methoden gehen vom Verhalten des Blutdrucks bei vermehrten Ansprüchen an das Herz aus. Die Blutdruckmessung ergibt, je weiter entfernt von der Aorta man misst, um so weniger zuverlässige Resultate.

M. Katzenstein gab eine Methode zur Funktionsprüfung des Herzens an, die darauf beruht, dass er eine vergrösserte Arbeit für das Herz durch eine $2^1/_2$ bis 5 Minuten lange Kompression der Art. iliacae schafft. Indem dadurch ein grosses Gefässgebiet für die Zirkulation abgeschlossen und so der Widerstand für die Herzarbeit erhöht wurde, beobachtete er bei Gesunden regelmässig eine erhebliche Steigerung des maximalen Blutdruckes ohne wesentliche Vermehrung der Pulsschläge. Nur das gesunde resp. leistungsfähige Herz soll mit dieser Blutdrucksteigerung antworten, das schwache Herz verhält sich verschieden. Er formuliert folgende Sätze:

Es findet sich

1. bei normalen suffizienten Herzen eine Steigerung des Blutdrucks um 5—15 mm Hg bei Gleichbleiben bzw. Herabgehen der Pulszahl;
2. bei suffizienten hypertrophischen Herzen Blutdruck + 15 bis 40 mm, Puls idem oder minus;
3. bei leicht insuffizienten Herzen: Blutdruck idem, Puls idem oder plus;
4. bei schwer insuffizienten Herzen Blutdruck minus, Puls plus.

Diese Methode, die von Fellner und Rüdinger, Janowski und anderen, nachgeprüft wurde, gibt keine zuverlässigen Resultate. Der psychische Faktor, der bei dieser doch immerhin etwas gewaltsamen, vielleicht bei schwachem Herzmuskel nicht ganz unbedenklichen Art der

Untersuchung nicht gering anzuschlagen ist, beeinflusst Herz und Gefässsystem in unberechenbarem Masse.

Gräupner ging von dem Gedanken aus, dass eine streng dosierte Arbeit ein brauchbares Mass für das Verhalten des Herzens abgebe. Er lässt bestimmte Muskelgruppen eine bestimmte Arbeit verrichten und zieht aus dem Verhalten des Blutdrucks nach der Arbeitsleistung seine Schlüsse. Die in Form einer Kurve eingetragenen Werte der einzelnen Blutdruckmessungen sollen ein Urteil sowohl über das Verhalten der Herzkraft, wie über den Widerstand in den Gefässen ermöglichen. Er gibt folgendes Verhalten des Blutdrucks nach Arbeitsleistung als charakteristisch an:

„1. Solange der Blutdruck nach der Arbeit höher steht und hoch stehen bleibt oder zur Norm zurückkehrt (und konstant bleibt), solange hat die Arbeitsleistung innerhalb der individuellen Anpassungs- und Leistungsfähigkeit gelegen.

2. Fängt der Blutdruck zu sinken an, so müssen wir untersuchen, wie lange der Blutdruck gesunken bleibt, wie rasch er in die Höhe steigt, ob er den Normaldruck überschreitet und dann zur Norm zurückkehrt. Dies ist der Vorgang der Insuffizienz. Die Insuffizienz ist ein durchaus physiologischer Vorgang (?); sie wird erst dann pathologisch, wenn der Blutdruck sich nur schleppend hebt, die Norm kaum überschreitet oder sie nicht erreicht. Die Zeitdauer, während welcher diese Schwankungen sich vollziehen, ist von wesentlicher Bedeutung, denn je grösser die geleistete Arbeit war, je rascher der Blutdruck steigt und die Norm übersteigt, desto kräftiger das Myokard.

3. Sehr häufig bleibt der Blutdruck nach der Arbeit hoch stehen, um erst plötzlich abzustürzen! Hier liegt Überanstrengung oder gar Ermüdung vor. Die Höhe des Blutdrucks war unterhalten durch Dyspnoe.“

Auch diese etwas unverständliche Methode ist nicht einwandfrei. Sie hat Nachprüfungen (F. Klemperer) nicht standgehalten.

Während die einfache Feststellung des maximalen Blutdrucks bei letzteren Methoden genügen sollte, haben andere Autoren bei ihren Methoden auch den minimalen Blutdruck berücksichtigt. Die Differenz zwischen beiden, die Pulsamplitude oder der Pulsdruck wird hier als massgebend eingeführt, und zwar wurde das Amplituden-Frequenzprodukt als Ausgangspunkt für diese Bestimmungen genommen. Man erhält dieses, wenn man Pulszahl in der Minute mit der Millimeterzahl der Differenz zwischen maximalem und minimalem Blutdruck multipliziert.

Wenn man die Verhältnisse in den Gefässen ausser acht lassen dürfte, so könnte ein Grösserwerden der Pulsamplitude nur dadurch entstehen, dass mit jeder Systole eine grössere Menge von Blut in das Arteriensystem geworfen wird. Umgekehrt würde bei Kleinerwerden der Amplitude unter gleichen Verhältnissen im Gefässsystem der Schluss erlaubt sein, dass mit jedem Herzschlag eine kleinere Menge Blut befördert wird. Von dieser Voraussetzung ausgehend, könnte man die Veränderungen in der Herzarbeit abschätzen. Multipliziert man die Amplitudenzahl mit der Zahl der Herzschläge in der Minute, so würde man aus diesem Minuten-Amplituden-Frequenzprodukt ein Bild von der in der Minute geleisteten Herzarbeit haben. Dividiert man dies Amplituden-Frequenzprodukt durch die Zahl der Systolen, so würde dadurch das Mass eines jeden Herzschlags gegeben sein. Alles unter der Voraussetzung, dass im Gefässsystem keinerlei Veränderungen zwischen zwei verschiedenen Messungen vorgehen. Da dies aber so gut wie ausgeschlossen ist, so ist das Amplituden-Frequenzprodukt nicht ein Mass der Volumenarbeit des Herzens beziehungsweise der in der Minute geleisteten Herzarbeit. Die statisch gemessene Druckamplitude kann also nicht einfach zu Schlussfolgerungen über dynamische Kreislaufverhältnisse verwandt werden, sie ist nicht dem Schlagvolumen des Herzens proportional. Eine einfache Überlegung zeigt das. Die von dem Herzen in die Aorta geworfene Blutmenge dehnt diese und das übrige Arteriensystem aus. Da die Gefässe elastisch sind, so entwickeln sie mit zunehmender Ausdehnung einen zunehmenden Spannungsdruck und dieser ist die Ursache des systolischen Druckzuwachses. Dieser Spannungsdruck ist verschieden, je nachdem die Gefässe vorher bereits gespannt waren oder ob sie schlaff waren. Gespannt sein können sie entweder durch vasomotorische Einflüsse, welcher die Arterienröhren mehr oder weniger kontrahieren oder durch noch dazu bestehende Überfüllung, wie bei der sogenannten Hochdruckstauung. Weniger gespannt sein können die Gefässe, wenn sie vasomotorisch entspannt sind oder wenn sie an sich weicher und dehnbarer sind. In ersterem Falle wird jede hinzukommende Blutmenge die Spannung bedeutend erhöhen, in letzterem Falle dagegen wird — da genügend Platz vorhanden ist — die Spannung weniger erhöht werden. Es kann also durch das gleiche Blutvolumen im einen Falle eine bedeutende Erhöhung des Druckes erfolgen, im anderen nur eine geringfügige. Bei Arteriosklerotikern, bei denen die Gefässwände an sich weniger elastisch und dehnbar sind, wird die gleiche systolische Blutmenge den Druck mehr erhöhen, als wie bei jungen Individuen, welche weiche, elastische und dehnbare Arterien haben. Andererseits wird z. B. im Fieber bei mehr oder weniger gelähmten Vasomotoren bei demselben Menschen das gleiche Schlagvolumen einen geringeren Füllungs- und damit Druckzuwachs bringen, als wenn durch irgendwelche Umstände die Arterien zu anderer Zeit mehr kontrahiert sind. Ebenso hat die Frequenz des Pulses einen Einfluss. Ist der Puls beschleunigt, so wird während der Systole schon ein verhältnismässig grösserer Teil aus dem Arteriensystem abfliessen als bei langsamem Puls. Bei schnellem Puls ist eine geringere Zunahme des Drucks zu erwarten als bei langsamerem Puls trotz gleicher Blutvolumina. Allerdings wird bei schnellem Puls meist ein geringeres Blutvolumen ausgeworfen als bei langsamem. Es sind also eine Menge von Umständen, die im Verhalten der Gefässe liegen, bei dem Zustandekommen des Blutdrucks im Gefässsystem beteiligt.

Die wahre Grösse dieser Komponenten des Blutdrucks ist exakt nicht auszurechnen, doch haben Fürst und Sötbeer in experimentellen Untersuchungen über den Druck in der Aorta und ebenso Strasburger einige Anhaltspunkte hierfür gewonnen. Nach Sötbeer kann man aus einem Quotienten, dessen Zähler die Druckamplitude und dessen Nenner der mittlere Arteriendruck an der Stelle der Messung ist, auf den Füllungszuwachs durch das Schlagvolumen schliessen. Wenn man mit a) die Amplitude, mit d) den diastolischen Druck, mit v) das Schlagvolumen der einzelnen Systolen und mit k) eine Konstante bezeichnet, so lautet die Formel $v = k \frac{a}{d + \frac{a}{3}}$. Man nimmt als mittleren Blutdruck nach dem früher Gesagten gewöhnlich den Wert $d + \frac{a}{2}$. Nach Moritz setzt man $\frac{a}{2} = \frac{a}{3}$, da beide Zahlen nicht allzusehr verschieden sind. Man bekommt also für das Schlagvolumen den Ausdruck $\frac{a + d}{\frac{a}{2}}$. Dieser Annäherungswert soll nach Moritz ein ungefähres Mass für das Schlagvolumen geben, obwohl er bei Menschen mit starren Arterien und langsamem Puls vielleicht zu hohe, bei Menschen mit kolabierten Arterien und frequentem Puls zu niedrige Werte gibt. Durch Multiplikation der letzteren Formel mit dem mittleren Blutdruck berechnet Moritz ein relatives Mass der Arbeit, die das Herz bei jeder Systole leistet nach der Formel: Herzarbeit ist gleich Schlagvolumen mal Blutdruck, dies Produkt ist aber der Wert a der Amplitude. Aus der Druckamplitude lässt sich also ein allerdings sehr ungenaues Mass für die Arbeit des Herzens bei jedem Herzschlage gewinnen und das Amplituden-Frequenzprodukt stellt demnach ein annäherndes Mass der Herzarbeit für die Minute als Zeiteinheit dar. Diese Berechnungen haben, da ja die ganze Blutdruckbestimmung, wie oben ausgeführt, kein mathematisch genaues Resultat gibt, sondern nur Annäherungswerte mit unbekannter, vielleicht allerdings oft nur geringer Fehlergrösse, nur einen sehr bedingten Wert.

Nach Strasburger soll sich der Blutdruck zur Grösse der Herzarbeit in folgender Weise verhalten. Neben dem minimalen und maximalen Druck führt er als besondere Zahl den Blutdruckquotienten ein, der gleich Pulsdruck ist, dividiert durch den Mitteldruck.

Er nimmt an, dass bei vermehrter Herzarbeit, nicht nur der Maximaldruck, sondern auch das Schlagvolumen steigen muss, bei verminderter Herzarbeit, jedoch sollen diese Faktoren sinken. Bei gesteigertem Gefässtonus soll der Maximaldruck steigen, der Pulsdruck aber fallen. Durch erschwerten Abfluss bei Gefässerschlaffung steige der Pulsdruck resp. der Quotient. Es vermindere sich der Maximaldruck.

Wenn sich also Maximaldruck und Quotient nach derselben Seite hin bewegen, ist der Pulsdruck in entgegengesetzter Bewegung.

Die Grösse der Herzarbeit sucht Strasburger aus der Zahl der Systolen in der Zeiteinheit (der Minute) aus dem Pulsdruck und dem Mitteldruck zu bestimmen. Der Blutdruckquotient, gleich Pulsdruck dividiert durch Mitteldruck, soll ein brauchbares Mass für die Grösse des Schlagvolumens des Herzens sein, weil der Pulsdruck auf dem schon vorhandenen Mitteldruck im Gefässsystem sich aufbauend in dieser Berechnung berücksichtigt werden muss. Er hat folgendes Schema aufgestellt:

1. Änderung des systolischen Druckes bei Gleichbleiben des Quotienten wird verursacht durch Veränderung der Herzarbeit, das Steigen ist gleich vermehrter, das Sinken gleich verminderter Herzarbeit.

2. Änderung des systolischen Druckes und des Quotienten, etwa gleich stark in entgegengesetzter Richtung, wird bewirkt durch Veränderung des Gefässtonus; Steigen des Druckes und Fallen des Quotienten bedeuten einen erhöhten Gefässtonus, Fallen des systolischen Druckes und Steigen des Quotienten bedeutet herabgesetzten Gefässtonus.

3. Systolischer Druck und Quotient bewegen sich in gleicher oder entgegengesetzter Richtung ungleich stark. Dies wird bewirkt durch Änderung des Gefässtonus und zugleich der Herzarbeit.

Von Erlanger und Hoker wurde ein weiteres Schema aufgestellt, wobei aus Blutdruck und dem Produkt aus Pulsdruck und Pulszahl auf Änderung der Herzarbeit und des Widerstandes geschlossen werden soll. Da das zwar einige Abweichungen von dem von Strasburger Gegebenen enthält, aber durchaus nicht als massgebend betrachtet werden kann, so soll hier auf die Wiedergabe verzichtet werden.

Dieselbe Kritik, welche oben bereits an der ganzen Methode geübt wurde, ist auch an diese Schemata anzulegen. Ganz abgesehen von der Unsicherheit und Ungenauigkeit der Messungen wird hier übersehen dass der wachsende Druck im Gefässsystem sich aus schon erwähnten Gründen nicht immer proportional der neuhinzukommenden Blutmenge ändert.

Schrumpf hat auch eine Methode angegeben, welche mit Hilfe der Blutdruckmessung eine funktionelle Herzprüfung zulassen soll.

Er bedient sich dabei der auskultatorischen Blutdruckmessung. Es wird am liegenden Patienten der minimale und maximale Blutdruck bestimmt und die Pulsfrequenz aufgezeichnet. Gleich darauf werden weitere Messungen zunächst im Stehen und dann im Anschluss an etwa 10—20 Kniebeugen vorgenommen. Die gefundenen Zahlen werden in eine Kurve eingetragen, deren Abszissen die Zeitabstände sind. Bei normalem Herzen nimmt der Puls in stehender Stellung um 3—6 Schläge zu, nach Arbeit um 10—20 Schläge. Er kehrt in 4 Minuten zur Norm zurück. Der Maximaldruck erhöht sich im Stehen um 10, nach Arbeit um 20—40 mm Quecksilber. Der Minimaldruck erhöht sich nicht mehr als um 10 mm. Nach 4 Minuten kehrt der erhöhte Blutdruck zur Norm zurück. Bei chronisch latenter Herzinsuffizienz erhöht sich die Pulsfrequenz stärker und kehrt langsamer zur Norm zurück. Der Maximaldruck nimmt dabei beim Stehen nicht und nach Arbeit um höchstens 10 mm zu. Der Minimaldruck nimmt nach dem Aufstehen um 5—10 mm, nach der Arbeit um weitere 5 mm zu und bleibt während der folgenden 4 Minuten auf der Höhe. Bei Arteriosklerose soll sich der Minimaldruck je nach der Schwere des Falles mehr oder weniger parallel mit dem Maximaldruck bewegen. Nervöse Herzen ohne Insuffizienz zeigen hohe Zunahme des Pulses und des systolischen Druckes bei normalbleibendem diastolischem Druck. Es kehrt Puls und Druck schnell zur Norm zurück.

Die Methode berücksichtigt ausschliesslich die Funktion des linken Ventrikels. Es gibt aber auch Zustände, bei denen der rechte Ventrikel zuerst erlahmt und für solche Fälle ist die Methode nicht anwendbar. Die Ansicht von der alleinigen Abhängigkeit der Pulsfrequenz von dem Zustand des Herzmuskels ist nicht haltbar. Nervöse und konstitutionelle Einflüsse können hier störend einwirken, so schon die psychischen Erregungen, die der Kranke bei der Vornahme der Prüfung erleidet.

Eine weitere Methode, welche auf Messung der in den Arterien bestehenden Druckverhältnisse beruht, hat von den Velden angegeben. Sie soll Störungen in der koordinatorischen Tätigkeit der Gefässe erkennen lassen und so bei eintretenden Störungen entscheiden, ob diese ihren Ausgangspunkt vom Herzen oder vom Gefässsystem nehmen. Er bestimmt den Blutdruck bei demselben Patienten in verschiedenen Stellungen: 1. in liegender, 2. in sitzender mit herabhängenden Unterschenkeln und 3. in sitzender mit erhobenen und gestreckten Unterschenkeln, 4. in aufrechter Stellung. Durch zahlreiche Messungen hat er ein regelmässiges Verhalten des Blutdruckes bei Lageänderungen des Körpers festgestellt und diagraphisch aufgezeichnet. Er hat so ein Normalschema für das Verhalten der Gefässe aufgestellt. Bei Kreislaufstörungen findet er, dass der Blutdruck sich nicht im Sinne des normalen Diagramms verhält, sondern dass mehr oder weniger grosse Abweichungen vorkommen. Er bezieht diese bei gleichbleibender Herzfrequenz unter der Annahme, dass dann die Herztätigkeit während der Untersuchung sich nicht wesentlich ändert, auf Veränderungen in der Gefässspannung, die er auf Störungen der Tätigkeit der Vasomotoren zurückführt. Die Methode ist besonders für das Verhalten der Gefässe bei verschiedenen Erkrankungen und bei therapeutischen Einwirkungen, so beim Fieber geprüft worden und ergibt interessante Abweichungen. Für die Diagnostik der Herzerkrankungen hat sie eine Bedeutung bisher nicht erlangt. Da trotz gleichbleibender Frequenz allein durch Verkleinerung oder Vergrösserung des Schlagvolumens eine Veränderung der Herzarbeit erfolgen kann, so erlaubt diese Methode kein sicheres Urteil über den Anteil des Herzens oder der Gefässe bei der Veränderung der Druckverhältnisse.

Alle Methoden, welche die funktionelle Tüchtigkeit des Herzens aus dem Verhalten der Pulsfrequenz oder des Blutdrucks bei oder nach Muskelarbeit ermessen wollen, kranken an denselben Fehlern. Sie lassen den enormen Einfluss nervöser Einflüsse, besonders auch des psychischen Verhaltens auf die Herz- und Gefässnerven während und nach einer solchen Prüfung ausser acht.

Ausserdem ist es, wie Sahli zeigte falsch, aus Messung statischer Verhältnisse, wie diese die Blutdruckmessung darstellt, Schlüsse auf dynamische Verhältnisse zu machen.

Sahli selbst suchte diese durch Konstruktion eines besonderen Apparates des Sphygmobolometers zu messen.

Die Sphygmobolometrie will die lebendige Kraft der Pulswelle messen und damit ein Mass für die Arbeit der Systole des Herzens erhalten. Das ursprünglich dazu dienende Sphygmobolometer ist ähnlich wie der zur Blutdruckmessung dienende Apparat von Riva-Rocci konstruiert. Es besteht zunächst aus der aufblasbaren Manschette, dem Gebläse und einem mit den Hohlräumen dieser Teile in Verbindung stehenden zweischenkeligen Quecksilbermanometer. Das Kaliber des Manometers ist, um den Einfluss der Reibung möglichst zu schwächen, weiter wie gewöhnlich (5 mm). In dem Steigrohr des Manometers befindet sich ein Schwimmer mit Schreibhebel. Den Manschettendruck kann man durch Drehen eines an der Manschette befindlichen Hahnes mit freier Öffnung jederzeit vermindern. Ausserdem kann das Gebläse durch einen Hahn abgeschaltet werden. Bläst man die Manschette auf, so sieht man von einem bestimmten Punkte an, namentlich während man den zum Gebläse führenden Hahn schliesst, die Quecksilbersäule des Manometers mehr oder weniger grosse Pulsationen ausführen. Es sind das dieselben Pulsationen, welche das Oszilieren des v. Recklinghausenschen Tonometers hervorrufen. Es wird nun der Druck so reguliert, dass die grössten — optimalen — Ausschläge in jedem einzelnen Falle entstehen. Die Höhe der Ausschläge soll einen Rückschluss auf die Energie der Pulswelle oder die von derselben geleistete Arbeit erlauben. Es wird bei der Anwendung des Apparates durch eine fest angelegte Esmarchsche Gummibinde der Oberarm unterhalb der Manschette fest umschnürt, so dass die Art. brachialis oberhalb dieser sie vollständig komprimierenden Stelle gewissermassen einen Blindsack bildet. Seine Pulsationen werden also der in dem Riva-Rocci-Schlauch enthaltenen Luft mitgeteilt.

Der Schwimmer trägt in dem Sahlischen Instrument eine Schreibvorrichtung, die auf einem am Apparat selbst befindlichen, durch ein Uhrwerk bewegten berussten Papier die Exkursionen der Quecksilbersäule aufschreibt. Da der Nullpunkt bei unbelastetem Manometer gegeben ist, so kann man durch Eintragung der Millimeterhöhe, anf welche das Quecksilber und mit ihm der Schreibhebel steigt während die Kurven geschrieben werden, die Höhe des Druckes bestimmen, bei welchem die Kurven entstanden sind. Man muss bei dem zweischenkeligen Manometer die Höhenwerte doppelt rechnen, um die absoluten Druckwerte in Millimetern zu erhalten. Man kann nun die auf den Apparat übertragene Arbeit messen nach einer von Sahli berechneten Formel:

$$A = \frac{h}{2}(H + h)\,\pi\, r^2 s,$$

dabei bezeichnet h die Höhe der aufgeschriebenen Kurve, H die Höhe der Quecksilbersäule, r bedeutet den Durchmesser der Quecksilbersäule und s das spezifische Gewicht. Da $\frac{\pi r^2 s}{2}$ bei demselben Instrument konstant ist, so lässt sich die Formel vereinfachen auf A = h H + h).

Man kann mit dieser Methode den Armanteil der Herzarbeit, die Arbeitsleistung des Brachialpulses, also die Stärke dieses Pulses vergleichend, und wie Sahli durch eine weitere Berechnung feststellte, auch absolut messen. Dies soll die Frage beantworten: Ist eine untersuchte Systole oder Zirkulationsgrösse normal, unternormal oder übernormal. Wird sie ferner im Verlauf der Beobachtung in einem gegebenen Falle grösser, kleiner oder bleibt sie gleich? Sie gibt also Aufschluss über die vom Herzen zur Zeit des Versuches entfaltete Energie, nicht über die Leistungsfähigkeit überhaupt.

Sahli selbst macht auf die mannigfachen Schwierigkeiten, welche sich bei der Methode ergeben, aufmerksam. Es ist das Instrument nicht in allen Fällen so gleichartig in den Faktoren, welche das Resultat bestimmen herzustellen, dass absolute Werte gesichert sind. Die Eigenschwingungen des Quecksilbers müssen durch längere Zeit der Beobachtung eliminiert werden. Es muss vorausgesetzt werden, dass der Anteil, welchen die Arteria brachialis von der gesamten Leistung des Herzens enthält, ungefähr dem normalen mittleren Verhältnis entspricht, was aber nicht immer der Fall ist (O. Müller und Brösamlen).

Sahli konstruierte später eine Reihe von Apparaten, die alle demselben Zwecke dienen sollen, gewisse dynamische Eigenschaften des Pulses, die in der Sphygmographie und in der statischen Blutdruckmessung keinen Ausdruck finden, aber bei der palpatorischen Beurteilung berücksichtigt werden — Füllung und Intensität des Pulses —, durch Messung des Energiewertes der Pulswelle, ihrer

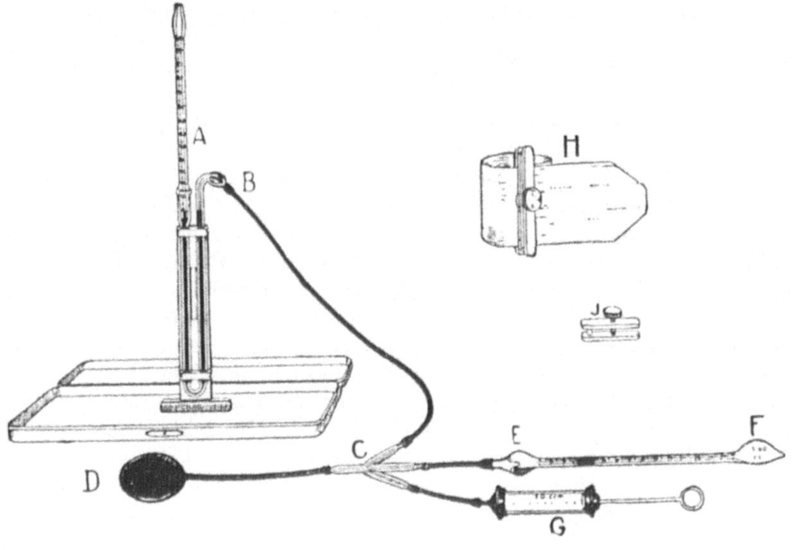

Fig. 91.
Taschensphygmobolometer nach Sahli.

Arbeit, zahlenmässig festzulegen. Nachdem eine Reihe älterer Konstruktionen allmählich wieder verlassen wurde, empfiehlt Sahli neuerdings das von der Firma Buchi & Sohn in Bern hergestellte Taschen-Sphygmobolometer. Das Instrument (Fig. 91) besteht aus einer Aufnahmekapsel D, einer Kautschukpelotte, welche durch einen Schlauch mit einem gläsernen Vierwegestück C verbunden ist. Mit diesem steht ferner in Verbindung ein Quecksilbermanometer A B sowie eine 10 ccm fassende Glasspritze G und ein Luftmanometer E F. Die Kautschukpelotte wird mittelst einer unnachgiebigen Manschette H, die mit einem Schraubenschluss versehen ist, auf die Art. radialis, die bei dieser Methode als Arterie der Wahl gilt, aufgeschnallt. Der Luftinhalt jedes Apparates ist bestimmt und bekannt. Schiebt man nun nach Befestigung der Pelotte auf der Radialis den Spritzenstempel vor, so steigt der Luftdruck in dem ganzen System (Spritze + Pelotte + Hg- und Luftmanometer); dabei wird das Volumen der Luft verringert, die Menge aber bleibt unverändert. In dem Luftmanometer befindet sich ein aus gefärbtem Petroleum bestehender Index. Dieser beginnt bei Erhöhung des Luftdrucks zu pulsieren. Das Hg-Manometer ist durch eine vorgeschaltete Kapillare gedämpft und pulsiert deshalb nicht. Indem man den Druck durch Vorschieben des Spritzenstempels langsam steigert, achtet man auf den Zeitpunkt, in dem die Indexausschläge im Luftmanometer kleiner werden. Dies bedeutet, dass der für die Übertragung der Radialpulse optimale Druck überschritten ist. Dann stellt man durch Zurückziehen des Spritzenstempels den Druck her, bei dem die Ausschläge maximal sind. Man kann am Indexmanometer, das mit einer Millimetereinteilung versehen ist, die Grösse der Ausschläge leicht ablesen. Das Hg-Manometer zeigt dabei den absoluten Druck an. Durch Eichung müssen die Werte des Indexmanometers in Beziehung zum Hg-Druck gebracht werden. Setzt man dann die beiden Zahlen, die den optimalen Druck und die Grösse der Ausschläge angeben, in die von Sahli schon früher begründete Formel ein, so erhält man durch Rechnung einen Wert, der die Arbeit der Pulswelle in Gramm-Millimetern angeben soll. Es wird durch diese Formel die Arbeit des Pulses einem komplizierten Produkt gleichgestellt. Dieses besteht aus V, der Menge der pulsierenden Luft bei Atmosphärendruck in Zentimetern, dem Druckausschlag in Zentimeter Quecksilber, abgelesen am Indexmanometer (Δ), dem mittleren Barometerstand des Beobachtungsortes in Zentimetern Quecksilber (B) und dem Optimaldruck, bei welchem die Ausschläge gemessen werden in Zentimetern Hg (P) und der Zahl 13,6. Es gibt aber noch eine abgekürzte Formel für den Ausdruck der Herzarbeit: $A = V \Delta F$, wobei V die Summe der Lufträume beträgt, Δ den Druckausschlag am Indexmanometer und F diejenige Zahl, welche als Multiplikator zu gelten hat, je nach der Höhe des optimalen Druckes. Sahli hat diese Faktoren alle von 5–20 cm Hg berechnet, wie in folgender Tabelle ausgeführt ist. Es ist also mit drei Zahlen, die man miteinander multipliziert, das Resultat festzustellen. Es wird bei dieser Methode die Arbeit der Pulswelle durch die Druckzunahme gemessen, die sie einem bestimmten Luftvolumen erteilt.

Tabelle für den Multiplikationsfaktor F.

P in cm Hg	F	P in cm Hg	F
5	0,8	13	1,7
6	1,0	14	1,8
7	1,0	15	1,9
8	1,3	16	2,0
9	1,4	17	2,1
10	1,5	18	2,2
11	1,6	19	2,3
12	1,8	20	2,4

Neuerdings hat Sahli an Stelle der Bolometrie eine Volumbolometrie gesetzt. Das Volumbolometer ist dem Taschensphygmobolometer ähnlich. Auch hier wird eine Gummipelotte von 6,5 ccm Inhalt auf der Radialarterie mittelst Druckpelotte befestigt. Das Indexmanometer, in welchem der Index mit gefärbtem Spiritus gebildet wird, ist an seinem freien Ende nicht geschlossen, sondern kommuniziert mit einem allseitig geschlossenen Luftraum von 200 ccm (in eine Glasflasche). Dadurch werden die Indexausschläge vergrössert, da sie praktisch in dem nun entgegenstehenden sehr grossen Luftraum keinen erheblichen kompressorischen Widerstand finden. Die Spritze fällt weg und der Druck in der Pelotte wird mittelst Gummigebläse hergestellt. Das Quecksilbermanometer bleibt an seiner Stelle. Die Staubinde an der Radialis wird so stark angezogen, bzw. in das System wird so viel Luft eingeblasen, dass darin der vorher tonometrisch bestimmte Maximaldruck herrscht. Man lässt den Index sich erst bilden, wenn jener nahezu erreicht ist. Auf dem Index ist das „Pulsvolumen" in absoluten Massen (ccm) angegeben. Die Multiplikation des in Kubikzentimeter ausgedrückten Pulsvolumens mit dem zur Zeit der der Ablesung vorhandenen Pelottendruck in cm Hg und dem spezifischen Gewicht des Quecksilbers gibt den Energiewert des Pulses in Grammzentimeter. Unter Pulsvolum versteht Sahli den bei jeder Systole erfolgenden Füllungszuwachs in dem von der Pelotte bedeckten Teil der Radialarterie, vorausgesetzt, dass diese ein normales mittleres Kaliber hat. Durch eine nach Oliver vorzunehmende Arteriometrie hofft er das Kaliber ausmessen zu können.

Die Sphygmobolographie, die zum gleichen Zwecke von Sahli ausgearbeitet ist, bedient sich des schon früher erwähnten modifizierten Jaquetschen Sphygmographen. Die auf die Arterien zu setzende Pelotte ist hier mit einer Spiralfeder versehen, deren Spannung in bestimmter Weise regulierbar ist. Mit der Pulskurve gleichzeitig werden neun für die Berechnung benutzbare Abszissen aufgezeichnet. Es wird auf diese Weise die Arbeit durch Kraft und Weg ausgedrückt, oder durch das Produkt aus der durch die Federspannung geschaffenen Last und der Grösse des Weges, um den diese senkrecht gehoben wird. Die Grösse der Hebung wird durch das Zeichenhebel-System (das Jaquetsche System) vergrössert auf das berusste Papier geschrieben. Da diese Vergrösserung bekannt ist, so lässt sich daraus die absolute Höhe des Weges um so leichter berechnen, als die Differenz zwischen zwei der oben erwähnten Abszissen einer Pelottenverschiebung von 0,005 cm entspricht. Die Federspannung ist in ihrer Druckgrösse ebenfalls bekannt, was bei der Konstruktion des Apparates grosse Schwierigkeiten machte. Sie ist empirisch geeicht, und aus einer jedem Instrument beigegebenen Tabelle ist der Druckwert der Feder für den Fusspunkt und Gipfelpunkt der Kurven unter Berücksichtigung der regulierbaren Initialspannung der Feder in Grammen angegeben. Das Produkt aus dem festgestellten Mitteldruck und der Exkursionsgrösse der Pelotte gibt den Arbeitswert des aufgenommenen Sphygmobologramms in Grammzentimetern an. Man muss jedesmal eine Serie von derartigen Sphygmogramm-Aufnahmen bei verschiedenen Federspannungen machen, um die optimale Spannung festzustellen. Der höchst zu erhaltende Wert wird für die Vergleichszwecke benutzt.

Bei der klinischen Verwertung der Methode ist — was auch Sahli betont — zu berücksichtigen, dass durch diese nur ein aliquoter und unbekannter Teil der Herzarbeit sich darstellen lässt, der durch verschiedene, in ihrer Grösse unbekannte, periphere Einflüsse verändert werden kann. So ist z. B., ganz abgesehen von funktionellen Zuständen des Gefässsystems, auch die anatomische Weite der Radialis mitbestimmend für die Grösse des gemessenen Arbeitswertes. Hierdurch wird es leicht verständlich, dass wir bei öfteren Nachprüfungen in unserer Klinik bei demselben Patienten verschiedene Werte an beiden Armen erhielten. Lipowetzki berichtet in einer Arbeit aus der Sahlischen Klinik über Beobachtungen an gesunden Menschen, die nach Alter, Geschlecht und Körpergewicht in zusammengehörige Gruppen gefasst werden. Die Mittelwerte der einzelnen Gruppen sind von derselben Grössenordnung. Die Maxima und Minima des Arbeitswertes in den einzelnen Gruppen zeigen aber Unterschiede bis zu 60%, und damit sind die Unterschiede innerhalb der einzelnen Gruppen grösser als zwischen den verschiedenen Gruppen selbst. Auch wenn die Arbeitswerte des Radialpulses auf Kilogramm Körpergewicht berechnet und noch in Beziehung zur Pulsfrequenz gesetzt werden, bleiben die Unterschiede innerhalb einer Gruppe noch viel grösser als die der Mittelwerte der verschiedenen Gruppen untereinander.

Unter dem Einfluss therapeutischer Mittel bei pathologischen Fällen zeigen sich, dem klinischen Befund entsprechend, Veränderungen der Arbeitswerte, während der statische Blutdruck unverändert bleibt. Es ist demnach die Methode geeignet, bei Untersuchungen an demselben Patienten über Veränderungen eines Teiles der Herzarbeit, soweit sie im Radialpuls ihren Ausdruck findet, unmittelbare Aufschlüsse zu geben. Über die Gesamt-Herzarbeit, das Schlagvolumen usw., besagt sie nichts, wie besonders O. Müller und Brösamlen feststellen konnten. Sie würde nur dann etwas besagen, wenn man annehmen wollte,

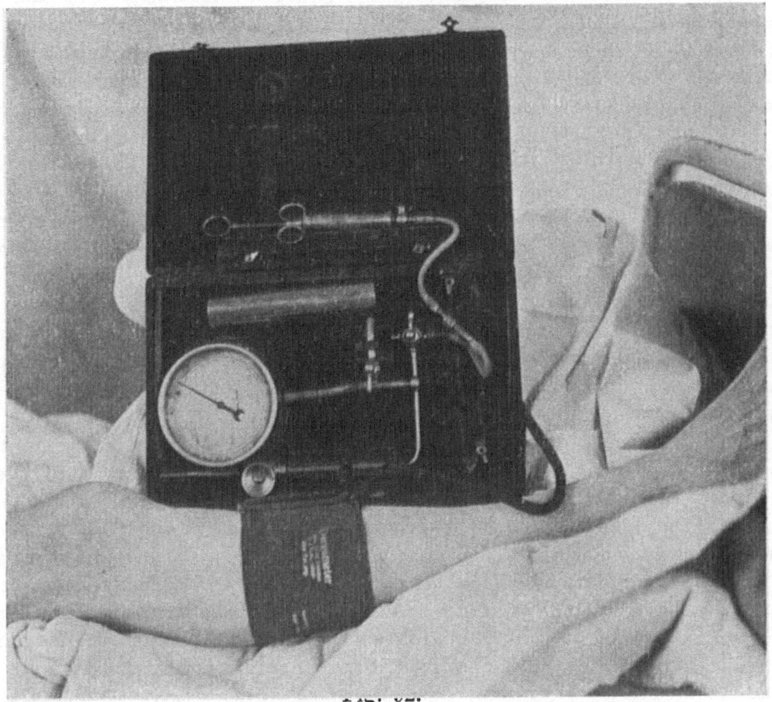

Fig. 92.
Energometer von Christen.

dass der durch diese Methode gemessene Teil der Herzarbeit in einem konstanten Verhältnis zur Gesamtarbeit sich befinde, was aber nicht der Fall ist.

Christen hat eine weitere Methode der dynamischen Pulsdiagnostik angegeben, die Energometrie. Mit dem von ihm angegebenen Apparat sollen absolute Zahlen für Füllung, d. i. systolische Volumzunahme eines begrenzten Arterienstückes und Pulsarbeit gegeben werden. Er besteht aus einer pneumatischen Manschette, die um den Unterschenkel oder um den Oberarm gelegt wird (Fig. 92). Die Manschette ist mit einem Federmanometer und zwei Luftpumpen verbunden. Die eine dieser Pumpen dient zur Herstellung des komprimierenden Luftdrucks in der Manschette und dem angeschlossenen System nebst Manometer. Mit der zweiten, der Volumpumpe, soll man das Blutvolumen feststellen, welches die Höhe der oszillatorischen Schwankungen der Manometernadel bei einem bestimmten Druck hervorruft. Diese Messung geschieht in einfacher Weise dadurch, dass der Stempel der Volumenspritze so lange vorgeschoben wird, bis sich die Oszillationen um ihre eigene Breite verschoben haben. An der an der Spritze angebrachten Teilung wird das zu diesem Zweck erforderliche Luftvolumen abgelesen. Zu gleicher Zeit gibt das Manometer an, gegen welchen Manschettendruck das festgestellte Blutvolumen Arbeit leistet. Eingeschaltet in das System ist hinter dem Manometer noch ein luftgefüllter Zylinder. Das Produkt aus dem Manschettendruck und der Füllung stellt die geleistete Arbeit oder die mechanische Energie des Pulsstosses dar. Zu Vergleichszwecken können entweder verschiedene in Form von sog. Volumen- und Energiekurven eingetragene Werte verwendet werden, die dadurch gewonnen werden, dass man die Messung bei verschiedenen Drucken wiederholt. Die Zahlen trägt man in ein Diagrammformular ein, und zwar auf einen Punkt, dessen Abszisse der Druck und dessen Ordinate das gemessene Volumen ist. In den dem Apparat beigegebenen Diagramm führt von jedem Punkt eine gebogene Linie (Hyperbel) auf eine Zahl am rechten oder oberen Rande des Schemas, die das Produkt aus Druck und Volumen, die Energie, angibt. Die Verbindungslinie der Punkte gibt das dynamische Diagramm des Pulses. Diese Linie gibt für das Verhalten des Pulses charakteristische Kurven. Man kann sich auch auf die Feststellung des maximalen Wertes des Volumens und der Energie beschränken. Durch Multiplikationen des Energiewertes mit der Pulsfrequenz und Division durch 60 erhält man ein Maass der Leistung. Das Christensche Instrument machte uns wegen der Schwierigkeit einer genügenden Dichtung des Apparates zunächst keine sicheren Untersuchungen möglich. Die Volumenspritze muss nämlich absolut dicht sein, und wenn auch das Volumen eine absolut kleine Zahl darstellt, so muss sie doch mit hohem Druckwert multipliziert werden, und dadurch können recht beträchtliche Fehler in die Energiekurve hineingeraten.

Die beiden Autoren, Sahli und Christen, führten eine ausgedehnte Polemik über ihre Methoden. So ist es schwer sich ein abschliessendes Urteil über diese zu bilden. Die klinische Anwendung ist bisher nur von wenigen Seiten versucht worden, doch kann man sagen, dass beide Methoden nicht das erreicht haben, was ihren Erfindern vorschwebte, einen sicheren Einblick in die Tätigkeit des Herzens zu geben. Die wechselnde Weitbarkeit der Arterien, an denen die Untersuchungen vorgenommen werden, lässt einen Rückschluss auf die Herzarbeit nicht zu. Sie geben also nur für die Pulsdiagnostik objektive Anhaltspunkte, die das durch das Pulsfühlen Erstrebte zahlenmässig registrieren, so Füllung und Stärke des Pulses, ohne damit für die Herzarbeit ganz allgemein etwas Sicheres auszusagen, wenngleich, wie Reinhardt zeigte, in Fällen, in denen vasomotorische Einflüsse auf die Art. radialis auszuschliessen sind, die sphygmovolumetrische Kurve dem Schlagvolumen entspricht.

Die Untersuchungen von E. Weber haben das, was Stricker schon 1886 ausgesprochen hat, bestätigt. Die Höhe der Drucksteigerung hängt ab von der Beteiligung der Hirnrinde an der Muskelbewegung. Und dasselbe kann man für die Pulsfrequenz anführen. Selbst die Vorstellung einer Arbeit kann zu Herzbeschleunigung und Blutdrucksteigerung führen. Somit entbehren alle Methoden, die mit diesen Faktoren als Indikator der veränderten Herzarbeit rechnen, der Zuverlässigkeit.

Das soll aber nicht so viel heissen als müsse jedes so gewonnene Resultat falsch sein. Im Gegenteil, in vielen Fällen wird es stimmen, besonders wenn es sich um schon deutlich auch mit anderen Methoden nachweisbare Funktionsänderungen handelt. Für diese braucht man aber dann derartig subtile, zum Teil anscheinend mit mathematischer Genauigkeit rechnende Methoden nicht, da man die Störung auch sonst nachweisen kann. Aber gerade in den Fällen, wo man am meisten Vorteil von ihnen hätte, so bei der Differentialdiagnose zwischen Herzneurose und beginnender Kreislaufschädigung durch organische Ursachen, lassen sie ganz im Stich, wie mir eigene Versuche bestätigten.

Eine Funktionsprüfung nach Rehfisch soll nur durch die Auskultation vorgenommen werden. Sie beruht auf der Grundlage, dass normalerweise der Druck im arteriellen System etwa um $^1/_3$ grösser als im pulmonalen System ist. Deshalb ist der zweite Aortenton gewöhnlich lauter als der zweite Pulmonalton. Die Stärke des zweiten Aortentons wird aber noch beeinflusst von der Kraft des linken Ventrikels und von der Elastizität der Aorta. Wenn eine körperliche Arbeit geleistet wird, z. B. 10 Kniebeugen, so wird der Blutstrom im grossen Kreislauf beschleunigt und es strömt mehr Blut in den rechten Vorhof und von dort der rechten Kammer zu. Von dort geht er durch den kleinen Kreislauf zum linken Vorhof und Ventrikel und der linke Ventrikel muss dann ebenfalls mehr Blut auswerfen. Der zweite Aortenton muss sich bei funktionstüchtigem linken Ventrikel, da dieser eine stärkere Füllung bewältigt und in die Aorta wirft, weiter verstärken und es muss das Verhältnis des zweiten Aortentons zum zweiten Pulmonalton sich wie in der Norm verhalten. Ist der linke Ventrikel geschwächt, so wird er die ihm zuströmende vermehrte Blutmenge nicht bewältigen können, was sich durch ein Leiserwerden des zweiten Aortentons andeutet. Durch die schlechtere Arbeit des linken Ventrikels wird der rechte Ventrikel überlastet, da das Blut aus dem kleinen Kreislauf nicht in der erforderlichen Menge dem zum Teil mit Residualblut gefüllten linken Ventrikel zuströmen kann. Es muss daher der zweite Pulmonalton sich verstärken. Es wird dann, da der rechte Ventrikel einerseits das in erhöhtem Maasse ihm zuströmende Blut aus dem grossen Kreislauf aufnehmen muss, andererseits gegen den vermehrten Widerstand im kleinen Kreislauf zu arbeiten hat, der zweite Pulmonalton stärker als der zweite Aortenton. Hier handelt es sich also um einen geschwächten linken und funktionstüchtigen rechten Ventrikel. Werden aber beide zweiten Töne schwächer, so kann man eine Schädigung beider Ventrikel annehmen. Es muss auch der rechte Ventrikel insuffizient sein. Es ist nun sehr schwierig, bei einer Untersuchung ein Leiserwerden des zweiten Tones vor und nach der Arbeit mit Sicherheit zu konstatieren, da es sich doch immerhin um nur geringe Schallunterschiede handelt. Eine objektive Methode kann sie deswegen nicht genannt werden.

Die theoretischen Unterlagen sind ja einleuchtend und in einzelnen Fällen wird man vielleicht auch in der Lage sein, ein brauchbares Urteil zu gewinnen. Dech liegen auch hier wieder so mannigfache Gefässwirkungen (Nervus depressor, psychische Erregungen) und andere möglichen Fehlerquellen vor, dass sie als absolut zuverlässig nicht gelten kann.

Eine Methode von Eug. Weiss will unter Verzicht auf die Feststellung der eigentlichen Herzarbeit darstellen, ob die Gewebe bei physiologisch noch normalen Beanspruchungen eine hinreichende Durchblutung erfahren oder nicht. Sie will also die Kreislaufsuffizienz direkt feststellen. Das Prinzip der Methode ist auf der Riva-Roccischen Blutdruckmessung aufgebaut und es wird dabei die Strömung in den Hautkapillaren des Trägers als Index beobachtet nach der S. 226 beschriebenen Methode. Erhöht man den Druck in der Manschette über den durch Verschwinden des Radialpulses gemessenen Maximaldruck, so hört die Strömung in den Hautkapillaren bei einer gewissen geringen Steigerung des Druckes auf. Man lässt nun den Manschettendruck sinken und beobachtet bei welchem Druck die Strömung in den Kapillaren wieder eintritt. Dies ist bei normalen Kreislaufverhältnissen dann der Fall. wenn der Druck nur wenige Millimeter unter den vorher bestimmten Maximaldruck sinkt. Bei insuffizientem Kreislauf — und zwar je stärker ausgesprochen die Insuffizienz ist um so mehr — tritt dies später ein, und die Differenz zwischen Maximaldruck und dem verminderten Druck, bei dem die Kapillarströmung wieder einsetzt, wird mit dem Grade der Insuffizienz immer grösser. Besonders tritt dies nach Anstrengungen auf.

Beim raschen Aufblasen der Manschette kann der Fehler vermieden werden, dass weitere arterielle Pulse in dem früher abgesperrten Venensystem variable Druckverhältnisse schaffen, was die Bestimmung wertlos machen würde. Die Methode ist von Weiss klinisch erprobt, doch erwecken in seinen Tabellen einige Zahlen Bedenken. So finden sich ausserordentlich variable Werte bei den Insuffizienten, von denen manche in der Ruhe normale Differenzen von 10—20 mm Hg, die sich auch nach Anstrengungen nicht vergrössern, andere Differenzen von 130 mm, ja 145 mm Hg aufweisen. Die Methode steht und fällt mit der Annahme, dass die Strömung in allen Kapillaren nur von den Druckdifferenzen zwischen venösem und arteriellem System abhängt und nicht lokale Einflüsse hier störend wirken können. Wenn man bei Beobachtung eines Kapillarkreislaufs das häufige Stocken der Fortbewegung an einzelnen Stellen, ferner die an anderen Stellen plötzlich zu beobachtende Umkehr des Blutstroms sieht, so muss man doch wohl an lokale Einflüsse glauben, die das Resultat sehr beeinträchtigen können. Auch die durch Absperrung des Blutstromes eintretende Asphyxie der Kapillarwandzellen, ferner der Umstand, dass, wie es die Koraniyschen

Versuche zeigen, auch nach Unterdrückung des Radialpulses noch Blut durch die verengte Stelle der Brachialarterie zufliesst und so eine nicht leicht festzustellende wechselnde Blutfülle im gestauten Armgebiet entstehen kann, hat vielleicht einen Einfluss auf den Ausfall der Messungen. Jedenfalls ist die Methode noch nicht genügend durchgeprüft, um als praktisch empfohlen zu werden. Die Feststellung des abnormen Verhaltens des Kapillarkreislaufs bei Kreislaufinsuffizienz ist ja auch vorläufig nur eine empirische.

In der Voraussetzung, dass die Kenntnis der vom Herzen in der Zeiteinheit unter verschiedenen Bedingungen geleisteten Arbeit einen Rückschluss auf den Zustand des Herzens erlauben würde, hat man sich bemüht, diese Arbeit zu berechnen. Wenn festgestellt werden könnte, wie gross die Menge des vom Herzen in der Zeiteinheit bewegten Blutes ist und mit welcher Geschwindigkeit dasselbe zirkuliert, so würde sich daraus die Grösse der geleisteten Herzarbeit berechnen lassen. Marey ging von folgender Erwägung aus: Wenn man mit dem Plethysmographen den Volumpuls, mit dem Tachygraphen den Strompuls bestimmt und dabei feststellt, dass Stromgeschwindigkeit und Blutdruck sich gleichsinnig ändern, d. h. beide erhöht oder beide erniedrigt werden, so muss die Herzarbeit eine andere geworden sein, ändern sie sich ungleichsinnig, also werden Druck- und Stromgeschwindigkeit in verschiedener Weise beeinflusst, so muss der Gefässwiderstand sich geändert haben. Durch die Plethysmographie kann man aber veränderte Zustände nur einzelner Gefässgebiete feststellen. Diese von Marey aufgestellte Regel ist in der Anwendung auf den einzelnen Fall recht umständlich. Des weiteren aber ist es auch nicht möglich, durch die Plethysmographie den Gesamtzustand der Arterien des Körpers festzustellen. Lokalisierte Gefässspasmen und Erweiterungen sind etwas nichts Seltenes. Dazu kommt, dass bei Veränderung des Tonus in einzelnen Gefässgebieten sich in der Regel rasch kompensatorische Änderungen in anderen Gebieten einstellen. So sah ich anfallsweise auftretende Gefässkrämpfe in den Hand- und Fussarterien eintreten, so dass die Hände vollständig totenartig weiss aussahen. In den übrigen Arteriengebieten war ein derartiger Krampfzustand nicht eingetreten. Der Blutdruck war trotz dieser partiell verschlossenen immerhin beträchtlichen Gefässgebiete gegen normale Zeiten nicht wesentlich geändert, er war andauernd gleich hoch. Demnach ist auch diese Funktionsprüfung nicht einwandfrei, zumal durch sie keine absoluten Masse der Herzarbeit festgestellt werden können, sondern sich vielleicht nur gröbere Verschiebungen in der Grösse der Herzarbeit feststellen lassen.

Die Methode von Alb. Müller versuchte ebenfalls durch Plethysmographie das Schlagvolumen und die Herzarbeit festzustellen.

Er geht von dem Kirchhoffschen Gesetz aus, nach welchem in einem verzweigten Röhrensystem, wenn dieses von Flüssigkeit durchströmt wird, die einem Teilgebiet zuströmende Menge der Flüssigkeit umgekehrt proportional zum Widerstand in diesem ist. Es ist immerhin bedenklich, das für ein starres Röhrensystem geltende Gesetz auf ein so labiles System, wie es das Arteriensystem ist, einfach anzuwenden. Müller nimmt aber auch noch an, dass das Produkt aus arteriellem Zufluss und Widerstand für jedes Kilogramm des Körpers gleich sei, somit sei die mittlere Durchblutung eines Kilogramms bei einem Menschen von 60 kg der 60. Teil der Blutmenge, die allen 60 kg zufliesst, der 60. Teil der Blutmenge, die das Herz auswirft, der 60. Teil des Schlagvolumens. Ebenso sei der mittlere Widerstand eines Kilogramms der 60. Teil des gesamten Widerstandes. In einer späteren Arbeit betont Müller, dass nicht Durchblutung oder Widerstand eines Körperteils konstant sei, sondern das Produkt aus diesen beiden Faktoren. Erhalte ein Organ im Körper dreifach so viel Blut als ein gleichgrosses anderes Organ, so sei der Widerstand des zweiten eben dreifach so gross. Er nimmt an, wenn er von einem Körperteil, dessen arteriellen Zufluss er bestimmt, auch den Widerstand kenne, könne er die Grösse des Produktes V I und W I berechnen, damit soll dann auch V n und W n bekannt sein. Dabei bedeutet V Schlagvolumen und W den Widerstand der Gefässe. Auch dieses geht von der Voraussetzung aus, dass sich alle Körperarterien in allen Provinzen des Körpers mehr oder weniger gleichsinnig zur selben Zeit verhalten. Schlagvolumen und Widerstand des gesamten Körpers resp. ihr Produkt aus dem Verhalten eines einzelnen Körperteiles zu berechnen, wird aber immerhin fehlerhaft bleiben.

Seine Methode wird folgendermassen angewandt: Er stellt am Oberarm durch Abschluss der Zirkulation hydrostatische Verhältnisse her, dadurch wird der Druck im abgesperrten Gebiet ein Maass des Widerstandes; gegen diesen Widerstand läuft, wenn die Zirkulation wieder hergestellt wird, das einströmende Blut.

Eine zweite Manschette, welche um den Oberarm gelegt wird, verhindert das Rückströmen des Blutes aus den Venen für eine gewisse Zeit. Ist diese Manschette geschlossen, die erste den arteriellen Zufluss absperrende geöffnet, so schreibt die plethysmographische Kurve den arteriellen Zufluss. Kennt man das Körpergewicht und den mittleren Blutdruck, so könnte daraus das Schlagvolumen und damit die Herzarbeit berechnet werden. Im Körpergewicht sind, wie Plesch hervorhob, auch Darminhalt, Blaseninhalt etc. enthalten, auch wissen wir, dass das Protoplasma der Zellen bald wasserreicher, bald weniger wasserreich sein kann, dass erhebliche Flüssigkeits-Retention auch ohne Ödeme stattfinden kann. Will man nun jedes Kilogramm des Körpergewichtes in einem oder anderen Falle gleich setzen, so kommen natürlich ganz fehlerhafte Verhältnisse heraus, dadurch wird jede Bestimmung unsicher und auch dieser an sich interessante Versuch, aus der Plethysmographie das Schlagvolumen festzustellen, muss als gescheitert betrachtet werden.

Besser fundiert und mehrfach klinisch geprüft ist die Methode von Ernst Weber:

E. Weber hat auch unter Anwendung der Plethysmographie eine Funktionsprüfungsmethode für den Kreislauf ausgearbeitet. Die Apparatur (Fig. 93) besteht aus einer Plethysmographenhülse für den Unterarm, die mit einer Gummimanschette gedichtet ist. Auf dem Dache der Hülse befindet sich ein Steigrohr. Ist der Arm des Patienten in die Hülse eingeführt, so soll er mit der Hand eine Faust bilden. Es wird nunmehr durch einen vorn an der Hülse angebrachten Hahn körperwarmes Wasser in den Apparat gebracht, welches in den Raum zwischen Hülse und Manschette einfliesst, so dass die Manschette sich dadurch dem Arm dicht anschmiegt. Der Apparat wird bis zu zwei Drittel der Höhe des Steigrohrs mit Wasser gefüllt, wobei etwa zurückgebliebene Luft durch Heben und Senken des Apparats entfernt werden muss. Am Ende des Steigrohrs wird ein Schlauch angebracht, der zu einer Mareyschen Kapsel führt, die auf eine berusste Kymographion-Trommel schreibt. Gleichzeitig soll die Atmung aufgeschrieben werden, um etwa durch veränderte Atmung entstehende Volumänderungen des Arms ausschliessen zu können. Bei tiefer Inspiration entleeren sich nämlich die Armvenen schneller und es kommt ein Herabsinken der plethysmographischen Kurve zustande. Der Patient muss zur Untersuchung, die im Sitzen oder Liegen vorgenommen werden kann, so gelagert werden, dass bei den vorzunehmenden Bewegungen, die in einer kräftigen Dorsalflexion des linken Fusses oder in abwechselnden Dorsal- und Plantarflexionen bestehen sollen, der Körper nicht erschüttert wird. Ebenso ist streng zu vermeiden, dass sonstige Mitbewegungen, vor allen Dingen des Kopfes oder der Beine, hierbei gemacht werden. Es ist deswegen an dem Apparat eine Rückenlehne angebracht, der der Ellbogen während der Untersuchung fest anliegen muss. Ober- und Unterarm müssen sich bei der Untersuchung in einem spitzen, niemals stumpfen Winkel befinden. Die linke Hand wird frei hängen gelassen, das Bein, dessen Fuss die Bewegungen ausführen soll, wird über eine Stange gehängt.

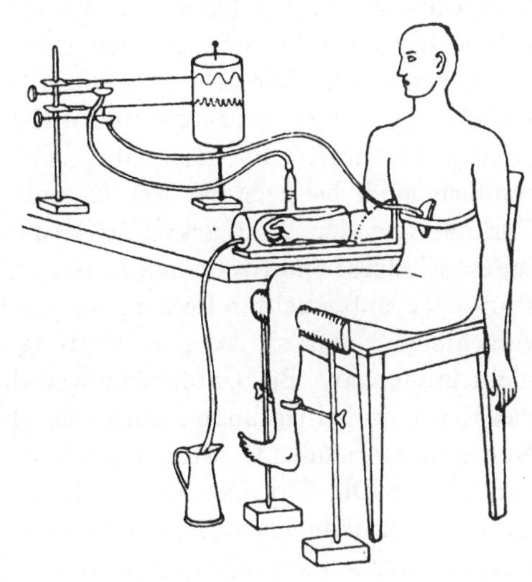

Fig. 93.
Funktionsprüfung nach E. Weber.

Man muss nun den Patienten einüben, dass er während der Untersuchung die Atmung nicht verändert und keinerlei Bewegungen ausser der gewollten macht. Am besten lässt man die Atmung durch Zählen oder durch ein Metronom regulieren.

Die Theorie, welche der Methode zugrunde liegt, ist folgende: Bei jeder Muskelarbeit fliesst nicht nur dem arbeitenden Muskelkomplex sondern auch allen übrigen peripheren Muskelgebieten infolge von allgemeiner peripherer Gefässerweiterung mehr Blut zu. Nur die Blutfülle der äusseren Kopfteile und die der Bauchorgane nimmt ab. Eingehende experimentelle Untersuchungen haben E. Weber darüber belehrt, dass die Zunahme der Blutfülle der äusseren muskulären Teile nicht nur von einer Verstärkung der Herzarbeit, sondern auch von einer von den Gefässzentren im Gehirn hervorgerufenen Erweiterung der Haut- und Muskelgefässe herrührt. Es tritt aber nicht nur bei körperlicher Arbeit, sondern auch bei geistiger Arbeit, bei Schreck, Unlustgefühlen etc., eine Veränderung der Weitbarkeit in allen Gefässen auf. Die nach psychischen Einflüssen auftretenden Blutverschiebungen sind je nach dem Zustand der untersuchten Person, ob sie frisch oder ermüdet ist, durchaus verschieden, und so ist eine Prüfung bei oder nach geistiger Arbeit nicht brauchbar. Bei Untersuchung während körperlicher Arbeit soll sich das Ergebnis bei Gesunden durch psychische Ermüdung nicht verändern. Nur durch ermüdende Muskelarbeit wird diese Reaktion bei Gesunden verändert. Die Ursache dieser Erscheinung sieht E. Weber darin, dass die Ermüdungsstoffe, welche sich bei Muskelarbeit bilden, auf das Gefässzentrum im verlängerten Mark einwirken. Wird die Menge der Ermüdungsstoffe im Blut sehr gross, so wird dadurch die Reizbarkeit des Zentrums herabgesetzt bzw. verändert. Sind aber nur einzelne Muskelgruppen ermüdet, so werden nicht so viele Ermüdungsstoffe gebildet, dass das Zentrum in seiner Funktion geschädigt wird. So kann es vorkommen, dass nach Ermüdung etwa des linken Fusses der rechte Fuss wieder normale Reaktion erzielt.

Es sind nun mancherlei Störungen der Reaktion möglich, namentlich durch sonstige Einwirkungen auf das vasomotorische Zentrum. So wird nach Commotio cerebri, nach Hitzeeinwirkungen, dann bei gewissen Erkrankungen, die pathologische Veränderungen des Blutes hervorbringen. Wirkungen von Giften, Vorliegen von Urämie und Diabetes und von Chlorose und ähnlichem die Reaktion verändert. Gegen diese pathologischen Verhältnisse gibt es eine Gegenreaktion durch Kältereize. Findet man also eine pathologische Reaktion, so soll man durch Applikation von Kältereizen, und zwar durch Wechselduschen oder Eisbeutel, die $1^1/_2$—2 Stunden lang alle 2 Minuten insgesamt auf eine andere Stelle gelegt werden, pie richtige Reaktionsfähigkeit wieder herstellen.

Bei gesunden Menschen steigt bei unveränderter Atmung bei Ausführung der vorgeschriebenen Bewegung des Fusses die plethysmographische Kurve, und zwar dadurch, dass Blutdruck und Schlagvolumen des Herzens grösser werden und sich alle peripheren Gefässe des Körpers erweitern und dadurch mit dem aus den abdominalen Organen dorthin verschobenen Blut stärker gefüllt werden. Sobald der Patient mit der Muskelarbeit aufhört, kehren die peripheren Gefässe wieder zur normalen Weite zurück, und dadurch fällt die Kurve wieder zur Horizontalen ab. Es kommt nun nicht so sehr auf die Höhe der Ausschläge, sondern auf

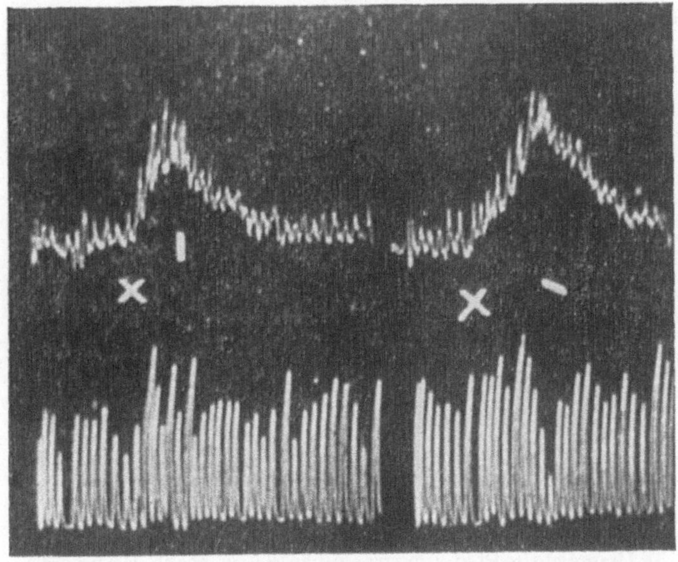

Fig. 94.

Normale Plethysmographische Reaktion (nach Dünner).

die Form der Kurve an, und zwar ist die normale Kurve ein etwa gleichschenkliges mit der Spitze nach oben gerichtetes Dreieck (Fig. 94). Ihr gegenüber steht die umgekehrte Kurve, bei der die Spitze des Dreiecks nach abwärts gerichtet ist (Fig. 95). Hier kommen die Umstände die oben genannt sind, welche das Gefässzentrum ermüden, bzw. in seiner Reaktion verändern, in Betracht und durch Kältereize muss man die normale Reaktion herzustellen suchen. Ein weiterer Typ ist die Kurve mit trägem Abfall, die bei Schwäche des rechten Ventrikels und ferner bei Hypertrophie des linken gefunden wird (Fig. 96). Die Ursache soll nach E. Weber darin liegen, dass bei Hypertrophie des linken Ventrikels die verstärkte Herztätigkeit langsamer abklingt als in der Norm. Ferner gibt es eine nachträglich ansteigende Kurve, wobei die Kurve nach Aufhören der

Fussarbeit nicht sofort zur Horizontalen abfällt, sondern noch eine Weile ansteigt um erst dann abzusinken. Dies tritt auch bei Hypertrophie des linken Ventrikels auf. Die Erklärung soll darin liegen, dass der hypertrophische linke Ventrikel mit seiner grösseren Muskelmasse nach Abschluss der kräftig ausgeführten Fussbewegung noch eine Zeitlang kräftiger arbeitet. Die Gefässe, die sich nach Abschluss der Arbeit kontrahieren wollen, werden durch das mit grosser Kraft in die Peripherie gepumpte Blut in dieser Tendenz gehindert. Es entsteht so ein Kampf zwischen Herz- und Gefässsystem.

Ein vierter Typus ist die Kurve mit nachträglichem Abfall, die charakteristisch sein soll für nicht vollkommen kompensierte Herzen mit relativer Insuffizienz und gleichzeitiger Hypertrophie. Hier wie

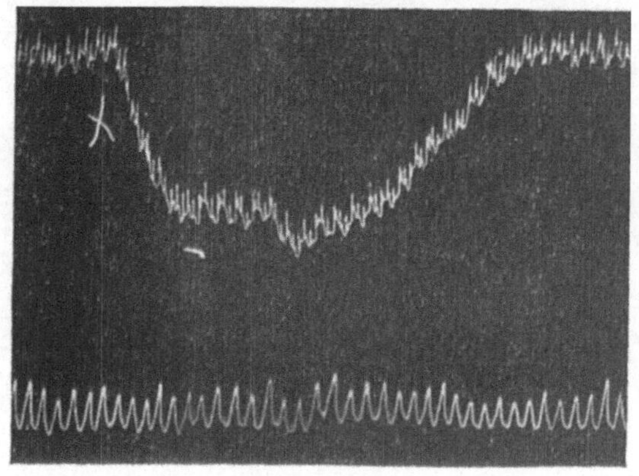

Fig. 95.

Umgekehrte Plethysmographische Kurve (nach Dünner).

überall ist die Erklärung eine sehr komplizierte. Bei beginnender Arbeit soll das verschlechterte Blut die Gefässzentren so reizen, dass sich die peripheren Gefässe kontrahieren. Daher zunächst eine kleine Senkung. Diese soll aber durch die verstärkte Tätigkeit des Herzmuskels und das dadurch mit vergrösserter Gewalt eindringende Blut überwunden werden. Es kommt zum Anstieg. Wenn die Fussarbeit nun aufhört, so hängt der weitere Verlauf der Kurve davon ab, ob der gefässverengernde Reiz des Gefässzentrums oder die Kraft des Ventrikels stärker ist. Ist die Insuffizienz des Ventrikels grösser, so wird bei Aufhören der stärksten Energie des linken Ventrikels beim Ende der Fussarbeit in dem durch die Insuffizienz geschädigten Zentrum der Reiz länger anhalten und der Kurve mehr das Gepräge geben als der jetzt schwächer arbeitende Muskel. Die Kurve sinkt deshalb, und zwar so lange, als das Gefässzentrum den Reiz fixiert. Dadurch sinkt die Kurve unter die Horizontale. Solche nachträglich fallenden Kurven sollen sich besonders bei geschädigtem Herzen finden. Bei der Kurve mit nachträglichem Anstieg nimmt Weber an, dass der linke Ventrikel im Besitz seiner Kraft ist und die Insuffizienz nur gering sei; bei der Kurve mit nachträglichem Abfall liegen die Verhältnisse umgekehrt, der Ventrikel ist zwar hypertrophisch aber doch schon geschädigt und die Insuffizienz ist ausgesprochen. Bei Besserung des Zustandes fällt der negative Teil der Kurve, das Sinken unter die Horizontale, fort, andererseits verteilt sich die Senkung bei Ermüdung noch mehr, um schliesslich zur völlig umgekehrten Kurve zu werden. Dünner hat diese Methode klinisch nachgeprüft und gefunden, dass sie für gewisse Fälle von latenter Herz-

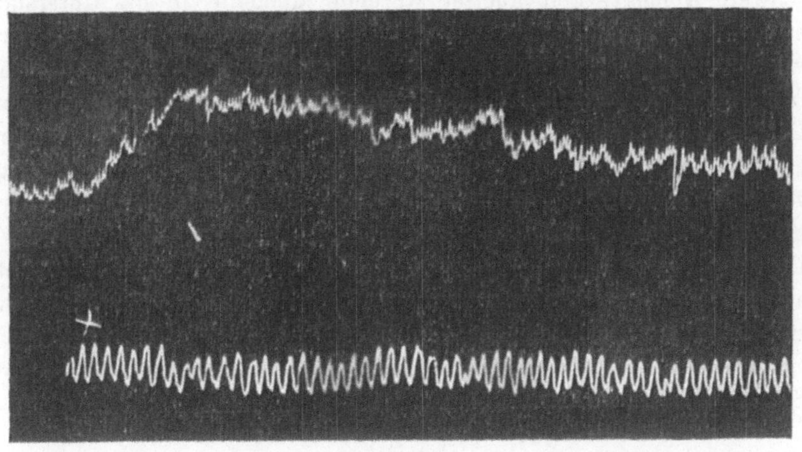

Fig. 96.
Plethysmographische Kurve mit trägem Abfall (nach Dünner).

muskelschwäche von Wert sein kann. Er fand, dass die langsam abfallende Kurve sowohl bei Schwäche des rechten Ventrikels wie auch bei Verbreiterung des Herzens nach links vorkam. Doch ist nur durch genaue klinische Untersuchung festzustellen, ob die träge Kurve auf den rechten oder linken Ventrikel zu beziehen ist. Ungünstige Funktion lasse sich aus der direkt umgekehrten Kurve und aus einer nachträglich abfallenden Kurve schliessen. Je schneller und tiefer der Abfall und je länger er anhält, um so schwerer seien die Insuffizienzerscheinungen. Man könne, wenn man nach bestimmten Arbeitsleistungen derartige Kurven aufnimmt und veränderte Kurventypen auftreten, einigermassen ermessen, was man dem Herzen zumuten darf. Fernerhin kann man durch die Methode, wie E. Weber neuerdings festgestellt hat, die günstige oder ungünstige Wirkung therapeutischer Verordnungen kontrollieren. Ein weiteres Ergebnis und das soll der besondere Vorteil der Methode sein, liegt darin, dass man, wenn es richtig ist, dass gesunde Herzen eine normale Reaktion, geschädigte eine der vier pathologischen Reaktionen ergeben, aus der normalen Kurve den Schluss auf ein gesundes Myokar ziehen darf. Weber und Meyer behaupten, dass nervöse Menschen, die sonst gesund sind, selbst bei schwerem psychischem Schock immer eine normale Kurve geben. Ich glaube, dass diese Anschauung etwas optimistisch ist. Jedenfalls ist die Methode sehr schwer zu erlernen und noch nicht so weit kontrolliert und in ihrer Anwendung so kompliziert, dass sie in allen Fällen so sichere Resultate ergeben kann, wie E. Weber annimmt. Gerade der Umstand, dass nervöse Menschen durch ihre Unruhe und abnorme psychische Reaktion durch ihre gesteigerte Aufmerksamkeit und schwere Ablenkbarkeit allerlei störende Momente in die Untersuchung hineinbringen, bringt es mit sich, dass die Methode gerade da versagt, wo sie uns am wertvollsten sein muss, nämlich bei der Unterscheidung funktioneller und organischer Schädigungen des Herzens. Inzwischen hat Dünner festgestellt, dass die sonst nur bei Herzerkrankung beobachtete „träge" Kurve auch bei infektiös toxischer Schädigung des Gefässzentrums vorkommt, während die umgekehrte Kurve nur dann auf das Herz zu beziehen ist, wenn klinisch Dekompensationsstörungen vorhanden sind. Dies ergibt weite Einschränkungen für die Zuverlässigkeit der Methode als Indikator einer Herzerkrankung. Schirokauer findet auch bei Herzneurotikern pathologische Kurvenform, bezieht sie aber auf eine geringe Kreislaufstörung, die sich auch aus einer nur funktionellen (nervösen) Störung herleiten kann.

Eine ganz besondere Stellung nimmt die von Zuntz und Plesch ausgearbeitete Methode ein. Diese geht von rein biologischen Gesichtspunkten aus und sucht aus dem Umwege der Analyse des arteriellen und venösen Blutes die Arbeit des Herzens zu berechnen.

Nachdem Fick zuerst angeregt hatte, aus dem Gasgehalt des arteriellen und venösen Blutes die Herzarbeit zn berechnen, haben bereits Zuntz, Hagemann, Loewy und Schrötter versucht, an Tieren und Menschen diese Berechnungen anzustellen. Das Prinzip der Methode stammt von Quinquand und Gréhant. Es ist folgendes: Kennt man den Sauerstoffgehalt des Blutes des rechten und linken Herzens, also auch die prozentige Sauerstoffausnützung, kennt man auch ferner durch einen Respirationsversuch die Sauerstoffaufnahme pro Minute, so kann man aus diesen Daten die Blutmenge berechnen, die die Lunge während dieser Zeit passiert hat. Das Minutenvolum ist dann nach der Formel $M = \frac{100 \times J}{D}$ zu berechnen, wobei J der Sauerstoffverbrauch in Kubikzentimeter pro Minute, D die Differenz an Volumprozent der Sauerstoffmenge des arteriellen und venösen Blutes bedeutet. Dividiert man die Zahl M durch die Zahl der Pulsschläge, so erhält man das Schlagvolumen des Herzens.

Natürlich kann man das Blut des rechten und linken Herzens beim Menschen nicht zur Analyse gewinnen. Es muss daher ein Umweg eingeschlagen werden. Plesch nimmt an, dass das arterielle Blut auf seinem Wege vom linken Ventrikel zur Peripherie ungefähr gleichen Sauerstoffgehalt hat, so dass eine irgendwo aus einer Arterie entnommene Quantität arteriellen Blutes zur Analyse des Blutes des linken Ventrikels ausreicht. Die Analyse selbst macht er entweder mit der etwas umständlichen Ferrizyankaliummethode oder einfacher mit dem von ihm angegebenen Kolbenkeil-Hämoglobinmeter auf kalorimetrischem Wege, indem er das entnommene Blut mit Kohlenoxyd schüttelt und mit einer mit Kohlenoxyd-Hämoglobin gefüllten Teströhre vergleicht. Das Instrument ist so eingerichtet, dass die abgelesene Millimeterhöhe der Teströhre die Sauerstoffkapazität, d. i. den Hämoglobingehalt des untersuchten Blutes im Prozentsatz zur Testlösung, welche 20 Volumenprozent CO enthält, anzeigt. Durch einfache Multiplikation der Millimeterzahlen mit 0,2 wird so die Sauerstoffkapazität des untersuchten Blutes berechnet. Es kann demnach mit einer sehr geringen Menge Blut die Bestimmung der Sauerstoffkapazität erfolgen.

Der Gasgehalt des Blutes im rechten Ventrikel ist auf direktem Wege nicht zu bestimmen. Plesch sucht dies auf folgendem Wege zu erreichen. Er lässt den betr. Patienten nach einer forcierten Inspiration in einen mit Stickstoff gefüllten Gummisack aus- und einatmen. Er nimmt an, dass in der Residualluft der Lungen eine Sauerstoffspannung besteht, welche mit der des venösen Blutes im Gleichgewicht steht. Durch einige Atemzüge wird die in der Lunge befindliche Luft mit dem Gas des Gummisackes derartig gemischt, dass man annehmen kann, dass die Sauerstofftension in der Sackluft gleich der in den Luugenalveolen befindlichen ist. Wenn man die Sackluft analysiert, bekommt man den Wert der Sauerstoffspannung des venösen Blutes. Die Anstellung des Versuches darf nicht die Länge eines Kreislaufes erreichen, da, wenn das einmal durch die ungenügend gelüfteten Lungen passierte Blut zum zweitenmal dort anlangt, natürlich abnorme Verhältnisse für die Gasspanuung resultieren müssen.

Als dritter Versuch wird die Gasanalyse nach dem Verfahren von Geppert und Zuntz im Respirationsversuch angewandt, um den Minutensauerstoffverbrauch festzustellen. Plesch berechnet das Minutenvolumen von folgender Überlegung ausgehend: Die Differenz zwischen dem Sauerstoffgehalt, des arteriellen und venösen Blutes ist gleich demjenigen Quantum Sauerstoff, welches durch die Respiration ersetzt wird. Kennen wir also das pro Zeiteinheit verbrauchte Quantum Sauerstoff und die Menge Sauerstoff, welche nötig ist, um ein bestimmtes Volumen venösen Blutes zu arterialisieren, so wird man aus diesen Daten durch einfache Proportion die in der Zeiteinheit umgelaufene Blutmenge berechnen können, d. h. das Minutenvolumen ermitteln. Weiter ergibt das Minutenvolumen dividiert durch die Pulszahl pro Minute das Herzschlagvolumen. Er gibt dabei folgendes Beispiel an: Wenn der Sauerstoffgehalt im arteriellen Blut 20 Volumenprozent, im venösen resp. in der mit demselben in angenommen gleicher O-Spannung befindlichen Sackluft 13 Volumenprozent beträgt, also die Differenz 7 Volumenprozent ausmacht und demgegenüber der Minutensauerstoffverbrauch 200 ccm, so wird die Berechnung folgendermassen angestellt: 100 ccm Blut führen dem Körper 7 ccm Sauerstoff zu, wieviel Blut ist imstande dem Körper 200 ccm Sauerstoff in der Minute zuzuführen? also 100 dividiert durch 7 gleich X dividiert durch 200, oder X gleich $100 \times 200 : 7$ gleich 2857 ccm, es ist damit 2857 ccm diejenige Blutmenge, welche in der Minute 200 ccm Sauerstoff dem Körper zuführt. Nimmt man 70 Pulsschläge für die Minute an, so ist die Zahl 2857 durch 70 zu dividieren, um das Herzschlagvolumen festzustellen, es betrüge in dem gewählten Beispiele 40,8 ccm. Plesch hat auf diese Weise eine Anzahl von Berechnungen angestellt bei Basedowkranken, bei Leukämie, Chlorose, Anämie und verschiedenen Herzfehlern, sowie bei Nephritis und hat dabei interessante Differenzen festgestellt.

Die Methode steht und fällt mit der Gültigkeit des Gesetzes, dass die Gase vom Orte höherer Spannung zum Orte niederer Spannung wandern für den Gasaustausch in den Lungen, die bekanntlich von Bohr angezweifelt wurde. Er wandte weiter ein, dass die Rechnung unrichtig werde, wenn in der Lunge selbst erhebliche Oxydationen vorkommen, da dann der Sauerstoffverbrauch seinen Wert als Massstab für das Blut bei bekanntem prozentigem Verbrauch verliert. Auch ist vielleicht bedenklich anzunehmen, dass die Arterialisierung des Blutes bei Kranken ebenso vollkommen ist wie bei Gesunden. Eine weitere Fehlerquelle besteht darin, dass die Länge eines Kreislaufes des Blutes nicht für alle Körperteile gleich ist, so wird das Blut aus den Koronararterien rascher zum Herzen zurückkehren, wie z. B. aus den Füssen, ebenso wird das Gehirnblut rascher zurückkehren als das etwa in den Unterleibsorganen zirkulierende, welches zwei Kapillarsysteme zu passieren hat. Aus dem Umstand, dass die Umlaufdauer der einzelnen Blutquanten ausserordentlich verschieden ist und dass bei Anstellung des Versuches, bei dem doch immerhin 15 bis 20 Sekunden lang die Versuchsperson in den mit Stickstoff gefüllten Sack atmet, bereits ein Teil des Blutes, welcher mit Alveolarluft während dieser Zeit in Berührung gekommen war, zum zweiten Mal die Lunge passieren wird, müssen falsche Werte resultieren. Auch der Zustand der Lungen unterliegt nach Borges und Markowici Veränderungen, so dass bei pathologischen Fällen eine auf die Gasanalyse der Lungenluft basierende Methode in ihrer Brauchbarkeit Zweifel erregen muss. Noch zu bemerken ist, dass das Schlagvolumen des Herzens auch innerhalb einer Minute nicht gleichmässig ist, so dass es nicht statthaft erscheint, durch einfache Division des Minutenvolumens das Schlagvolumen ermitteln zu wollen. Auch können sich von Minute zu Minute sicherlich die Kreislaufzeiten des Blutes ändern, so dass der einmalige eine Minute dauernde Respirationsversuch keine absoluten Werte gibt. So interessant die Methode ist, so muss immerhin derselben entgegengehalten werden, dass das Herz nicht wie eine Kolbenpumpe mit immer gleichbleibenden Schlägen arbeitet, sondern dass namentlich durch das Nervensystem (Vagus) vermittelte ausserordentliche Verschiedenheiten in der Arbeit innerhalb kurzer Zeiträume sich einstellen, ohne dass daraus irgendwie bestimmte Rückschlüsse auf die Funktion zu ziehen sind.

Um die Fehlerquellen zu vermeiden, die dadurch entstehen, dass im Versuche respirable Gase angewandt werden, hat zuerst Bornstein den Stickstoff des Blutes zur Messung der Strommenge nach dem Prinzip von Fick angewandt. Doch ist die Anwendbarkeit dieser Methode durch die Schwierigkeiten der Einzelprozeduren beschränkt. Er misst die Strommenge mittelst derjenigen Stickstoffmenge, welche das Blut an die vorher durch Einatmung stickstofffreier Luft stickstofffrei gemachten Alveolen binnen eines gewissen Zeitraums abgibt.

Von Krogh und Lindhard, sowie Zuntz, Franz Müller und Markoff ist die Methode durch Einführung von Stickoxydul in die Respirationsluft verbessert worden. Es wird ermittelt, wieviel Stickoxydul in einer bestimmten kurzen Zeit aus einem Gemisch von Stickoxydul und sauerstoffreicher Luft bei Einatmung in die Lungen verschwunden ist. Das Produkt der verschwundenen prozentualischen Menge und des Luftvolumens der Lungen gibt die Absorptionsmenge des Stickoxyduls des Blutes und dadurch die vorüberpassierte Blutmenge an. Da das Stickoxydul nur dem Henri Daltonschen Gesetz folgt und instantan durch die Alveolarwand ins Blut aufgenommen wird, ferner der Absorptionskoëffizient des Stickoxyduls bekannt ist (nach Siebeck 43,0 für 100 ccm Blut bei Körpertemperatur), so bedarf es nur der Feststellung, wieviel Stickoxydul in der Versuchszeit aus der Alveolarluft absorbiert ist, um die in dieser Zeit durch die Lungen passierte Blutmenge zu berechnen. Die von Lundsgaart mit dieser Methode an gesunden Individuen vorgenommenen Untersuchungen ergaben auch bei Ruhe und normalem Stoffwechsel nicht nur bei verschiedenen Menschen, sondern auch bei ein und demselben, ziemlich bedeutende Unterschiede im Minuten- und Schlagvolumen. Als Durchschnittswerte berechnet er bei Männern für das Minutenvolumen 5,3 L (bei Frauen 3,8), für das Schlagvolumen 80,5 ccm (bei Frauen 60 ccm). Bei insuffizienten Herzkranken fand er oft stark herabgesetzte Werte, aber auch bei kompensierten Klappenfehlern, besonders wenn sie mit Pulsirregularitäten einhergingen (Extrasystolie, absolute Unregelmässigkeit). Bei Herzblock fand sich normales Minutenvolum und fast verdoppeltes Schlagvolum.

Diese neueren Verbesserungen der Fickschen Methode bieten für die Praxis noch grosse Schwierigkeiten, nicht nur wegen der zahlreichen oft schwer zu meidenden Fehlerquellen, sondern auch besonders in dem Verhalten der einzelnen Patienten selbst.

So erwünscht es wäre, das Schlagvolumen im einzelnen Falle zu kennen, vor allem seine Vermehrung und Verminderung leicht bestimmen zu können, so sind die respiratorischen Methoden doch nicht zu solchen praktischen Zwecken geeignet.

Neuerdings haben Cremer und Matthes versucht, aus der Grösse der bei der Tätigkeit des Herzens bei Atemstillstand in den Lungen erfolgenden Luftbewegung, auf das Schlagvolumen zu schliessen. Sie nehmen ein Pneumokardiogramm auf, in dem bei Atemstillstand und offener Glottis die kardiopneumonischen Bewegungen aufgeschrieben werden. Die Methode ist bisher zu diesem Zweck nicht weiter ausgebildet, besitzt aber vorerst, wie alle anderen hierzu ersonnenen,

Ungenauigkeiten und Fehlerquellen. Kleewitz hat das Pneumokardiogramm zur Analyse der Herzbewegungen angewandt und die durch die Tätigkeit des Herzens in der Thoraxhöhle erfolgenden Druckschwankungen registriert. Relative Grössenveränderungen des Schlagvolums lassen sich durch Schreibung des zentralen Pulses der Subklavia oder Karotis, bei der vergrösserte Ausschläge vergrössertem Schlagvolumen bei demselben Menschen entsprechen, ziemlich gut erkennen, was zur Beurteilung therapeutischer Massnahmen wertvoll sein kann (O. Müller).

Alle geschilderten Methoden der Feststellung der Herzarbeit eignen sich nicht für klinische Zwecke, und zwar aus zwei Gründen: 1. sie sind sämtlich nicht einwandfrei und gestatten es nicht in sicherer Weise im Einzelfalle die Herzarbeit besser als nach den sonstigen Methoden abzuschätzen, 2. ihre Anwendung ist eine so komplizierte, dass sie in der Praxis nicht durchführbar erscheinen. So interessant vom wissenschaftlichen Standpunkte aus die angegebenen Methoden sind, und so viel Arbeit und Mühe bei ihrer Anwendung auf die menschlichen Kreislaufverhältnisse verwandt worden ist, so wenig eindeutig und sicher sind die gewonnenen Resultate, und wenn man den heutigen Stand der funktionellen Herzdiagnostik präzise bezeichnen soll, so muss man sagen, eine Methode, mit der die geleistete Herzarbeit beim Gesunden und Kranken im Einzelfalle genau zu berechnen ist, ist bisher nicht gefunden worden. So viel Mühe darauf verwandt wurde, das Schlagvolumen des Herzens im Einzelfalle festzustellen, so wenig ist praktisch damit erreicht worden. Minutenvolum, Schlagvolum, Amplitudenfrequenzprodukt, alles dies sind keine mathematisch feststellbaren Begriffe. Die Untersuchungen Höpfners zeigen, dass das Amplitudenfrequenzprodukt sich zu verschiedenen Zeiten und unter verschiedenen Bedingungen nur wenig ändert. Plesch zeigte, dass enorme, nach dem Ergebnis röntgenologischer Beobachtung des Herzens gar nicht diskutierbare Unterschiede bestehen können in dem Werte des Produktes aus Schlagvolum und Frequenz. Trotzdem ist ein grosser Wechsel in der Systolengrösse anzunehmen. Wenn das Herz seiner Aufgabe, allen Organen die im gegebenen Augenblick notwendige Menge Sauerstoff im arteriellen Blut zuzuführen, genügen will, so muss es eben imstande sein, sein Schlagvolumen und Minutenvolumen ausserordentlich zu variieren. Aus Änderungen des Schlag- oder Minutenvolums aber herzuleiten, ob ein Herz funktionstüchtig ist oder nicht, wird bei der grossen, in der Norm bestehenden Variabilität dieser Faktoren kaum möglich sein. Zudem werden die Abweichungen im Vergleich zu den in der Norm vorkommenden Schwankungen vielleicht so geringfügig sein, dass auf eine beginnende Insuffizienz des Herzens daraus nicht geschlossen werden kann. Es ist noch darauf hinzuweisen, dass bei Klappeninsuffizienzen das Schlagvolum wegen des Umstandes, dass ein Teil des ausgeworfenen Blutes umgekehrt zur normalen Stromrichtung sich bewegt, in seiner Grösse für die Güte der Zirkulation nicht ausschlaggebend ist.

Die Folgen und Zeichen einer Insuffizienz, d. i. eines Versagens des Kreislaufs in seiner Aufgabe, allen Organen den im gegebenen Moment notwendigen Sauerstoff zuzuführen, werden viel sicherer an anderen Symptomen erkannt, als durch eine Berechnung des Schlagvolumens, auch wenn diese so genau und zuverlässig möglich wäre, wie angestrebt wird. In einfachen Zahlen lässt sich die Summe der Herzarbeit nicht ausdrücken, man kann die Herzen verschiedener Personen mit einfachen Methoden bezüglich ihrer Leistungsfähigkeit nicht vergleichen. Die Feststellung der Suffizienz und Insuffizienz der Herzarbeit muss auch heute noch unter Berücksichtigung aller Funktionen des Herzens auf klinischem Wege geschehen und muss vor allen Dingen auch die Symptome, welche durch den ungenügenden Kreislauf in den verschiedenen Körperorganen hervorgerufen werden, berücksichtigen. Die Beurteilung der Herzkraft im Einzelfalle ist auch heute noch nicht ein Rechenexempel, sondern ein durch Übung und Erfahrung erworbener Teil der ärztlichen Kunst.

Das hindert aber nicht, dass die Methoden zur Feststellung gewisser physiologischer und auch pathologischer Verhältnisse hohen wissenschaftlichen Wert haben. So ist wichtig die Feststellung, dass das Herzschlagvolumen bei Gesunden wahrscheinlich sich ausserordentlich vergrössern kann. Auch das Verhalten der Herzarbeit bei Arythmien, bei Anämien und bei nervösen Störungen ist von Wichtigkeit. Ferner ist die Strömungsgeschwindigkeit und Umlaufzeit des Blutes beim Menschen annähernd festgestellt.

Wenn auch die einzelnen Methoden ungenau sind, so geben sie doch, namentlich wenn die mit verschiedenen Methoden erhaltenen Resultate sich gleichsinnig verhalten, wichtige Anhaltspunkte und auch teilweise für wissenschaftliche Zwecke brauchbare Resultate.

Auch für praktische Zwecke geben sie dann, wenn sie mit den eigentlich klinischen Methoden und Beobachtungen, also mit der Empirie übereinstimmende Ergebnisse zeigen, wertvolle Bestätigungen und im Zweifelsfalle mitunter auch, wenn man aus anderen Umständen Fehler ausschliessen kann, mehr oder weniger wichtige Anhaltspunkte.

Aber für sich allein verwandt, sind sie nicht geeignet, für Therapie und Prognose bis jetzt den Ausschlag zu geben. Der wäre übel beraten, der etwa nur auf Blutdruckbestimmungen, oder auf sonstige einfache Feststellungen hin seine therapeutischen Indikationen stellen wollte. Hierfür bedarf es der weitgehendsten Kombination aller uns zur Verfügung stehenden Methoden. Aus ihrer Anwendung lässt sich aber, wenn hinreichende Erfahrung mitspricht, fast immer eine zutreffende funktionelle Diagnose stellen.

Literatur.

Basch, Über die Messung des Blutdrucks beim Menschen. Zeitschr. f. klin. Med. 1908. II. S. 79.

— Apparat zum Messen des Venendrucks am Menschen. Wiener med. Pr. 1904. S. 911.

— Allgemeine Physiol. u. Pathol. des Kreislaufs. Wien 1892.

— Der Sphygmanometer und seine Verwendung in der Praxis. Berliner klin. Wochenschr. 1887. S. 179.

— Über die Messung des Kapillardrucks am Menschen und deren physiologische und klinische Bedeutung. Wiener klin. Rundschau 1900. S. 549.

Baur, Zur Bestimmung der Leistungsfähigkeit des gesunden und kranken Herzens durch Muskelarbeit. Verh. d. 21. Kongr. f. innere Medizin. Wiesbaden 1904.

Beck und Selig, Über das Verhalten des systolischen und diastolischen Druckes nach maximaler Körperarbeit und seine Bedeutung für die Funktionsprüfung des Herzens. Prager med. Wochenschr. 1909. S. 241.

Behring, Meine Blutuntersuchungen. Beiträge zur exp. Ther. H. 12. Berlin 1911.

Berger, Über die körperlichen Äusserungen psychischer Zustände. Jena 1904.

v. Bergmann u. Plesch, Die Anpassung des Schlagvolumens des Herzens an funktionelle Anspr. Verh. d. 26. Kongr. f. innere Med. 1909. S. 306.

Bickel, Über die auskultatorische Methode der Blutdruckmessung mit besonderer Berücksichtigung des diastolischen Blutdrucks. Zeitschr. f. exp. Path. u. Ther. 1909. V. S. 544.

Bing, Über Blutdruckmessung beim Menschen. Berliner klin. Wochenschr. 1906. S. 1650.

— Ein Apparat zur Messung des Blutdrucks beim Menschen. Berliner klin. Wochenschr. 1907. S. 690.

Bingel, Über die Messung des diastolischen Blutdrucks beim Menschen. Münch. med. Wochenschr. 1906. Nr. 26.

Bondi, S., u. A. Müller, Über Schlagvolumen und Herzarbeit des Menschen. Deutsch. Arch. f. klin. Med. XCIII. 1909. S. 569.

Bornstein, Neue Untersuchungen über die Herzarbeit beim normalen Menschen. Fortschr. d. Med. 1912.

Brodzki, Experimentelle Untersuchungen über das Verhalten des Blutdrucks und über den Einfluss der Nahrung auf denselben bei chronischer Nephritis. Deutsch. Arch. f. klin. Med. LXX. 1908.

Bröcking, E., Ein Beitrag zur Funktionsprüfung der Arterien. Zeitschr. f. exper. Pathol. u. Ther. IV. 1907.

Burghardt, Untersuchungen über den Blutdruck bei Tuberkulösen. Deutsch Arch. f. klin. Med. LXX. 1908.

Buttermann, Einige Beobachtungen über das Verhalten des Blutdrucks bei Kranken. Deutsch. Arch. f. klin. Med. LXXIV. 1902.

Christ, Über den Einfluss der Muskelarbeit auf die Herztätigkeit. Deutsch. Arch. f. klin. Med. LIII.

Christeller, Über Blutdruckmessungen am Menschen unter pathologischen Verhältnissen. Zeitschr. f. klin. Med. 1881. S. 51.

Christen, Die neuen Methoden der dynamischen Pulsdiagnostik. Zeitschr. f. klin. Med. LXXIII. 1913. S. 55.

— Die dynamische Pulsuntersuchung. Leipzig 1914, dasselbe Zentralbl. f. Herz- und Gefässkrankheiten 1914. S. 225; ferner Zeitschr. f. klin. Med. Bd. 71; Deutsch. Arch. f. klin. Med. Bd. 114, 121 etc.

David, Berichtigungen zur Arbeit von Plesch „Hämodynamische Studien". Zeitschr. f. exp. Pathol. u. Ther. VII. 1910. S. 561.

Deneke, Über Blutdruckmessungen in der ärztlichen Praxis. Verh. d. 26. Kongr. f. innere Med. 1909. S. 296.

Denning, A., Hindelang u. Grünbaum, Über den Einfluss des Alkohols auf den Blutdruck und die Herzarbeit in pathololologischen Zuständen, namentlich beim Fieber. Deutsch. Arch. f. klin. Med. XCII. 1909. S. 153.

Dietschy u. Hössli, Beiträge zur Beurteilung der Kreislaufverhältnisse bei Infektionskrankheiten mit Hilfe der Blutdruckbestimmung. Deutsch. Arch. f. klin. Med. 1908. XLIII. S. 70.

Drouven, Untersuchungen mit dem Christenschen Energometer. Deutsch. Arch. f. klin. Med. Bd. 112. S. 183.

Dünner, Plethysmographische Untersuchungen. Zeitschr. f. klin. Med. Bd. 85. S. 174. Ther. der Gegenwart 1917. Zeitschr. f. klin. Med. Bd. 87. S. 39. Berliner klin. Wochenschr. 1919. Nr. 2.

Dunin, Über Blutdruck bei Arteriensklerose. Zeitschr. f. klin. Med. 1905. LIV. S. 353.

Dunkan, Untersuchungen mit dem Enorgometer von Christen. Deutsch. Arch. f. klin. Med. Bd. 112. S. 157.

Ehret, Über eine einfache Bestimmung des diastolischen Blutdrucks. Münch. med. Wochenschr. 1909. S. 606.

— Über Blutdruck und dessen auskultatorische Bestimmungsmethode. Münch. med. Wochenschr. 1909. S. 606.

Erlanger, A new instrument for determing the minimum and maximum blood-pressure in man. John Hopkins Hosp. Rep. 1904. XII. S. 53.

— u. Hooker, An experimental study of blood-pressure and puls-pressure in man. John Hopkins Hosp. Rep. 1904. XII. S. 145.

Fahr, Zur Frage der extrakardialen Blutbewegung. Zentralbl. f. Herzkrankh. 1918. Nr. 3.

Fantus u. Staehelin, Das Verhalten des Blutdrucks beim Menschen während der Erholung von Muskelarbeit. Zeitschr. f. klin. Med. Bd. 70. 1910. S. 445.

Fellner, Klinische Beobachtungen über Blutdruck, pulsatorische Druckzunahme, sowie ihre Beziehungen zur Pulskurve. Deutsch. Arch. f. klin. Med. 1905. LXXXIV. S. 406.

— Klinische Beobachtungen über den Wert der Bestimmung der wahren Pulsgrösse (Pulsdruckmessung) bei Herz- und Nierenkranken. Deutsch. Arch. f. klin. Med. 1906. LXXXVIII. S. 1.

— Neuerung zur Messung des systolischen und diastolischen Druckes. Verh. d. XXIV. Kongr. f. inn. Med. 1907. S. 404.

— Das Pulsometer, ein praktisches Instrument zur Bestimmung der Stromgeschwindigkeit des Blutes am lebenden Menschen. Deutsch. med. Wochenschr. 1909. S. 211.

— Beitrag zur Funktionsprüfung des Herzens. Berl. klin. Wochenschr. 1907. Nr. 15.

— u. Rüdinger, Tierexperimentelle Studien über Blutdruckmessungen mittelst Riva-Roccischen Sphygmomanometers. Zeitschr. f. klin. Med. 1905. Bd. 57. S. 125.

Fick, Pflüg. Arch. 1883. XXX.
Fischer, J., Die auskultatorische Blutdruckmessung im Vergleich mit der oszillatorischen von H. v. Recklinghausen und ihr durch die Phasenbestimmung bedingter klinischer Wert. Deutsch. med. Wochenschr. 1908. Nr. 26.
Fleischer, Über turgotonographische Pulsdruckuntersuchung. Berl. klin. Wochenschr. 1907. Nr. 35. S. 1108.
— Über Turgosphygmographie und Fingerplethysmographie. Berl. klin. Wochenschr. 1908. Nr. 44. S. 1971.
Flemming u. Hauffe, Über den Einfluss von Körperbewegung auf das Verhalten von Temperatur, Puls, Atmung, Blutdruck etc. Therap. d. Gegenw. 1906. Nr. 7. S. 300—313.
v. Frey, A., Ein neuer Blutdruckmesser. Zeitschr. f. phys. u. diät. Therap. 1899 Bd. 2. H. 4.
— Deutsch. Arch. f. klin. Med. 1902. Bd. 73.
— Über Venendruckmessung. Münch. med. Wochenschr. 1904. Nr. 13. S. 562—565.
Friedenthal, Über Kapillardruckbestimmung. Zeitschr. f. experim. Path. u. Ther. Bd. 19. S. 222.
Gärtner, G., Die Messung des Druckes im rechten Vorhof. Münch. med. Wochenschr. 1903. Nr. 47. S. 2938—2948 und Nachtrag S. 2980.
— Münch. med. Wochenschr. 1904. S. 505.
— Über einen neuen Blutdruckmesser (Tonometer). Wien. klin. Wochenschr. 1899. Nr. 25. S. 694. Wien med. Wochenschr. 1899. Nr. 30.
Geisböck, F., Die Bedeutung der Blutdruckmessung für die Praxis. Deutsch. Arch. f. klin. Med. 1905. Bd. 83. H. 1—4. S. 363—408.
Gerhardt, D., Beitrag zur Lehre vom Blutdruck (mit 2 Tafeln). Festschr. f. G. E. v. Rindfleisch. Leipzig u. Münch. med. Wochenschr. 1909. Nr. 4.
— Zur Lehre von der Saugkraft des Herzens. Verh. d. XXIII. Kongr. f. inn. Med. 1906. S. 299.
Gräupner, Die mechanische Prüfung und Beurteilung der Herzleistung. Berl. Klin. Dez. 1902. S. 174.
— Die Messung der Herzkraft. München 1905.
— Funktionelle Bestimmung der Leistungsfähigkeit des Herzmuskels und deren Bedeutung für die Diagnostik der Herzkrankheiten. Deutsch. med. Wochenschr. 1906. Nr. 26. S. 1028.
— u. Siegel, Über gesetzmässige Beziehungen zwischen Herz- und Gefässfunktionen, Blutdruck- und messbarer Arbeit. Zeitschr. f. experim. Path. u. Ther. 1906. Bd. 3.
Grebner u. Grünbaum, Über den Einfluss der Muskelarbeit auf den Blutdruck. Wien. klin. Wochenschr. 1899, Nr. 45 u. Wien. med. Presse 1899, Nr. 49.
Groedel, F., Der Durchschnittswert des Blutdrucks beim gesunden Menschen. Berl. klin. Wochenschr. 1919. Nr. 3.
Gross, A., Zur Kenntnis der pathologischen Blutdruckänderungen nach Beobachtung von weil. Dr. H. Hensen. Deutsch. Arch. f. klin. Med. 1902. Bd. 74. H. 3—4. S. 296—316.
Hapke, Experimentelle und klinische Untersuchungen über Kreislaufdiagnostik mit dem Energometer. Münch. med. Wochenschr. 1913. Nr. 27.
Hasebroek, Über den extrakardialen Kreislauf des Blutes. Jena 1914.
— Die Blutdrucksteigerung etc. Wiesbaden 1910.
Hensen, H., Beiträge zur Physiologie und Pathologie des Blutdrucks. Deutsch. Arch. f. klin. Med. 1900. Bd. 67. S. 436—530.

Herz, Eine Funktionsprüfung des kranken Herzens. Deutsch. med. Wochenschr. 1905. Nr. 6.

— Ein neuer einfacher Blutdruckmesser. Münch. med. Wochenschr. 1908. Nr. 49. S. 2538.

— Die physikalischen Symptome der Herzbewegung. Zeitschr. f. experim. Path. u. Ther. 1909. VI.

— Zur Klinik meines Blutdruckmessers. Münch. med. Wochenschr. 1909. Nr. 37.

Herzfeld, Zur funktionellen Herzdiagnostik. Med. Klinik. 1909. Nr. 15.

Hess, Über die Beeinflussung des Flüssigkeitsaustausches zwischen Blut und Geweben durch Schwankungen des Blutdrucks. Deutsch. Arch. f. klin. Med. Bd. 79. S. 128.

— R., Über die periphere Regulierung der Blutzirkulation. Pflügers Arch. 1917. Bd. 168. S. 439.

Hesse, Über Blutdruck- und Pulsdruckamplitude des Gesunden. Verh. d. Kongr. f. inn. Med. 1907. Bd. 24.

Hill, L., The measurment of systolic blood pressure in man. Heart. 1909. Vol. I. Nr. 1 S. 73.

Hirsch, Vergleichende Blutdruckmessungen mit dem Sphygmomanometer von Basch und dem Tonometer von Gärtner. Deutsch. Arch. f. klin. Med. 1901. Bd. 70.

Hoffmann, A., Diskussion: Über Blutdruck bei akuter Überanstrengung des Herzens. XX. Kongr. f. inn. Med. Wiesbaden 1902.

— Pathologie und Therapie der Herzneurosen. Wiesbaden 1910.

— Über Puls und Pulsdiagnostik. Jahreskurse f. ärztl. Fortbild. Febr. 1914.

Horner, A., Über Blutdruckuntersuchung mit dem Sphygmoskop nach Pal. Deutsch. med. Wochenschr. 1907. Nr. 19.

— Der Blutdruck des Menschen. Wien u. Leipzig 1913.

Hoke u. Mende, Über die Katzensteinsche Methode zur Prüfung der Herzkraft. Berl. klin. Wochenschr. Nr. 11. S. 304.

Homberger, E., Zur Prüfung der Herzfunktion. Deutsch. med. Wochenschr. 1909. Nr. 38.

— Eine neue Kreislauftheorie. Halle 1908.

Höpfner, Das Sekundenvolumen des Herzens bei gesunden und kranken Menschen. Deutsch. Arch. f. klin. Med. 1907. Bd. 91. S. 483.

Howell and A. Brush, Critical note upon clinical methodes of measuring blood pressure. Bost. med. and surg. Journ. 1901. June 12. p. 146.

Huchard, Maladies du coeur et de l'aorte. Paris 1899.

Hürthle, Beiträge zur Hämodynamik. Pflügers Arch. 1901. Bd. 49. S. 63.

— Ist eine aktive Förderung des Blutstroms durch die Arterien erwiesen? Pflügers Arch. Bd. 147. S. 587.

— Über elektrische Erscheinungen bei pulsatorischer Dehnung toter Arterien. Berl. klin. Wochenschr. 1913. Nr. 34.

Janowski, Über den Pulsdruck, wahre Pulsgrösse und Pulszelerität in verschiedenen pathologischen Zuständen. Wien. klin. Wochenschr. 1907. Nr. 51.

— Über die Funktionsprüfung der Herzens nach Katzenstein. Wien. klin. Wochenschr. 1907. Nr. 16.

— Zur auskultatorischen Methode der Pulsdruckuntersuchung. Verh. d. XXIV. Kongr. d. inn. Med. 1907. Bd. 24.

— Die funktionelle Herzdiagnostik. Berlin 1910.

Jaquet, Zur graphischen Registrierung des Blutdrucks beim Menschen. Münch. med. Wochenschr. 1908. S. 444.

Jarotsky, Zur Methodik der klinischen Blutdruckmessung. Zentralbl. f. inn. Med. 1901. Nr. 25. S. 599.

John, M., Über die Technik und klinische Bedeutung der Messung des systolischen und diastolischen Blutdruckes. Deutsch. Arch. f. klin. Med. 1908. Bd. 93. H. 5—6 . 542.

John, Über die Beeinflussung des systolischen und diastolischen Blutdruckes urch Genuss alkoholischer Getränke verschiedener Konzentration. Zeitschr. f. exper. Path. u. Ther. 1909. Bd. 5. H. 3. S. 579.

Israel, Klinische Beobachtungen über das Symptom der Hypertension. Volkmanns Samml. klin. Vortr. 1907. Nr. 135—136.

Kämmerer u. Waldmann, Blutmengenbestimmungen nach v. Behring und andere quantitative Untersuchungen der Blutbestandteile. Deutsch. Arch. f. klin. Med. 1913. Bd. 109. S. 525.

Kapsammer, G., Blutdruckmessungen mit Gärtnerschem Tonometer. Wien. klin. Wochenschr. 1869. Nr. 51.

Katzenstein, M., Über eine neue Funktionsprüfung des Herzens. Deutsch. med. Wochenschr. 1904. Nr. 22—23. S. 807, 845.

Klemperer, F., Zur Methodik und Bedeutung der Pulsdruckmessung. Deutsch. med. Wochenschr. 1907. Nr. 23. S. 919.

Kolomoitzew, P. G., Über den neuen einfachen Apparat von Herz zur Bestimmung des Blutdruckes. Münch. med. Wochenschr. 1909. Nr. 29. S. 1482.

Klewitz, Die kardiopneumatische Kurve des Menschen. Deutsch. Arch. f. klin. Med. Bd. 127, S. 152 u. ebenda Bd. 124, S. 461.

v. Koranyi, Krankheiten der Harnorgane in Diagnose und Therapie. Irrtümer. Leipzig 1918. S. 25.

v. Koziczkowsky, E., Über Turgosphygmographie und ihre Verwendung für Pulsdruckbestimmungen. Berl. klin. Wochenschr. 1907. Nr. 13. S. 369.

Kraus, Fr., Die Ermüdung als Mass der Konstitution. Bibliothek. med. 1897.

— Über den Wert „funktioneller“ Diagnostik. Deutsch. med. Wochenschr. 1902. Nr. 49. S. 873.

— Einiges über funktionelle Herzdiagnostik. Deutsch. med. Wochenschr. 1905. Nr. 1—3.

— Die Methoden zur Bestimmung des Blutdrucks beim Lebenden und ihre Bedeutung für die Praxis. Deutsch. med. Wochenschr. 1909. Nr. 6. Nr. 235.

Krauss, H., Der Kapillardruck. Samml. klin. Vortr. 1914. Nr. 237—239.

v. Kries, Über ein neues Verfahren zur Beobachtung der Wellenbewegung des Blutes. Dubois Arch. 1887 u. Berl. klin. Wochenschr. 1887. S. 589.

— Über den Druck in den Blutkapillaren der menschlichen Haut. Verh. d. Kgl. sächs. Gesellsch. d. Wissensch. 1875. Bd. 27. S. 149.

Krogh u. Lindhard, Pflügers Arch. Bd. 161. S. 233.

Krone, Das Verhalten des Blutdruckes bei Muskelarbeit. Münch. med. Wochenschr. 1908. Nr. 2. S. 69.

Külbs, Experimentelles über Herzmuskel und Arbeit. Arch. f. exper. Pathol. u. Pharm. 1906. S. 288 u. Verh. d. XXIII. Kongr. f. inn. Med. 1906. S. 430.

— Beiträge zur Pathologie des Blutdruckes. Deutsch. Arch. f. klin. Med. 1907. Bd. 89. S. 957.

— Zur Pathologie des Blutdruckes. Münch. med. Wochenschr. 1909. Nr. 42 u. Deutsch. Arch. f. klin. Med. 1905. Bd. 89.

Landerer, Zur Frage des Kapillardruckes. Zeitschr. f. klin. Med. Bd. 78. S. 91.

Lang, G., und S. Manswetowa, Zur Methodik der Blutdruckmessung nach v. Recklinghausen und Korotkow. Deutsch. Arch. f. klin. Med. 1908. Bd. 94. H. 5—6. S. 441.

— — Zur Frage der Veränderung des arteriellen Blutdruckes bei Herzkranken während der Kompensationsstörung. Deutsch. Arch. f. klin. Med. 1908. Bd. 94. H. 5—6. S. 455.

Laquer, A., Über das Verhalten des Blutdruckes nach CO_2 und Wechselstrombädern. Zeitschr. f. exper. Ther. 1909. Bd. 6. H. 3. S. 855.

Levy, F., Über Kraftmessung des Herzens. Zeitschr. f. klin. Med. 1906. Bd. 60. H. 1—2. S. 74—86.

Löb, A., Über Blutdruck- und Herzhypertrophie bei Nephritikern. Deutsch. Arch. f. klin. Med. 1905. Bd. 85. S. 348—359.

Lundsgaard, Untersuchungen über das Minutenvolumen des Herzens beim Menschen. Mitt. I, II, III. Deutsch. Arch. f. klin. Med. 1916. Bd. 118. S. 360 u. 513 u Bd. 120. S. 481.

Marés, Der allgemeine Blutstrom und die Förderung der Blutdurchströmung der Organe durch die Tätigkeit ihres Gefässsystems. Abh. I—IV. Pflügers Arch. 1916. Bd. 165.

Martin, Technisches über den Riva-Roccischen Sphygmomanometer und Gärtnerschen Tonometer. Münch. med. Wochenschr. 1903. Nr. 24—25.

Masing, E, Über das Verhalten des Blutdruckes des jungen und des bejahrten Menschen bei Muskelarbeit. Deutsch. Arch. f. klin. Med. 1902. Bd. 74. S. 253 u. Nachtrag. Deutsch. Arch. f. klin. Med. 1903. Bd. 75. S. 493.

Matthes, M., In Verbindung mit Quenstedt, Gottstein und Dahm, Einige Beobachtungen zur Lehre vom Kreislauf in der Peripherie. Deutsch. Arch. f. klin. Med. 1907. Bd. 89. H. 5—6. S. 381.

Mendelsohn, Die Erholung als Mass der Herzfunktion. Verh. d. XIX. Kongr. f. inn. Med. Wiesbaden 1901. S. 200.

Morawitz u. Zahn, Untersuchungen über den Koronarkreislauf. Verh. d. Kongr. f. inn. Med. Wiesbaden 1913.

Moritz, F., Was erfahren wir durch unsere klinische Blutdruckmessung? Münch. med. Wochenschr. 1909. Nr. 7.

— Die allgemeine Pathologie des Herzens und der Gefäße in Krehl-Marchand, Handb. d. allgem. Pathol. Bd. 2. Leipzig 1913.

— Ein transportabler Blutdruckmesser. Münch. med. Wochenschr. 1914. Nr. 43.

Moritz, F., u. Dietlen, Über das Verhalten des Herzens nach langdauerndem und anstrengendem Radfahren. Münch. med. Wochenschr. 1908. Nr. 10.

Moritz und v. Tabora, Über exakte Venendruckbestimmung beim Menschen. Verh. d. XXVI. Kongr. f. inn. Med. 1909. S. 378.

— — Über eine Methode beim Menschen, den Druck in oberflächlichen Venen exakt zu bestimmen. Deutsch. Arch. f. klin. Med. 1910. Bd. 98. H. 4—6.

Müller, A., Über Schlagvolumen und Herzarbeit des Menschen. I. Darstellung und Kritik der Methode. Deutsch. Arch. f. klin. Med. 1909. Bd. 96. H. 1—2. S. 127.

— Über Schlagvolumen und Herzarbeit des Menschen. II. Deutsch. Arch. f. klin. Med. 1909. Bd. 97. H. 5—6. S. 559.

Müller, Franz, Die Stickoxydulmethode zur Bestimmung des Herzschlagvolumens beim Menschen. Berl. klin. Wochenschr. 1913. S. 2402.

Müller, Ottfried, Der arterielle Blutdruck und seine Messung beim Menschen. Ergebn. d. inn. Med. 1908. Bd. 2. S. 367.

— und Brösamlen, Über die Eignung der Sphygmobolometrie resp. Sphygmovolumometrie zur Bemessung der Systolengrösse resp. des Minutenvolumens. Deutsch. Arch. f. klin. Med. 1917. Bd. 124. H. 3 u. 4.

— und Finkh, Forster, Oesterlen, Zur Frage des Herzschlagvolumens. Zeitschr. f. experim. Path. u. Ther. Bd. 11, S. 264 u. Bd. 12, S. 472 u. 489.

— Über eine neue Methode zur Aufzeichnung der Volumenschwankungen bei plethysmographischen Untersuchungen am Menschen. Arch. f. Anat. u. Phys. 1904.

— Zur Funktionsprüfung der Arterien. Deutsch. med. Wochenschr. 1906. Nr. 38 u. 39.

Müller, O., und K. Blauel, Zur Kritik des Riva-Roccischen und Gärtnerschen Sphygmomanometers. Deutsch. Arch. f. klin. Med. 1907. Bd. 91. S. 517.

Münzer, E., Über Blutdruckmessung und ihre Bedeutung nebst Beiträgen zur funktionellen Herzdiagnostik. Zeitschr. f. experim. Pathol. u. Ther. 1907. Bd. 4. H. 1.

— Apparat zur objektiven Blutdruckmessung. Gleichzeitig ein Beitrag zur Sphygmoturgographie. Münch. med. Wochenschr. 1907. Nr. 37. S. 1809.

— Zur graphischen Blutdruckmessung und Sphygmobolometrie nebst Beiträgen zur klinischen Bewertung dieser Untersuchungsmethode. Med. Klinik 1908. Nr. 14—16.

Neu, M., Experimentelle und klinische Blutdruckuntersuchungen mit Gärtners Tonometer. Diss. Heidelberg 1902.

Nicolai, Nagels Handbuch. 1909. Bd. 1.

Pal, I., Ein Sphygmoskop zur Bestimmung des Pulsdruckes. Zeitschr. f. inn. Med. 1906. Nr. 5.

— Gefässkrisen. Leipzig 1905.

Plesch, Hämodynamische Studien. Zeitschr. f. experim. Path. u. Ther. 1909. Bd. 2. S. 380.

— Bestimmung des Herzschlagvolumens. Deutsch. med. Wochenschr. 1909. Nr. 6. S. 239.

— Antwort auf den Aufsatz von A. Müller. „Über Schlagvolum und Herzarbeit des Menschen.“ Deutsch. Arch. f. klin. Med. 1910. Bd. 98. H. 4—6.

Pletnew, Arbeit und normales Tachogramm. Zeitschr. f. experim. Path. u. Ther. 1909. Bd. 6.

Poczobutt, J., Über den diagnostischen und prognostischen Wert der Wärmedifferenz zwischen der äusseren und inneren Körpertemperatur. Gaz. Lek. 1905. Nr. 45—48. (Polnisch.)

Prüm, Über Blutdruckmessung. Deutsch. med. Wochenschr. 1904. Nr. 12. S. 447 und Deutsch. med. Wochenschr. 1904. Nr. 2. S. 60.

Raab, I., Beitrag zur funktionellen Diagnose der beginnenden Kreislaufstörung. Verh. d. 23. Kongr. f. innere Med. 1906. S. 498.

v. Recklinghausen, Unblutige Blutdruckmessung. Arch. f. exper. Pathol. u. Pharm. 1906. Bd. 55. S. 375.

— Über Blutdruckmessung beim Menschen. Arch. f. exper. Pathol. u. Pharm. 1901. Bd. 46. S. 79.

— Unblutige Blutdruckmessung des Blutdruckes in den Venen, den kleinen Arterien und Kapillaren des Menschen. Arch. f. exper. Pathol. u. Pharm. 1906. Bd. 55. S. 464.

v. Recklinghausen, Was wir durch die Pulsdruckkurven und durch die Pulsdruckamplitude über den grossen Kreislauf erfahren. Arch. f. exper. Pathol. u. Pharm. 1906. Bd. 56. S. 1.

Rehfisch, E., Die Amplitude der Herzkontraktionen. Arch. f. Anat. u. Physiol. 1908.

— Zur Funktionsprüfung des Herzens. Berl. klin. Wochenschr. 1915. S. 1230.

Reinhart, Über die Eignung der Sphygmobolometrie zur Bemessung der Systolen grösse. Deutsch. Arch. f. klin. Med. Bd. 127. 1916. S. 300.

Riva-Rocci, Un nuovo sphygmomanometro. Gaz. med. di Turino. 1896. Nr. 50—51.

Romberg, Die chronische Insuffizienz des Herzmuskels. Deutsch. Klinik. Bd. 11. 1905.

Rosenbach, O., Eine neue Kreislauftheorie. Berl. klin. Wochenschr. 1903.

Sahli, H., Sphygmobolometrie. Eine neue Untersuchungsmethode der Zirkulation. Deutsch. med. Wochenschr. 1907. Nr. 16—17.

— Handbuch der klinischen Untersuchungmethoden. 6. Aufl. Leipzig 1913.

— Über die richtige Beurteilung der Volumbolometrie und die Art ihrer klinischen Verwendung. Deutsch. Arch. f. klin. Med. Bd. 122. 1917. S. 11. Ferner Deutsch. Arch. f. klin. Med. Bd. 107, 109, 112, 115, 117; vgl. Lipowetzki, ebenda Bd. 109, Hartmann, ebenda Bd. 117, Dubois, ebenda Bd. 120. Ferner Sahli, Zeitschr. f. klin. Med. Bd. 72, 74. u. a. a. O.

Sanford, A. H., Sphygmomanometrische Blutdruckmessung bei verschiedener Körperhaltung. Journ. Am. Med. Ass. Chicago 1908. Nr. 9.

Sawada, Blutdruckmessungen bei Arteriosklerose. Deutsch. med. Wochenschr. 1909. Nr. 12.

Schirokauer, Die klinische Bewertung der Plethysmographie bei Herzkrankheiten. Zeitschr. f. diät. u. phys. Ther. 1918. H. 8—9.

Schrumpf, P., und B. Zabel, Über die auskultatorische Blutdruckmessung. Münch. med. Wochenschr. 1909. Nr. 14. S. 704.

— Blutdruckuntersuchungen und Energometrie im Hochgebirge. Deutsch. Arch. f. klin. Med. Bd. 113. 1914. S. 466.

— Eine graphische Darstellung der Herzfunktionsprüfung. Med. Klin. 1915. S. 669.

Schüle, Über die Blutdruckmessung mit dem Tonometer von Gärtner. Berl. klin. Wochenschr. 1900. Nr. 33. S. 726—728.

Schulthess, H., Sphygmobolometrische Untersuchungen an Gesunden und Kranken. Deutsch. med. Wochenschr. 1908. Nr. 22. S. 959 und Nr. 23. S. 1005.

— Eine neue Sphygmophotographie zur Blutdruckmessung und Herzprüfung etc. Zentralbl. f. Herz- und Gefässkrankh. 1915. H. 14—15.

Schultze, F. E. Q., Über die psychologischen Fehlerquellen bei der palpatorischen Blutdruckmessung nach Riva-Rocci und v. Recklinghausen. Pflügers Arch. 1908. Bd. 124. S. 392.

Selig, A., Die funktionelle Herzdiagnostik. Prag. med. Wochenschr. 1905. Nr. 30 bis 31. S. 418—432.

Siehle, M., Beiträge zu einer funktionellen Diagnose der Angina pectoris. Wien. klin. Wochenschr. 1904. Nr. 14. S. 379.

Smith, Die Funktionsprüfung des Herzens. Verhandl. des 19. Kongr. f. inn. Med. 1901. S. 167.

— Über den heutigen Stand der funktionellen Herzdiagnostik und Herztherapie. Berliner Klinik 1902. H. 166.

Stähelin, A., Über den Einfluss der Muskelarbeit auf die Herztätigkeit. Deutsch. Arch. f. klin. Med. 1897. Bd. 59. S. 79 und Deutsch. Arch. f. klin. Med. 1900. Bd. 67. S. 147.

— Über das Verhalten des maximalen und minimalen Blutdruckes beim Menschen in verdünnter Luft. Med. Klinik 1909. Nr. 10.

Stähelin, Über die Korotkowsche Methode der Blutdruckbestimmung. 26. Kongr. f. inn. Med. 1909.

Sterzing, P., Vergleichende Blutdruckmessungen mittelst der palpatorischen und auskultatorischen Methode. Deutsch. med. Wochenschr. 1909. Nr. 43.

Stillmark, H., Ein neuer Blutdruckmesser. Berl. med. Wochenschr. 1907. Nr. 22 S. 692.

Strasburger, J., Ein Verfahren zur Messung des diastolischen Blutdruckes und seine Bedeutung für die Klinik. Zeitschr. f. klin. Med. 1904. Bd. 54. H. 5—6. S. 373—497.

— Über den Einfluss der Aortenelastizität auf das Verhältnis zwischen Pulsdruck und Schlagvolumen des Herzens. Deutsch. med. Wochenschr. 1907. Nr. 26. Deutsch. Arch. f. klin. Med. Bd. 91. 1907. S. 378.

— Weitere Untersuchungen über Messungen des diastolischen Blutdruckes beim Menschen. Deutsch. med. Wochenschr. 1908. Nr. 2. S. 56 u. Nr. 3. S. 100.

— Über den Anteil der Blutgefässe an der Bewegung des Blutes. Münch. med. Wochenschr. 1910. Nr. 47.

Strauss, E., und F. Fleischer, Über die klinische Bedeutung des turgosphygmographischen Pulsbildes. Berl. klin. Wochenschr. 1908. Nr. 23.

Strauss, H., Über Blutdruckmessungen im Dienste der Diagnostik traumatischer Neurasthenien und Hysterien. Neurol. Zentralbl. 1901. Nr. 3.

— Blutdruck- und Trinkkur. Med. Klinik 1909. Nr. 30.

Strubell, A., Über funktionelle Diagnostik und Therapie der Herzkrankheiten Deutsch. med. Wochenschr. 1908. Nr. 42—43.

Stursberg, H., Über das Verhalten des systolischen und diastolischen Blutdruckes nach Körperarbeit mit besonderer Berücksichtigung seiner Bedeutung für die Funktionsprüfung des Herzens. Deutsch. Arch. f. klin. Med. 1907. Bd. 90. H. 5—6.

Tange und Zuntz, Über die Einwirkuug der Muskelarbeit auf den Blutdruck. Pflügers Arch. Bd. 70. S. 599.

Tewildt, Über den Einfluss körperlicher Bewegungen auf die Pulszahl. Inaug.-Diss. Bonn 1903.

Tiedemann, Versuche, die Funktion des Herzens nach v. Recklinghausen. zu prüfen. Deutsch. Arch. f. klin. Med. 1907. Bd. 91. S. 331.

Tornai, J., Über den diagnostischen Wert der auskultatorischen Blutdruckmessung usw. Zeitschr. f. phys. u. diät. Ther. 1910. Bd. 13. H. 8—9.

Tschlenoff, Gärtnertonometer. Zeitschr. f. Diät. u. phys. Ther. 1900. 4. I.

Uskow, L. J., Vergleichende Forschungen über verschiedene Methoden der Blutdruckbestimmung. Wratsch 1901. Nr. 45. S. 1370—1377. (Russisch.)

— Der Sphygmotonograph. Zeitschr. f. klin. Med. Bd. 66. 1908. S. 90.

Veiel, E., Die Bedeutung des Blutdruckes für die Schätzung der Herzfunktion. Med.-naturw. Ver. Tübingen 1908. Sitz. 22. Juni. — Zit. nach Münch. med. Wochenschr. 1908. S. 2020.

von den Velden, R., Die Saugkraft der Herzens. Verh. d. 23. Kongr. f. inn. Med. 1906. S. 307.

— Koordinationsstörungen des Kreislaufs. Habilitationsschr. Marburg 1907.

Vestenrijk, N., Klinische Daten zur Bestimmung des Pulsdruckes nach der auskultatorischen Methode. Ber. d. Kaiserl. ärztl. Akad. in Petersburg. Bd. 15. S. 101.

— Apparat zur Bestimmung des Blutdruckes im ganzen Kreislauf der oberen Extremitäten. Universales Sphygmomanometroskop. Wiener med. Wochenschr. 1908. Nr. 43.

— Über die Beziehungen der Tonmethode der Bestimmung des maximalen und minimalen Blutdruckes zu den übrigen Methoden und über die Bedeutung dieser Grössen. Zeitschr. f. klin. Med. 1908. Bd. 66. H. 5—6. S. 465.

Volhardt, F., Über die Messung des diastolischen Blutdruckes beim Menschen. Verh. d. 26. Kongr. f. inn. Med. 1909. S. 200.

Waldvogel, Wie prüfen wir in der Sprechstunde die Funktion des Herzens. Münch. med. Wochenschr. 1908. Nr. 32. S. 1677.

Weber E., Einwirkung der Gehirnrinde auf Blutdruck und Organvolumen. Arch. f. (Anat.) u. Physiol. 1906. S. 495.

— Über eine neue Untersuchungsmethode bei Herzkrankheiten. Zeitschr. f. exp. Path. u. Ther. 1916. Bd. 18. S. 325.

— Eine neue Funktionsprüfung des Herzens. Med. Klinik. 1916. S. 612.

Weiss, Blutdruckmessungen mit Gärtners Tonometer. Münch. med. Wochenschr. 1900. Nr. 3–4. S. 70.

Weiss, Eug., Beobachtung und mikrophotographische Darstellung der Hautkapillaren am lebenden Menschen. Deutsch. Arch. f. klin. Med. Bd. 119. S. 1.

— Eine neue Methode zur Suffizienzprüfung des Kreislaufs. Zeitschr. f. exper. Pathol. u. Therapie. Bd. 19. S. 390.

Wenckebach, Über Herzkonstatierung im Kriege. Med. Klin. 1916. Nr. 18.

Zabel, B., Was lehrt uns der Vergleich der mit verschiedenen Methoden gewonnenen diastolischen Blutdruckwerte. Berl. klin. Wochenschr. 1909. Nr. 29.

Zadeck, Die Messung des Blutdruckes am Menschen mittelst des von Baschschen Apparates. Zeitschr. f. klin. Med. Bd. 2. S. 509.

Ziemssen, Wert und Methode klinischer Blutdruckmessungen. Münch. med. Wochenschr. 1894. Nr. 43. S. 843.

Spezielle Diagnostik.

I. Die Diagnose der Kreislaufsinsuffizienz.

Die Kreislauforgane, Herz- und Gefässsystem, stehen in so unmittelbaren Wechselbeziehungen in ihrer Funktion, dass der Begriff Herzinsuffizienz, der die funktionelle Diagnostik lange beherrschte, nicht als zutreffender Ausdruck für die Kreislaufstörungen, die man darunter verstehen wollte, angesehen werden kann. Weiterhin wurde der Begriff Herzinsuffizienz meist dahin verstanden, dass man ein Herzmuskelinsuffizienz damit meinte. Und unter dem Herzmuskel wurde in erster Linie das Triebwerk der Muskulatur, der sich zusammenziehende kraftentwickelnde Teil des Herzmuskels verstanden. Seit der Entdeckung der spezifischen Muskulatur des Herzens und seit der Erkenntnis ihrer Bedeutung für den regelrechten Ablauf der Herztätigkeit lässt sich die Insuffizienz des Herzens nicht mehr auf die Herzmuskelinsuffizienz im dynamischen Sinne beschränken. Und seit es erkannt ist, dass trotz funktionell und anatomisch normaler Herzmuskulatur durch ein Versagen der Gefässtätigkeit Kreislaufschwäche entstehen kann, ist für die schweren Störungen, die man unter dem Begriff der Herzinsuffizienz früher zusammenfasste, diese Bezeichnung nicht mehr überall zutreffend. Deswegen lässt sich nur der Ausdruck „Kreislaufsinsuffizienz" allen Einzelerscheinungen überordnen.

Eine Kreislaufsinsuffizienz kann hervorgerufen werden in erster Linie durch eine Herzmuskelinsuffizienz, die in einem mehr oder weniger hochgradigen Versagen des Triebwerks für den Kreislauf besteht. Das Nachlassen des eigentlichen Motors des Kreislaufs in seiner Arbeit ist dann die Ursache der Erscheinungen der Insuffizienz, und wenn es eintritt, ist damit die ungenügende Funktion des Kreislaufs gegeben.

Aber es kann, auch wenn der murale kontraktile Muskel in seiner Funktion vollwertig ist, doch noch auf anderem Wege durch intrakardiale Ursachen eine Kreislaufsinsuffizienz eintreten. Es ist das dann der Fall, wenn die rhythmische Reizbildung und die Reizleitung, welche beide in erster Linie Funktionen der Orte der spezifischen Muskulatur des Herzens sind, erhebliche Störungen erleiden. Es können also auch Veränderungen im Ablauf der Tätigkeit des Herzens zur Kreislaufsinsuffizienz führen. Nur wenn die von der rechten Vorkammer ausgehende Reizbildung den Ablauf der Herzkontraktionen beherrscht und wenn diese in gewissen günstigen Intervallen zur Geltung kommt und fernerhin in normaler Weise durch das Überleitungssystem den Kammern zugeleitet wird, sind optimale Bedingungen für die Tätigkeit des Herzens als Motor des Kreislaufs gegeben. Jede Veränderung in dem Ablauf dieser Funktionen stört zugleich die dynamischen Wirkungen des Organs und damit die Zirkulation des Blutes. Es wird dadurch das Herz in seiner Aufgabe, allen Organen das arterielle Blut unter dem normalen Druck in normaler Strömungsgeschwindigkeit zukommen zu lassen, beeinträchtigt. Die Extreme bilden einerseits die hochgradigsten Beschleunigungen der Herztätigkeit, das Herzjagen, bei dem, wenn es vom Vorhof oder der Vorhofkammergrenze ausgeht, die von Wenckebach entdeckte „Vorhofpfropfung“ ein Kreislaufhindernis bildet, und andererseits die durch Blockierung des Reizleitungssystems hervorgerufenen äussersten Bradykardien. Aber auch die Extrasystolien, wenn sie nicht ganz vereinzelt auftreten, wie auch die mit Vorhofflimmern und Vorhoftachyrhythmien verbundene absolute Unregelmässigkeit der Herzkammern bringen Störungen des Kreislaufs, die ihn für grössere Ansprüche insuffizient machen können. Da die eigentliche Herzmuskeltätigkeit als Triebkraft für die Blutbewegung sich fortwährend wechselnden Ansprüchen anpassen muss, so wird eine durch Irregularitäten hervorgerufene Unfreiheit der Regulierung der Tätigkeit dies behindern und damit, wenn auch oft nur leichte, zuweilen aber auch schwerere Störungen in der Beziehung zwischen Leistung und Anforderung hervorrufen müssen. Lundsgaard fand bei manchen Formen von Arhythmien ein gegen die Norm verkleinertes Schlagvolumen der Kammern. Ferner findet man in Fällen von schweren Rhythmusstörungen mitunter die Erscheinungen einer schweren Kreislaufsinsuffizienz im Leben und bei der Autopsie am Herzen selbst keine diese erklärenden anatomischen Veränderungen der Kammermuskulatur (Hoffmann). Da sich alle diese Störungen als Abweichungen in der Funktion der spezifischen Muskulatur des Herzens auffassen lassen, so müssen sie gesondert betrachtet werden.

Kreislaufsinsuffizienz kann ferner hervorgerufen werden durch eine Störung in der Tätigkeit der Gefässe. Wenn wir auch eine aktive Blutbeförderung durch die peripheren Gefässe nicht anerkennen können, so ist doch ihr Einfluss auf die Blutverteilung und auf die Erhaltung des Blutdrucks und damit des Stromgefälles von grosser Bedeutung für den Gesamtkreislauf. Sowohl zu grosse wie zu geringe Weitbarkeit der Gefässe bildet ein Hindernis für den Gesamtkreislauf und muss auf diesen Rückwirkungen haben. Übersteigt die Störung ein gewisses Mass, so wird der Kreislauf insuffizient, d. h. er kann seine Aufgaben für den Gesamtkörper oder auch für einzelne Teile nicht mehr erfüllen. Trotz suffizientem Herzmuskel gelingt es diesem dann nicht die nötigen Druckdifferenzen, bei denen ein normaler Kreislauf des Blutes möglich ist, herzustellen, und es kann damit unter Umständen ein Aufhören des Kreislaufes und damit der Tod eintreten. Aber abgesehen von diesem äussersten Fall können durch eine Störung der Gefässtätigkeit so mannigfache Kreislaufstörungen erfolgen, dass diese einer gesonderten Betrachtung bedürfen. Es müssen also die durch Gefässinsuffizienz hervorgerufenen Erscheinungen der Kreislaufinsuffizienz in ihrer funktionellen Sonderbedeutung erkannt und therapeutisch beeinflusst werden.

Die Herzmuskelinsuffizienz.

Bei der gesamten funktionellen Diagnostik der Herzkrankheiten steht als erste die Frage im Mittelpunkt: „Ist das Herz mit der ihm zur Zeit innewohnenden Kraft imstande den Kreislauf in ungestörter Weise aufrecht zu erhalten, und zwar a) in der Ruhe, b) gegenüber welchen weiteren Leistungen?“ Ist das Herz imstande ausser der wesentlichen Arbeit, d. h. der Erhaltung des Kreislaufes bei körperlicher Ruhe auch noch ein Mass von Mehrleistung zu übernehmen und wie gross ist dieses Mass? Wie gross ist mit einem Worte die Reservekraft. Dass diese Frage nicht mit einer einzigen Untersuchungsmethode zu beantworten ist, ist selbstverständlich, da wir keine einfache Methode besitzen, die uns in jedem Falle Aufschluss geben kann. Er bedarf dazu der kombinierten Anwendung vieler Untersuchungsmethoden und mannigfacher Überlegungen.

Entsprechend der Fragestellung spricht man von einer absoluten Insuffizienz des Herzens, wenn es nicht mehr imstande ist, auch in der Ruhe den Kreislauf so aufrecht zu erhalten, dass alle Organe in normaler Weise mit arteriellem Blut versorgt werden, von relativer Insuffizienz, wenn das Herz gegenüber einer gewissen Mehrarbeit versagt, welche in erster Linie durch Muskelanstrengung, weiterhin aber auch durch alle Umstände, die erhöhte Ansprüche an den Kreislauf machen, hervorgerufen wird.

Diese Zweiteilung gibt nur ein grobes Mass für die in Wirklichkeit zu beobachtenden Grade der Insuffizienz des Herzmuskels. Die absolute Insuffizienz, wobei das Herz auch in der körperlichen Ruhe nicht mehr den Kreislauf in genügender Weise aufrecht erhalten kann, ist leicht zu erkennen. Doch gibt es im Gebiete der relativen Insuffizienz grosse Unterschiede. Es kommt dann darauf an, welchem Mass von Mehrbeanspruchung das Herz noch nachkommen kann. So könnte man noch eine weitere Einteilung machen und die relative Insuffizienz in Stadien einteilen, je nachdem das Herz imstande ist, noch den Bedürfnissen des täglichen Lebens, die keine besonderen Anstrengungen erfordern, zu genügen. Der Mensch, der eine geregelte, ruhige Lebensweise führt, alle Exzesse in Arbeit und Genuss meiden kann, wird leichtere Grade der Insuffizienz seines Kreislaufs kaum spüren. Dagegen wird er bei körperlichen Anstrengungen, die das Mass des Gewohnten übersteigen, rascher versagen. Umgekehrt gibt es Kranke, die, wenn sie auch in der Ruhe keine Beschwerden empfinden, schon bei den Verrichtungen des täglichen Lebens durch Kurzatmigkeit auf die Schwäche ihres Herzmuskels reagieren. Zwischen beiden Kategorien besteht wiederum ein grosser Unterschied. Man kann eben dann nur von verschieden hohen Graden relativer Insuffizienz sprechen, und so mag die alte Einteilung bestehen bleiben, denn für eine weitergehende findet sich keine scharfe Grenze.

a) Die relative (chronische) Herzmuskelinsuffizienz.

Die relative Insuffizienz des Herzens ist kein fest umschriebenes Krankheitsbild, denn je nach der Ursache und nach dem Grade der Insuffizienz müssen die Symptome verschieden sein, wenn auch die Kreislaufstörungen schliesslich ein mehr oder weniger einheitliches Bild geben. Sie tritt eben nur in die Erscheinung, wenn der daran leidende Mensch gewisse Anforderungen an sein Herz stellt.

Relativ insuffizient wird natürlich gegenüber immer höher gesteigerten Ansprüchen schliesslich jedes Herz, da bei übermässiger Anstrengung für jedes Herz eine Grenze der Leistungsfähigkeit kommen muss. Man wird deshalb den Begriff relative Insuffizienz dahin präzisieren müssen, ob das Herz den Anforderungen des normalen Lebens und etwaigen besonderen Anstrengungen genügt oder nicht. Der Athlet wird andere Anforderungen an sein Herz stellen als der Schreiber, aber auch letzterer muss von seinem Herzen verlangen, dass es ihm gestattet, gewisse körperliche Anstrengungen schadlos auszuführen, und dass es bei einsetzender Mehrbeanspruchung z. B. bei mässigem Bergsteigen nicht versagt. Diejenige Kraft, welche dem Herzen innewohnt und in der Ruhe nicht beansprucht wird, nennt man Reservekraft; je grösser die Reservekraft, um so leistungsfähiger ist das Herz. Zur praktischen Beurteilung des Herzens gehört also 1. die Feststellung, dass das Herz funktionell den Ansprüchen der Organe des Körpers in der Ruhe genügt und 2. die Feststellung, eine wie grosse Reservekraft dem Herzen innewohnt. Dabei ist zu bemerken, dass die Reservekraft nach Zeit und Umständen in ihrer Grösse wechseln kann, sie wird also je nach dem augenblicklichen körperlichen Zustande oder je nach vorangegangenen Leistungen grösser oder geringer sein; es gibt auch eine vorübergehende Schwäche oder Ermüdung des Herzens. Die Reservekraft ist bei Jugendlichen grösser als im Alter.

Die Reservekraft ist bei keinem Herzen eine unbegrenzte, so dass gewissen übermässigen Ansprüchen gegenüber auch das kräftigste Herz relativ insuffizient sich erweisen muss. Von einer relativen Insuffizienz kann man deshalb nur dann sprechen, wenn die dem Herzen gestellten Aufgaben über das Mass dessen, was der Mensch entsprechend seinem Alter, seinen Gewohnheiten (Übung) und seinem Habitus leisten sollte, nicht hinausgehen.

Einen Massstab für die Leistungsfähigkeit des gesunden Herzmuskels gibt das Verhalten der Körpermuskulatur ab. Nach den Untersuchungen von E. Müller und Hirsch ist bekannt, dass das Gewicht des Herzmuskels in einem bestimmten Verhältnis zum Körpergewicht steht. Und zwar ist dabei wesentlich der Umfang der Körpermuskulatur für die Stärke des Herzmuskels massgebend. Das ist physiologisch verständlich, da die Muskulatur bei ihrer Tätigkeit ein ganz besonderes und oft auftretendes erhöhtes Bedürfnis nach Sauerstoff einerseits geltend macht und andererseits das Fortschaffen grosser Mengen von Stoffwechselschlacken vom Blute verlangt. Die bei Muskelanstrengung auftretende Mehrarbeit des Herzens, die sich äusserlich in Beschleunigung der Herztätigkeit und Auftreten von Kurzatmigkeit erkennen lässt, ist noch nicht in ihrer Genese völlig aufgeklärt. Bei jeder auch nur auf eine kleine Muskelgruppe beschränkten Arbeit erfolgt nicht nur in dieser, sondern nach den Feststellungen von E. Weber auch in den übrigen Muskelgebieten eine Vergrösserung der Blutzufuhr, die von dem intrakraniellen Gefässzentrum aus angeregt wird. Es wird dadurch der venöse Rückstrom des Blutes zum Herzen vermehrt und beschleunigt. Diesem durch die intermittierenden Muskelkontraktionen noch vermehrten Andrang des Blutes muss der rechte Ventrikel zunächst und dann auch der linke sich in seiner Tätigkeit anpassen. Dies gelingt bei immer mehr gesteigerter Arbeit immer unvollkommener (Joh. Müller). Die Muskeltätigkeit regt also das Herz auf dem Wege über die Gefässe zu grösserer Arbeit an, und entsprechend der vermehrten Tätigkeit ist anzunehmen, dass das Herz in seiner Muskulatur sich wie jeder Körpermuskel durch anhaltende Übung verstärkt, d. h. in der Masse vermehrt.

Die Diagnose einer chronischen relativen Insuffizienz macht unter Umständen grosse Schwierigkeiten, und diese machen es so sehr erstrebenswert, eine sichere und eindeutige Untersuchungsmethode zu besitzen, die in jedem Fall ein bestimmtes Urteil über den Zustand des Herzens erlaubt. Eine solche aber gibt es nicht und wird es vielleicht nie geben, und so müssen alle Symptome, welche einen Rückschluss auf den Zustand des Herzens erlauben, beachtet und erwogen werden. Wenn auch die Herzinsuffizienz ein funktioneller Begriff ist, so ist sie doch recht oft mit anatomischen Abweichungen verbunden, die festgestellt werden müssen.

Es kommt dabei zunächst eine Berücksichtigung etwaiger ätiologischer Momente in Frage. Der primäre Nachlass der Herzkraft, so dass diese irgendwie gesteigerten Leistungen, wie sie doch das Leben jederzeit verlangen kann, ohne dass eine nachweisbare Erkrankung des Herzens besteht, nicht mehr genügt, ist eine nahezu regelmässige Erscheinung der höheren Lebensjahre. Sie tritt aber sonst selten als primäre Erscheinung auf, so dass man sie seltener als Resultante nur aus einer allgemein schwächlichen Körperanlage und damit schwacher Veranlagung des Herzens beurteilen muss, sondern meist als Folgeerscheinung gewisser pathologischer Veränderungen im Herzen selbst oder in anderen Organen. Damit ist für die Diagnose zunächst massgebend die Feststellung einer Ursache für eine verminderte Leistungsfähigkeit des Herzens. Gewiss lässt sich diese Frage nicht stets positiv beantworten. Findet man doch selbst bei der Autopsie eines an Herzschwäche Gestorbenen mitunter keine sichere Erklärung durch den anatomischen Befund (Aschoff). Es wird deshalb eine sorgfältige Anamnese und eine genaue Untersuchung des ganzen Körpers notwendig sein, um die etwaige Ursache festzustellen. Die hauptsächlichsten Ursachen einer chronischen relativen Insuffizienz sind folgende:

Allgemein schwächende Einwirkungen, wie sie durch Erkrankungen, welche den Ernährungszustand und damit die Kraft des gesamten Organismus, besonders der Muskulatur, beeinträchtigen, geschaffen werden. Zu diesen Erkrankungen gehören zunächst die bei allgemein schwächlicher Entwickelung namentlich der Muskulatur auftretende Herzschwäche, ferner die an chronische Erkrankungen der Verdauungsorgane oder auch an chronische Infektionskrankheiten sich anschliessenden Beeinträchtigungen der Ernährung, vor allen Dingen auch die Herzschwäche nach langer Bettruhe, nach rapidem Fettverlust, die Herzschwäche der Personen, die ein minimales Mass von körperlichen Bewegungen ausüben. Besonders häufig hat in der Kriegszeit die chronische Unterernährung zu derartiger Schwächung des Herzens geführt, wie sie sich in manchen Fällen von Ödemkrankheit durch matte Herztätigkeit, Bradykardie und niedrigen Blutdruck anzeigt.

Umgekehrt führt hierzu zu chronischer relativer Insuffizenz auch die Überanstrengung des Herzens:

Ein Herz kann dauernd und vorübergehend überanstrengt werden. Dauernder Überanstrengung unterliegt das Herz der Fettleibigen. Hier hat das Herz durch den gleichbleibenden Querschnitt der Aorta in der Zeiteinheit eine übergrosse Masse Blut zu befördern, wenn es alle Körperprovinzen mit genügender Ernährungsflüssigkeit versorgen will. Das Herz muss also, um einem Sauerstoffmangel der Gewebe vorzubeugen, besonders viel arbeiten, zumal dann, wenn irgendwie besondere Ansprüche an den Körper gestellt werden. Dies bringt die Kurzatmigkeit der Fettleibigen hervor und unter Umständen das Herz zum Versagen. Bei Fettleibigen sprechen aber noch andere Einflüsse mit. Dass die Fettum- und Durchwachsung des Herzmuskels zu vermehrter Herzarbeit führt, ist einleuchtend. Oft kommen aber weiterhin bei Fettleibigen organische Erkrankungen des Herzens, der Gefässe und der Nieren hinzu, welche die Funktion des Kreislaufs beeinträchtigen.

Aber auch durch ausserhalb des eigenen Körpers liegende Ursachen können die Ansprüche an das Herz gesteigert werden. Wenn ein an sich noch ziemlich leistungsfähiges Herz dauernd überanstrengt wird, so kann es zum Versagen kommen.

Übermässige Muskelanstrengungen (Tübinger Herz), Alkoholabusus, namentlich wenn damit grosse Flüssigkeitsmengen zugeführt werden (Bierherz), führen zu Überanstrengungen des Herzens, besonders wenn unzweckmässige oder ungenügende Ernährung statt hat. Daneben sind nervöse und toxische Einflüsse zu nennen. Das leichte Ansprechen des Herzens und der Gefässe auf psychische und sonstige nervöse Reize bringt Überarbeit desselben mit sich. Sexuelle Exzesse wirken in dieser Richtung besonders schädlich. Auch einmalige grosse Anstrengungen, wenn sie ein schon geschwächtes Herz treffen, können zum raschen Versagen desselben führen.

Mediastinalverwachsungen des Herzens mit Obliteration des Perikards hindern das Herz bei seinen Bewegungen, da mit der Herzwand weitere starre Körperteile bewegt werden müssen, und führen so zur Überanstrengung. In allen diesen Fällen kann der Herzmuskel anatomisch gesund sein.

Viel häufiger aber führen Erkrankungen des Herzens selbst allein oder mit den genannten Schädlichkeiten verbunden zur Herzinsuffizienz. Als solche sind zu nennen die Erkrankungen des Myokards, wie chronische und akute Myokarditiden, besonders wenn sie das Atrioventrikularsystem mit betreffen, Erkrankungen der Kranzarterien mit oder ohne nachfolgende Erkrankung des Herzmuskels, auch syphilitische Erkrankungen des Herzmuskels sind hier zu nennen.

Inwieweit sonstige Veränderungen des Parenchyms der Muskelfasern schädlich auf die Herzkraft wirken, ist nicht sicher gestellt. Über die Wirkung der Fettinfiltration der Muskelfasern, sowie der wachsartigen Degeneration und der Fragmentation des Herzmuskels, welche letztere jetzt allgemein als agonale oder postmortale Veränderung angesprochen wird und damit für die Funktion des Herzens keine Bedeutung hat, bestehen keine einheitlichen Anschauungen. Jedenfalls kann starke Fettinfiltration der Herzmuskelzellen bestehen, ohne dass Insuffizienzerscheinungen nachweisbar sind.

Je grösser der von Degenerationen befallene Bezirk ist, um so mehr wird das Herz geschädigt sein können. Auch ist eine solche Erkrankung der Gegend des Atrioventrikularsystems besonders wichtig (Mönckeberg).

Bei Endokarditis und bei manchen Herzfehlerkranken ist vorübergehende oder dauernde Insuffizienz des Herzens ein häufiges Vorkommnis.

Herzmuskelinsuffizienz tritt weiterhin besonders häufig als Folgeerscheinung der Erkrankung anderer Organe auf, so infolge von Erkrankung des Perikards. Die Obliteration des Perikards als Dauer- und Endzustand einer Perikarditis ist schon erwähnt worden, aber auch im Stadium der frischen Perikarditis kann das Herz geschädigt werden, indem es durch grosse perikardiale Exsudate in seiner diastolischen Ausdehnung und damit in der Füllung der Kammern mit Blut behindert wird.

Von eminenter Bedeutung ist die Herzmuskelinsuffizienz bei gewissen Formen der chronischen Nephritis, besonders der Nierensklerose. Die chronische Nephritis lässt nur selten die Kreislauforgane gänzlich unberührt. Mitunter ist das erste und auffallendste allgemein klinische Zeichen der bestehenden Nephritis der erhöhte Blutdruck. Sein Zustandekommen hat verschiedene Ursachen, jedenfalls beruht es darauf, dass grössere Widerstände dem peripheren Kreislauf des Blutes in den Arterien und Kapillaren entgegenstehen. Die Folge davon ist eine Hypertrophie zunächst des linken Ventrikels, später aber auch des ganzen Herzens.

Im weiteren Stadium verhält sich das Herz wie sonst bei Hypertrophien z. B. bei Klappenfehlern. Bei allen Hypertonien ist das Herz in seiner Leistungsfähigkeit beeinträchtigt, da es schon in der Ruhe mit übernormaler Kraft arbeiten muss.

Eine häufige Ursache der Herzschwäche ist die Erkrankung der Arterien, vor allem der des Herzens selbst, die Koronarsklerose. Da der Herzmuskel wechselnder und hoher Kraftleistungen fähig ist, so hat er ein wechselndes und zeitweise hohes Sauerstoffbedürfnis. Durch das Spiel der Koronararterien wird dies geregelt. Sind diese Gefässe sklerosiert, so leidet das Herz bei erhöhten Ansprüchen an relativer Ischämie und es treten Störungen ein. Es kann aus Mangel an sauerstoffreichem Blut nicht die volle Kraft entfalten.

Bei der Sklerose der Körperarterien liegen die Verhältnisse verschieden. Sind grosse Teile des Arteriensystems, wie das Splanchnikusgebiet, sklerosiert, so vermehrt dies die Arbeit des Herzens. Es tritt Blutdruckerhöhung ein. Ebenso bei Sklerose der Aorta oberhalb des Zwerchfells. Bei peripherer Arteriosklerose, auch bei Sklerose der Hirnarterien kann die Blutdrucksteigerung fehlen und damit eine Überlastung des Herzens.

Von Geisböck und Senator ist das Krankheitsbild der Polycythaemia hypertonica beschrieben, bei welcher der Blutdruck chronisch erhöht ist: auch hier findet man Hypertrophie des linken Ventrikels und es kann zu Insuffizienzerscheinungen kommen.

Bei chronischen Erkrankungen der Atmungsorgane treten ebenfalls leicht Störungen der Herztätigkeit auf. Diese treten zunächst bei Raumbeeinträchtigungen der Lungen ein, wie sie bei Kyphoskoliose und sonstigen Deformitäten des Brustkorbes sich finden. Jede Beeinträchtigung des Querschnittes der Lungenkreislaufbahn, sei es durch Kompression oder Schrumpfung der Lungen, pleuritische Verwachsungen etc. erfordert vom rechten Ventrikel eine Mehrarbeit, ebenso die bei Lungenemphysem und chronischer Bronchitis eintretende durch vermehrtes Bindegewebe erzeugte Einengung des Lungengefässgebietes. Es ist somit bei chronischen Erkrankungen der Atmungsorgane fast stets eine Mehrarbeit des rechten Herzens die Folge und damit gerät das Herz in die Gefahr, einer Überanstrengung zu erliegen. Aber auch die Form des Thorax, der lange schmale Thorax, beeinträchtigt die Herzarbeit auf anderem Wege. Findet das Herz wegen zu grosser Entfernung seines Aufhängepunktes an den grossen Gefässen von der Zwerchfellkuppe auf dieser nicht mehr eine genügende Stütze, so zieht es bei jeder Kontraktion sein eigenes Gewicht empor und muss dadurch eine beträchtliche Mehrarbeit leisten. (Wenckebach.)

Stenosen des Kehlkopfes und der Luftröhre bringen ebenfalls durch die erschwerte Arterialisation des venösen Blutes in der Lunge eine Mehrarbeit für das Herz. Noch zu erwähnen sind Wachstumsanomalien, wie die angeborene Enge des Arteriensystems, welche zu erschwerter Herzarbeit führen.

Alle hier genannten Ursachen führen zu vermehrten Ansprüchen an das Herz und alle können schliesslich zu seinem Versagen führen. Es ist demnach bei der Diagnose der Herzinsuffizienz auf Symptome, welche auf die genannten Erkrankungen und Zustände hinweisen, zu fahnden, um festzustellen, ob sich irgendwelche Ursachen für ein Versagen des Herzens nachweisen lassen.

Es können sich diese Ursachen mannigfach kombinieren. So tritt bei Herzfehlern häufig Myokarditis hinzu. Nierenerkrankungen, Fettsucht und Arteriosklerose kombinieren sich häufig. Auch nervöse Überanstrengung des Herzens kann mit organischen Erkrankungen zusammentreffen, ebenso wie toxische Einflüsse. Es treten so mannigfache Verschiedenheiten in der Ätiologie auf, die bei der Diagnose und besonders bei der Therapie zu bewerten sind. Jedenfalls ist Vorsicht geboten in der Annahme eines „nur nervösen“ Leidens, namentlich wenn es bei Menschen, die das 40. Lebensjahr schon überschritten haben, zuerst auftritt.

Die Symptome der relativen oder chronischen Herzinsuffizienz sind sehr verschiedenartig und oft so unbestimmt, dass die Stellung der Diagnose grosse Schwierigkeiten machen kann, zumal bei konstitutionellen und nervösen Herzstörungen, gegen welche gerade die Herzinsuffizienz abzugrenzen von grossem praktischen Interesse ist, irreführende Symptome auftreten. Sicher ist, dass die Diagnose der chronischen Herzmuskelinsuffizienz viel zu oft gestellt wird.

Der Nachlass der Herzkraft zeigt sich mitunter nicht zuerst am Herzen selbst an, sondern in seinen Folgeerscheinungen an anderen Organen des Körpers. Es sind eben die Erscheinungen am Herzen oft mehr oder weniger trügerisch. Die Diagnose der Herzinsuffizienz wird in erster Linie dadurch gestellt werden müssen, dass man das Verhalten des Kreislaufes gegenüber erhöhten Ansprüchen, die stets von den Gefässen ausgehen, in Betracht zieht. Zwar ist in Fällen vorgeschrittener Herzinsuffizienz die Entscheidung leicht zu treffen, da sich schon bei geringen Leistungen die Zeichen einer ungenügenden Zirkulation feststellen lassen, aber bei den leichten Graden der relativen Insuffizienz, die praktisch von grösster Bedeutung und prophylaktisch und therapeutisch am besten zu beeinflussen sind, können die Erscheinungen des gestörten Kreislaufes schwer zu erkennen sein. Die Symptome der Herzinsuffizienz sind sowohl subjektive, als auch objektiv nachweisbare.

Die subjektiven Störungen beziehen sich teils direkt auf das Herz, teils gehen sie von anderen Organen aus. Schmerzen, Druck und unangenehme Sensationen in der Herzgegend kommen sowohl ohne eigentliche Erkrankungen des Herzens und ohne Insuffizienz desselben vor wie auch als Begleiterscheinungen dieser. Der Schmerz wird gewöhnlich in der Gegend der Herzspitze oder unter dem oberen Brustbein empfunden. Oft ist es nur ein dumpfes unbehagliches Gefühl, eine Art Oppressionsgefühl, welches der Kranke klagt, doch kann es sich bis zu den heftigsten Anfällen der Angina pectoris steigern. Die Unterscheidung zwischen einer funktionellen oder organisch bedingten Angina pectoris ist unter Umständen schwer, in beiden Fällen können sich die Anfälle ganz gleichartig verhalten. Besonders bei anscheinend nur leichten Schmerzanfällen muss man sich hüten, die Diagnose auf eine „nervöse“ Stenokardie zu stellen, denn auch bei schwerer organischer Schädigung des Herzens können die Anfälle nur leicht sein. Die schwersten mit kleinem schnellen weichen Puls und allgemeiner Prostration, ja Vernichtungsgefühl einhergehenden Anfälle geben nicht leicht zu Irrtümern Veranlassung. Besonders wichtig sind diese „Herzkrämpfe“ deshalb, weil sie oft das erste Symptom einer beginnenden chronischen Insuffizienz des Herzens sind. Sie weisen durchaus nicht immer auf Koronarsklerose hin und finden sich auch bei Menschen, bei denen Klappen- oder Myokarderkrankungen etc. vorliegen, ohne Beteiligung der Koronararterien, wie ich öfter bei der Autopsie solcher Fälle feststellen konnte. Bei organisch bedingter Angina pectoris verhält sich der Kranke ruhig, er meidet jede Bewegung. Der Schmerz wird unter das Brustbein lokalisiert und strahlt meist in den linken Arm aus. Bei nervöser oder vasomotorischer Stenokardie sind die Schmerzen bei Bewegung und Ablenkung geringer, sie werden meist in der Gegend der Herzspitze angegeben.

Es ist auffallend, wie selten bei der eigentlichen Herzinsuffizienz über Herzklopfen geklagt wird, selbst bei stark irregulärer Herztätigkeit fehlt den Kranken sehr oft das subjektive Empfinden dafür, und man kann als differentialdiagnostisch immerhin bemerkenswert festhalten, dass, wenn bei stark gestörter Herztätigkeit, wobei Tachykardien, Bradykardien und Arhythmien jeder Art in Frage kommen, der Kranke nicht über Herzklopfen klagt, in der Regel es sich um eine organische Erkrankung des Herzens handelt.

Klagen über Kurzatmigkeit fehlen bei insuffizienten Herzen nie, bei relativer Insuffizienz tritt sie schon bei leichter Körperanstrengung auf. Um dies festzustellen, ist zu empfehlen, die Kranken Bewegungen ausführen zu lassen: Kniebeugen, Treppensteigen, Drehen am Ergostaten, mehrfaches Wiederaufrichten und Hinlegen, rasches Gehen oder auch Laufen sind beliebte Prüfungsmethoden. Tritt bei derartigen geringen Anstrengungen stärkere Kurzatmigkeit auf, vor allen Dingen besteht diese einige Zeit fort nach Aufhören der Arbeit, so liegt der Verdacht der beginnenden Herzschwäche nahe. Man wird sich bei solchen Untersuchungen vorsehen, dass man den Kranken nicht etwa Überanstrengungen zumutet. Allerdings in den Fällen, wo dies zu befürchten ist, kommt man, da die Störungen dann auch ohne solche Versuche festzustellen sind, nicht in die Notwendigkeit, sie vorzunehmen. Natürlich ist festzustellen, dass die Dyspnoe nicht renalen oder pulmonalen Ursprungs ist oder durch eine Blutkrankheit hervorgerufen wird durch Ausschluss solcher.

Wichtig ist die Sprache des Kranken. Kurzatmige müssen während des Sprechens öfters Atem holen als normale. Man kann durch Zählenlassen feststellen, wieviel Zahlen der Kranke, ohne von neuem Atem zu schöpfen, nacheinander aussprechen kann.

Aber auch nach Steigerung der Ansprüche an das Herz durch den Stoffwechsel, nach reichlichen Mahlzeiten, grossen Mengen von Getränken tritt leicht Kurzatmigkeit auf. Anfälle höchstgradiger Kurzatmigkeit nennt man Asthma cardiacum. Mitunter tritt dieses als erste dem Kranken auffallende Erscheinung einer chronischen Insuffizienz auf. Es kann Lungenödem dabei eintreten und so der erste Anfall zum Tode führen. Gewöhnlich aber geht er das erste Mal vorüber, aber es bleibt von da an meist eine gewisse Schwäche des Herzens zurück und das Bild der chronischen Insuffizienz des Herzens schliesst sich an. Vom Asthma bronchiale sind die Anfälle meist leicht zu unterscheiden. Das Krankheitsbild beim Asthma bronchiale ist meist nicht so bedrohlich, die Anfälle treten gewöhnlich schon im jugendlichen Alter auf, der Auswurf ist sehr spärlich, zähe und schleimig und enthält Charcot-Leydensche Kristalle und Curschmannsche Spiralen. Beim Asthma bronchiale ist wesentlich eine exspiratorische Dyspnoe vorhanden, lautes Kochen und Giemen ist über der Brust zu hören, dabei ist der Puls nicht selten vollständig normal. Es fehlt meist das kollabierte Aussehen.

Die objektiven Symptome sind mannigfaltig und oft nicht eindeutig. Das wichtigste Symptom ist die schon erwähnte Dyspnoe, die als Zeichen mangelhafter Sauerstoffzufuhr zuerst erkennbar wird. Die Dyspnoe gehört zu den objektiven Symptomen, denn sie zeigt sich dem Untersucher durch den raschen Gang der Atmung, die Mitbeteiligung der auxiliären Atmungsmuskeln und durch die Mitbewegung der Nasenflügel deutlich an. Dazu kommt als weiteres objektives Zeichen die mehr oder weniger ausgesprochene Zyanose. Bläuliche Verfärbung der Lippen, der Fingerspitzen, oft auch der Ohren und Wangen findet man bei stärkeren Graden von Herzinsuffizienz gewöhnlich. Oft fühlen sich Hände und Nase und Füsse kühl an, infolge mangelhafter Durchblutung. Bei der Blausucht der angeborenen Herzfehler handelt es sich nicht um ein Symptom von Insuffizienz des Herzens, sondern sie ist eine Folge der Hyperglobulie, der Verdickung des Blutes.

Gewöhnlich bestehen auch bei der chronischen Insuffizienz schon leichte Stauungserscheinungen in den inneren Organen.

Entsprechend einem Gefühl von Unbehagen und Völle im Leibe findet man auch bei beginnender Insuffizienz sehr häufig schon eine Vergrösserung der Leber. Oft beginnt diese am linken Lappen, während der rechte Hauptteil der Leber unverändert erscheint. Der Druck auf die vergrösserte Leber ist den Kranken unangenehm und zuweilen schmerzhaft.

Meist bestehen gleichzeitig Krankheitserscheinungen von seiten des Magen- und Darmkanals, die Kranken haben Druckgefühl im Magen, der Appetit lässt nach und es tritt namentlich nach starker Speisenaufnahme Beengung ein. Der Salzsäuregehalt des Magensaftes wird geringer, sogar chronische Achylie wird beobachtet. Die Zunge wird belegt, es tritt Aufstossen, seltener Würgen und Erbrechen ein, namentlich kurz nach der Nahrungsaufnahme. Das Erbrechen kann nach jeder Nahrungsaufnahme eintreten, so dass die Ernährung der Kranken erschwert wird. Starke Luftansammlung im Magen tritt infolge verschlechterter Resorption auf. (Ad. Schmidt.) Auch die Darmtätigkeit wird beeinträchtigt durch die Stauung des Blutes im Pfortadersystem. Es kann Verstopfung oder auch Durchfall eintreten. Bei Fettleibigen tritt mit den ersten Erscheinungen relativer Herzinsuffizienz oft eine auffallende Abmagerung ein. Die Leute fallen ordentlich aus den Kleidern, die Hautfarbe wird blass, oft bläulich gefärbt und entsprechend dem verminderten Kräftezustand tritt ein andauerndes Gefühl von Schwäche und Mattigkeit auf.

An der Nierensekretion zeigen sich bei der relativen Herzinsuffizienz nicht selten Störungen. Der Urin wird dunkler gefärbt, das spezifische Gewicht steigt, die Menge vermindert sich, den Kranken fällt auf, dass sie seltener Urin lassen wie früher. Manche Kranke lassen dann bei Bettruhe mehr Urin, da das Herz in der Ruhe besser arbeitet, andererseits die Nieren in horizontaler Körperlage besser durchblutet werden. Es tritt dann Nykturie auf. Dies ist besonders häufig bei der Herzinsuffizienz bei Nierenkranken der Fall. Mitunter tritt eine leichte Opaleszenz bei der Untersuchung auf Eiweiss im Urin auf. Es ist stets an eine komplizierende Nierenerkrankung zu denken, namentlich wenn der Blutdruck dauernd erhöht ist. In einzelnen Fällen kommen heftige Kopfschmerzen bei leicht insuffizienten Herzen vor, auch ohne dass eine Nierenerkrankung vorliegt. Die Schmerzen sind verschieden lokalisiert, oft im Hinterkopf, und sind in diesen Fällen häufig mit Schwindelerscheinungen kombiniert. Auch in den Kiefern bestehen zuweilen anfallsähnlich auftretende Schmerzen. Diese Schmerzanfälle sind den Schmerzen der Angina pectoris gleich zu achten. Ihre Entstehung ist gleich dieser nicht voll aufgeklärt. Vielleicht ist mangelhafte Blutversorgung infolge lokaler Gefässkrämpfe die Ursache. (Charcot.)

Weitere Stauungserscheinungen zeigen sich an den Lungen. Auf den Unterlappen findet sich in den unteren Partien sehr häufig Stauungsbronchitis, der Auswurf zeigt dabei oft leicht blutige oder bräunliche Beimischungen, in denen man zuweilen mikroskopisch Blutkörperchen oder braun tingierte Herzfehlerzellen nachweisen kann. Hartnäckige Katarrhe kommen auch im Rachen oder Kehlkopf bei solchen Kranken auf Grund der mangelhaften Zirkulation vor.

Die am Herzen selbst zu beobachtenden objektiven Symptome sind sehr wechselnd. Zunächst muss betont werden, dass die

Zeichen eines Herzfehlers noch nichts über die funktionelle Tüchtigkeit des Herzens besagen. Ein Herzfehlerkranker kann ein voll suffizientes Herz haben. Zwar belasten die physiologischen Folgeerscheinungen eines Herzfehlers einzelne Herzabteile funktionell mehr als in der Norm, aber solange diese der geänderten und vermehrten Funktion fähig sind, liegt nicht die geringste Erscheinung einer Kreislaufinsuffizienz vor. Solche Kranke sind nicht Gegenstand einer ärztlichen Behandlung, wohl aber der Fürsorge.

Was Lage, Grösse und Form des Herzens betrifft, so kann jede Abweichung von der Norm fehlen. So bei der Koronarsklerose, aber auch bei Myokarderkrankungen und bei Herzschwäche infolge von Unterernährung wie auch von Überanstrengung. Oft aber ist das Herz durch Perkussion und am Röntgenschirm als in toto vergrössert nachzuweisen. Die Vergrösserung ist in der Regel an bestimmten Abschnitten des Herzens mehr ausgesprochen als an anderen. Gewöhnlich ist der linke Ventrikel, also der linke untere Bogen mehr ausgedehnt. Das Herz liegt dann häufig im Röntgenbild mehr quer, der Schatten zeigt die sogenannte Entenform. Es tritt dies namentlich in allen den Fällen ein, wo die Ursache der Mehrarbeit im grossen Kreislauf liegt. Bringen vergrösserte Widerstände im kleinen Kreislauf das Herz zum Versagen, so zeigt sich die Erweiterung mehr nach rechts. Rechter Ventrikel und rechter Vorhof erweitern sich. Diese Erweiterung wird oft mit dem Worte „Dehnung“ bezeichnet. Schon früher habe ich auf das unzutreffende dieses Ausdrucks, der möglichst verschwinden sollte, hingewiesen. Wer dehnt denn die Kammern? Gegen den Rücklauf des Blutes sind sie durch die Semilunarklappen geschützt, die „dehnende“ Kraft kommt doch nicht etwa vom venösen Ostium her, vom Druck des venösen Blutes oder gar von der Kontraktion der Vorhöfe. Eine andere dehnende Kraft ist aber nicht vorhanden, denn der sich zusammenziehende Kammermuskel kann sich doch nicht zugleich dehnen. Dehnen und Zusammenziehen sind doch geradezu entgegengesetzte Begriffe.

Will man diese Vergrösserung der Kammern verstehen, so muss man auf die funktionellen Verhältnisse zurückgehen. Es handelt sich hierbei um nichts weiteres als um eine Schädigung des Kontraktionsvermögens einzelner Herzabschnitte oder des gesamten Herzens. Während das normale Herz jede diastolische Füllung mit einer einzigen Kontraktion bewältigt, da es sich stets maximal, d. h. mit der gesamten ihm zur Zeit innewohnenden Kontraktilität zusammenzieht, so kann das geschwächte Herz, da die Kontraktilität unternormal ist, die Systole nicht mit der erforderlichen Kraft ausführen um alles resp. fast alles Blut aus dem Ventrikel auszutreiben. Es bleibt also der Ventrikel in einer mehr oder weniger ausgesprochen diastolischen Stellung auch bei der Systole. Die zu dem in seiner Höhlung zurückgebliebenen Blutquantum hinzutretende aus dem Vorhof zuströmende Blutmenge füllt deshalb den Ventrikel mehr an als normal. So wird also nicht nur sein systolischer, sondern auch sein diastolischer Umfang vergrössert und er erscheint „dilatiert“. Wenn man sich diese Verhältnisse klar zu machen sucht, so wird der Ausdruck „Herzdehnung“ nicht mehr hier angewandt werden dürfen.

Es erhebt sich die Frage, ob mit dieser Vergrösserung des Ventrikels eine „Tonusänderung“ des Herzmuskels verbunden ist. Auch da stehe ich auf einem skeptischen Standpunkt. Aus vielfachen Beobachtungen von Extrasystolen und von Fällen von Adams-Stokesscher Krankheit vor dem Röntgenschirm, wobei die diastolischen Grenzen des Herzens bei den einzelnen Schlägen aufgezeichnet und nachher berechnet wurden, scheint mir hervorzugehen, dass die diastolische Grösse des Herzens im wesentlichen eine einfache Funktion der Dauer der Diastole ist. Das Herz wird gewöhnlich in der Diastole überhaupt nicht bis zur Beanspruchung seines Tonus gefüllt, sondern könnte, wenn die Systole nicht schon einträte, noch viel mehr Blut aufnehmen. Die Systole unterbricht die Füllung des schlaffen, noch leicht ausdehnungsfähigen Herzens.

Bei einer Ventrikelaktion von 8 Schlägen in der Minute fand ich eine Exkursion des linken Herzrandes von 2 cm, vielleicht noch etwas mehr. Bei der Obduktion fand sich keine Spur von Dilatation des linken Ventrikels: er hatte durchaus normale Grösse.

So ist es sehr wohl möglich, ja wahrscheinlich, dass es sich bei diesen Herzvergrösserungen bei der relativen Insuffizienz des Herzens nicht um einen Tonusverlust handelt, sondern nur um eine vermehrte systolische und diastolische Füllung des Herzens, die aus einer geschwächten systolischen Tätigkeit der Herzwand resultiert.

Damit ergibt sich auch, dass der Grad der Vergrösserung des Herzens durchaus keinen einfachen Massstab für den Grad der Funktionsstörung abgibt und dass die Versuche, aus der Herzgrösse ein einfaches Mass für die Funktion des Herzens zu gewinnen, ganz verfehlt sind.

Dass eine Vergrösserung einzelner Herzabschnitte, ja des ganzen Herzens durchaus nicht immer ein Zeichen relativer Insuffizienz ist, geht daraus hervor, dass bei wohlkompensierten Klappenfehlern stets eine diastolische Vergrösserung einzelner Herzabschnitte zur Kompensation absolut notwendig ist, also einen durchaus nützlichen Vorgang darstellt. Diese Vergrösserungen erreichen bei Personen, die ihr Vitium im ersten oder zweiten Lebensjahrzehnt erworben haben, oft grosse Dimensionen, was vielleicht mit dem noch nicht vollendeten Wachstum zusammenhängt.

Die auf Nachlass der Kontraktilität des Herzens beruhenden Vergrösserungen gehen bei ihrer Besserung wieder zurück.

Die Bewegungserscheinungen am Herzen können bei relativer Insuffizienz ganz normal verlaufen. Meist aber ist mit den zu ihrer Beurteilung geeigneten Methoden doch manches Abweichende festzustellen. Bei der Auskultation hört man mitunter die Herztöne leiser werden. Meist werden beide Töne leiser, namentlich bei Koronarsklerose, bei Fettleibigkeit und bei Myokarderkrankungen. Die zweiten Töne, die durch die Kompensation der Grundleiden z. B. bei Nephritis, bei zentraler Arteriosklerose, bei Herzfehlern, bei Lungenleiden, infolge der Hypertrophie der betr. Ventrikel zur Zeit der Suffizienz verstärkt waren, werden abgeschwächt. Oft wird der erste (Muskel-)Ton unrein infolge der energielosen Kontraktion. Nicht selten tritt an der Herzspitze ein systolisches schwaches Geräusch auf, welches bei Wiederherstellung der Herzkraft wieder verschwindet.

Dieses Geräusch beruht häufig auf einer funktionellen Mitralinsuffizienz. (Krehl.) Da die die Klappen umgebenden Muskelwülste und die Papillarmuskeln durch ihre festen Zusammenziehungen allein ermöglichen, dass die Mitralklappensegel fest schliessen, so werden, wenn ihre Kontraktilität geschwächt ist, die Mitralklappen bei der Systole nicht fest geschlossen und es entweicht Blut in den Vorhof.

Galopprhythmus, besonders präsystolischer, tritt namentlich bei der relativen Insuffizienz der Nierenkranken ein, öfter auch verbunden mit erhöhten Blutdruck.

Die Frequenz der Herzaktion kann normal sein, sie kann verlangsamt oder vermehrt sein. Meist ist sie vermehrt, was damit zusammenhängt, dass das geschwächte Herz nicht normal grosse Blutmengen mit jeder Systole auszuwerfen imstande ist. Das Schlagvolumen ist verkleinert, es muss deshalb die Zahl der Systolen in der Zeiteinheit vermehrt werden, um einigermassen den Bedürfnissen der Organe nach Sauerstoff zu genügen.

Verlangsamt ist die Ventrikeltätigkeit stets bei Dissoziation der Vorhöfe und Ventrikel, zuweilen bei Koronarsklerose und mitunter auch bei Myokardschwäche. Besonders bei dem Inanitionsherzen ist dies oft der Fall. Tachykardische Anfälle kommen mitunter vor, haben aber keine direkte Beziehung zur chronischen Insuffizienz.

Oft treten Störungen der Regelmässigkeit und Gleichmässigkeit der Herztätigkeit auf, wie sie am sichersten durch die graphischen Methoden, aber auch durch Auskultation des Herzens und Palpation des Pulses festgestellt werden können.

Alle Formen der Irregularität kommen zur Beobachtung. Von besonderer Häufigkeit ist die Extrasystolenarhythmie. Besonders oft bei und nach etwaigen Digitaliskuren. Da diese auch bei klinisch ganz gesunden Herzen vorkommt, so ist sie kein sicheres Symptom, was für Bestehen einer Herzmuskelinsuffizienz zu bewerten wäre. Wie schon erwähnt, deutet der Umstand, dass die Extrasystolen vom Kranken nicht empfunden werden, häufig, aber durchaus nicht immer, auf eine organische Ursache hin.

Das Elektrokardiogramm kann mitunter auch weitere Aufschlüsse geben. Bei nervösen Herzen sieht man die Elektrokardiogramme der normalen Schläge sich bei allen Ableitungen normal, d. h. Zacke R ist nach aufwärts gerichtet, verhalten. Bei organischen Störungen am Herzen sind oft Abweichungen vorhanden, so ist häufig in Ableitung III die Initialschwankung nach abwärts dirigiert.

Das Elektrokardiogramm soll nach Kraus und Nicolai in Fällen von Herzinsuffizienz noch weitere Veränderungen zeigen. Vor allem soll die Zacke T, also die Finalschwankung, dabei bei Ableitung I fehlen oder negativ werden. Es ist dies in der Tat bei Herzinsuffizienz sehr oft der Fall, aber da einerseits solche Fälle vorkommen, wo sie trotz hochgradigster Insuffizienz vorhanden ist, andererseits solche, wo sie bei voller Suffizienz fehlt, so ist damit kein sicheres Kriterium gewonnen. Auch ist das Negativwerden so zu verstehen, dass von der zweiphasischen Zacke T die negative vorausgeht und die positive folgt, also sie umgekehrt wie in der Norm verläuft.

Der P. irregul. absolut (perpet.) ist oft bei relativer Insuffizienz zu beobachten. An sich bedingt er immer eine Beeinträchtigung der Herzfunktion. Andererseits können aber die mit ihm behafteten Kranken oft jahrelang doch noch erhebliche körperliche Leistungen vollbringen.

Fast immer, ausser bei Tachykardie, ist der P. alternans, ein sicheres Zeichen einer bestehenden Insuffizienz des Herzmuskels.

Die Arbeitsleistung des Herzens zu berechnen und aus dieser die Zeichen der Herzschwäche herzuleiten, ist, wie im vorhergehenden Abschnitt auseinander gesetzt ist, nicht einwandfrei gelungen. Die dafür angegebenen Methoden sind so kompliziert, dass sie für die Praxis keine Bedeutung haben.

Der Blutdruck kann völlig normal, kann herabgesetzt, aber auch sogar trotz bestehender Insuffizienz gesteigert sein (Hochdruckstauung). Meist ist er etwas niedriger als in der Norm. Die Pulsamplitude ist meistens kleiner als normal, namentlich bei erhöhter Frequenz, sie kann aber auch grösser sein. Das Amplitudenfrequenzprodukt bleibt meist gleich, aber es kann auch sinken oder steigen. Die Geschwindigkeit der Blutströmung ist häufig verringert, doch ist dies kaum objektiv festzustellen.

Sphygmobolometrie und Energometrie geben keine sicheren Resultate und auch die E. Webersche plethysmographische Kreislaufprüfung ist nicht immer zuverlässig und eindeutig. Die Weisssche Kapillarbeobachtung bei Absperrung des Blutstroms ist als Methode ebenfalls ungesichert.

Die Viskosität des Blutes ist, sobald Kohlensäureüberladung statt hat, vermehrt.

Im einzelnen sind die Versuche, aus dem Blutdruck etc. ein Mass der Funktion herzuleiten, ohne sicheres Ergebnis geblieben. Man wird trotzdem auf die Blutdruckmessung nicht verzichten. Ergibt sie ein Resultat, welches dem Ergebnis der anderen Untersuchungsmethoden entspricht, so ist dies eine wertvolle Stütze für die Diagnose.

Die Methode von Poczobutt durch vergleichende Temperaturmessungen unter der Achsel und im After eine Herzschwäche erkennen zu wollen, ist in diesem Stadium durchaus zweifelhaft. Es kommen normale und abnorme Differenzen in den beiden Temperaturen vor. Jedenfalls beruht eine eintretende grössere Differenz zwischen Haut- und Rektaltemperatur in erster Linie auf dem Kontraktionszustand der Hautgefässe.

Manche der verschiedenen genannten Symptome findet man oft schon in einem Stadium der beginnenden oder relativen Herzmuskelinsuffizienz, in welchem die Kranken noch monate-, selbst jahrelang ihren bisherigen Gewohnheiten und Geschäften nachgehen können. Da die Diagnose der chronischen Insuffizienz unter Umständen recht schwierig sein kann, so ist vor allem darauf zu achten, ob sich in den objektiven Symptomen in einer gewissen Zeit etwas ändert. Es ist deshalb auch der geschickteste Praktiker in schwieriger liegenden Fällen durchaus nicht in der Lage durch eine einzige Untersuchung ein sicheres Urteil über das Bestehen einer latenten Herzinsuffizienz abgeben zu können. Dazu bedarf es wiederholter Untersuchungen und häufig einer längeren oder kürzeren genauen Beobachtung der Kranken. Es ist eben viel leichter, dann, wenn nachweisbare Veränderungen im Laufe der Beobachtungszeit auftreten, ein sicheres Urteil zu gewinnen. Wer jeden Kranken, der, wenn er eine Treppe hinauf gerast ist, einige Minuten kurzatmig wird, oder der nach einem opulenten Diner mit reichlichem Exzess in baccho am folgenden Tage schon auf mässige Ansprüche mit Tachykardie oder leichter Dyspnoe reagiert, als chronisch insuffizient ansehen will, wird diese Diagnose sicherlich zu häufig stellen und vielleicht zu dem Resultat kommen, dass die Mehrzahl aller Menschen von einem gewissen Lebensalter an herzmuskelinsuffizient sind. Hier heisst es abwägen, nur dann, wenn wirklich sichere nachweisbare Störungen bei relativ geringfügigen Anlässen auftreten, ist man berechtigt von Herzmuskelschwäche oder chronischer Insuffizienz zu sprechen.

b) Die absolute Herzmuskelinsuffizienz.

a) Die akute (pulmonale) Herzinsuffizienz.

Bedeutend leichter zu erkennen ist die Herzmuskelinsuffizienz, wenn sie auch in der Ruhe besteht, die sog. absolute Herzinsuffizienz. Diese ist gewöhnlich das Endstadium einer schon lange vorher festgestellten chronischen Insuffizienz, zuweilen aber auch kommt sie als umschriebener Anfall, ohne dass den Kranken besonders auffällige Erscheinungen auf eine bestehende Herzschwäche aufmerksam gemacht hätten. Dieser kann nach einer einzigen Überanstrengung eines schon vorher latent kranken Herzens entstehen. In anderen Fällen treten unvermutet im Schlafe die ersten schweren Symptome eines solchen Anfalls von Herzschwäche auf.

Die akute absolute Herzschwäche tritt gewöhnlich ganz plötzlich auf, der Kranke wird — mitunter mitten aus dem Schlafe heraus — rasch äusserst kurzatmig, Lippen und Hände werden bläulich gefärbt und kühl, die Gesichtsfarbe blass; schaumiger, wässeriger mitunter auch blutiger Auswurf stellt sich ein, kalter Schweiss bedeckt die Stirn. Der Puls ist meist jagend, klein, oft unregelmässig. Schliesslich treten die höchsten Grade der Atemnot und Beklemmung ein und ein solcher Anfall kann sofort zum Tode führen. In anderen Fällen erholt sich der Kranke wieder und bietet von jetzt an das Bild einer relativen Insuffizienz dar. Die Ursache des Anfalls ist ein Versagen des linken Ventrikels, das zur Stauung im kleinen Kreislauf führt.

Das Herz ist im Anfalle meistens besonders nach links mehr oder weniger stark vergrössert. In der Herzgegend und am Halse sieht man wogende Pulsationen. Die Herztätigkeit ist beschleunigt; der Puls steigt auf 120—160 in der Minute. Dabei ist der Puls meist klein und weich, mitunter unregelmässig. Der arterielle Blutdruck ist sehr herabgesetzt. Der Druck in den Venen steigt an, so dass oft nur ein sehr geringes Gefälle in der Strombahn ist. Über die Lungen hört man allgemein verbreitetes Giemen und feuchtes Rasseln. Im Röntgenbild sieht man fleckweise Trübungen (Fig 97), die nach Besserung der Zirkulation verschwinden (Fig. 98). Diese Trübungen beruhen auf Stauungen die zu ödematösen Verdichtungen geführt haben.

Die Diagnose der akuten Herzschwäche macht meist keine Schwierigkeit und es ist gänzlich überflüssig und würde nur den Verlust kostbarster Zeit für den Kranken bedeuten, wollte man etwa in solchen Fällen von den subtilen Hilfsmitteln einer verfeinerten Diagnostik Gebrauch machen. Wesentlich ist in solchen Fällen die Unterscheidung, welche Ursache der Kreislaufschwäche zugrunde liegt. Vor allem der Zustand der Gefässe. Liegt eine allgemeine Gefässlähmung

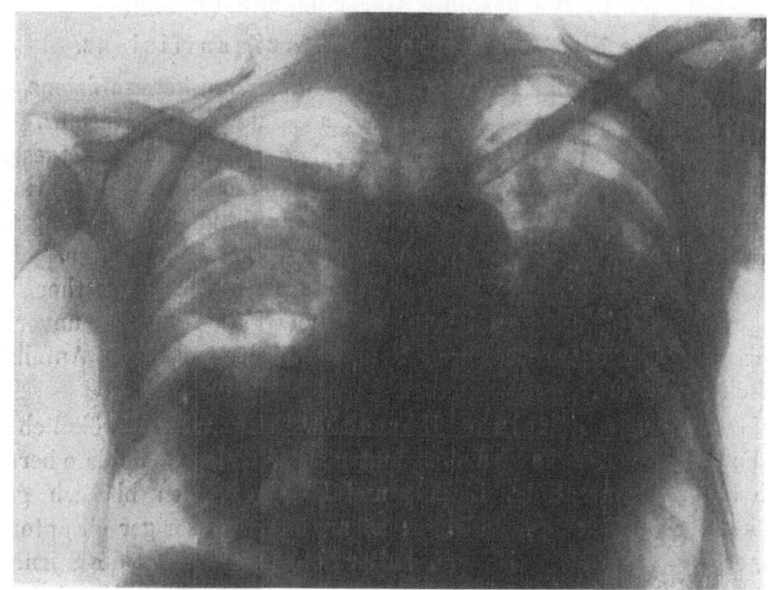

Fig. 97.
Lungenödem bei akuter pulmonaler Herzmuskelschwäch

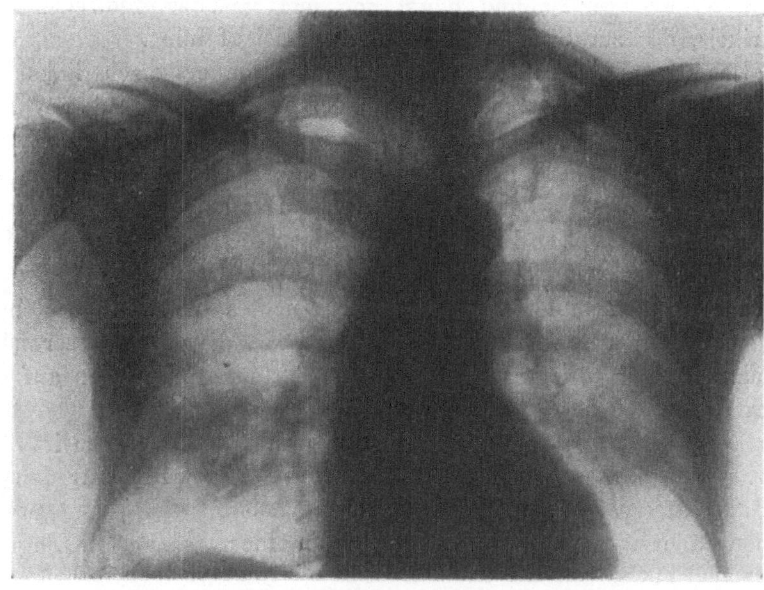

Vasomotorenschwäche wie im Fieber) vor, so wird man diese zum Ausgangspunkt des therapeutischen Handelns nehmen. Liegt primäre Herzschwäche vor, so wird diese Indikation in den Vordergrund treten. Gewöhnlich ist das primäre in einem solchen Anfall eine akute Schwäche des linken Ventrikels, die namentlich dann vorkommt, wenn der linke Ventrikel andauernd gegen einen erhöhten Blutdruck wie bei chron. Nephritis arbeiten musste. Diese führt zunächst zu einer starken Stauung im Lungenkreislauf. Dadurch wird der rechte Ventrikel überlastet und so ebenfalls insuffizient.

b) Die subakute absolute Herzinsuffizienz.

Die absolute Insuffizienz des Herzmuskels ist gewöhnlich das Endstadium der chronischen relativen Insuffizienz und tritt selten im Anschluss an einen solchen akuten Anfall ein. Gewöhnlich entwickelt sie sich ganz allmählich aus der relativen Insuffizienz, sie bildet dann das Endstadium vieler organischer Herzleiden. Nachdem es vorher durch therapeutische Massnahmen, durch veränderte Lebensweise, Schonung usw. oft lange Zeit gelungen ist, den Kranken vor schweren Kreislaufstörungen zu behüten, tritt, wenn nicht ein hinzukommendes Leiden vorher das Ende herbeiführte, schliesslich ein Stadium auf, in dem die Herzkraft allmählich versagt, so dass auch in der Ruhe der Kreislauf nicht in genügender Weise aufrecht erhalten wird. Es kommen nun die Erscheinungen, welche bei der relativen Insuffizienz nur nach stärkerer Inanspruchnahme der Herzkraft auftreten, auch in der Ruhe oder bei geringen Bewegungen vor. Man kann dabei prinzipiell unterscheiden, ob der rechte oder der linke Ventrikel zuerst oder zumeist insuffizient wird. Im ersteren Falle wird sich die Stauung in dem grossen, im letzteren mehr im kleinen Kreislauf bemerkbar machen. Im ersteren Falle sind aber die klinischen Erscheinungen noch dahin zu unterscheiden, ob es zu einer vorwiegenden Stauung in den abdominellen Gefässen kommt, besonders in der Leber (hepatische Form), oder ob die Ödembildung im Vordergrunde steht (periphere Form). Die hepatische Form verläuft schleichender wie die periphere, die meist subakut sich entwickelt. Bei letzterer finden sich die Stauungsnieren besonders regelmässig und vielleicht hat die Nierenfunktionsstörung etwas mit dem Auftreten der Ödeme zu tun. Die Unterscheidungen sind für die einzuschlagende Therapie wichtig. (Alb. Fraenkel).

Tritt schwere absolute Insuffizienz ein, so werden die vorher in der Ruhe geringfügigen, subjektiven Erscheinungen anhaltend und quälend.

Vor allen Dingen tritt infolge der ungenügenden Sauerstoffzufuhr anhaltende Dyspnoe auf. Die Zahl der Atemzüge steigt auf 30 und mehr, auch in der Ruhe. Häufig kommen dabei zeitweilig starke, mit

Oppressionsgefühl verbundene Anfälle von Atemnot vor, die besonders durch kleine Anstrengungen, Aufrichten, Stuhlverrichtungen. Einnehmen der Mahlzeiten und ähnliches hervorgerufen werden. Namentlich wenn die Kranken einschlafen wollen, tritt das Gefühl der Oppression in den Vordergrund und kaum senkt sich der Schlaf auf sie nieder, so schrecken sie mit quälender Atemnot wieder auf. Sie können nicht mehr in gewöhnlicher Lage im Bett liegen, sondern nur mit aufgerichtetem Oberkörper in halbsitzender Stellung. Offenbar durch die Einwirkung des mit Kohlensäure überladenen Blutes auf das Atemzentrum kommt es oft zu Störungen des Rhythmus der Atmung, zu sogenanntem Cheyne-Stokesschem Atemtypus. Namentlich bei schweren Dekompensationen luetischer Aorteninsuffizienzen habe ich diese Erscheinung neben anderen zerebralen Störungen recht oft gesehen. Bei längeren Atempausen kann es dabei ähnlich wie bei dem Adams-Stokesschen Symptomenkomplex zu Bewusstseinsstörungen und epileptischen Krämpfen kommen. Mitunter wirken Narkotika, besonders das oft in solchen Stadien unentbehrliche Morphium, wegen ihrer Wirkung auf das Atemzentrum befördernd auf das Eintreten solcher Zustände ein, die nach Aussetzen des Mittels dann wieder verschwinden. Infolge der schlechten Blutlüftung tritt eine allgemeine Zyanose, die besonders an den Lippen ausgesprochen ist, auf, dabei ist die übrige Haut nicht selten blass, subikterisch und leicht livide gefärbt. Die Haut der distalen Enden der Extremitäten ist kühl.

Mitunter kommt es zu ausgesprochenem schweren Ikterus, namentlich in den letzten Stadien des Leidens. Oertel fand in solchen Fällen anatomisch Nekrosen der zentralen Teile der Azini, D. Gerhardt krankhafte Veränderungen der feinen Gallengänge im Innern der Azini mit Bildung von Gallenthromben und Stauungszuständen im Gebiet der zugehörigen Leberzellen. Heinrichsdorf fand häufig atrophische Degeneration in den Leberzellen besonders in den zentralen Partien der Acini, die er auf autotoxische Einwirkungen zurückführt. Infolge der auftretenden venösen Stauung im grossen Kreislauf schwillt die Leber oft mächtig an, sie ist deutlich fühlbar, der Rand ist abgestumpft und sie ist auf Druck schmerzhaft. Magen- und Darmtätigkeit liegen darnieder, der Appetit lässt nach, die Stuhlabsonderung wird verlangsamt. Infolge von Nachlass des Tonus der Magen- und Darmwände, vielleicht auch infolge schlechter Resorption der Magen- und Darmgase, tritt Aufgetriebenheit des Leibes ein, die oft im Vordergrund der Klagen des Patienten steht. Der Stauungskatarrh des Magens und des Darms kann so hochgradig werden, dass jede Nahrungsaufnahme erschwert ist. Es leidet vor allen Dingen auch die Resorption der Nahrungsmittel, dadurch bildet sich Gärung in den Intestinis, die wiederum zu Gasbildung, Aufstossen und Flatulenz führt.

Die Urinabsonderung wird durch Verringerung des Blutstromes in den Nieren stark beeinträchtigt, es tritt Stauungsalbuminurie auf. Während die Wasserausscheidung darniederliegt, ist die Ausscheidung der Salze, wenn die Nieren nicht stärker erkrankt sind, weniger gestört. Die Folge davon ist, dass der spärliche Urin konzentriert und dunkel gefärbt erscheint. In der Kälte scheiden sich reichlich Urate aus.

Die erschwerte Wasserausscheidung durch die Nieren führt zu Wasseransammlungen unter der Haut, die zuerst an den Knöcheln und besonders früh an der vorderen Tibiakante zu erscheinen pflegen. Diese Ödeme können sich zu den höchsten Graden steigern und die gesamten unteren Extremitäten und die Genitalorgane befallen. Die Bauchhaut und bei bettlägerigen Kranken auch die Rückenhaut wird bei weiteren Anwachsen der Stauung auch stark ödematös. In der Leibeshöhle sammelt sich Flüssigkeit an und ebenso im Brustkorb. Dieser Hydrothorax zeigt sich deutlich im Röntgenbilde. Oft ist damit Wasseransammlung im Herzbeutel (Hydroperikardium) verbunden. (Fig. 99 u. 100.) Besonders häufig tritt bei schwerer Herzinsuffizienz eine rechtsseitige Pleuritis auf. Das Exsudat ereicht in der Regel nur mässigen Umfang und ist mit fibrinösen Auflagerungen verbunden. Es ist meist sehr hartnäckig, kann aber bei Besserung des Zustandes verschwinden. Die Ursache dieses rechtseitigen Exsudats ist noch nicht aufgeklärt.

Die Stauungserscheinungen im Lungenkreislauf äussern sich im Auftreten von Bronchitis, die sich bis zu Bronchopneumonien steigern kann, nur selten vermisst man auch im Beginn der absoluten Insuffizienz des Herzens Katarrhe auf den unteren hinteren Partien der Lungen. Es ist wichtig, bei Verdacht auf beginnende Herzinsuffizienz die hinteren unteren Partien der Lungen genau zu untersuchen.

Eine besondere Gefahr dieses Stadiums tritt in der Neigung zu Gerinnselbildungen im Blute ein. Im verlangsamten Blutstrome, vielleicht auch durch Übertritt reichlicher Thrombokinase in die Blutflüssigkeit, entsteht eine gewisse Thrombophilie, d. h. eine Neigung zur Blutgerinnung in den Venen der unteren Extremitäten. Die dort entstehenden Thromben können verschleppt werden, ebenso können im Herzen selbst sich Thromben bilden und von dort aus in den Kreislauf geraten. Geraten sie von der rechten Herzkammer aus in die Lungen, so entstehen Lungenembolien mit hämorrhagischem Infarkt, geraten sie in die Körperarterien, so können Embolien in Nieren, Milz, Gehirn oder andere Organe die Folge sein. Der häufige Infarkt der Lungen betrifft meistens den rechten Unterlappen. Bei Auftreten von blutigem Sputum findet man dort bald eine umschriebene Dämpfung des Perkussionsschalls und Knisterrasseln, mitunter auch bronchiales Atmen. Wird eine grosse

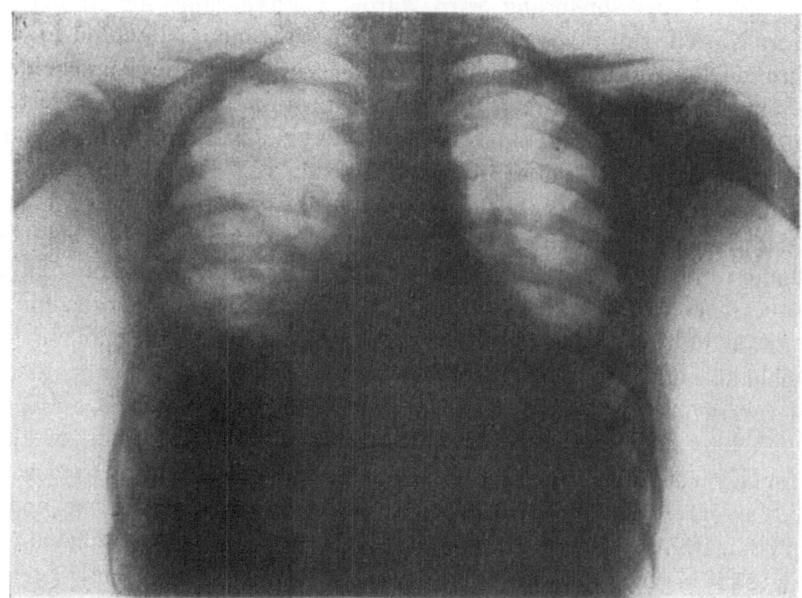

Fig. 99.
Hydrothorax und Hydroperikardium bei Herzinsuffizienz.

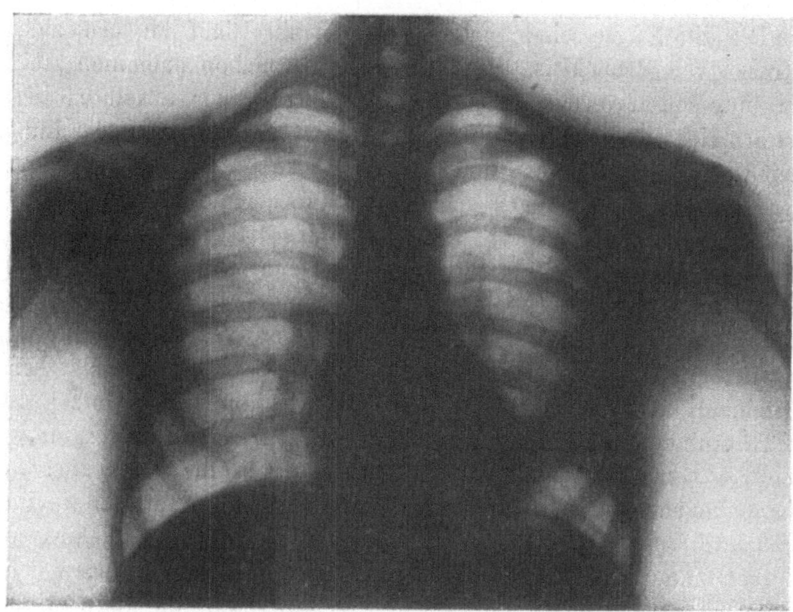

Fig. 100.
Derselbe Fall wie Fig. 99 nach Besserung der Zirkulation.

Arterie der Art. pulmonalis durch einen Embolus verschlossen, so entsteht das schwere Bild der akuten Herzschwäche.

Was das Nervensystem betrifft, so tritt gewöhnlich eine quälende hartnäckige Schlaflosigkeit ein, die den schlechten Zustand des Herzens nachteilig beeinflusst. Die Psyche wird ebenfalls mit leidend, und der tief deprimierte Zustand solcher oft durch nichts zu beruhigenden Kranken erschwert jede ärztliche Einwirkung. Zu Delirien kommt es oft als Ausdruck der Schwäche, seltener zu wirklichen Psychosen. Auch Verfolgungswahn und halluzinatorische Zustände werden in seltenen Fällen beobachtet.

Zu diesen allgemeinen Störungen, treten mannigfache besondere Beschwerden. Eine Angina pectoris kann, wenn sie vorher bestand, stärker werden, namentlich in der Nacht treten dann zahlreiche Anfälle auf, die am Tage dann oft mehr zurücktreten. Vor allem sind damit oft lebhaft quälende Schmerzen in den Armen verbunden, die am Tage auch persistieren können. Diese lokalisieren sich besonders gern im linken Arm, aber auch in beiden Armen oder auch seltener nur im rechten. Beklemmungsgefühl und Anfälle von kardialem Asthma kommen häufig vor. Schlaflosigkeit und Angstgefühl, Delirien, treten auf und ein Bild allgemeiner Prostration mit stärksten subjektiven Beschwerden bietet sich dar.

Die Erscheinungen am Herzen können in diesem Stadium zwar verschieden sein, doch sind sie viel gleichförmiger als bei der chronischen relativen Insuffizienz. Das Herz selbst ist in der Regel nach links und rechts verbreitert; da die Systolen nicht mehr die normale Kraft haben, so wird das Herz nicht vollständig entleert und befindet sich dauernd in einer mehr diastolischen Stellung. Die Erweiterung der Herzhöhlen ist, wie bei der chronischen relativen Insuffizienz, eine funktionelle und beruht auf mangelhafter Zusammenziehung des Herzens in der Systole. Das stark erweiterte Herz bringt keinen zirkumskripten Spitzenstoss hervor. Die erweiterte rechte Kammer liegt der Brustwand in ausgedehnterem Masse an und jede Bewegung des Herzens teilt sich einer grösseren Fläche der Brustwand mit, es kommt dadurch der von Martius betonte Gegensatz zwischen Leistung des Herzens und Erschütterung der Brustwand zustande. Da die Vorhöfe sich ebenfalls erweitern, so wird der durch das linke Herzohr gebildete linke mittlere Bogen der Herzdämpfung ebenfalls vergrössert.

Die Frequenz der Herztätigkeit ist meist gesteigert, oft wird sie irregulär, und zwar beobachtet man in diesem Stadium alle Formen der Irregularität, mitunter hat man der respiratorischen Arhythmie entsprechende Beschleunigung und Verlangsamung der Herztätigkeit, in rhythmischen Wellen. Extrasystolen treten recht häufig auf, auch Leitungsstörungen werden beobachtet, sowie gerade in diesem Stadium nicht selten alternierende Herztätigkeit, die man mitunter nur durch Kunstgriffe entdecken kann. Die unter dem Namen absoluter Herzunregelmässigkeit (P. irreg. perp.) zusammengefassten Rhythmusstörungen treten ebenfalls auf und wenn sie vorher bestanden hatten, so verschlimmern sie sich. Der Puls wird schneller, genug, jede Form der Bewegungsstörung des Herzens kann in diesem Stadium in die Erscheinung treten.

Entsprechend der veränderten Herztätigkeit ist auch die Pulsfrequenz und Regularität verändert. Da manche, namentlich irreguläre Herzschläge keine fühlbaren Blutwellen an der Radialis erzeugen (Pulsdefizit), so muss der Puls am Herzen selbst gezählt werden, der Puls lässt in seiner Spannung gewöhnlich nach, aber auch das Umgekehrte kommt vor, die sog. Hochdruckstauung. Dementsprechend verhält sich der Blutdruck. Die Amplitudenwerte nehmen gewöhnlich ab. So sah ich bei der Herzinsuffizienz einer Nephritikerin bei täglichen Messungen des Blutdruckes den systolischen Blutdruck von 270 auf 130 cm Wasser herabgehen, die Amplitude fiel von 150 auf 40 (nach v. Recklinghausen).

In seltenen Fällen ist der Puls auch verlangsamt. Dieses sieht man insbesondere, wenn Herzinsuffizienz bei Dissoziation des Herzens eintritt, obwohl bei dieser selten das eigentliche Bild der absoluten Insuffizienz des Herzens auftritt, ferner bei manchen Fällen von Koronarsklerose.

Im Elektrokardiogramm findet man bei schwerer Herzinsuffizienz sehr häufig gewisse typische Veränderungen. Die Kammerelektrokardiogramme haben oft eine stark deformierte Initialgruppe. Der Verlauf der Zacke R ist verlangsamt und die ganze Gruppe nimmt den Charakter der atypischen Kammerelektrokardiogramme an. In Ableitung II und III sind dann, wenn in I Typus A auftritt, Elektrokardiogramme vom Typus B vorhanden. Offenbar beruht dies auf Leitungsstörungen in den Schenkeln des Überleitungssystems. Durch die eintretende Dilatation der Kammern, bei der sich ja die kontraktile Muskulatur durch Abplattung der Fasern verändert, wird auch die spezifische Muskulatur funktionell geschädigt, und so gibt es in der sonst fast gleichzeitigen Systole beider Kammern gewisse zeitliche Differenzen. Diese eigenartigen, atypischen Elektrokardiogramme finden sich sowohl bei regelmässiger wie bei unregelmässiger Herztätigkeit (Fig. 101). In Fig. 101 zeigen sich in Abl. I atypische Kammerelektrokardiogramme von Typus A der rechten Kammer, in Abl. II u. III Typus B. Auch die T-Zacke zeigt oft abnormen Verlauf.

Auf eine eigenartige Reaktion des schwer insuffizienten Herzens machte Wenckebach aufmerksam. Die physiologische verlangsamende Vaguswirkung auf das Herz lässt sich auch beim Menschen durch Druck auf den Stamm des N. vagus am Halse erzielen. In der Regel bedarf es dann eines kräftigen, anhaltenden Drucks, dann tritt je nach der Reaktionsfähigkeit des einzelnen der Effekt der Vaguswirkung mehr oder weniger deutlich in die Erscheinung. Der rechte Vagus wirkt meistens auf die Reizbildung im Sinusknoten, der linke auf die Leitung zwischen Vor-

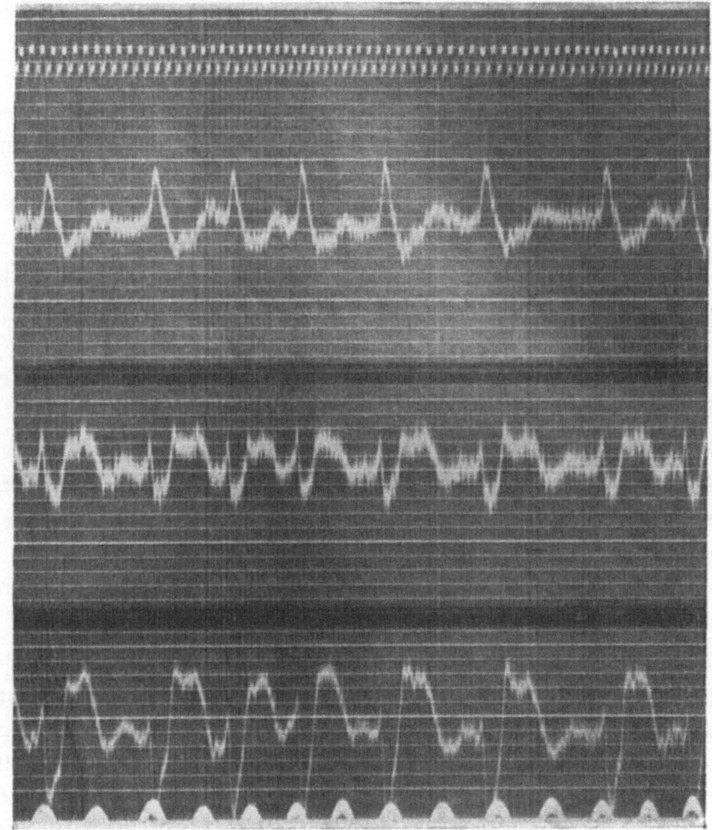

Fig. 101.
Atypische Elektrokardiogramme bei schwerer Herzinsuffizienz. Abt. I (oben), II (mitten), III (unten).

kammer und Kammer stärker ein. Dabei treten alle Vagushemmungen auf: Verlangsamung des Pulses durch Verzögerung der Reizbildung bis zu Stillständen und Reizleitungsstörungen, die zu Systolenausfall, ja völligem Block führen können. Besonders auffällig ist die Vagusdruckwirkung bei schon gestörter — nicht aufgehobener — atrioventrikulärer Leitung und bei absoluter Unregelmässigkeit des Herzens, bei Vorhofflimmern und Vorhofflattern, besonders wenn schon Digitalis gegeben war.

Wenckebach fand nun, dass bei schwerer Herzinsuffizienz schon durch ganz leisen Druck auf den Halsvagus sehr starke Vaguswirkung auf das Herz erzielt wird. Es kann also der starke Effekt einer schwachen Vagusreizung unter Umständen auf schwere Schädigung des des Herzmuskels hindeuten.

Die Auskultation ergibt mitunter, dass vorher konstatierte Geräusche verschwinden, da der Blutstrom nicht kräftig genug ist, um hörbare Wirbel zu erzeugen. Andererseits treten oft neue Geräusche auf, so bei Muskelinsuffizienz an der Trikuspidalis und Mitralis. Auch das Aortenostium kann erweitert werden und dadurch der Klappenschluss unvollkommen sein, wodurch ein leises diastolisches Geräusch erzeugt wird. Da diese Klappeninsuffizienzen transitorische sind, und in der Intensität wechseln, so tritt auch ein ebenso erkennbarer Wechsel in den auskultatorischen Erscheinungen ein, so dass Geräusche kommen und verschwinden und der Auskultationsbefund oft wechselt. Sehr häufig ist die Herzaktion so schnell und irregulär, dass ihre genaue Analyse im Stadium der Dekompensation nicht möglich ist und namentlich bei der absoluten Herzinsuffizienz der Klappenfehler eine genaue Diagnose der Art des Fehlers nicht möglich ist.

Eine besondere auskultatorische Erscheinung am insuffizienten Herzen stellt der Galopprhythmus dar, der besonders bei vorher hypertrophierten und dilatierten Ventrikeln auftritt. Besonders bei Nierenkranken zeigt er sich in der Regel, sobald das Herz insuffizient wird. Er ist dann meist präsystolisch.

Alle diese Erscheinungen sind im Einzelfalle mehr oder weniger hochgradig ausgesprochen, es können bestimmte Symptome mehr im Vordergrund stehen, andere mehr zurücktreten, schliesslich aber treten sie alle zusammen, um das vollständige mehr oder weniger einförmige Bild der absoluten Herzschwäche darzustellen. Sind alle Symptome im höchsten Grade ausgeprägt, so ist in der Regel die Restitution nicht mehr möglich. Sind aber die Erscheinungen der absoluten Herzmuskelinsuffizienz noch nicht voll ausgebildet, so handelt es sich meist um einen reparablen Zustand. Durch Anwendung des souveränen Herzmittels, der Digitalis, gelingt es in solchen, oft sehr schweren Fällen, das Herz wieder zu kräftigen und mitunter in wenigen Tagen das Bild gänzlich zu ändern. Es bleibt dann der Kranke im Stadium der relativen Herzinsuffizienz. Eine derartige Restitution kann viele Male erreicht und so das Leben um Jahre verlängert werden. Oft sind so die anscheinend schwersten Fälle die dankbarsten, und es kommt hier mehr, wie bei irgend einem anderen Krankheitszustand, auf eine richtig fundierte, der gestörten Funktion zielbewusst angepasste Therapie an.

Neben der geschilderten Form der Herzinsuffizienz, bei der die Erscheinungen der Stauung, der falschen Blutverteilung im Vordergrund stehen, gibt es auch eine Form der Herzschwäche, bei der Stauungen und Ödeme vermisst werden. Diese Herzschwäche, welche besonders als Begleiterscheinung von Kachexien auftritt, beruht auf einer muskulären Schwäche des Herzens, die zum Teil der Atrophie des Herzmuskels ihren Ursprung verdankt. Das Herz schläft gewissermassen ein (Krehl). Auch Fälle von Koronarsklerose und Myodegeneratio des Herzens können so verlaufen. Die Symptome sind grosse allgemeine Schwäche und Kurzatmigkeit bei Bewegungen. Das Herz ist in Lage und Form nicht verändert, mitunter ist es abnorm klein infolge Abmagerung. Auskultatorisch sind die Töne rein, aber leise. Die Aktion ist meist regelmässig, mitunter verlangsamt, aber auch wohl beschleunigt. Ödeme und sonstige Stauungserscheinungen treten nur in geringem Grade auf. Diese Zustände sind erst wenig studiert. Die Diagnose macht, da diese Form der Herzschwäche fast nur sekundär vorkommt, meistens keine Schwierigkeiten. Besonders häufig kommt diese Form der Herzschwäche bei den in der Kriegszeit vorkommenden Inanitionsödemen vor, die mit Bradykardie, niedrigem Blutdruck und abnorm hoher Kochsalzausscheidung im spärlichen Urin einhergehen.

Der plötzliche Herztod.

Organische Herzkrankheiten, besonders Erkrankungen des Myokards, der Koronargefässe sowie auch des Überleitungssystems, selten Klappenfehler, können zu plötzlichem Tod führen. Über die Häufigkeit eines solchen Ereignisses ist kein bestimmter Anhaltspunkt zu finden. Anlass ist häufig eine Anstrengung, aber auch aus anscheinend vollem Wohlbefinden heraus kann plötzlich der Tod eintreten. Besonders ist der plötzliche Tod in der Narkose gefürchtet. Es ist eine Prophylaxe nach der Richtung hin kaum möglich, doch wird man vorsichtig in der Prognose sein müssen, wenn schwerere Störungen der oben angedeuteten Art vorliegen. Hering unterscheidet Sekunden-, Minuten- und Stundentod, je nachdem wieviel Zeit vom Beginn der bedrohlichen Erscheinungen, die oft mit dem Eintritt von Bewustlosigkeit verbunden sind, vergeht. In manchen dieser Fälle wird es zu einem plötzlichen Stillstand des Herzens kommen, den man bisher als Ursache des Herztodes ansah.

Hiebei ist oft eine Embolie der Koronararterien als Todesursache gefunden worden, mitunter fehlt aber auch jeder pathologisch-anatomische Befund am Herzen. Status thymo-lymphaticus liegt dann häufig vor. Da der Verschluss der Koronararterien beim Tierversuch Herzkammerflimmern hervorruft, auch sonstige Eingriffe plötzlichen Tod des Versuchstieres unter Kammerflimmern hervorrufen, so hat Hering aus dieser Analogie hergeleitet, dass auch der Sekundentod des Menschen ein Herzflimmertod sei. Bisher liegen sichere Beobachtungen am Menschen darüber nicht vor, dass unter Kammerflimmern der Tod eingetreten sei. In der Tierreihe hat das Kammerflimmern verschiedene Bedeutung. Hunde erliegen ihm in der Regel sofort, Kaninchen sind weniger empfindlich, ebenso Katzen. Beim Menschen beobachtete ich vorübergehendes Kammerflimmern. Nach Boruttau soll der plötzliche Tod bei Anwendung starker Wechselströme, wie er bei Menschen mit Status thymolymphaticus bei derartigen therapeutischen Eingriffen beobachtet wurde, ebenfalls auf Herzkammerflimmern beruhen. Für die Wiederbelebung ist dies von Interesse, da, wenn Herzkammerflimmern vorliegt, die Herzmassage unter Umständen das Herz wieder zum Schlagen bringen kann. Einleitung künstlicher Atmung ist dabei von Vorteil.

II. Die Diagnose der der Herzmuskelinsuffizienz zugrunde liegenden anatomischen Veränderungen.

Herzmuskelerkrankungen.

Die Diagnose einer Erkrankung des Herzens hat, wie schon bei der Diagnose der relativen Herzmuskelinsuffizienz ausgeführt wurde, neben dem funktionellen auch den anatomischen Gesichtspunkt zu berücksichtigen. Wie bei allen anderen Organen des menschlichen Körpers, wie Magen, Leber, Darm, Nieren usw., sucht man auch beim Herzen in erster Linie das Verhalten der einzelnen Funktionen durch klinische Untersuchung klarzustellen, um danach in erster Linie die Indikationen für die Therapie festzulegen. Trotzdem also zunächst die funktionelle Diagnose ausschlaggebende Bedeutung für das ärztliche Handeln hat, so darf die anatomische Diagnose doch keineswegs dabei vernachlässigt werden, da aus dem pathologisch-anatomischen Verhalten des Herzens nicht nur Anhaltspunkte für die Entstehung der funktionellen Schädigung, sondern auch für die Prophylaxe und die Therapie im Einzelfalle hergeleitet werden müssen. Die anatomischen, im Leben erkennbaren Erkrankungen des Herzens bestehen in Veränderungen der Muskulatur, des Endokards sowie des Perikards. Besonders häufig sind Klappenfehler, d. h. Störungen an den Ostien und Ventilen des Herzens, der Gegenstand funktionell diagnostischer Erwägungen. Auch neben Ventildefekten und Verengungen der Ausführungsöffnungen der einzelnen Herzabschnitte findet man mitunter zugleich Veränderungen in der Muskulatur. Als Muskelerkrankungen unterscheiden wir die Hypertrophie und Dilatation des Herzens und die entzündlichen und Degenerations-Erscheinungen des Herzmuskels, sowie Tumoren etc.

Hypertrophie und Dilatation des Herzens.

Hypertrophie und Dilatation des Herzens stellen keine selbständigen Krankheitsbilder dar, sie sind die häufigen Begleiterscheinungen verschiedener Erkrankungen des Herzens, haben aber trotz verschiedener

Ursache viel Gemeinsames und klinisch Übereinstimmendes, weshalb eine zusammenfassende Darstellung der Diagnostik dieser Zustände und der Unterlagen für diese naheliegt.

Hypertrophie eines Herzabschnittes entsteht dann, wenn dieser dauernd erhöhte Arbeit zu leisten hat. Das normale Herz hat ein ausserordentlich weitgehendes Anpassungsvermögen an die Verschiedenheit der Ansprüche. Es kann ohne weiteres ein mehrfaches Mass der gewöhnlich und in der Ruhe erforderlichen Arbeit leisten. Nach Plesch kann sich die Blutmenge, welche mit einer einzigen Systole aus dem linken Ventrikel befördert wird, von der Ruhe zur Arbeit von 59 ccm bis zu 240 ccm steigern. Ähnliche, wenn auch nicht ganz so hohe Zahlen gibt Lundsgaard an. Ebenso findet man zeitweilig Drucksteigerungen in der Arteria brachialis, welche von 100 bis zu 300 cm Wasserdruck und darüber schwanken und gegen die das Herz seinen Inhalt in normaler Weise austreibt. Ebenso wechselt die Geschwindigkeit des Blutstroms nach Plesch von 42 cm bis zum 5fachen pro Sekunde.

Derartige übergrosse Arbeitsleistungen kann aber das Herz nur für eine kurze Zeit, ohne schädliche Folgeerscheinungen aufzuweisen, leisten. Wird eine erhöhte Leistung dauernd erforderlich, so tritt entweder eine Hypertrophie der Wandungen der dauernd stärker als normal arbeitenden Herzteile ein, oder das Herz ist nicht mehr imstande, sich normal systolisch zusammenzuziehen, es tritt eine sogenannte Stauungsdilatation ein.

Pathologisch anatomisch sind diese Verhältnisse bei der Obduktion oft nicht mit Sicherheit zu entscheiden. Hypertrophien und Dilatationen können je nach der Phase, in welcher das Herz zum agonalen Stillstand gekommen war, vorgetäuscht oder auch verdeckt werden. Eine Hypertrophie lässt sich nur durch Wägung des Herzens und seiner Teile sicher feststellen. Das Herz steht zu der gesamten Körpermasse in einem bestimmten Verhältnis speziell zur Körpermuskulatur (Müller und Hirsch). Nur Feststellung eines Missverhältnisses zwischen beiden lässt geringe Grade von Hypertrophie sicher erkennen, nicht die Messung der Wanddicke.

Eine Dilatation lässt sich oft mit Sicherheit aus dem Obduktionsbefund häufig überhaupt nicht feststellen. Nur so ist es zu erklären, dass eine so grosse Verschiedenheit der Anschauungen auf diesem Gebiete Platz gegriffen hat.

Ob Dilatation identisch mit Tonusverlust ist, ist bei der Unsicherheit, welche über die Existenz und das Zustandekommen eines veränderlichen Tonus des diastolischen Herzens herrscht, immerhin fraglich. Ebenso fraglich ist die Rolle der Nerven bei der Anpassung der Kammern an die diastolische Füllung, die in weitem Masse schwanken kann. Nach v. Frey erfolgt sie so rasch, dass reflektorische Einflüsse, die über das

Zentralnervensystem führen, nicht in Betracht kommen können. Ob aber die im Herzen selbst gelegenen nervösen Gebilde an diesen Verhältnissen einen Anteil haben, ist zur Zeit nicht zu entscheiden. Wenn man von einer Analogie mit den Skelettmuskeln ausgehen will, deren Tonus ja sehr von nervösen Einflüssen abhängig ist — ich erinnere nur an die Hypotonie der Muskeln bei der Tabes, an die Hypertonie bei den Seitenstrangerkrankungen des Rückenmarks — so würde die Annahme nervöser Einflüsse auf den Tonus annehmbar erscheinen.

Man soll aber von einer pathologischen Dilatation im klinischen Sinne nur dann sprechen, wenn das Herz sich nicht nur diastolisch stärker erweitert, sondern sich auch in der Systole dauernd nicht mehr normal zusammenziehen kann.

Neben dieser pathologischen Dilatation kommt aber eine „physiologische“ oder kompensatorische Art der Erweiterung einzelner Herzabschnitte vor, die dadurch hervorgerufen wird, dass diese, um Defekte der Klappen auszugleichen und um, trotz Bestehens eines Ventildefekt ein normales Funktionieren des Kreislaufs zu ermöglichen, sich in der Diastole, um eine grössere Menge Blut aufzunehmen, mehr erweitern müssen als normal. Diese kompensatorische Dilatation hat eine durchaus andere Bedeutung als die dilatative Schwäche.

Erstere geht in der Regel mit Hypertrophie der Wandungen des diastolisch mehr gefüllten Herzabschnitts einher. Systolisch zieht sich der betreffende Herzabschnitt aber — wenigstens die Kammer —, solange er suffizient bleibt, stets normal zusammen. Hier geht also Dilatation und Hypertrophie Hand in Hand.

Eine Mehrleistung der Kammer wegen dauernder Arbeit gegen erhöhte Widerstände bringt eine einfache Hypertrophie zustande, eine Mehrarbeit mit Bewältigung andauernd zu grosser Füllungen ist mit vermehrter diastolischer Erweiterung verbunden. Ein Versagen der Kontraktilität bei beiden bringt die pathologische oder eigentliche, auch in der Systole bestehende, Stauungsdilatation zustande.

Eine einfache Hypertrophie ist auch da anzunehmen, wo eine sogenannte „physiologische“ Hypertrophie vorliegt bei Leuten, die andauernd starke Muskelarbeit leisten. Vielleicht können da aber auch vermehrte Füllungen wenigstens zeitweilig in Frage kommen. Jedenfalls ist diese Frage noch nicht hinreichend geklärt. Unter pathologischen Verhältnissen findet sich Hypertrophie vorzugsweise des linken Ventrikels bei der Hypertension, d. h. bei den Erkrankungen, die mit einer allgemeinen Erhöhung des mittleren Blutdrucks einhergehen. In erster Linie ist die chronische Nephritis, vor allem die Schrumpfniere zu nennen, ferner manche Fälle von Arteriosklerose. Daneben kommen Stenose des Aortenostiums, sowie Fälle von allgemeiner angeborener Enge des Aortensystems als Ursache in Betracht, obwohl in letzteren das Herz meist hypoplastisch ist.

Die zweite Art der Hypertrophie des linken Ventrikels mit vergrösserter diastolischer Füllung beobachtet man bei der Insuffizienz der Mitral- und der der Aortenklappen.

Die rechte Herzkammer wird unter denselben Bedingungen hypertrophisch wie die linke. Bei Erhöhung der Widerstände im Lungenkreislauf, besonders auch bei Mitralfehlern, tritt eine Hypertrophie auf, die aber, entsprechend der an sich schwächeren Muskulatur, immer viel geringer wie bei der linken Kammer ist. Auch bei Nephritiden tritt Hypertrophie des rechten Ventrikels neben der des linken auf. Bei Insuffizienz der Tricuspidal- und Pulmonalklappen tritt zugleich die erhöhte diastolische Füllung auf.

Die Diagnose der einfachen Hypertrophie des linken Ventrikels, welche an sich keine erhebliche Vergrösserung des Volumens bedingt, ist aus verschiedenen Symptomen zu kombinieren. Oft ist die Herzgegend namentlich bei jugendlichen Individuen vorgewölbt (Voussure). Der Spitzenstoss wird hebend und verstärkt, der zweite Aortenton ist — nicht immer (Israel) — verstärkt, er wird klappend. Die Herzdämpfung und das Röntgenbild sind in der Regel nur wenig nach links vergrössert, in letzterem zeigt sich im linken unteren Bogen ein Knick. (Fig. 44, S. 78.) Im Röntgenbilde erscheint oft das Herz quer gelagert, es zeigt die sogenannte Entenform. Der Puls ist meist hart, voll und dabei kräftig. Der Blutdruck ist meist sowohl systolisch wie diastolisch erhöht. Die Amplitude ist vergrössert. Das Elektrokardiogramm zeigt bei Ableitung III in der Regel eine nach abwärts dirigierte Initialgruppe des Kammerelektrokardiogramms.

Bei der Hypertrophie mit vermehrter diastolischer Füllung treten die bei der Aorteninsuffizienz zu besprechenden Erscheinungen hinzu.

Bei Hypertrophie der rechten Kammer ist der Spitzenstoss in der Regel verbreitert und nach links verlagert. Er ist dabei nicht wesentlich verstärkt. Es tritt oft eine lebhafte epigastrische Pulsation auf. Die Herzdämpfung ist wegen stärkeren Anliegens des Herzens intensiver, sie zeigt häufig die Krönigsche Treppenform. Der rechte untere Herzrand wird nach rechts vorgeschoben, was auch im Röntgenbild eine Verwölbung des rechten unteren Bogens hervorruft.

Der zweite Pulmonalton ist verstärkt. Man fühlt häufig den Pulmonalklappenschluss mit der aufgelegten Hand im zweiten linken Interkostalraum als einen schwachen Stoss.

Der Puls in den peripheren Arterien ist nicht verändert, der Blutdruck nicht erhöht, eher herabgesetzt.

Der erhöhte Druck im Lungenkreislauf, der in der Regel die einzige

Ursache der Hypertrophie der rechten Kammer ist, wird in den meisten Fällen verursacht durch Mitralfehler. Auch eine Stenose der Pulmonalarterie, sowie sonstige angeborene Herzfehler können die Ursache sein. Allgemeine Enge des Pulmonalarteriensystems kommt vor, auch Sklerose in seltenen Fällen (Ljungdahl). Wichtig ist die Hypertrophie des rechten Ventrikels bei Erkrankungen der Respirationsorgane. Bei allen Erkrankungen dieser, welche die Zirkulation des Blutes in der Brusthöhle erschweren, treten erhöhte Widerstände für die Entleerung des rechten Ventrikels ein. So bei Lungenschrumpfungen, bei länger bestehenden Exsudaten, bei chronischen Bronchitiden, bei Emphysem und Asthma, sowie bei Kyphoskoliose und Thorax pyriformis.

Bei der Hypertrophie beider Ventrikel kombinieren sich die Erscheinungen. Die beiden zweiten Arterientöne an der Herzbasis sind auffallend laut, der Herzstoss ist hebend, zugleich besteht epigastrische Pulsation. Die Herzdämpfung ist nach rechts und links mässig verbreitert. Das Röntgenbild zeigt eine Vorwölbung des rechten unteren Bogens nach rechts nebst einer stärkeren Ausladung des linken unteren Bogens nach links. Der Puls ist voll und gespannt. Der Blutdruck erhöht.

Die Ursache einer beiderseitigen Hypertrophie der Ventrikel ist zunächst in kombinierten Herzfehlern an der Aorta und Mitralis gegeben. Aber auch bei der einfachen Mitralinsuffizienz kommt es in der Regel dazu. Ferner findet man sie häufig bei der chronischen Nephritis. Beim Bierherz und beim Herz der Fettleibigen wird sie gefunden, ebenso bei chronischer Überanstrengung der Körpermuskulatur.

Die eigentliche pathologische Dilatation der Herzkammern ist eine regelmässige Erscheinung des erlahmenden Herzmuskels. Diagnostisch ist sie in erster Linie kenntlich an einer Vergrösserung der Herzdämpfung, die immer mehr wächst, je weniger funktionell leistungsfähig der Muskel ist. Ist der linke Ventrikel stärker dilatiert, so verschwindet der zirkumskripte Spitzenstoss. Es tritt statt dessen eine diffuse oft sehr erhebliche pulsatorische Erschütterung der ganzen Herzgegend ein, im Gegensatz zum schwachen Arterienpuls (Martius). Die Verstärkung der zweiten Töne wird geringer, die Herztöne können leiser werden. Sehr oft tritt Galopprhythmus auf. Es kommen systolische Geräusche an der Herzspitze vor infolge relativer Insuffizienz der Mitralklappen (Krehl). Der Puls wird beschleunigt und klein. Die Perkussion wie das Röntgenbild zeigen die Verbreiterung des Herzens, besonders nach links, im linken unteren Bogen. Der linke untere Lungenlappen zeigt oft Erscheinungen von Kompression seitens des dilatierten Herzens, die sich durch Abschwächung des Perkussionsschalls links hinten unten und abgeschwächtes Atemgeräusch dort anzeigt. Es kann sogar Kompressionsatemgeräusch auftreten.

Bei Dilatation des rechten Ventrikels sind die Symptome ähnlich. Die Verbreiterung geht mehr nach rechts im unteren Bogen. Die Herzdämpfung wird nicht nur grösser, sondern auch intensiver. Die epigastrische Pulsation tritt mehr in die Erscheinung. Es treten häufig die Erscheinungen einer relativen Insuffizienz der Trikuspidalklappe auf.

In der Regel ist die Dilatation — oder wird es doch bald — doppelseitig. Es treten dann die klinischen Erscheinungen der Herzinsuffizienz gewöhnlich bald auf.

Die Ursachen der Dilatation der Herzkammern sind dieselben wie die der chronischen Insuffizienz des Herzens, denn die Dilatation ist ja ein Symptom schwerer Herzinsuffizienz.

Es ist eine lange Kontroverse darüber entstanden, ob auch das gesunde Herz dilatieren könne. Zunächst liegt wohl der Grund der Meinungsverschiedenheiten darin, dass vermehrte diastolische Füllung einer asthenischen Dilatation gleichgesetzt wurde. Dass es vorübergehende Dilatationen gibt, kann nicht bezweifelt werden, denn Zustände von Insuffizienz können auch vorübergehen. Ein Herz aber, welches bei einmaligen noch so forcierten Anstrengungen wirklich dilatiert wird, erholt sich nicht in Minuten, sondern zeigt dadurch an, dass es krank oder geschwächt ist. Es braucht in der Regel längere Zeit zur Erholung und stärkere objektive und subjektive Symptome der Herzschwäche bleiben für eine Zeitlang zurück. Andererseits ist nach Analogie der Tierversuche anzunehmen, dass auch das normale Herz unter negativ intropen Nerveneinflüssen zeitweilig unvollkommene oder schwächere Systolen ausführen kann.

Klinisch hat dies D. Gerhardt bei den einer extrasystolischen kompensatorischen Pause folgenden Herzschlägen festgestellt. Es bedarf oft mehrerer Systolen, bis das Herz die in der langen Zeit erfolgte übermässige Füllung bewältigt. Dasselbe findet sich mitunter beim langsam schlagenden Ventrikel im Herzblock. Es treten dann Gruppen von Systolen auf. Bei Erhöhung der Widerstände für die Entleerung der Ventrikel treten bei muskelgesunden Herzen Stauungsdilatationen auf (Bruns, Gerhardt). Es kann also auch ein normales Herz unter zeitweilig erhöhten Widerständen eine Stauungsdilatation zeigen. In der Regel wird diese aber rasch wieder ausgeglichen. So sieht man während grosser Anstrengungen nach Nikolai und Zuntz das Herz sich vergrössern, nach der Arbeit aber plötzlich kleiner werden. Dass der bei Muskelarbeit erfolgende gewaltige Zustrom venösen Blutes das Herz stärker diastolisch erweitern muss, ist klar; dass wenn dieser Blutzufluss wieder normal wird, die Systolen sich verkleinern, und beim gesunden Herzen wegen der noch bestehenden Tachykardie sogar eine Verkleinerung des Herzens zu beobachten ist (Dietlen, Moritz), ist damit verständlich. Es zeigt also, dass ein normales Herz unter der Arbeit mit vergrösserter Füllung zu kämpfen hat, dass es sie aber leicht bewältigt. Somit wird man für die Praxis doch an dem Unterschied zwischen vergrösserter diastolischer Dilatation und Stauungsdilatation festhalten müssen.

Von Luciani und Brauer wurde die Ansicht vertreten, dass die Diastole des Herzens durch aktive dilatorische Muskeltätigkeit der Herzwand unterstützt werde. Diese Anschauung ist wohl fallen zu lassen, zumal auch thermochemische Untersuchungen (Bruns) bewiesen, dass in der Diastole eine Muskeltätigkeit nicht nachzuweisen ist.

Noch wäre über den funktionellen Einfluss der Hypertrophie etwas zu bemerken. Das hypertrophische Herz wird klinisch meist als minderwertig angesprochen, obwohl ausgedehnte Tierversuche von Romberg und Hasenfeld, die neuerdings von Wolfer bestätigt werden, erwiesen, dass es eine normale Reservekraft hat. Trotzdem ist, was theoretisch schwer verständlich erscheint, das hypertrophische Herz meist weniger widerstandsfähig, als das normale. Die Ursachen sind mancherlei. Zunächst entsteht die Hypertrophie zu einer Zeit, in der das Herz mit Einsetzung eines Teiles oder vielleicht fast der gesamten Reservekraft arbeitet. Die Ursachen, welche zur Hypertrophie geführt haben, bestehen in der Regel fort. Anstrengungen und zunehmende Anforderungen bringen schliesslich eine funktionelle Schädigung zustande, die zum Versagen führt. Ausserdem fehlen in hypertrophischen Herzen selten sonstige pathologische Erscheinungen. Es scheint namentlich für Infektion und Entzündung anfälliger zu sein; doch sind die meist kleinen Entzündungsherde nicht als Ursache des Versagens anzusehen (Aschoff). Vielleicht ist aber auch die Hypertrophie des Muskelsynzytiums nicht einfach einer Hypertrophie eines Skelettmuskels funktionell gleich zu setzen. So wird man eine Hypertrophie des Herzens möglichst frühzeitig diagnostizieren müssen, um namentlich prophylaktisch zu wirken und durch Regelung der Anforderungen einer dilatativen Schwäche vorzubeugen.

Hypertrophie und Dilatation der Vorhöfe entsteht in derselben Weise, hat aber funktionell nicht entfernt eine solche Bedeutung wie für die Ventrikel. Minkowski fand enorme Vorhofdilatation bei noch suffizientem Kreislauf.

Die der Hypertrophie und Dilatation zugrunde liegenden Veränderungen.

Überanstrengung des Herzmuskels.

Der Einfluss von Muskelanstrengungen auf das Herz ist wegen der nahen Wechselbeziehungen, die zwischen Kreislauf- und Muskeltätigkeit bestehen, ein grosser. Bei der Tätigkeit der Muskeln verlangen diese eine ganz besonders starke Blutzufuhr, was sich ja bei jedem Aderlasse dadurch zeigen lässt, dass schon die kleinste Bewegung der Hand ein stärkeres Ausströmen des venösen Blutes aus der Vena mediana hervorruft. Die Untersuchungen von E. Weber vor allem haben ergeben, dass wie psychische Erregungen, so auch besonders Muskelarbeit auf das Gefässzentrum erregenden Einfluss hat. Es tritt sofort mit der Muskelbewegung eine Hyperämie nicht nur der bewegten, sondern der gesamten Extremitätenmuskulatur ein. Damit muss ein starker Zufluss des Blutes zum rechten Herzen erfolgen, welches diesen nur durch sehr vermehrte Tätigkeit bewältigen kann. Da rechtes und linkes Herz die gleiche Menge Blut in der Zeiteinheit befördern müssen, wenn nicht krankhafte Stauung im Lungenkreislauf eintreten soll, so muss auch das linke Herz vermehrt arbeiten, um das in vermehrter Menge aus dem arteriellen Gebiet abströmende Blut zu ersetzen. Damit ist eine Mehrarbeit des Herzens bei Muskelanstrengungen gegeben. Seitz hat zuerst in Deutschland auf diese Verhältnisse der vermehrten Herzarbeit und der Erkrankung des Herzens durch Überanstrengung aufmerksam gemacht.

Man muss zwischen einmaliger und andauernder Überanstrengung unterscheiden.

Die Einflüsse einer kurzen einmaligen Überanstrengung auf das Herz sind vielfach studiert worden. Schott nahm an, dass durch eine solche eine akute Herzerweiterung geschaffen werde. Bei sportlicher Anstrengung ist besonders Gelegenheit zu solcher gegeben, namentlich wenn die vorhergehende Übung nicht genügend war. Derartige akute Überanstrengungen können bei schwächlichen Personen (konstitutionell schwache Herzen) oder bei schon erkranktem Herzen von schwerer Bedeutung sein. Es kann sogar der plötzliche Tod dabei eintreten. In der Regel aber ergibt sich nach einer derartigen Überanstrengung ein vorübergehender Zustand, der sich subjektiv in heftiger Dyspnoe, Gefühl von Herzklopfen, Zyanose und Unfähigkeit zu weiteren Bewegungen anzeigt. Albut beobachtete an sich selbst einen derartigen Zustand.

Objektiv findet man in solchen Fällen meist das Herz normal gross, auch verkleinert und in seltenen Fällen nur nachweisbar vergrössert. Es hat das Herz oft eine Zeitlang die Fähigkeit verloren, sich normal systolisch zusammenzuziehen, erst nach einer gewissen Anzahl von Schlägen vermag es seinen Inhalt voll auszutreiben und wieder normale Systolen auszuführen.

An diesen Zustand kann sich eine dauernde Schädigung anschliessen, einmal wenn das Herz vorher nicht intakt war; es treten dann die Zeichen der chronischen Herzinsuffizienz auf. Das Herz bleibt gegen jede Anstrengung empfindlich und der Kranke wird nicht wieder zu den Leistungen befähigt, die er vorher ausführen konnte. So sehen sich manche berufsmässigen Athleten nach einer schweren Überanstrengung gezwungen, ihren Beruf zu ändern. Auch Sportsleute, die in Wettkämpfen sich überanstrengt haben, sind oft nach einem einmaligen derartigen Ereignis nicht mehr imstande, die Höchstleistungen weiter zu erzielen.

Eine dauernde Überanstrengung findet sich hauptsächlich bei Menschen, die einem schweren körperlich anstrengenden Beruf nachgehen und wir finden in diesen Berufen ja oft, dass mit Eintritt der vierziger Jahre die Leute nicht mehr die vollen Anstrengungen ausführen können. Gerade bei Schwerarbeitern sieht man dann, dass sie zu leichteren Arbeiten übergehen müssen, und zwar wesentlich wegen Beschwerden, die seitens des Herzens auftreten. Es ist natürlich, dass hier nicht bloss organische Schädigungen vorkommen, sondern dass sich auch eine rein funktionelle Überempfindlichkeit des Herzens ausbilden kann. Auch hier ist ganz wesentlich die Konstitution maassgebend. Der muskelkräftige, in allen Organen normal veranlagte Mensch wird dauernde schwere Anstrengungen länger ertragen als der schwächliche. Zu der Muskelüberanstrengung kommen oft andere Schädlichkeiten hinzu, vor allem der Missbrauch von Genussgiften, Alkohol, Tabak usw.

Bei dauernder schwerer Überanstrengung tritt in der Regel der Zunahme der Körpermuskulatur entsprechend eine Hypertrophie der Herzmuskulatur ein.

Wenckebach und Kaufmann haben darüber während des Krieges Studien angestellt. Sie untersuchten Soldaten vor dem Einrücken ins Feld und nach ihrer Rückkehr und fanden bei einer grossen Anzahl Veränderungen des Herzens, die teils auf Hypertrophie, teils auf Dilatation zurückzuführen waren. Ich selbst habe verschiedentlich Leute wiedergesehen, die ich vor dem Kriege röntgenologisch untersucht hatte, und fand die Zeichen ausgesprochener Hypertrophie im Röntgenbilde. Dabei waren trotz eingetretener Hypertrophie diese Leute weniger leistungsfähig wie früher. Es hatte sich eine gewisse Herzermüdung eingestellt, die mit subjektivem Missgefühl und objektiv mit grösserer Labilität des Pulses einherging. Ermüdet das Herz, so kommt es zu einer Dilatation. Auch hierfür sind sicher konstitutionelle oder pathologische Verhältnisse des Herzens von grosser Bedeutung. Das Herz ist nicht mehr imstande, die normalen Systolen auszuführen. Die Residualblutmenge, die bei jeder Kontraktion ja im Ventrikel zurückbleibt, vergrössert sich, und wenn auch die Systolengrösse als solche, d. h. das Schlagvolumen, erhalten bleibt, so kommt es doch nicht mehr in normaler Weise zustande.

Durch längere Ruhe, Digitalis und Bäderanwendung werden die

meisten dieser Kranken aber in einigen Monaten praktisch gesund, obwohl die frühere Leistungsfähigkeit sich in der Regel nicht wieder einstellt. Bei der dauernden Überanstrengung kann ein Tropfen gewissermassen das Fass zum Überfliessen bringen, zumal wenn starke psychische Erregungen hinzukommen. So sehen wir das akute Versagen des Herzens während grosser Anstrengungen im Felde oft nach einem einzigen bestimmten Vorfall eintreten.

Je älter das betreffende Individuum ist, um so weniger ist es dauernder Anstrengung gewachsen; es nimmt eben im Alter die Leistungsfähigkeit und Anpassungsfähigkeit des Herzmuskels ab. So sieht man ja auch, dass im Sport nur die jugendlichen Jahrgänge die höchsten Leistungen erzielen, und dass Ältere von Jahr zu Jahr immer mehr zu leichteren Übungen übergehen.

Die Überanstrengung des Herzens kann ausser zu starker Muskelbetätigung durch vielerlei Einflüsse hervorgerufen werden. So ist das Herz der Fettleibigen in der Regel auch ein überanstrengtes Herz, das Herz der Nierenkranken ebenso. Auch bei Kyphoskoliose und Erkrankungen der Lunge ist es schliesslich die Überanstrengung, welche zu den folgenden Störungen führt. Man muss sich das stets vor Augen halten, dass die Überanstrengung des Herzens als eine einheitliche Schädigung aufzufassen ist. Es ist eben nicht nur die Muskelarbeit, sondern es sind auch andere Faktoren, die für die Herztätigkeit Belastungen bringen und den Herzmuskel selbst zur Überanstrengung zwingen. Selbst manche Formen von Tachykardie, z. B. das Herzjagen, bringen sicherlich eine Überanstrengung des Muskels mit sich und können zur Herzermüdung und Dilatation führen, wenn sie längere Zeit bestehen. Muskelanstrengungen haben einerseits ja, namentlich in jugendlichen Jahren, etwas Vorteilhaftes, insofern sie den Herzmuskel kräftigen, andererseits bringen sie Gefahr, dass das Herz den Anforderungen nicht mehr nachkommen kann und versagt. Es ist eine bekannte Erscheinung, dass sich schwer anstrengende Menschen, vor allem Sportsleute, Athleten, nicht nur oft frühzeitig gezwungen sind, den Anstrengungen zu entsagen, sondern auch ein relativ frühes Versagen ihres Herzens erleiden und selten ein höheres Alter erreichen. Besonders dann ist die Gefahr frühzeitigen Erliegens vorhanden, wenn sie trotz beginnender Beschwerden versuchen, ihre anstrengende Tätigkeit weiter auszuüben. Darin liegt eine Warnung, Sportleistungen nicht zu übertreiben oder zu lange fortzusetzen. Das Herz warnt nicht, d. h. der Moment, in dem die Anstrengung schädlich wird, kündigt sich in der Regel nicht vorher an. Dieselbe Leistung, die der Betreffende vorher wiederholt ohne sichtlichen Schaden für das Herz geleistet hat, kann plötzlich zu einem Versagen führen.

Kreislaufstörungen bei Nierenkrankheiten.

Bei bestimmten Nierenerkrankungen tritt frühzeitig eine Rückwirkung auf den Kreislauf ein, die sich in ihren ersten Stadien in einer Erhöhung des Blutdrucks anzeigt. Deshalb soll man niemals unterlassen, beim Vorliegen einer Eiweissausscheidung im Urin den Blutdruck zu messen. Die Nierenerkrankungen, welche nach dem Vorgange von Volhard, Fr. Müller und Aschoff eine Neueinteilung erfuhren, werden in die Hauptgruppen Nephrose oder Nephropathie, Nephritis oder Nierenentzündung und Sklerose unterschieden. Was die Blutdruckerhöhung anbetrifft, so ist bei den Nephrosen der Blutdruck unverändert. Bei den Nephritiden ist er in der Regel, bei den Sklerosen stets erhöht. Die Frage, wie die arterielle Hypertonie, die chronische Blutdrucksteigerung bei Nierenerkrankungen zustande kommt, ja sogar die Frage, ob die allgemeine Blutdrucksteigerung eine Folge der Erkrankung der Niere ist oder nicht, ist noch nicht sicher gelöst. Die Traubesche Anschauung, dass mechanische Momente infolge Ausfalls eines Teiles der Blutbahn die Ursache seien, ist längst fallen gelassen, da sie den festzustellenden Veränderungen bei den Obduktionsbefunden widerspricht. Die Retentionstheorie von Johnson, wonach in der Niere zurückgehaltene Ausscheidungsstoffe die Ursache seien, indem sie eine Giftwirkung auf das Gefässsystem, die zu Krampf der kleinen Arterien führe, ausübten, ist ebenfalls viel widersprochen. Schon Senator machte darauf aufmerksam, dass bei gewissen Formen von parenchymatöser schwerer Nierenerkrankung jede Einwirkung auf die Kreislauforgane fehlt. Gull und Sutton erklären die Nierenveränderungen als Teilerscheinungen allgemeiner arteriokapillärer Erkrankung, wenigstens bei der Schrumpfniere. Volhard und Fahr sehen ebenfalls bei der Nierensklerose die Ursache der Blutsteigerung in arteriosklerotischen Veränderungen, bei der sie aber die Nierengefässe in erste Linie stellen. Die Ansicht, dass bei der Nephritis ein vermehrter Adrenalinhalt des Blutes die allgemeine Blutdrucksteigerung hervorrufe, kann ebenfalls als widerlegt gelten. Kochsalzretention ist angeschuldigt worden, aber auch fraglich, und so sind wir auch heute noch nicht imstande, diese Frage restlos zu beantworten. Die Tatsache aber, dass bei einer grossen Anzahl von Erkrankungen der Niere von Anfang an eine Blutdrucksteigerung besteht, ist jedoch unbestritten.

Man findet bei der Nephritis in der Regel als erstes Kreislaufsymptom die Blutdrucksteigerung, und zwar bieten die klinischen Erscheinungen am Zirkulationsapparat wesentliche Unterschiede, je nach der Form der Erkrankung. Während bei der akuten Nephritis die Drucksteigerung in der Regel bald vorübergeht und nur im Stadium der beginnenden Urämie höhere Werte erreicht, ist besonders bei den meisten Formen der chronischen Nephritis, besonders aber bei Nierensklerose der erhöhte Blutdruck ein ganz konstantes Symptom. Dabei ist die Amplitude, d. h. die Differenz zwischen minimalem und maximalem Druck, in der Regel vergrössert. Bei den reinen Nephrosen fehlt jede Blutdrucksteigerung. Die Blutdrucksteigerung geht aber bei den Nierensklerosen sehr häufig dem Auftreten der Albuminurie länger voraus. Bei chronischen Nierensklerosen fehlt ja das Albumen mitunter zeitweilig gänzlich, um von Zeit zu Zeit in geringen Mengen wieder zu erscheinen. Diese chronische Blutdruckerhöhung wird von manchen Autoren als sicheres Symptom einer bestehenden Nierenerkrankung angesehen. Stets erhöhter Blutdruck soll eine Schädigung der Niere anzeigen. Diese Meinung ist wohl nicht mehr so absolut festzuhalten; es gibt Fälle chronischer Blutdrucksteigerung bei reiner Arteriosklerose, die nicht zu ausgedehnterer Erkrankung der Niere geführt hat. Allerdings sind die Fälle reiner Arteriosklerose, bei denen die Nieren nicht mit erkranken, selten. Sie gehören nach dem Volhardschen Schema unter die benignen Sklerosen. Da wir in der Nierensklerose ein Teilbild der allgemeinen Arteriosklerose sehen, so müssen wir andererseits im Auge behalten, dass die Arteriosklerose ein vielgestaltiges Krankheitsbild hervorrufen kann, je nachdem sie sich in einzelnen Organen oder Organgebieten vorzugsweise findet. Die periphere Arteriosklerose mit geschlängelter Radialisarterie, die Arteriosklerose der Fussarterien mit dem Bilde des intermittierenden Hinkens, die Gehirnarteriosklerose mit vorzugsweiser Beteiligung der zerebralen Funktionen, die Arteriosklerose der Aorta, bringen ebenso wie die Sklerose im Splanchnikusgebiet klinisch sehr verschiedene Krankheitsbilder hervor, und es hängt zum Teil auch von dem Umfang der befallenen Gefässgebiete ab, ob und in welchem Masse eine Blutdrucksteigerung eintritt. Es ist somit bei den Nierenerkrankungen zweierlei zu berücksichtigen:

1. die Blutdruckerhöhung durch funktionelle Störungen, vielleicht infolge Retention blutdrucksteigernder Substanzen, wie sie bei den Glomerulonephritiden im Vordergrunde stehen mögen;
2. die Störungen durch anatomische Veränderungen der Gefässe sklerotischer Natur, wie sie bei den Nierensklerosen vorkommen.

Dass in letzterem Falle die allgemeine Erkrankung der kleinen Arterien und Kapillaren die Blutdrucksteigerung hervorbringt und das Verhalten der Nierengefässe erst sekundär in Frage kommt, hat neuerdings noch Mann betont, während bei funktionellen Störungen vielleicht die durch die gestörte Nierenfunktion gesetzten Stoffwechselveränderungen das Primäre sind.

Der erhöhte Blutdruck bringt nun, was das Herz anbetrifft, für dieses eine bestimmte Mehrarbeit, es muss bei jeder Systole seinen Inhalt gegen vermehrten Widerstand entleeren. Diese Mehrarbeit ruft eine Hypertrophie des linken Ventrikels hervor, welche wiederum, da die Mehrarbeit nicht nur bleibt, sondern mit dem Fortschreiten der Sklerose anwächst, schliesslich nicht mehr genügt, das Herz suffizient zu erhalten. Allmählich reicht die Kraft nicht mehr aus, den vollen Inhalt des Ventrikels zu entleeren, und es kommt zur Stauungsdilatation des Herzens und damit zur Insuffizienz. Es treten also praktisch die Erscheinungen auf, welche schliesslich bei jeder organischen Erkrankung des Herzens das Endstadium bilden, und ist ein solcher Kranker nicht durch Urämie oder Apoplexie zugrunde gegangen, so droht ihm das Ende durch Herzinsuffizienz.

Das so entstehende Krankheitsbild der Herzmuskelinsuffizienz entspricht in seinen Teilen dem auch durch andere Ursachen entstehenden; es tritt Dyspnoe, oft in Anfällen von Asthma cardiacum und Zyanose ein. Die Leber schwillt an. Nicht selten sind Anfälle von Angina pectoris vorhanden, besonders dann, wenn die Nierenerkrankung mit einer Sklerose der Koronararterien verbunden ist; schliesslich treten Ödeme auf. Beruht die Ödembildung auf Herzschwäche, so zeigt sich eine andere Lokalisation als bei einer solchen, die primär durch die Erkrankung der Nieren hervorgerufen wird. Während bei dem nephritischen Ödem, wie es ja besonders die akute Nephritis zeigt, die beginnende Ödembildung das Gesicht bzw. die Gegend um die Augen herum bevorzugt und sich bei höheren Graden mehr oder weniger gleichmässig über die ganze Körperfläche erstreckt, haben die von der Herzschwäche ausgehenden Ödeme eine andere typische Lokalisation. Sie beginnen an den distalen Abschnitten. In der Regel ist es die Knöchelgegend und die Haut über der Tibia, die zunächst ödematös wird, und zwar oft nur abends oder nach längerem Aufsein mit herunterhängenden Füssen. Morgens pflegen diese Ödeme, solange sie noch leicht sind, verschwunden zu sein, nachdem die Füsse längere Zeit in horizontaler Lage sich befanden. Bei weiterem Ansteigen der Ödeme geht die Schwellung allmählich nach oben hin weiter. Es bildet sich Höhlenhydrops sowohl im Abdomen, wie bei höheren Graden in den Pleurahöhlen. Auch die Perikardhöhle kann sich mit Transsudat füllen. Ebenso kommen stärkere Ödembildungen dann an den Händen, oft nur einseitig, vor, und zwar ist die Seite bevorzugt, welche sich in abhängiger Lage befand. Neben dem Höhlenhydrops begegnet man bei der Herzinsuffizienz der Nierenkranken nicht selten schon zu einer Zeit, wo die Ödembildung eben erst beginnt oder auch noch nicht erkennbar ist, Pleuraexsudaten, die ganz vorwiegend die rechte Seite betreffen. Sie treten in der Regel fieberlos auf, und nach ihrem Eiweissgehalt stehen sie in der Mitte zwischen Exsudat und Transsudat. Die Pathogenese dieser einseitigen Pleuraexsudate bei Herzschwäche ist noch nicht sicher aufgeklärt. Sie nehmen meist keinen grossen Umfang an.

Das Herz, das in der Regel beim Eintritt der Insuffizienz sehr vergrössert ist, zeigt eine oft so hochgradige Stauungsdilatation, wie man sie sonst nur bei in der Jugend erworbenen schweren Herzfehlern findet. Es kommt zur Bildung eines sog. Cor bovinum. Damit tritt häufig eine relative Mitralinsuffizienz ein, so dass an der Spitze, ohne dass eine nachweisbare Endokarditis vorausgegangen ist, ein systolisches Mitralgeräusch zu hören ist. Sehr häufig hört man über dem Herzen einen dreiteiligen Rhythmus, den sog. Galopprhythmus. Dieser Galopprhythmus ist von schlechter prognostischer Bedeutung. Wenn es gelingt, die Herzkraft wiederherzustellen, pflegt er zu verschwinden. Der erhöhte Blutdruck kann trotz bestehender Herzinsuffizienz erhalten bleiben; es findet sich hier dann das von Sahli sog. Symptom der Hochdruckstauung. Häufig wird die Herzaktion alternierend, besonders in schweren Stadien der Herzinsuffizienz.

Der Urin wird spärlicher, doch steigt bei Erkrankung der Niere das spezifische Gewicht in der Regel nicht so hoch an wie bei primärer Herzinsuffizienz. Dies trifft aber nur für diejenigen Fälle zu, in denen die Niere stärker beteiligt ist und ihr Konzentrationsvermögen eingebüsst hat. Trotz hochgradiger Stauung bleibt dann der Urin hell und niedrig gestellt. Ein oft frühzeitig bemerkbares Symptom ist die Nykturie. Während entsprechend der Zeit der Flüssigkeitsaufnahme normalerweise während des Tages die Hauptmenge des Urins entleert wird, kommt es bei solchen Kranken im Beginn der Insuffizienzerscheinungen des Herzens in der Nacht, während das Herz mangels äusserer Aufgaben sich erholt und kräftiger arbeiten kann, zu vermehrter Harnabsonderung, und so wird das überschüssige, in den Geweben angestaute Wasser besonders in den Nachtstunden entleert. Oft kann trotz bestehender Ödeme die Harnmenge annähernd normal sein und Mengen von 1200—1500 ccm hellen Harns werden in 24 Stunden abgeschieden.

Je nach der Art der Erkrankung wechselt der Eiweissgehalt des Harns. Er geht nicht der Beteiligung des Herzens am Krankheitsbilde parallel. Die schwersten Formen der Herzinsuffizienz treten bei den Sklerosen auf, bei denen oft die Nierenfunktion wenig gestört ist. Hier kann das Eiweiss gänzlich fehlen oder nur zeitweilig in geringen Spuren vorhanden sein, während bei der Kombinationsform, der malignen Schrumpfniere, der Eiweissgehalt in der Regel beträchtlich ist.

Bei der chronischen Glomerulonephritis treten die Herzerscheinungen gegenüber den Nierenerscheinungen meist ganz in den Hintergrund, so dass es zu eigentlicher Insuffizienz des Herzens nicht kommt. Der Zustand der Niere führt bei diesen Erkrankungsformen früher durch Urämie zum Ende, als die Herzkraft versagt.

In der Regel kombinieren sich auch bei Volhardschen malignen Sklerosen mit den Erscheinungen der Herzinsuffizienz infolge der Retentionserscheinungen urämische Symptome. Die Kranken sind aufgeregt, reizbar, sie leiden an Schlafsucht, Kopfschmerz, Erbrechen, völligen Appetitmangel und Sehstörungen; ja es kann zu vorübergehenden apoplektiformen Erscheinungen kommen, die mit Sprachstörungen und flüchtigen Hemiplegien einhergehen. Häufig beruhen diese Erscheinungen auf Zirkulationsstörungen des Gehirns. Asthmatische Erscheinungen treten neben der allgemeinen Dyspnoe in Zwischenräumen auf. Dazu können Anfälle von Lungenödem kommen.

Der Verlauf richtet sich in den Fällen, in denen das Erlahmen der Herzkraft das Krankheitsbild beherrscht, ganz und gar danach, ob es gelingt, diese wieder herzustellen. Es kann unter Umständen, nachdem einmal Erscheinungen von Herzinsuffizienz eingetreten sind, eine Zeitlang durch entsprechende Heilmittel der Kranke erhalten bleiben, bis er schliesslich seinem Leiden erliegt. Denn gerade bei Nephritikern ist eine vollständige Wiederherstellung von der einmal eingetretenen schweren Kreislaufstörung nicht mehr zu erwarten. Treten schwere Herzsymptome ein, so ist das letzte Stadium der Erkrankung eingeleitet. Das Krankheitsbild wird natürlich je nach der Schwere der vorliegenden Nierenbeteiligung wechseln. Je mehr die Nierenerkrankung vorgeschritten ist, um so mehr treten die Herzerscheinungen in den Hintergrund und die Nierensymptome beherrschen das Krankheitsbild.

Die Diagnose gründet sich durchaus auf das Verhalten des Harns. Es kann überaus schwer sein, wenn man den Kranken erst im Stadium der Insuffizienz zur Beobachtung bekommt, festzustellen, ob eine Erkrankung des Herzmuskels oder der Niere als Ursache dieser vorliegt. Stauungsnieren können durch Eiweissgehalt, Zylinder, Blutkörperchen, Sediment, eine Nierenerkrankung vortäuschen; erst nach Wiederherstellung der Kompensation klärt sich dann das Krankheitsbild auf. Ist die Herzinsuffizienz vorübergegangen, so kann eine vorsichtige, dem Fall angepasste Funktionsprüfung der Niere mit den angegebenen Methoden die Diagnose weiter klären. Dass man im Stadium der Insuffizienz Wasser- oder Kochsalzzulagen und sonstige funktionelle Prüfungen nicht machen soll, liegt auf der Hand.

Die Funktionsprüfung der Niere ist eine diätetische und wird bei der Therapie besprochen werden. Sie bezieht sich auf die Ausscheidung von Wasser, Kochsalz und Stickstoff. Dabei wird das spezifische Gewicht berücksichtigt. Ausserdem ist festzustellen, innerhalb welcher Zeit die körperfremden Substanzen Jod und Milchzucker ausgeschieden werden. Auf Grund der Funktionsprüfung, der Sediment-

und Blutdruckuntersuchung sowie der Ätiologie und pathologischen Anatomie ist von Volhard folgende Einteilung gemacht worden:

Einteilung der Nierenerkrankungen nach Volhard.

A. Nephrose. Keine Blutdruckerhöhung, kein Blut im Urin.

Ätiologie: Oft Diphtherie, Tuberkulose, Lues, Eiterungen, Masern, Sublimat. Schwangerschaft.

Symptome: Ödeme (bedingt 1. durch pathologische Kapillardurchlässigkeit, 2. durch NaCl-Retention). Urin: viel Album., Zylinder. Menge richtet sich nach Ödemen, meist gering.

Funktion: H_2O verschieden
N gut
Milchzucker verschieden
NaCl, J.K. } meist schlecht.

Ausgang: Oft Heilung, sonst chronisches Stadium (chronische nephrotische Schrumpfniere ohne Blutdruckerhöhung, da keine Gefässbeteiligung).

B. Nephritis. Blutdruckerhöhung, Blut im Urin.

Ätiologie: Fast immer bakteriell (Streptokokken, Koli); durch Toxine diffuse Erkrankung, durch reine Bakterienembolien mehr herdförmige Erkrankungen.

Je nach Menge der befallenen Glomeruli zwei Unterarten:

I. Diffuse Glomerulonephritis.

Symptome: Oft Ödeme. Urin: wechselnd Alb., Blut, Zyl., Polyurie oder Oligurie, je nach Funktionszustand (Reiz oder Lähmung der Gefässe).

Funktion: H_2O, N, Milchzucker } meist schlecht; NaCl, J.K. } meist gut.

Ausgang: Meist Heilung. In ungünstigen Fällen Übergang ins chronische Stadium, dann je nach Menge des verloren gegangenen Nierengewebes verschiedener Funktionszustand des Organs, danach also:

a) chronische diffuse Glomerulonephritis ohne Niereninsuffizienz.

Symptome: Wie oben, nur die Variabilität der Funktionen ist eingeschränkt. H_2O-Versuch verzögert. Nykturie. N meist gut, bisweilen etwas verzögert, Milchzucker verlängert. J.K. verschieden, meist normal.

b) chronische diffuse Glomerulonephritis mit Niereninsuffizienz (früher sekundäre Schrumpfniere).

Symptome: Urin: Blut und Alb. fast ganz verschwunden.

Funktion: Konzentrationsstarre. (Durstversuch: spezifisches Gewicht konstant. H_2O-Zulagen langsam gleichmässig ausgeschieden.)

N verzögert Na Cl } Ausscheidung normal, aber verzögert,
Milchzucker verzögert J. K. } mitunter verzögert.

(Im Blut Reststickstoff erhöht, Gefrierpunkt erniedrigt. Ausgang letal.)

II. Herdförmige Nephritis (wenig Glomeruli embolisch befallen, deshalb wenig oder gar keine Blutdruckerhöhung. Blut im Urin).

Symptome: Urin wenig Alb., Zylinder. Menge meist normal.

Funktion: H_2O Ausscheidung meist normal
N gut
Milchzucker oft verzögert
Na Cl } gut.
J. K. }

Verlauf: Meist Heilung, mitunter chronisches Stadium.

C. Sklerosen. Bedingt durch primäre, allgemeine Arteriosklerose, also auch der Nierengefässe.

Symptome: Blutdruckerhöhung, Herzhypertrophie.

Zwei Arten:

I. Reine Sklerosen = gutartige Form; nicht infarktähnlich untergegangenes Nierenparenchym gesund und funktionstüchtig.

II. Kombinationsform = bösartige Form. Nierenparenchym durch entzündliche und degenerative Prozesse zerstört, also Sklerose + Nephritis.

I. Reine Sklerose = gutartige Hypertonie (früher genuine Schrumpfniere).

Ätiologie: Überernährung, Alter, Alkohol, Gicht.

Symptome: Blutdruckerhöhung, Herzvergrösserung, Asthma.

Nierenfunktion: Variabilität erhalten. Harnmenge nur vom Herzen abhängig. Konzentrationsversuch gut. Nykturie. Albumen oft fehlend.

Milchzucker verlängert
(Frühsymptom!!)
N gut
J. K. } gut.
Na Cl }

Prognose: Seitens der Niere gut. Tod an Herzinsuffizienz oder Apoplexie.

II. Kombinationsform.

Ätiologie: Arteriosklerose und Vergiftungen (Blei usw.).

Symptome: Blutdruckerhöhung, Herzvergrösserung. Urin Alb., meist wenig Zylinder, Leukozyten, meist Polyurie.

Funktion: Fehlende Konzentrationsbreite. Wasserversuch verzögert, spezifisches Gewicht bei Konzentrationsversuch konstant.

N } schlecht Na Cl } meist verzögert.
Milchzucker } J. K. }

Prognose: Schlecht. Neuroretinitis albuminurica. Tod an Urämie.

Diese Einteilung, bei der die Nephrosen etwa dem Bilde der früheren sog. parenchymatösen Nephritis entsprechen, ohne mit ihm ganz identisch zu sein, bringt das Studium der Nierenerkrankungen und damit der Kreislaufstörungen bei Nierenkranken erheblich weiter. Es ergibt sich aus ihr, eine wie grosse Rolle die Störungen an den Kreislauforganen bei der Erkenntnis der einzelnen Formen von Nierenerkrankungen spielen. Zwar haben Einzelheiten dieses Schemas durch andere Autoren schon eine Änderung erfahren, aber es ist damit doch eine Grundlage geschaffen, die es im Einzelfall ermöglicht, genauer als bisher die Krankheitsbilder gegeneinander abzugrenzen. Leider zeigen sich bei den einzelnen Formen der Erkrankung sehr häufig Kombinationen und Übergänge, so dass die reinen Krankheitsbilder, vielleicht abgesehen von den akuten Erkrankungen, selten sind; denn in der Regel leiden nicht nur die Glomeruli, sondern mit ihnen auch die Tubuli unter manchen Erkrankungsformen.

Das Herz der Fettleibigen.

Die Diagnose „Fettherz", „Herzverfettung" war noch vor kurzem wie heute die der „Herzerweiterung" eine moderne und sicher viel zu häufig gestellte. Unter Fettherz verstand man zwei durchaus verschiedene Zustände: Erstens die fettige Degeneration oder Infiltration der Muskelfasern und zweitens das Herz der Fettleibigen. Erstere ist eine Ernährungsstörung des Muskels selbst und besteht in einer Fettinfiltration der Muskelfasern. Letztere ist etwas durchaus anders. Das Herz ist mit einer stark entwickelten Fettschicht umwachsen, die durchaus in Proportion steht zu einer allgemeinen Adipositas.

Inwieweit die fettige Entartung des Herzmuskels, die Infiltration, die Kontraktilität schädigt, unterliegt noch der Kontroverse. Jedenfalls ist intra vitam die Diagnose höchstens bei der Phosphorvergiftung zu stellen. Funktionelle Störungen sind von Mönckeberg bei fettiger Entartung des Atrioventrikularsystems gefunden. Er sieht darin die Ursache mancher Fälle von Herztod. Ist aber die kontraktile Muskulatur davon betroffen, so können trotz weit verbreiteter Verfettung der Muskelzellen die Funktionen sich wie in der Norm verhalten.

Anders ist das Herz der Fettleibigen zu beurteilen. Entsprechend der Masse des Körperfetts ist auch das Herz mit Fett beladen und dies wird immerhin die Aktion desselben etwas behindern. Viel wichtiger sind aber andere von der Fettleibigkeit abhängige Folgen für den Kreislauf. Zunächst verlangt die vergrösserte Körpermasse andauernd eine gewisse Mehrarbeit vom Herzen. Da gewöhnlich die Körpermuskulatur nur schwach entwickelt ist, so ist auch der mit dieser parallel gehende Herzmuskel weniger entwickelt. Um so weniger kann er den vermehrten Ansprüchen auf die Dauer genügen. Das Herz der meist wenig beweglichen Fettleibigen entbehrt ferner der durch Muskelaktion hervorgerufenen Übung. Leicht wird dabei jede Anstrengung zur Überanstrengung für das Herz.

Dazu kommt, dass Fettleibige besonders zur Arteriosklerose und zu Nierenerkrankungen neigen und zu den Folgeerscheinungen dieser Erkrankungen für den Kreislauf.

Die Diagnose ergibt sich zunächst aus dem Augenschein. Ein übermässiger Panniculus adiposus lässt auf reichliches Körperfett auch im Inneren schliessen.

Die oft schwer festzustellende Herzdämpfung ist gewöhnlich etwas verbreitert. Im Röntgenbild sieht man an der Herzspitze oft eine dreieckige, nach aussen ziehende Anlagerung von etwas geringerer Dichtigkeit wie der Herzschatten. Der Herz-Zwerchfellwinkel wird dadurch stumpf. Dieses von Schwarz als „Fettbürzel" bezeichnete Gebilde besteht wohl aus Perikard, Fetteinlagerung und vielleicht auch aus der schlaffen Herzspitze.

Die Herztöne sind leise, besonders an der Basis. Oft besteht unreiner erster Ton infolge schwächerer Systole der Kammern. Der Puls ist beschleunigt und klein. Der Blutdruck, namentlich wenn Arteriosklerose dabei vorliegt, mässig erhöht.

Treten Insuffizienzerscheinungen von seiten des Herzens auf, so sind sie entsprechend den bei der Beschreibung der Herzinsuffizienz geschilderten. Von Wichtigkeit ist die frühzeitige Erkennung beginnender Insuffizienz, weil da die Therapie dann noch recht viel leisten kann. Vor allem ist festzustellen, ob schon eine organische Erkrankung der Kreislauforgane, wie Arteriosklerose, Koronarsklerose oder gar Nephritis vorliegt. Die Dyspnoe und der kleine weiche Puls zeigen gewöhnlich den Beginn der Herzmuskelschwäche an.

Bei Erkrankung der endokrinen Drüsen, die zur Verminderung der Funktion des glandulären Anteils der Hypophyse, ferner zu Unterfunktion der Keimdrüsen führt, tritt eine eigenartige Form, die Degeneratio adiposo-genitalis auf, die auch zu Herzstörungen führen kann. Das Fett lokalisiert sich an den Hüften, den Nates, dem mons Veneris, den Mammis.

Kreislaufstörungen bei Erkrankungen der Lungen und des Thorax.

Krankhafte Erscheinungen an den Lungen sowie Missbildungen des Thorax wirken fast stets auf das Herz zurück. Die innigen Wechselbeziehungen, welche ja schon durch den Umstand hervorgerufen werden, dass Lunge und Herz in der knöchernen Thoraxwand eingeschlossen sind, führen dahin, dass bei abnormem Verhalten der Lunge Rückwirkungen auf das Herz sich einstellen müssen. Die Lunge muss in der Zeiteinheit dieselbe Menge Blut erhalten wie der gesamte grosse Kreislauf, denn sonst würde das Schlagvolumen beider Herzhälften ein verschiedenes werden und in einem der beiden Kreislaufgebiete eine Stauung eintreten müssen. Schon durch die Änderungen des Drucks in der Pleurahöhle, wie er durch die Atembewegungen hervorgerufen wird, wird die Zirkulation in den Lungen beeinflusst, denn damit ändert sich der Druck, der auf den Lungenkapillaren und -venen lastet. Auch die

Vena cava steht unter dem Druck, der im Thoraxraum herrscht, und ebenso das Herz selbst, vor allen Dingen die leicht nachgiebigen Vorhofwandungen. Die Zwerchfellbewegungen, die diese Druckunterschiede mit herbeiführen, haben nebenbei noch einen mechanischen erweiternden Einfluss auf den Querschnitt der Vena cava inferior bei ihrem Durchtritt durch das Zwerchfell. Inwiefern die Atembewegungen den Kreislauf unterstützen, ist an anderer Stelle angeführt. Die aspiratorische Wirkung des negativen Drucks im Thorax auf den venösen Zustrom wird noch unterstützt durch die pressorische Wirkung des herabsteigenden Zwerchfells auf die Venen des Abdominalraums, vor allen Dingen auf die Leber. Die Diastole, besonders der Vorhöfe, wird durch den negativen Druck im Thorax gefördert. Bei der Inspiration werden die Kapillaren gedehnt und gestreckt, bei der Exspiration werden sie geschlängelt. Die atmende Lunge enthält mehr Blut als die ruhende. Nach Sauerbruch soll die kollabierte Lunge besser durchblutet werden als die geblähte, nach Bruns soll das Umgekehrte der Fall sein. Auf der Höhe der Inspiration ist die Durchblutung am schlechtesten (Cloetta), bei der Exspiration besser und am besten beim Beginn der Inspiration. Wird die Zirkulation gestört, so wird in der Regel auch die Arterialisation des Blutes durch den verlangsamten Blutstrom verhindert. Das Atemzentrum wird erregt und es entsteht Dyspnoe.

Alle Krankheiten, welche mit Verengerung der Blutbahn in den Lungen einhergehen, haben auf die Zirkulation einen erheblichen Einfluss. In erster Linie ist es das Emphysem, bei dem zahlreiche Kapillaren in den atrophischen Alveolarwänden veröden und damit für die Zirkulation ausfallen, wodurch stärkere Hindernisse für den Kreislauf in den Lungen entstehen. Auch die durch die beschränkte Bewegung der Lungen beim Emphysem hervorgerufene geringere Unterstützung des venösen Zustroms kommt hier in Betracht. Bei Ausfall grösserer Lungenpartien, wie er sich bei chronischen Erkrankungen, vor allem der Tuberkulose, andererseits durch umfangreiche Pneumonien, durch pleuritische Exsudate, durch Kompression von Lungenteilen ausbildet, wird der Querschnitt der Lungenstrombahn verengt. Damit wird eine Mehrbelastung für das rechte Herz gegeben, welches in der Zeiteinheit dieselbe Blutmenge durch den verengerten Querschnitt treiben muss. Der rechte Ventrikel wird hypertrophisch. Besonders bei Bewegungen tritt diese Mehrbelastung ein, wie D. Gerhardt nachwies, während sie in der Ruhe fehlen kann (Lichtheim).

Natürlich können auch Vorgänge, welche einen Teil der Blutbahn ausschalten, wie Thrombose und Embolie, in ähnlicher Weise wirken. Insbesondere ist die Embolie grösserer Zweige der Lungenarterien gefährlich, da sie ganz plötzlich grössere Teile der Zirkulation in den Lungen ausschaltet und damit eine akute Überanstrengung des rechten Herzens hervorruft. Das Lungenödem behindert die Arterialisierung des venösen Blutes und damit wird die Ernährung auch des Herzens verschlechtert, womit diesem die innere Steuerung, durch welche es die Ursache des Ödems bekämpfen kann, erschwert wird. Von grosser Wichtigkeit ist neben diesen Erkrankungen die Thoraxform. Thoraxstarre durch Verknöcherung der Rippenknorpel und Kyphoskoliose, die die Ausdehnung der Lunge in mehr oder weniger hohem Masse beschränken, bringen durch die damit verbundene Verengerung des Gesamtquerschnitts der Lungenbahn eine Mehrarbeit für das Herz hervor. Es ist deshalb eine Mehrbelastung des rechten Ventrikels die Folge und diese Mehrbelastung kann namentlich von dem muskelschwachen rechten Ventrikel auf die Dauer nicht geleistet werden. Es kann damit Insuffizienz eintreten.

Die Diagnose muss auf die Feststellung einer der den Lungenkreislauf beeinträchtigenden Erkrankungen und Zustände gerichtet sein, und die sekundäre Erkrankung, beziehungsweise Insuffizienz des Herzens, muss durch genaue Untersuchung der Kreislauforgane festgestellt werden. Vor allem ist für letztere der Umstand massgebend, dass infolge von dem hier zunächst vorliegenden Versagen des rechten Ventrikels sich die Stauungen im grossen Kreislauf ausbilden müssen. Hier ist vor allem auf Schwellung der Leber, auf Überfüllung des Venensystems, Erhöhung des venösen Drucks zu achten. Ferner auf Ödeme und Albuminurie.

Sehr oft wird bei chronischen Bronchitikern und Emphysematikern die bestehende Dyspnoe nur aus dem Lungenleiden erklärt, während sie zum grossen Teil dem Versagen der Herzkraft ihren Ursprung verdankt, und eine dadurch falsch gerichtete Therapie vermag das Krankheitsbild nicht zu bessern, während die Behandlung der Herzinsuffizienz oft noch dankbare Erfolge haben kann.

Das Herz der Kachektischen.

(Kriegsödem.)

Bei Karzinom-Kachexie und sonstigen zehrenden Krankheiten tritt eine Beteiligung des Herzens an der allgemeinen Kachexie auf. Anatomisch finden wir die braune Atrophie des Herzens. Das Herz ist in der Regel entsprechend der geschwundenen Muskulatur ebenfalls klein und muskelschwach. Die Herztätigkeit ist oft verlangsamt, der Puls klein und leicht unterdrückbar. Die Pulsfrequenz bewegt sich in der Regel zwischen 40 und 50 Schlägen, kann aber noch tiefer herabsinken, ist dabei regelmässig. Der Puls ist mitunter dikrot. Der maximale Blutdruck ist ebenso wie der minimale meist niedrig. Körperliche Leistungen sind infolge der Schwäche des Herzens vermindert. Bei Bewegungen tritt Kurzatmigkeit ein.

Objektiv findet man das Herz nicht vergrössert, in der Regel sogar die Herzdämpfung und das Röntgenbild normal. Die Töne sind rein, aber oft leise.

Eine besondere Bedeutung haben diese Störungen in der verflossenen Kriegszeit erlangt, wo sie in der Gestalt des sog. „Kriegsödems" auftraten. Bei diesen ist das auffallendste Symptom starkes Ödem der unteren Extremitäten, welches sich aber auch weiter verbreiten kann und auch in einzelnen Fällen das Gesicht mit betrifft. Das Ödem verbreitet sich bis auf die Oberschenkel und den Rücken; Aszites tritt ebenfalls dabei auf. Die Fälle sind, was die Verteilung der Ödeme anbetrifft, recht verschieden. Gemeinsam haben sie eine starke Abmagerung, nicht nur des Fettpolsters, was nahezu gänzlich geschwunden ist, sondern auch der Muskulatur. Gewichtsabnahmen von 30, ja bis 50 kg, habe ich beobachtet. Eine Bradykardie besteht in einem grossen Teil der Fälle, jedoch nicht immer. Dyspnoe und Zyanose fehlen. Der Blutdruck ist abnorm niedrig. Im Urin fehlt Eiweiss; mitunter sind einzelne granulierte Zylinder gefunden worden. Die Urinmenge ist zunächst herabgesetzt. Bei der Funktionsprüfung der Nieren findet man, dass, sobald die Kranken in Ruhe kommen, das Wasser gut ausgeschieden wird, mitunter aber besteht auch eine Reduktion der Wasserausscheidung fort. Die Stickstoffausscheidung ist gering, auffallend hoch ist die Kochsalzausscheidung. Der Eiweissgehalt des Blutes ist herabgesetzt, ebenso der Gesamtstickstoffgehalt. Der Hämoglobingehalt des Blutes ist normal. Die Zahl der roten Blutkörperchen ist nicht verändert. Der Reststickstoff ist vermehrt, die Körpertemperatur ist häufig subnormal.

Bei Autopsien findet man Schwund der physiologischen Fettdepots, mitunter Blutungen in die Schleimhäute, besonders des Dünndarms. Von Schlecht und Schittenhelm angestellte Stoffwechselversuche ergaben intensive Stickstoffretentionen. Auf Zuführung von Thyreoidin erfolgt oft reichlichere Diurese. Sobald die Kranken in Bettruhe kommen, entleeren sich die Ödeme fast stets ohne jede weitere therapeutische Beeinflussung und in wenigen Tagen laufen sie unter normaler Diurese aus, wobei der Urin anhaltend erhöhtes spezifisches Gewicht zeigt, was auf einer erhöhten Kochsalzausscheidung beruht. Unter guter Ernährung und Bettruhe heilen die meisten Fälle in kurzer Zeit ab. Sie neigen aber zu Rezidiven und manche verlaufen sehr chronisch.

Als Ursache der Erkrankung ist eine quantitative und qualitative (Fett!) Unterernährung in Verbindung mit stärkeren Anstrengungen und vielleicht auch dem Einfluss der Kälte anzusprechen. Die von Knak und Rumpel angenommene latente Rekurrens-Infektion hat sich nur in vereinzelten Fällen gefunden; auch sonst darauf gerichtete Untersuchungen haben infektiöse Schädigungen nicht feststellen lassen.

Interessant ist, dass diese Ödemkrankheit auch in früheren Kriegszeiten beobachtet wurde. So schildert sie Tolstoi in seinem bekannten Roman „Krieg und Frieden". Es handelt sich also hier um eine durch Unterernährung und damit verbundene Anstrengungen, vielleicht auch Kältewirkungen hervorgerufene Störung des Stoffwechsels, die sich analog den bei Kachexien sonst beobachteten Störungen verhält, nur dass das Auftreten der Ödeme der Erkrankung eine besondere Stellung anweist.

Von besonderem Interesse ist das Vorkommen von Herzstörungen bei Uterusmyomen. Bei einer grossen Zahl von Kranken mit Uterusmyomen finden sich Störungen der Herztätigkeit, so dass an eine spezifische Einwirkung des Myoms auf das Herz gedacht wurde. Hofmeier nahm eine Degeneration des Herzens bei Myomen an. Strassmann und Lehmann bestätigten die Häufigkeit von Herzstörungen bei Myomkranken. Winter fand nur in einem geringen Prozentsatz bei einer grossen Zahl zur Autopsie gekommener Myomfälle nicht anders zu erklärende Herzerkrankungen. Auch Rosthorn kommt zur Ablehnung eines eigentlichen Myomherzens. In vielen Fällen stellte sich heraus, dass vorher bereits Erkrankungen des Herzens bestanden hatten oder dass eine andere Ursache für die Herzveränderungen sich fand, so dass das Myom als alleinige Ursache nicht in Frage kam. Oft sind es frühere Endokarditis, Arteriosklerose, allgemeine Ernährungsstörungen, die den Befund am Herzen erklären. Die Herzerscheinungen werden hauptsächlich bei submukösen Myomen mit stärkeren Blutungen beobachtet, worauf Neu besonders aufmerksam macht. Es handelt sich dann um sekundär anämische Herzen. Aber auch interstitielle Myome machen Herzstörungen, deren Ätiologie nicht ganz sichergestellt ist. Die Frage, ob es sich um Störungen der inneren Sekretion handelt, ist von Neu neuerdings wieder in Angriff genommen. Er untersuchte, ob bei Zufuhr von Jodsalzen sich in den Myomen oder im Ovarium besonders viel Jod aufspeichere, und fand, dass das Myomgewebe sich an der Jodbindung stark beteiligt, ebenso das zugehörige Ovarium. Die pathologisch-anatomisch gefundenen Veränderungen am Herzen bieten das Bild der braunen Atrophie, der fettigen Degeneration oder beider kombiniert und der Fragmentatio Myocardii dar. Alle diese Erscheinungen sind aber ganz allgemeine Folgen der Abnutzung oder einer Ernährungsstörung des Herzens. Eine Einheitlichkeit der Störungen bei „Myomherzen" vom anatomischen Standpunkte lässt sich nicht feststellen, so dass die Frage eines spezifischen Myomherzens abgelehnt werden muss, da nur ein durch Blutung verfettetes oder als Tumorfolge braun atrophiertes Herz gefunden wird.

Als klinische Störungen zeigen sich bei Myomkranken ausser den Zeichen der Anämie und der durch die Anämie gesetzten Erscheinungen am Herzen mitunter leichte Tachykardien, Extrasystolen-Arhythmie und kleiner leerer Puls; alles Erscheinungen, die sich mit nervösen Ursachen, psychischen Erregungen und der Anämie erklären lassen. Vergrösserungen des Herzens findet man selten. Der Blutdruck ist in der Regel niedrig, entsprechend der Leere des Gefässsystems. Es findet sich danach die Lehre vom sogenannten Myomherzen noch immer im Stadium der Hypothese. Sichere Befunde, die einen spezifischen Zusammenhang der Myombildung mit Erkrankungen des Herzens festlegen konnten, existieren nicht. Die beobachteten Erscheinungen sind durchweg als sekundäre Folgen der Kachexie bzw.

Anämie zu deuten, und damit sind die eintretenden Störungen nur als Begleiterscheinungen des Myoms anzusehen.

Entzündliche Erkrankungen des Herzmuskels. (Myokarditis.)

Die akute Myokarditis.

Die entzündlichen Erkrankungen des Herzmuskels treten selten für sich isoliert auf. Da der Herzmuskel kein einheitliches, in allen seinen Teilen gleichwertiges Gebilde ist und zwischen der spezifischen Muskulatur und der kontraktilen unterschieden werden muss, so müssen auch Erkrankungen, die den Herzmuskel betreffen, von verschiedenen Folgen für den Kreislauf sein, je nachdem sie die eine oder die andere Muskulatur betreffen bzw. die erstere mitbetreffen. Die Erscheinungen, welche bei den Erkrankungen der spezifischen Muskulatur auftreten, werden in einem besonderen Kapitel besprochen werden, da ihre Rückwirkungen auf den Ablauf der Tätigkeit des Herzens von ausschlaggebender Bedeutung sind. Beide Systeme werden aber nicht selten gleichzeitig ergriffen. Während man bei der Erkrankung der spezifischen Muskulatur eine genauere Lokalisation erkennen kann, ist dies bei einer solchen des Triebwerkes nicht möglich. Die Anordnung der quergestreiften Herzmuskulatur ist durch Albrecht näher untersucht worden.

Das Herz besteht aus netzartig verbundenen Muskelfasern, einem Syncytium, aber die Anordnung der einzelnen Fasern lässt, worauf schon Krehl aufmerksam machte, eine gewisse Trennung in Schichten zu. So unterscheidet man das Papillarsystem, die zirkuläre Muskelschicht und die äussere Längsmuskelschicht. An den Spitzen der Kammern gehen die einzelnen Fasersysteme ineinander über und bilden den sogen. Herzwirbel.

In den Vorhöfen ist eine longitudinale innere und zirkuläre äussere Muskelschicht vorhanden, in den Herzohren umgekehrt. Die äussere Schicht geht teilweise auf beide Vorhöfe über. Die Hauptmasse der Kammermuskeln wird von der mittleren zirkulären Schicht gebildet. In allen diesen Schichten können sich entzündliche Erkrankungen ausbilden, die entweder vom Endo- oder Perikard fortgeleitet sind oder vielleicht durch Toxine oder durch Bakterien auf embolischem Wege entstehen. Die parenchymatösen Entzündungen treten zunächst als trübe Schwellung auf, die mitunter mit Fettablagerungen in den Zellen verbunden ist. Bei akuten Infektionskrankheiten finden sich diese. Nebenbei kommen interstitielle Entzündungserscheinungen vor, bei denen zellige Infiltrate und Bindegewebswucherungen sich ausbilden. Derartige Veränderungen werden ebenfalls bei akuten Infektionskrankheiten gefunden; sie finden sich auch mitunter in Herzen, die im Leben keine klinischen Krankheitserscheinungen dargeboten haben. Die schwersten Grade der Myokarditis werden durch abszessartige Leukozytenanhäufungen hervorgerufen, die schon

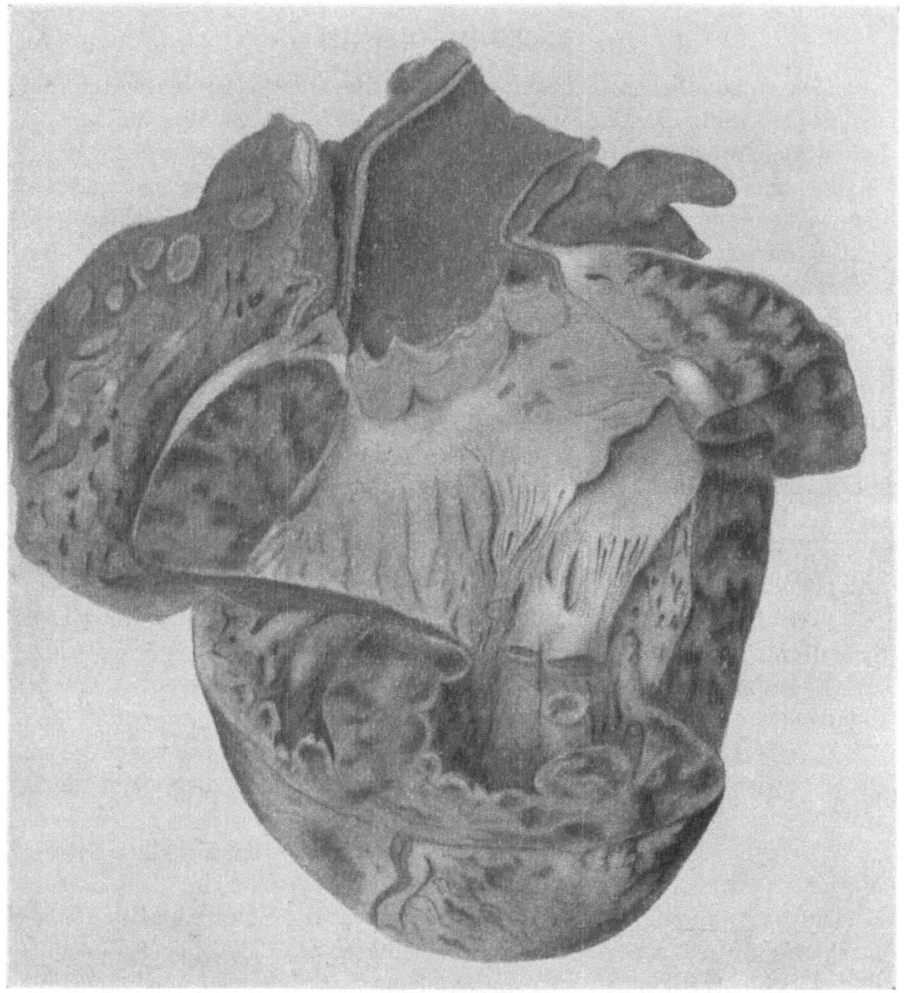

Fig. 102.
Eitrige Myokarditis.

makroskopisch (siehe Fig. 102) sich als gelbe mit rotem Hof umgebene Flecken darstellen. Es ist auffallend, wieweit derartige Erkrankungen gehen können, wenn sie nicht das spezifische System mitbetreffen, ohne schwere klinische Erscheinungen hervorzurufen. So ist das abgebildete Präparat einem von Dr. Weinland sezierten Fall entnommen. Das ganze Herzfleisch ist von zahlreichen Streifen und Punkten entzündlich-eitriger Infiltrate durchsetzt. Der Patient hatte noch am Vormittag des Tages, an dem er nachmittags unter den Erscheinungen einer akuten Herzschwäche starb, einen Gang die Treppe hinunter bis in den Garten unternommen. Der Ausgangspunkt der eiterigen Myokarditis ist in diesem Falle ein Nackenfurunkel gewesen. Diese Beobachtung zeigt, dass Erkrankungen des kontraktilen Herzmuskels oft ganz latent verlaufen können und dass, was ja schon von der fettigen Entartung des Herzmuskels bekannt ist, anatomische Erkrankungen der kontraktilen Muskelwand selbst ohne irgend welche schwereren Störungen eine Zeitlang wenigstens verlaufen können. Dies macht die Diagnose einer Myokarditis ausserordentlich schwer, zumal sie häufig als Komplikation, ev. bei fieberhaften Erkrankungen, eintritt, bei denen schon durch die Temperatursteigerung eine erhöhte Pulsfrequenz vorkommt.

Die subjektiven Symptome bestehen in Druckgefühl und Beklemmung, die mitunter anfallsweise auftreten. Bei organischer Erkrankung des Herzens sind diese Zustände in der Regel mit nachweisbaren Störungen des Kreislaufs verbunden. Es tritt Dyspnoe, Prostration und allgemeines Krankheitsgefühl auf.

Objektiv kann man nur aus Veränderungen des Pulses, der in der Regel mehr beschleunigt wird als der Temperatur entspricht, was namentlich bei geringen Anstrengungen auftritt, auf eine Myokarderkrankung schliessen; besonders wenn in solchen Fällen unregelmässiger Puls, besonders Extrasystolen, auftreten. Der Blutdruck sinkt in der Regel. Der erste Ton wird mitunter unrein infolge ungenügenden Schlusses der Vorhofkammerklappen durch muskuläre Schwäche. Am wichtigsten ist es, eine Ursache für die Erkrankung des Myokards festzustellen. Bei bestehendem Gelenkrheumatismus, bei Sepsis, ferner bei Gonorrhöe und Typhus, sowie auch bei Pneumonien treten derartige Erkrankungen häufiger auf. Oft geht eine Angina voraus. In seltenen Fällen wird bei Pocken, Masern und Scharlach, dagegen besonders häufig bei Diphtherie eine Myokarderkrankung beobachtet. Wichtig ist dies für das Verhalten in der Rekonvaleszenz. Wenn bereits das Fieber geschwunden ist, kann noch die Herzmuskelerkrankung vorliegen, und hat man den Verdacht auf eine solche, so ist in der Rekonvaleszenz die grösste Schonung zu beachten. Die Diagnose stützt sich also auf das Bestehen der Grundkrankheit, ferner auf das Verhalten des Pulses während des Verlaufs der Erkrankung. Trotz darauf gerichteter Aufmerksamkeit entgehen manche Fälle der Diagnose und die akute Myokarditis wird dann nur zufällig als Leichenbefund festgestellt.

Anders ist es, wenn die Myokarditis das spezifische Muskelsystem betrifft. Je nach der Lokalisation treten dann bestimmte Formen von

Unregelmässigkeiten des Herzschlages auf, von denen die wichtigste die vorübergehende Leitungsstörung zwischen Vorkammern und Kammern ist, die sich durch den regelmässig intermittierenden Puls anzeigt.

Die akute Myokarditis führt nicht selten zur akuten Kreislaufinsuffizienz, dem Kollaps, der namentlich in der Rekonvaleszenz mancher Erkrankungen, vor allem der Diphtherie und der Pneumonie, zu fürchten ist. Aber auch im Fieberstadium selbst kann eine komplizierende Myokarditis die zunächst durch Versagen der Gefässe hervorgerufene Kreislaufstörung verschlimmern. Das durch entzündliche oder toxische Prozesse geschwächte Herz ist dann nicht mehr imstande, in genügendem Masse die erschlaffenden Arterien zu füllen.

Die chronische Myokarditis.

Die chronische Myokarditis ist ebenso wie die akute Myokarditis im Leben nicht immer mit Sicherheit nachzuweisen. Sie tritt bald schleichend, bald im Anschluss an eine akute Myokarditis auf. Schliesst sie sich an eine akute Myokarditis an, so erkennt man dies daran, dass die Zeichen dieser nach Ablauf der Fiebererscheinungen und der Rekonvaleszenz fortbestehen. Sonst ist die Diagnose oft unsicher. In Fällen von beginnender chronischer Herzinsuffizienz, in welchen man die Diagnose eines Klappenfehlers, einer Nephritis und einer allgemeinen oder Koronarsklerose ausschliessen kann, muss man an eine Myokarditis denken. Die subjektiven Erscheinungen gleichen den bei der chronischen Insuffizienz des Herzmuskels auftretenden. Die Leistungsfähigkeit der Kranken lässt nach, sie werden kurzatmig, zyanotisch. Anfälle von stenokardischen Schmerzen sind selten, dagegen solche von schwerem Asthma cardiacum häufig. Mitunter eröffnet ein schwerer Anfall von Asthma cardiacum, der mit Lungenödem einhergeht, die Szene und leitet bei vorher oft nicht bemerkter Erkrankung die schweren Krankheitserscheinungen ein. Die Rhythmusstörungen des Herzens, besonders die unter dem Namen P. irregularis absolutus (perpetuus) zusammengefassten, finden sich besonders oft bei der Myocarditis chronica, sie können aber auch fehlen. Es scheint besonders auf das Verhalten der spezifischen Muskulatur anzukommen. Ist diese in die entzündlichen Prozesse mit einbezogen, so treten Rhythmusstörungen gern auf (Mönckeberg). Die chronische Myokarditis ist als häufige Begleiterscheinung der Klappenfehler nachgewiesen. Sie findet sich in allen Lebensaltern.

Die Myodegeneratio cordis.

Die Diagnose einer chronischen Erkrankung des Herzens ohne Klappenfehler und ohne dass etwa eine Nierenerkrankung oder sonstige organische auf das Herz zurückwirkende Erkrankung nachzuweisen ist, bietet grosse Schwierigkeiten. Eppinger führt manche derartige Krankheitsbilder auf Hypofunktion der Schilddrüse zurück. Sie können in solchem Falle sogar mit hochgradigen Ödemen einhergehen.

Die Ursache einer Myodegeneratio cordis kann eine mannigfaltige sein. In der Regel ist es die Arteriosklerose, die zu einer solchen Erkrankung führt. Den einfachsten Grad der Myodegeneratio stellt die braune Atrophie des Herzmuskels dar, die infolge von Inanition aber auch bei chronischen Kachexien auftritt. Es ist das Herz der Unterernährten, was gerade in der Jetzzeit eine grosse Rolle spielt. Der Herzmuskel atrophiert infolge ungenügender Nahrungszufuhr und die Kranken bieten das Bild einer chronischen Kreislaufschwäche, mitunter ohne Ödeme und ohne Stauungserscheinungen, dar. Ob die Fragmentatio myocardii eine solche Erkrankung ist, war vielfach Gegenstand der Diskussion. Doch nimmt man sie heute als agonal oder postmortal entstehend an.

Wichtiger sind die durch Verstopfung von Gefässen auftretenden Degenerationen. Es bildet sich dann in dem von den obliterierten Gefässen versorgten Teil der Herzmuskulatur ein Absterben der funktionierenden Elemente aus, und ein Ersatz dieser durch Bindegewebe, wodurch die sogen. Herzschwielen entstehen. Diese Schwielen können in grosser Zahl das Herz durchsetzen, ohne dass bestimmte klinische Erscheinungen darauf hinweisen. Nur dann, wenn sie auch die spezifische Muskulatur betreffen, treten wie bei allen Erkrankungen dieser, charakteristische Unregelmässigkeiten der Herztätigkeit auf.

Die subjektiven Symptome der Myodegeneratio decken sich in vorgeschrittenen Fällen mit denen der relativen und absoluten Herzinsuffizienz. Das Herz vergrössert sich in der Regel, der Puls wird meist frequenter als normal, ausser bei der Inanition, wo er oft langsamer ist. Mitunter ist die Frequenz stark wechselnd und namentlich bei geringen Anstrengungen stark ansteigend. Oft wird der Puls unregelmässig und zwar zeigt er dann die Erscheinungen der absoluten Unregelmässigkeit, doch kann eine solche auch durch frequente Extrasystolen vorgetäuscht werden. Dabei sind die Pulse nicht nur zeitlich ungleichmässig, sondern auch ungleichmässig in der Höhe. Eine Verschiedenheit der Erregungsleitung zeigt sich auch im Elektrokardiogramm, namentlich in der Ableitung III, bei der die einzelnen Pulsschläge voneinander verschiedene Formen der Anfangszacke zeigen. Da diese Pulsform mit Vorhofflimmern oder -Flattern einhergeht, so wurde ihr Entstehen vielfach auf Degenerationsherde innerhalb der Vorhofmuskulatur zurückgeführt, doch ist ein solcher Zusammenhang noch nicht sicher erwiesen.

Mit nachlassender Herzkraft finden sich die schon früher angeführten Zeichen der Stauung, Leberschwellung, hochgestellter Urin, Ödeme. Der Blutdruck ist meist etwas erhöht, zumal da die schwielige Myodegeneratio oft mit Arteriosklerose und Nierensklerose verbunden ist (Hochdruckstauung). Häufig treten als Hauptsymptome Störungen in den Lungen auf, Bronchitis, Dyspnoe; andererseits können auch die Verdauungsorgane, besonders die Leber, im Vordergrund der Störungen stehen. Häufig findet man ein rechtsseitiges Pleuraexsudat. Oft finden sich mit der chronischen arteriosklerotischen Muskeldegeneration des Herzens sklerotische Veränderungen an den Klappen verbunden, sowohl an den Aorten- wie an den Mitralklappen, worauf besonders Huchard aufmerksam gemacht hat.

Die chronische Myokarderkrankung ist schwer von Fällen rein funktioneller Herzstörungen, namentlich solcher auf nervöser Basis, zu unterscheiden. Nachdem nachgewiesen ist, dass chronische Myokarditis auch im jugendlichen Alter vorkommt, ist das differential-diagnostisch hervorgehobene Moment: Irregularität und funktionelle Herzbeschwerden, wenn sie vor dem 40. Lebensjahr eintreten, meist als nervös oder rein funktionell, dagegen im späteren Alter auftretende als organische anzusehen, nicht mehr zutreffend. Eine sichere Unterscheidung der chronischen Myodegeneratio von der Koronarsklerose, mit der sie ätiologisch oft zusammenhängt, ist ebenfalls nicht möglich. Die oft gleichzeitig bestehende Sklerose der Aorta ist aber oft festzustellen.

Seltenere Erkrankungen der Herzmuskulatur.

Aneurysmen des Herzens spielen in der älteren Literatur eine grosse Rolle. Es handelte sich aber dabei meist nur um einfache Dilatation des Herzens. Es kommen auf dem Boden der schwieligen Myokarditis, infolge Undurchgängigkeit von Verzweigungen der Koronararterien, sackartige Ausstülpungen der Herzwand an umschriebenen Stellen vor (Fig. 103). Diese können unter günstigen Umständen, wenn sie umschriebene Vorwölbungen am linken unteren Bogen machen, im Röntgenbild erkannt werden. Wenn die an die Koronarobliteration sich anschliessende Erweichung der Muskulatur schnell verläuft, so dass sich keine Schwiele bildet, kann es zur Ruptur kommen.

In der Regel bildet sich aber dann ein chronisches Herzaneurysma aus, welches mit stenokardischen Anfällen einsetzen kann, wie Sternberg ausführt. Er unterscheidet weiter ein zweites Stadium, in welchem sich eine Pericarditis circumscripta mit leichten Fiebersteigungen und Auflagerung von Pseudomembranen über dem Aneurysma entwickelt. Mit Einsetzen dieser tritt die Angina pectoris zurück und die Erkrankung wird latent, um schliesslich in ein Stadium schwerer Herzinsuffizienz oder in Herzruptur überzugehen. An diesem Verlauf, besonders am Latentwerden einer ausgesprochenen Stenokardie konnten einige Fälle von Herzaneurysma intra vitam diagnostiziert werden.

Eine Herzruptur ist in der Regel die Folge eines Herzaneurysmas. Sie kann aber auch ohne Aneurysmenbildung durch ein

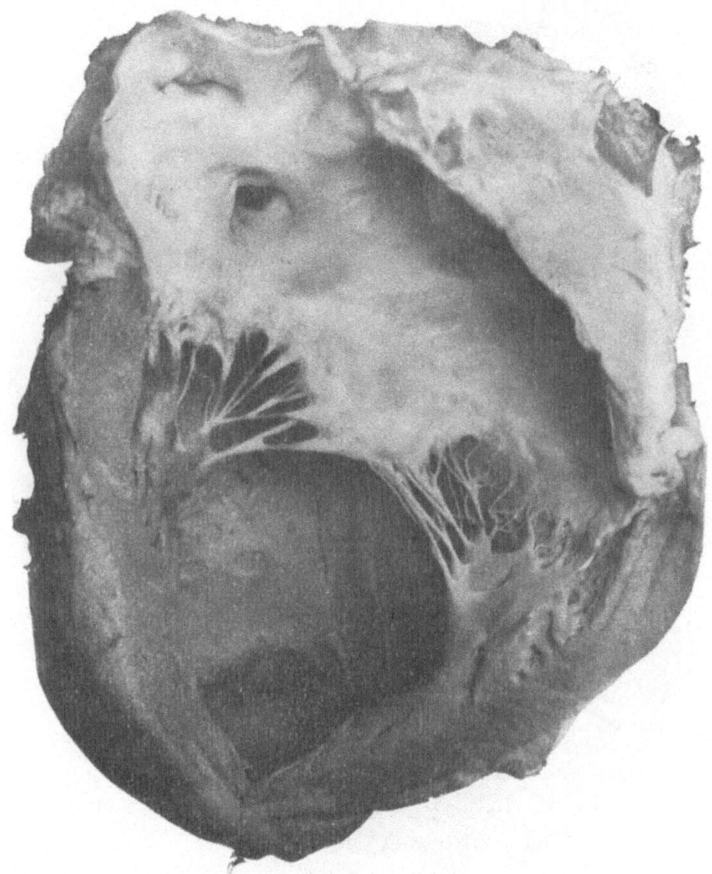

Fig. 103.
Aneurysma der Herzspitze.

Trauma entstehen. Die Zeichen einer Herzruptur sind, wenn der Kranke sie einige Zeit überlebt, dieselben wie die eines grösseren blutigen Ergusses in den Herzbeutel. Dazu kommen die Symptome einer inneren Blutung.

Tumoren sind selten Ursache einer Herzerkrankung. Primäre Herztumoren gehören zu den grössten Seltenheiten, doch sieht man häufig Metastasen. Fibrome, Myome, Rabdomyome, Lipome kommen vor, und von malignen besonders Sarkome. Letztere selten primär. Klinisch kann man sie nur vermuten, wenn sie durch ihren Sitz Funktionsstörungen, so besonders des Reizleitungssystems, machen. Eine häufige Art von Pseudotumoren bilden die organisierten gestielten Thromben,

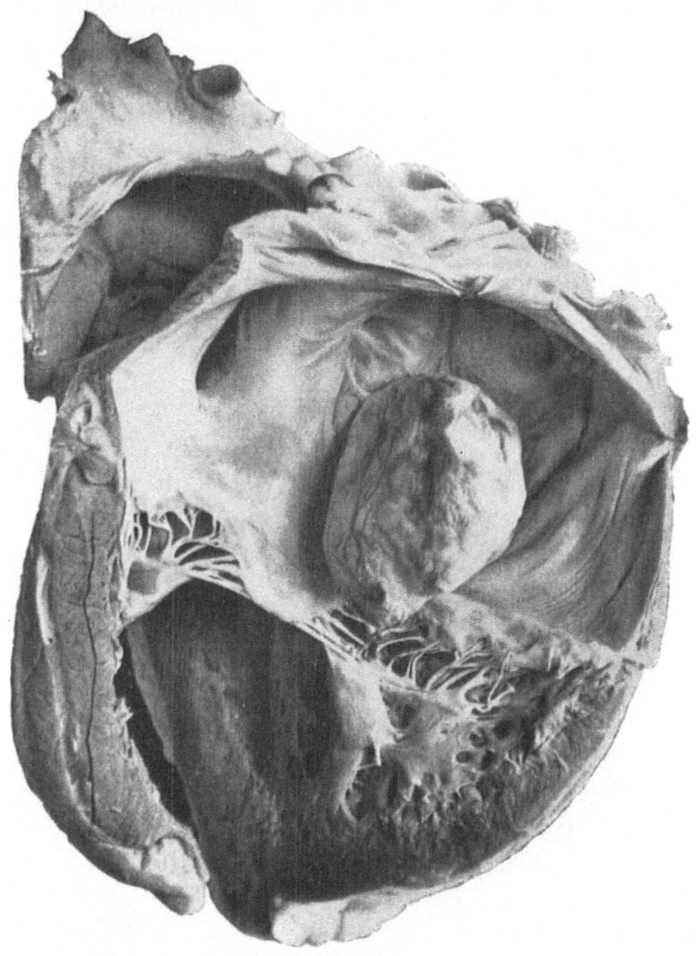

Fig. 104.
Gestielter Thrombus im linken Vorhof, der eine Insuffizienz der Bicuspidalklappen verursachte.

die sich besonders im rechten Herzen infolge von Kreislaufschwäche oder sonst an Stellen endokarditischer Veränderungen finden. Sie machen nur dann Symptome, wenn sie sich losreissen und verschleppt werden und zu Embolien führen. Es ist merkwürdig, wie wenig Symptome oft recht grosse derartige Gebilde machen. Losgelöste, in den Herzhöhlen flottierende Thromben nehmen Kugelgestalt an. Hindern die Thromben den Klappenschluss oder verlegen sie einen Teil des Ostiums, so können sie Klappenfehler vortäuschen (Fig. 104). Der dort abgebildete Thrombus führte eine Insuffizienz der Atrioventrikular-Klappen herbei.

Echinokokken machen keine bestimmten klinischen Symptome.

Sehr selten wird der Herzmuskel durch tuberkulöse Erkrankung betroffen. Bei allgemeiner Miliartuberkulose findet man auch miliare Tuberkel im Herzfleisch, doch machen sie kaum erkennbare Symptome. Bei an Tuberkulose Verstorbenen findet man, ebenso wie bei an sonstigen konsumierenden Krankheiten zugrunde gegangenen, oft verruköse Veränderungen an den Klappen, die intra vitam keine Erscheinungen gemacht haben. Es können nach Eisenmenger tuberkulöse Erkrankungen des Herzbeutels auf die Ventrikelwand übergreifen, doch macht dies keine für die Diagnose verwertbaren Symptome.

Die Aktinomykose des Herzens ist nur als von der Pleura, besonders dem Perikard, auf den Herzmuskel übergreifende Erkrankung beobachtet (v. Schrötter). Auch hier ist die Diagnose intra vitam nur zu vermuten, wenn Störungen der Herztätigkeit eintreten, die aus der aus anderen Symptomen festgestellten Erkrankung herzuleiten sind.

Syphilis des Herzens. Gegenüber den syphilitischen Erkrankungen der Gefässe und Klappen tritt die syphilitische Myokarderkrankung sehr an Häufigkeit zurück. Die klinischen Erscheinungen sind die einer chronischen Myokarditis mit Insuffizienzerscheinungen. Pulsirregularität kommt besonders in Form von Leitungsstörung bei Lokalisation im Hisschen Bündel relativ häufig vor. Es handelt sich dabei um Erscheinungen der Tertiärperiode der Lues. Die Diagnose kann nur vermutungsweise gestellt werden. Man wird in solchen Fällen die Wassermannsche Reaktion anstellen, und nach dem positiven Ausfall dieser, wenn sonst gegründeter Verdacht auf eine syphilitische Erkrankung besonders bei Bestehen syphilitischer Erscheinungen an anderen Organen besteht, den Versuch einer spezifischen Therapie machen.

Auch in der Sekundärzeit kommen vielfache funktionelle Herzstörungen vor, die aber nichts besonders Charakteristisches oder Spezifisches für diese Infektion haben (Grassmann).

Literatur.

Aschoff und Tawara, Die heutige Lehre von den pathologisch-anatomischen Grundlagen der Herzschwäche. Jena 1906.

— Lehrbuch der pathol. Anatomie. Jena 1914.

Aufrecht, Die alkoholische Myokarditis etc. Deutsch. Arch. f. klin. Med. 54. 1895. S. 615.

Bauer und Bollinger, Über idiopathische Herzvergrösserung. Pettenkofer Festschr. München 1893.

Bingel, Über den Einfluss des Biertrinkens und Fechtens auf das Herz junger Leute. Münch. med. Wochenschr. 1907. Nr. 2.

Bock, Die Diagnose der Herzmuskelerkrankungen. Stuttgart 1902.

Bruns, Experimentelle Untersuchungen über Herzerweiterung und Herzüberanstrengung. Verh. d. Kongr. f. inn. Med. 1913. S. 245.

Curschmann, Herzsyphilis. Arb. a. d. Med. Klinik zu Leipzig 1893. S. 226.

Ebstein, Über die Beziehungen der Schwielenbildung im Herzen zu den Störungen seiner rhythmischen Tätigkeit. Zeitschr. f. klin. Med. 2. S. 97.

Gerhardt, D., Über Herzmuskelerkrankungen. Würzburger Abhandl. 3. H. 2.

— Über Ikterus bei Herzkranken. Zentralbl. f. Herz- u. Gefässkrankh. 1918. S. 79.

— Zur Lehre von der Dilatation des Herzens. Verh. d. Kongr. f. inn. Med. 1913. S. 237.

Grassmann, Klinische Untersuchungen an den Kreislauforganen im Frühstadium der Syphilis. Deutsch. Arch. f. klin. Med. 68. u. 69. 1900.

Fräntzel, Die idiopathischen Herzvergrösserungen. Berl. 1881.

— Weakened heart. Charité Annalen. 5. 1880.

Hasenfeld und Romberg, Über die Reservekraft des hypertrophischen Herzmuskels und die Bedeutung der diastolischen Erweiterungsfähigkeit des Herzens. Arch. f. exper. Pathol. u. Pharm. 29. S. 333.

Heinrichsdorf, Zieglers Beiträge. 1914. Bd. 58. S. 635.

Hoffmann, Aug., Gibt es eine akute schnell vorübergehende Erweiterung des gesunden Herzens. Verh. d. XX. Kongr. f. inn. Med. Wiesbaden 1902. 3081.

— Akute Herzdilatation und Cor mobile. Deutsch. med. Wochenschr. 1900.

— Pathologie und Therapie der Herzneurosen. Wiesbaden 1901.

— Die Diagnose der Herzschwäche. Jahreskurse f. ärztl. Fortbildung 1912. Febr.

— Kreislaufstörungen und Nierenerkrankungen. Jahreskurse f. ärztl. Fortbildung 1917.

Jürgensen, Insuffizienz des Herzens. Nothnagels Handb. 15. 1.

Kelle, Über primäre chronische Myokarditis. Deutsch. Arch. f. klin. Med. 49. 1892. S. 442.

Krehl, Die Erkrankungen des Herzmuskels etc. II. Aufl. Nothnagels Handb. Wien 1913.

— Über fettige Degeneration des Herzens. Deutsch. Arch. f. klin. Med. Bd. 51. 1893. S. 416.

— Beitrag zur Kenntnis der idiopathischen Herzmuskelerkrankungen. Deutsch. Arch. f. klin. Med. 43. 1891. S. 414.

Lang, Syphilis des Herzens. Wien 1889.

Leyden, Über Herzkrankheiten infolge von Überanstrengung. Zeitschr. f. klin. Med. 11. 1186. S. 105.

Mönckeberg, Herzschwäche und plötzlicher Herztod als Folge von Erkrankungen des Atrioventrikularsystems. Erg. d. Allg. Pathol. 1910. XIV.

Moritz, Über klinische Zeichen beginnender Herzschwäche. Münch. med. Wochenschrift 1915. S. 1.

Müller, O., Zur Diagnose der beginnenden Herzschwäche. Württ. med. Korrespondenzbl. 1913.

Müller, W., Die Massenverhältnisse des menschlichen Herzens. Braunschweig u. Leipzig 1893.

Münzinger, Das Tübinger Herz. Deutsch. Arch. f. klin. Med. 19. 1878. S. 499.

Neu, Experimentelles und Anatomisches zur Frage des sog. Myomherzens. Münch. med. Wochenschr. 1911. S. 2300.

Oertel, Über die bei schwerer venöser Stauung auftretenden nicht entzündlichen Lebernekrosen mit Ikterus. Berl. klin. Wochenschr. 1912. S. 2019.

Radasewsky, Über die Muskelerkrankungen der Vorhöfe des Herzens. Zeitschr. f. klin. Med. 27. 1895. S. 381.

Rieder, Zur Kenntnis der Dilatation und Hypertrophie des Herzens infolge von Überanstrengungen etc. Deutsch. Arch. f. klin. Med. 55. 1895. S. 8.

Riegel, Zur Lehre von der chronischen Myokarditis. Zeitschr. f. klin. Med. Bd. 19. S. 328. 1889.

Romberg, Über die Erkrankungen des Herzmuskels bei Typhus abdominalis etc. Deutsch. Arch. f. klin. Med. 48. 1891. S. 369.

Rühle, Zur Diagnose der Myokarditis. Deutsch. Arch. f. klin. Med. 22. 1879.

Sacharjin, Die Lues des Herzens etc. Deutsch. Arch. f. klin. Med. 42. 1890. S. 388.

Schott, Zur akuten Überanstrengung des Herzens und deren Behandlung. Wiesbaden 1898.

v. Schrötter und Martius, Die Insuffizienz des Herzmuskels. Referat. Verh. d. 13. Kongr. f. inn. Med. Wiesbaden 1899.

Seitz, Die Überanstrengung des Herzens. Berlin 1878.

Selig, Sport und Herz. Med. Klinik 1908. Nr. 13.

Stähelin, Kreislauf und Lunge. Jahreskurse 1913.

Sternberg, Die Diagnose der chronischen Herzaneurysmen. Verh. d. 29. Kongr. f. inn. Med. S. 444. Wiesbaden 1912.

Strauss, Die Nephritiden. Wien-Berlin 1916.

Volhard und Fahr, Die Brightsche Nierenkrankheit. Berlin 1913.

Wenckebach, Über den Vagusdruckversuch. Verh. d. 31. Kongr. f. inn. Med. Wiesbaden 1914. S. 391.

Wolfer, Experimentelle Studien zur Reservekraft des hypertrophischen Herzens. Arch. f. exper. Pathol. u. Pharm. Bd. 68. S. 435.

Wolffhügel, Erste Anfänge der idiopathischen Herzvergrösserung. Münch. med. Wochenschr. 1900. Nr. 41.

Erkrankungen des Endokards.

Entzündungen des Endokards (Endokarditis).

Die am häufigsten auftretende entzündliche Erkrankung des Herzens ist die des Endokards, die Endokarditis. Ätiologisch wie klinisch in ihren Symptomen und in ihrem Verlauf ist sie ausserordentlich mannigfaltig und es ist schwer, hier eine Einteilung zu treffen. Am nächstliegenden wäre die ätiologische, aber die Symptome, welche bei verschiedener Ätiologie auftreten, sind, soweit sie in den Herzmechanismus eingreifen, das heisst, den Ventilapparat des Herzens betreffen, in wenn auch nicht uneingeschränktem Masse gleichartige. Im wesentlichen schafft die Ätiologie nur auf den Verlauf und damit die Prognose des Einzelfalles Unterschiede.

So unterscheidet man ätiologisch zwei Hauptformen, die gutartige (rheumatische) und die maligne septische Endokarditis. Dabei ist aber nicht sichergestellt, ob nicht auch die erstere bakterieller oder nur toxischer Natur ist. Sie kommt vorzugsweise als Komplikation des akuten Gelenkrheumatismus vor und unterscheidet sich sowohl anatomisch wie durch den klinischen Verlauf von der malignen Form. Eine be-

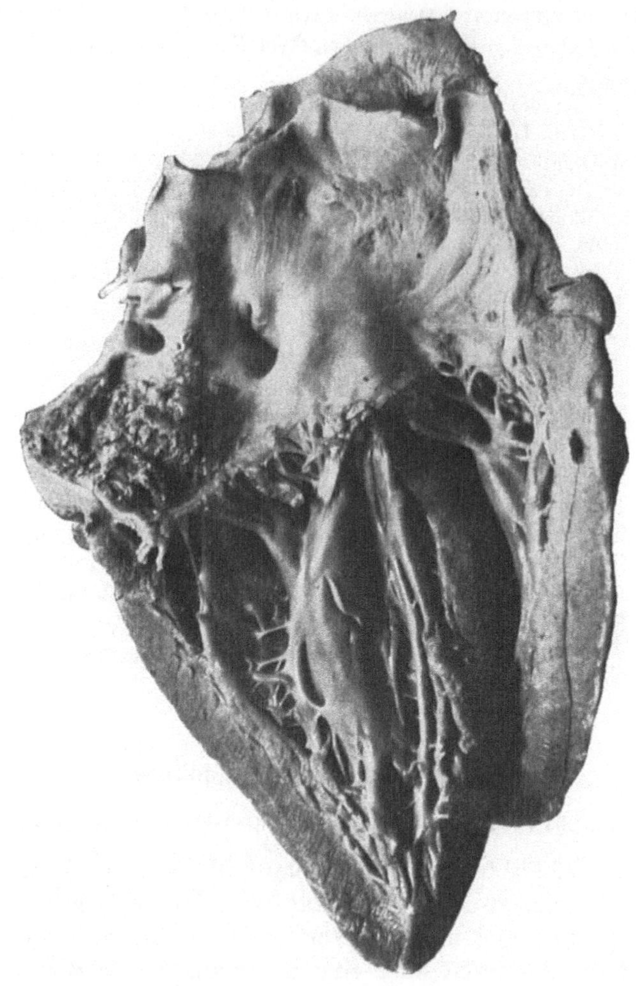

Fig. 105.
Endokarditis verrucosa der Mitralklappen.

sondere Form wird wieder von der malignen Endokarditis als ätiologisch und im klinischen Verlauf eigentümlich unterschieden, die Endocarditis lenta, als deren Erreger der Streptococcus viridans bekannt ist (Schottmüller). Sonst findet man Streptokokken, Pneumokokken, Staphylokokken oder Gonokokken bei der malignen Endokarditis.

Anatomisch unterscheidet man makroskopisch eine verruköse und eine ulzeröse Form. Infolge einer Infektion oder einer toxischen Wirkung auf die Klappensegel, besonders ihre Ränder, erfolgt dort eine Quellung und Entzündung der Endokardzellen, auf die sich aus dem vorbeiströmenden Blut Fibrin ablagert, wodurch warzenförmige Exkreszenzen entstehen (Fig. 105). In schweren Fällen kommt es zu tiefgreifenden Nekrosen, wodurch die Klappen schrumpfen oder durchlöchert werden. Nach Abklingen der akuten Entzündung wandelt sich das erkrankte Gewebe in fibrös narbiges um.

Bei mykotischer Infektion kommt es nun weiter zur Geschwürsbildung, wodurch die Heilungstendenz erheblich herabgesetzt wird. Von den Geschwüren sondern sich nekrotische Partikel ab, die leicht fortgeschwemmt werden und damit Anlass zu septischen Embolien geben können (Fig. 106).

Ausser an den Klappen können sich die endokarditischen Entzündungen auch auf der Wand der Ventrikel ansiedeln, von wo sie leicht auf das Myokard übergehen.

Die akute oder gutartige Endokarditis.

Die Diagnose einer akuten Endokarditis kann ausserordentlich schwierig sein, da sicher nachweisbare Störungen oft erst mit dem Auftreten von Klappenfehlern, den häufigen Folgeerscheinungen der Endokarditis, eintreten. Besonders an der Mitralis kann die Feststellung einer solchen wegen des Auftretens von sogenannten anorganischen systolischen Geräuschen erschwert werden. Bei allen akuten Infektionskrankheiten wird man an die Möglichkeit des Eintretens einer Endokarditis denken müssen, doch hat sie nur beim akuten Gelenkrheumatismus eine besondere Bedeutung und ferner auch bei der Chorea minor. Die bei Scharlach, Diphtherie, bei Pocken, Masern, Anginen und Typhus, besonders bei der Pneumonie meist mit Myokarditis vergesellschafteten Endokarditiden hinterlassen sehr selten Klappendefekte und bilden meist nur zufällige Obduktionsbefunde, ohne besondere klinische Erscheinungen gemacht zu haben. Tritt bei diesen Infektionskrankheiten auffallende Beschleunigung des Pulses, Irregularität, vor allem aber auch Änderung der Qualität des Pulses, Weicherwerden meist verbunden mit leichten Atembeschwerden auf, so rückt die Diagnose der Endokarditis in die Wahrscheinlichkeit. Da gewöhnlich auch das Myokard mit erkrankt, so treten wohl wesentlich deshalb oft Erscheinungen von Herzschwäche auf. Sichergestellt wird die Diagnose erst durch das Auftreten von Klappendefekten und ihren Folgeerscheinungen. Weiterhin findet man bei der chronischen Nephritis oder Karzinomkachexie auch bei Tuberkulösen oft bei der Autopsie Endokardauflagerungen, die keine klinischen Symptome gemacht haben.

Jeder irgendwie erhebliche Defekt einer Klappe macht dieselben Erscheinungen, wie der chronische Herzfehler und zwar bilden sich die dafür charakteristischen Erscheinungen meist sehr rasch aus: So entsteht die diastolische Vergrösserung einzelner Herzabschnitte und ebenso die Verstärkung des zweiten Pulmonaltones bei den Mitralfehlern oft sehr rasch. Man sieht dann in ganz kurzer Zeit den Befund am Herzen sich ändern und kann das Entstehen eines Klappenfehlers durch die Endokarditis direkt mit den klinischen Untersuchungsmethoden verfolgen.

Das Fieber ist bei der rheumatischen Endokarditis in der Regel nicht sehr hochgradig und lässt beim Verschwinden der Gelenkschwellungen, unter Salizyltherapie in der Regel bald nach, es hat nichts Charakteristisches für diese Affektion. Die Klappenveränderungen treten meist schon mit Beginn der Polyarthritis auf, um sich rasch weiter auszubilden. Die Symptome der einzelnen Klappenerkrankungen sind bei diesen beschrieben. Im Verlaufe kurzer Zeit tritt in der Regel ausser der diastolischen Erweiterung der in Betracht kommenden Herzhöhlen die kompensierende Hypertrophie ein. Erst wenn diese eingetreten ist, was bei der linken Kammer durch den hebenden Spitzenstoss bei beiden Kammern durch die Verstärkung des betreffenden zweiten Tones an der Basis deutlich wird, kann die Diagnose des Klappenfehlers sicher gestellt werden.

Es ist fraglos, dass manche Klappenendokarditiden, obwohl sich anfangs Symptome von Klappenfehlern zeigten, Geräusche und Erweiterung auftraten, mit voller Restitution heilen können, wodurch sich der mitunter dem ursprünglichen widersprechende Befund einige Zeit nach dem Ablauf der Endokarditis erklärt. Man muss dabei bedenken, dass die Mitbeteiligung des Myokards auch eine Klappen-Insuffizienz durch die Schwäche des die Klappen stützenden Muskelringes zunächst funktionell vergrössern kann, während bei Erstarkung des Herzmuskels durch die wiederhergestellte kräftige systolische Zusammenziehung des Muskelringes ein vollständiger Klappenschluss wieder erreicht wird.

Bäumler hat die Diagnose der reinen Wandendokarditis ohne Klappenfehler zu sichern gesucht. Es finden sich in solchen Fällen Endomyokardschwielen hauptsächlich im linken Ventrikel, die schliesslich zur Muskelinsuffizienz führen können. Nach langer Latenz treten dann Erweiterung des linken Ventrikels und Bildung eines Herzaneurysma in der Spitzengegend auf. Wenn weitverbreitete Arteriosklerose, auch eine Nephritis fehlen, so kann eine ohne sonstig nachweisbare Ursachen auftretende Herzinsuffizienz als Wandendokarditis gedeutet werden. Der leise erste Ton und das Fehlen des Spitzenstosses sollen dann charakteristische Zeichen sein. Wenn der Prozess das Überleitungssystem ergreift, so tritt Herzblock und starke Pulsverlangsamung ein. Die Ätiologie kann in einem akuten Gelenkrheumatismus, in sonstigen Infektionskrankheiten und Traumen gelegen sein.

Die septische oder maligne ulzeröse Endokarditis.

Die septische Endokarditis ist meist eine Teilerscheinung der allgemeinen Sepsis, welche nach Lenhartz durch Streptokokken, Staphylo-

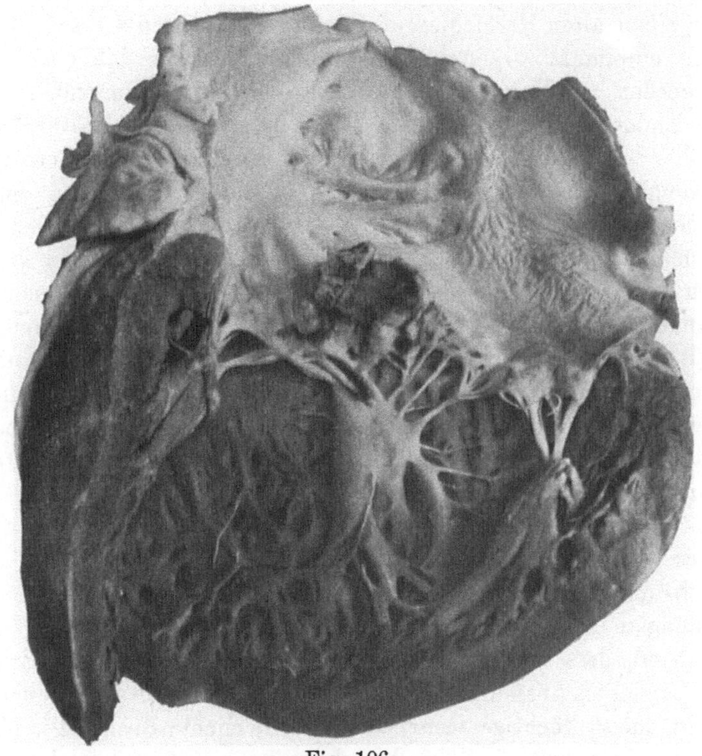

Fig. 106.
Endokarditis ulcerosa (maligna).

kokken, Pneumkookken und Gonokokken hervorgerufen werden kann. Sie kann als einziges erkennbares Zeichen der Sepsis auftreten. Findet man bei hochfiebernden Kranken keine Zeichen von Typhus oder Miliartuberkulose, so muss man an septische Endokarditis denken. Subjektive Krankheitserscheinungen sind neben Mattigkeit, Frösten, besonders Atembeschwerden und Herzklopfen. Dazu kommen nicht selten Gelenkschmerzen und -Schwellungen, so dass man versucht ist, an einen Gelenkrheumatismus mit rheumatischer Endokarditis zu denken, bis der Verlauf das Krankheitsbild klärt. Frühzeitig pflegt oft eine hämorrhagische Nephritis aufzutreten. Auf der

Haut erscheinen häufig Petechien und septische Exantheme. Sehr oft entstehen Hautembolien, mit einem Worte alle Symptome der Sepsis werden in solchen Fällen beobachtet und stehen meist durchaus im Vordergrund der Erkrankung. Vor allem beobachtet man auch eine ganz auffallende Blässe der Haut und der Schleimhäute, die durch die septische Schädigung des Blutes, die zur Oligozythämie führt, hervorgerufen wird. Die Beteiligung des Herzens kann sehr weit gediehen sein, ohne sichere Symptome zu machen. Mitunter findet man in solchen Fällen einen alten Herzfehler, auf dessen Boden sich die septische Endokarditis einpflanzt. Dann treten gewöhnlich die bis dahin geringfügigen Beschwerden des Herzfehlers auffallend in den Vordergrund. Die septische Endokarditis ist selten. Maixner fand bei 20000 Sektionen 60 Fälle. Sie kann klinisch in sehr verschiedenen Formen auftreten. Als Komplikation schwerer allgemeiner Sepsis macht sie nur selten deutliche auf die Herzklappen hinweisende Symptome. Das schwere Allgemeinleiden steht ganz im Vordergrund und verläuft in kurzer Zeit tödlich. So ist es beim Puerperalfieber die Regel. Aber auch bei der von anderen Stellen ausgehenden septischen Allgemeinerkrankung.

In anderen Fällen tritt aber die Endokarderkrankung ganz wesentlich in die Erscheinung. Es ist dann meist der Verlauf ein mehr protrahierter, sich über Wochen und Monate hinziehender. Der Fieberverlauf ist dabei entweder ein kontinuierlicher typhöser oder ein remittierender und intermittierender pyämischer (Rosenstein). Eine solche Verlaufsart der malignen Endokarditis wird nach dem Vorgange von Schottmüller als Endokarditis lenta unterschieden, da sie sich klinisch durch einen sehr chronischen Verlauf auszeichnet. Sie ist die häufigste Form der septischen Endokarditis. Der Beginn ist oft so schleichend, dass man zunächst gar nicht an eine schwerere Erkrankung denkt. Leichtes abendliches Frösteln und Temperatursteigerungen, Kopfschmerz, meist flüchtige Gelenkschmerzen, leichte Bronchitis, Mattigkeit leiten die Krankheit ein. Oft besteht von einer früheren rheumatischen Endokarditis her ein alter Herzfehler. Die Milz schwillt meist an und wird palpabel.

Vor allem setzt oft schon frühzeitig eine ganz auffällige Anämie ein. Das Hämoglobin sinkt bis auf 50% des Normalen und weniger. Dabei kann der Färbeindex herabgesetzt, hoch oder auch normal sein. Die Anämie wird als Folge der hämolytischen Eigenschaften der Bakterien aufgefasst (Schottmüller), doch findet sie sich auch beim Vorliegen nicht hämolytischer Mikroben.

Dazu kommt eine hämorrhagische Diathese, die sich in manchen Fällen in abudantem Nasenbluten und Blutungen aus der Mundschleimhaut äusserte.

In anderen Fällen beobachtet man Purpura haemorhagica. In der Regel bildet sich eine hämorrhagische Nephritis aus mit Eiweiss, Zylindern und roten Blutkörperchen im Urin.

Die klinischen Zeichen am Herzen sind bei der septischen Endokarditis, wenn kein Herzfehler schon vorlag, anfangs meist sehr geringfügig, doch treten nicht selten — namentlich systolische — Geräusche an der Herzspitze auf. Ausserdem wird der Puls in der Regel weit mehr, als es der Temperatur entspricht, beschleunigt. Er wird dabei klein und weich. Die Hauthämorrhagien oder Netzhauthämorrhagien, welche so häufig, namentlich im Endstadium der Krankheit auftreten, weisen auf die septische Natur des Endokarditis hin.

Die Diagnose bleibt zunächst oft zweifelhaft und zwar deshalb, weil überhaupt nicht an Endokarditis gedacht wird. Der Fieberverlauf, die Beteiligung der Nieren, die sonstigen Zeichen der Sepsis müssen auf das Bestehen einer malignen Endokarditis aufmerksam machen.

Wichtig ist, durch bakteriologische Untersuchung des Blutes — Anlegung von Blutagarplatten — die Diagnose zu sichern. Der Erreger der Endokarditis lenta, der Streptococcus viridans wächst auf Blutagarplatten innerhalb 3—4 Tagen in grünen Kolonien aus. Ist er nachgewiesen, so ist die Diagnose gesichert. Der Verlauf kann ein äusserst protrahierter sein. Es sind unter meinen Fällen solche, die sich über mehr als 12 Monate hingezogen haben, wobei oft noch ein leidlich subjektives Wohlbefinden, vor allen Dingen eine auffallende geistige Regsamkeit der Kranken trotz langen Fieberverlaufes bestand. Schüttelfröste können fehlen, kommen aber oft vor. Der Ausgang ist meist letal, doch kommen auch trotz monatelangem Verlauf Heilungen vor. So habe ich eine Heilung nach siebenmonatlichem Bestehen der Erkrankung gesehen.

Die Klappenfehler des Herzens.

Erkrankungen an den Ausführungsöffnungen der einzelnen Herzabschnitte, welche ganz wesentlich den Klappenapparat betreffen, kommen angeboren und erworben vor. Die angeborenen Klappenfehler sind meist auf das rechte Herz beschränkt, während die erworbenen vorzugsweise das linke Herz betreffen. In ihrem Verlauf unterscheiden sich beide Formen ganz ausserordentlich und ebenso sind die Symptome durchaus verschieden.

Die Art, in der ein Klappenfehler die Herzfunktion schädigt, ist entweder dadurch bedingt, dass die Ausführungsöffnung eines Herzabschnittes verengert wird, oder dass die sie schliessenden Klappen undicht werden. Dadurch wird entweder eine Erhöhung des Widerstandes, der der Herzarbeit bei der Austreibung des Blutes aus dem betreffenden Abschnitt entgegensteht, hervorgerufen oder es wird bei der Insuffizienz der Klappen der hinter der Klappe liegende Herzteil während der Diastole mit einer grösseren Menge von Blut gefüllt. Auch in diesem Falle muss er eine vermehrte Arbeit leisten, um sich vollständig systolisch entleeren zu können. Aus der Mehrarbeit des hinter der Stelle des Herzfehlers gelegenen Herzabschnittes erfolgt bei diesem eine Verdickung seiner Wandungen durch Hypertrophie der Muskelwand. Bei der Stenose kommt es nur zu einer einfachen Hypertrophie, da eine vermehrte Füllung des betreffenden Herzabschnittes in der Diastole nicht vorliegt. Bei der Insuffizienz muss primär beim Eintritt des Fehlers bereits die Kapazität der stromauf- und abwärts gelegenen Herzabschnitte steigen, da zu dem in der Richtung des Kreislaufes einströmenden Blut eine gewisse Menge rückströmenden Blutes hinzuaddiert wird. Die Frage, ob man diese vermehrte diastolische Füllung als eine pathologische Dilatation bezeichnen soll, ist aus den, bei der Besprechung der Dilatation angeführten Gründen dahin zu beantworten, dass hier eine Anpassung einzelner Herzabschnitte an veränderte funktionelle Verhältnisse anzunehmen ist, die meist ohne die Elastizität des Herzmuskels zu beanspruchen innerhalb physiologischer Grenzen bleibt. Dass im weiteren Verlauf aus dieser noch physiologisch anzusprechenden diastolischen Vergrösserung eines Herzabschnittes eine pathologische Erweiterung entstehen kann, ist zweifellos. Hypertrophie und Vergrösserung eines Herzabschnittes führen zu seiner Volumenvermehrung und diese ist durch die Perkussion und das Röntgenbild erkennbar. Ist durch kompensatorische Hypertrophie der Kreislauf derartig wiederhergestellt, dass er vollkommen ausreichend funktioniert, so ist der Klappenfehler kompensiert. Tritt eine Schädigung der Kontraktilität ein, so entsteht das Bild der Herzinsuffizienz. Dieses Stadium, die sogenannte Dekompensation bringt ausser den Erscheinungen des Herzfehlers auch die der allgemeinen Insuffizienz des Herzens hervor und in diesem Stadium ist die anatomische Diagnose der einzelnen Herzfehler, sei es wegen der Beschleunigung und Unausgiebigkeit der Herzaktion, sei es dadurch, dass durch Insuffizienz des Muskels noch weitere Schlussunfähigkeit der Klappen eintritt, weil die mangelhafte Kontraktion der die Klappen umgebenden Muskelringe vermehrte Schlussunfähigkeit der kranken aber auch eine solche der gesunden Klappen verursachen kann, meist unmöglich. Es umfasst deshalb die spezielle Diagnostik der Herzklappenfehler wesentlich diejenigen symptomatischen Erscheinungen, welche sie im durchaus kompensierten Zustande machen. In diesem Stadium ist der Herzfehlerkranke zunächst von einem Gesunden häufig nicht zu unterscheiden. Die Herzaktion ist regelmässig, der Blutdruck ist nicht verändert, die Atmung ist normal, auch bei mässigen Anstrengungen tritt keine Kurzatmigkeit auf, Leberschwellungen, Lungenkatarrhe fehlen ebenso wie die Zyanose. Die Funktion der Nieren ist eine normale, so dass die Flüssigkeitsausfuhr parallel der Einfuhr geht. Der Puls ist ausser mitunter bei der Aorteninsuffizienz nicht frequenter als normal und zeigt das den physikalischen Verhältnissen der einzelnen Klappenfehlern zukommende Verhalten.

Die physikalischen Zeichen eines Herzfehlers sind: 1. die Geräusche, welche aber auch fehlen können, 2. die Veränderung der Grösse und Form einzelner Herzabschnitte, besonders in der Diastole, welche für die einzelnen Fehler typisch ist, 3. die Verstärkung des zweiten Tones an der Basis bei Hypertrophie des betreffenden Ventrikels, 4. gewisse Veränderungen der Qualität des Pulses.

Die angeborenen Herzfehler und Missbildungen des Herzens und der Gefässe.

Die angeborenen Herzfehler sind in der Regel auf Entwickelungsfehler in der Fötalzeit, seltener auf fötale Endokarditis zurückzuführen, und erstere sind damit mit den Missbildungen des Herzens identisch. Die meisten angeborenen Vitien führen früh zum Tode, so dass die mit solchen geborenen Kinder nicht lebensfähig sind, andererseits werden gewisse Fehler bis in das zweite und dritte Lebensdezennium und in ganz seltenen Fällen noch länger ertragen. Auf die Genese der einzelnen Fehler ist hier nicht weiter einzugehen, sie entstehen in der Regel durch eine abnorme Entwicklung der die beiden Vorhöfe und Herzkammern trennenden Septen. Damit kommt es zum Offenbleiben, ja Fehlen der Septen selbst, so dass die beiden Herzhälften an gewissen Stellen miteinander kommunizieren. In anderen Fällen kommt es durch ungleichmässige Trennung des zunächst gemeinsamen Truncus arteriosus durch das Septum des Truncus in Pulmonalis und Aorta zu Stenosen, namentlich der Pulmonalis. Weiter zu erwähnen ist das Offenbleiben des Ductus arteriosus Botalli im postfötalen Leben sowie die Stenosen der Aorta oder Pulmonalis, welche in der Gegend der Einmündungsstelle des Ductus durch Entwicklungsanomalien entstehen.

Eine weitere Missbildung des Herzens stellt der Situs inversus dar, welcher darin besteht, dass das Herz nicht in der linken Brusthälfte, sondern in der rechten lokalisiert ist. Dieser kann mit oder ohne Transposition der Baucheingeweide einhergehen. Der Situs inversus ist nur als eine Kuriosität aufzufassen; er ist durch die physikalische Untersuchung, besonders durch die Röntgenuntersuchung leicht festzustellen und bringt seinem Träger keinerlei Gefahr.

Die Diagnose der angeborenen Herzfehler ist als Allgemeindiagnose in vielen Fällen leicht, dagegen als Spezialdiagnose ausserordentlich schwer zu stellen. Oft ist es unmöglich, diese durchzuführen, zumal, da anatomische Defekte und Hemmungsbildungen sich in mannigfacher Weise im Einzelfalle kombinieren können. So muss man sich in den meisten Fällen auf die Diagnose „kongenitales Vitium“ beschränken.

Diese stützt sich auf folgende Verhältnisse: Da nach Abschluss des Fötallebens die Fehler des rechten Herzens sofort einen erheblichen Anspruch an die Arbeit des rechten Ventrikels stellen, weil er z. B. durch vermehrte Arbeit eine Stenose der Pulmonalis überwinden muss, oder durch vermehrte Füllung Insuffizienzen der Pulmonalklappen ausgleichen muss, ebenso bei Septumdefekten sofort unter dem übermässig hohen Druck des linken Ventrikels leidet, so entstehen gewöhnlich schon von vornherein gewisse Insuffizienzerscheinungen des rechten Herzens. Der dünnwandige rechte Ventrikel kann nicht wie der linke durch entsprechend grosse Mehrarbeit und Hypertrophie die Kompensation herstellen. Somit werden die Kranken gewöhnlich frühzeitig dyspnoisch. Dazu tritt eine auffallende Zyanose, die sog. Blausucht, welche besonders die in der Norm gerötet erscheinenden Partien des Körpers betrifft, z. B. die Lippen, Ohren, Fingerspitzen usw. (S. Tafel I, S. 16). Damit verbunden ist eine trommelschlägelförmige Auftreibung der Finger- und Zehenenden. Die Blausucht erklärt sich aus einer vermehrten Konzentration des Blutes, das eine abnorm grosse Anzahl von roten Blutkörperchen im ccm enthält und in einer Erweiterung der Kapillaren und kleinen Gefässe, welche dieses konzentrierte Blut stärker durchscheinen lassen. Dazu kommt vielleicht noch eine durch mangelhafte Lungenlüftung hervorgerufene verminderte Arterialisation des Blutes. Dass diese Zyanose nicht unbedingt ein Zeichen der Insuffizienz der rechten Kammer ist, geht wohl daraus hervor, dass manche Kranke 15, 20 Jahre und länger die Zyanose zeigen, dabei bedingt arbeitsfähig sind und keine sonstigen Zeichen von Insuffizienz des Herzens erkennen lassen. Die Blausucht nebst den sie begleitenden Veränderungen des Blutes und den trophischen Störungen, ferner das Vorkommen von sonstigen Missbildungen, so an den Genitalien und die Angabe, dass alle diese Erscheinungen von frühester Kindheit an bestanden, lassen die Diagnose eines angeborenen Vitiums stellen. Fehlt die Zyanose, so müssen die weiteren Erscheinungen, vor allen Dingen Vergrösserung des Herzens, abnorme Geräusche, die Annahme stützen. Oft fehlt die Zyanose lange Jahre lang, um nach Überanstrengung aufzutreten. So beobachtete ich einen Kranken von 30 Jahren, der trotz bestehender Herzgeräusche als Armierungssoldat ausgehoben wurde und bald an Erscheinungen von Herzschwäche, die er vorher nicht kannte, erkrankte. Er bekam chronische Zyanose und es war kein Zweifel, dass hier ein kongenitales Vitium übersehen war.

Im Elektrokardiogramm findet man bei angeborenen Herzfehlern bei Ableitung I gewöhnlich — nicht immer — eine nach abwärts gerichtete, negative Initialschwankung. Es wurde daraus auf Abnormitäten des Leitungssystems geschlossen, doch haben die Untersuchungen von Mönckeberg ergeben, dass das Leitungssystem in solchen Fällen intakt war. Die Anomalie des Elektrokardiogramms verdankt, wie Th. Groedel hervorhebt, einer Lageveränderung des Herzens, wobei die Lage der Ventrikel zu den Ableitungsstellen verändert wird, ihre Entstehung.

Trotzdem ist dieses Negativwerden der Initialschwankung für die Diagnose eines kongenitalen Vitiums von Bedeutung.

Für die spezielle Diagnose kommen noch einige Besonderheiten in Betracht. Bei der Stenose des Ostiums der Pulmonalis resp. des Konus, welche die häufigste angeborene Herzfehlerform ist, findet sich Hypertrophie und häufig Dilatation der rechten Kammer. Sobald die Kammer dilatiert ist, wird auch der Vorhof erweitert. Man hört an der Auskultationsstelle der Pulmonalis ein lautes systolisches Geräusch und einen zweiten schwachen Ton, der, wenn die Pulmonalklappen mit geschädigt sind, verschwinden kann. Über derselben Stelle fühlt man mitunter deutliches Schwirren.

Die angeborene Stenose der Aorta, die sich meist in dem Isthmus d. i. der Stelle des Bogens zwischen dem Abgang der Anonyma und der rechten Subklavia und Karotis findet, macht dieselben Symptome wie die erworbene, ebenso die Stenose und Insuffizienz der Trikuspidalis und Mitralis.

Defekte des Ventrikelseptums, die bis zu seinem vollständigen Fehlen sich steigern können, bringen eine starke Hypertrophie und Dilatation der rechten Kammer hervor (Fig. 41, S. 86) da diese gegen den übermächtigen Druck des starken linken Ventrikels arbeiten muss. Man hört bei partiellen Defekten ein systolisches Geräusch an der Basis.

Das Offenbleiben des Foramen ovale ist, wenn es ohne weitere Komplikationen besteht, nicht erkennbar. Bei dieser Anomalie kommt es vor, dass von thrombosierten Körpervenen Embolien direkt in den grossen Kreislauf gelangen. Liegt also eine Venenthrombose im Gebiete des grossen Kreislaufes vor, so kann man bei dann auftretenden Embolien im grossen Kreislauf, so im Gehirn, das Offenbleiben vermuten. Auch kann bei Offenbleiben des Foramen ovale systolischer Venenpuls eintreten, wenn zugleich die Mitralklappen geschädigt sind.

Transposition der Arterien, so dass die Aorta aus dem rechten, die Pulmonalis aus dem linken Ventrikel entspringt, ist kaum zu erkennen, man kann sie vermuten, wenn bei den allgemeinen Symptomen eines angeborenen Herzfehlers die Herztöne rein sind. Nur bei grösseren Septumdefekten oder Offenbleiben des Ductus Botalli ist bei dieser Anomalie, eine für das Leben genügende Versorgung des grossen Kreislaufes mit arteriellem Blut möglich.

Ein Offenbleiben des Ductus Botalli, welches durch das Überströmen des Aortenblutes in die Pulmonalis in der letzteren einen erhöhten Druck erzeugt, führt zur Hypertrophie des rechten Ventrikels und Erweiterung der Pulmonalarterien. Dadurch wird der zweite Pulmonalton akzentuiert und es findet sich über der Pulmonalis eine verstärkte Dämpfung. Man hört dann über der Pulmonalis ein systolisches Geräusch, welches durch die systolische Beschleunigung des Blutstromes im Duktus hervorgerufen wird. Das Geräusch leitet sich in die Halsarterien fort, doch ist dies nicht pathognomonisch, da auch bei geschlossenem Duktus in der Pulmonalis entstehende Geräusche sich dorthin fortpflanzen können. Man findet beim Offenbleiben des Ductus Botalli nach C. Gerhardt eine der Herzdämpfung aufgesetzte bandförmige Dämpfung; im Röntgenbilde ist der Schatten des Gefässstammes verbreitert, auch sieht man im mittleren linken Bogen stärkere Pulsation.

Angeborene Enge des Aortensystems. Die angeborene Enge der Körperarterien ist als anatomischer Befund von Virchow zuerst erhoben worden. Nach den Untersuchungen von Strasburger ist das Vorkommen dieser Anomalie ein doch mehr beschränktes, als vielfach angenommen wurde. Nur diejenigen Fälle, bei denen das Bild eines unkompensierten Herzfehlers auftritt, bei welchem aber keine Erkrankung des Herzens selbst gefunden wird und auch keine anderen Hindernisse für die Entleerung als eine auffallende Enge des Arteriensystems gefunden werden, rechnet er hierhin. Dagegen nicht peripher anämische Zustände und Entwickelungsstörungen. Es gibt aber doch Zustände, in denen sich eine auffallende periphere Arterienverdickung mit Verengerung finden lässt, ohne dass Zeichen von Arteriosklerose vorliegen. Die Beobachtungen von Fischer und Schlayer, welche eine Reihe von Fällen, bei denen die Arterienwand intra vitam verdickt schien, anatomisch untersuchen konnten, zeigen, dass die Sklerose der Intima keine Rolle für diese Palpabilität der peripheren Arterien spielt. Auch Mediasklerose kommt nicht in Betracht, sondern sie fanden, dass die Dickwandigkeit der Arterien in Dreiviertel der untersuchten Fälle, überhaupt nicht durch anatomische Arteriosklerose bedingt war. Diese verdickten Arterien verhielten sich aber intra vitam funktionell genau so wie die arteriosklerotischen. Die Reaktionsfähigkeit war herabgesetzt. Sie suchen die Ursache dieser Wandverdickung in einem funktionellen Zustande der Media, deren Muskelschicht abnorm kontrahiert erschien. Die Diagnose solcher Zustände ergibt sich daraus, dass die peripheren Arterien verdickt und die Wandungen deutlich fühlbar erscheinen. Kann man, wie bei jugendlichen Individuen Arteriosklerose ausschliessen und besteht keine Schrumpfniere, so kann man die Diagnose auf eine abnorme Enge (chronischen Kontraktionszustand der Media?) stellen. Inwieweit dieser funktionell den Kreislauf schädigt, ist im Einzelfalle verschieden, jedenfalls hat die mangelnde Anpassungsfähigkeit solcher Arterien auf Reize zur Folge, dass das Herz viel häufiger bei Kreislaufveränderungen zum Ausgleich von Koordinationsstörungen in Mitleidenschaft gezogen wird als normal, und ferner, dass vielleicht derartig überfunktionierende Arterien sich frühzeitiger abnutzen.

Die erworbenen Klappenfehler.

Die Ursache der erworbenen Klappenfehler ist in der weit überwiegenden auf $^2/_3$ bis $^3/_4$ zu schätzenden Zahl der Fälle eine rheumatische Endokarditis, die sich an einen Gelenkrheumatismus anschliesst. Demnächst kommt die Arteriosklerose in Betracht, die, wie besonders Huchard betont, zu Veränderungen der Klappen führen kann. Von der Lues, die besonders die Aortenklappen gefährdet, ist in einem späteren Abschnitt die Rede. Die Chorea minor ist in seltenen Fällen mit Endokarditis und Klappenfehler kompliziert. Die selten geheilte Endokarditis lenta hinterlässt meist auch Defekte an den Klappen.

Durch teilweise Zerstörung der Klappensegel durch entzündliche oder degenerative Prozesse werden diese verkürzt und schlussunfähig. Durch Schrumpfungen und narbige Verwachsungen werden sie starr und können damit das zugehörige Ostium verengern.

Entsprechend der Häufigkeit der Erkrankung an akutem Gelenkrheumatismus ist das Entstehen der Klappenfehler im zweiten und dritten Lebensdezennium am häufigsten. Rezidive jener Erkrankung führen nicht selten zu rezidivierender Endokarditis. Auch sind Klappenfehlerherzen besonders für septische Endokarditis disponiert.

Die Häufigkeit in der die einzelnen Klappen betroffen werden, ist folgende: In etwa 65 % der Fälle ist die Mitralis allein befallen. In 25 % Mitralis und Aorta und in 10 % die Aorta allein. Reine Mitralstenose und reine Mitralinsuffizienz sind seltener als die Kombination beider Fehler. An der Aorta ist die reine Insuffizienz häufiger als die Stenose oder die Kombination beider Fehler.

Bei jedem Klappenfehler bilden sich durch die dadurch entstehenden Störungen der Herzarbeit bestimmte Folgeerscheinungen, die für jeden besonders charakteristisch sind, aus und die neben den Geräuschen meist intra vitam, die genaue anatomische Diagnose ermöglichen.

Mitralinsuffizienz.

Sind die Mitralklappen insuffizient, was sowohl durch eine Erkrankung der Klappen selbst, als auch durch mangelhaften Schluss des die Klappen umgebenden Muskelringes hervorgerufen werden kann, so wird bei jeder Systole ein Teil des aus dem linken Ventrikel ausgetriebenen Blutes durch die schlussunfähigen Klappen rückwärts in den linken Vorhof gebracht. Der linke Vorhof muss, um die gesamte, aus den Körpervenen und dem linken Ventrikel zugleich zuströmende Blutmenge aufnehmen zu können, sich erweitern und um diese während der Vorhofsystole in den Ventrikel zu bringen, hypertrophieren. Dies ist notwendig, damit der grosse Kreislauf die genügende Blutmenge bei jedem Ventrikelschlag erhält. Es muss aber auch der linke Ventrikel sich bei der Diastole so weit erweitern, dass er das den Körperarterien zukommende Blutvolumen nebst der bei der Systole in den Vorhof regurgitierenden Blutmasse während der Diastole fassen kann. Deshalb ist auch die linke Kammer diastolisch grösser als in der Norm. Sie muss weiterhin wegen der dadurch vermehrten Arbeit auch hypertrophieren.

Kann der linke Vorhof das ihm zuströmende Blut durch seine Systole nicht mehr in den Ventrikel entleeren, so strömt ein Teil dieses Blutes rückwärts und vermehrt den Druck im kleinen Kreislauf, es muss dann der rechte Ventrikel gegen diesen Druck erhöhte Mehrarbeit leisten, die zur Kompensation erforderlich ist. Dadurch muss auch der rechte Ventrikel hypertrophieren. Die daraus folgenden Symptome sind: 1. das Herz wird nach links und, wenn der rechte Ventrikel mitbeteiligt ist, auch nach rechts verbreitert. Perkutorisch findet man dementsprechend eine vergrösserte Dämpfung, die nach links, namentlich in der Höhe des zweiten und dritten Rippenknorpels ausladet, aber bei Beteiligung des rechten Ventrikels auch nach rechts. Die Röntgenuntersuchung zeigt das mitralkonfigurierte Herz: eine Vergrösserung des zweiten und dritten Bogens nach links und des dritten unteren Bogens nach rechts. Die Auskultation lässt ein systolisches blasendes Geräusch an der Herzspitze erkennen, welches häufig über dem ganzen Herzen zu hören, aber an der Spitze am deutlichsten ist. Dabei kann der erste Herzton fehlen oder auch erhalten sein. Infolge des gesteigerten Druckes im kleinen Kreislauf wird der zweite Pulmonalton akzentuiert. Der Puls bleibt von normaler Spannung und Füllung. In den Lungen zeigt sich durch die Überfüllung mit Blut bei schweren Mitralfehlern die Erscheinung der Stauungsbronchitis mit pigmentierten Herzfehlerzellen im Auswurf. Es tritt dabei Dyspnoe und Zyanose ein. Besteht dieser Zustand längere

Zeit, so kann die Lunge durch Vermehrung des Bindegewebes indurieren, sie sieht dann im Röntgenbilde dunkler als normal aus. Das Elektrokardiogramm zeigt bei Abl. II u. III eine stark hervortretende Zacke S und verkleinerte Zacke R. Auch Arteriosklerose der Lungenarterien findet sich bei Mitralfehlern, besonders bei Stenosen.

Mitralstenose.

Ist das linke venöse Ostium verengert, so ist der Einfluss des Blutes in den linken Ventrikel bei der Diastole erschwert. Um in der

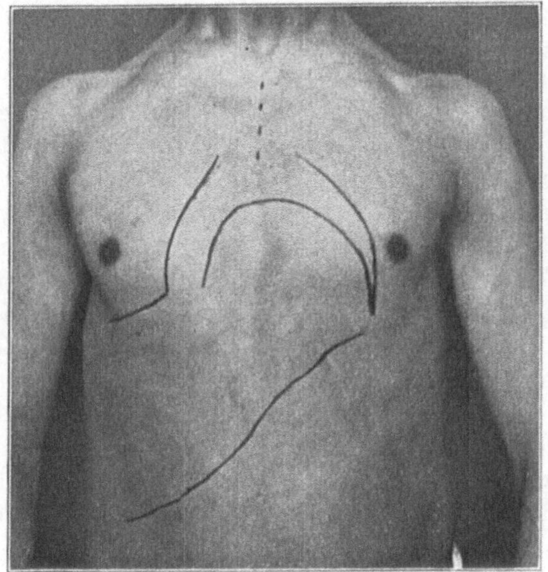

Fig. 107.
Herzdämpfung bei Mitralstenose (absolute und relative Dämpfung).

Zeiteinheit das nötige Quantum Blut dem linken Ventrikel zuzuführen, muss der linke Vorhof stärker arbeiten als in der Norm, infolgedessen hypertrophiert dieser, gewöhnlich auch dilatiert er, da die von ihm dem linken Ventrikel zuzuführende Blutmenge wegen der muskelschwachen Wandung bei starken Stenosen sich nicht genügend entleert und ein Teil des Blutes zurückbleibt. Dazu kommt das aus den Lungenvenen zuströmende Blut, so dass eine vermehrte Füllung eintritt. Der linke Ventrikel erhält abnorm wenig Blut, er hat dadurch weniger Kraft aufzuwenden als normal und kann dadurch atrophieren.

Da der rechte Ventrikel bei Dilatation des linken Vorhofes durch das in der Lunge sich stauende Blut zur Mehrarbeit herangezogen wird, so muss er hypertrophieren. Der Spitzenstoss ist entsprechend der geringen Füllung des linken Ventrikels meist schwach. Wird die Herzspitze vom rechten Ventrikel gebildet, so kann er hebend sein. Durch Vergrösserung des rechten Ventrikels wird die Herzdämpfung verstärkt und besonders nach rechts verbreitert. Nach links findet man ebenfalls eine aufgesetzte Dämpfung in der Höhe des zweiten und dritten Rippenknorpels. (Fig. 107.) Das Röntgenbild zeigt das mitralkonfigurierte Herz mit vergrössertem II. linken Bogen und dabei besonders starker Ausladung des Herzschattens nach rechts im unteren Bogen, während der linke untere Bogen verschmächtigt sein kann. Dabei ist der mittlere linke Bogen durch die Erweiterung des linken Vorhofs stärker vorgewölbt. Die Auskultation ergibt ein in die Diastole fallendes Geräusch an der Herzspitze, wobei der erste Ton, wenn die Mitralklappen suffizient sind, rein ist. Man fühlt häufig diastolisches Schwirren an der Spitze des Herzens. Das in die Diastole fallende Geräusch kann verschiedenartigen Charakter haben: 1. ganz kurz nach dem zweiten Ton beginnt ein einfaches diastolisches Geräusch, welches nicht bis zum nächsten systolischen Ton dauert, 2. das diastolische Geräusch kann bis zum Beginn des nächsten systolischen Tones dauern, so dass es unmittelbar in diesen übergeht, wobei es sich verstärkt, es „schnappt“ mit dem ersten Herzton ab (Crescendogeräusch). Hierbei ist eine genaue Feststellung des Zeitpunktes des Geräusches notwendig, da man leicht den Eindruck bekommt, als handele es sich um ein systolisches Geräusch neben einem diastolischen Ton, man muss deshalb die Karotis oder den Spitzenstoss während der Auskultation palpieren, 3. es tritt ein präsystolisches Geräusch auf und dabei wird der Rhythmus daktylisch bei lautem und kurzem Klingen der systolischen Töne, 4. das diastolische Geräusch kann in zwei Absätzen erfolgen, wovon der erste kurz nach dem ersten Ton eintritt, der zweite Absatz entsteht dadurch, dass er sich zur Zeit der Vorhofsystole verstärkt, so dass scheinbar zwei Geräusche von verschiedenem Charakter zu hören sind. Das letztere Geräusch ist dann präsystolisch, 5. es kann statt des Doppelgeräusches in der Diastole ein Doppelton eintreten; durch starke Körperbewegungen kann man ihn durch die dadurch beschleunigte Herzaktion in ein Doppelgeräusch verwandeln.

Diese Verdoppelung der Schallphänomene in der Diastole bei der Mitralstenose kommt dadurch zustande, dass beim Beginn der Ventrikeldiastole das Blut unter einem geringen Druck durch das verengte Ostium strömt und hier zunächst kein oder doch nur ein schwaches Geräusch durch Wirbelbildung erzeugt. Sobald am Ende der Diastole die Vorhofsystole einsetzt, wird der Blutstrom beschleunigt und dadurch eine stärkere Wirbelbildung und damit ein stärkeres Geräusch hervorgerufen. Je kräftiger also der linke Vorhof arbeitet, um so deutlicher wird der präsystolische Teil des Geräusches hörbar werden. Von Weitz wird das Crescendogeräusch als kammersystolisch betrachtet, hervorgerufen durch ein im Beginn der Anspannungszeit erfolgendes Zurückströmen von Blut durch die noch offene Bikuspidalklappe. Der zweite Pulmonalton ist bei der Mitralstenose wegen der Rückwärtsstauung im Lungenkreislauf akzentuiert. Der Puls ist klein, zuweilen beschleunigt, da das Herz die geringen Einzelvolumen durch Vermehrung der Zahl zu kompensieren sucht. Bei Mitralfehlern kommt sehr oft die absolute Unregelmässigkeit des Herzschlags vor mit Vorhofflimmern. Trotz des Fehlens der Vorhofkontraktion hört man mitunter das präsystolische kurze Geräusch, was für die Weitzsche Auffassung der Entstehung dieses spricht. Die Stauungserscheinungen auf den Lungen sind gleich den bei der Mitralinsuffizienz vorkommenden.

Mitralinsuffizienz und Stenose.

Eine der häufigsten Kombinationen der Herzfehler ist eine Stenose des Mitralostiums mit Insuffizienz der Klappen, es kombinieren sich dann die Erscheinungen der beiden oben beschriebenen Herzfehler, statt des ersten systolischen Tones hört man ein Geräusch und statt des zweiten diastolischen Tones eine der oben beschriebenen Modifikationen. Die Herzdämpfung ist auch am unteren Bogen mehr nach links verbreitert entsprechend der Erweiterung des linken Ventrikels. Das Röntgenbild zeigt das mitralkonfigurierte Herz, der Puls ist gewöhnlich voller als bei der reinen Stenose.

Insuffizienz der Aortenklappen.

Sind die Aortenklappen nicht schlussfähig, so strömt bei jeder Diastole von dem durch die Systole des linken Ventrikels in die Aorta geworfenen Blute ein Teil zurück. Da zur selben Zeit der linke Ventrikel vom Vorhof aus mit Blut gefüllt wird, so muss er sowohl die normale, ihm vom linken Vorhof zuströmende Blutmenge als auch das zurückfliessende Volumen aus der Aorta aufnehmen. Er muss sich deswegen diastolisch mehr erweitern als in der Norm, da er systolisch die vermehrte Menge vollständig in die Aorta entleeren muss. Dadurch entsteht eine Mehrarbeit, die eine Hypertrophie hervorbringt. Wenn die Mitralklappen dicht sind, so bleibt der linke Vorhof und die rechte Herzkammer von jeder Mehrarbeit verschont, der linke Vorhof wird, da der Ventrikel in der Diastole völlig schlaff ist, bei nicht allzugrossem Defekt kaum eine Mehrarbeit haben, da er nur das gewöhnliche Blutquantum zu befördern hat, wenn auch zum Teil gegen das aus der Aorta rückströmende Blut. Durch die während der Systole erfolgende vermehrte Füllung der

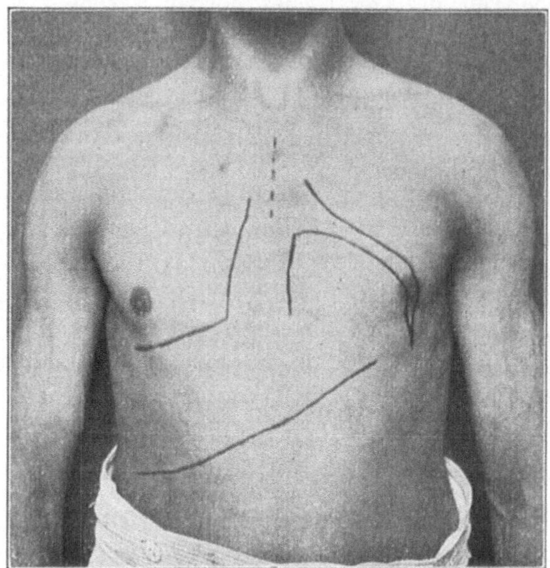

Fig. 108.
Herzdämpfung bei Insuffizienz der Aortenklappen.

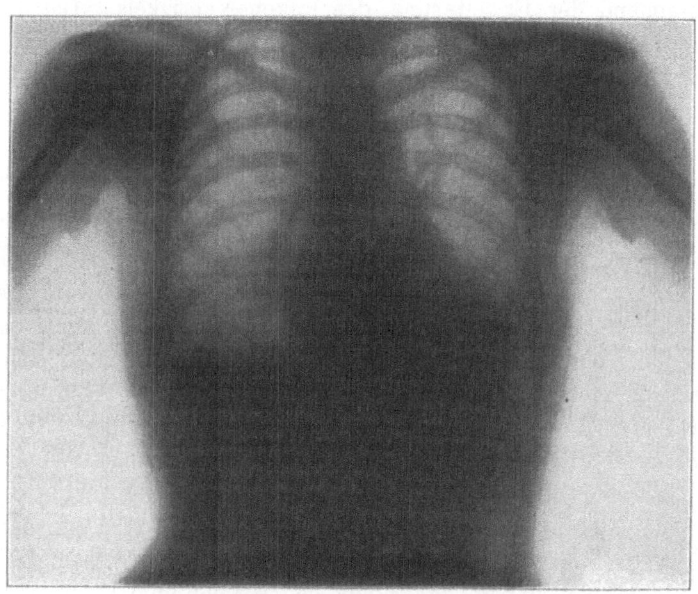

Fig. 109.
Röntgenbild bei Insuffizienz der Aortenklappen.

Aorta steigt der Blutdruck während dieser Zeit stark an. Da aber der Abfluss während der Diastole nach beiden Seiten hin, sowohl vorwärts in das Kapillarsystem, sowie rückwärts in den linken Ventrikel erfolgt, so sinkt der Druck wieder abnorm rasch und tief ab. Die Symptome sind: 1. der Spitzenstoss ist verstärkt, nach aussen und unten verlagert, er fühlt sich hart und hebend an. Die Dämpfung des Herzens ist nach links verbreitert, wobei das Herz, der Schwere folgend, bei langem Thorax mehr senkrecht gestellt erscheint, als in der Norm (Fig. 108). Bei kurzem Thorax ist das Herz quer gelagert und weit nach links reichend. Im Röntgenbilde sieht man den Herzschatten in einer nach links schräg abfallenden Linie über die Norm verbreitert (Fig. 109). Durch die erweiterte Aorta wird der Gefässschatten verbreitert, und zwar wesentlich im oberen Bogen. Dementsprechend findet man über dem Manubrium sterni mitunter eine Dämpfung. Die Auskultation lässt über dem Sternum ein lautes diastolisches meist lang gezogenes „giessendes" Geräusch erkennen. Man hört dieses oft am deutlichsten in der Gegend des Ansatzes des dritten linken Rippenknorpels, während es an der normalen Auskultationsstelle an der Aorta im zweiten rechten Interkostalraum schwach sein oder gar fehlen kann. In manchen Fällen ist auch der erste Ton nicht rein, namentlich an der Spitze. Der zweite Aortenton kann neben dem Geräusch erhalten sein aber auch fehlen, der Puls ist hoch und schnell abfallend (celer). Die grossen Arterien pulsieren stark, mitunter kann man pulsatorische Erscheinungen an den Kapillaren wahrnehmen, so an der Haut der Stirn — namentlich wenn man durch einen Strich mit dem Perkussionshammerstiel eine lokale Rötung hervorruft — an den Fingernägeln, sowie an der Uvula. Mit dem Augenspiegel sieht man Retinalpulse. Über den Arterien fehlt — so über der Subklavia und Karotis — der zweite Ton. Man hört häufig über den kleinen Arterien deutlich Töne, ebenso hört man in der Hohlhand den arterio-diastolischen Ton. Durch Zusammendrücken der grossen Arterien mit dem Stethoskop, z. B. der Femoralis, entsteht ein Doppelgeräusch durch das unter der verengten Stelle rasch hin- und herfliessende Blut. Der maximale Blutdruck ist oft erhöht, die Amplitude vergrössert.

Stenose der Aorta.

Ist das Aortenostium verengert, so kann das Blut aus der linken Kammer nur unter Vermehrung erhöhter Arbeit ausgetrieben werden, der linke Ventrikel hypertrophiert entsprechend der Mehrleistung. Kann er in der Systole seinen Inhalt nicht gegen den erhöhten Widerstand entleeren, so enthält er in der Diastole den Rest der in der Systole nicht voll entleerten Blutmenge und zu diesem ergiesst sich aus dem linken Vorhof die ihm zukommende normale Blutmenge hinzu; dadurch wird sein systolisches und diastolisches Volumen vergrössert.

Symptome: Entsprechend der Hypertrophie und mitunter auch der Dilatation des linken Ventrikels ist der Spitzenstoss nach links verlagert, hebend und verbreitert. Die Herzdämpfung ist nach links verbreitert. Das Röntgenbild zeigt ebenfalls eine Vergrösserung des Herzschattens am unteren linken Bogen und meist steilere Lagerung des Herzens. Bei der Auskultation hört man über der Basis des Herzens links im zweiten Interkostalraum neben dem Sternum ein systolisches meist rauhes Geräusch. Dieses pflanzt sich in die Subklavia und in die Karotiden fort, man fühlt dabei mitunter ein deutliches Schwirren über den Arterien. Der zweite Aortenton ist schwächer als in der Norm, da die Aorta meist eine geringere Blutfüllung enthält; dem entsprechend ist auch der Puls kleiner.

Insuffizienz der Trikuspidalis.

Sind die rechten Atrioventrikularklappen nicht schlussfähig, was namentlich häufig hier durch ungenügenden Schluss des die Klappen stützenden Muskelringes vorkommt und demnach nicht selten ein vorübergehendes Ereignis darstellt, welches bei Besserung der Herzkraft verschwindet, so fliesst das Blut der rechten Kammer während der Systole in den rechten Vorhof zurück. Dieser muss die ihm von beiden Seiten zuströmenden Blutmengen aufnehmen und wird deshalb diastolisch vergrössert. Durch die dadurch bedingte Mehrarbeit während der Vorhofsystole hypertrophiert er. Die Stauung setzt sich bei grösseren Defekten vom Vorhof rückwärts in die Körpervenen fort und da bei jeder Kammersystole ein Teil des Kammerblutes rückwärts geworfen wird, so entsteht in den Venen eine rhythmische Stauung, der sog. systolische Venenpuls, der sich durch die Vena cava superior in den Bulbus venae jugularis und durch die Vena cava inferior in das Gebiet der Vena hepatica fortpflanzt, wodurch systolischer Jugularvenenpuls und systolischer Lebervenenpuls entsteht. Auch die rechte Kammer dilatiert und hypertrophiert wie die linke bei Mitralinsuffizienz.

Die Symptome sind eine Verbreiterung der Herzdämpfung nach rechts, welche sich im Röntgenbilde in einer Vergrösserung des rechten mittleren und unteren Bogens dartut, wobei der rechte untere Herzrand deutlich pulsatorische Bewegungen zeigt. Das Gefässband ist nach rechts hin erweitert, infolge der vermehrten Füllung der Vena cava. An den Halsvenen und an der Leber beobachtet man eine starke systolische Pulsation, den positiven Venenpuls. In den Körpervenen entstehen starke Stauungen; der zweite Pulmonalton ist schwach.

Trikuspidalstenose.

Ist das rechte venöse Ostium verengt, so muss der rechte Vorhof, um eine genügende Blutmenge in den Ventrikel zu entleeren, eine vermehrte Arbeit leisten; er muss deshalb hypertrophieren. Da die schwache Vorhofmuskulatur in den seltensten Fällen genügt, eine irgendwie erhebliche Stenose zu überwinden, so wird der Vorhof nicht alles Blut in der Zeit der Diastole des Ventrikels in diesen entleeren können, es bleibt also Blut in diesem zurück. Dazu addiert sich das aus den Körpervenen zuströmende Blut, so dass er in der Diastole stärker gefüllt wird. Dadurch wächst sein diastolisches Volumen, zugleich staut sich rückwärts das Blut in den Körpervenen auf. Die Herzdämpfung ist, wie bei der Trikuspidalinsuffizienz nach rechts, namentlich am unteren Bogen verbreitert. Auch das Röntgenbild zeigt das gleiche Verhalten. Über der Trikuspidalklappe in der Mitte des Sternums in der Höhe des vierten Rippenknorpels hört man ein diastolisches Geräusch, die Vorhofwelle im Venenpuls ist stark ausgesprochen, solange der Vorhof mit einiger Kraft arbeitet.

Pulmonalinsuffizienz.

Dieser seltene durch Lokalisation einer Endokarditis an den Pulmonalklappen entstehende Herzfehler ist intra vitam dann diagnostizierbar, wenn Erkrankungen, welche ein diastolisches Geräusch über der Herzbasis erzeugen, ausgeschlossen werden können. Die Folgen der Pulmonalinsuffizienz für den Kreislauf bestehen darin, dass der kleine Kreislauf wegen des aus der Art. pulmonalis in die rechte Kammer zurückströmenden Anteils zu wenig Blut mit jeder Systole erhält. Damit wird auch linker Vorhof und linker Ventrikel schlechter gefüllt. Zur Kompensation muss sich der rechte Ventrikel erweitern und zugleich hypertrophieren. Über der Pulmonalis hört man ein diastolisches Geräusch.

Es ist also eine Verbreitung der Herzdämpfung nach rechts, nicht wie bei Aorteninsuffizienz nach links, festzustellen. Dabei fehlt Kapillarpuls, es fehlt die hohe Amplitude und damit das arterielle Doppelgeräusch etc. Das diastolisch-präsystolische Mitralinsuffizienzgeräusch hat einen anderen Charakter wie das Pulmonalinsuffizienzgeräusch. Es ist aber noch ein kardiopulmonales Geräusch, welches auch diastolisch sein kann, auszuschliessen. Dieses ist aber bei Lagewechsel des Kranken in seiner Intensität wechselnd.

Pulmonalstenose.

Pulmonalstenose ist fast stets angeboren und fällt unter die Missbildungen des Herzens. Sie kann auch durch komprimierenden Einfluss auf dieses Gefäss seitens benachbarter Tumoren, auch eines Aortenaneurysma, hervorgerufen werden. Analog der Aortenstenose wirkt sie auf den rechten Ventrikel arbeitsvermehrend ein. Er muss hypertrophieren. Versagt der Ventrikel, so tritt Stauung im grossen Kreislauf ein und damit Zyanose, Leberschwellung, Ödeme etc. Am Herzen fällt starke Erschütterung der Herzgegend und epigastrische Pulsation auf. Die Herzdämpfung und der Röntgenschatten sind nach rechts verbreitert. Über der Pulmonalis und meist über dem ganzen Herzen ist ein systolisches Geräusch hörbar, welches leicht mit einem funktionellen verwechselt werden kann. Der zweite Pulmonalton ist oft verstärkt. Im übrigen finden sich die Symptome des angeborenen Vitiums.

Die kombinierten Klappenfehler.

In sehr vielen Fällen findet man die einzelnen erworbenen Klappenfehler nicht für sich allein, sondern es finden sich Kombinationen von Fehlern, welche oft an verschiedenen Klappen lokalisiert sind. Dass sich Mitralinsuffizienz und Stenose häufig kombinieren, ist bereits oben erwähnt worden (S. 367). Die physikalischen Erscheinungen am Herzen sind in Fällen von Kombination von Klappenfehlern eine Summation der Folgeerscheinungen jedes einzelnen Fehlers. Die Diagnose des kombinierten Klappenfehlers stützt sich im wesentlichen darauf, dass die physikalischen Erscheinungen am Herzen nicht durch den Fehler an einer Klappe oder einem Ostium erklärt werden können; dabei sind die Geräusche von Bedeutung. Entsprechend dem Charakter der diastolischen Geräusche an der Aorta und Mitralis, welche sich in ihrem Klang und ihrer zeitlichen Lokalisation sehr gut unterscheiden lassen, macht die Diagnose einer mit Aorteninsuffizienz kombinierten Mitralstenose keine besonderen Schwierigkeiten. Schwieriger ist eine Stenose der Aorta und eine Mitralklappeninsuffizienz an dem systolischen Geräusch zu unterscheiden. Wenn das Geräusch am typischen Punctum maximum am lautesten ist, und es an den anderen Auskultationsstellen denselben Charakter hat, aber schwächer erscheint, so ist man im allgemeinen berechtigt, die Entstehung des Geräusches in die betreffende Gegend zu verlegen. Wenn man sowohl an der Aorta wie an der Herzspitze ein systolisches Geräusch hört, so wird man zunächst zu unterscheiden haben, ob eines der Geräusche fortgeleitet ist. In diesem Falle muss es von dem Punkte der schwächeren Wahrnehmbarkeit zu dem der stärksten Wahrnehmbarkeit auf einer geraden diese Punkte verbindenden Linie allmählich stärker werden und muss überall denselben Charakter bewahren. Verschwindet es zeitweilig auf einem Teil dieser Linie, um dann wieder aufzutreten, oder ist der Klangcharakter an beiden Stellen wesentlich verschieden, so handelt es sich sehr wahrscheinlich um zwei an verschiedenen Ostien entstehende Geräusche. Als Unterscheidungsmerkmal bei einem systolischen Herzgeräusch, ob es ein Aorten- oder Mitralgeräusch ist, ist noch besonders zu berücksichtigen, dass bei Mitralinsuffizienz der zweite Pulmonalton in der Regel verstärkt ist, was bei der Aortenstenose nicht der Fall ist. Auch leitet sich das systolische Aortengeräusch meist in Subclavia und Carotis fort, nicht so das Mitralgeräusch.

Die Kombination von systolischen und diastolischen Geräuschen am Herzen ist bei Berücksichtigung der Folgeerscheinung der einzelnen Klappenfehler unschwer zu erkennen. Bei systolischen Geräuschen in der Nähe der Aorta ist aber, namentlich wenn diese rauschend und laut sind, auch an das Bestehen eines Aneurysma der Aorta zu denken. Bei der Stenose und Insuffizienz der Mitralis liegt die Sache, wie oben auseinandergesetzt, ziemlich einfach. Eine Kombination von Aorteninsuffizienz und Mitralinsuffizienz, bei welcher über der Aorta diastolische, über der Mitralis systolische Geräusche zu hören sind, ist unter Umständen dadurch eigenartig, dass der Puls dikrot wird. Bei Aorteninsuffizienz allein kommt eine dikrote Pulswelle deshalb nicht zustande, weil die durchlöcherte Aortenklappe den Rückstoss des Blutes nicht hemmt. Ist eine Mitralinsuffizienz vorhanden, so tritt während der Systole eine grössere Menge Blut in den linken Vorhof zurück. Dieser treibt während der Diastole das Blut wieder in die linke Kammer hinein und die von der Aorta zurückströmende Welle stösst auf diese Blutmasse und bricht sich an ihr, dadurch kann eine Dikrotie entstehen. Diese von Geigel aufgestellte diagnostische Überlegung ist jedoch nicht immer stichhaltig. Ist ein grösserer Teil der Aortenklappen bei ihrer Insuffizienz erhalten, so könnte an diesem ein Teil der Blutwelle sich brechen und so auch eine Rückstosselevation erzeugen, ganz abgesehen davon, dass neueren Anschauungen zufolge die dikrote Welle durch Reflexion in der Peripherie entsteht.

Eine sehr häufige Kombination ist die der Trikuspidalinsuffizienz mit Insuffizienz und Stenose der Mitralis. Staut sich das Blut rückwärts durch die Lungen, so wird der rechte Ventrikel überlastet, so dass er insuffizient wird, d. h. seine Muskulatur kann sich nicht mehr vollständig zusammenziehen. Es wird damit auch der die Trikuspidalklappe mitschliessende Muskelring sich erweitern. Es kommt also bei der Ventrikelsystole zu einem unvollständigen Schluss der Trikuspidalklappe, da die Ränder der Klappensegel nicht die erweiterte Öffnung vollständig schliessen. Diese funktionelle oder relative Trikuspidalinsuffizienz findet man im Zustande der Dekompensation als vorübergehende Komplikation der erwähnten Herzfehler häufig.

Umgekehrt kann eine Kombination von Vitien auch die durch einen Fehler gestörte Mechanik des Kreislaufes verbessern. Eine Mitralstenose verbessert die Folgen einer Aortenklappeninsuffizienz, da zu dem durch die defekten Aortenklappen zurückströmenden Blut eine kleinere Menge neuen Blutes hinzutritt und die Belastung des linken Ventrikels infolgedessen geringer ist. Es kann demnach die Prognose eines kombinierten Herzfehlers unter Umständen günstiger sein als die eines für sich allein bestehenden.

Der Wert einer genauen anatomischen Diagnose der Herzfehler für die Therapie ist kein allzugrosser, trotzdem wird man nicht darauf verzichten im einzelnen Falle die Art des Herzfehlers sicher zu stellen. In prognostischer Beziehung sind die einzelnen Herzfehler nicht gleichwertig. Aorteninsuffizienz oder Mitralinsuffizienz wird relativ am besten ertragen, Mitralstenose schädigt den Kreislauf in höherem Grade. Aortenstenose kommt häufig bei älteren Individuen vor und ist meist von schlechter Prognose. Die kombinierten Fehler sind anders zu beurteilen wie die einfachen, ganz besonders weist aber oft eine bestehende Trikuspidalinsuffizienz frühzeitig auf die Schwere der vorliegenden Kreislaufstörung hin. Diese tritt auch, ohne dass andere Klappenfehler vorliegen, als vorübergehender oder dauernder Zustand bei Herzmuskelerkrankungen auf. Für die Therapie ist wesentlich massgebend der funktionelle Zustand des Herzmuskels, doch geben auch die einzelnen Klappenfehler nach dieser Richtung hin, namentlich was die Prophylaxe angeht, Indikationen. Dem Aortenherz kann man im allgemeinen mehr zumuten als dem Mitralherz. Umgekehrt wirkt bei Dekompensation die Digitalis für gewöhnlich besser, wenn Mitralfehler vorliegen, während sie bei Aortenfehlern häufig versagt. Die Fehler des rechten Herzens, speziell die kongenitalen, sind in ihrer Prognose bedeutend ungünstiger als die des linken. Aus diesen Beispielen ergibt sich doch die Wichtigkeit einer genauen anatomischen Diagnose der Klappenfehler.

Literatur.

Bamberger, Über Doppelton und Doppelgeräusch an der Arteria cruralis. Deutsch. Arch. f. klin. Med. 19. 1877. S. 437 u. 21. 1878. S. 440.

Bard, Die physikalischen Zeichen der Mitralstenose. Volkmanns Samml. klin. Vortr. 455. 1907.

v. Basch, Physiologie und Pathologie des Kreislaufs. Wien 1892.

Baumbach, Über das Verhalten des linken Ventrikels bei Mitralstenose. Deutsch. Arch. f. klin. Med. 48. S. 267. 1891.

Bäumler, Das Krankheitsbild der reinen chronischen sog. Wandendokarditis. Deutsch. Arch. f. klin. Med. Bd. 103. S. 31.

de la Camp, Kongenitale Herzleiden. Deutsche Klinik. Bd. 4. S. 187.

Cohn, Trikuspidalstenose höchsten Grades mit multiplen hämorrhagischen Infarkten der Lunge. Deutsch. Arch. f. klin. Med. 33. 1883.

Dmitrenko, Dikrotie als diagnostisches Symptom bei Insufficienz aorto-mitralis. Zeitschr. f. klin. Med. 64. 1907. S. 253.

Dunbar, Über Verhalten des linken Ventrikels bei den Fehlern der Mitralklappe. Deutsch. Arch. f. klin. Med. 49. 1892. S. 271.

Friedreich, Zur Lehre von Doppelton und Doppelgeräusch an den Arterien. Deutsch. Arch. f. klin. Med. 20. 1877 u. 21. 1878.

Geigel, Rückstosselevation bei Insuffizienz der Aortenklappen. Deutsch. Arch. f. klin. Med. 1887. Bd. 42. H. 4. S. 391.

Gerhardt, C., Über Schlussunfähigkeit der Lungenarterienklappen. Verh. d. 11. Kongresses f. inn. Med. 1892.

— D., Beitrag zur Lehre von der Mechanik der Klappenfehler. Verh. d. 22. Kongresses f. inn. Med. 1905. Wiesbaden.

— Über die Kompensation von Mitralfehlern. Arch. f. exper. Pathol. 45. S. 186.

— Dikrotie bei Aorten- und Mitralinsuffizienz. Zeitschr. f. klin. Med. 1907. Bd. 61. S. 533.

— Die Endokarditis. Nothnagels Handbuch. Wien 1914.

— Herzklappenfehler. Ebenda. 1913.

Goldscheider, Über Dikrotie bei Aorteninsuffizienz. Zeitschr. f. klin. Med. 1906. Bd. 50 H. 5—6. S. 532—541.

— Zur Frage der Dikrotie bei Aorteninsuffizienz. Zeitschr. f. klin. Med. 1908. Bd. 65. S. 335.

Hampeln, Zur Frage der Mitralstenose. Deutsche med. Wochenschr. 1908. Nr. 30.

Hering, Kann man klinisch die Trikuspidalinsuffizienz diagnostizieren? Med. Klin. 1909. Nr. 38.

Hochhaus, Zur pathologischen Bedeutung der auskultatorischen Wahrnehmungen an der Cruralarterie. Virchows Arch. 111.

— Beiträge zur Pathologie des Herzens. Deutsch. Arch. f. klin. Med. Bd. 51. 1893. S. 1.

Hochsinger, Über Diagnostik angeborener Herzfehler bei Kindern. Wiener Klinik. 1895. H. 2.

Horner, A., Über den Vorhofdruck bei Klappenfehlern. Münch. med. Wochenschr. 1904. Nr. 32. S. 1425—1427.

Inada, Bemerkungen über das Verhalten der Aorta bei experimentell erzeugter Insuffizienz der Aortenklappen. Deutsch. Arch. f. klin. Med. 83. 1905.

Janowski, W., Über die Dikrotie bei Aorteninsuffizienz. Zeitschr. f. klin. Med. 1907. Bd. 61. H. 1—2.

— Nochmals über Dikrotie bei Aorteninsuffizienz. Zeitschr. f. klin. Med. 1907. Bd. 63. S. 544.

Joachim, Die Lähmung des linken Vorhofs bei Mitralfehlern. Deutsch. med. Wochenschr. 1908. Nr. 15.

Kraus, Ein Fall von kongenitalem Vitium. Berl. klin. Wochenschr. 1910. Nr. 6.

Krehl, Pathologische Physiologie. Leipzig 1918. 9. Aufl.

— Beitrag zur Pathologie der Herzklappenfehler. Deutsch. Arch. f. klin. Med. 46. 18.

— Ein Fall von Stenose der Lungenarterie mit Defekt der Ventrikelscheidewand und eigentümlichen Blutveränderungen. Deutsch. Arch. f. klin. Med. 44. 1889.

Lenhartz, Die septischen Erkrankungen. Nothnagels Handbuch 3. 2.

Levy, Die Kompensation der Klappenfehler des Herzens. Berlin 1890.

Lüderich, Über den Ablauf des Blutdrucks bei Aortenstenose. Zeitschr. f. klin. Med. Bd. 20. S. 374. 1892.

Leube, Zur Diagnose der systolischen Herzgeräusche. Deutsch. Arch. f. klin. Med. 22. 1878. S. 225.

Maixner, Endocarditis maligna ulcerosa. Zeitschr. f. klin. Med. Bd. 75. S. 143.

Moritz, Verh. d. 22. Kongr. f. inn. Medizin. Wiesbaden 1905. Diskussion zu Gerhardts Vortrag.
— Über ein Kreislaufsmodell als Hilfsmittel für Studium und Unterricht. Arch. f. klin. Med. 66. 1900. S. 421.
v. Noorden, Zur Diagnostik der Aortenstenose. Charitéannalen. 1890. S. 185.
Nürnberg, A., Über Dikrotie bei Aorteninsuffizienz. Zeitschr. f. klin. Med. 1907. Bd. 61. S. 130.
Ortner, N., Zur Frage der Dikrotie bei Aorteninsuffizienz. Zeitschr. f. klin. Med. 1908. Bd. 66. S. 189.
— Zur Klinik der Stenose des Mitralostiums. Med. Klinik. 1908. Nr. 42/44.
Pzribram, Der akute Gelenkrheumatismus. Nothnagels Handbuch. 5. 2.
Rehfisch, Zur Diagnose der Pulmonalinsuffizienz. Deutsch. med. Wochenschr. 1918. Nr. 5.
Riegel, Zur Lehre von den Herzklappenfehlern. Berl. klin. Wochenschr. 1888. Nr. 20.
Romberg u. Hasenfeld, Arch. f. exp. Pathol. 39. S. 333.
— Krankheiten des Herzens und der Gefässe. II. Aufl. 1909.
— Über die Bedeutung des Herzmuskels für die Symptome und den Verlauf der akuten Endokarditis und der Herzklappenfehler. Deutsch. Arch. f. klin. Med. 53. 1894.
Rosenbach, O., Über artifizielle Herzklappenfehler. Arch. f. exper. Pathol. u. Pharm. 9. S. 1.
— Grundriss der Pathologie und Therapie der Herzkrankheiten. Berlin und Wien 1899.
v. Tabora, Die Diagnose der Trikuspidalinsuffizienz. Deutsch. med. Wochenschr. 1908.
Traube, Gesammelte Beiträge. Berlin 1878.
Vierordt, Angeborene Herzkrankheiten. Nothnagels Handbuch. 15. 2.
Volhard, Über Leberpulse und über die Kompensation der Klappenfehler. Berl. klin. Wochenschr. 1904. Nr. 20/21.
— Verh. d. 22. Kongr. f. innere Medizin. 1905.

Erkrankungen des Herzbeutels.

Als Affektionen des Herzbeutels, welche zu funktionellen Schädigungen des Herzens führen, sind zu unterscheiden die Perikarditis und die Obliteratio pericardii (schwielige Mediastino-Perikarditis), ferner das Hydro-, Hämo- und Pneumoperikard.

Perikarditis.

Die akute wie auch die chronische Perikarditis ist fast stets eine Komplikation fieberhafter Infektionskrankheiten und tritt sehr selten primär auf. Deshalb wird sie oft übersehen, namentlich wenn die Primärerkrankung schon bei ihrem Eintritt anscheinend abgelaufen ist. Nicht selten treten Schmerzen in der Herzgegend auf, ferner das bei allen herzschwächenden Krankheiten auftretende Oppressionsgefühl oder auch Herzklopfen. Im Beginn der Erkrankung können aber alle subjektiven Erscheinungen fehlen. Solche treten aber, wenn das Herz durch ein Exsudat in seiner Tätigkeit behindert wird, in Form von Atemnot und von allen bei der Herzinsuffizienz zu beobachtenden Symptomen auf.

Bei der Diagnose der Perikarditis haben wir zu unterscheiden zwischen dem Stadium der trockenen Perikarditis und dem der exsudativen Perikarditis, welche häufig ineinander übergehen. Der Erforschung der Ätiologie ist besondere Sorgfalt zu widmen. Sie kann bei allen Infektionen gelegentlich auftreten, doch ist sie bei einigen besonders häufig, so als Komplikation des akuten Gelenkrheumatismus sowie septischer Erkrankungen. Bei Pneumonie, besonders aber bei Pleuritis ist eine Beteiligung des Herzbeutels nicht selten. Auch bei chronischer Peritonitis, ferner bei Nephritis kommt sie vor und ganz besonders wichtig ist die auf Grund von Tuberkulose auftretende Perikarditis. Die Perikarditis vereinigt sich mitunter mit einer exsudativen Pleuritis und einer Perihepatitis bei Peritonealexsudation zu einem eigentümlichen Krankheitsbilde der Polyserositis.

Die trockene Perikarditis.

Bei der trockenen Perikarditis (Pericarditis sicca), die das Anfangsstadium jeder Entzündung des Perikards bildet, kommt es zunächst zu einer Trübung der sonst glänzenden Fläche. Schon in diesem Stadium kommt es zur Abscheidung von seröser Flüssigkeit, die aber oft gering ist und die leicht in den geräumigen Herzbeuteln Platz findet, so dass sie klinisch nicht nachzuweisen ist. Gewöhnlich kommt es bald zu reichlicher Fibrinausscheidung. Das Fibrin lagert sich sowohl auf der parietalen wie viszeralen Fläche ab, die dadurch rauh werden. Durch die ständige Bewegung des Herzens werden die Ablagerungen, die sich gegenseitig dabei reiben, zu eigenartigen Strähnen und Figuren ausgezogen, so dass schliesslich das ganze Herz mit unregelmässig gestalteten Fibrinmassen umkleidet wird. (Cor villosum.) (Fig. 110.)

Die trockene Perikarditis erkennt man im allgemeinen an dem Reibegeräusch, welches zunächst an der Herzbasis auftritt. Die mit fibrinösem Exsudat belegten Blätter des Perikards werden bei jeder Bewegung des Herzmuskels gegeneinander gerieben und dabei ist in der Regel ein eigentümliches rauhes schabendes Geräusch zu hören, welches bei Druck mit dem Stethoskop auf die Thoraxwand verstärkt wird. Mitunter hört man auch nur kurze, leise, weiche Geräusche, die nur durch den Zeitpunkt, in dem sie entstehen, als Reibegeräusche zu erkennen sind. Die Reibegeräusche schleppen gewöhnlich den Herztönen ein wenig nach, so dass an der Herzbasis ein vierteiliger Rhythmus entsteht. Aus der Intensität des Geräusches auf den Umfang oder Charakter der Auflagerungen Schlüsse zu ziehen, ist nicht angängig. Die Reibegeräusche können dadurch, dass auch die Vorhöfe, ja sogar die grossen Gefässe in ihrem perikardialen Überzug Rauhigkeiten zeigen,

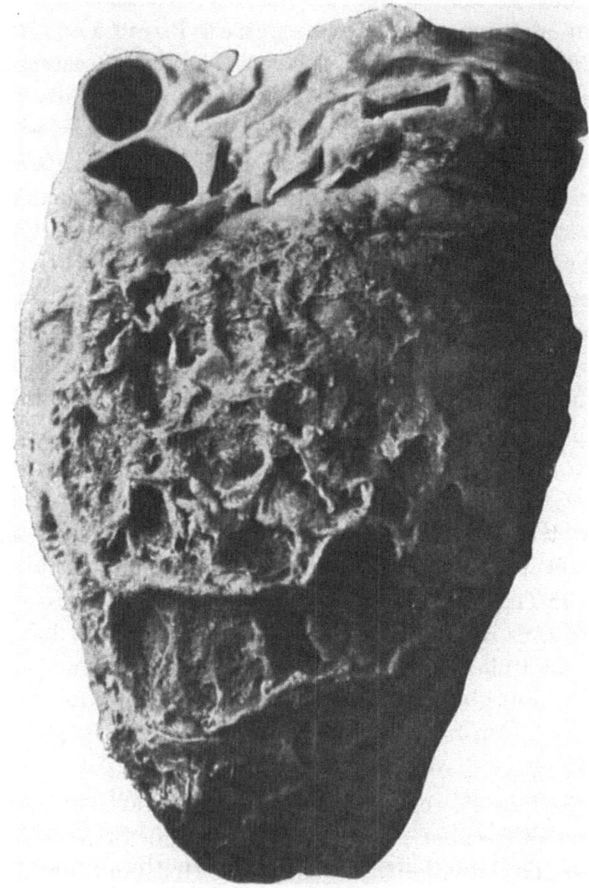

Fig. 110.
Cor villosum bei Perikarditis sicca.

ausserordentlich komplizierten Charakter tragen, und von endokardialen Geräuschen so mitunter schwer zu unterscheiden sein.

Zu beachten ist, dass die perikardialen Geräusche sowohl systolisch wie diastolisch zu hören sind und dabei den gleichen Charakter zeigen und diesen Charakter durch die ganze Dauer des Geräusches gleichmässig beibehalten, während endokardiale Geräusche meist an- oder abschwellend sind und systolische und diastolische verschiedenen Klangcharakter haben. Auch das Nachschleppen der Geräusche hinter den Herztönen her ist charakteristisch, im Gegensatz zu endokardialen Geräuschen, die sich gewöhnlich unmittelbar an die Töne anschliessen oder in diese übergehen. Perikardiale Geräusche werden beim Exspirium oder beim Vornüberbeugen des Körpers, wobei die Perikardflächen noch mehr einander aufliegen, mitunter lauter. Bildet sich ein grösseres Exsudat, so schwinden sie und damit wird in Zweifelsfällen ihr perikardialer Charakter mit Sicherheit klargestellt.

Es können natürlich auch extraperikardiale Geräusche der Diagnose Schwierigkeiten machen, wenn bei einer trockenen Pleuritis sich derart lokalisierte Auflagerungen finden, dass sie bei den Herzbewegungen mit diesen synchron Reibegeräusche ermöglichen. Diese hört man dann nicht an der Basis, sondern mehr am linken Rande und an der Spitze des Herzens, ausserdem verändern sie sich mit der Atmung, da sie als von der Pleura ausgehend von den Lungenbewegungen zugleich mit abhängig sind. Die weiteren Zeichen, welche auf eine Perikarditis aufmerksam machen, sind Veränderungen des Pulses, sowie etwa eintretende Erscheinungen von Herzschwäche bei den genannten Krankheiten. Der Puls wird meist beschleunigt, auch unregelmässig. Mitunter machen im Verlaufe einer der oben genannten Krankheiten plötzlich höhere Temperaturansteigungen, als erstes Zeichen einer Beteiligung des Perikards an der Erkrankung, auf diese aufmerksam. Zur Perikarditis kommt häufig eine Myokarditis hinzu wodurch die Prognose verschlechtert wird. In nicht ganz seltenen Fällen beobachtet man Endokarditis, Myokarditis und Perikarditis zugleich, so dass man dann von einem Krankheitsbild der „Karditis“ sprechen kann.

Die exsudative Perikarditis.

Die exsudative Perikarditis tritt in der Regel zur trockenen hinzu, dadurch, dass sich neben dem plastischen Exsudat ein flüssiges einstellt. Die Diagnose eines einigermassen erheblichen perikardialen Exsudats ist leicht. Geringe Mengen von Flüssigkeit können allerdings dem Nachweis entgehen. Sobald das Exsudat sich in irgend erheblicher Menge angesammelt, findet man in aufrechter Stellung des Kranken den Herzleberwinkel durch eine starke Dämpfung ausgefüllt und man kann das Anwachsen des Exsudats von Tag zu Tag verfolgen, da dabei diese der Herzbasis angelagerte „viereckige“ Dämpfung nach oben sich ausbreitet. Die Dämpfung und auch die Schattenfigur des Herzens nimmt in diesem Stadium die Gestalt eines breit auflagernden Beutels an, dessen nach oben ragender Stiel vom Gefässschatten gebildet wird (Fig. 42 und 43). Es ist eine Gestalt, wie sie ein etwa zu einem Dritteil mit Wasser angefüllter Eisbeutel annimmt, wenn man ihn an der Unterfläche aufstützt. Beim Steigen des Exsudats wird schliesslich der ganze Raum des Herzbeutels, soweit er nicht vom Herzen eingenommen ist, mit Flüssigkeit ausgefüllt (Fig. 111) und es entsteht die charakteristische dreieckige Dämpfungsfigur, bei der die Basis des Dreiecks dem Zwerchfell aufsitzt, die stumpfe Spitze oben liegt; das Dreieck kann nahezu gleichseitig werden. Lässt man den Patienten sich vornüberbeugen, so verbreitert sich die Dämpfung noch mehr, da sich der mit Flüssigkeit gefüllte Herzbeutel mit einer noch grösseren Fläche dem Brustkorbe anlagert. Die linke Zwerchfellkuppe tritt nach abwärts. Bei nachgiebigem jugendlichen Thorax bildet

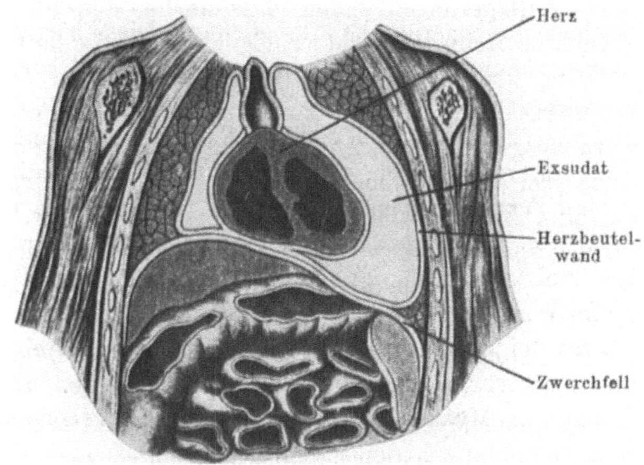

Fig. 111.
Herzbeutelexsudat im Frontalschnitt nach Curschmann.

sich eine Vorwölbung (Voussure) aus; oft wird die Haut darüber leicht ödematös. Die Differentialdiagnose zwischen einer Erweiterung des Herzens und einem Exsudat ist in der Regel dadurch gegeben, dass beim Exsudat der Spitzenstoss entweder fehlt oder doch innerhalb des Dämpfungsbezirks liegt, während er bei Vergrösserungen des Herzens mehr am Rande der Dämpfung gelegen ist. Nicht selten hört man auch, namentlich bei einem kleineren Exsudat, an der Herzbasis noch Reibegeräusche.

Wenn ein grösseres Exsudat einige Zeit besteht, stellt sich eine Reihe von sekundären Erscheinungen ein. In der Regel vermisst man dann nicht die Zeichen einer Beeinträchtigung der Herztätigkeit. Durch den Druck des Exsudats wird die diastolische Füllung des Herzens erschwert, es entsteht eine Rückwärtsstauung des Blutes und damit Schwellung der Halsvenen, der Leber, Ödeme, Beeinträchtigung der Atmung, Dyspnoe und Zyanose und der Urinsekretion und weiter alle übrigen Zeichen der

Herzinsuffizienz. Der N. phrenicus, der dem Herzbeutel entlang läuft, wird gereizt, was zu Schmerzen und schmerzhaftem Erbrechen führen kann. Auch der N. recurrens wird mitunter gelähmt (Riegel). Aber auch in den benachbarten Organen, besonders in den Lungen, zeigen sich Veränderungen. Der linke Unterlappen wird durch ein Exsudat in der Regel komprimiert, da das Exsudat sich wegen der anatomischen Verhältnisse des Perikards leichter nach links und hinten ansammeln kann wie nach rechts (Fig. 112). Wird er grösser so kann es sich weit nach hinten ausbreiten unter Verdrängung des linken

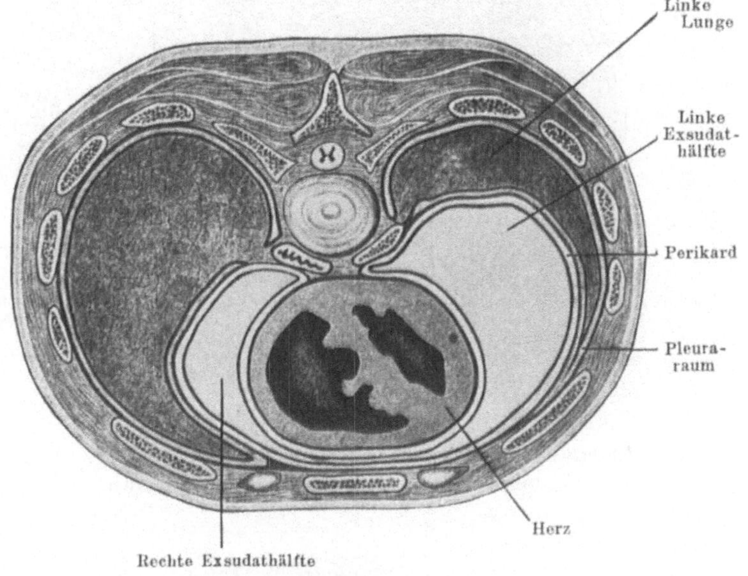

Fig. 112.

Mittelgrosses Exsudat nach Curschmann.

Unterlappens, der dadurch teilweise luftleer wird, ja es kann zur völligen Atelektase kommen (Fig. 113). Man findet dann links hinten unten eine mehr oder weniger intensive Dämpfung mit oft tympanitischem Beiklang. Das Atemgeräusch ist abgeschwächt oder auch bronchial, aber immer leise. Man hört oft Knistergeräusche, und zwar wie ich wiederholt feststellen konnte, auch in solchen Fällen, in denen die Autopsie keinerlei Veränderungen des Lungengewebes nachweisen liess. Diese Kompressionserscheinungen in den Lungen können der Gegenstand einer differential-diagnostischen Erwägung gegenüber einer komplizierenden Pneumonie werden. Gegenüber der Diagnose eines Pleuraexsudats, wie es gar nicht selten neben einem perikardialen linksseitig besteht, ist zu bemerken, dass über der vom Perikardialexsudat komprimierten Lunge der

Stimmfremitus vermehrt, über dem Pleuraexsudat abgeschwächt ist. Eine Unterlappen-Pneumonie kann unter Umständen nur unsicher ausgeschlossen werden. Das Fehlen des charakteristischen Sputums macht aber meist rechtzeitig auf den Sachverhalt aufmerksam, dasselbe gilt

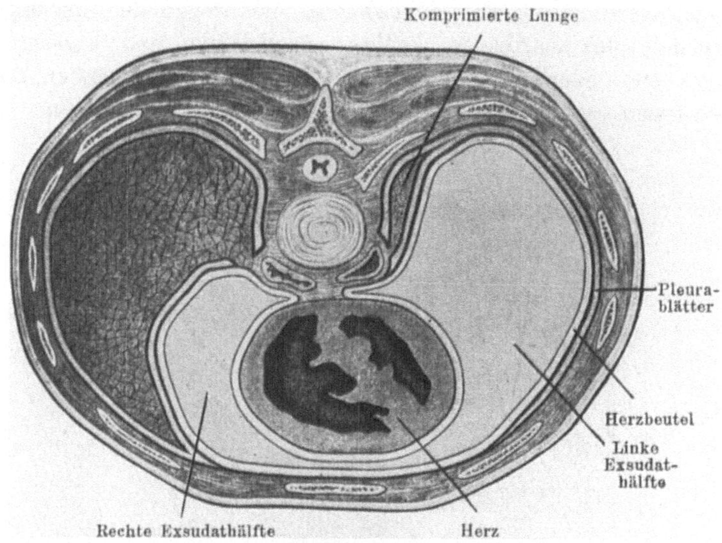

Fig. 113.

Grosses Exsudat des Perikards mit vollständiger Kompression des linken Unterlappens der Lunge nach Curschmann.

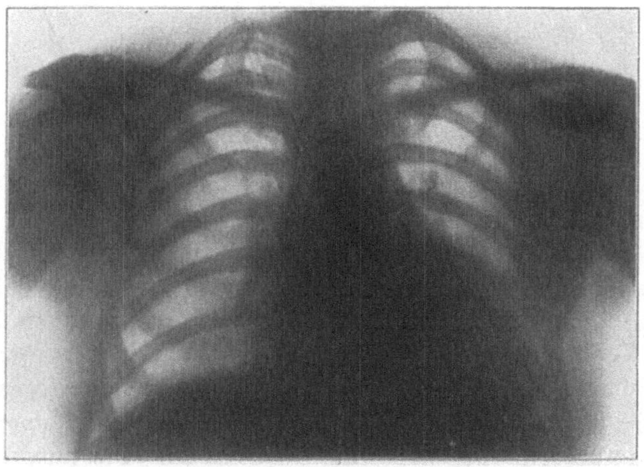

Fig. 114.

Perikardiales Exsudat bei nach rechts obliteriertem Herzbeutel.

vom Infarkt. Die Kompressionserscheinungen des linken Unterlappens sind meiner Erfahrung nach eine so regelmässige Begleiterscheinung auch schon mittlerer Exsudate, dass ihnen ein hoher diagnostischer Wert beizumessen ist.

Durch das Steigen des Exsudats werden die vorderen Lungenränder auseinandergedrängt, es vergrössert sich dadurch die absolute Herzdämpfung und es wird bei der Perkussion bei grossen Exsudaten die Differenz zwischen der Grösse der absoluten und relativen Herzdämpfung immer geringer.

Schwierigkeiten kann die Diagnose in solchen Fällen machen, in denen ein Teil des Perikards durch frühere Erkrankung schon obliteriert ist, weil dann das Exsudat sich nicht allseitig gleichmässig ausbreiten kann. In einem Falle, dessen Röntgenbild abgebildet ist (Fig. 114), konnte nur die eigentümliche Gestalt der linken Herzgrenze neben einem zeitweilig vorhandenen Reibegeräusch und der Kompression des linken Unterlappens die Diagnose sichern. Bei der Autopsie fand sich der Herzbeutel nach rechts obliteriert durch alte Verwachsungen, so dass sich das Exsudat nur nach links ausbreiten konnte.

Die Natur des Exsudats ob eiterig, blutig oder serös ist mit Sicherheit nur durch Probepunktion festzustellen. Namentlich wenn es im Verlaufe einer Sepsis und auch einer Pneumonie auftritt, wird man an Eiter denken müssen. In der Regel ist das Exsudat serös oder leicht blutig tingiert. Eine Probepunktion ist bei grösseren Exsudaten gefahrlos. (S. Therapie.)

Die Obliteratio pericardii. (Schwielige Mediastino-Perikarditis.)

Im Verlaufe einer Perikarditis kommt nicht selten eine dauernde Verwachsung zwischen den beiden Herzbeutelblättern zustande. Besonders ist dies bei tuberkulöser Erkrankung oft der Fall. Es kann weiter der Herzbeutel dann mit der vorderen Brustwand, mit den Pleuren, auch mit der Wirbelsäule in feste Verbindung treten, selbst das Zellgewebe des Mittelfellraums entzündet sich mitunter dabei und es treten schwielige und narbige Verwachsungen dort ein. Dadurch entsteht das Bild der schwieligen Mediastino-Perikarditis, bei der das Herz schliesslich oft derartig von Bindegewebe eingeschlossen ist, dass es bei der Autopsie nur mit Mühe freigelegt werden kann. Sehr oft dehnt sich dabei der Prozess auch auf die Pleurahöhlen aus, auch das Peritoneum beteiligt sich öfter an diesen Entzündungen und es entsteht das Bild der Polyserositis und der sogenannten perikardialen Pseudo-Leberzirrhose. (F. Pick.) Die Diagnose dieses Zustandes kann, wenn die Verwachsungen geringfügig sind, gänzlich unmöglich sein, selbst vollständige Synechien des Herzbeutels können sich der Diagnose entziehen. Absolut sichere Anzeichen dafür gibt es nicht. Das wichtigste Symptom, wenn es vorhanden ist, ist die systolische Einziehung der Herzgegend, der negative Spitzenstoss. Dieses Symptom entsteht dadurch, dass der mit der Brustwand und dem Herzen verklebte Herzbeutel jeder Aktion des Herzens folgt und dabei die Brustwand mitbewegt. Bei der Systole muss somit die Brustwand nach innen folgen. Nach Beendigung der Systole folgt dann durch Zurückfedern der Rippen das von Friedreich und Brauer beschriebene diastolische Schleudern. Man erkennt es daran und differenziert es vom Spitzenstoss, dass man durch Palpation der Karotis oder graphisch feststellt, dass es nicht in der Systole, sondern in der Diastole erfolgt. Das Vorschleudern in der Diastole wird teils durch die Elastizität der Rippen, teils durch ein Zurückschnappen des entleerten Herzens bei der Diastole hervorgerufen, da es auch nach Entfernung der Rippen von Brauer weiter beobachtet wurde. Es gab dieser Umstand Anlass zur Annahme einer aktiven Diastole des Herzens, die aber besonders nach den Untersuchungen von O. Bruns verlassen werden muss. Wenckebach machte auf die bei kardialer Verwachsung eintretende Unbeweglichkeit des Brustbeines aufmerksam, welches sich nicht wie normal bei der Inspiration hebt, sondern durch die mediastinalen Verwachsungen fixiert bleibt und sogar nach einwärts gezogen werden kann. Die mangelnde Verschieblichkeit des Herzens bei Lagewechsel ist, da sie normalerweise auch fehlen kann, diagnostisch nicht sicher zu verwerten. Achelis hat das normale Herabsinken des Herzens beim Wechsel vom Liegen zum Stehen röntgenologisch untersucht und sieht in einem Fehlen dieser Erscheinung ein wichtiges diagnostisches Kriterium. Der N. recurrens ist in einzelnen Fällen in die Verwachsung einbezogen und gelähmt befunden (Riegel, Bäumler). Der bei diesen Zuständen oft beobachtete negative Spitzenstoss kann auch unter Umständen von dem der Brustwand anliegenden rechten Ventrikel, der durch Aspiration systolisches Einsinken der Interkostalräume hervorbringen kann, verursacht werden. Nur wenn nicht nur die Interkostalräume sondern auch die Rippen mit eingezogen werden, ist dieses Symptom für die Diagnose verwertbar. Dabei müssen aufgenommene Kardiogramme eine deutliche spitze Einziehung, nicht nur das Spiegelbild der normalen zeigen, und bei der Inspiration muss sich das negative Kardiogramm weiter vertiefen.

Die Leber ist in der Regel unverhältnismässig stark geschwollen, namentlich wenn Polyserositis mit Perihepatitis (Zuckergussleber) vorliegt. Aber auch bei exsudativer, tuberkulöser chronischer Peritonitis kommt dies vor, namentlich wenn starker Aszites besteht.

Die allgemeine Kreislaufstörung durch die adhäsive Perikarditis zeigt sich durch die überfüllten Halsvenen an, durch Dyspnoe und

Ödeme, die auch den Oberkörper betreffen. Die Halsvenen schwellen dabei bei der Inspiration an, statt sich zu entleeren. Mitunter findet sich diastolischer Kollaps der Halsvenen.

Der von Kussmaul als diagnostisches Moment angegebene Pulsus paradoxus kann recht verschiedene Ursachen haben. Er besteht in einem Kleinerwerden des Radialpulses bei der Inspiration. Dies kann aber auch durch extrakardiale Ursachen entstehen, so durch Kompression der Arteria subclavia zwischen erster Rippe und Schlüsselbein bei der Atmung.

Wichtiger ist die dynamische Entstehung. Bei tiefer Inspiration wird auf die Aussenfläche des Herzens ein negativer Druck ausgeübt, der der systolischen Arbeit der Ventrikel entgegengesetzt ist. Bei kräftigem linken Ventrikel wird er aber leicht überwunden und zeigt keinen Einfluss auf den peripheren Puls. Bei geschwächtem Ventrikel ist dies aber der Fall. Aber auch bei schneller Atmung, wie bei behindertem Luftzutritt zu den Lungen (Trachealstenose) wird der negative Druck so stark, dass er den arteriellen Kreislauf beeinträchtigt. Dasselbe ist der Fall bei eingeengter Respirationsfläche und bei schlechter Füllung der Aorta thoracica. Dann wird die Pulswelle bei der Inspiration kleiner und bei der Expiration grösser.

Der mechanisch verursachte P. paradoxus ist allein für die Diagnose der adhäsiven Perikarditis verwertbar. Das in Verwachsungen fixierte Herz wird bei der Inspiration vom Zwerchfell nach unten gezogen und zugleich von dem sich hebenden Brustkorb nach oben. Es wird dabei, da es keinem Zug folgen kann, in seiner Arbeit bei der Inspiration noch mehr als sonst schon behindert. So nimmt die Pulswelle bei der Inspiration ab, bei der Exspiration zu und bei Atemstillstand wird sie am grössten (Wenckebach). An diesem Verhalten ist der mechanische bedingte P. paradoxus zu erkennen, gegenüber dem dynamischen.

Die Röntgendiagnose lässt meist im Stich. In Fällen ausgedehnter Verwachsungen konnte ich diese öfter durch Röntgenuntersuchung im Leben nicht sicher stellen. Ausgedehnte dicke Kalkablagerungen zwischen den Perikardialblättern auf dem Röntgenbilde sind mitunter, aber nicht immer sichtbar. Danach können manche Symptome, wenn sie vorhanden sind, die Diagnose der adhäsiven Perikarditis ermöglichen, aber sie sind eben nicht immer vorhanden.

Die sogenannte perikarditische Pseudo-Leberzirrhose zeichnet sich dadurch aus, dass sich ein Aszites einstellt, der gewöhnlich mit keinem oder nur geringen Ödemen der unteren Extremitäten verbunden ist. Dagegen sind Kopf und Arme mitunter ödematös. Die Leber ist dabei vergrössert, oft finden sich Zeichen der Obliteratio pericardii. Man findet anatomisch eine ausgedehnte Perihepatitis infolge chronisch entzündlicher Vorgänge im Peritoneum. Namentlich bei jugendlichen Individuen findet man diesen Symptomenkomplex auf tuberkulöser Ursache häufiger.

Dieses Krankheitsbild, welches auch unter dem Namen Polyserositis bekannt ist, ist in Fällen von isoliertem Aszites, bei dem man eine primäre Leberaffektion ausschliessen kann, häufig vorliegend. In einem solchem Falle sah ich Aszites und starke Ödeme des Kopfes und der Arme, dagegen fehlende Ödeme der Beine. Wiederholte Punktion entleerte grosse Mengen Flüssigkeit aus dem Abdomen, wobei auch das Ödem des Kopfes und der Arme zurückging. Die Autopsie zeigte eine schwielige Mediastino-Perikarditis, beiderseitige pleuritische Schwartenbildung und chronische Perihepatitis.

Hydro-, Hämo- und Pneumoperikardium.

Der Hydrops pericardii kommt selten oder nie ohne allgemeinen Hydrops vor und es macht die Diagnose, nach dem, was über die exsudative Perikarditis ausgeführt ist, keine Schwierigkeit. Es finden sich geringe Grade von Hydroperikard bei allen kachektischen Zuständen, bei denen sie einen stereotypen Obduktionsbefund ohne klinisches Interesse bilden.

Das Hämoperikardium entsteht meist durch Traumen, Stich oder Schuss. Aber auch durch spontane Blutungen aus geplatzten Aneurysmen des Herzens oder der aufsteigenden Aorta kann es entstehen, sowie bei Blutungen aus den Koronargefässen. Die Symptome sind rascher Kollaps, wobei sich über dem Herzen eine nach Art der bei Perikarditis exsudativa auftretenden, schnell zunehmende Dämpfung ausbildet. Die Herztöne werden leiser, der Puls kleiner und es treten Dyspnoe und die Anzeichen akuter Herzinsuffizienz auf.

Pneumoperikardium. Luft im Herzbeutel kann entweder durch ein Trauma oder durch die Perforation eines lufthaltigen Nachbarorganes in die Perikardhöhle hineingelangt sein. Die Symptome sind derartig auffallend, dass die Diagnose keine Schwierigkeit macht. Man findet Vorwölbung der Herzgegend, der Spitzenstoss fehlt oder ist nur bei Vornüberbeugung des Körpers zu fühlen. Die Luft, welche immer den obersten Raum im Herzbeutel einnimmt, lässt den jeweils nach oben gelegenen Teil der Herzgegend bei der Perkussion sonor, tympanitisch oder metallisch erklingen. Die Herztöne werden laut und metallisch klingend, sehr häufig sind sie als Ferngeräusche zu hören. Das arbeitende Herz peitscht durch seine Tätigkeit Luft und Flüssigkeit durcheinander, so dass ein buntes Gewirr von metallisch klingendem Sukkussionsgeräuschen und das Geräusch des fallenden Tropfens entsteht. Diese seltene Affektion ist demnach unschwer zu erkennen. Differentialdiagnostisch wichtig ist es, darauf zu achten, ob die Plätschergeräusche nicht etwa vom Magen ausgehen. Die nahe Nachbarschaft eines gefüllten Magens zum Herzen kann mit der Herztätigkeit isochron derartige Geräusche entstehen lassen.

Literatur.

Achelis, Über adhäsive Perikarditis etc. Deutsch. Arch. f. klin. Med. Bd. 115. S. 419.

Alexander, Die Verhütung der Herzbeutelverwachsung. Zeitschr. f. phys. u. diät. Ther. Bd. 15. S. 16.

Bäumler, Über inspiratorisches Aussetzen des Pulses und des Pulsus paradoxus. Deutsch. Arch. f. klin. Med. 14.
— Über Stimmbandlähmungen. Deutsch. Arch. f. klin. Med. 2. 1867.
Bernert, Zur Klinik der Pericarditis exsudativa. Beih. z. med. Klin. 1910. H. 4.
Brauer, Münch. med. Wochenschr. 1902. S. 1072.
— Arch. f. klin. Chir. 71. H. 1.
— Untersuchungen am Herzen. Verh. d. 21. Kongr. f. inn. Med. Wiesbaden 1904.
— Die Behandlung der Herzbeutelentzündungen und Verwachsungen. Hamburger med. Unters. 1914. Nr. 1.
Curschmann, H., Zur Differentialdiagnostik der mit Aszites verbundenen Erkrankungen der Leber und des Peritoneums. Deutsch. med. Wochenschr. 1884. S. 564.
— Die Beurteilung und Behandlung grosser Perikardialexsudate. Deutsch. Klin. IV.
— Hans, Eine Modifikation der Herzbeutelpunktion. Therap. Monatshefte. 1912. S. 331.
Damich, Zur Lage frei beweglicher Ergüsse im Herzbeutel. Zeitschr. f. klin. Med. 38. 1881. S. 285.
Doebert, Über Entzündung des Herzbeutels und Punktion desselben. Berl. klin. Wochenschr. 1904. Nr. 18.
Ebstein, Über die Diagnose beginnender Flüssigkeitsansammlung im Herzbeutel. Virchows Arch. 130. S. 418.
— Zur Lehre von der hämorrhagischen Perikarditis. Deutsch. Arch. f. klin. Med. 56. 18. S. 509.
Edens und Forster, Zur Diagnose der Herzbeutelverwachsungen. Deutsch. Arch. f. klin. Med. Bd. 115. S. 290.
Eichhorst, Die Entstehung und Bedeutung des perikarditischen Reibegeräusches. Charité Annalen. 1877. S. 234.
— Über eine besondere Form tuberkulöser Endokarditis. Ebenda S. 219.
Friedreich, Krankheiten des Herzens. Erlangen 1867.
Kussmaul, Über schwielige Mediastino-Perikarditis und den paradoxen Puls. Berl. klin. Wochenschr. 1873. Nr. 37.
Leichtenstern, Über einige physikalisch-diagnostische Phänomene. Deutsch. Arch. f. klin. Med. 21. 1878. S. 153.
Lewinsky, Über den Einfluss von Respirationsbewegungen auf die Stärke perikarditischer Reibegeräusche. Berl. klin. Wochenschr. 1876. Nr. 5.
Most, Adherent pericardium with ascites and anasarca. The practitioner 1887. Febr.
Müller, H., Drei Fälle von Pneumoperikarditis. Deutsch. Arch. f. klin. Med. 24. 1879. 158.
Pawinski, Über den Einfluss der trockenen Perikarditis auf die Entstehung der Stenokardie und des Kardialasthma. Deutsch. Arch. f. klin. Med. 58. 1897. S. 565.
Pick, Fr., Über die chronische unter dem Bild der Leberzirrhose verlaufende Perikarditis (perikarditische Pseudo-Leberzirrhose). Zeitschr. f. klin. Med. 29. 1896. S. 385.
Riegel, Über extraperikardiale Verwachsungen. Berl. klin. Wochenschr. 1877. Nr. 45.
— Die Diagnose der Perikardverwachsung. Volkmanns Samml. klin. Vortr. Nr. 177.
— Krankheiten des Herzbeutels. Gerhardts Handb. d. Kinderkrankh. 4.

Riegel, Experimentelle Untersuchungen über etc. das Verhalten des Venenpulses bei Perikardialergüssen. Deutsch. Arch. f. klin. Med. 31. 1882.

Riess, Über ein neues Symptom der Herzbeutelverwachsung. Berl. klin. Wochenschr. 1878. Nr. 51.

Schott, Zur Differentialdiagnose zwischen Perikardialexsudat und Herzdilatation. Verh. d. 11. Kongr. f. inn. Med. Wiesbaden 1891. S. 302.

v. Schrötter, Erkrankungen des Herzbeutels. Nothnagels Handb. 15. 2.

Schüle, Bemerkungen über die Perkussion der akut entstandenen Perikardialergüsse. Zentralbl. f. inn. Med. 1900. Nr. 33.

Semerau, Beiträge zur Lehre vom Pulsus paradoxus. Deutsch. Arch. f. klin. Med. Bd. 115. S. 608.

Traube, Gesammelte Beiträge. Berlin 1878.

Umber, Über Herzbeutelentzündung und kardiomediastinale Verwachsungen. Deutsche Klinik. 4. S. 561.

Vierordt, Über die Tuberkulose der serösen Häute. Zeitschr. f. klin. Med. 13. 1888. S. 174.

Virchow, Über einen Fall von isolierter primärer tuberkulöser Perikarditis. Berl. med. Ges. Berl. klin. Wochenschr. 1892.

Weinberg, Zwei Fälle von Pericarditis tuberculosa mit Herzbeutelverwachsung und Aszites. Münch. med. Wochenschr. 1889. Nr. 46/47.

Wenckebach, Beobachtungen bei exsudativer und adhäsiver Perikarditis. Zeitschr. f. klin. Med. Bd. 71. 1910. S. 403.

III. Die Insuffizienz des Gefässsystems.

Eine Kreislaufinsuffizienz kann auch durch ein Versagen der normalen Funktionen der Gefässe hervorgerufen werden. Würden die Gefässe nachgewiesenermassen eine den Blutstrom fördernde Eigenbewegung haben, könnte man von einer Selbständigkeit des Kreislaufs in der Peripherie sprechen, so wäre der Begriff Gefässinsuffizienz analog dem der Herzinsuffizienz zu setzen. Aber, wie schon ausgeführt, fehlen für eine solche Funktion der Gefässe überzeugende Beweise (S. 242 u. f.). Somit muss von der Annahme einer selbstständigen, rhythmischen Gefässtätigkeit abgesehen werden und von Gefässinsuffizienz kann man nur in dem Sinne sprechen, dass darunter eine Störung der Gefässtätigkeit verstanden wird, die die geordnete Funktion der Gefässe im Sinne der Regulation der Blutverteilung, nicht der Blutbewegung betrifft. Diese Störungen bleiben natürlich nicht ohne Einfluss auf die Tätigkeit des eigentlichen Motors des Kreislaufes, auf das Herz, welches die aus der veränderten Funktion der Gefässe folgenden Kreislaufstörungen durch vermehrte Tätigkeit zu kompensieren sucht.

In der Norm ist die Arbeit der Gefässe nach Marey, Ludwig u. a. derartig, dass durch die wechselnde Erregung des Gefässzentrums und durch den dadurch bedingten wechselnden Tonus der Gefässmuskulatur der verschiedenen Körperprovinzen der arterielle Mitteldruck auf einer ungefähr stets gleichbleibenden Höhe gehalten wird. Die Regulierungen, welchen Herz- und Gefässarbeit unterliegt, sind ausserordentlich fein entwickelt. Tritt irgendwie eine Veränderung in der Weite einzelner Gefässgebiete ein, so wird sie normalerweise durch prompt einsetzende Verengerungen anderer Gebiete des Gefässsystems schnell ausgeglichen und ebenso tritt, wenn größere Gefässgebiete in ihrer Funktion verändert werden, eine kompensatorische Änderung der Herzarbeit ein. Treten Gefässkontraktionen in der Peripherie ein, so folgen, wie O. Müller zeigte, sehr bald Gefässerweiterungen im Körperinnern und umgekehrt, so dass der gesamte Querschnitt der Blutbahn wahrscheinlich unter normalen Verhältnissen annähernd immer gleich bleibt.

Diese weitgehende Koordination, welche den normalen Ablauf des Kreislaufes für alle Organe gewährleistet, kann durch verschiedene Einflüsse gestört werden. Zunächst kommen schon unter sonst normalen Verhältnissen rein funktionelle, psychische und nervöse Einwirkungen in Frage, fernerhin Anstrengungen, namentlich ungewohnte, welche zu kurzdauernden allgemeinen Blutdrucksteigerungen führen. Eine längere Blutdrucksteigerung unter solchen Verhältnissen verhindert das Eintreten des Nervus depressor, der einen vasomotorischen Reflex auslöst und zu einer allgemeinen Erweiterung der Gefässe führt. So reguliert sich eine Koordinationsstörung unter normalen Verhältnissen gewissermassen automatisch.

Die Gefässnerven haben ihr Zentrum wahrscheinlich im Zwischenhirn in der Regio subthalamica (Müller u. Glaser) nahe dem Wärmezentrum. Ein kortikales Zentrum ist nicht nachzuweisen. Danach müssen durch psychische Bewegungen bewirkte vasomotorische Einflüsse gewissermassen reflektorisch auf das eigentliche vasomotorische Zentrum einwirken, in welchem sie erst auf vasomotorische Bahnen gelenkt werden.

Die vasomotorischen Bahnen ziehen durch die Medulla oblongata zum Rückenmark, und zwar erhalten die Gefässe jeder Körperhälfte durch beide Rückenmarkshälften vasomotorische Innervationen.

Da auch bei durchschnittenem Rückenmark in unterhalb der Unterbrechung gelegenen Körperpartien vasomotorische Reflexe bei Reizen beobachtet werden, so ist wahrscheinlich, dass auch spinale vasomotorische Zentren bestehen, die im Seitenhorne und in der intermediären Zone des Marks gelegen sind. Diese werden vom kranialen Zentrum, sowie von peripheren Reizen in ihrer Tätigkeit beeinflusst.

Gewisse Gefässgebiete zeigen eigenartiges Verhalten der Vasomotoren. So sind nach E. Weber die Gefässnerven des Gehirns nicht vom allgemeinen Gefässzentrum abhängig. Sie sind der Depressorwirkung nicht unterworfen. Für sie soll ein besonderes Erweiterungszentrum hirnwärts vom allgemeinen Gefässzentrum bestehen. Die durch Reize bewirkten, über das Zentrum gehenden vasomotorischen Erregungen rufen vielfach abgestufte Effekte in den verschiedenen Gefässgebieten hervor, wobei sich die Bauchgefässe meist antagonistisch zu den peripheren Gefässen verhalten. Die Gefässe der Gesichtshaut reagieren anders wie die der Extremitäten. Ebenso ist die Reaktion der einzelnen Gefässgebiete auf pharmakologische Mittel verschieden. So wirkt das Adrenalin allgemein vasokonstriktorisch, aber die Koronargefässe werden nicht dabei verengt. Theobromin erweitert vorzugsweise die Koronargefässe und die Gefässe der Nieren.

Man kann also von einer Gefässinsuffizienz nur dann sprechen, wenn Tonusverlust oder Tonusverstärkung die Aufgabe der Gefässe erschwert. Der Tonus der Blutgefässe, der natürlich innerhalb gewisser Grenzen schwanken kann und schwanken muss, da ja der Tonus in einem Gefässgebiet von dem wechselnden Bedürfnis der vom Gefäss versorgten Organe abhängt, lässt sich durch die Pulspalpation einigermassen erkennen. So unterscheidet man je nach der Qualität der Arterien, den harten und weichen, den dikroten und leeren Puls.

Wichtiger zur Beurteilung ist die klinische Blutdruckmessung, die, wenn sie auch keine absolut gültigen Werte ergibt, doch gut vergleichbare Zahlen, namentlich an demselben Menschen, wenn unter den gleichen Bedingungen gemessen wird, erzielt. Der Blutdruck ist ein

Produkt aus Herzkraft und Widerstand der Gefässbahn. Bei gleichbleibender Herzkraft wird, wenn der Widerstand wächst, der Blutdruck steigen, und umgekehrt, wenn der Widerstand gleich ist, wird er bei steigender Herzkraft höher werden. Doch liegen die Verhältnisse nicht so einfach; denn wir sehen auch bei insuffizienten Herzen Blutdruckerhöhung, die durch das mangelhafte Gefälle zwischen arteriellem und venösem System hervorgerufen wird. In solchen Fällen bringt die Kohlensäureüberladung des Blutes durch ihre Einwirkung auf das Gefässzentrum eine stärkere Zusammenziehung der Gefässe hervor. Die stark gespannten Gefässe bilden einen enormen Widerstand für den Kreislauf. Vorübergehende derartige Gefässspasmen kommen unter Einwirkungen von Adrenalin zustande.

Die Blutgefässe werden vom autonomen viszeralen Nervensystem innerviert, und zwar sind es sympathische Fasern, welche konstriktorisch wirken. Abhängig sind diese vom Gefässzentrum. Die erweiternde Bewegung der Gefässe geht ebenfalls von Nerveneinflüssen aus. Lähmung der konstriktorischen Fasern bringt sie zustande, aber auch aktiv dilatorische Fasern sind vorhanden. Die Anspruchsfähigkeit der Gefässe auf Reize, so z. B. auf Kälte- und Wärmereize, hängt von der Intaktheit dieser Funktionen ab; ebenso aber auch die Anspruchsfähigkeit der Gefässe auf die Bedürfnisse der von ihnen versorgten Organe. Wie enorm rasch und ausgiebig sich die Gefässe diesen Bedürfnissen anzupassen vermögen, sieht man ja deutlich beim Aderlass. Stockt der Abfluss des venösen Blutes aus der Brachialvene, so bedarf es nur leichter Fingerbewegungen, um das Blut stärker strömen zu lassen. Bei der Hypertonie sieht man es dabei nicht selten aus der Vene rhythmisch synchron mit den Herzschlägen, natürlich mit der üblichen Verspätung, im Strahl herausfliessen. Es müssen also die Muskelbewegungen, die ein starkes Blutbedürfnis der Muskeln mit sich bringen, sofort eine Erweiterung der zuführenden Arterien hervorrufen, wobei das Blut rascher durch die Muskeln strömt, was sich in dem erhöhten Abfluss aus der Vene zeigt. Pethysmographische Untersuchungen, besonders von E. Weber, haben dies weiter sichergestellt.

Wenn die vasokonstriktorischen Einflüsse versagen, so wird das Arterienrohr schlaff und der Tonus sinkt. Es giebt Erkrankungen, bei denen chronisch ein solcher Zustand besteht. Es ist das vor allen Dingen die Addisonsche Krankheit, welche auf einer Erkrankung der Nebennieren bzw. des chromaffinen Systems beruht, das ja bekanntlich das Adrenalin in den Kreislauf sendet. Seine intravenöse Einfuhr bringt beim Menschen eine sofortige starke Blutdrucksteigerung hervor, die durch allgemeine Konstriktion der Gefässe hervorgerufen wird. Als Bestandteil des normalen Blutes hat das Adrenalin eine tonisierende Wirkung auf die Gefässe. Bei Morbus Addisonii ist die Adrenalinproduktion herabgesetzt und es findet sich ganz regelmässig ein auffallend niedriger Blutdruck, der dauernd besteht uud bei Einspritzung von Adrenalin für eine Zeitlang gehoben werden kann.

Auf anderer Ursache beruhend, finden wir den konstant herabgesetzten Blutdruck bei den sog. Kriegsödemen, einer Erkrankung, die bei intakten Nieren mit Ödemen, starker Kochsalzretention, Bradykardie und herabgesetztem Blutdruck einhergeht. Schittenhelm und Schlecht glauben die Ursache der Blutdruckherabsetzung in der durch Unterernährung hervorgerufenen Muskelschwäche des Herzens zu sehen, so dass weniger der Gefässtonus als die schwache Herzkraft ihn hervorrufe.

Diesen chronischen Hypotonien steht nun die akute Kreislaufschwäche im Fieber gegenüber. Zwar ist bei fieberhaften Erkrankungen die Kreislaufschwäche nicht nur ein Produkt des nachlassenden Tonus der Gefässe, auch das Herz hat seinen Anteil daran, und mit Recht macht Friedemann darauf aufmerksam, dass namentlich im Verlaufe längerer fieberhafter Erkrankungen, wie des Typhus, Fleckfiebers u. a., solange nicht ein Kollaps eintritt, das Verhalten des Herzens ein wesentlicher Faktor für die Aufrechterhaltung des Kreislaufes ist. Aber namentlich in den Endstadien solcher Erkrankungen tritt das, was man häufig bei schweren Grippepneumonien sieht, ein plötzliches Versagen der Gefässe ein. Romberg, Paessler und Hirsch haben durch ihre allgemein anerkannten Tierversuche festgestellt, dass bei schweren bakteriellen Vergiftungen die Kreislaufschwäche in erster Linie durch ein Versagen des Gefässsystems herbeigeführt wird. Die Versuche liegen schon weit zurück, aber sie haben für die Klinik ihre Bedeutung behalten. Pethysmographische Untersuchungen von Dünner haben sie noch letzthin bestätigt. Wenn eine fieberhafte bakterielle Erkrankung sich durch Nachlassen des Kreislaufs verschlimmert, dann zeigen sich gewisse Symptome, die auf ein Versagen der Gefässe, auch in der menschlichen Pathologie, unmittelbar hinweisen. Es ist das ein Weicher- und Dikroterwerden des Pulses, der bei schlaffen Arterien sogar monokrot werden kann, ferner das Sinken des systolischen Blutdrucks und das Kleinerwerden der Blutdruckamplitude; weiterhin die livide Blässe, die blassbläulichen Lippen, die bläulichen Ohren, die Kühle der Haut, Lungenödem und schliesslich vollkommenes Versagen des Kreislaufs. Es entsteht dabei gewissermassen ein „Verbluten in die eigenen Gefässe“. Wenn das Herz auch noch so kräftig arbeitet, so ist es nicht imstande, das Druckgefälle zwischen arteriellem und venösem System in genügendem Masse aufrecht zu erhalten. Der mangelhafte Tonus der Gefässe und ihre damit erhöhte Weitbarkeit lässt einen genügenden Druck nicht mehr zustande kommen und die Zirkulation versagt. Es ist also in solchen Fällen nicht das Herz der Hauptfaktor der Kreislaufschwäche.

Lokale Herabsetzungen des Gefässtonus, wie sie durch heisse Bäder z. B. in der Haut hervorgerufen werden, gleichen sich stets in der Art aus, dass in anderen Gefässgebieten kompensatorische Verengerungen der Gefässe statthaben. So hat man einen gewissen Gegensatz in dem Verhalten der Haut und dem der inneren Organe gefunden. Bei starker Muskelarbeit ziehen sich die Gefässe des Splanchnikusgebietes, die wegen ihrer massenhaften Abzweigungen einen grossen Teil der Körperblutmenge aufzunehmen imstande sind, zusammen. Selbst bei allgemeiner Stauung ist die Blutverteilung eine für die einzelnen Organe verschiedene. So fand Tacher, dass bei akuter kardialer Stauung Gehirn und Leber venöse Stauung zeigten, Nieren, Darm, Extremitäten und Milz arteriellen Spasmus. Auch hier zeigt sich die Promptheit und Mannigfaltigkeit des Ausgleiches lokaler Kreislaufschädigungen mit Hilfe des Gefässsystems.

Man findet eine auf vasomotorischer Lähmung beruhende Gefässinsuffizienz auch bei der gewöhnlichen Ohnmacht, die als intravasale Verblutung in die Gefässe des Splanchnikusgebietes nach starkem psychischen Schock oder unter anderen Verhältnissen auftreten kann. Es tritt dabei Bewusstlosigkeit ein infolge schlechter Durchblutung des Gehirns. Bei der Ohnmacht handelt es sich aber, wie mir wiederholte daraufhin gerichtete Untersuchungen zeigten, nicht nur um ein vasomotorisches Phänomen, sondern auch die Tätigkeit des Herzens ändert sich. Sie wird meist verlangsamt und der Arterienpuls kann fast unfühlbar werden. Da die bei derartigen Zuständen vorliegenden Kreislaufsverhältnisse noch nicht eingehend untersucht sind, so kann sicheres über den Mechanismus der eintretenden Störungen noch nicht gesagt werden.

Die Diagnose der paralytischen Gefässinsuffizienz oder Koordinationsstörung der Gefässfunktion durch Vasomotorenlähmung (Hypotension) stützt sich auf folgende Erscheinungen: Der Puls wird dikrot und zwar bei geringeren Graden anadikrot, bei höheren Graden von Vasomotorenschwäche hyperdikrot, sogar monokrot. Dabei beschleunigt er sich. Die Arterien fühlen sich leer an, der systolische und diastolische Blutdruck sinkt, die Amplitude wird ebenfalls kleiner. Die Atmung wird beschleunigt. Die Haut wird blass und kühl, gewöhnlich erfolgt dabei Abscheidung kalten Schweisses. Die Nierensekretion wird geringer, es treten Zustände von Ohnmacht und Bewusstseinsstörungen ein, gewöhnlich auch Delirien und alle Zeichen der darniederliegenden Kraft. Differential-diagnostisch wichtig ist für die Unterscheidung einer Insuffizienz des Gefässsystems von der des Herzens, dass bei

Insuffizienz der Gefässe in der Regel die Herzaktion regelmässig bleibt, dass eine Stauung im venösen System nicht statthat. Das Herz erhält bei jeder Systole nur eine geringe Menge Blut, die es leicht befördern kann, während bei der kardialen Stauung das venöse System überfüllt ist und das Herz systolisch die ihm zuströmende Blutmenge nicht bewältigen kann.

Die Folge der schlechten Durchblutung der Peripherie ist auch die vergrösserte Differenz in der Temperatur bei rektaler und axillarer Messung derselben. Während im Körperinnern die Temperatur noch normale Werte zeigt, sinkt die Hauttemperatur erheblich, so dass statt Differenzen von etwa 0,5°, solche von 1° und darüber gemessen werden (Potzubott).

Der Schädigung des Kontraktionsvermögens steht die Schädigung des Erweiterungsvermögens, der erhöhte Kontraktionszustand gegenüber. Auch für sie trifft, wenn nur lokale Bezirke in Betracht kommen, zu, dass ausreichende, kompensatorische Einrichtungen Kreislaufstörungen verhindern. Auch hier sind kompensatorische Einflüsse tätig, die an anderen Stellen Gefässerweiterungen hervorrufen und damit gewissermassen den Gesamtquerschnitt der Blutbahn möglichst gleich erhalten, so dass es nicht zu Veränderungen des allgemeinen Blutdruckes kommt. Tritt eine Erhöhung des allgemeinen Blutdruckes ein, so wird dieser Zustand klinisch als Hypertonie bezeichnet. Vorübergehende Hochspannungen kommen vor und sind von Pal mit der Bezeichnung Gefässkrisen und paroxysmale Hochspannungsdyspnoe beschrieben worden. Er nimmt dabei an, dass die Gefässe durch plötzliche Kontraktion oder Gefässerweiterung, und zwar in Form des abdominellen, des pektoralen, des zerebralen Typus, ferner in Form von Extremitätenkrisen und schliesslich allgemeinen Krisen vorkommen. So rechnet er die Hypertension bei chronischer Bleivergiftung und die Bleikoliken zu solchen Zuständen. Die Anfälle von Angina pektoris sind nach ihm der Ausdruck pektoraler Krisen. Akute Spannungserhöhungen sollen Anfälle von Dyspnoe hervorrufen, ferner Krisen in den Gehirnarterien, eklamptische Anfälle, und was die in den Extremitäten betrifft, so rechnet er die Raynaudsche Krankheit, sowie das intermittierende Hinken hierher. Es sind diese akuten Zustände in der Regel nur Steigerungen dauernd bestehender Gefässstörungen, und zwar ist die Ursache dieser Störung gewöhnlich eine Erkrankung des Gefässsystems, die Arteriosklerose.

Die chronische Hypertonie kommt bei verschiedenen Erkrankungen vor, und zwar vor allem bei akuten und chronischen Erkrankungen der Nieren, ferner bei der Polycythämia hypertonica. Külbs berichtet, dass bei sonst gesunden, kräftigen Leuten infolge andauernder körperlicher Überanstrengung eine chronische Hypertonie hervorgerufen wurde. Auch bei Neurosen kommen Hypertonien vor, doch sind sie in solchen Fällen meist vorübergehend, ebenso bei Vergiftungen, so mit Blei.

Die Folgen der Hypertonie für den Organismus sind mannigfache. Ihre Hauptursache liegt in dem Versagen der Anpassungsfähigkeit der Gefässe an die wechselnden Bedürfnisse des Kreislaufs. Das leichte Spiel der Vasomotoren, welches in der Norm eine dauernde Erhöhung des Blutdrucks nicht zulässt, ist hier gestört. Andauernd arbeitet das Herz gegen vermehrte Widerstände, da der Gesamtquerschnitt der Blutbahn verengert ist. Diese Mehrarbeit führt regelmässig, wenn sie längere Zeit besteht, zu einer Hypertrophie des Herzens, und zwar, da das arterielle System zunächst betroffen ist, zu der des linken Herzens. Nur durch vermehrte Arbeit vermag das Herz die Widerstände zu überwinden und den allgemeinen Kreislauf wie in der Norm aufrecht zu erhalten. Damit kommen die beiden Komponenten des erhöhten Blutdrucks, vermehrte Tätigkeit und erhöhte Widerstände, in Wirkung.

Die Diagnose der spastischen Gefässinsuffizienz (Hypertension) stützt sich auf folgende Symptome: Steigerung des systolischen und weniger des diastolischen Blutdrucks nebst Vergrösserung der Pulsamplitude. Die Arterie fühlt sich hart, „drahtartig“ an. Häufig sind Extrasystolen in den sonst regelmässigen, in der Frequenz meist unveränderten, Puls eingeschaltet. Mitunter besteht Tachykardie, auch wohl Bradykardie. Der zweite Aortenton ist klappend. Die Urinausscheidung ist zeitweilig vermehrt. Die Hypertoniker neigen zu Kongestionen, zu Blutungen aus Nase und Hämorrhoiden. Subjektiv bestehen vasomotorische Störungen, die in Kältegefühl in den Extremitäten, rheumatoiden Schmerzen, Kopfweh, Schwindel, Neigung zum Farbenwechsel im Gesicht etc. sich äussern. Da die Reaktionsfähigkeit der Arterien herabgesetzt ist, so ergeben sich daraus mannigfache Störungen in einzelnen Organgebieten.

Von Huchard wird dem Symptom der Hypertension eine weitgehende nosologische Bedeutung beigelegt. Sie ist ein häufiges Symptom bestimmter Formen von Arteriosklerose, der Nephritis und der Polycythaemia hypertonica.

Die von Romberg und O. Müller angewandte Plethysmographie zeigt, wenn man die auf an der untersuchten Extremität angebrachte thermische Reize erfolgende Gefässreaktion plethysmographisch untersucht, deutliche Störungen der Gefässreaktion, wenigstens für die in diesen verlaufenden Arterien. Zu klinischen Untersuchungen ist die Methode wegen der komplizierten Technik jedoch weniger geeignet.

IV. Die zur Gefässinsuffizienz führenden organischen Erkrankungen der Gefässe.

Arteriosklerose.

Eine zur dauernden Hypotonie, zur Erschlaffung der arteriellen Gefässwände führende organische Erkrankung der Gefässe ist nicht gesondert hervorzuheben. Denn, wenn auch durch organische Erkrankungen der Arterien ein Elastizitätsverlust hervorgerufen wird, der gewisse Teile des Arteriengebiets unkontraktil macht, so sind es eben immer nur umschriebene Gebiete, die davon betroffen werden und es treten dadurch niemals die Folgen für den Kreislauf ein, wie sie bei allgemeiner Hypotonie beobachtet werden. Die Herztätigkeit überwindet diese lokalen Schädigungen, soweit sie zu Erweiterungen der Gefässbahn führen, leichter, als die durch mangelhafte Weitbarkeit hervorgerufenen.

Die häufigste Ursache einer mangelhaften Weitbarkeit ist die Arteriosklerose. Unter dieser Allgemeinbezeichnung wurden ganz verschiedenartige Erkrankungen zusammengefasst, sowohl was den anatomischen Befund anbetrifft, wie auch, was den klinischen Verlauf angeht. Schon durch die klinische Erfahrung kann man sehr verschiedene Verlaufseigentümlichkeiten unterscheiden. Es ist ein grosser Unterschied zwischen der fast symptomlos verlaufenden „physiologischen" Involutionssklerose im höheren Lebensalter und der im mittleren Alter eintretenden Arterienerkrankung, die sich durch rasches frühzeitiges Altern und ungünstigen Verlauf auszeichnet. Im ersteren Falle ein vielleicht nur zufälliger Nebenbefund, im letzteren eine Erkrankung, die durch das Befallensein der Arterien lebenswichtiger Organe wie des Herzens, des Gehirns oder der Nieren den Charakter eines schweren progressiven Leidens erhält. Und neben diesen die arteriitischen Formen, vor allem durch luetische Infektion hervorgerufen, die zu meist in relativ kurzer Zeit entstehenden schweren Krankheitsbildern führen.

Vom anatomischen Standpunkt aus ist von Marchand eine besondere Form als Atherosklerose bezeichnet. Die eigentliche Atherosklerose besteht in Veränderungen der Gefässwand, die mit degenerativen und reparativen Vorgängen einhergehen, welche zunächst die Intima betreffen. Zunächst tritt Bindegewebsvermehrung in der Intima auf, die Fasern können zerfallen unter Verfettung, und so entsteht bei Durchbruch in das Gefässlumen das atheromatöse Geschwür. Dabei finden sich in solchen Herden auch Kalkablagerungen.

Der Atherosklerose stellt Mönckeberg die Mediaverkalkung gegenüber, die sich besonders in den Extremitätenarterien findet, in den Arterien von „muskulärem" Typus. Sowohl ätiologisch wie pathognomonisch sondert Mönckeberg diese beiden Formen. Obwohl sie beide oft zusammen vorkommen, sind die Erkrankungen verschiedener Art und eine ausgedehnte Mediaverkalkung der peripheren Arterien lässt nicht unmittelbar auf eine Atherosklerose schliessen.

Was die Ursachen der Atherosklerose angeht, so ist darüber noch nichts endgültiges bekannt. Überanstrengung und infektiöse Momente werden in erster Linie beschuldigt. Weiterhin Missbrauch von Tabak und Alkohol. Marchand bezeichnet die Atherosklerose als Abnützungskrankheit.

Andererseits findet man bei der schwer arbeitenden Bevölkerung, bei Sportsleuten etc. relativ häufig Mediaverkalkung der besonders angestrengten Gliedmassen.

Experimentell ist festgestellt, dass gewisse Gifte bzw. alimentäre Zuführung bestimmter Substanzen Atheromatose bei Versuchstieren erzeugt (Saltikow, Lubarsch, Steinbiss). Das Nahrungscholesterin soll dabei ausschlaggebend sein.

Für die Ätiologie von Bedeutung sind die Untersuchungen von Mönckeberg an Kriegsteilnehmern, die eine überraschend grosse Zahl von atherosklerotischen Veränderungen schon im jugendlichen Alter ergaben, besonders an Aorta und den Kranzarterien vor allem der linken. Überanstrengung liess sich nicht als Ursache ansehen, sondern die Veränderungen sind wahrscheinlich auf bestehende oder überstandene Infektionskrankheiten zurückzuführen. Im Leben hatten alle diese Menschen keine Kreislaufsymptome dargeboten.

Danach scheinen also recht verschiedene Ursachen, die vielleicht oft zusammenwirken, für die Entstehung arteriosklerotischer Veränderungen in Frage zu kommen. Die wichtigsten sind: Überanstrengung und höheres Lebensalter (Abnutzung), Infektionskrankheiten und toxische Einwirkungen.

Das Krankheitsbild der Atherosklerose macht einer sicheren Diagnose oft erhebliche Schwierigkeiten. Dies ist besonders darin begründet, dass die Krankheit gewöhnlich nicht ganz allgemein sämtliche Arterien betrifft, sondern sich in verschiedenen Körperregionen lokalisieren kann, und die dadurch entstehenden Funktionsstörungen der einzelnen Organe im Vordergrund des Krankheitsbildes stehen und sehr verschiedene Werte erreichen, je nach Ausdehnung und Intensität des Grundleidens.

Die anatomischen Veränderungen der Gefässe berauben diese der Elastizität und entziehen sie mehr oder weniger den feinen regulatorischen Einwirkungen der Vasomotoren.

Die verminderte Elastizität der Arterien kann zu ihrer Erweiterung und Verlängerung führen. Die Arterien krümmen sich und verlaufen geschlängelt. Grosse und mittlere Arterien erweitern sich mehr, während die kleineren durch die Wucherungen der Intima enger werden, ja ganz verschlossen werden können. Daraus resultieren die Schädigungen des Blutkreislaufs.

Die funktionellen Folgen für den Kreislauf ergeben sich aus der mangelhaften Weitbarkeit arteriosklerotischer Gefässe. Infolgedessen erhalten die von ihnen versorgten Gefässgebiete oft schon in der Ruhe und besonders bei gesteigerter Funktion der von ihnen versorgten Organe nicht die erforderliche Zufuhr von Blut. Die Schlängelung bedeutet ebenfalls ein Hindernis für die Geschwindigkeit der Blutströmung. Das Überfliessen des Blutes in die Kapillaren wird durch die verminderte Elastizität behindert.

So entstehen für die versorgten Organe nachteilige Folgen. Die schlechtere Ernährung der Organe führt zu abwegiger Funktion. Die allgemeine Leistungsfähigkeit sinkt.

Besonders auch wird die Koordination im Kreislauf gestört, da die mangelhafte Weitbarkeit eine Ausgleichung vasomotorischer Beanspruchung in einzelnen Teilgebieten verhindert.

Die Diagnose muss die ätiologischen Momente und andererseits die funktionellen Störungen in den einzelnen Organen berücksichtigen.

Die Arteriosklerose ist vorwiegend eine Erkrankung des vorgeschrittenen Lebensalters. Wenn man sie nach Marchand als Abnützungskrankheit auffasst, so ist dies erklärlich. Aber auch bei jugendlichen Personen werden sklerotische Veränderungen zuweilen gefunden, obwohl die oft nur auf eine Fühlbarkeit des leergedrückten peripheren Arterienrohres begründete Diagnose nach den Untersuchungen von Landé, Fischer und Schlayer nicht stichhaltig ist, da auch ohne jede sklerotische Veränderung und auch ohne vermehrten Kontraktionszustand der Mediamuskulatur, eine Verdickung der Gefässe vorgetäuscht werden kann.

Die Ursachen der Arteriosklerose sucht man also zunächst in Momenten, die eine frühzeitige Abnutzung erklären, indem sie eine dauernd erhöhte Inanspruchnahme der Gefässe zur Folge haben.

Es sind dies vor allem anhaltende starke körperliche Arbeit, ferner Einwirkung von vasomotorisch wirkenden Giften, wie Alkohol, Tabak,

Koffein, Strychnin und Blei. Dann aber auch kommen andauernde nervöse Erregungen in Betracht. Von Infektionskrankheiten wird die Syphilis in erster Linie genannt, obwohl ein grosser Teil der durch diese hervorgerufenen Arterienveränderungen der spezifischen, luetischen Arteriitis zuzuzählen ist. Aber auch nach Malaria, Typhus und Gelenkrheumatismus kommt sie vor.

Von Konstitutionskrankheiten führen die Fettsucht und der Diabetes häufig zur Arteriosklerose, ebenso die Gicht, Andererseits kann durch Sklerose der Pankreasgefässe ein Diabetes hervorgerufen werden.

Ferner ist die Heredität zu erwähnen, die sicherlich eine Rolle spielt.

Die subjektiven Klagen sind bei bestehender Arteriosklerose sehr mannigfaltig und durchaus nicht eindeutig, da sie auch bei nervösen Menschen in derselben Art vorkommen. So die Abnahme der geistigen und körperlichen Leistungsfähigkeit, die allerdings meist von der Umgebung mehr, als vom Kranken bemerkt werden, im Gegensatz zu den neurasthenischen Klagen dieser Art. Kopfschmerzen, Schwindel, subjektive Herzbeschwerden sind ebenso vieldeutig. Ein Nachlass der geistigen Regsamkeit wird bei Gehirnarteriosklerose oft beobachtet, ebenso wie Labilität der Stimmung und sonstige psychische Veränderungen, die bei der Gehirnarteriosklerose zu besprechen sind. Die mangelhafte Anspruchsfähigkeit der peripheren Arterien bringt Kältegefühl, Einschlafen der Glieder, Parästhesien und Schmerzen hervor. Rasche Erschöpfbarkeit und Ermüdung bei körperlichen Leistungen treten auf.

Sobald die Herztätigkeit mehr beansprucht wird, treten Erscheinungen von Insuffizienz vor allem Atemnot auf. Magen und Darmfunktion leiden häufig und dadurch kommt oft eine sonst nicht zu erklärende progressive Abmagerung zustande. Auch frühzeitiges Ergrauen des Haares und graublasse Gesichtsfarbe, mit einem Worte die Zeichen eines senium praecox werden oft beobachtet. Ebenso können Blutungen aus den erkrankten kleinen Arterien im Auge, an der Nase, im Ohr, im Uterus erfolgen.

Was die Erscheinungen in den einzelnen, von den arteriosklerotisch gewordenen Gefässen versorgten Organe anbetrifft, so sind sie je nach dem Grad der Störung verschieden. Eine Wandverdickung arteriosklerotischer Arterien ist nur an peripher gelegenen Arterien gelegentlich intra vitam festzustellen und zwar besonders dann, wenn in der Wand Kalkablagerungen fühlbar sind (Gänsegurgelarterien.) Sie ist aber, namentlich, wenn sie nur geringere Grade erreicht, nicht durch Palpation sicherzustellen.

Eine mässige, allgemeine arterielle Drucksteigerung, welche auch eine vermehrte Herzarbeit zur Voraussetzung hat, kommt bei reiner, unkomplizierter Arteriosklerose häufig zur Beobachtung. Wenn starke

Erhöhungen vorhanden sind, so sind in den meisten Fällen die Nieren nicht intakt, und es handelt sich um eine Komplikation mit arteriosklerotischer Schrumpfniere. Eine bestehende Hypertension führt zur Hypertrophie des linken Ventrikels.

Die Pulswelle wird in sklerotischen Arterien in der Regel höher und pflanzt sich in der starren Röhre rascher fort als in einer elastischen. Es wird durch Hinaufrücken der sekundären Welle der Gipfel der Kurve stumpf und in ein Plateau verwandelt (Riegel).

O. Müller konnte plethysmographisch nachweisen, dass die Thermoreaktion der Gefässe stark beeinträchtigt ist, wodurch sich erklärt, dass die feineren Kompensationseinrichtungen des Kreislaufs Not leiden, wenngleich in manchen Fällen die hypertrophische Gefässmuskulatur dies ausgleichen kann.

Im einzelnen verhalten die weiteren Symptome sich aber verschieden, je nach dem Organgebiet, in dem sich die Arteriosklerose lokalisiert.

Man kann bei der Arteriosklerose klinisch verschiedene Formen unterscheiden, von denen die eine die sogenannte periphere Arteriosklerose, mehr oder weniger ausgedehnte Gebiete der peripheren Extremitätenarterien befällt, während die anderen, die gemeinschaftlich als zentrale Arteriosklerose bezeichnet werden können, auf die Aorta und ferner auf die Arterien der Eingeweide und des Gehirns sich vorzugsweise beschränken, obwohl vielfältige Kombinationen vorkommen.

Periphere Arteriosklerose.

Die periphere Arteriosklerose kann ohne Beteiligung der Gefässe der inneren Organe und des Gehirns bestehen, obwohl sie sich häufig damit verbindet. Wenn die Arteriosklerose Gefässe befällt, welche dem tastenden Finger zugängig sind, so fühlen die Arterien sich mitunter als harte geschlängelte Stränge an. Drückt man das Blut heraus und rollt sie auf der Unterlage, so hat man das Gefühl, mehr oder weniger solide Körper unter den Fingern zu haben. Mitunter hat man das sogenannte Gänsegurgelgefühl, d. h. man fühlt in der Arterienwand die ringförmigen Kalkablagerungen. Es ist aber nach den neueren Untersuchungen von Fischer, Schlayer und Landé nicht angängig, aus der Fühlbarkeit der Arterien allein die Diagnose der Arteriosklerose zu stellen. Eine starke Schlängelung aber besonders der Radialis weist auf sklerotische Prozesse hin.

Infolge der starren Beschaffenheit der Arterien ist der Arterienpuls über den grösseren Arterien der Peripherie besonders der Kubitalis, aber auch der Radialis und anderer meist deutlich sichtbar. Der sichtbare Kubitalispuls ist diagnostisch zu bewerten. Der Puls selbst ist gespannt und läuft träge unter dem Finger dahin. In der Kurve ist durch Hinaufrücken der sekundären Welle der Gipfel abgeflacht.

Das Röntgenbild zeigt in solchen Fällen, in denen sich Kalkablagerungen in der Arterienwand eingestellt haben, ein Sichtbarwerden der Arterien im Schattenbilde, in welchem sie als verzweigte fein schattierte Adern die Weichteile durchziehen (Fig. 115 u. 116). Die periphere Arteriosklerose kann, wenn sie, was häufig der Fall ist, nur vereinzelte Körperbezirke betrifft, vollkommen symptomlos bleiben, d. h. für den Kreislauf keinerlei erkennbare Folgeerscheinungen hervorrufen.

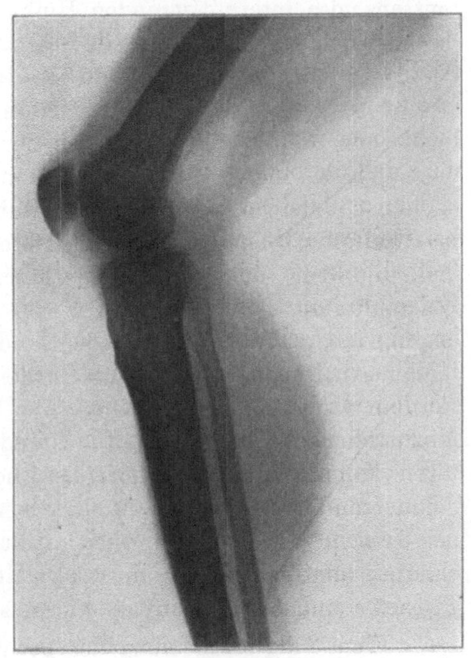

Fig. 115.
Sklerose und Kalkablagerungen in der Art. tibialis.

Insuffizienz-Erscheinungen, welche sich hier zeigen, beziehen sich hauptsächlich auf das Muskelgebiet. Die wichtigsten Störungen bei weiterer Verbreitung derselben entstehen dadurch, dass die vasomotorischen Einwirkun-

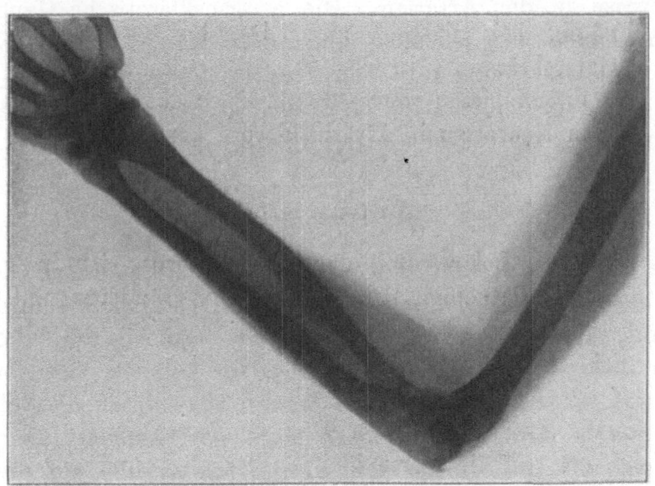

Fig. 116.
Sklerose und Kalkablagerungen in der Art. ulnaris.

gen auf die Gefässe der Muskeln beeinträchtigt sind. Wesentlich dadurch entsteht zum Beispiel das Krankheitsbild der Claudicatio intermittens, des intermittierenden Hinkens, wie es von Charcot und Erb beschrieben ist. Die Kranken bekommen, während in der Ruhe keinerlei Symptome bestehen, sobald sie die unteren Extremitäten etwas anstrengen, wenn auch nur durch einfaches Gehen, nach kurzer Zeit einen mehr oder weniger intensiven Schmerz in einer oder beiden Extremitäten, der sich besonders in den Wadenmuskeln lokalisiert und sie zwingt stehen zu bleiben. Nach einiger Ruhe geht der Schmerz vorüber, um bei weiterem Gehen wieder einzutreten. Dieses charakteristische Krankheitsbild zeigt objektiv eine periphere Arteriosklerose in den unteren Extremitäten. Die Gefässpulse am Fusse sind infolge der Gefässverengung abgeschwächt oder fehlen und es ist dadurch die Blutzirkulation in den arbeitenden Muskeln ausserordentlich beeinträchtigt. Die Schmerzen werden als ischämische gedeutet und kommen zum Teil wohl durch einen hinzutretenden Gefässkrampf zustande. Auch in den oberen Extremitäten kommt es infolge dort bestehender Arteriosklerose zu ähnlichen Schmerzanfällen (Weber), wobei ebenfalls die mangelhafte Durchblutung als Ursache angenommen wird. Häufig besteht die periphere Arteriosklerose anatomisch nur in einer Mediaverkalkung ohne atheromatöse Prozesse und der Verlauf ist ein relativ gutartiger.

Eine Folgeerscheinung der peripheren Arteriosklerose ist mitunter eine vollständige Arterienverstopfung, welche zur Gangrän führen kann. Nicht selten ist die Gangrän dann symmetrisch. Sie entsteht unter Umständen schleichend, oft aber plötzlich sich anschliessend an Gerinnungsprozesse in den Arterien. Die arteriosklerotische Gangrän tritt besonders häufig bei Diabetes auf. Die Reynaudsche Krankheit, welche in Gefässkrämpfen in den Fingern besteht und die sogar zu Gangrän der Fingerspitzen führen kann, ist nicht selten neben der sie herbeiführenden Neurose mit Arteriosklerose kombiniert.

Aortensklerose.

Die häufigste Lokalisation der Atherosklerose ist in der Aorta. Entsprechend den pathologisch anatomischen Veränderungen, die in der Intima mit hypertrophischen Wucherungen beginnen und sowohl Media wie Adventitia in den Prozess hineinziehen, entsteht eine verminderte Dehnbarkeit der Aorta. Vor allen Dingen ist klinisch die Sklerose des Anfangsteils der Aorta von Wichtigkeit, besonders auch deshalb, weil sie sich oft auf die Aortenklappen fortsetzt und zur Stenose und auch Insuffizienz dieser führen kann. Allerdings sind letztere Komplikationen bei der Aortenlues viel häufiger.

Die erkrankte Aorta verlängert sich, sie ist deshalb vom Jugulum aus namentlich während des Schluckakts als pulsierender Tumor zu fühlen; ebenso fühlt die aufgelegte Hand oft über den rechten oberen Interkostalräumen deutliche Pulsation, dazu tritt häufig ein rauhes systolisches Geräusch, welches sich in die Karoditen fortpflanzt. Der zweite Aortenton ist eigentümlich klingend, er hat oft etwas Metallisches. Mitunter wird das Oliver-Cardarellische Symptom, welches in pulsatorischem Herabrücken des Kehlkopfs bei jedem Herzschlag besteht, beobachtet.

Im Röntgenbilde ist der Aortenschatten verbreitert und man sieht den Aortenbogen stark nach links vorspringen. Mitunter sieht man in dem vorspringenden Bogen deutliche ring- oder schalenförmige, sich dunkel abhebende Kalkeinlagerungen.

F. M. Groedel hat durch Messungen an Orthodiagrammen der Aorta Normalzahlen zu gewinnen gesucht. Für die Ausmessung wurde der grösste Abstand des rechten Gefässbogens und des linken Aortenbogens von der Medianlinie ermittelt: Medianabstand des Aortenschattens links und rechts. (A. M. r. u. A. M. l.) und deren Summe: Aorten-Transversaldurchmesser (A. T.); ferner die Höhe bzw. Länge des Aortenschattens (A. L.) bezogen auf die Mittellinie. Auch Vaquez und Bordet sowie Teubern haben Messungen angestellt. Groedels Durchschnittszahlen am sagittalen Aortenorthodiagramm sind: A. M. r. = 2,5, A. M. l. = 3,1, A. T. = 5,6 A. L. = 7,3 cm. Aber auch grössere Abweichungen von diesen Zahlen sind nur unter grosser Reserve als pathologisch zu bewerten.

Mit der Sklerose der aufsteigenden Aorta ist häufig eine Sklerose der Kranzarterien verbunden, und für die Diagnose dieser Affektion ist der Nachweis einer Sklerose der Aorta ascendens von grosser Wichtigkeit.

Die Sklerose des Aortenbogens tritt gewöhnlich mit der der aufsteigenden Aorta zusammen auf und charakterisiert sich im Röntgenbilde durch den stark vorspringenden oberen linken Bogen des Mittelfeldschattens. Der Puls der beiden Radialarterien wird mitunter im zeitlichen Verlauf und in der Stärke verschieden (Pulsus differens). Es beruht dies auf Zerrungen und Verengerungen, welche die Abgangsstelle der Gefässe von der Aorta betreffen. Wenn die Aorta descendens stärkere arteriosklerotische Veränderungen erleidet, sieht man sie auf dem Röntgenbild oft als stark geschlängeltes Band durch den Herzschatten hindurch verlaufen.

Die Bauch-Aorta sklerosiert selten isoliert, man fühlt dann mitunter durch die Bauchdecken hindurch ein lebhaftes Pulsieren des erweiterten Gefässrohres, welches häufig mit einem schwirrenden Gefühl verbunden ist. (Litten.)

Sklerosen der Aorta führen zur Erschwerung der Herztätigkeit. Durch die der Elastizität beraubten Stellen, die sich dann wie ein starres festes Rohr verhalten, wird die Blutsäule mit einem Ruck vorgeschoben, was von der vis a tergo grösseren Kraftaufwand erfordert wie die Bewegung durch ein elastisches Rohr. Damit wird die Tätigkeit des linken Ventrikels belastet. Der Blutdruck steigt deshalb, weil der Widerstand für den arteriellen Kreislauf vermehrt wird. Durch die Mehrarbeit hypertrophiert der linke Ventrikel, was sich durch den verstärkten zweiten Aortenton und durch die entsprechende Veränderung der Röntgensilhouette des linken Ventrikels anzeigt.

Sklerose im Gebiet des N. splanchnicus.

Entsprechend der grossen Ausdehnung des Gefässnetzes der in der Bauchhöhle gelegenen Organe hat die Sklerose der Arterien dieser Organe für den allgemeinen Kreislauf erhebliche Folgen. Gerade dieses Gebiet spielt bei vasomotorischen Regulationen eine Hauptrolle, da es infolge seiner grossen Kapazität und Weitbarkeit imstande ist, grosse Blutmengen in sich aufzunehmen.

Erkrankungen der hier gelegenen Arterien führen zu weitgehenden Störungen der Gefässregulation.

Zwischen den Gefässen der Abdominalorgane und denen der Muskeln und äusseren Bedeckungen besteht ein gewisser Antagonismus. Wenn letztere sich erweitern, verengern sich erstere und umgekehrt. Das starke Blutversorgungsbedürfnis der Abdominalorgane bedingt es, dass Störungen in der Gefässfunktion hier besonders grosse Bedeutung haben. Man hat die Entstehung von Magengeschwüren mit Arteriosklerose in den Blutgefässen dieses Organs in Verbindung gebracht. Schlechte Blutversorgung bringt leicht Störungen in den Verdauungsorganen hervor. Es ist ja eine Funktion des Blutes, die im Verdauungsprozess dem Körper zuzuführenden Nährstoffe zum Teil aufzunehmen. So finden wir bei Stauungen in den Unterleibsorganen rasches Nachlassen des Appetits, sowie Störungen der Magen- und Darmtätigkeit.

Ortner zeichnet ein Symptomenbild, welches er mit dem Namen der Dyspragia intermittens angiosklerotica intestinalis bezeichnet, für welches er folgenden Symptomenkomplex aufstellt: 2—3 Stunden nach grösseren Mahlzeiten treten bei an Arteriosklerose leidenden oder dieser verdächtigen älteren Personen plötzlich um die Nabelgegend herum lokalisierte, heftig brennende Schmerzen auf, die bis in die Ileozökalgegend ziehen. Neben den Schmerzen bestehen Blähungen, Auftreibungsgefühl, selbst Atembeschwerden. Dabei ist der Stuhl verstopft. Bei Bewegungen erhöhen sich die Schmerzen. Äusserlich findet man einen lokalisierten Meteorismus und Mangel an Peristaltik. Besonders nach grösseren Mahlzeiten treten die Anfälle auf und steigern sich durch Bewegungen. Die Diagnose ist unter Umständen sehr schwierig, da man das Bestehen anderer schmerzerregender Prozesse am Darm ausschliessen muss. Vor allem ist es die Unregelmässigkeit der Anfälle, die oft wochen-, ja jahrelang ausbleiben können, welche die Diagnose erschwert, so dass man bei jedesmaligem Auftreten an einen Diätfehler bzw. an eine Darmstörung denkt. Differentialdiagnostisch kommen Angina pectoris, Stenosen des Darms, Cholelithiasis etc. in Frage und alle diese Erkrankungen müssen ausgeschlossen werden. Nur die Feststellung einer auch sonst bestehenden Arteriosklerose und die Wiederkehr immer wieder typischer Anfälle kann die Diagnose einigermassen sicherstellen. Ätiologisch kommt besonders Nikotinabusus in Frage. Als Ursache nimmt Ortner auf Grund von Obduktionsbefunden eine Sklerose der Art. mesaraica superior an.

Sind bei der intestinalen Sklerose die Pankreasarterien mit ergriffen, so kann Diabetes auftreten.

Bei der Sklerose im Gebiete des N. splanchnicus tritt nun im Gegensatz zur peripheren gewöhnlich das Symptom der Blutdrucksteigerung auf. Nicht selten zeigen derartige Kranke dauernd einen erhöhten Blutdruck. Ein diagnostisch wichtiger Gesichtspunkt ist der, dass bei dieser Form der Arteriosklerose sehr häufig sich eine Komplikation mit Nephritis und zwar eine chronische arteriosklerotische Schrumpfniere findet, die mehr oder weniger selbständig sich weiter entwickelt und zu weiteren Kreislaufstörungen führt (s. S. 328). Der erhöhte Blutdruck bei der viszeralen Arteriosklerose wird wohl nicht mit Unrecht meist dem Bestehen einer mitunter latenten Schrumpfniere zugeschrieben.

Die Arteriosklerose der Hirnarterien.

Eine sehr häufige Lokalisation der Arteriosklerose findet sich selten isoliert, meist mit solcher anderer Gefässgebiete verbunden, in den Arterien des Gehirns. Die Frühdiagnose stösst hier mitunter auf grosse Schwierigkeiten, da das Krankheitsbild wenigstens im Anfange durchaus dem der sogenannten Neurasthenia cerebralis gleichen kann.

Es sind zunächst subjektive Symptome, die dabei eintreten. Die Kranken haben Schmerzen und dumpfen Druck im Kopfe. Der Kopf ist eingenommen, das Denkvermögen lässt nach. Vor allen Dingen leidet auch gewöhnlich die Stimmung, die Kranken werden weinerlich, sind niedergedrückt und ausserordentlich stark subjektiv von ihren Beschwerden affiziert. Dazu kommen Kopfschmerz und Schwindelerscheinungen, die mitunter in heftigen Anfällen auftreten, so dass die Kranken dabei hinstürzen. Mitunter kommt es zu Anfällen vollständiger Bewusstlosigkeit, ja zu epileptischen Krämpfen (Spätepilepsie). Die Kussmaul-Tannerschen Versuche geben dazu den Schlüssel. Nach Unterbrechung der

Zirkulation zum Gehirn durch Druck auf die Karotiden konnten sie epileptische Krämpfe auslösen. Dasselbe beobachtete Naunyn.

Ausserdem tritt häufig Beklemmung und Spannungsgefühl in der Herzgegend auf. Allmählich treten bei chronischem Verlauf die psychischen Symptome mehr in den Vordergrund. Das Gedächtnis, namentlich für neue Eindrücke, wird immer schlechter, ebenso die geistige Arbeitskraft, besonders die Konzeptionsfähigkeit für neue Begriffe. Es tritt dabei eine Intoleranz gegen das Gehirn in grösseren Dosen schädigende Genussgifte ein. Alkohol und Nikotin werden schlecht vertragen, wie auch Sedativa und Hypnotika. Das Krankheitsbild kann völlig in eine der Paralyse ähnliche Demenz übergehen. Dieser gegenüber ist charakteristisch, dass die Kranken häufig Einsicht in ihren Zustand behalten und ausserordentlich unter den subjektiven Beschwerden leiden. Mitunter beobachtet man meist vorübergehende Herdsymptome, Monoplegien, Hemiplegien etc., die auf stärkere Schädigung bestimmter Gehirnteile, so z. B. der motorischen Region hindeuten. Kommt es zu Gefässzerreissungen, so tritt das Krankheitsbild der Gehirn-Apoplexie auf.

Die Diagnose muss sich wesentlich auf den geschilderten Symptomenkomplex und das Alter der Patienten stützen. Treten bei früher nicht nervös gewesenen Menschen jenseits der Mitte der 40er Jahren mitunter auch früher, ohne besondere Ursachen die oben geschilderten Symptome auf und lässt sich ein Fortschreiten im Sinne einer Verschlimmerung feststellen, so wird man selten in der Annahme, dass es sich um zerebrale Arteriosklerose handelt, fehlgehen. Es ist stets dabei festzuhalten, dass die im Beginne bestehenden leichteren Beschwerden, die durch die schlechtere Durchblutung des Gehirnes hervorgerufen werden, genau so bei nervösen Affektionen vorkommen können. Doch müssen dann Ursachen für eine nervöse Erschöpfung, übermässige geistige Arbeit, Aufregungen etc. vorliegen. Oft treten infolge von Gefässzerreissungen apoplektische Insulte auf, die dann plötzlich ein bis dahin unsicheres Krankheitsbild klären. Solche treten aber auch auf, ohne dass vorher subjektive oder gar manifeste klinische Symptome der Gehirnsklerose bestanden.

Was die Bedeutung der Befunde einer Sklerose der Netzhautarterien für die Diagnose der zerebralen Arteriosklerose anbetrifft, so ist sie mitunter ganz unabhängig von dieser. Sie kommt aber oft auch gleichzeitig vor.

Sklerose der Koronararterien.

Wenn sich sklerotische Prozesse auf die Koronararterien ausbreiten, so entstehen dadurch unmittelbar nachteilige Folgen für das Herz selbst, dessen Blutversorgung beeinträchtigt wird. Allerdings hat

Mönckeberg bei vielen noch jugendlichen Individuen atheromatöse Herde in den Kranzarterien] gefunden, ohne dass diese im Leben Symptome gemacht hätten. Sie sind wohl als Residuen bzw. Komplikation von Infektionskrankheiten anzusehen.

Die Arteriosklerose tritt an den Kranzarterien zuweilen diffus auf, häufiger aber in kleineren Herden, die besonders die Nähe der Abgangsstellen von der Aorta sowie die Teilungsstellen der Arterien befallen. Die linke Koronararterie ist weitaus am häufigsten erkrankt. Die Intimawucherung verengert das Lumen der Gefässe oft hochgradig, so dass der Blutzufluss dem namentlich bei verstärkter Herzarbeit gesteigerten Bedürfnis nicht genügt. Dadurch wird der Herzmuskel, da er nicht genügend ernährt und mit Sauerstoff versorgt wird, funktionell geschädigt. Wird der Zufluss, namentlich wenn dazu in den erkrankten Arterien Spasmen entstehen, stärker beeinträchtigt, so ent stehen Schmerzanfälle. Im Tierversuch tritt bei künstlicher erheblicher Verengerung der Kranzarterien Herzkammerflimmern ein (Lewis). Beim Menschen erfolgt bei Koronarsklerose nicht selten plötzlicher Tod, der vielleicht auch auf Kammerflimmern zurückzuführen ist (Hering). Führt eine Sklerose kleiner Äste zur Obliteration, so zerfallen in den von diesen versorgten Gebieten die Muskelzellen und werden durch Bindegewebe ersetzt. Es entsteht so die sogenannte schwielige Myodegeneration. Tritt diese an grösseren Teilen der Herzwand auf, so kann diese Stelle nachgiebig, und, da sie keine kontraktilen Elemente mehr enthält, passiv bei der Systole gedehnt werden. Es entsteht so ein Herzaneurysma. Nur für diesen Vorgang sollte das Wort „Dehnung“ gebraucht werden. Eine so gedehnte Stelle kann zerreissen (Herzruptur).

Die Diagnose kann intra vitam nicht immer mit Sicherheit gestellt werden. Anfälle von Angina pectoris (stenokardische Anfälle) sind für die Diagnose meist ausschlaggebend. Doch kommen solche aber auch ohne jede Veränderung an den Kranzarterien vor. Ich habe öfters in Fällen von Vitium cordis im Leben jahrelang heftige Anfälle von Angina pectoris beobachtet, bei denen die Autopsie nicht die geringsten Veränderungen in den Koronararterien zeigte. Das wird verständlich, wenn man die Entstehung der Anfälle auf durch nervöse Einflüsse entstehende Spasmen der Gefässe zurückführt. Dass solche besonders bei der Sklerose der Kranzarterien häufig eintreten, ist ebenfalls verständlich aus Analogie mit dem intermittierenden Hinken, bei dem auch eine nervöse Komponente in den Anfällen mitwirkt. Die Anfälle von Angina pectoris stellen sich gewöhnlich bei Bewegungen, nach starken Mahlzeiten, überhaupt dann ein, wenn besondere Anstrengungen vom Herzen gefordert werden. Sie können mit Symptomen von seiten der Verdauungsorgane, Erbrechen etc. verbunden sein. Auch nachts treten sie mitunter auf, offenbar weil der in der Ruhe schwächer arbeitende linke Ventrikel die Kranzarterien nicht genügend füllt. Anfälle von Asthma cardiale können ebenfalls auftreten. Sie beruhen auf Insuffizientwerden der linken Herzkammer infolge der mangelhaften Blutzufuhr und Ernährung. Die Anfälle von Angina pectoris sind, wenn Koronarsklerose vorliegt, von sehr wechselnder Intensität. Die schwersten Anfälle führen oft schnell zum Tode. Leichtere Anfälle werden oft jahrelang ertragen.

Die Herzaktion ist häufig chronisch verlangsamt, auch dann, wenn alle Zeichen der Herzinsuffizienz vorliegen. In anderen Fällen findet sich namentlich in den Anfällen von Angina pectoris eine beschleunigte oft irreguläre Herztätigkeit. Die Herztöne sind oft auffallend leise mitunter gleich betont (Pendelrhythmus) infolge Abschwächung der Kontraktionskraft der Ventrikel. Der Blutdruck ist mitunter niedrig.

Die Herzdämpfung vergrössert sich ebenso wie der Röntgenschatten des Herzens oft im Verlauf der Anfälle, wie ich es wiederholt feststellen konnte, offenbar durch Nachlass der Kontraktilität der Herzkammer wegen der verschlechterten Blutzufuhr.

Wenn die die Hissche Muskelbrücke versorgende in der Regel aus der rechten Kranzarterie entspringende Arterie obliteriert, so erfolgt Degeneration im Überleitungssystem und damit Dissoziation des Herzens. Es kann der Morgagni Adams-Stokessche Symptomenkomplex durch Hinzutreten nervöser Einflüsse auftreten.

Alle Formen der Irregularität können bei der Sklerose der Kranzarterien auftreten, ohne dass sie besondere diagnostische Bedeutung hätten, selbst Anfälle von Herzjagen kommen vor (Romberg), haben aber nichts für die Affektion Charakteristisches.

Diagnostisch wichtig ist, wenn eine Sklerose der aufsteigenden Aorta festgestellt werden kann, denn nicht selten verbreiten sich pathologische Prozesse von dort auf die Koronararterien.

Hat man mit Anfällen von Angina pectoris oder Asthma cardiacum bei Leuten jenseits der 40er Jahre zu tun und bestehen Zeichen von Aortenerkrankung, so kann man mit grosser Wahrscheinlichkeit die Diagnose auf Sklerose der Kranzarterien stellen.

Sklerose der Pulmonalarterien.

Dass die Pulmonalarterien selbständig an Sklerose erkranken können, ist lange bezweifelt worden, doch ist es anatomisch festgestellt, dass dies Vorkommen durchaus nicht so selten ist. Ätiologisch ist das mechanische Moment in den Vordergrund zu stellen. So findet man die Pulmonalarteriensklerose besonders bei Mitralstenose, die eine Überlastung des Lungenkreislaufs mit sich bringt. Ferner bei angeborenen Veränderungen des Pulmonalsystems, so bei Enge der Venen. Weiter bei Emphysem, bei schwieliger Mediastino-Perikarditis und Kyphoskoliose. Anch bei Nephritis, Diabetes, chronischem Alkoholismus ist sie gefunden (Ljungdahl). Aber man hat sie ebenso wie die Sklerose der Arterien des grossen Kreislaufs auch bei und nach Infektionskrankheiten festgestellt.

Die Symptome der Pulmonalarteriensklerose sind nicht eindeutig und somit wird die Diagnose nur vermutungsweise gestellt werden können, namentlich dann, wenn eine der für die Ätiologie bedeutsamen Erkrankungen vorliegt. Eine auffallende Zyanose ohne Dyspnoe und Ödem, Schmerzanfälle nach Art der Angina pectoris mit starker Zyanose, Lungenblutungen ohne nachweisbare Tuberkulose oder Infarkterscheinungen weisen auf sie hin (Posselt). Bei Mitralstenose ist sie dann anzunehmen, wenn am oberen linken Sternalrand, entsprechend der Lage der Pulmonalarterie, sich eine druckempfindliche Dämpfung findet, die Herzdämpfung auffallend weit nach rechts reicht und im Röntgenbild der linke mittlere Bogen, in dem Anteil der Pulmonalarterie stärker hervortritt. Auch das präsystolische Geräusch ist dann in dieser Gegend stärker.

Es wird trotz dieser Angaben doch im Einzelfalle kaum möglich sein, die Diagnose intra vitam zu stellen.

Arteriitis.

Von den degenerativen Erkrankungen der Arterien müssen die entzündlichen unterschieden werden. Wenngleich beide Formen bis in die neueste Zeit klinisch nicht unterschieden wurden, so hat man doch jetzt genügende Anhaltspunkte, um im Einzelfall die Diagnose stellen zu können. Dies gilt in erster Linie für die Erkrankungen der Arterien vom elastischen Typus, in erster Linie von der Aorta. Sicher ist, dass namentlich nach der therapeutischen Seite hin der frühere Standpunkt der Konfusion aller sklerotischen und pseudosklerotischen Arterienerkrankungen viel Unsicherheit und manche falschen Anschauungen verursachte.

Jetzt, wo man gelernt hat, zwischen Entzündung und Degeneration schärfer zu unterscheiden, haben sich auch die Krankheitsbilder, die durch Degeneration und die durch Entzündung hervorgerufen werden, besser scheiden lassen.

Die klinische Feststellung hat aber doch ihre besonderen Schwierigkeiten, da nicht selten Atherosklerose und Arteriitis sich verbinden.

Entzündliche Erkrankungen der Arterien können als seltene Komplikationen zugleich mit einer Klappenendokarditis bei Infektionskrankheiten, besonders bei Sepsis, vorkommen. Diagnostische Gesichtspunkte lassen sich nur dann gewinnen, wenn auch in peripheren Arterien Entzündungen sich lokalisieren. Erb nahm bei zwei jugendlichen Individuen, die Claudicatio intermittens zeigten, bei einseitig fehlendem Fusspuls das Bestehen einer Arteriitis obliteraus an. Ebenso Veiel in zwei Fällen. In ersterem hatte sich der Zustand an eine intensive Kältewirkung, in letzterem an eine Verletzung und eine Entzündung in der Nachbarschaft angeschlossen.

Die Feststellung einer Verengerung peripherer Arterien, mit den durch diese in den versorgten Gebieten durch mangelhafte Durchblutung entstehenden Symptomen, sowie der Nachweis einer Ursache kann dann die Diagnose ermöglichen.

Auch im Verlauf der Tuberkulose kommen arteriitische Veränderungen spezifischer Art in den Arterien vor und werden bei Autopsien nicht selten gefunden. Sie haben für die Entstehung und für den Verlauf der Miliartuberkulose Bedeutung. Für die Entstehung sind sie wichtig, wenn von aussen Granulationsgewebe in die Arterienwand einwächst und von dort dann die Überschwemmung des Blutes mit Tuberkelbazillen erfolgt, die in dem von der Arterie versorgten Gebiete zur Miliartuberkulose führt. Diagnostiziert kann diese Arterienerkrankung intra vitam nicht werden.

Im Verlaufe der Miliartuberkulose siedeln sich miliare Tuberkel in der Intima der Gefässe besonders der Lungen und des Gehirns an. Auch in der Aorta kommt tuberkulöse Wanderkrankung vor, die sogar zur Aneurysmenbildung führen kann.

Lues der Gefässe.

Die klinisch wichtigste Form der Entzündung der Arterien ist die durch Syphilis bedingte. Während Morgagni und Lancisi schon Arterienerkrankungen auf luetischer Basis kannten, haben doch erst die Arbeiten Heubners die Lues zunächst der Gehirnarterien festgestellt. Dann haben Heller und Doehle anatomisch die Lues der grossen Gefässe, besonders der Aorta, von der Atherosklerose abgetrennt, und in zahlreichen anatomischen und klinischen Arbeiten ist inzwischen der Zusammenhang der Doehle-Hellerschen Aortitis mit der Lues sichergestellt.

Da die klinischen Symptome bei dieser Erkrankung von der Ausbreitung des anatomischen Prozesses durchaus abhängig sind, so muss kurz auf diesen eingegangen werden.

Die Lokalisation der Erkrankung in der Aorta ist im Gegensatz zu der der atherosklerotischen mehr an den proximalen, dem Herzen nahegelegenen Teilen dieses Gefässes. Die Aorta ascendens ist ihre Prädilektionsstelle. Sie beginnt oft unmittelbar hinter den Aortenklappen. In den ersten Stadien treten weiche polsterartige Verdickungen auf, deren Oberfläche oft schon leichte Rillenbildung zeigt, die bei Ausdehnung des Prozesses zunimmt. Dadurch nimmt die Innenfläche der Aorta das Aussehen runzliger Haut an. Neben den Verdickungen und narbigen Einziehungen kommen Verdünnungen bis zum Durchscheinendwerden der Aorta vor, über denen die Intima graublau verfärbt ist. Beim Fortschreiten des Prozesses wird die Aorta in ein schwieliges von vielen Furchen durchzogenes Rohr verwandelt.

Oft schon im Anfangsstadium, aber auch im Verlaufe der Erkrankung werden die Aortenklappen mitbefallen. Sie werden starr und ducrh Erweiterung des Aortenrohres schlussunfähig. Ebenso werden die Koronararterien häufig in den Prozess mit einbezogen und ihre Abgangsstellen verengt, ja geradezu verlegt. Auch die Abgangsstellen der sonstigen von der Aorta abzweigenden Gefässe können verengt werden, so besonders die der Interkostalarterien.

Die Intima ist oberflächlich häufig nicht verändert, vor allem fehlen die bei der Arteriosklerose häufigen Verfettungen und Verkalkungen. Die Schwielenbildungen sind oft an den Abgangsstellen der grossen Gefässe am ausgesprochensten.

Mikroskopisch findet sich nach Chiari eine besonders hervortretende Veränderung der Media. „Allenthalben finden sich in ihr Entzündungsherde, welche teils aus Rundzellen, teils aus Granulationsgewebe, teils aus fasrigem Bindegewebe bestehen und immer an die hier stark vermehrten Blutgefässe gebunden sind. Diese Herde durchsetzen die Media in senkrechter und schräger Richtung von aussen nach innen zu. Mitunter enthalten sie auch Riesenzellen, welche den Langhansschen Riesenzellen bei der Tuberkulose gleichen oder mehr den Charakter sogenannter Fremdkörperriesenzellen tragen. In den Herden findet sich ab und zu nekrotischer Zerfall und es zeigen sich auch zwischen denselben kleine Partien der Media selbst nekrotisch, die dann wie Fremdkörper von dem Granulationsgewebe umschlossen erscheinen. Das aus den Herden entwickelte fasrige Bindegewebe zeigt Tendenz zur Schrumpfung und entsprechen den umfänglicheren solchen, die ganze Dicke der Media durchsetzenden, Narben die makroskopisch zu sehenden Furchen und kleinen Ausbuchtungen an der Innenfläche der Aorta. In der Adventitia besteht auch Entzündung, und zwar bald rezente mit Herden von Rundzellen und Granulationsgewebe um die Vasa vasorum, bald älteren Datums mit Neubildung von dichtem fasrigem Bindegewebe. Die Vasa vasorum selbst zeigen hier häufig das Bild einer Endarteriitis proliferans. Die Intima ist dabei sehr verschieden in ihrem Verhalten. Sie kann gar nicht verändert sein oder sie ist mässig oder stark verdickt mit wenig Neigung zu regressiven Veränderungen, oder endlich sie bietet das Verhalten, wie bei der gewöhnlichen Endarteriitis chronica deformans, d. h. es bestehen Verdickungen mit starkem fettigem Zerfall, Atherombildung und starker Verkalkung."

So klar das anatomische Bild hier von Chiari gezeichnet wird, so finden sich doch verschiedene Ansichten über die Entstehung der Mediaveränderungen, vor allen Dingen aber auch über ihren ursprünglichen Zusammenhang mit der Lues. Heller und Doehle legten den Beginn der Erkrankung in die Vasa vasorum, während Marchand und Beneke die Veränderungen der Media für das primäre halten. Entschieden ist die Frage noch nicht. Ebenso erheben sich immer wieder Stimmen, wie jüngsthin Karl Friedländer, die über die Ätiologie gewisse Zweifel äussern. Zugunsten der luetischen Ätiologie spricht zunächst das Vorkommen von Gummiknoten in der Adventitia bei gleichzeitiger Mediaerkrankung (Benda), ferner das häufige Zusammenfallen sonstiger luetischer Erkrankungen wie Tabes und Paralyse mit derartigen Aortenveränderungen. Nicht zuletzt sind die Befunde von Reuter und Schmorl über den Nachweis der Spirochaeta pallida in der Gefässwand bei der Aortenerkrankung anzuführen und vor allen Dingen die Häufigkeit der im Blut intra vitam und im Leichenblut positiv gefundenen Wassermann-Reaktion, die ja besonders für die klinische Untersuchung von Wichtigkeit ist.

Die klinischen Symptome, welche aus dem geschilderten anatomischen Bilde hervorgehen, sind nach Sitz der Erkrankung verschiedenartig. Umfasst die Erkrankung die Aortenwurzel und die Aortenklappen, so sind die Erscheinungen selbstverständlich bedeutend schwerwiegender, als wenn diese Partien verschont und nur weiter ab vom Herzen liegende Teile der Aorta befallen sind. Das Arterienohr wird im letzteren Falle durch die Veränderung seiner Wand mehr oder weniger unelastisch, aus dem elastischen Rohr wird eine starre Röhre. Sind es grössere Partien der Aorta, welche auf diese Weise ihre Elastizität verloren haben, so hat dies für die Herzarbeit sowohl wie für die Weiterbeförderung des Blutes in der Aorta gewisse Folgen. Die dehnbare Aorta wirkt bei den einzelnen Entleerungen des Herzens windkesselartig, sie verwandelt durch ihre Elastizität die ruckweise Strömung in eine mehr kontinuierliche. Durch eine unelastische Röhre muss der ganze Inhalt gewissermassen mit einem Ruck vorwärts geschoben werden, während bei elastischen Röhren ein Teil der Blutmasse in dem gedehnten Abschnitt Raum findet und durch das elastische Rückpendeln des Rohres in die Ausgangsstellung weiter getrieben wird. Somit wird die Arbeit des Herzens dadurch, dass grössere Partien der Aorta unelastisch werden, vermehrt. Sind die Partien nur klein, so bleiben Wirkungen auf die Herzarbeit aus. Anders aber liegen die Verhältnisse und viel ungünstiger, wenn die Erkrankung in der Aortenwurzel ihren Sitz hat. Hier sind es vor allen Dingen zwei Umstände, die die Schwere des Krankheitsbildes bestimmen: 1. der Übergang der Erkrankung auf die Aortenklappen, die zur Schrumpfung und Schlussunfähigkeit gebracht werden, und 2. der Übergang der Erkrankung auf die Koronararterien, welcher wiederum durch die dadurch bedingte schlechtere Durchblutung des Herzens unmittelbar auf die Herzfunktion einwirkt. Die physikalischen Folgen der Insuffizienz der Aortenklappen auf luetischer Basis sind im wesentlichen dieselben wie bei einer durch Endokarditis rheumatica hervorgerufenen Klappeninsuffizienz. Grau hat bei den in meiner Klinik beobachteten Fällen in der Regel eine weniger ausgesprochene Dilatation und Hypertrophie des linken Ventrikels gefunden, als wie sie bei demselben Grade einer sonstigen Aorteninsuffizienz zu erwarten gewesen wäre. Das klassische Aortenherz bildet sich bei dieser Erkrankung in der Regel nicht aus. Er findet die Ursache in einer abnormen Weite der unelastisch gewordenen Aortenwurzel, die imstande ist, grössere Quanten Blut aufzunehmen und sie weniger stark zurückdrängt. Ein zweites unterschiedliches Moment liegt im Verlaufe der Erkrankung. Da die Aorteninsuffizienz in diesen Fällen progressiv ist, d. h. der Krankheitsprozess nicht wie bei einer infolge akuten Gelenkrheumatismus auftretenden Endokarditis narbig erlischt, sondern immer weitere Teile des Klappengebietes befällt, so liegt in diesem Fortschreiten der Erkrankung die Ursache sich ändernder klinischer Symptome; die Geräusche verändern ihren Charakter und die Form des Herzens verändert sich ebenfalls.

Dazu kommt häufig eine luetische Koronararterienerkrankung durch Fortleitung. Finden sich die eingangs beschriebenen anatomischen Veränderungen der Aorta in der Gegend des Abganges der Koronargefässe, so können sie einen Teil des Lumens derselben verlegen und die Durchblutung des Herzens leidet Not. Wenn der luetische Prozess sich in die Koronargefässe selbst hinein erstreckt, so führt er zu Verengerungen und namentlich in den Endausbreitungen zu Gefässverstopfung. Dadurch entstehen dieselben Schädigungen, wie sie bei der gewöhnlichen Koronarsklerose bestehen, nur mit dem Unterschied wieder, dass auch hier der Prozess ein rascher fortschreitender ist.

Bei den Aortenerkrankungen können je nach der anatomischen Lokalisation drei Typen unterschieden werden: 1. der Aszendenstyp, der eben beschrieben wurde, 2. der Arkustyp mit röntgenologischer Keulenform der Aorta, die ihren Anfang nicht in der Wurzel der Aorta nimmt, sondern an der Stelle, wo der aufsteigende Ast in den Bogen übergeht, und 3. der seltenere, der Deszendenstyp. Dieses entspricht auch der Lokalisation der Aortenaneurysmen, die ihre Entstehung einer luetischen Aortitis verdanken.

Die Häufigkeit der Aortenerkrankung in bezug auf die Häufigkeit der Lues lässt sich nicht in bestimmte Zahlenverhältnisse bringen. Wenn Friedländer anführt, dass Zeissl trotz der grossen Zahl von Luetikern, welche er behandelte, nicht die Beobachtung machte, dass diese besonders zur Aneurysmabildung neigten, so ist das wohl dadurch zu erklären, dass er die Luetiker wahrscheinlich nur in den Anfangsstadien zu sehen bekam. Stadler gibt an, dass von seinen Aortenluetikern nur 25 Prozent bestimmte Angaben über Infektionen machten, während bei 75 Prozent der Kranken darüber nichts bekannt war. Da ist es doch wohl anzunehmen, dass bei dieser Erkrankung, die eine Spätlokalisation der Lues ist, der Befallene zunächst gar keine Ahnung davon hat, dass die Erkrankung mit der früheren etwaigen Infektion in Verbindung stehen könnte. Seine Beschwerden führen ihn nicht zum Syphilidologen, sondern zum Internisten. Eins ist sicher, dass mit zunehmender darauf gerichteter Aufmerksamkeit die Zahl der syphilitischen Gefässerkrankungen sich als eine ganz erhebliche erweist und dass von allen Lokalisationen der Spätlues, neben Tabes und Paralyse, die in der Aorta als die klinisch bedeutungsvollste erscheint. Stadler konnte unter 256 Sektionsfällen erworbener Lues im Leipziger pathologischen Institut bei 211, d. h. bei 82 Prozent, schwielige Aortensklerose feststellen, bei 117 Fällen war sie Todesursache. Auch meine eigenen Beobachtungen haben mir die enorme Häufigkeit der luetischen Veränderungen in den grossen Gefässen bestätigt; weitaus die Mehrzahl aller Aorteninsuffizienzen, die mir in den letzten Jahren zu Gesicht gekommen sind, waren syphilitischer Natur.

Die weitere Frage: In welchem Alter tritt die Aortensyphilis auf? ist durch die Aufstellung von Stadler und Eich sowie Arnsperger behandelt. Danach fällt die Mehrzahl der Erkrankungen in das dritte bis sechste Jahrzehnt; vorher und nachher tritt sie seltener auf; es sind aber auch Fälle zwischen 70 und 80 Jahren (Eich) beschrieben worden. Diese Lebensalterstatistik stimmt mit der für Aorten-Aneurysmen überein. Die Zeit, welche zwischen der Infektion und der Erkrankung der Aorta liegt, schwankt, doch ist im allgemeinen die Aortenerkrankung als eine Späterkrankung aufzufassen. Früh auftretende Erkrankungen sind selten. Sicher wird die Krankheit erst ziemlich spät nach der Infektion manifest. Die Dauer lässt sich vom ersten Auftreten sicherer klinischer Symptome bis zum Tode durchschnittlich auf 1 ½—2 Jahre berechnen. Wenn auch vielleicht manche Fälle in frühem Stadium zur Heilung kommen, so führen doch die einmal vorgeschrittenen unaufhaltsam dem Ende zu, so dass die manifeste Krankheit selten länger als 2 Jahre ertragen wird. Der Tod tritt durchschnittlich 21 ½ Jahre nach der Infektion ein (Stadler). Danach würde die Erkrankung etwa 19 Jahre nach der Infektion durchschnittlich manifest werden. Dies ist gegenüber der Tabes und der Paralyse ein ziemlich später Zeitpunkt. In der Regel beginnen ja jene Erkrankungen im Beginn des zweiten Jahrzehnts nach der Infektion.

Aus der anatomischen Beschreibung geht schon hervor, dass man die Aortenerkrankung zu den tertiär-syphilitischen Erkrankungen rechnen muss, ebenso wie wir neuerdings ja auch die Tabes und die Paralyse als echte, rein syphilitische Erkrankungen ansehen, zumal Spirochätenbefunde diese Prozesse als echt luetische charakterisieren.

Das klinische Bild der Erkrankung ergibt sich wesentlich aus der Lokalisation. Wie schon hervorgehoben, kann der Krankheitsprozess durch seine Lokalisation höchst verschiedenartig verlaufen, und zwar unter folgenden Krankheitsbildern: 1. der Aortenklappeninsuffizienz, 2. der Koronarsklerose, 3. des Aortenaneurysmas, 4. mehr oder weniger latent. Hat sich noch keine Aneurysmenbildung eingestellt, so wird der Prozess, wenn er auf den Bogen oder den absteigenden Teil der Aorta sich lokalisiert, völlig latent bleiben können. Liegt keine Erweiterung der Aorta vor, so sind eben die in der Wand der Aorta sich abspielenden Prozesse nicht zu erkennen. Als subjektive Symptome machen mitunter Schmerzen, über dem Sternum lokalisiert, den Patienten auf seine Erkrankung aufmerksam. Diese Schmerzen können hervorgerufen sein durch die Beteiligung der Koronargefässe und so zur Angina pectoris in Analogie stehen. Die Schmerzen sind kontinuierlich oder anfallsweise, in letzterem Falle gleichen sie den Anfällen von Angina pectoris. Das zweite Symptom ist die verminderte Leistungsfähigkeit. Die Kranken fühlen namentlich bei Anstrengungen frühere Ermüdbarkeit, stärkeres Herzklopfen und mitunter auch Kurzatmigkeit. Derartige subjektive Beschwerden können aber auch gänzlich fehlen. Es gibt Fälle, in denen die ersten Zeichen der Aortenlues sich zufällig bei der ärztlichen Untersuchung finden.

Was den objektiven Befund betrifft, so finden sich bei der Aorteninsuffizienz alle für diese charakteristischen Zeichen: Hypertrophie und Dilatation des linken Ventrikels, diastolisches Geräusch an der Basis, hebender Spitzenstoss, Pulsus celer, der mitunter nicht so ausgesprochen ist wie bei der gewöhnlichen Insuffizienz, weiterhin Pulsation der kleinen Arterien.

In den Fällen von Koronarsklerose finden sich der kleine, meist beschleunigte Puls, die geringe Leistungsfähigkeit, welche durch Schmerzanfälle noch vermehrt wird, und die sonstigen physikalischen Zeichen der Herzschwäche. Bei den Fällen, die nicht zur Aorteninsuffizienz, sondern nur zu Auftreibungen im Bulbus und Starre der Klappen geführt haben, hört man mitunter ein rauhes systolisches Geräusch über der Basis und über den grossen Gefässen. Dies systolische Geräusch ist aber auch nach eingetretener Insuffizienz häufig noch neben dem diastolischen Geräusch zu hören. Oft beobachtet man ein besonderes Symptom, die sogenannte „Elongation“ der Aorta. Diese besteht darin, namentlich bei Sitz der Erkrankung in der aufsteigenden Aorta, dass der Aortenbogen sich nach oben verschiebt. Dies hat zur

Folge, dass der Ausgangspunkt und Verlauf der Subklavien ebenfalls nach oben verschoben wird und so die sonst durch das Schlüsselbein verdeckten und der Palpation schwer zugänglichen Arteriae subclaviae oberhalb der Schlüsselbeine deutlich sichtbar und fühlbar werden, wo sie als fast kleinfingerdicke pulsierende Stränge verlaufen. Des weiteren bringt es die Verlängerung der aufsteigenden Aorta mit sich, dass im Jugulum eine deutliche Pulsation fühlbar ist.

Geräusche können dabei vollkommen fehlen. Der Blutdruck ist bei der Aortenerkrankung in der Regel normal, mitunter gesteigert. Die Amplitude ist vergrössert, die Pulsfrequenz vermehrt. Oft tritt das Symptom des klingenden zweiten Aortentons ein, der nach den Untersuchungen von Wiesel wesentlich der Blutdruckerhöhung, der Vergrösserung der Amplidute seinen Ursprung verdankt. Man findet den klingenden Ton jedoch auch bei der einfachen Sklerose der Aorta.

Für die Diagnostik der Verlängerung der aufsteigenden Aorta und der Erweiterung des Aortenbulbus haben wir ein ganz wesentliches Hilfsmittel in der Röntgenuntersuchung. Man nimmt diese zweckmässig nicht nur dorsoventral, sondern auch in anderen Durchmessern vor, wobei die Richtung von links hinten nach rechts vorne oder auch eine Durchleuchtung von rechts nach links die besten Aufschlüsse gibt. Man sieht dann bei normalem Verhalten den Aortenbogen als einen dem Herzen aufgesetzten Zapfen, bei Erweiterung findet sich statt dessen ein mehr oder weniger grosser rundlicher Schatten, der allseitige Pulsation zeigt.

Die Diagnose der syphilitischen Aortenerkrankungen stützt sich in den Anfangsstadien, wie vorher bemerkt wurde, in der Regel nur auf subjektive Beschwerden — Schmerzen, leichten Druck bis zur Angina pectoris — und den Nachweis einer überstandenen Lues. Es handelt sich nur darum, in solchen Fällen an das Bestehen einer Aortenerkrankung zu denken und zugleich an das Vorliegen einer luetischen Infektion. Letztere ist, abgesehen von der Anamnese, durch die Wassermann-Reaktion festzustellen. Ist die Reaktion positiv, so ist der Verdacht der beginnenden syphilitischen Aortenerkrankung berechtigt. Aber bei negativer Reaktion ist er nicht sicher auszuschliessen. In weiteren Stadien sind die besprochenen Symptome der Verlängerung der aufsteigenden Aorta von Wichtigkeit. Liegt bereits eine Aorteninsuffizienz vor, die sich durch die wohlcharakterisierten physikalischen Symptome einer solchen anzeigt, so ist, falls in der Anamnese ein überstandener Gelenkrheumatismus fehlt, namentlich bei älteren Personen, stets an das Bestehen einer Lues zu denken. Grau suchte die luetische von der sonst erworbenen Insuffizienz klinisch zu trennen. Es fand das Herz bei ersterer kleiner und weniger deformiert als bei der Insuffizienz zu erwarten war. Er hebt auch das von Fr. Müller schon betonte häufigere Vorkommen psychischer depressiver Veränderungen bei solchen Kranken hervor. Dies trifft häufig zu, aber nicht immer. Auffallend ist, dass in vorgeschritteneren Fällen sich oft starke Albuminurie zeigt, ohne dass autoptisch stärkere nephritische Erscheinungen nachgewiesen wurden.

Klinisch von Bedeutung ist vor allem der Verlauf. Während die durch akute Endokarditis erworbene Aorteninsuffizienz im allgemeinen eine gute Prognose ergibt, insofern gerade dieser Herzfehler, da seine Kompensation auf dem kräftigsten Herzabschnitt, dem linken Ventrikel, beruht, die körperliche Leistungsfähigkeit oft gar nicht oder wenig beeinträchtigt und die Kompensation lange vorhält, fällt bei der luetischen Aorteninsuffizienz, wenn man die Fälle eine Zeitlang beobachten kann, bald ein gewisser debiler Zustand auf. Zum Teil hängt dies wohl mit gleichzeitig bestehender Koronarerkrankung zusammen, die auch die subjektiven Beschwerden des Schmerzes und Druckes und der Beklemmung erklärt, die bei der gewöhnlichen Aorteninsuffizienz gewöhnlich fehlen. Der Zustand wird in der Regel nicht stationär, vielmehr lässt sich von Monat zu Monat eine Verschlechterung konstatieren. Besonders zeigen die älteren, schon vorgeschritteneren Fälle meist einen recht progressiven Verlauf.

Ausser dieser Form der Arteriitis kommt noch eine, in der Adventitia lokalisierte, fleckenweise auftretende Entzündung vor, die auch die äussere Mediaschicht mitbetrifft. Sie geht mit starker Fibrinbildung und zellenreicher Granulations-Gewebebildung einher, so dass die Arterien knotenförmige Verdickungen zeigen. Auch diese Erkrankung ist in den meisten Fällen syphilitisch. Die Diagnose ist nur dann zu stellen, wenn an kleinen Hautarterien die Knoten fühlbar sind. Im übrigen finden sich allgemeine Erscheinungen von Lähmungen, Nephritis, Blutungen, je nachdem im Gehirn, in den Nieren etc., sich diese Periarteriitis nodosa ausbreitet.

Die Aneurysmen.

Unter einem Aneurysma ist eine umschriebene Erweiterung eines arteriellen Gefässes zu verstehen. Eine Ektasie eines Gefässes ist im Gegensatz dazu eine nicht umschriebene, das ganze oder fast das ganze Gefäß umfassende Erweiterung. Es gibt aber auch durch Zerreissung der inneren Schichten der Gefässwand entstehende, als Aneurysma dissecans bezeichnete besondere Formen. Letztere, die nicht nur seltene und kaum diagnostizierbare Erscheinungen sind, enden in der Regel in kurzer Zeit tödlich, obwohl in seltenen Fällen durch Thrombusbildung und Organisation Heilung beobachtet ist (Boström). Hier interessieren vor allem die chronischen Aneurysmen der Aorta.

Das chronische Aneurysma stellt eine Ausbuchtung der Gefässwand von sehr verschiedener Form dar. Es kann spindelförmig, sackartig und zylindrisch sein und die Grösse der Aneurysmen ist sehr verschieden. Oft sind es nur geringe Ausstülpungen der Gefässwand, die lange stationär bleiben und sich jeder diagnostischen Feststellung im Leben entziehen können. In anderen Fällen findet man enorme Erweiterungen und bei wiederholten Röntgenaufnahmen kann man das Wachsen dieser im Schattenbild gut erkennbaren Gebilde verfolgen.

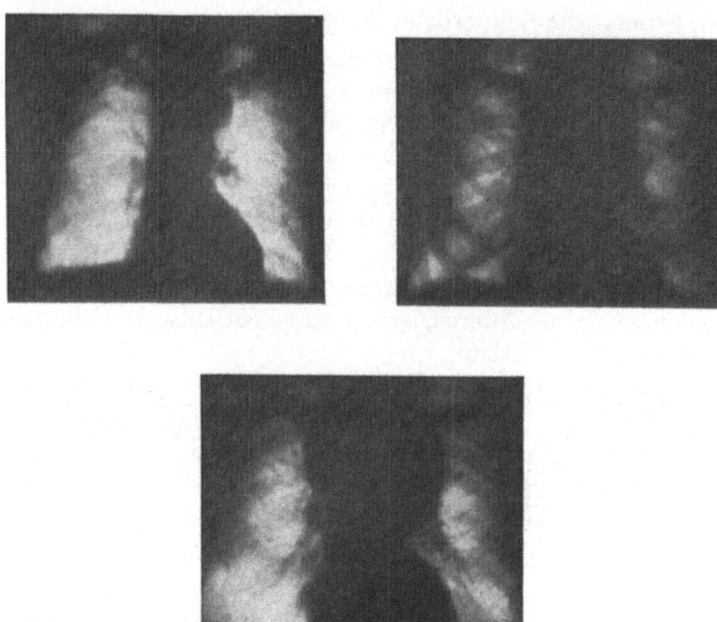

Fig. 117.

Wachsendes Aneurysma des Aortenbogens in zirka einjährigen Zwischenräumen photographiert.

(Fig. 117). Dabei werden durch den wachsenden Druck eines intrathorakalen Aneurysmas allmählich auch die knöchernen Umgrenzungen zerstört. Rippenknorpel und -knochen, das Sternum, selbst Wirbelkörper, ganz abgesehen von Bronchialästen, werden durch den Druck komprimiert und zerstört. Die Gefässwand fällt ebenfalls zunehmend der Zerstörung anheim und wird durch den Druck des Blutes immer mehr ausgedehnt, so dass, wenn nicht vorher das Ende durch Herzschwäche oder eine komplizierende Erkrankung herbeigeführt wird, schliesslich die Wand dem Druck nachgibt und das „Platzen“ des Aneurysmas den Tod herbeiführt. Der Durchbruch des Aneurysmas erfolgt in der Regel in die

Brusthöhle selten nach aussen oder in die Bronchien bzw. den Ösophagus; bei Aneurysmen der abdominellen Aorta in die Bauchhöhle. Am häufigsten und für die innere Klinik am wichtigsten sind die Aneurysmen der Aorta thoracica. Dagegen treten die an den sonstigen Arterien vorkommenden zurück und gerade diese wie die der Aorta abdominalis haben den grössten funktionellen Einfluss auf den Kreislauf.

Die Aneurysmen der peripheren Arterien, die ja in der Mehrzahl traumatisch entstehen — wenigstens in der letzten Zeit, dem Weltkrieg — seltener durch Arteriosklerose, Embolien etc., haben ja auf den allgemeinen Kreislauf keine irgend bedeutenden Rückwirkungen, es kann deshalb, zumal ihre Behandlung eine chirurgische sein muss, von einem weiteren Eingehen auf diese abgesehen werden. Die Aneurysmen der Gehirnarterien, der Bauchgefässe und die durch seltene Ätiologie gelegentlich an sonstigen Gefässen vorkommenden Ausbuchtungen können hier übergangen werden, da sie weder zu diagnostischen oder therapeutischen Erwägungen führen, sondern meist nur interessante pathologisch-anatomische Befunde abgeben.

Das Aneurysma der Aorta ist für die innere Diagnostik bei weitem das Wichtigste. Die Ursache ist bei weitem am häufigsten die Syphilitische Aortitis. Bei 76 Aneurysmen fand ich nur in 2 Fällen eine negative Wassermannreaktion und diese Zahl stimmt mit der der meisten Autoren, die den Zusammenhang der Aortenaneurysmen mit bestehender Lues untersuchten, nahezu überein. Fast kann man sagen: ohne Lues kein Aneurysma der Aorta, denn dieser Ätiologie gegenüber sind sonstige Ursachen eine Seltenheit, vor allem die früher so oft als Ursache angenommene Arteriosklerose. Bei dieser kommt es selten zur Ausbildung eines umschriebenen Aneurysmas.

Die Aortitis luetica ist die Vorstufe des Aneurysmas. Ist durch die Mesaortitis die Gefässwand in ihrer Widerstandskraft an einzelnen Stellen geschädigt, so bringt der Blutdruck diese zur Erweiterung (Fig. 118). Der Untergang vor allem der elastischen Fasern der Aorta an diesen Stellen, die Wandverdünnung, machen sie unfähig, in normaler Weise dem durch die Herzarbeit gesetzten Druck standzuhalten, und so kommt es zu umschriebenen Erweiterungen, deren flächenhafter Umfang sich nach der Grösse der erkrankten Arterienwandteile richtet. So können vor allem nicht nur einzelne Teile der Gefässwand, sondern mehrere zugleich ausgebuchtet werden, und so entstehen mehrkammerige oder auch multiple Aneurysmen. In der Regel aber ist das Aortenaneurysma umschrieben.

Allgemeine Kreislaufstörungen braucht ein Aneurysma nicht zu machen. Bei kleineren ist dies verständlich, aber selbst bei grossen können alle erkennbaren Einwirkungen auf den Kreislauf fehlen. Es ist dies eigentlich seltsam, denn man sollte erwarten, dass die Einschaltung einer grösseren Höhle mit wenig elastischer Wand in den Verlauf der Aorta mechanisch starke Störungen hervorrufen müsste. Aber da Zu- und Abfluss gleichbleiben, ausserdem diese Höhle ganz allmählich entsteht und sich ebenso vergrössert, so verläuft der Kreislauf in der Regel ohne sichtliche Störung. Auch eine wesentliche Mehrarbeit für das Herz wird nicht stets gegeben, was sich aus dem häufigen Fehlen einer Hypertrophie des linken Ventrikels ergibt. In anderen be-

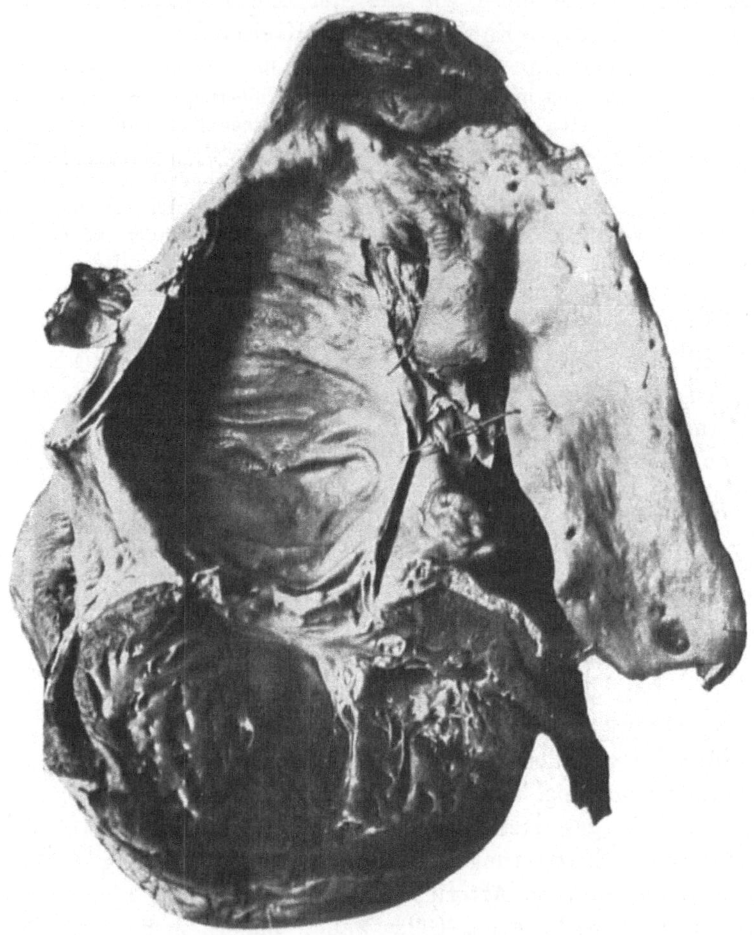

Fig. 118.
Aneurysma der aufsteigenden Aorta.

steht sie, doch bleibt sie in mässigen Grenzen, falls nicht weitere Komplikationen eintreten. Der Blutdruck wird mitunter erhöht, die Schlagfolge meist nicht beeinflusst.

Die Symptome, welche ein Aneurysma macht, hängen ganz wesentlich von seiner Lokalisation ab und entstehen teils durch den Einfluss der Aneurysmas selbst auf die Aortenklappen und die Abgangsstellen der von der Aorta entspringenden Gefässe, teils durch Wirkungen auf Nachbarorgane. Ferner können sie durch Thrombenbildung in ihnen und davon ausgehenden Embolien in den grossen Kreislauf bedingt sein.

Dementsprechend sind auch die subjektiven Beschwerden wesentlich vom Sitz der Aneurysmas abhängig. Bei Aneurysmen der absteigenden Aorta können alle klinischen Symptome lange Zeit fehlen und mitunter werden sie ganz zufällig entdeckt.

Das wichtigste Hilfsmittel zur Feststellung intrathorakaler Aneurysmen ist die Röntgenuntersuchung.

Da jene fast allseitig von lufthaltigem Lungengewebe umgeben sind, so heben sie sich in der Regel im hellen Lungenfeld als dunkle Schatten deutlich ab. Man sieht an dem Schatten pulsatorische Bewegungen, wodurch die Diagnose gesichert ist.

Die Aorta kann nun in ihrem Verlauf in der Brusthöhle sowohl am aufsteigenden Teile, wie am Bogen, wie auch am absteigenden Teile der Ausgangspunkt eines Aneurysma sein.

Das Aneurysma der aufsteigenden Aorta. Das Aneurysma der aufsteigenden Aorta ist fast stets das Endresultat einer Aortitis luetica. Bei der Häufigkeit, in der luetische Prozesse sich im Anfangsteil der Aorta lokalisieren, ist es verständlich, dass gerade dieser Teil der Prädilektionssitz für Aneurysmen ist, die auf luetischer Grundlage entstehen.

Die Symptome sind, wenn das Aneurysma eine gewisse Grösse erreicht hat: Dämpfung rechts vom Sternum im 2. und 3. Interkostalraum. Häufig ist das Manubrium sterni selbst gedämpft und die Dämpfung setzt sich nach oben hin bis in den 1. Interkostalraum fort. Die aufgelegte Hand fühlt nicht selten deutliches Schwirren und Pulsieren, welch letzteres auch mitunter in vorgeschrittenen Fällen an der Brustwand sichtbar wird. Die Röntgen-Untersuchung ergibt hier das Seite 92 besprochene Bild (Fig. 46), des an den rechten oberen Bogen angelagerten Schattens. Der in das Jugulum eingedrückte Finger fühlt meist ebenfalls eine Pulsation. Zuweilen zeigen sich Differenzen in den Pulsen der Karotiden, wenn die Abgangsstelle der Anonyma gezerrt ist.

Das Herz selbst ist in der Regel vergrössert und zeigt dann eine Hypertrophie des linken Ventrikels. Über dem Aneurysma hört man mitunter zwei laute Töne, gewöhnlich aber ein systolisches Sausen und einen klappenden zweiten Ton. Sitzt das Aneurysma ganz im Anfangsteil der Aorta, so wird das Aortenostium in der Regel gedehnt und die Aortenklappen werden schlussunfähig. Es sind dann zugleich die Erscheinungen der Aorteninsuffizienz zu bemerken, die aber auch durch eine die Klappen direkt schädigende luetische Erkrankung hervorgerufen werden kann.

Etwaige Kompressionserscheinungen seitens eines Aneurysma der Aorta ascendens betreffen hauptsächlich die obere Hohlvene. Dabei entsteht mitunter eine Stauung in den Jugularvenen, die mit einer starken Zyanose des Gesichts einhergeht, so dass die Feststellung einer auffallenden Zyanose des Gesichts ohne Zeichen von Herzinsuffizienz zuweilen auf die Diagnose eines Aneurysma der Aorta ascendens hinführt. Die Trachea wird nach rechts verdrängt und mit ihr bei grösseren Aneurysmen dieser Gegend auch der Kehlkopf. Auch die Lungenarterien werden mitunter durch Kompresion stenosiert. Ist die Abgangsstelle der Art. anonyma verengt so ergibt sich Ungleichheit der Radialpulse. Verlängert sich die Aorta, dann rücken eine oder beide Art. subclaviae nach aufwärts und sind dann einzeln oder beide über der Clavicula sicht- und fühlbar.

Das Aneurysma des Bogens der Aorta. Die Aneurysmen des Aortenbogens sind meist nicht auf diesen beschränkt, sondern nehmen mehr oder weniger grosse Abschnitte des auf- oder absteigenden Teiles, namentlich wenn sie grösser werden, mit ein. Da der Aortenbogen dicht hinter dem Manubrium sterni liegt, so sieht man dann häufig an oder neben diesem eine Vorwölbung. Durch die Röntgenuntersuchung ist auch hier die Diagnose am besten sicherzustellen (Fig. 47, S. 93), doch findet man meist auch eine deutlich abgrenzbare Dämpfung in der Gegend des Aneurysma. Als besonderes Symptom eines Bogen-Aneurysma ist noch die Stimmbandlähmung, welche gewöhnlich die linke Seite betrifft, wie Traube zuerst entdeckte, zu erwähnen. Auch doppelseitige Stimmbandlähmung kann namentlich, wenn die Anonyma mitbeteiligt ist, vorkommen, ebenso, seltener, eine einseitige rechtsseitige Lähmung. Dadurch wird die Stimme heiser. Die Lähmung kommt durch Druck, meist nur auf den linken, N. rekurrens zustande, wodurch Postikuslähmung hervorgerufen wird. Zuweilen wird durch Druck auf den Sympathikus Pupillendifferenz hervorgerufen. Fernere Symptome sind Kompression der Luftröhre und des linken Bronchus. Da der Aortenbogen über den linken Bronchus hinwegzieht, so ist seine Kompression, namentlich wenn das Aneurysma sich nach der Konkavität des Bogens hin entwickelt, leicht erklärlich. Solche Stenosen bewirken Stridor und Nachschleppen der linken Thoraxhälfte bei der Atmung. Über der linken Lunge ist dann das Atmungsgeräusch abgeschwächt. Oft bilden sich in dieser Bronchialkatarrhe aus, die wegen Kompression der neben dem linken Bronchus verlaufenden Venen mit blutigem Sputum einhergehen können. Trachea und Kehlkopf werden häufig nach rechts verdrängt. Durch die Pulsation des Aneurysma wird der linke Bronchus bei jedesmaliger Ausdehnung des Aneurysma nach abwärts gedrängt, dadurch teilt sich die Pulsation der Trachea und dem Kehlkopf durch

Zugwirkung mit und man kann namentlich, wenn man den Patienten den Kopf nach hinten beugen lässt, am Kehlkopf die Pulsation sehen oder wenn man letzteren leicht umfasst und sanft nach oben und links zieht, mitunter deutlich fühlen. Dieses Oliver-Cardarellische Symptom findet sich ausser bei Aneurysmen aber auch bei Erkrankungen des

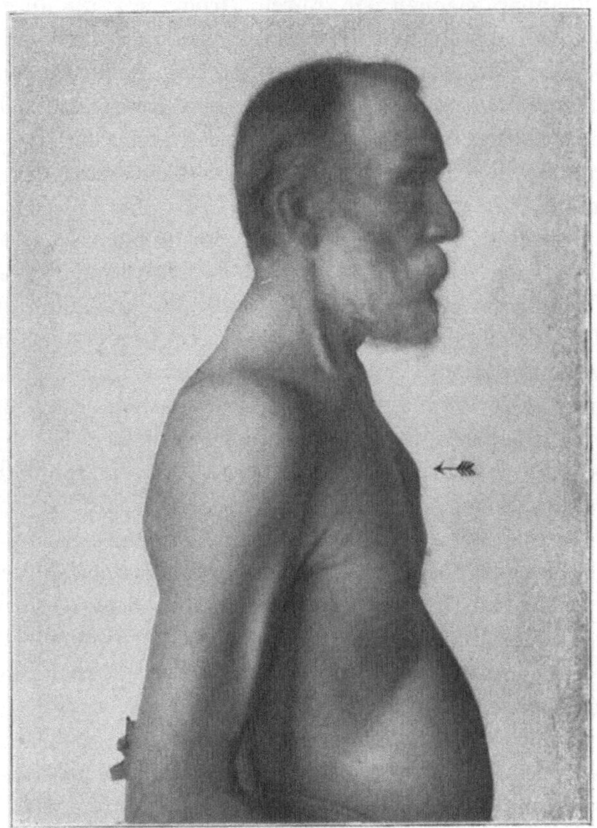

Fig. 119.
Aneurysma des Aortenbogens mit starker Vorwölbung der anliegenden Thoraxpartie.

Mediastinums, die die Aorta mit der Luftröhre oder den grossen Bronchien in festere Verbindung bringen.

Das Aneurysma der absteigenden Aorta ist ebenfalls auf dem Röntgenbilde und zwar oft durch dieses allein zu erkennen (Fig. 48 u. 49, S. 93 u. 94). Gerade die Aneurysmen dieses Teiles der grossen Schlagader entziehen sich oft lange der Diagnose. Da die Aorta von der Thoraxoberfläche hier weit abgelagert ist, so ist oft nur die Röntgendurchleuchtung imstande, ein sicheres Urteil zu ermöglichen. Mitunter ist aber bei diesen Aneurysmen, wenn sie an den Bogen heranreichen, auch links vom Sternum in den oberen Interkostalräumen Dämpfung zu finden und Pulsation zu fühlen und man hört dort laute Herztöne oder die Aneurysma-Geräusch. Wächst es zu besonderer Grösse heran, so kann sich hier eine Vorwölbung ausbilden (Fig. 119).

Aneurysmen der absteigenden Aorta können lange symptomlos verlaufen. Oft aber machen sie durch Druck auf die Interkostalnerven und die Wirbelsäule heftige Interkostalneuralgien und Rückenschmerzen. Durch Druck auf den Ösophagus treten Schluckbeschwerden auf. Bei Durchleuchtung unter Anwendung von Kontrastmitteln sieht man eine Stauung dieser im Ösophagus. Eine Anwendung der Schlundsonde zur Feststellung der Hindernisse ist wegen der Gefahr des dadurch hervorzurufenden Platzens nicht statthaft.

Ein Symptom, welches noch nicht besprochen ist, ist die Pulsverspätung, die sich entweder zwischen rechten und linken Arm oder zwischen Radialpuls oder Kruralpuls ausbildet und dadurch ermöglicht, den Ort des Aneurysma festzustellen. Grosse Aneurysmen der absteigenden Aorta komprimieren mitunter den linken Unterlappen der Luneg. Dieser wird luftleerer und man hört neben verschärftem, oft auch abgeschwächtem Atemgeräusch inspiratorisches Knistern.

Das Aneurysma der Anonyma tritt gewöhnlich mit einem Aneurysma des Bogens zusammen auf. Sehr selten sieht man es nur auf den Truncus anonymus beschränkt. Bei diesem Aneurysma wird der Puls im rechten Arm gegenüber dem linken gewöhnlich verkleinert und verspätet. Man hört die Geräusche des Aneurysma in der Gegend des rechten Sternoklavikulargelenkes, ebenda tritt auch Dämpfung und Geschwulst auf, wenn das Aneurysma wächst. Mit Sicherheit kann man es nur durch das Röntgenbild erkennen (Fig. 50, S. 95).

Es ist also die Diagnose der Aneurysmen im Thoraxraum ganz wesentlich an die Untersuchung mit Röntgenstrahlen gebunden, besonders ist die erste schräge Durchleuchtung von links hinten nach rechts vorne hierbei von Wichtigkeit. Das bei dieser Durchleuchtung oberhalb des Herzens sichtbare schmale Schattenband wird bei Aneurysmen nach einer Seite hin erweitert.

Für die Differential-Diagnose ist die Unterscheidung von Aneurysma und Mediastinaltumor wichtig. Der wesentlichste Unterschied ist die Pulsation. Oft lassen sich durch auftretende Metastasen in den Lymphdrüsen maligne Tumoren sicherstellen. Tumoren sind im Röntgenbild nicht so glatt rund wie die Aneurysmen, sondern meist höckerig und ausgefranzt. Oft aber ergeben mediastinale Tumoren ausserordentlich ähnliche Bilder (Fig. 120 u. 121). Der Ausfall der Wassermann-Reaktion und die Anamnese nebst der Untersuchung am Leuchtschirm müssen die Diagnose klären. Schwieriger ist die Unterscheidung von

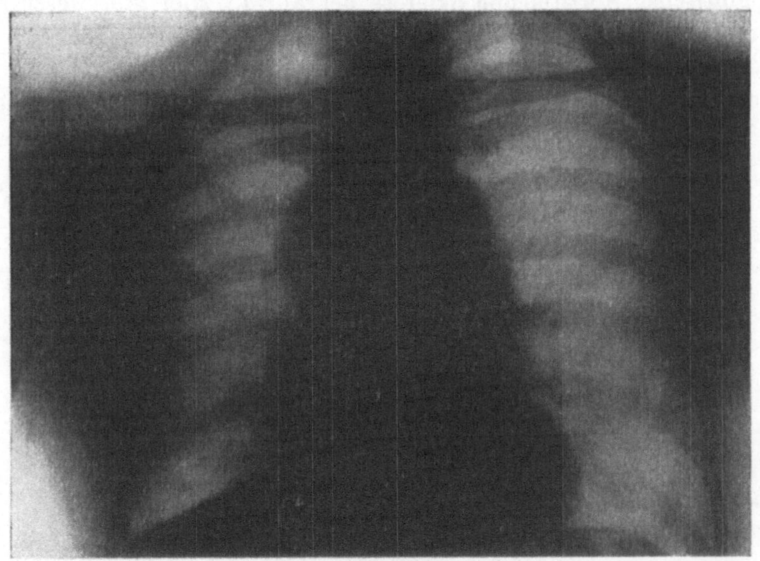

Fig. 120.
Bronchialkarzinom, welches ein dem Bogen-Aneurysma ähnliches Röntgenbild lieferte.

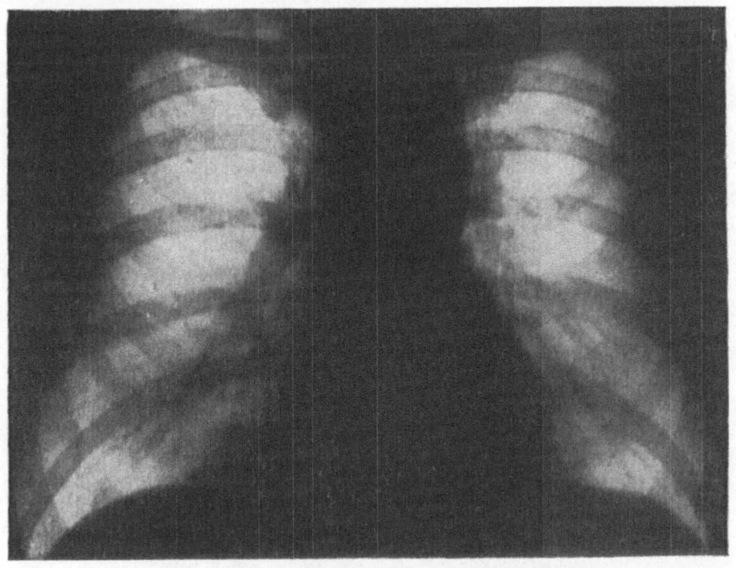

Fig. 121.
Lymphdrüsenschwellung neben der absteigenden Aorta.

syphilitischer Aortitis und Sklerose der Aorta. Hier gibt wesentlich die Röntgendurchleuchtung den Ausschlag.

Die seltenen Aneurysmen der absteigenden Aorta im Bereiche des Abdomens sind hauptsächlich durch Feststellung eines dort

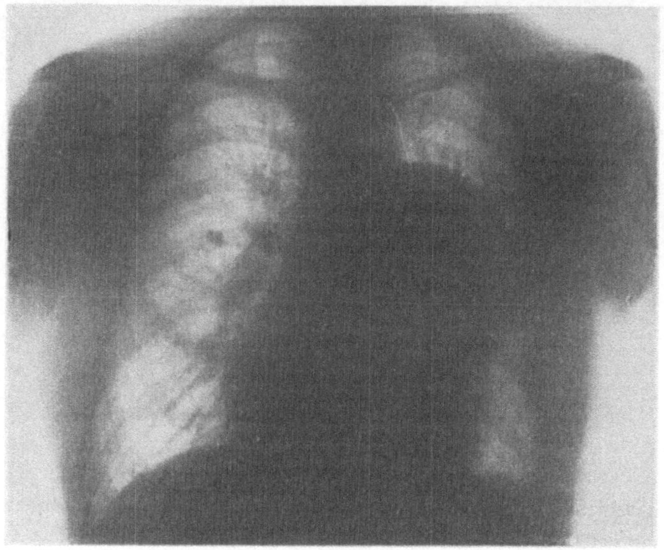

Fig. 122.
Aneurysma der Art. pulmon. in derso-ventraler Durchleuchtung.

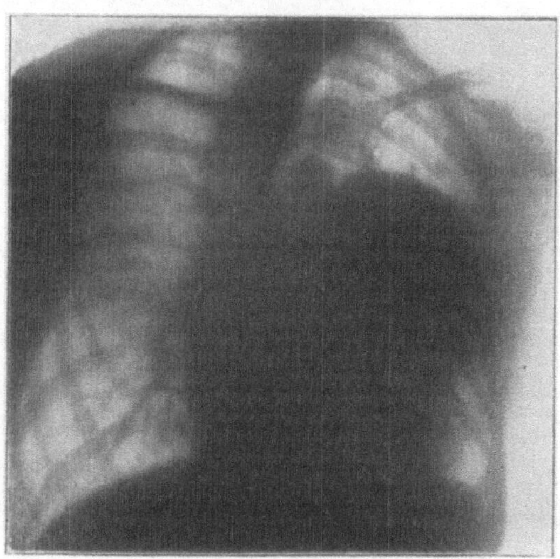

Fig. 123.
Aneurysma d. Art. pulmonal. ln I. schräger Durchleuchtungsrichtung.

befindlichen nach allen Seiten pulsierenden Tumors möglich. Durch kreisförmiges Aufsetzen der Fingerspitzen auf den Tumor kann man diese allseitige Pulsation feststellen. Die Pulsation teilt sich der Leber häufig mit. Die Auskultation ergibt meist ein systolisches lautes Geräusch. Meist sind bei diesen Aneurysmen lebhafte Schmerzen im Rücken und in den Interkostalnerven vorhanden. Auch heftige kolikartige Schmerzen im Leibe kommen dabei vor, mitunter auch nur Druckgefühl in der Magengegend. Man muss sich hierbei hüten, die oft in der Nabelgegend und etwas oberhalb dieser deutlich fühlbaren Pulsationen der normalen Aorta abdominalis, die nach Rosenbach bei Nervösen sich anfallsweise steigern, für ein Aneurysma zu halten. Die Aneurysmen sitzen meist im Epigastrium, da sie in der Gegend der Abgangsstelle des Tripus Halleri und der Arteria mesenterica vorzukommen pflegen. Durch Sauerstoffinsufflation der Abdominalhöhle lassen sie sich auf dem Röntgenbild sichtbar machen.

Aneurysmen der sonstigen Abdominalarterien kommen vereinzelt vor, es fehlt bei ihnen die bei Aortenaneurysmen gewöhnlich konstatierbare Verspätung der Kruralpulse.

Im Thorax kommen selten Aneurysmen der Lungenarterien vor, welche zu Dämpfnng im 2. oder 3. linken Interkostalraum führen. Sie sind von Aortenaneurysmen kaum zu unterscheiden. In einem von mir untersuchten Fall fand sich auf Grund eines kongenitalen Vitiums (Offenbleiben des Duct. Botalli?) ein apfelgrosses Aneurysma der Pulmonalis. Ein vom zweiten linken Bogen ausgehender runder pulsierender Tumor war im Röntgenbild zu sehen. Rosenfeld gibt als diagnostisches Kriterium für ein Aneurysma der Pulmonalarterien an, dass ein solches sich bei Anstellung des Valsalvaschen Versuches erweitere. In unserem Falle traf dies nicht zu, aber im Röntgenbilde liess sich das Aneurysma in erster schräger Durchleuchtung deutlich als von der Pulmonalis und nicht von der Aorta ausgehend differenzieren (Fig. 122 u. 123). Die Differenz zwischen Karotispuls und Femoralispuls war nicht verlängert gegenüber Fällen von Aneurysmen der absteigenden Aorta, bei denen dies oft der Fall ist.

Noch schwieriger ist es, ein im Kopfinnern, in den Hirnarterien sich ausbildendes Aneurysma zu diagnostizieren und es wird intra vitam die Diagnose wohl selten mit Sicherheit gestellt werden können.

Arterielle Thrombose und Embolie.

Unter besonderen Umständen können sich im Leben in den Arterien und Venen Blutgerinnsel bilden. Die normale Gefässwand schützt das Blut vor der Gerinnung. Ist die Gefässwand krankhaft verändert, so fällt dieser Schutz weg und es schlagen sich auf die veränderte Stelle Gerinnsel, Thromben, nieder. Besonders dann entstehen sie, wenn der Blutstrom verlangsamt ist, also wenn lokale oder allgemeine Kreislaufsinsuffizienz vorliegt. Aber auch wenn die Blutbeschaffenheit krankhaft verändert ist, kann Thrombenbildung erfolgen, wie experimentell erwiesen ist. Ob es einen Zustand des Blutes gibt, der zur Thrombenbildung besonders disponiert, ist nicht sichergestellt, also eine Thrombophilie des Blutes (Mendel) ist hypothetisch. Jedenfalls erklären die obengenannten Bedingungen: Verlangsamte

Strömung und Läsion der Gefässwand, die Entstehung der klinisch beobachteten Thrombosen genügend.

Auf den histologischen Aufbau der Thromben und den Hergang der Gerinnung ist hier nicht einzugehen. Die Gefässthromben lösen sich in der Regel nicht wieder auf, doch können sich in ihnen Kanäle bilden, die enger wie das vorherige Gefässlumen sind, aber genügen können, die für die Ernährung der abhängigen Gewebe notwendige Menge Blut durchzulassen. Dann sind diese trotz fehlendem Pulse peripher der thrombosierten Stelle noch genügend ernährt. Der Thrombus organisiert sich bei weiterem Bestehen, er wird durch Bindegewebe ersetzt. Verlegte er das Lumen der Gefässe nicht ganz, war er also wandständig, so macht die aus ihm entstandene Bindegewebsmasse, die sich auch mit Endothel überziehen kann, keine erheblichen funktionellen Störungen, wenn das Gefässlumen noch so weit erhalten bleibt, dass das Blut genügenden Durchtritt hat.

Ist das Lumen einer Arterie durch einen Thrombus gänzlich verlegt, so ist das Schicksal der von ihr versorgten Gewebe davon abhängig, ob genügende Anastomosen zu anderen, benachbarte Gebiete versorgenden Arterien unterhalb der thrombosierten Stelle vorhanden und ob diese so weit und so rasch erweiterungsfähig sind, dass eine genügende Versorgung mit Blut eintritt. Dass die von Bier postulierte Tätigkeit der Kapillaren, die sich erweitern und so permeabler werden, die Durchblutung erleichtern, ist verständlich. Gelingt es nicht, die abhängigen Gewebe genügend mit Blut zu versorgen, oder ist es eine Endarterie im Sinne Cohnheims, die verstopft wird, so verfallen jene der Nekrose.

Besonders häufig ist ein solcher Vorgang bei den sklerotischen peripheren Arterien der Diabetiker zu beobachten, besonders an den distalen Enden der unteren Extremitäten.

Die Haut rötet sich zunächst, es tritt per diapedesim Blut aus den Kapillaren und Gefässen. Allmählich wird die Haut blauschwarz und der vom Kreislauf abgeschnittene Körperteil wird brandig.

Aber auch in den inneren Organen kann es zu spontaner Thrombose und ebenso zur Embolie kommen. Nur hängt es dort davon ab, ob sich reichlich Gerinnung bilden kann, dann wird das Gewebe fest und schrumpft (Lunge, Niere etc.). Ist dies nicht der Fall, so erweicht es (Gehirn).

Eine Embolie entsteht durch das Eindringen eines, an anderer Stelle gebildeten, dort losgerissenen Gerinnsels mit dem zirkulierenden Blut in eine Arterie. Es bildet sich dann plötzlich dasselbe aus, als wenn an dieser Stelle ein Thrombus sich gebildet hätte, nur dass die Erscheinungen rascher, stürmischer einsetzen, wie in letzterem Falle. Die Rückwirkungen auf das versorgte Gewebe sind dieselben.

Besondere Gefahren bringt es, wenn ein solcher Thrombus infiziert ist, d. h. lebende Bakterien enthält. Dann siedeln sich diese dort an, gehen auf die Gefässwände über, und es entsteht eine Entzündung (septische Embolie).

Thrombosen der Arterien kommen besonders bei der Atherosklerose vor. Bei Embolien stammen die Pfröpfe meist aus den Venen, von wo sie in das Herz gelangen und in die arterielle Strombahn, sei es des kleinen oder grossen Kreislaufs, verschleppt werden oder aus dem Herzen selbst.

Je nach dem Organ, in welchem Thrombosen oder Embolien entstehen, sind die Symptome verschieden.

In den Extremitätenarterien sind thrombotische und embolische Verstopfungen besonders an den unteren Extremitäten häufig. In einem Falle von schwerer Kreislaufsinsuffizienz bei Vitium cordis sah ich Thrombosen in beiden

Füssen und beiden Händen, so dass sowohl in den Zehen wie in den Fingern Gangrän auftrat. Die Affektion führte rasch zum Tode.

Das zuerst auftretende Symptom sind heftige Schmerzen. Bildet sich ein Kollateralkreislauf aus, so können weitere Symptome fehlen. Ist dies nicht der Fall, so kommt es zum nekrotischen Absterben der von der Zirkulation ausgeschlossenen Gewebe. Die Arterie ist an der Stelle der Thrombose oder Embolie auf Druck schmerzhaft. Liegt sie oberflächlich, so kann man sie als harten Strang fühlen. Der Puls ist unterhalb der verschlossenen Stelle aufgehoben. Septische Embolien führen zu Entzündung und Eiterung.

Hirnarterienverschluss durch Thromben oder Embolien macht im ersteren Falle plötzlich, im letzteren mehr allmählich entstehende Ausfallserscheinungen des befallenen Gebietes. Da Emboli am häufigsten in die, die innere Kapsel, besonders der linken Seite versorgende Arterie geraten, so kommt eine gekreuzte Hemiplegie zustande. In anderen Gebieten des Gehirns sind Embolien seltener. Die von der Zirkulation ausgeschalteten Stellen schwellen ödematös an und bei der grossen Empfindlichkeit der Gehirnsubstanz gegen Zirkulationsstörungen gehen zunächst die Zellen der grauen, dann auch die Nervenfasern der weissen Substanz durch Zerfall zugrunde und lassen Erweichung, die in Zystenbildung enden kann, zurück. Die Symptome richten sich nach dem Ort des Gefässverschlusses.

Aortenembolie kommt selten zustande, da die Thromben in der Regel kleiner als das Lumen sind. Nur an der Teilungsstelle der Aorta in die Iliacae wird ein „reitender" Thrombus, der durch Apposition zum Verschluss einer oder beider Iliacae führen kann, mitunter beobachtet. Die Symptome sind ausser Schmerzen Anämie der Beine, Aufhören der Fusspulse und des Femoral- und Poplitaeapulses im Bereich der verschlossenen Arterie.

Höhersitzende Thrombosen und Embolien, die unter Umständen unterhalb der Abgangsstelle des Tripus Halleri oder der Nierenarterien wegen der an diesen Stellen einsetzenden Verjüngung des Aortenlumens auftreten können, werden nur kurze Zeit ertragen, besonders dann, wenn der Thrombus oberhalb des Abgangs der Nierenarterien festsitzt.

An der Arteria mesaraica und den übrigen, Magen und Darm versorgenden Arterien sind Embolien und Thrombosen häufiger beobachtet. Nur wenn grössere Äste betroffen werden, entstehen stärkere Störungen, die dann ganz das Bild des Darmverschlusses darbieten. Heftiger Schmerz, Erbrechen mit Kollapserscheinungen leiten die Szene ein. Dann kommt es zu Meteorismus infolge Lähmung des von der Zirkulation abgeschnittenen Darmstückes. Bei hochsitzenden, das Duodenum betreffenden Arterienverschlüssen ist das Erbrechen blutig. Bei tiefersitzenden ist der Stuhl mit Blut gemischt. Die Diagnose wird intra vitam selten gestellt. Da häufig Verdacht eines akuten Darmverschlusses z. B. durch Torsion, oder einer Perforationsperitonitis auftritt, so kommt es zur Laparotomie, die dann den Sachverhalt aufklärt. Ist nur ein kleines Stück des Dünndarmes betroffen, so kann eine Resektion Heilung bringen.

Verschlüsse der Milz- oder der Nierenarterien machen ausser Schmerzen keine klinisch verwertbaren Symptome. Nur bei sonstigen Kreislaufstörungen kann man vermutungsweise beim Auftreten jener die Diagnose stellen. Im Harn können bei Niereninfarkten Blut, Eiweiss und Zylinder auftreten ohne Verringerung der Harnmenge.

Lungenarterienverschluss kommt am häufigsten klinisch zur Beobachtung und zwar sowohl durch Embolien wie auch durch Thrombose (Ribbert). Letztere ist selten und kann ohne klinische Erscheinungen auf sklerosierten Stellen der Gefässwand auftreten. Erstere macht fast stets klinische Symptome.

Gerät ein grosser Embolus, der in der Regel aus dem rechten Herzen stammt, aber auch von einer thrombosierten peripheren Vene dorthin verschleppt sein kann, in einen Hauptast einer Lungenarterie, oder haftet er in dieser selbst, so entsteht das schwere Bild der akuten pulmonalen Kreislaufinsuffizienz. Stärkste Dyspnoe, akute Schwäche des Herzens mit flatterndem unfühlbaren Puls, Kollaps und rascher Tod tritt ein.

Sind mittlere Äste betroffen, so kann das Leben erhalten bleiben, und die Erscheinungen der pulmonalen Insuffizienz, die dann mit Lungenödem und blutig wässerigem Auswurf kompliziert sind, können zurückgehen.

Bei kleinen Arterien, die besonders oft im rechten Unter- und Mittellappen betroffen werden, tritt, wenn ein irgend erheblicher Teil des Lungengewebes von der Zirkulation ausgeschaltet wird, blutiger Auswurf auf. In der betreffenden Lungenpartie wird der Luftgehalt durch Exsudation in die Alveolen vermindert. Es tritt umschriebene Dämpfung darüber auf, mitunter durch umschriebene Entzündung der Pleura Reibegeräusch. Gewöhnlich entsteht, wohl durch Infektion des Infarktes, Fieber. Die Diagnose ist, wenn die Quelle des Embolus vermutet werden kann, so bei peripherer Venenthrombose oder schwerer Herzschwäche, und die beschriebenen Symptome auftreten, in der Regel zu stellen. Ein Anfall von schwerem Asthma cardiacum kann unter Umständen nicht in seiner Genese sofort erkannt werden, wenn letzteres vorliegt. Aber ein rein blutiges Sputum weist dann auf einen Lungeninfarkt hin.

Erkrankungen der Venen.

Wenngleich Erkrankungen der Venen nur selten funktionelle Störungen für den allgemeinen Kreislauf bringen, nur dann, wenn von ihnen ausgehende Thromben verschleppt werden und in grössere Äste der Lungenarterien geraten, so können sie doch lokalisierte, einen umgrenzten Gefässbezirk betreffende, mehr oder weniger bedeutende Änderungen in der Blutversorgung der ihnen distal gelegenen Organe hervorrufen.

Am häufigsten und wichtigsten sind die Erweiterungen der Venen, die Phlebektasien oder Varizen. Sie entstehen durch dauernde oder immer wiederkehrende Stauung in den Venen. Meist handelt es sich um erschwerten Abfluss des Blutes aus dem Bezirk, aus dem sie entstammen. Aber auch allgemein können die Venen, sei es des grossen, sei es des kleinen Kreislaufs, sich erweitern, wenn die Strömung des Blutes erschwert wird. Das ist für erstere dann der Fall, wenn der rechte Ventrikel insuffizient wird und für letztere der linke. Lokale Störungen kommen durch lokale Bedingungen zustande. Dies ist für die verschiedenen Körpergegenden von den lokalen Bedingungen des venösen Rückstroms des Blutes zum Herzen abhängig. Vor allem ist es das bei aufrechter Körperhaltung geltende Gesetz der Schwere. Der Rücklauf des Blutes aus den unteren Extremitäten hat grössere Hindernisse zu überwinden, wie etwa der aus den Gefässen des Kopfes. Bei letzterem kommt jenes Gesetz dem Rücklauf des Blutes zugute, bei ersterem muss die Schwere der sich in den Venen befindlichen Blutsäule überwunden werden.

Neben diesen Umständen und unabhängig davon wird der Rückfluss des venösen Blutes durch lokale Veränderungen, die das Lumen der Venen verengern, beeinflusst. Die leicht kompressiblen dünnwandigen Venen werden von sie treffendem Druck benachbarter Organe oder auch von Prozessen, die die in den Organen belegenen

Venen zusammendrücken, leicht verengt. Ein klassisches Beispiel bietet die Lebercirrhose. Die Vermehrung des interstitiellen Bindegewebes verengt das Lumen der Venen und erschwert den Blutkreislauf daselbst.

Aber auch auf die Haut einwirkende Kompressionen, wie z. B. zirkulär umschnürende Strumpfbänder behindern den Rückfluss des Blutes in den oberflächlich gelegenen Venen und geben zu Stauungen in diesen Veranlassung. Müssen dann die tiefgelegenen Venen als Kollateralen den gesamten Rückfluss des Blutes auf sich nehmen, so können sie durch die vermehrte Blutmenge ebenfalls gedehnt werden. Auch Erkrankung der Venenwand kann zu Erweiterung führen, die dann mehr zirkumskript ist.

Phlebektasien finden sich vorzugsweise an ganz bestimmten Prädilektionsstellen, so am häufigsten an den unteren Extremitäten, besonders im Gebiet der V. saphena. Besonders nach längerem Gehen und Stehen sieht man hier die Venen als bläulich gefärbte Stränge und Wülste mit meist starker Schlängelung hervortreten. Diese Ektasien können grosse Ausdehnung erreichen und für den Patienten sehr lästig werden. Besonders nach öfteren Geburten treten sie bei Frauen auf. Der durch den vergrösserten Uterus auf die Venen des Beckens ausgeübte Druck ist die Ursache für ihre Entstehung.

Subjektiv haben die Kranken ein Gefühl der Schwere in den Beinen. Letztere ermüden leichter und bei Anstrengungen treten rheumatoide Schmerzen auf. Einer Verwechslung mit aus arteriosklerotischer Ursache entstandenem intermittierenden Hinken beugt die Kontrolle der Fusspulse vor, die bei Phlebektasien voll erhalten sind. Oft treten namentlich abends leichte Knöchelödeme auf, die hier eine lokale Ursache haben und nicht zur Diagnose Kreislaufsinsuffizienz verleiten dürfen. Die Haut über den Venen zeigt oft Kratzeffekte, die durch den Juckreiz, der in der Haut entsteht, herbeigeführt werden. Es treten häufig kapillare Blutungen infolge der Stauung auf und dadurch entstehen Pigmentflecke. Weiter wird die Haut oft ekzematös und schliesslich kommt es durch Sekundärinfektion zur Geschwürsbildung. So entstehen die torpiden, sehr lästigen und schwer zur Heilung zu bringenden Ulcera cruris. In glücklicherweise seltenen Fällen kommt es zu abundanten Blutungen aus geplatzten Varicen.

Eine weitere häufige Stelle der Erweiterung sind die Hämorrhoidalvenen, die besonders bei angehaltener Stuhlentleerung, wie bei chronischer Obstipation, durch den Druck der Kotmassen entstehen und besonders häufig zu Blutungen führen. Sie sind durch Inspektion und Palpation des Rektums, eventuell unter Zuhilfenahme der Rektoskopie, leicht festzustellen. Varikozelen sind leicht zu erkennen an der charakteristischen Difformität des Samenstrangs und der Hoden.

Am Rippenbogen und um die Herzgegend herum finden sich häufig Kränze leicht erweiterter Venen bei chronischer Insuffizienz des Herzens. Auch bei Emphysem der Lungen und chronischer Bronchitis, besonders bei Fettleibigen werden sie beobachtet. Sie beruhen auf Stauungen am Zwerchfellansatz und Herzbeutelansatz.

Bei Stauung im Pfortaderkreislauf kann es zu starker Erweiterung der Venen am Bauche kommen (Caput Medusae). Ebenso zu Erweiterung des Ösophagus am unteren Ende. Aus letzeren können starke lebenbedrohende Blutungen erfolgen.

Entzündungen der Venen (Phlebitis) kommt besonders oft bei Phlebektasien vor. Sie entstehen durch Eindringen von Entzündungserregern in die Venenwand oder in einen, das Gefäss verstopfenden Thrombus. Im ersteren Falle entstammen sie meist in der Nachbarschaft der Venen gelegenen Entzündungsherden, so besonders Ulzerationen. Im zweiten Falle siedeln sie sich aus dem Blute an. Es können aber auch Entzündungen zur Thrombenbildung Veranlassung geben, nachdem die Intima geschädigt ist. Derartige Entzündungen kommen am häufigsten an den Prädeliktionsstellen der Ektasien vor und sind meist mit letztere verbunden.

Bei Entzündung oberflächlicher Venen wird die Haut über ihnen gerötet und sehr schmerzhaft. Man fühlt die Vene als derben Strang. Jeder Druck ist sehr empfindlich, ebenso wie Bewegungen des befallenen Gliedes.

Besonders schmerzhaft sind Entzündungen der Hämorrhoidalvenen.

Sind tiefliegende oder im Körperinnern belegene Venen entzündet, so entstehen ebenfalls Schmerzen. Der Umfang des Gliedes, so besonders des häufig befallenen Unterschenkels, schwillt an. Druck auf die Muskulatur löst diffusen Schmerz aus.

Auch auf luetischer Basis kommen Phlebitiden vor, besonders im Sekundärstadium (G. Hoffmann). Sie gehen auf spezifische Behandlung schnell zurück.

Venenthrombose entsteht unter ganz analogen Bedingungen wie die Arteriensklerose bei Schädigung der Gefässwand oder Verlangsamung des Blutstroms. Auch Veränderung der Zusammensetzung des Blutes ist von Bedeutung. Hier ist die Hauptgefahr eine Verschleppung der Thromben in die arterielle Blutbahn, wodurch die oben erwähnten Embolien entstehen können.

Venenthrombose führt zu Schmerzen und Schwellung über der befallenen Stelle. Sie tritt besonders leicht bei Bettlägerigen mit Kreislaufschwäche auf, und ist eine stets zu fürchtende Komplikation in solchen Fällen. Man fühlt bei vorsichtiger Palpation die Stelle des Thrombus als harten Strang.

Thrombosen im Bereich innerer Venen bringen entsprechend ihrem Sitz Stauungserscheinungen in ihrem Wurzelgebiet hervor. So verursacht Thrombose der Vena cava inferior Erweiterung der Venen und Ödeme an der unteren Körperhälfte, solche der oberen, die sehr selten ist, dieselben Erscheinungen am Kopf, Hals und an den Armen. Die Haut wird zyanotisch.

Gefürchtet ist die Thrombose der Pfortader, die wenn sie den Stamm betrifft, zu Stauungen in dem genannten Wurzelgebiet führt. Es tritt Aszites auf, die Milz wird vergrössert.

Gewöhnlich bildet sich bei Thrombosen der grossen inneren Venen, besonders wenn sie allmählich entstehen, ein genügender Kollateralkreislauf aus. So entstehen starke Ektasien der Venen der Bauchhaut, in Fällen von Pfortaderthrombose.

Venensklerose beginnt wie die Atherosklerose mit Intimawucherung, der Media- und Adventitiaverdickung folgen. Sie ist eine seltene Erkrankung und kommt meist gleichzeitig mit ersterer vor. Es werden meist Venen, die einem stärkeren Innendruck ausgesetzt sind, befallen, so dass die andauernde Dehnung der Gefässwand für die Ätiologie wichtig ist. Dazu kommt vielleicht, wie bei der Arteriensklerose, auch eine individuelle Disposition in Frage.

Symptome macht die Venensklerose, ausser dass sich oberflächlich gelegene Venen starr anfühlen, kaum. Ebensowenig macht sie nachweisbare Kreislaufstörungen.

Literatur.

Apelt, Zur Kasuistik der allgemeinen Enge des Aortensystems. Jahrb. d. Hamburgischen Staatskrankenanstalt VIII.

Aschoff, Über Arteriosklerose und andere Sklerosen des Gefässsystems. Beih. Med. Klinik 1908.

— Arteriosklerose. Beih. Med. Klinik 1914.

Aschoff, De la Camp, v. Beck u. König, Beitr. z. Thrombosefrage. Leipzig 1912.

v. Basch, Über latente Arteriosklerose. Wiener med. Presse. 1893. Nr. 30.

— Die Herzkrankheiten bei Arteriosklerose. Berlin 1901.

Baumgarten, Ein Fall von oblit. Entzündung der Gehirnarterien mit Arteriitis und Periarteriitis gummosa cerebralis. Virchows Arch. 76. S. 268.

Bayliss, Die Innervation der Gefässe. Ergebn. d. Physiol. V_2. S. 332. 1906.

Bäumler, Über Arteriosklerose und Arteriitis. Münch. med. Wochenschr. 1908. Nr. 5.

Baetge, Über Wachstum und Perforation von Aneurysmen. Deutsch. Arch. f. klin. Med. Bd. 113. S. 372.

Bier, Über die Entstehung des Kollateralkreislaufs. Virchows Arch. 147 u. 153. Vergl. Hyperämie als Heilmittel. Leipzig 1906.

— Münch. med. Wochenschr. 1905.

Bittorff, Zur Symptomatologie der Aortensklerose. Deutsch. Arch. f. klin. Med. 81. 1904.

Bormann, Beiträge zur Thrombose des Pfortaderstammes. Deutsch. Arch. f. klin. Med. Bd. 59.

Bruhns, Neuere Erfahrungen und Anschauungen über die syphilitischen Erkrankungen der Zirkulationsorgane bei akquirierter Lues. Berl. klin. Wochenschr. 1906. Nr. 17.

— Über Aortenerkrankungen bei kongenitaler Syphilis. Ebenda Nr. 18.

Charcot, Sur la Claudication intermittente par oblitération arterielle. Progrès. méd. 1887. Nr. 32/33.

Chiari, Über die syphilitischen Aortenerkrankungen. Verh. d. Deutsch. pathol. Ges. 6. 1903.

Citron, Über Aorteninsuffizienz und Lues. Berl. klin. Wochenschr. 1908. Nr. 48.

Curschmann, Die Sklerose der Brustaorta. Arb. a. d. med. Klin. zu Leipzig. 1893.

— Besserungs- und Heilungsvorgänge bei Aneurysma der Brustaorta. Arb. a. d. med. Klin. zu Leipzig 1893.

— Die Verlagerung des Kehlkopfs und der Luftröhre als Folge gewisser Veränderungen der Brustorgane. Münch. med. Wochenschr. 1905. Nr. 48.

Deneke, Aorteninsuffizienz bei Syphilis. Verh. d. ärztl. Vereins in Hamburg. Münch. med. Wochenschr. 1909. Nr. 24. S. 1259.

Döhle, Über Aortenerkrankung bei Syphilitischen und deren Beziehung zur Aneurysmenbildung. Deutsch. Arch. f. klin. Med. 55. S. 190.

Donath, Über die Wassermannsche Reaktion bei Aortenerkrankungen und die Bedeutung der provokatorischen Quecksilberbehandlung für die serologische Diagnose der Lues. Berl. klin. Wochenschr. 1909. Nr. 45.

Dunin, Der Blutdruck im Verlauf der Arteriosklerose. Zeitschr. f. klin. Med. 59. 1904. S. 353.

Ebstein, Zur Kasuistik der durch Aneurysmen der aufsteigenden Aorta bedingten Stenose der Art. pulmonalis. Deutsch. Arch. f. klin. Med. 6. 1871. S. 281.

Edgreen, Die Arteriosklerose. Leipzig 1898.

Epstein, Über die Struktur normaler und ektatischer Venen. Virchows Arch. Bd. 108.

Erb, Über das intermittierende Hinken und andere nervöse Störungen infolge von Gefässerkrankungen. Deutsch. Zeitschr. f. Nervenheilk. Bd. 13. 1898.

— W. jr., Experimentelle und histologische Studien über Arterienerkrankung nach Adrenalininjektion. Arch. f. exp. Path. u. Pharm. 53. 1905.

Fischer u Schlayer, Arteriosklerose und Fühlbarkeit der Arterienwand. Deutsch. Arch. f. klin. Med. 98. 1909. S. 164.

Flétcher, Über die sogenannte Periarteriitis nodosa. Zieglers Beiträge. Bd. 11. S. 324.

Fränkel, A., Über die Bedeutung des Oliverschen Symptoms für die Diagnostik der Aneurysmen der Brustaorta. Deutsch. med. Wochenschr. 1899. Nr. 1.

— Über die klinischen Erscheinungen der Arteriosklerose und ihre Behandlung Zeitschr. f. klin. Med. IV. S. 1. 1882.

Fränkel u. Much, Über die Wassermannsche Serodiagnostik der Syphilis. Münch. med. Wochenschr. 1908. Nr. 12 u. 48.

Friedemann, Über die Kreislaufstörungen bei Infektionskrankheiten und ihre Behandlung. Ther. d. Gegenw. 1918. H. 7 u. 8.

Friedländer, Beiträge zur Kenntnis der Gefässerkrankungen infolge von Lues. Berl. klin. Wochenschr. 1915. Nr. 45.

Fürst u. Soetbeer, Experimentelle Untersuchungen über die Beziehungen zwischen Füllung und Druck in der Aorta. Deutsch. Arch. f. klin. Med. 1907. Bd. 90. H. 1—2. S. 190—208.

Grober, Massenverhältnisse des Herzens bei künstlicher Arterienstarre. Verh. d. XXII. Kongr. f. inn. Med. 1907. Wiesbaden.

Grödel, F. M., Die Dimensionen des normalen Aorten-Orthodiagramms. Berl. klin. Wochenschr. 1918. H. 14.

Grau, Über luetische Aortenerkrankung. Zeitschr. f. klin. Med. Bd. 72. 1910.

Grützner, Glatte Muskeln. Ergebn. d. Phys. III_2. 1904. S. 75.

— Betrachtungen über die Bedeutung der Gefässmuskeln und ihrer Nerven. Deutsch. Arch. f. klin. Med. 89. S. 132. 1906.

Hallenberger, Über die Sklerose der Art. radialis. Deutsch. Arch. f. klin. Med. 87. 1906.

Hasenfeld, Über die Entwickelung einer Herzhypertrophie bei der Pyocyaneus-Endokarditis etc. Deutsch. Arch. f. klin. Med. 64. S. 763.

Heller, Aortenaneurysma und Syphilis. Virchows Arch. 171. S. 179.

— Münch. med. Wochenschr. 1899.

Herz, M., Der Puls der kleinsten Gefässe. Onychographische Untersuchungen. Wien. klin. Wochenschr. 1896. H. 6—7.

Heubner, Die luetischen Erkrankungen der Herzarterien. Leipzig 1874.

Hirsch, C. u. C. Beck, Studien zur Lehre von der Viskosität (inneren Reibung) des lebenden menschlichen Blutes. Deutsch. Arch. f. klin. Med. 69. S. 403 u. 72. S. 560.

— Über Arterienverkalkung. München 1902.

Hoffmann, Aug., Über luetische Erkrankungen des Gefässsystems. Jahresber. f. ärztl. Fortbildg. 1916. Febr.

— Über Gefässinsuffizienz. Ebenda 1919.

Holzknecht, Die röntgenologische Diagnostik der Erkrankungen der Baucheingeweide. Hamburg 1901.

Hoppe-Seyler, Über die Verwendung der Röntgenstrahlen zur Diagnose der Arteriosklerose. Münch. med. Wochenschr. 1896. Nr. 14.

Jores, Wesen und Entwickelung der Arteriosklerose. Wiesbaden 1903.

Jürgens, Ein Fall v. Embolie der Aorta abdominalis. Münch. med. Wochenschr. 1894. Nr. 43.

Israel, Klinische Beobachtungen über das Symptom der Hypertension. Volkmanns Samml. Nr. 449. 450.

Krehl, Über die krankhafte Erhöhung des arteriellen Drucks. Deutsch. med. Wochenschr. 1905. Nr. 47.

Kussmaul und R. Maier, Über eine bisher nicht beschriebene eigentümliche Arterienerkrankung (Periarteriitis nodosa) etc. Deutsch. Arch. f. klin. Med. I. 1860.

Landé, L., Über die Palpabilität der Arterien. Deutsch. Arch. f. klin. Med. Bd. 116. S. 295.

Levy-Dorn, Zur Diagnostik der Aneurysmen mittelst Röntgenstrahlen. Verh. d. Kongr. f. inn. Med. 1897.

Ljungdahl, Arteriosklerose des kleinen Kreislaufs. Wiesbaden 1915.

Löhlein, Ergebnisse der Physiologie I_2 und V_2. Münch. med. Wochenschr. 1909. Nr. 29. Deutsch. med. Wochenschr. 1909. Nr. 32.

Marchand, Über das Verhalten der Syphilis und Arteriosklerose zur Entstehung der Aortenaneurysmen. Verh. d. deutsch. path. Ges. 6. 1903. S. 197.

Mehnert, Über die topographische Verbreitung der Angiosklerose. Dissertation Dorpat 1888.

Meinertz, J., Über das Venenphänomen. Zeitschr. f. experim. Path. u. Ther. 1908. Bd. 5. H. 1. S. 173.

Mönckeberg, Über die reine Mediaverkalkung der Extremitätenarterien und ihr Verhalten zur Arteriosklerose. Virchows Arch. 177. S. 141.

— Mediaverkalkung und Atherosklerose. Virchows Arch. Bd. 216. S. 404.

— Zur Frage der Atherosklerose im militärpflichtigen Alter. Zentralbl. f. Herz- u. Gefässkrankheiten. 1916. H. 1/2.

— Anatomische Veränderungen am Kreislaufsystem bei Kriegsteilnehmern. Zentralbl. f. Herz- u. Gefässkrankheiten. 1915. H. 21—22.

Müller, O., Zur Funktionsprüfung der Arterien. Deutsch. med. Wochenschr. 1906. Nr. 38 u. 39.

— Über die Blutverteilung im Körper unter dem Einfluss thermischer Reize. Deutsch. Arch. f. klin. Med. 82. 1905. S. 547.

— L. R. u. Glaser, Über die Innervation der Gefässe. Deutsch. Zeitschr. f. Nervenheilk. Bd. 46. S. 325.

— Tabes dorsalis. Erkrankungen der Zirkulationsorgane und Syphilis. Deutsch. Arch. f. klin. Med. Bd. 47.

Ortner, Zur Klinik der Angiosklerose der Darmarterien. Volkmanns Sammlung 347.

Pässler u. Rolly, Experimentelle Untersuchungen über Kreislaufstörung bei akuten Infektionskrankheiten. Deutsch. Arch. f. klin. Med. 77. 1903. S. 94.

Pick, Fr., Zur Diagnostik der Aortenerkrankungen. Prager med. Wochenschr. 1900.

Puppe, Deutsch. med. Wochenschr. 1905. Nr. 45/46.

Ribbert, Über Embolie. Rindfleisch Festschr. Leipzig 1907, S, 172.

Riebold, Beitrag zur Embolie der Milz und Niereninfarkte. Deutsch. Arch. f. klin. Med. Bd. 84, S. 498.

Riegel, Über regelwidrige Enge des Aortensystems. Berl. klin. Wochenschr. 1872. Nr. 39/40.

Romberg, F., Die Rolle der Gefässe bei inneren Krankheiten mit Ausschluss der eigentlichen Gefässkrankheiten. Volkmanns klin. Vortr. 1909. Nr. 170.

— Über Sklerose der Lungenarterien. Deutsch. Arch. f. klin. Med. 48. 1891. S. 197.

— u. Marchand, Über Arteriosklerose. Referat. Verh. d. XXI. Kongr. f. innere Med. 1904. Wiesbaden.

Romberg u. Pässler u. a., Untersuchungen über die allgemeine Pathologie und Therapie der Kreislaufstörung bei akuten Infektionskrankheiten. Deutsch. Arch. f. klin. Med. 64. 1899. S. 6. 52.

Rosenfeld, Zur Diagnostik der Aneurysmen der Arteria pulmonalis. Senator-Festschrift.

Rudolf, R. D., Über den Blutdruck bei Arteriosklerose. Am. J. of Med. Sc. Philad. 1909. Nr. 3.

Saathoff, Das Aortenaneurysma auf syphilitischer Grundlage und seine Frühdiagnose. Münch. med. Wochenschr. 1906. Nr. 42.

Sack, E., Über Phlebosklerose und ihre Beziehung zur Arteriosklerose. 1888. Virchows Archiv.

Sawada, Blutdruckmessungen bei Arteriosklerose. Deutsch. med. Wochenschr. 1904. Nr. 12. S. 425.

Schlayer, Über die sogenannte Sklerose der Jugendlichen. Münch. med. Wochenschr. 1908. S. 50.

Schlesinger, Über eigenartige Venenphänomene. Wien. klin. Wochenschr. 1896. Nr. 52.

Schmidt. M., Frühdiagnose und Behandlung der Aortenaneurysmen. Verh. d. 17. Kongr. f. inn. Med. 1899. S. 226.

v. Schrödter, Erkrankungen der Gefässe. Wien 1901. Nothnagels spez. Path. u. Ther. Bd. 15. 3. II. Hälfte.

Stadler, Die Klinik der syphilitischen Aortenerkrankungen. Jena 1912.

Strassburger, J., Über die Elastizität der Aorta bei Beginn der Arteriosklerose. Münch. med. Wochenschr. 1907. Nr. 15.

— Zur Diagnose der Aortenaneurysmen. Münch. med. Wochenschr. 1906. Nr. 36.

— Physikalisch-anatomisehe Untersuchungen zur Lehre von der allgemeinen Enge des Aortensystems. Frankfurter Zeitschr. f. Path. III_2.

Streng, Zur Differentialdiagnose der Aneurysmen der Brustaorta. Arb. a. d. med. Klinik zu Leipzig 1893.

Stroebe, Über Aortitis tuberculosa. Zentralbl. f. allgem. Path. etc. 1897. S. 866.

v. Teubner, Orthodiagraphische Messungen des Herzens und Aortenbogens bei Herzgesunden. Festschr. d. Röntgenstrahlen. Bd. 24.

Thoma, Untersuchungen über Aneurysmen. Virchows Arch. 116. S. 542.

Traube, Gesammelte Beiträge. Berlin 1878. III.

Veiel, Beitrag zur Arteriitis obliterans. Münch. med. Wochenschr. 1913. Nr. 96.

Virchow, Akute Entzündung der Arterien. Ges. Abh. S. 395.

Vogt, Pathologie des Herzens. Übers. v. Schütz. Berlin 1912.

Weinberger, Aneurysma der Arteria anonyma. Wiener med. Wochenschr. 1906. Nr. 9.

— Atelektase des linken Unterlappens etc. bei Aneurysma. Wiener med. Wochenschr. 1906. Nr. 45.

Wickel, Die Erkrankung arterieller Gefässe im Verlaufe akuter Infektionen. Zeitschr. f. Heilk. 1906. Nr. 7.

Wolff, L., Ein Beitrag zur Kenntnis der Aortitis luica. Inaug.-Dissert. München. 1914.

Ziegler, Über die Wirkung intravenöser Adrenalininjektion auf das Gefässsystem Zieglers Beitr. Bd. 38. S. 229.

Ziemssen, Über den Pulsus differens und seine Bedeutung bei Erkrankungen des Aortenbogens.

V. Die unregelmässige Herztätigkeit. (Insuffizienz der spezifischen Systeme des Herzens.)

Von jeher wurde Störungen des regelmässigen Rhythmus der Herztätigkeit, wobei sich normalerweise Kontraktion und Erschlaffung der einzelnen Herzteile sowohl in nahezu gleichbleibenden Pausen, gleicher Reihenfolge, als auch erstere mit gleicher Kraft folgen, Aufmerksamkeit geschenkt. Aber erst die neueste Zeit brachte durch Anwendung der graphischen Methoden, der Arterien-Sphygmographie, der Venen- und Spitzenstossschreibung und der Elektrographie in dieses bis dahin dunkle Gebiet so viel Einblick, dass eine Erkennung, Einteilung und klinische Bewertung der mannigfaltigen Formen von Herzunregelmässigkeiten ermöglicht wurde.

Trotzdem ist in mancher Beziehung hier noch nicht volle abschliessende Erkenntnis erreicht. Die Entstehungsbedingungen der einzelnen Formen der Herzunregelmässigkeiten sind zwar im Tierexperiment vielfach geklärt, aber noch nicht so sicher für die menschliche Pathologie. Über die klinische Stellung der Arhythmien — ob sie als besondere Krankheitsformen oder vieldeutige Symptome aufzufassen sind — bestehen Meinungsverschiedenheiten; und ebenso über die Frage, ob ein Arhythmie stets eine anatomische Schädigung des Herzens oder seiner nervösen Apparate zur Voraussetzung hat oder nicht. Auch über ihre prognostische Bedeutung und therapeutische Beeinflussung wird gestritten.

Wenn man aber das, was die experimentell-pathologischen Arbeiten in den letzten Jahren gefördert haben, neben den in ungemein grosser Zahl vorliegenden klinischen Mitteilungen so von His, Wenckebach, Mackenzie, Lewis, D. Gerhardt, A. Hoffmann, Edens, Weisse, Frey und vielen anderen, die sich mit der Übertragung der physiologischen Forschungsergebnisse auf die Klinik befasst haben, dann die pathologisch-anatomischen Arbeiten so von Mönckeberg, Koch, Aschoff u. a. überblickt, so kann doch an der Hand des Bekannten schon eine „Lehre von der Arhythmie des menschlichen Herzens" aufgestellt und begründet werden, wie es besonders auch von Wenckebach geschehen ist.

Da der normale Rhythmus des Herzens, soweit die bisherigen Forschungen reichen, von der an dem Eingang der oberen Vena cava in den Vorhof gelegenen Anhäufung spezifischen Gewebes dem Keith-Flackschen Sinusknoten ausgeht, dann die Vorhöfe in Kontraktion geraten und nach einer kleinen Pause, die die Durchlassung des Reizes durch das Hissche Bündel und die Tawaraschenkel hervorbringt, die Kammern sich zusammenziehen, so muss bei allen Arhythmien an irgend einer Stelle dieser vier Gebilde eine Funktionsstörung eingetreten sein, wenn nicht vielleicht in den Venen noch übergeordnete Zentren bestehen wie Wenckebach annimmt. Eine direkte Verbindung des Sinusknotens mit dem Atrioventrikularsystem durch spezifische Muskulatur ist von Thorel nach bisher unbestätigten Befunden angenommen. Auch Wenckebach nimmt an, dass Sinusreize, ohne dass die Vorhöfe in Kontraktion geraten, auf die Kammern übertragen werden können, was in manchen Fällen die Verkürzung des Atrioventrikularintervalls erklären könnte. Sichergestellt ist dies aber nicht. Da der Sinusknoten und das Überleitungssystem für die Regelmässigkeit des Rhythmus die grösste funktionelle Bedeutung haben, so müssen Störungen in diesen Gebilden leicht vom Eintreten von Arhythmien gefolgt sein. (Ganter und Zahn, Hoffmann und Brandenburg, Hering u. a.) So kann man einen grossen Teil der Arhythmien auf „Insuffizienz dieser Systeme" zurückführen, wobei unausgesprochen bleiben soll, ob die eigenartigen dort befindlichen Muskelfasern oder die zahlreichen eingestreuten Ganglien und Nervenfasern die Träger der Funktion sind. Denn ob man an der myogenen oder neurogenen Theorie festhält, das ändert für die Erklärung und Beurteilung der Arhythmien nichts. Jedenfalls sind die Gegenden der spezifischen Muskulatur mit der ihnen zugeschriebenen Funktion begabt.

Dass in diesen Gegenden die extrakardialen Nerven besondere Angriffspunkte haben — so wirkt der rechte Vagus vorzugsweise hemmend auf die Reizbildung im Sinusknoten, der linke auf das Überleitungssystem (Rothberger und Winterberg, Ganter und Zahn, A. Cohn, Weil) —, macht sie für die Beurteilung der arhythmischen Störungen noch bedeutungsvoller.

Daneben kann die Empfänglichkeit der kontraktilen Muskulatur für die ihr zugeleiteten Reize und zwar sowohl im Vorhof wie in den Ventrikeln gestört sein, also eine erhöhte oder verminderte Reizbarkeit in diesen bestehen. Diese ist aber kaum festzustellen, da sie von einer Leitungsstörung nicht sicher unterschieden werden kann. Ob z. B. der Reiz nicht weitergeleitet wird, oder ob er die Kammer unerregbar findet, ebenso ob die Leitung verlangsamt oder die Latenzzeit für den Reiz vergrössert ist, ist nicht sicher zu unterscheiden. Allerdings wissen wir, dass in der refraktären Phase Reizleitung, Reizbarkeit und Kontraktionsvermögen nach jeder Systole eine Zeitlang erschöpft sind, ob aber isolierte Störungen der Erregbarkeit vorkommen, ist nicht sichergestellt. Sie sind in den bisher mitgeteilten Fällen, in denen sie angenommen wurden, immerhin hypothetisch.

Die Kontraktilität, d. i. die Kraft der sich zusammenziehenden Muskulatur, aber auch die Füllung der Ventrikel kann ebenfalls von Schlag zu Schlag Änderungen erleiden. Es entstehen dann nicht eigentliche Arhythmien, sodern Inäqualitäten des Pulses. Oft sind sie mit Arhythmien verbunden, mitunter treten sie isoliert auf. (Manche Formen von P. alternans.)

Die Arhythmien werden aus den zeitlichen Verhältnissen der Arterienpulskurve sowie aus dem Vergleich dieser mit der Venenpulskurve und dem Spitzenstoss erkannt, ebenso im Elektrokardiogramm. Die Inäqualitäten zeigen sich in der Höhe des Spitzenstosses der Arterienpulse, und was die Vorhöfe betrifft, auch mitunter in der Venenpulskurve.

Eingeteilt werden die Arhythmien in

1. Sinusarhythmien, bei denen die Reizbildung im Sinusknoten unregelmässig erfolgt.
2. Extrasystolische Arhythmien, bei denen einzelne oder Gruppen von Herzschlägen meist ausserhalb des Sinusknotens entstehen und die dort entstehenden normalen Reize zeitweilig unwirksam machen.
3. Reizleitungsstörungen und sonstige Dissoziationen.
4. Vorhofflattern und Flimmern mit absolut unregelmässiger Kammertätigkeit.
5. Inäqualitäten der Schlagvolumina.

Diese Einteilung ist nicht von den an der Arterienpulswelle zu beobachtenden Erscheinungen hergeleitet, sondern von den die Funktion des Herzens betreffenden intrakardialen Störungen. Am Puls beobachtet man noch Inäqualitäten, die nicht auf veränderte Herzaktion, sondern auf ausserhalb des Herzens liegenden Einwirkungen beruhen, so manche Formen des Pulses paradoxus d. i. das Kleinwerden der Pulswelle bei der Inspiration, welches auf extrakardialen Ursachen beruhen kann. So wird die A. subclavia bei der Inspiration zwischen erster Rippe und Clavicula zusammengedrückt, wodurch die Radialpulse kleiner werden, ja ganz verschwinden können. Ferner kann intrathorakal beim Inspirium der negative intrathorakale Druck eine schlechte Füllung der Arterien verursachen. Dies tritt bei schneller Atmung, bei behindertem Luftzutritt zu den Lungen (Valsalvas Versuch: bei geschlossener Glottis kräftige Exspirationsbewegung), ferner bei durch grössere pleuritische Exsudate oder auch durch stark vergrössertes Herz eingeengter Respirationsfläche ein. Auch Muskelschwäche des Herzens und geringere Füllung der Aorta bei herabgesetztem Blutdruck kann dazu führen. (Wenckebach.) Die Hauptursache des Pulses paradoxus ist aber die schwielige Mediastino-Perikarditis, wobei durch Zug des Zwerchfells einerseits, durch Hebung der Brustwand andererseits das fixierte Herz bei der Inspiration einen starken Widerstand für seine Entleerung findet.

a) Die Sinus-Arhythmien.

Geht eine Rhythmusstörung des Herzens vom Ausgangspunkt der normalen Herzreize, dem Keith-Flackschen Knoten, aus, so tritt keine Störung des Mechanismus der Systole ein. Vorkammer und Kammer kontrahieren sich in normaler Weise, nur die Zeitfolge der gesamten einzelnen Herzschläge ist durch Änderung der Pause zwischen den Systolen verschieden.

Zwar schlägt auch normalerweise das Herz infolge wechselnden Vagustonus nicht immer in ganz gleichen Perioden, aber der Unterschied zwischen den einzelnen ist in der Regel so gering, dass er dem fühlenden Finger nicht bemerkbar wird.

Stärkere Ungleichheiten können automatisch bei wechselnder Beanspruchung des Herzmuskels entstehen; in der Regel aber sind nervöse Einflüsse im Spiel. Nach Engelmann verändern die Herznerven in mannigfacher Weise die Herztätigkeit. Hier kommen positiv und negativ chronotrope — die Schnelligkeit der Reizbildung beeinflussende — Wirkungen in Betracht. Erstere werden vom N. accelerans, letztere vom N. vagus übertragen. Da das Herz normal unter einem steten Vagustonus steht, so kann der Wegfall dieses einen ähnlichen Effekt haben, wie erhöhte Akzeleranswirkung und umgekehrt. Ebenso können sich positive Effekte des einen Nerven mit negativen des anderen kombinieren, so dass es im Einzelfall recht schwierig ist festzustellen, woher eine Sinusarhythmie ihren Ausgang nimmt.

Am besten gekannt ist der Einfluss des N. vagus auf die menschliche Herztätigkeit. Durch den von Czermak zuerst angewandten Fingerdruck auf den Stamm des N. vagus am Halse, wo er lateral der Karotis verläuft, lässt sich dieser beim Menschen reizen. Allerdings wird bei Ausübung des Druckes der Akzelerans mit getroffen, da er dem Vagus nahe verläuft. Auch enthält der Stamm des Vagus akzeleratorische Fasern.

Besonders der Druck auf den rechten Vagus hat oft deutlich erkennbar negativ chronotrope Wirkung auf das Herz, der Puls verlangsamt sich. Mitunter tritt Kammersystolenausfall ein, letzterer aber besonders häufig bei Druck auf den linken Vagus (Weil), der meist vorzugsweise auf die Leitung von Vorkammern zu Kammern negativ wirkt. (Alb Cohn.) Nach Aufhören des Vagusdruckes treten mitunter einige

Kammerextrasystolen auf, die W e i l als durch Mitreizung des Akzelerans entstanden ansieht. Aber auch während der negativ-chronotropen Wirkung treten oft automatische Kammerschläge auf. Der „Vagusdruckversuch“ hat eine gewisse diagnostische Bedeutung, da er nach W e n c k e b a c h bei insuffizientem Herzen (S. 314) auch bei leisem Druck stark positiv ausfällt und somit eine prognostisch ungünstige Bedeutung hat. Andererseits ist, wenn ein negativer Ausfall bei Herzinsuffizienz besteht, daraus kein prognostischer Schluss zu ziehen.

Das Elektrokardiogramm zeigt in manchen Fällen von Herzinsuffizienz in allen 3 Abteilungen wohl infolge einseitiger Blockierung der Reizleitungsschenkel atypische Formen (Fig. 101 S. 315) und gerade dann findet sich oft der starke Effekt des Vagusdruckes. Auch bei Vorhofflimmern, ferner bei Herzjagen, auch bei Digitaliswirkung zeigt sich häufig ein besonders starker Einfluss des Vagusdrucks.

Der Vagus ermüdet rasch, so dass nach kurzer Zeit die hemmende Wirkung auch bei fortdauerndem Druck aufhört. Weiter kann es, wohl durch damit verbundene Akzeleransreizung, zu einer paradoxen Reaktion, einer Pulsbeschleungung kommen.

Der stark positiv ausfallende Vagusdruckversuch kann auf einer erhöhten Erregbarkeit der Nerven selbst, aber auch auf Veränderungen im Erfolgsorgan des Herzens und da wohl stets auf solchen in dem spezifischen Gewebe beruhen. Diese Veränderungen können anatomische (Entzündungen) und funktionell toxische sein. Oft gehen solche rasch vorüber und es findet sich dann ein Geringerwerden des Effektes.

Die Ermüdbarkeit des Vagus bringt es mit sich, dass eine durch Vaguswirkung eintretende Herzschlagverlangsamung zugleich mit unregelmässiger Schlagfolge einhergehen muss. (W e n c k e b a c h.) Daran ist die Vagus-Bradykardie gegenüber einer myogenen zu erkennen.

Atropin lähmt den Vagus und hebt damit seinen Tonus auf. Wenn nach Atropineinspritzung der Herzschlag sich bei bestehender Bradykardie beschleunigt, so war Vaguseinfluss bei ihrem Entstehen beteiligt (D e h i o). Wo aber die den Vagus erregende Ursache liegt und ob er isoliert erregt war, ist damit nicht festzustellen. So ist der Atropinversuch nur mit Einschränkung zu bewerten.

Als klinisch vorkommende Sinusarhythmie ist am bekanntesten die

Respiratorische Arhythmie.

Bei der Atmung treten sehr häufig auch bei ganz gesunden Menschen leichte Unregelmässigkeiten in der Schlagfolge des Herzens auf. Dieselbe Erscheinung findet sich weit stärker beim Herzen mancher Tiere, so besonders des Hundes. Bei vielen Menschen besteht andauernd eine leicht angedeutete respiratorische Unregelmässigkeit, die in einer geringen Beschleunigung der Herzschläge bei der Inspiration und einer Verlangsamung bei der Exspiration besteht. Bei jugendlichen Individuen, besonders bei Kindern ist diese oft sehr ausgesprochen, weshalb sie von M a c k e n z i e als j u v e n i l e A r h y t h m i e bezeichnet wurde. Man findet sie aber auch bei älteren, besonders bei nervösen Individuen. Sie findet sich bei gesundem, aber auch bei organisch erkranktem Herzen.

Der Mechanismus der Entstehung dieser Form der Rhythmusstörung wird auf einen wechselnden Erregungszustand des N. vagus zurückgeführt, der durch die Atemtätigkeit reflektorisch ausgelöst wird. Man kann durch tiefe Inspirationen so die Funktion des Vagus prüfen (Pongs). Nach Atropineinspritzung verschwindet die Arhythmie, aber auch bei durch sonstige Gründe, wie Muskelarbeit, hervorgerufener Pulsbeschleunigung.

Wiersma hat nachgewiesen, dass diese Arhythmie dann auftritt, wenn die psychische Tätigkeit wenig intensiv ist, also bei Ruhe und Ablenkung; während sie bei psychischer Anspannung verschwindet. Es ist damit ein Einfluss der Grosshirnsphäre auf diesen Reflexvorgang anzunehmen.

Eine dauernde Erhöhung des Vagustonus ist aber mit dem Auftreten dieser Arhythmie nicht stets verbunden, da bei durch erhöhten

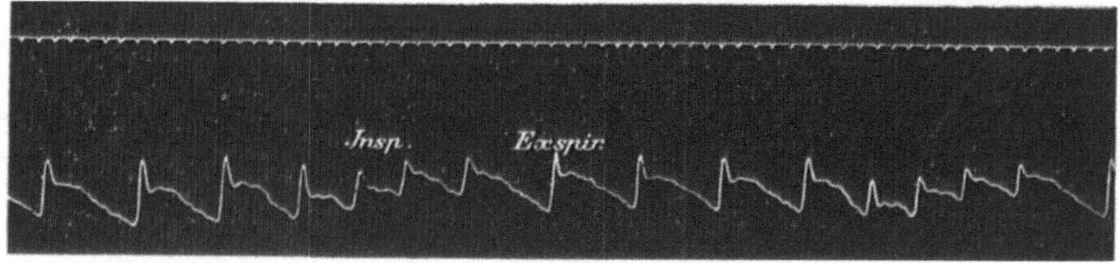

Fig. 124.
Sphygmogramm d. A. radial. bei P. irregul. respiratorius.

Vagustonus eintretenden Pulsverlangsamungen die Beziehung zur Atmung fehlt.

Die respiratorische Unregelmässigkeit stellt sich klinisch so dar, dass bei der Inspiration sich die Pulse schneller folgen, als bei der Exspiration. Schon unter normalen Verhältnissen tritt bei tiefen Atemzügen eine Beschleunigung des Pulses bei der Einatmung und Verlangsamung bei der Ausatmung auf. Besonders bei nervösen Menschen ist diese Erscheinung oft stark ausgeprägt. Namentlich auch im jugendlichen Alter treten diese Veränderungen oft schon bei ruhigem Atmen ein und können so auffallend werden, dass man zunächst den Eindruck einer vollständigen Unregelmässigkeit des Herzens hat. Die genauere Untersuchung ergibt dann ein Zusammenfallen der schnelleren Pulse mit der Inspiration, der langsameren mit der Exspiration. Im Sphygmogramm der Arterien sieht man bald kürzere, bald längere Pulsperioden sich folgen (Fig. 124). Im Venenpuls erscheint die normale Form des Venenpulses mit wohl ausgeprägter Vorhofwelle. Mitunter ist bei den langsamen Pulsen das Intervall a—c vergrössert gegenüber den raschen. Im Elektrokardiogramm zeigen sich normale Pulsperioden, in welchen alle Zacken, sowohl bei den schnellen, wie bei den langsamen Pulsen gleichmässig ausgebildet sind. Bei starker Ausatmung ist mitunter wohl infolge einer dabei erfolgenden Lageveränderung des Herzens, welches durch das Emporsteigen der Zwerchfelle gehoben wird, die Zacke S (I p) stärker ausgeprägt, besonders bei Ableitung I.

Diese Form der Irregularität hat keine ernstere Bedeutung. Der Kreislauf wird durch sie nicht ungünstig beeinflusst. Sie verschwindet leicht, so bei Nervösen mit dem Rückgang der allgemeinen Nervosität. Bei Kindern verschwindet sie gewöhnlich mit fortschreitendem Lebensalter. Man kann, da der P. irregularis respiratorius von einer erhöhten Reizbarkeit des N. vagus abhängig ist, durch Atropininjektion ihn zum Verschwinden bringen. Auch bei durch Muskelbewegungen erhöhter Frequenz der Herztätigkeit verschwindet er. Im Sinne der Engelmannschen Lehre ist er als ein Ausdruck chronotroper Nervenwirkung aufzufassen.

Von der Atmung unabhängige Sinusarhythmien.

Gar nicht selten findet man bei der Untersuchung, dass auch ganz unabhängig von der Atmung Gruppen beschleunigter oder verlangsamter Herzschläge auftreten bei klinisch gesunden Herzen. Aber auch bei Arteriosklerotischen beobachtet man diese. Auch hier sind nervöse extrakardiale Einflüsse anzunehmen. Diese Gruppenbildungen können ganz unregelmässig, aber auch in regelmässigen Perioden auftreten. (F. Pick.) Die Autoren nehmen einen wechselnden Vagustonus als Ursache an. Auch verstärkter Vagustonus (Vagotonie) gibt zu solchen Unregelmässigkeiten Veranlassung.

Besonders häufig findet man derartige periodische und nicht periodische Pulsschwankungen verbunden mit Arhythmie vom Sinustypus bei drucksteigernden Erkrankungen in der Schädelhöhle, so bei Hirntumor, Meningitis usw. Auch bei gastrischen Krisen der Tabiker werden sie beobachtet. (A. Hoffmann.) Es liegt nahe bei ersteren an durch Hirndruck erfolgende Vagusreizung zu denken. In späteren Stadien dieser Erkrankungen wird der Puls beschleunigt und regelmässig, was auf Ermüdung resp. Lähmung des Vaguszentrums beruht.

Auch die Pulsverlangsamung beim Typhus ist auf zentrale Vagusreizung zurückzuführen; auch hier sind die Pulse zugleich periodenweise mehr oder weniger verlangsamt.

Für den Kreislauf haben auch diese Störungen des Rhythmus keine ungünstige Bedeutung, obwohl durch stark verlangsamte Herzaktion Schwindelerscheinungen durch relative Gehirnanämie ausgelöst werden können. So beschreibt Wenckebach einen Fall, bei dem das Herz vorübergehend in Lucianischen Perioden schlug, wodurch die Arbeitsfähigkeit zeitweilig sehr herabgesetzt wurde.

Venenpulskurve und Elektrokardiogramm zeigen normale Verhältnisse.

Sinustachykardien und Bradykardien.

Wenn auch Bradykardien und Tachykardien ihren Ursprung in dem Zustand des automatischen reizerzeugenden Zentrums des Keith-Flackschen Knotens haben können, so ist doch häufiger ein nervöser Einfluss dabei auf die Reizbildung anzunehmen.

Die Pulsbeschleunigung beim Fieber, bei psychischen Erregungen, bei Neurosen, bei der Basedowschen Krankheit sind in der Regel als durch das Nervensystem vermittelt anzusehen. Die bei Muskelbewegung, oder bei Veränderung der Körperlage auftretende ist komplizierterer Natur.

Von Bradykardien ist die bei Ikterus vorkommende mitunter als myogen anzusehen, da der Puls dabei ganz gleichmässig bleibt. (Wenckebach.) Doch gibt es auch sichere Fälle, bei denen Atropin stark beschleunigend wirkt. (Weintraud.) Auch eigene Versuche bestätigten das. Also ist Vaguswirkung dann im Spiele. Die durch Hirndruck hervorgerufene Bradykardie ist sicher durch den Vagus vermittelt, ebenso die bei Überladung des Blutes mit Kohlensäure entstehende.

Die Sinustachykardien und Bradykardien lassen den Herzmechanismus ungestört, was sich im Arterien- und Venensphygmogramm erkennen lässt. In der Regel wird nur die Dauer der Diastole verändert, — im Elektrokardiogramm die Strecke γ. Erst bei höheren Graden von Tachykardie verkürzt sich auch die Systole, aber auch nur um geringe Zeitwerte.

Im Elektrokardiogramm zeigen sich bei hochgradiger Sinustachykardie gewisse Veränderungen. Die Vorhofzacke bleibt an normaler Stelle. Die Initialgruppe Q. R. S. verändert sich nicht, aber die Strecke β verläuft nicht horizontal, sondern steil nach aufwärts. Zacke T ist oft stark erhöht (Fig. 125). Bei Sinusbradykardie ist die Strecke γ verlängert, sonst zeigt sich keine Änderung.

Von den Sinustachy- und Bradykardien sind wohl zu unterscheiden die äussersten Grade von Frequenzstörungen, das Herzjagen und der Herzblock, bei denen der Mechanismus der Herztätigkeit gestört ist und die deshalb den eigentlichen Arhythmien zugerechnet werden müssen.

Die Wirkung der Sinustachykardien auf den Kreislauf sind vor allem in der dadurch vermehrten Herzarbeit zu suchen. Ferner im Versagen der regulatorischen Nervenwirkungen bei wechselnden Ansprüchen an das Herz. Selten sind sie so hochgradig, dass direkte Kreislaufstörungen, wie sie Wenckebach unter dem Namen der „Vorhofpfropfung“ beschrieben hat, auftreten. Es ist bei einer Frequenz von etwa 180 Systolen in der Minute die Herzpause derartig verkürzt, dass die Vorhofsystole vor der diastolischen Öffnung der Kuspidalklappen erfolgt und der Vorhof seinen Inhalt nicht in die Ventrikel, sondern rückwärts in die Venen entleert. Dadurch enthält der Ventrikel weniger Blut in der Diastole und das Blut staut sich im Venensystem an, was man an der starken Füllung und mächtigen Pulsation der Halsvenen erkennt. Da derartige Beschleunigungen der Herztätigkeit bei

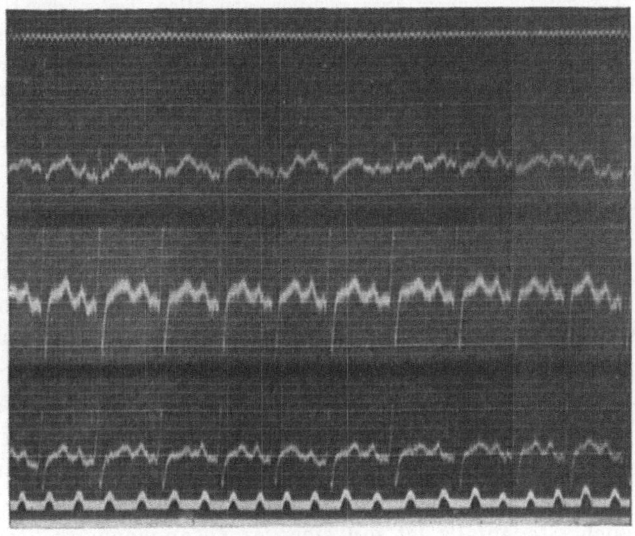

Fig. 125.
Elektrokardiogramm bei Sinustachykardie in Abl. I (oben), II (mitten), III (unten), gleichzeitig aufgenommen.

Sinustachykardien selten auftreten und dann nur kurzdauernd sind, so kommt es bei diesen niemals zu ernsteren Störungen des Kreislaufs.

Bei Sinusbradykardien kommen mitunter Oppressionsgefühl und Schwindel vor. Auch hier leidet unter Umständen die nervöse „Steuerung“ des Herzens. Zu eigentlicher Insuffizienz des Kreislaufs führen sie nicht.

b) Extrasystolen-Irregularität.

Tritt in dem regelmässigen Rhythmus des Herzens eine vorzeitige Kontraktion des ganzen Herzens oder der Kammern ein, so nennt man diese eine Extrasystole. Sie kann ihren Ausgangspunkt nehmen:

1. Von irgend einem Ort der Vorhöfe (Aurikuläre Extrasystolen),

2. von der Vorhofkammergrenze (Atrioventrikuläre Extrasystolen),
3. von den Kammern, und zwar wahrscheinlich von den Schenkeln des Überleitungssystems (Ventrikuläre Extrasystolen).

Über die Natur der Reize, welche das Herz zum vorzeitigen Schlag von einer dieser Stellen veranlassen, ist nichts bekannt. Am häufigsten sind die Kammerextrasystolen.

Im Tierversuch können Extrasystolen von allen Teilen des Herzens durch elektrische und mechanische Reizung ausgelöst werden. Ferner treten sie auf bei starker Erhöhung des intrakardialen Drucks. Auch gewisse Gifte, Calcium, Physostygmin, Muskarin, allein oder kombiniert mit Reizung der extrakardialen Herznerven begünstigen das Auftreten von Extrasystolen. Ferner treten bei gleichzeitiger Reizung von Vagus und Akzelerans Extrasystolen auf (Rothberger und Winterberg).

Beim Menschen können ebenfalls durch mechanische und elektrische Reizung bei „freiliegendem" Herzen Extrasystolen ausgelöst werden, auch Adrenalininjektion bringt sie bei M. Addisonii zur Erscheinung (A. Hoffmann). Was die Nervenwirkung anbelangt, so entstehen sie zweifellos auch bei psychischer Erregung (Hoffmann, Ken-Kuré).

Dass Extrasystolen bei erkranktem, aber andererseits auch sehr häufig bei gesundem Herzen vorkommen, macht eine Erklärung ihrer Ursache besonders schwierig. Da aber das kranke Herz auf Nervenreiz stärker und andersartig reagiert, so beim Vagusdruckversuch, so ist doch eine einheitliche Art der Entstehung für beide Kategorien sehr wohl möglich. Jedenfalls ist ein sicherer Zusammenhang des Auftretens von Extrasystolen mit bestimmten anatomischen Schädigungen des Herzmuskels oder der Nerven nicht nachgewiesen. Wir müssen in einer anatomischen Erkrankung des Herzmuskels eine besondere, vielleicht erhöhte Disposition zu Extrasystolen sehen.

Der Hergang bei dem Eintritt einer Extrasystole ist folgender:

Während das gesamte Herz in der Systole und kurz nach derselben für jeden Reiz unempfänglich ist, kann im Abklingen dieser refraktären Phase ein hinreichend starker Reiz bei normaler Wiederherstellung der Erregbarkeit oder auch ein schwacher Reiz bei sehr rascher Wiederherstellung der Erregbarkeit einen vorzeitigen Schlag auslösen. Der vorzeitige Herzschlag ist wie der normale von einer refraktären Phase gefolgt. Je nach dem Ausgangspunkt der Extrasystole verhält sich die Pause, welche diesem folgt, verschieden. Wenckebach gelang es, schon beim alleinigen Studium des Arterien-Sphygmogramms je nach der Länge der sogenannten kompensatorischen Pause den Ort der Entstehung der Extrasystole zu bestimmen. Mit Hilfe der Venenpulsschreibung ist dies sehr erleichtert. Bei den von der Kammer ausgehenden Extrasystolen ist das Verhältnis am einfachsten. Die einzelnen Formen der Extrasystolen zeigen bei der graphischen Registrierung folgendes Verhalten:

1. Ventr'kuläre Extrasystolen. Das Verständnis der zeitlichen Verhältnisse der Arterienpulskurve wird durch das Schema (Fig. 126) erleichtert. In der dort dargestellten Kurve ist der zweiten Systole in der zweiten Zeile unmittelbar ein wirksamer Extrareiz gefolgt, der eine

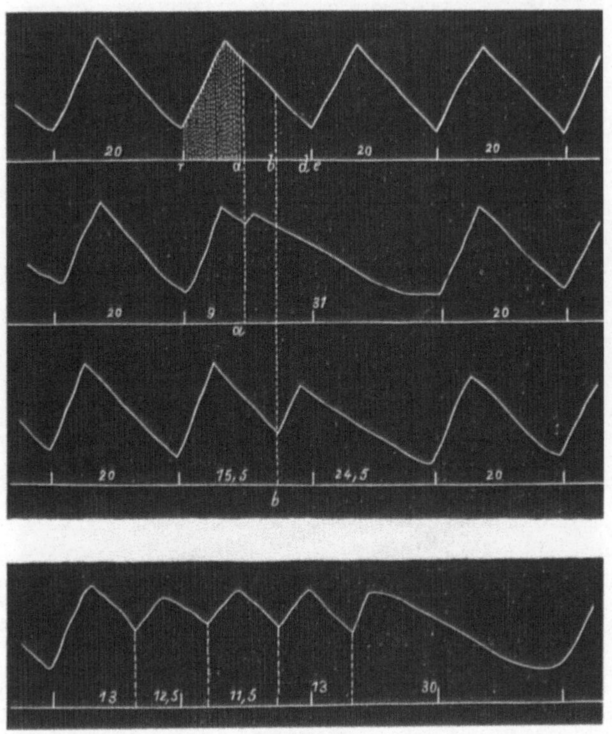

Fig. 126.
Schema des Verlaufs der Kammerextrasystolen und der dazu gehörigen kompensatorischen Pause.

erneute Systole zur Folge hat. Der nächste vom Vorhof ankommende Reiz (d), findet, da die Kammer nach die Extrasystole noch nicht ihre Erregbarkeit für normale Reize wieder erlangt hat, diese refraktär, er kann demnach nicht zur Geltung kommen. Da er von dem normalen Ausgangspunkt der Herzreize ausgeht, so ist das Reizmaterial an der Reizbildungsstelle natürlich aufgebraucht, es muss sich neu bilden. Dieses erreicht aber erst innerhalb der normalen Zeit wiederum die Fähigkeit die Vorkammer zu erregen und damit einen weiteren Reiz den Kammern zuzuführen.

Erst wenn dieser zweite normale rhythmische Reiz an die Kammer tritt, wird ein neuer Kammerschlag erfolgen. Dieser fällt, da durch die lange Pause sich Leitungsvermögen und Kontraktilität besonders gut erholt resp. wieder hergestellt haben, stärker aus wie die normale Systole (Fig. 127 u. 128). Die Systole verläuft rascher, sie wird grösser und kräftiger. Das Grösserwerden des Pulses hängt damit zusammen, dass in der langen Diastole das Herz sich mehr mit Blut füllen und die Kontrak-

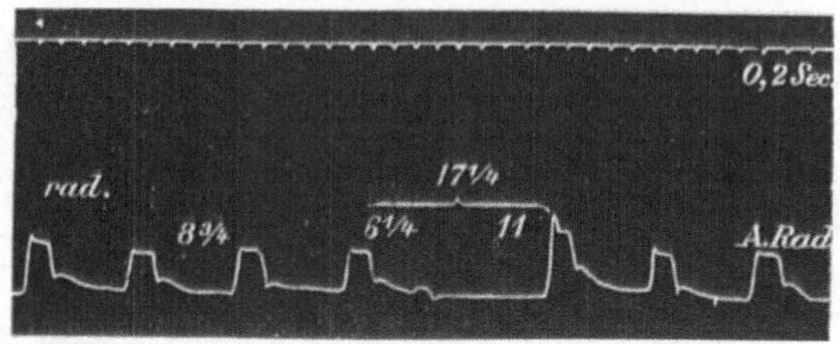

Fig. 127.
Sphygmogramm der Arteria radialis mit Kammerextrasystole.

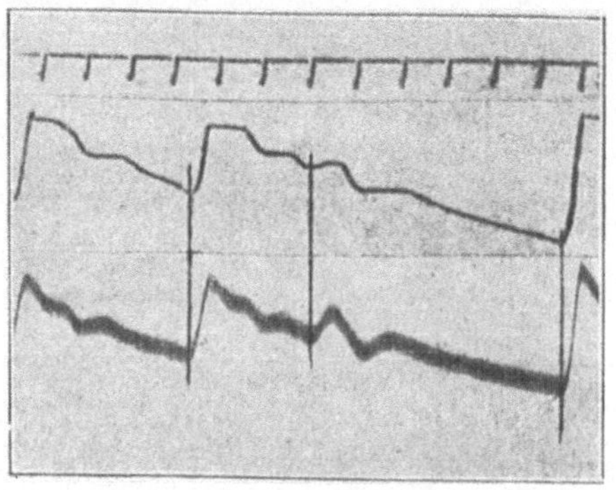

Fig. 128.
Sphygmogramm einer Extrasystole mit dem Frankschen Spiegelsphygmographen aufgenommen (unten) nebst einem mit dem Jaquetschen Sphygmographen gezeichneten (oben). (Nach Veiel.)

tilität sich stark erholen konnte. Es ist demnach die durch den der Extrasystole folgenden Kammerschlag ausgeworfene Blutmenge grösser als normal. Aus dem Verhalten der Extrasystole zur vorhergehenden und nachfolgenden Kammersystole ergibt sich ein besonderes zeitliches Verhalten des Arterien-Pulses. Der Zwischenraum zwischen der letzten normalen Systole und der darauffolgenden vergrösserten normalen beträgt bei einer Kammer-Extrasystole genau das Doppelte der normalen Systolenfolge. In der dritten Zeile des Schemas (Fig. 126) fällt der Reiz etwas später ein und in der vierten zeigt sich das Auftreten gehäufter Extrasystolen. Es folgen hier vier Extrasystolen aufeinander. Die Gesamtzeit der zwischen letzter normaler Systole und der ersten wieder eintretenden, ist dann ein gerades Vielfaches der Zeitdauer der einzelnen Normalperiode.

Bei der Auskultation hört man je nach dem Abstand, in welchem die Kammerextrasystole dem letzten normalen Kammerschlag folgt, nur einen kurzen dumpfen Ton oder zwei rasch einanderfolgende Töne. Im ersteren Falle erfolgte die abnorme Kammerkontraktion so früh, dass die Herzkammern erst wenig Blut enthielten und die Semilunarklappen nicht geöffnet wurden. Dann fühlt man am Radialpuls eine einfache Intermittenz. In letzterem Falle wird eine Öffnung erfolgen und ein, wenn auch kleiner, Pulsschlag entstehen.

Subjektiv werden die Kammerextrasystolen meist unangenehm empfunden mit einer Sensation von „Poltern", „Überschlagen" in der Herzgegend. Besonders der nachfolgende abnorme starke Kammerschlag macht dies Gefühl.

Im Venenpuls tritt dann, wenn die Kammerextrasystole mit der nächsten Vorhofsystole zusammentrifft, eine abnorm grosse Welle a auf. Dies beruht auf der schon erwähnten „Vorhofpfropfung". Da der Vorhof bei seiner Kontraktion die Trikuspidalklappen durch die gleichzeitige Kammerextrasystole geschlossen findet, muss er seinen Inhalt in die Venen rückwärts treiben. Aber auch ohne dass der Vorhof in Tätigkeit tritt, kann sich bei einer Kammerextrasystole eine systolische Vorhofwelle zeigen. Es ist dies dann der Fall, wenn die Extrasystole sehr frühzeitig nach dem letzten normalen Kammerschlag eintritt und der Ventrikel somit nur wenig Blut enthält. Dann findet die Extrasystole die Trikuspidalklappen offen, da der geringe Kammerinhalt sie nicht zum Schluss bringen kann und dadurch wird das Blut vorhofwärts gestaut. So entsteht in der Jugularvene dann ebenfalls ein positiver Venenpuls.

Im Elektrokardiogramm sind die Kammerextrasystolen besonders gut zu erkennen, da sie es sind, welche die atypischen Elektrokardiogramme hervorrufen. Die zeitlichen Verhältnisse im Elektrokardiogramm verhalten sich genau wie im Arterienpuls.

Die Form der atypischen Elektrokardiogramme ist je nach dem Entstehungsort der Extrasystolen in den Kammern verschieden. Auf Grund der experimentellen Forschung wird jetzt wohl allgemein angenommen, dass der Typus A in Abl. I mit nach oben gerichteter Anfangszacke auf eine Entstehung im rechten, der Typus B mit abwärts gerichteter Anfangszacke auf eine solche im linken Ventrikel hindeutet (Fig. 129 u. 130). Die atypischen Elektrokardiogramme sind aber nicht etwa der Ausdruck dafür, dass nur ein Ventrikel in Tätigkeit ist, sondern nur dafür, dass der Ventrikel, von welchem die Extrasystole ihren Ausgang nimmt, zuerst erregt wird und der andere sich gegen die Norm verspätet.

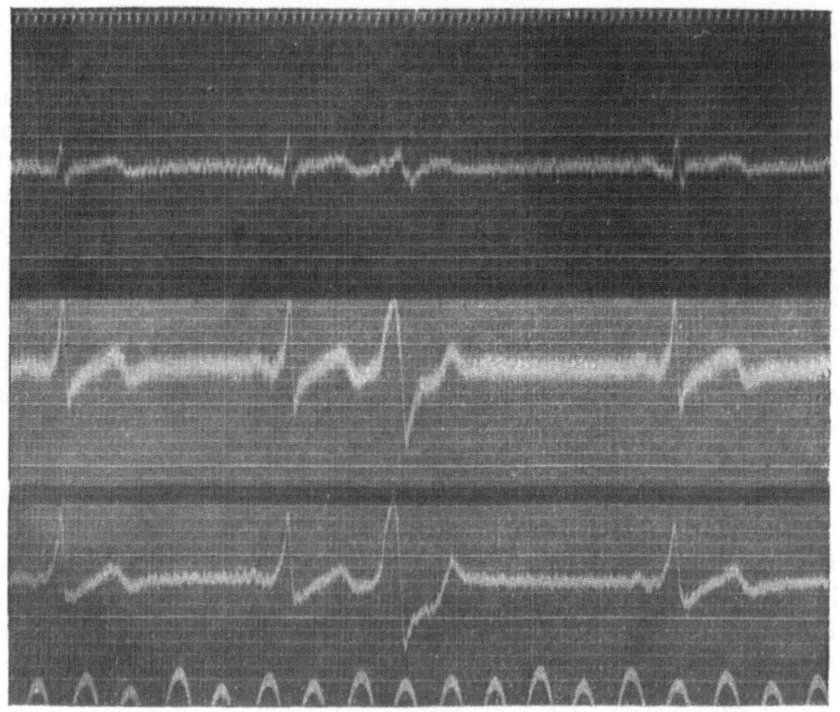

Fig. 129.
Kammerextrasystolen vom Typus A in Abl. I (oben), II (mitten), III (unten), gleichzeitig geschrieben.

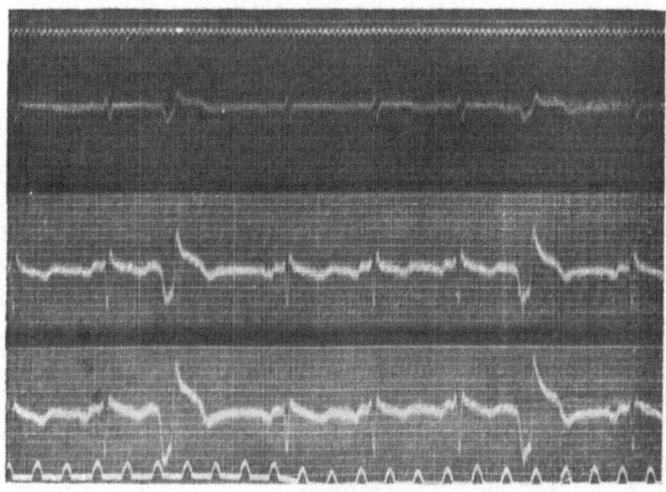

Fig. 130.
Kammerextrasystolen vom Typus B in allen Ableitungen gleichzeitig geschrieben (Abl. I oben, II mitten, III unten.)

Die Frage, an welcher Stelle der Ventrikel die abnormen Reize für die Extrasystolen entstehen, ist noch nicht abschliessend zu beantworten, doch spricht viel dafür, dass sie in dem spezifischen Gewebe,

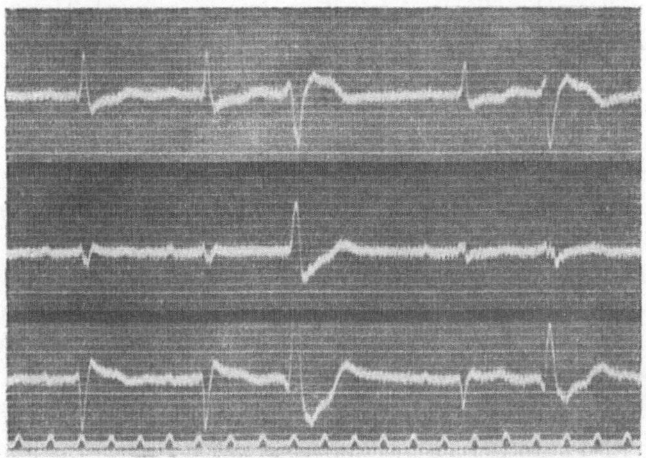

Fig. 131.
Kammerextrasystolen in Abl. I (oben), Typus B, in II (mitten) und III (unten) Typus A gleichzeitig geschrieben.

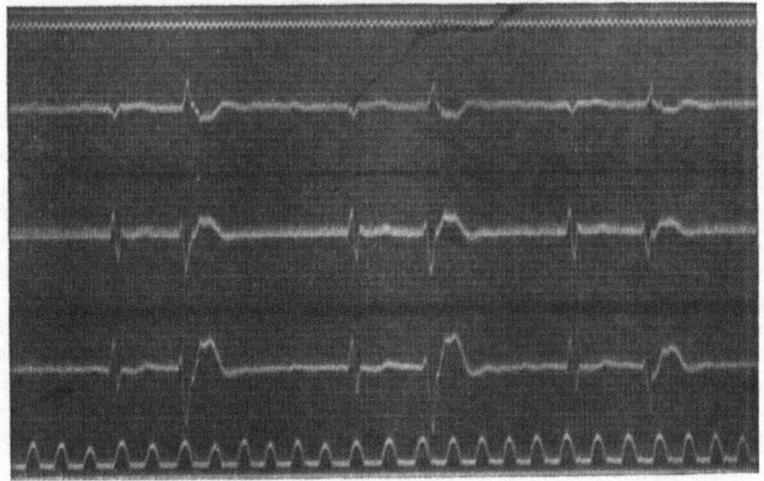

Fig. 132.
Gekuppelte Kammerextrasystolen in Abl. I (oben), Typus A, in Abl. II (mitten) und III (unten) Typus B gleichzeitig geschrieben bei Vorkammerflimmern.

also in den Tawaraschenkeln, ihren Ausgang nehmen. Bei demselben Menschen zeigen die Kammerextrasystolen häufig dieselbe Form, aber in einzelnen Fällen wechselt sie.

In Abl. II und III sind die Ausschläge gegenüber Abl. I in den meisten Fällen entgegengesetzt, so dass, wenn in Abl. I Typus A erscheint, in Abl. II und III Typus B sich abzeichnet (Fig. 130 u. 131).

Die Ursache dieses Verhaltens ist experimentell noch nicht geklärt. Rothberger und Winterberg fanden beim Hunde dies gegensätzige Verhalten nicht bei Abl. I und Ösophagus-Anus Ableitung. Nun kann ja die Lage des Herzens hierfür bestimmend sein, da das Hundeherz steil, das menschliche mehr quer gelagert ist.

Das Elektrokardiogramm ist aber auch sehr geeignet, die sogenannten „interpolierten" Kammerextrasystolen darzustellen. Es sind dies solche, die nicht von einer kompensatorischen Pause gefolgt werden, die also in den regelmässigen Rhythmus eingeschaltet erscheinen. Sie fallen so früh in die Diastole, dass beim Einsetzen der nächsten Kammersystole ihre refraktäre Pause schon beendet ist. Sie treten vorzugsweise bei langsamem Herzrhythmus auf.

Mitunter treten sowohl Kammer- als auch die noch zu besprechenden Vorkammer- und atrioventrikulären Extrasystolen in ganz bestimmten Zwischenräumen so z. B. nach jedem einzelnen normalen Kammerschlag, aber auch nach je 2—5, ja 8 und mehr Kammerschlägen auf. Es entsteht so eine Allorhythmie, das ist eine regelmässige Gruppenbildung von Herzschlägen, die durch eine Extrasystole und zugehörige Pause unterbrochen wird. Das Problem dieser regelmässig wiederkehrenden Extrasystolen ist noch nicht befriedigend gelöst.

Rothberger und Kaufmann stellten fest, dass, wenn sie elektrische Extrareize in regelmässigem, durch ein Metronom bestimmten Rhythmus, der aber von dem normalen Sinusrhythmus verschieden war, auf das Herz des Versuchstieres wirken liessen, diese dadurch, dass eine je nach der Frequenz der Extrareize bestimmte Zahl dieser, da sie in die refraktäre Pause der normalen Systolen fielen, unwirksam wurden, in ganz regelmässigen Perioden von Pulsschlägen immer in derselben Phase der Diastole eine Extrasystole auslösten, und so eine je nach der Frequenz der Extrareize bestimmte Allorhythmie entstand. So konnten sie eine nach jeder normalen Systole, aber auch nach bestimmter Zahl von normalen Systolen auftretende Extrasystole und damit eine Allorhythmie erzeugen. Die Voraussetzung ist, dass ein ganz regelmässiger Sinusrhythmus besteht. Da aber bei normal doch schwankendem Vagustonus dies nicht stets der Fall ist, so stört die dadurch hervorgerufene fast unmerkliche Ungleichheit der zeitlichen Verhältnisse der einzelnen Pulsperioden sicher häufig die Regelmässigkeit des Einfalls der wirksamen Extrareize. Diese experimentelle Beobachtung lässt aber die Deutung zu, dass bei regelmässiger, oder nahezu regelmässiger, Wiederkehr von in den normalen Herzrhythmus eingestreuten Extrasystolen eine an anderer Stelle rhythmisch erfolgende Reizbildung interferiert und dass durch diesen Vorgang die wiederkehrenden Extrasystolen hervorgerufen werden. Da aber nach unserem jetzigen Wissen nur die spezifischen Gewebe mit der Eigenschaft automatischer rhythmischer Reizbildung begabt sind, so ist auch diese Feststellung eine Stütze für die Ansicht, dass die Extrasystolen im spezifischen Gewebe ihren Ausgangspunkt haben, ob sie nun muskulär oder von den dort befindlichen nervösen Elementen hervorgerufen werden.

Das hier angeführte Experiment könnte alle Arten von regelmässig wiederkehrenden Extrasystolen erklären. Aber es gibt noch gewisse Schwierigkeiten, die besonders die sogenannten gekuppelten Extrasystolen betreffen.

Gekuppelte Extrasystolen sind solche, die stets in demselben zeitlichen Verhältnis nach der vorausgehenden normalen Systole einfallen.

Das konstante Intervall zwischen normaler- und Extrasystole legt die Vermutung nahe, dass hier die normale Systole eine bestimmte ursächliche Beziehung zur Extrasystole hat. Ist eine Extrasystole so an eine Systole gekuppelt, so wird dieser Rhythmus als echte Bigeminie bezeichnet. Die Extra-Systole kann vom Vorhof, der Kammer und vom Atrioventrikularsystem ausgehen. Es können aber auch statt einer zwei und mehr Extrasystolen jeder normalen Systole in regelmässigem Abstand folgen (Poligeminie). Tritt eine grössere Zahl dieser auf, so entsteht das Bild des Herzjagens, der paroxysmellen Tachykardie.

Worauf diese eine oder mehrere Extrasystolen auslösende Wirkung der Systole beruht, ist rein hypothetisch. Diese gekuppelten Extrasystolen folgen nicht nur der normalen Systole in stets gleichbleibendem zeitlichen Abstand, sondern sie haben im Elektrokardiogramm stets in allen 3 Ableitungen die gleiche Form, was darauf schliessen lässt, dass sie in demselben Falle stets an demselben Ort ihren Ausgangspunkt haben.

Über die Ursache der gekuppelten Extrasystolen schwanken die Ansichten. Doch ist es zweifellos, dass die vorhergehende normale Systole in letzter Linie die Ursache der Extrasystole ist, ebenso einer etwa auftretenden Gruppe von Extrasystolen. Unter bestimmten Umständen beobachtet man diese gekuppelten Extrasystolen mit besonderer Häufigkeit. So bei Anwendung der Digitalis, ferner bei Ventrikelautomatie, über die bei den Überleitungsstörungen noch Näheres auszuführen ist. Nach Cowan und Ritchie soll eine rhythmisch sich steigernde intrakardiale Drucksteigerung die Ursache für diese gekuppelten Systolen sein. Edens und Huber nehmen an, dass nach der normalen Kontraktion ein Rest von Reizbarkeit und Reizmaterial übrig geblieben sei. Es müsste dabei eine Blockierung dieser den zweiten Reiz erzeugenden Stelle stattfinden; denn durch eine Kontraktion wird alles im Herzen irgendwo aufgespeicherte Reizmaterial sonst vernichtet. Edens fand hohen Kalziumgehalt des Blutes in solchen Fällen und sieht darin die Ursache. Nach Versuchen von Gaskell erfolgen mitunter auf einen einzelnen Reiz mehrfache Kontraktionen; so auf einen Nadelstich in das Überleitungsbündel gehäufte Kammersystolen. Es wird damit die erste Systole an sich zum Reiz für die zweite, diese für die dritte, usw. Es muss also vielleicht eine pathologisch erhöhte Reizbildung in irgend einem reizerzeugenden Bezirke angenommen werden.

Frey macht darauf aufmerksam, dass auch bei einzelnen unregelmässigen, oder in Perioden einfallenden Extrasystolen der Abstand dieser von der letzten normalen Systole stets der gleiche sein kann und nimmt auch für ihre Entstehung die gleiche Ursache an, wie für die regelmässig gekuppelten Extrasystolen, nämlich die Interferenz zweier Rhythmen nach Rothberger und Kaufmann. Allerdings müssen auch bei der Interferenz zweier Rhythmen die dadurch hervorgerufenen Extrasystolen stets in einem gleichen Intervall der letzten normalen folgen. Nur für die Vorgänge beim unregelmässigen Puls kommt man mit der Annahme der Interferenz zweier Rhythmen nicht aus. Es sind von D. Gerhardt, Cowan und Ritchie Fälle von absoluter Unregelmässigkeit mit gekuppelten Extrasystolen beschrieben worden. Auch eigene Beobachtungen zeigten mir solche (Fig. 132 a u. 132 b). In Fig. 128 sind gekuppelte Extrasystolen bei Vorhofflimmern und Dissoziation abgebildet, die vom rechten Schenkel des Leitungssystems ausgehen.

Interferenzen mehrerer Rhythmen sind schon früher in einzelnen seltenen Fällen beobachtet. So hat Wenckebach Dissoziationen und Interferenzen zweier Rhythmen an der Ursprungsstelle der Herztätigkeit beschrieben, ebenso solche zweier Vorhofrhythmen, sowie solcher von Vorhof und Ventrikel bei normaler Schlagfolge. Wir müssen annehmen, dass unter pathologischen Bedingungen die Produktion

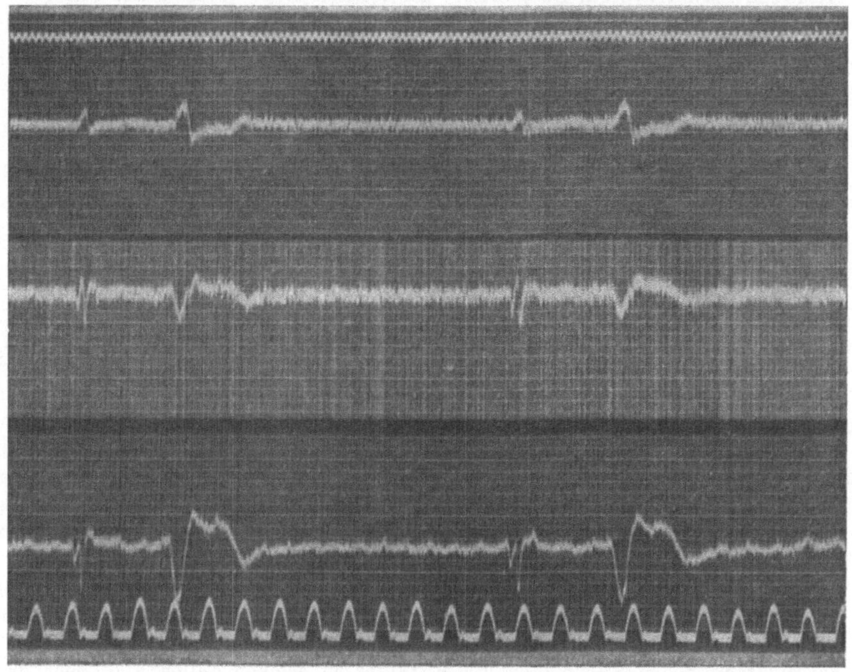

Fig. 133.
Gekuppelte Extrasystolen bei Vorhofflimmern mit Herzblock.

von rhythmischen Reizen genau wie beim Herzblock an verschiedenen Stellen gleichzeitig statthaben kann. In der Norm zwingt der mit höchstem Rhythmus begabte Ursprungsort allen übrigen seinen Rhythmus auf. Es ist aber denkbar, dass trotzdem das an anderen Stellen sich bildende Reizmaterial nicht durch die Kontraktion vernichtet wird, vielleicht infolge einer Blockierung dieser Stelle. Welcher Art die Blockierung ist, darüber fehlen uns bestimmte Kenntnisse. Vielleicht ist es Nerveneinfluss; vielleicht sind es Schädigungen, wohl meist vorübergehender Art, die die Kontraktion verhindern, an diesen Stellen das Reizmaterial zu vernichten. Es kann dann so kommen, dass von beiden rhythmische Reize erzeugenden Stellen aus das Herz zum Schlagen gebracht wird, und zwar dann, wenn beide Rhythmen nicht dasselbe Tempo einhalten, wie es beim Rothberger-Kaufmannschen Versuch der Fall ist. Der Ort, an dem sich die rhythmischen Reize neben den normalen bilden, kann ein Teil des Sinusknotens, des Überleitungssystems mit seinen Schenkeln sein, vielleicht auch sonstige Orte des Vorhofs und der Kammern. Fallen nun die von den zwei rhythmischen Zentren gebildeten Reize ausserhalb der refraktären Phase der normalen Systole, so bringen sie Ertrasystolen hervor. Es kann so sogar eine Verdoppelung der Herzfrequenz hervorgerufen werden, ebenso wie eine echte paroxysmelle Tachykardie. Die Analyse der Kurven solcher Fälle ist allerdings schwierig und selbst der Meister in der Analyse sphygmographischer Kurven, Wenckebach, gibt zu, manches Rätsel, die derartige allerdings sehr seltenen Fälle aufgeben, nicht vollständig lösen zu können.

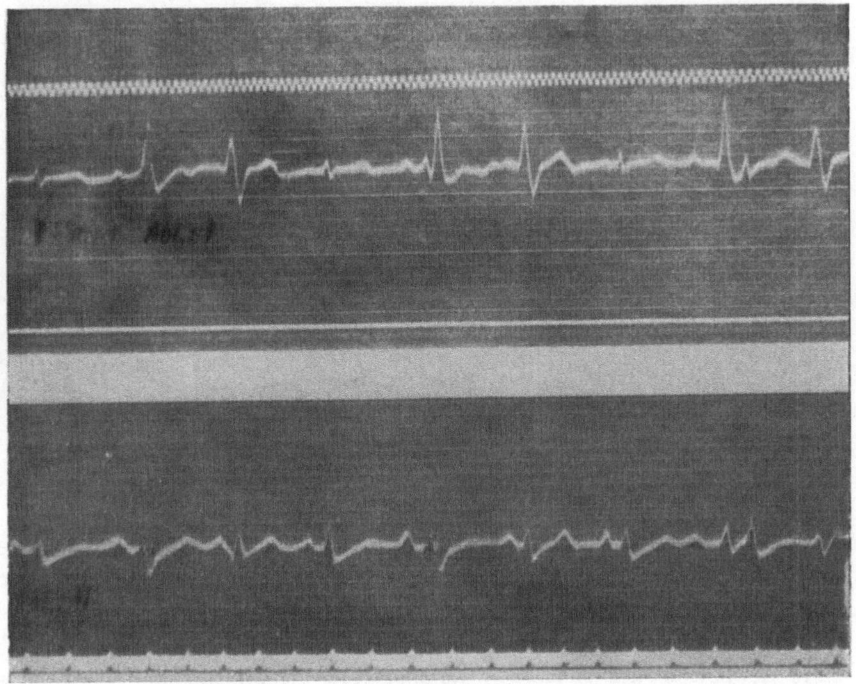

Fig. 134.
Interferenz zweier Rhythmen in Abl. I und II

Etwa 50 % der Fälle, in denen Kammerextrasystolen beachtet werden, betreffen gesunde Herzen. Von 49 Fällen, die ich einer früheren Bearbeitung dieser Frage zugrunde legte, betreffen 24 gesunde, 25 organisch kranke Herzen. Kammerextrasystolen findet man häufig auch bei sonstigen rhythmischen Störungen eingeschaltet, ohne dass die Veranlassung, wodurch sie hervorgerufen werden, klar wäre, so besonders bei der absoluten Unregelmässigkeit. Von 69 Fällen gingen 27 vom rechten, 42 vom linken Ventrikel aus. In 2 Fällen gingen sie bald von einem, bald vom anderen aus. Bei der absoluten Unregelmässigkeit bilden dagegen die bald von einem, bald vom anderen Schenkel ausgehenden die Regel.

2. Vorkammer-Extrasystolen. Wenn die Extrasystole in den Vorkammern einsetzt, liegen die zeitlichen Verhältnisse anders. Zunächst ist zu unterscheiden, ob der diese veranlassende Reiz an dem normalen Ausgangspunkt der Herzreize, dem Sinusknoten, einsetzt. Es wird zwar vielfach bezweifelt, dass im Sinusknoten Extrareize entstehen können, besonders weil im Elektrokardiogramm die Vorhofzacke der Vorhof-Extrasystole gegenüber der der normalen Systolen Verschiedenheiten zeigt, doch scheint dies nach Wenckebach, wenn auch sehr selten, doch vorzukommen. Bei Vorhofextrasystolen wird durch den Extrareiz das im Sinusknoten in der Bildung begriffene Reizmaterial zerstört. Es vergeht dann genau die Zeit einer Herzperiode, bis die Vorkammer wiederum die normale Erregung erhält, beziehungsweise dauert es ebenso lange auch, bis der Reiz bis zur wirksamen Grösse angewachsen ist. Demnach wird in einem solchen Falle im Arterienpuls genau nach der Länge einer

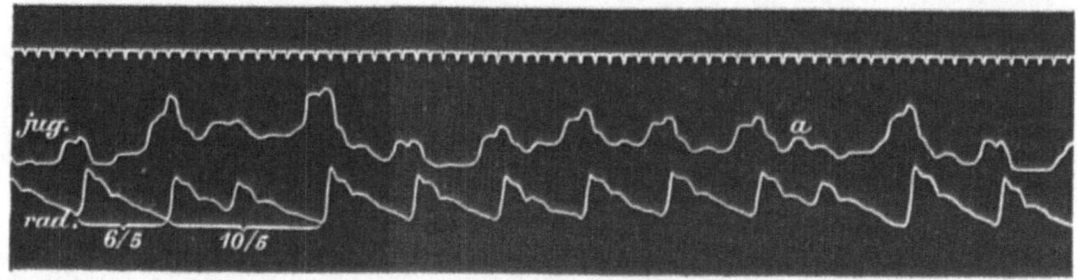

Fig. 135.
Vorkammer Extrasystolen.

normalen Herzperiode der nächste Herzschlag der Extrasystole folgen, dem also eine gegenüber der Kammerextrasystole verkürzte Pause vorhergeht (Fig. 135). Fällt aber der wirksame Reiz an einer anderen Stelle der Vorkammer ein, so wird die Pause etwas verlängert, aber nicht bis zum doppelten der normalen Reizperiode. Denn um das Zeitteilchen, welches der Reiz braucht, um von der Einfallstelle zur Bildungsstätte der normalen Herzreize fortzuschreiten, wird dann die Pause länger wie die normale Reizperiode (Wenckebach).

Im Venenpuls geht eine verfrühte Vorhofwelle a der Kammerwelle vk oder c voraus. Wenn die Vorhofextrasystole sehr früh einfällt, so kann die Kammer noch refraktär sein, es folgt dann keine Kammerkontraktion und es erfolgt eine isolierte Vorkammerextrasystole (Blockierung der Vorhofextrasystolen (Hewlett).

Im Elektrokardiogramm zeigt sich der normale oder typische Erregungsablauf der Kammern. Die Vorhofzacke P geht dem Kammerelektrokardiogramm voraus. Doch ist die Zacke P meist von einer anderen Gestalt oder Höhe, wie bei den normalen Herzschlägen. Sie ist oft höher, mitunter gespalten, oft auch negativ, was nach Lewis auf einen vom Keith-Flackschen Knoten verschiedenen Ausgangspunkt hinweist. Häufig pfropft sich Zacke P auf Zacke T auf, die dadurch abnorm hoch und spitz wird, mitunter gespalten erscheint. (Fig. 135).

3. Atrioventrikuläre Extrasystolen. Nehmen Extrasystolen ihren Ausgangspunkt von der Vorhof-Kammergrenze, so kontrahieren sich Vorhöfe und Kammern nahezu gleichzeitig. Der Ausgangspunkt ist das Überleitungssystem, und je nachdem jener den Vorkammern oder

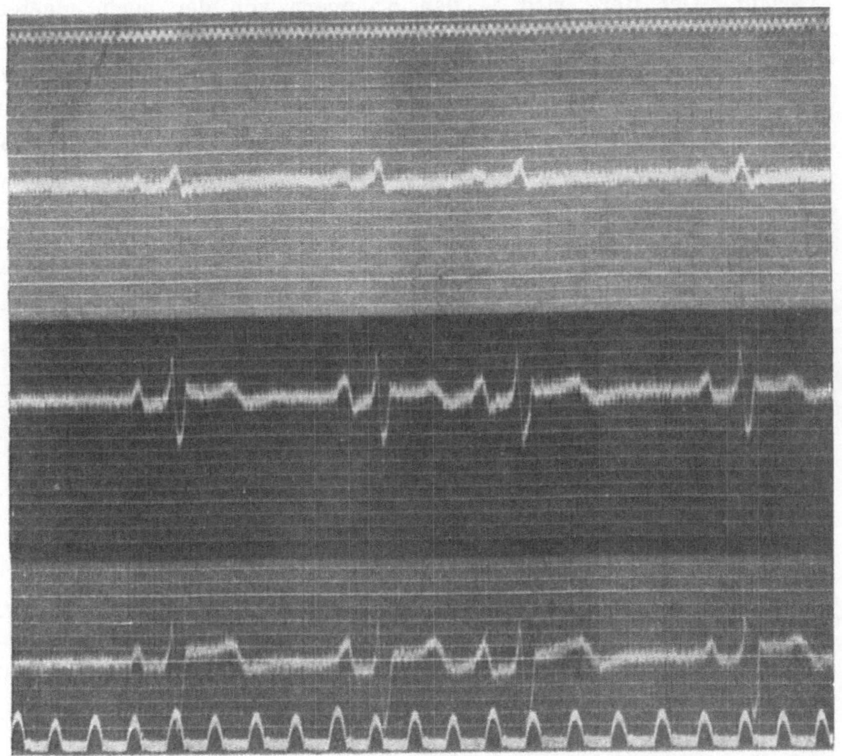

Fig. 136.
Vorkammerextrasystole in Abl. I (oben) II mitten, III unten, gleichzeitig geschrieben.

Kammern näher liegt, ziehen sich die einen oder anderen ein Zeitteilchen früher zusammen.

Es muss dann im Arterienpuls eine verkürzte kompensatorische Pause entstehen.

Da der Reiz sich rückwärts in die Vorkammer fortpflanzt (retrograde Extrasystolen) und damit am normalen Entstehungsort der Reize das Reizmaterial vernichtet, so kann natürlich das dort ausreifende Reizmaterial für den nach normaler Pause fälligen Kammerschlag nicht zur Geltung kommen, sondern erst nach einer aus oben dargelegten Gründen etwas über die normale Herzperiode hinaus verlängerten Pause der nächste Herzschlag einsetzen, der dann seine normale Leitung zur Kammer findet (Fig. 136). Die Pause ist aber kürzer wie das doppelte der normalen Pulsperiode.

Im Venenpuls zeigt sich eine abnorm hohe a-Zacke, da hier stets Vorhofpfropfung entsteht (Fig. 137).

Im Elektrokardiogramm zeigen die Kammerteile den typischen Verlauf. Der Reiz wird ja den Kammern von der noch ungeteilten His schen Brücke zugeleitet. Die Vorkammerzacke P ist oft als kleiner negativer Vorschlag vor der Anfangszacke R zu erkennen. In anderen Fällen ist sie in der Initialgruppe als kleine Nebenzacke ausgeprägt oder folgt ihr nach (Fig. 138). Mitunter ist sie gar nicht festzustellen, sie verschwindet im Kammerelektrokardiogramm. Fehlt P bei

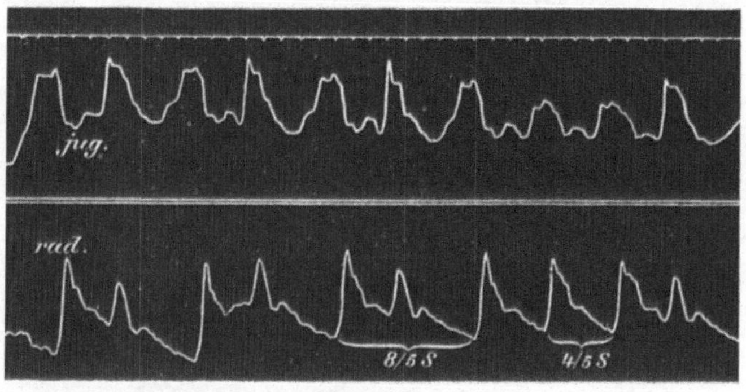

Fig. 137.
Atrioventrikuläre Extrasystolen.

Extrasystolen und zeigen diese typische den normalen derselben Kurve gleiche Kammerelektrokardiogramme, so erlaubt dies den Schluss auf atrioventrikulären Ursprung.

Die klinische Bedeutung der Extrasystolen liegt zunächst in dem unangenehmen, subjektiven Gefühl, welches die Kranken dabei haben. D. Gerhardt gab an, dass die auf nervöser Basis entstehenden Extrasystolen meist unangenehm empfunden werden, während die bei organischen Erkrankungen vorkommenden gewöhnlich von den Patienten kaum bemerkt werden. Es sind aber auch letztere recht oft mit unangenehmen Sensationen verbunden, im Gegensatz zur absoluten Unregelmässigkeit, von der die Kranken häufig gar keine Empfindung haben. Sicher sind in den meisten Fällen die Extrasystolen nicht mit organischen Erkrankungen verbunden und betreffen klinisch gesunde Herzen. In der Klinik lassen sich diese Verhältnisse nicht richtig beurteilen, da die mit Extrasystolen behafteten gesunden Individuen nicht zur Aufnahme kommen. Man sieht solche herzgesunde Extrasystoliker aber zahlreich in der Sprechstunde. Andererseits treten Extrasystolen auch bei organischen Erkrankungen, besonders im Stadium der Dekompensation auf. Sie sind aber nicht an bestimmte Krankheitsformen gebunden, so dass hier die Vermutung naheliegt, dass die organische Erkrankung im wesentlichen eine erhöhte Disposition für die Entstehung der Extrasystolie schafft. Dass Extrasystolen unter dem Einfluss des Nervensystems bei Menschen entstehen können, beweist ihr Auftreten beim Vagusdruckversuch, ebenso bei psychischen Erregungen. Bei anatomischen Erkrankungen des Nervensystems findet man sie aber nicht mit besonderer Häufigkeit.

Der Einfluss der Extrasystolen auf den Kreislauf ist, wenn sie vereinzelt auftreten, sehr gering. Die dabei, wenn sie spät in der Diastole entstehen, stattfindende Vorhofpfropfung treibt das Blut für einen Augenblick rückwärts in die Venen. Die lange Pause, die das Herz mit Blut überfüllt, gibt für dieses eine Mehrarbeit, so dass oft mehrere Systolen nötig sind, bis sich die normale systolische Verkleinerung wieder herstellen kann (D. Gerhardt). Bei regelmässig und häufig auftretenden Extrasystolen ist diese übernormale Anstrengung des Herzens nicht ohne Bedeutung für den Kreislauf, denn die ungleichmässige Füllung des Arteriensystems gefährdet die stetige gleichmässige Zirkulation des Blutes. Auch wird die immer wiederholte abnorme Füllung des Herzens bei langanhaltender häufiger Extrasystolie das Herz ermüden können. Bei häufigen Extrasystolen muss es zur Überfüllung des venösen und zu einer Verminderung der Füllung des arteriellen Systems kommen. Dadurch entsteht durch schlechtere Blutversorgung des Gehirnes mitunter Schwindelgefühl.

Bei durch organische Erkrankung geschädigten Herzen vermehrt die Extrasystolie die ungünstigen Kreislauferscheinungen. So kann sie dabei zu vermehrten Kreislaufstörungen führen und schliesslich zur Insuffizienz. Gewöhnlich aber wird das objektive Befinden der Patienten durch Extrasystolen nicht gestört, doch stellt die Störung des subjektiven Befindens die Aufgabe, die Extrasystolen zu beseitigen. Es ist aber oft, namentlich bei vereinzelt auftretenden Extrasystolen schwer, diese zum Verschwinden zu bringen. Aber glücklicherweise treten solche in der Regel nur periodisch auf in Zeiten nervöser Erschöpfung, grösserer psychischer Erregungen, nach toxischen Einflüssen (Nikotin) oder auch nach Überanstrengung, oder auch ohne jeden Zusammenhang mit einer nachweislichen Ursache. Umgekehrt neigen Menschen, die einmal Extrasystolen gehabt haben, dazu, von Zeit zu Zeit wieder solche zu bekommen.

Frustrane Herzkontraktionen. Als besondere klinische Abart der Extrasystolen werden die sogenannten frustranen Herzkontraktionen bezeichnet (Quincke,

Hochhaus). Man nennt frustran diejenigen Herzkontraktionen, welche an der Radialis keinen Pulsschlag erzeugen. Je früher die Extrasystole nach der vorhergehenden Systole einsetzt, um so weniger kann das Herz mit Blut gefüllt sein und um so weniger Blut kann in das Arteriensystem geworfen werden, zumal ein Teil rückwärts durch die noch offenen Atrioventrikularklappen entweichen wird. Deshalb bleibt bei früh einsetzenden Extrasystolen die Erhebung an der Radialis und damit im Sphygmogramm oft gänzlich aus. Es entsteht ein Pulsus intermittens oder vielmehr Pseudo-intermittens. Die frustrane Kontraktion des Pulsus pseudointermittens wird auskultatorisch gewöhnlich nur als einfacher Ton gehört, was darauf hinweist, dass sie die Aortenklappen nicht zu öffnen imstande ist. Deshalb muss der zweite (Klappen)-Ton fehlen. Eine im späteren Verlauf der Herzpause einsetzende Extrasystole, welche die Aortenklappen öffnet, wird natürlich als Doppelton gehört. „Frustran“ können aber auch bei anderen Rhythmusstörungen, so bei der absoluten Unregelmässigkeit wie auch bei Herzblock Kammersystolen sein, wenn bei ungenügender Füllung des Herzens keine Pulswelle entsteht.

c) Das Herzjagen. (Tachykardische Paroxysmen.)

Eine eigenartige Rhythmusstörung des Herzens, die darin besteht, dass ein umschriebener Anfall die sonst normale Herztätigkeit plötzlich ausserordentlich beschleunigt, die dann ebenso plötzlich wieder zur Norm zurückkehrt, nennt man Herzjagen (paroxysmelle Tachykardie). Sie steht den Extrasystolen nahe, zeigt aber auch Beziehungen zum Vorhofflattern. Die Anfälle treten mehr oder weniger häufig auf und können von Minuten bis zu Tagen, ja Wochen dauern. Die Pulsfrequenz beträgt in den Anfällen das doppelte und mehr der normalen Herztätigkeit. Häufig tritt eine fast genaue Verdoppelung auf. Pulsfrequenzen von 150—160 in der Minute sind wohl die untere Grenze der dabei beobachteten Zahl. Die Ursache der Anfälle ist eine sehr verschiedenartige. Sie kommen bei gesunden und kranken Herzen vor. In einzelnen Fällen ist Heredität oder Familiarität beobachtet worden, so dass verschiedene Mitglieder derselben Generation und solche verschiedener Generationen mit diesen Anfällen behaftet waren (Leusser). In anderen Fällen wirken nervöse Erkrankungen, vor allem funktionelle Neurosen bei der Entstehung mit. Viele Kranke geben Aufregung und Schreck als Ursache an. Auch bei organischen Erkrankungen des zentralen Nervensystems werden sie beobachtet. Giftwirkungen, besonders Nikotin, und schwächende Einflüsse, wie sie durch akute oder chronische langdauernde Infektionskrankheiten gegeben werden, führen dazu. Überanstrengung wird von einigen beschuldigt. Bei anderen findet man Erkrankungen der Abdominalorgane, besonders des Magens und der Leber, bzw. Gallenblase. Etwa ein Drittel der bisher beschriebenen Fälle war mit organischen Herzkrankheiten kompliziert. In manchen Fällen aber lässt sich keine ursächliche Schädlichkeit nachweisen.

Im Tierexperiment konnten durch die Unterbindung einer Koronararterie Kammertachykardien erzeugt werden (Lewis). Durch Akzeleransreizung bei vorher durch Baryum oder Kalzium vergifteten Tieren konnten Rothberger und Winterberg Kammertachykardien erzeugen und ebenso durch Acceleransreizung bei erhöhtem Vagustonus (Hering).

Der Ausgangspunkt der Tachyrhythmie kann der Vorhof, die Vorhofkammergrenze und die Kammer sein. Damit ergibt sich schon eine gewisse Parallele mit den Ausgangspunkten der Extrasystolen. Die Vorhöfe sind zu ausserordentlich hoher Schlagfrequenz befähigt. Steigt diese bis zu 300—400 in der Minute, so kann die Kammer nicht folgen und es entsteht in der Kammer eine ganz anders geartete Herztätigkeit, die sich im Puls als absolute Unregelmässigkeit darstellt. Die Vorkammertachyrhythmien haben wieder nahe Beziehungen zu dem Vorhofflimmern, und neuerdings wird das Vorhofflimmern als eine äusserst hochgradige Vorhoftachyrhythmie aufgefasst (Rothberger und Winterberg). Es ist deshalb aus praktischen Gründen angezeigt die isolierte Vorhoftachyrhythmie in dem Kapitel Vorhofflimmern abzuhandeln, obwohl sie die Ursache auch einer Kammertachyrhythmie werden kann, namentlich dann, wenn regelmässig jeder zweite oder dritte Reiz eine Kammersystole auslöst. Dies habe ich bisher in drei Fällen beobachtet. In der Regel aber ist der Vorhof, wenn das Herzjagen von diesem seinen Ausgang nimmt, nicht so hochgradig beschleunigt, sondern zu jeder Vorhofkontraktion gehört eine Kammerkontraktion. In solchen Fällen zeigt sich dann das Symptom der Vorhofpfropfung recht häufig. Die Vorhofkontraktion beginnt dann, bevor sich die Vorhofkammerklappen öffnen können, und die Vorhöfe treiben den grössten Teil ihres Inhaltes in die Venen zurück. Die Kammern erhalten auf diese Weise zu wenig Blut.

Entsprechend dem Umstand, dass verschiedenartige Ursachen und verschiedenartige Zustände des Herzens in solchen Anfällen vorliegen, auch der Ausgangspunkt der Anfälle verschieden ist, ist eine sichere anatomische Grundlage für die Anfälle nicht festzustellen. Auch im Herznervensystem und in den nervösen Zentralorganen hat man bisher einheitlich zu deutende Befunde nicht erhoben, wenngleich die Anfälle bei organischen Erkrankungen des Nervensystems mitunter auftreten (Schlesinger).

Die subjektiven Erscheinungen bei den Anfällen sind mitunter sehr geringfügig, so dass die Kranken damit umhergehen und nur ein leichtes Unbehagen verspüren. So kommt es wohl, dass diese Affektion, welche meiner Erfahrung nach recht häufig ist, so oft übersehen wird und nicht zur Kenntnis des Arztes kommt. Die meisten Anfälle entdeckt man zufällig und erst dann, wenn die Kranken aufmerksam gemacht werden, geben sie an, ähnliche Zustände schon öfter gehabt zu haben.

In anderen Fällen dagegen sind die subjektiven Beschwerden sehr quälende.

Eigentliche Insuffizienzerscheinungen des Kreislaufs treten nur selten ein. Aber ein Gefühl grosser Mattigkeit und Leistungsunfähigkeit befällt oft die Kranken; sie müssen sich hinlegen, haben Oppressionsgefühl in der Brust und fühlen oft recht quälend das heftige Hämmern des rasenden Herzens. Die Atmung ist in der Regel nicht gestört, doch kann bei längerdauernden Anfällen, wobei das Herz allmählich ermüdet, Dyspnoe eintreten. Der Blutdruck ist in der Regel niedrig, sowohl der maximale wie der minimale. Der schlechten Füllung des Arteriensystems entsprechend ist der Puls klein und weich. Die Auskultation des Herzens ergibt reine Töne, die oft im embryonalen Rhythmus zu hören sind, da beide gleich betont erscheinen. Die Herzdämpfung ist im Anfall ge-

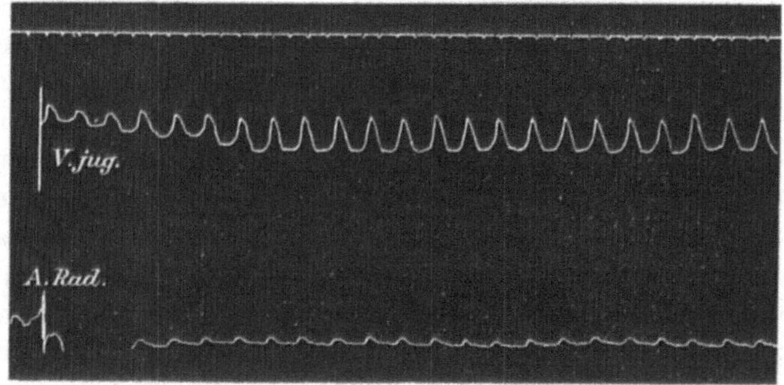

Fig. 138.
Sphygmogramm eines Anfalls von Herzjagen.

wöhnlich nicht verschieden von der ausser dem Anfall. Ebenso zeigt das Röntgenbild in den meisten Fällen keinen auffallenden Unterschied. In manchen Fällen ist das Herzbild im Beginn des Anfalls sogar verkleinert befunden worden (Hoffmann). Umgekehrt findet man in langandauernden Fällen doch nicht selten das Herz vergrössert, namentlich dann, wenn organische Erkrankungen des Herzens vorliegen. Wegen dieser Verschiedenheit ist die von Hochhaus und Martius vertretene Hypothese, dass eine akute Dilatation des Herzens die Ursache der Anfälle sei, nicht annehmbar. Die Urinsekretion ist im Anfall häufig vermehrt, namentlich auch nach dem Anfall, wo sich häufig grosse Mengen niedrig gestellten Urins (urina spastica) entleeren. Oft ist das Herz abnorm beweglich und diesem Umstande ist vielleicht in manchem Fall für die Auslösung der Anfälle Bedeutung beizumessen.

Über den Mechanismus der Herztätigkeit im Anfall geben die graphischen Methoden Aufschluss. Im Arterienpuls stellen sich die Anfälle stets als regelmässig aufeinanderfolgende Erhebungen dar. Es ist ein kleiner, regelmässiger, beschleunigter Arterienpuls festzustellen. Im Venenpuls findet man häufig nur eine einzige Erhebung, auch wenn die Anfälle von der Vorkammer ausgehen, was, wenn jene abnorm hoch ist, darauf hinweist, dass Vorhofpfropfung stattfindet (Fig. 138). Häufig zeigt der Arterienpuls im Anfall, besonders im Anfang, regelmässiges Alternieren. Die Spitzenstosskurve ist normal.

Zur Differenzierung der Anfälle hat das Elektrokardiogramm erheblich beigetragen. Lewis und A. Hoffmann haben Fälle publiziert, die den verschiedenen Ausgangspunkt der Anfälle erkennen liessen. Im Elektrokardiogramm der vom Vorhof ausgehenden Anfälle fällt sehr häufig die Zacke P mit der Zacke T zusammen, die dann besonders hoch ist und breit wird, aber auch gespalten sein kann. Es ist dies dann der Fall, wenn das Intervall zwischen Vorhof und Kammerkontraktion annähernd normal ist. Gehen die Anfälle von der Vorhofkammergrenze aus, zeigt sich meist negative P-Zacke unmittelbar vor R. Erstere kann aber in der Zacke R aufgehen oder ihr nachfolgen (Fig. 139). Gehen die Anfälle aber von den Kammern selbst aus, so sind die Kammer-Elektrokardiogramme atypisch, und zwar mitunter alle von demselben Typus (Fig. 140), mitunter auch wechselnd von Typus A und B. Mitunter folgt jeder normalen eine atypische Kammersystole (Interferenz zweier Rhythmen). Die Kammertachyrhythmien sind in der Regel kürzer dauernd und von häufigen Pausen unterbrochen, wenigstens in allen Fällen in denen ich sie beobachtet habe. In einem Fall, der zum Exitus kam, zeigte das Herz makroskopisch keine Änderung. Die mikroskopische Untersuchung steht noch aus. Ein anderer Fall, der vollkommen genesen ist, hat die Anfälle gänzlich verloren.

Am häufigsten scheinen atrioventrikuläre Anfälle zu sein. Die klinische Beobachtung, vor allen Dingen das Elektrokardiogramm ergibt nun eine ausserordentlich nahe Beziehung des Herzjagens zu den Extrasystolen. Nicht nur die Ätiologie ist eine ähnliche, auch der Ausgangspunkt ist derselbe wie bei den Extrasystolen. Ganz besonders wichtig ist aber, dass Kranke, welche an Herzjagen leiden, sehr häufig zu anderen Zeiten und auch unmittelbar nach dem Anfall an Extrasystolie leiden. Die auftretenden Extrasystolen sind aber oft nicht von gleichem Typus wie die gehäuften Schläge im Anfall, wie das Elektrokardiogramm erkennen lässt. So finden sich bei arterioventrikulären Anfällen häufig Kammerextrasystolien (Fig. 129). Es ist diese Kurve von demselben Kranken der Figur 138, zeigt also ausserhalb des Anfalls Kammerextrasystolie, im Anfall atriventrikulären Rhythmus. Es beweist dies, dass in dem gleichen Herzen Neigung zur Extrasystolenbildung wie zum Herzjagen besteht.

Ob vom normalen Ausgangspunkt der Herzreize, für welchen wir bis jetzt den Sinusknoten ansehen, Anfälle von Herzjagen ihren Ausgang nehmen können, ist ebenso umstritten wie dies bei Extrasystolen der Fall ist. Wenckebach nimmt es an, Lewis bestreitet es. Auch nach meinen bisherigen Erfahrungen glaube ich aus dem Grunde schon an-

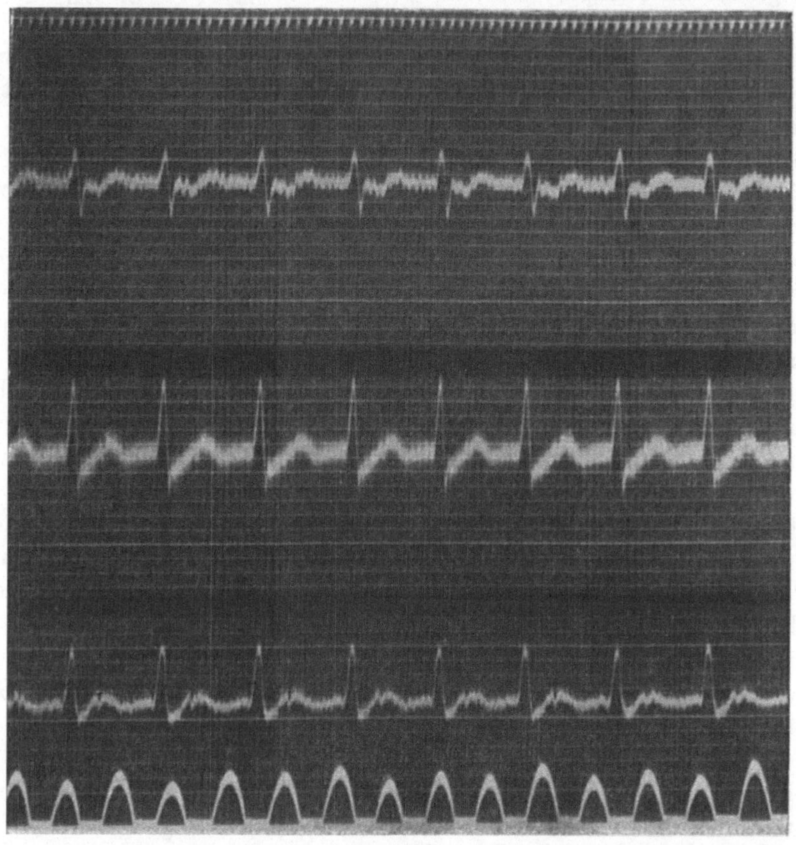

Fig. 139.

Atrioventrikuläres Herzjagen in Abl. I oben, II mitten, III unten, gleichzeitig geschrieben. In Abl. III negatives P nach der Initialseite.

nehmen zu müssen, dass der normale Ausgangspunkt keinen Anfall von Herzjagen zustande kommen lässt, weil die Vorhofzacken im Anfall eine andere Form und Grösse haben als ausserhalb des Anfalls. Da sie im Anfall mit T oft konfluieren, so gelingt es nur durch Vagusdruck oder, wenn man Anfang oder Ende des Anfalls zufällig schreiben kann, sie isoliert zu erhalten. Wenckebach rechnet allerdings auch langsam entstehende und vergehende Anfälle zum Herzjagen. Diese ergeben jedoch ein ganz anderes Bild und ich möchte sie als Sinustachykardien von diesen „Anfällen" ganz und gar trennen.

Der Kreislauf wird durch tachyrhythmische Anfälle insofern geschädigt als das Herz eine grosse Luxusarbeit leistet und die Erholungspausen für den Herzmuskel, die er nach jedem Schlag in der Norm in der Diastole hat, sehr verkürzt sind, da die Diastole ausserordentlich

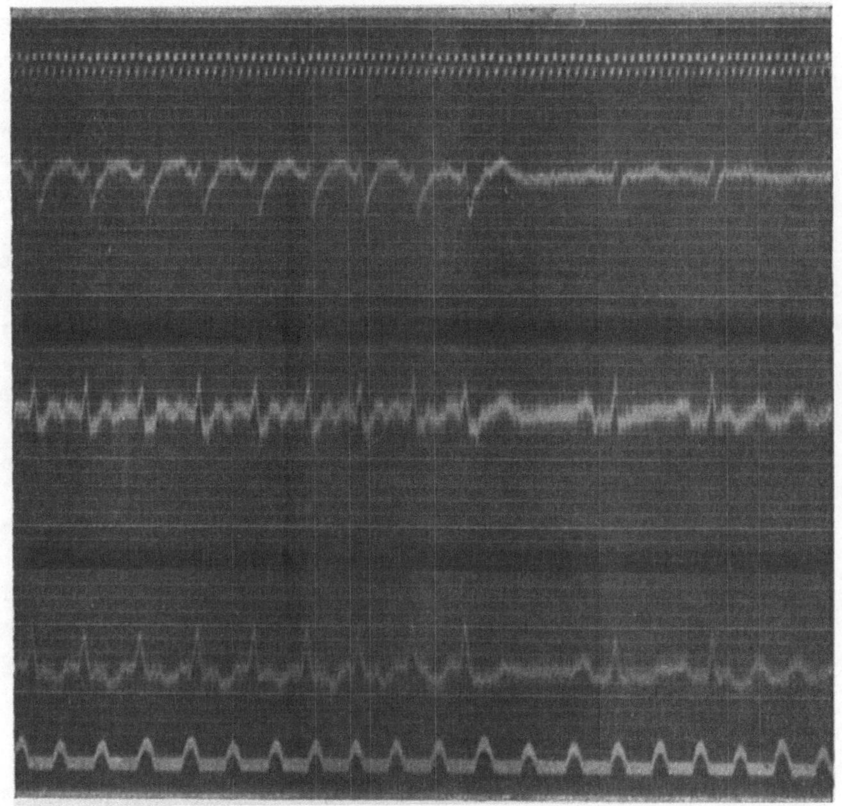

Fig. 140.
Herzjagen von der linken Kammer ausgehend in Abl. I, II, III (von oben nach unten), gleichzeitig geschrieben.

kurz ist. Auch leidet die Ventrikelfüllung durch Vorhofpfropfung. Aber auch die Systole ist verkürzt, so dass das Herz ausserordentlich viel schneller arbeiten und damit auch rascher ermüden muss. In der Regel gehen die einzelnen Anfälle nach einer mehr oder weniger kurzen Zeit vorüber. Gewöhnlich verlangsamen sich im Verlauf längerdauernder Anfälle die Herzkontraktionen, so dass, wenn der Anfall mit etwa 200 Pulsen einsetzt, nach einiger Zeit die Frequenz auf 160 herabsinkt.

Mitunter folgen bei sehr frequentem Rhythmus der Vorhöfe die Ventrikel den raschen Vorhofschlägen nach einiger Zeit nicht mehr und es tritt in ihnen eine absolute Unregelmässigkeit auf. Dies findet oft bei langdauernden Anfällen statt und die Kranken fühlen sich dabei bedeutend wohler, als wenn die Kammer so rasch mitarbeitet. In diesem Falle ermüdet auch der Herzmuskel nicht so sehr. Langdauernde Anfälle können aber zur vollkommenen Kreislaufinsuffizienz führen. Die ersten von Bouveret beschriebenen Kranken sind grösstenteils den Anfällen erlegen. Auch ich konnte den tödlichen Ausgang bei einer 35jährigen Patientin in einem mehr als zwei Monate dauernden Anfall beobachten.

Die Prognose der Anfälle ist im allgemeinen eine gute. Nur wenn das Herz organisch erkrankt ist, aber auch wenn die Anfälle allzulange dauern, können sie zum Tode führen. Dies sind aber seltene Ereignisse.

Die Anfälle treten in jedem Lebensalter auf. Hutchison und Parkison beschrieb einen Anfall bei einem 2 ³/₄jährigen Kind. Ich selbst sah einen solchen bei einem 3-jährigen. Aber auch bei 70-Jährigen habe ich Anfälle gesehen und bei einem jetzt 70 Jahre alt gewordenen bestehen sie seit dem neunten Lebensjahre. Von den vier Patienten, die ich in meinen Monographien 1900 mitteilte, sind mir drei noch bekannt und bis heute voll leistungsfähig geblieben. Der vierte ist meiner Beobachtung entschwunden. Es ist also auch die Prognose dieser Anfälle ähnlich günstig wie die der Extrasystolien.

Die Diagnose gründet sich ganz wesentlich auf die Anamnese — denn selten wird es der erste Anfall sein, den der Arzt beobachtet — und auf das abnorme Bild der äusserst frequenten Herzaktion. Pulsfrequenzen von 160 bis 180 bezeichnen fast immer Anfälle von Herzjagen, obwohl in ganz seltenen Fällen unter besonderen Umständen wie Überanstrengung Sepsis etc. auch Sinustachykardien in dieser Frequenz vorkommen. So sah ich bei einem Fall von Sepsis kürzlich eine Frequenz von 196, die nicht auf Herzjagen beruhte. In diesem Falle waren aber die Herztöne nicht wie beim Herzjagen fötal, sondern man hörte bei jeder Systole nur einen dumpfen Ton (Küngelrhythmus).

d) Leitungsstörungen.

Die normale Erregung des Herzens pflanzt sich von dem Entstehungsort der Reize, dem Sinusknoten, auf die Vorkammern und von diesen auf die Kammern fort, und zwar scheint es, dass zunächst die rechte Herzkammer erregt wird und dann erst die linke. Diese Leitung kann im Tierexperiment an jedem Punkte einer Störung unterliegen. Beim Menschen sind Leitungsstörungen bisher hauptsächlich zwischen Vorkammern und Kammern festgestellt worden.

Aber auch zwischen Sinus und Vorkammer kann es zu Reizleitungsstörungen kommen, wie sie zuerst von Wenckebach und später von Riehl, Hewlett u. a. festgestellt sind. Es findet sich dann, dass der Vorhof in derselben Allorhythmie schlägt wie die Kammer bei atrioventrikulären Reisleitungsstörungen. Die Analyse der dabei aufgenommenen Venen- und Arterienkurven bereitet grosse Schwierigkeiten. Es folgen sich im Arterienpuls die einzelnen Perioden im allorhythmischen Typus. Die Periodenlängen sind unter sich verschieden, doch folgen in der Regel in gleichen Abständen Gruppen von langen und kurzen Pulsperioden. In der Venenpulskurve fällt der Vorhof nach einer bestimmten Gruppe von Schlägen jedesmal aus. Vor dem ausfallenden Vorhofpuls verlangsamen und verkürzen sich die einzelnen Vorhofperioden nach derselben Regel, wie die Kammerperioden bei der Reizleitungsstörung im Hisschen Bündel. Durch Hineinkonstruktion eines regelmässigen Sinusrhythmus in die Kurve lässt sich die Störung erkennen. Derartige Überleitungsstörungen bilden grosse Seltenheiten. Dagegen sind die Störungen, welche an der Vorhofkammergrenze einsetzen, häufiger.

Tritt eine Leitungsstörung bzw. eine Leitungsverschlechterung zwischen Vorkammer und Ventrikel ein, so wird sie durch jeden weiteren Herzschlag vergrössert. Es folgt demnach der Kammerschlag dem Vorkammerschlag in einer grösseren Pause. Nach einer jedesmal wiederkehrenden bestimmten Anzahl von Systolen ist das Leitungsvermögen so weit geschädigt, dass der nächste Vorkammerschlag überhaupt nicht mehr zur Kammer fortgeleitet wird, dann fällt an dieser Stelle eine Kammersystole aus. In der nun folgenden Pause erholt sich die Leitungsfähigkeit besonders gut und der nächste Vorkammerschlag wird wieder rascher von einem Kammerschlag gefolgt. Es entstehen auf diese Weise regelmässige Gruppen von Systolen, die sich nach der durch den ausfallenden Kammerschlag gesetzten Pause immerzu wiederholen. Eine solche regelmässige Gruppenbildung nennt man Allorhythmie. Man findet im arteriellen Puls ein eigentümliches Verhalten. Gesetzt jeder fünfte Kammerschlag setze aus. Dann ist die dem Kammerausfall folgende Pulsperiode, da dem ersten einsetzenden Vorkammerschlag der entsprechende Kammerschlag wegen der in der langen Pause gut erholten Leitungsfähigkeit rasch folgt, der nächste aber durch die wieder durch diesen besonders verschlechterte Leitung sehr verspätet ist, von übernormaler Länge. Da das Leitungsvermögen mit jedem Kammerschlag dann nur wenig weiter geschädigt wird, so werden die folgenden Pulsperioden gegenüber der ersten etwas verkürzt bis beim fünften Schlag eine grössere Pause kommt, in welcher da der Herzreiz nicht mehr von der Vorkammer zur Kammer geleitet wird, ein Kammerschlag ausfällt (Fig. 141). Man kann so schon aus dem Arterienpuls allein die Allorhythmie als

Leitungsstörung analysieren. Leichter gelingt dies unter Zuhilfenahme der Venenpulsschreibung. Bei Aufnahme des Venenpulses sieht man in der Kurve bei regelmässigem Rhythmus der Vorhöfe, den die Vene erkennen lässt, dass die an der Karotis oder Radialis gezeichneten Kammerschläge allorhythmisch schlagen, d. h. in der Weise sich verhalten, wie oben beschrieben ist, wobei sich das Intervall a—c von Schlag zu Schlag verlängert bis a nicht mehr von c gefolgt ist, also ein Ventrikelschlag ausfällt (Fig. 142).

Im Elektrokardiogramm zeigt sich dasselbe Verhalten wie in der Venenpulskurve. Die Zacke P tritt in immer wieder verlängertem Abstand vor der Zacke R auf, bis nach einer gewissen Zahl von Schlägen einem P kein Kammer-Elektrokardiogramm mehr folgt (Fig. 143). Diese Fälle von unvollkommenen Reizleitungsstörungen sind im allgemeinen selten.

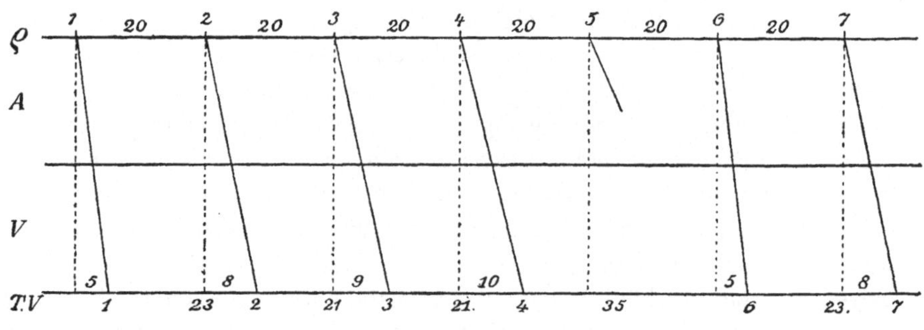

Fig. 141.

Schema des Systolenausfalls durch Leitungsstörung (nach Wenckebach).

Häufiger sind vollständige Blockierungen zwischen Vorkammer und Kammer vorübergehender oder dauernder Natur. Die einfachste Störung ist die, dass von Zeit zu Zeit, ohne dass sich vorher in der Kurve ein Anwachsen des Vorkammer- und Kammer-Intervalls zeigt, plötzlich ein Kammerschlag ausfällt bei erhaltenem Vorkammerschlag. Dies ist der sogenannte Kammersystolenausfall. Der Venenpuls klärt die Art der Störung auf. Man sieht dann, dass von Zeit zu Zeit nach der Vorhofwelle a die zugehörige Kammerwelle fehlt. Im Arterienpuls zeigen sich einfache Intermittenzen.

In seltenen Fällen entsteht bereits nach jedem einzelnen Kammerschlag ein Ausfall des nächsten, dann hat man eine Bradykardie mit halber normaler Frequenz der Kammer und normaler Vorkammerfrequenz vor sich. Es wird dann nur jeder zweite Vorhofreiz zum Ventrikel übergeleitet oder löst dort keine Kontraktion aus, denn eine Erregbarkeitsstörung des Herzmuskels kann dieselben Folgen haben. Der Venenpuls zeigt dann genau doppelt soviel Vorhofschläge wie der Arterienpuls. Bei allen diesen Gruppenbildern ist die Zeit der grossen Intermission kürzer als die Länge zweier Pulsperioden. Man findet Bradykardie

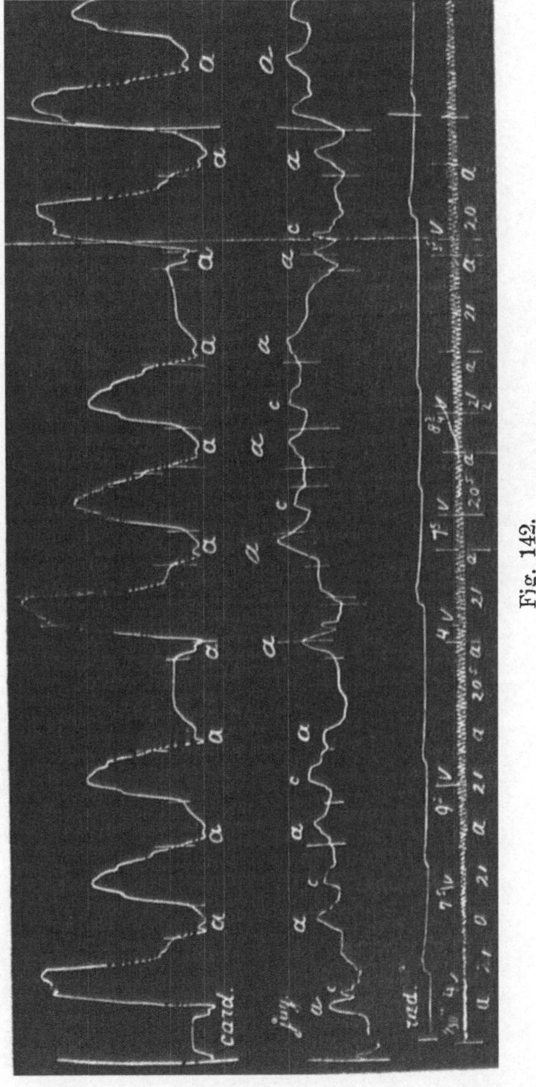

Fig. 142.

Allorhythmie durch Überleitungsstörung (nach W e n c k e b a c h). Jede 4. Kammersystole fällt aus. Das Intervall a—c vergrössert sich nach jeder Systole.

mit halber Frequenz auch rein funktionell in Anfällen bei Neurosen: P a r o x y s m e l l e B r a d y k a r d i e (H o f f m a n n).

Im Elektrokardiogramm zeigen sich besonders deutlich solche Ventrikelausfälle. In vielen derartigen Fällen fand ich auch bei den

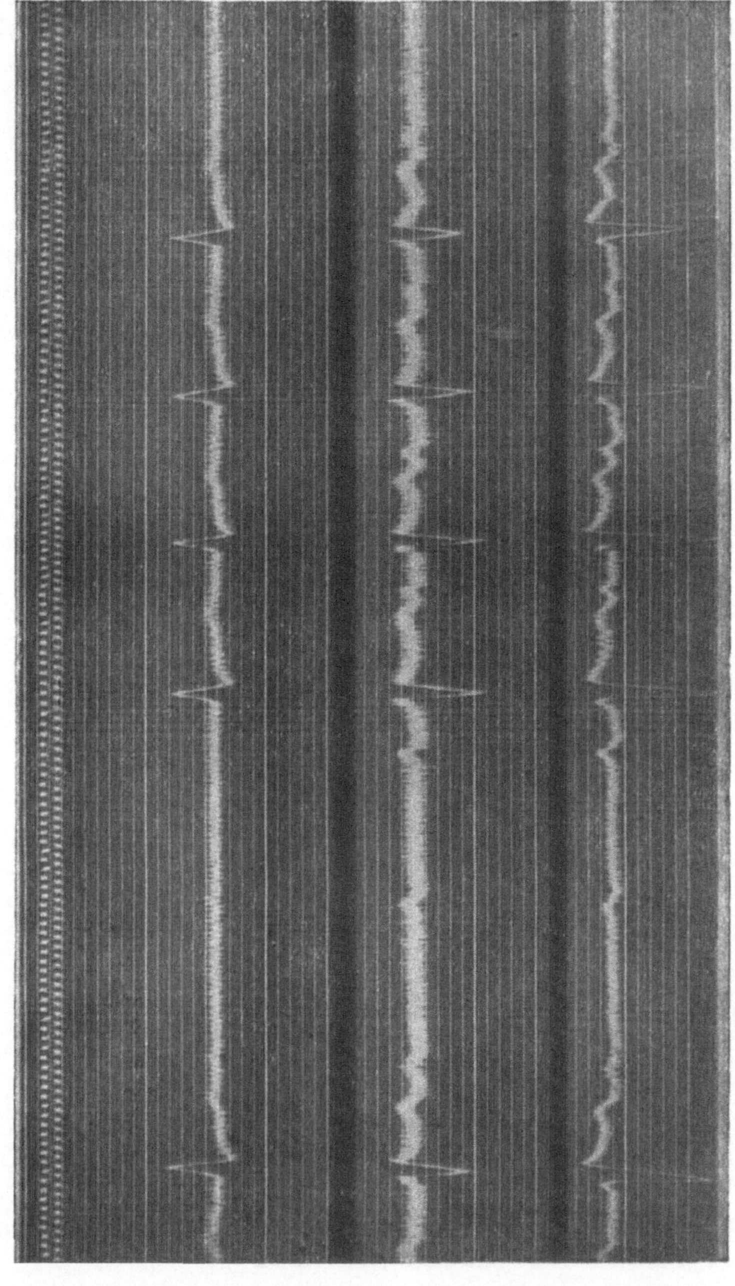

Fig. 143.

Systolenausfall durch Leitungsstörung Abl. I (oben), II (mitten), III (unten), gleichzeitig geschrieben.

normalen Systolen die Strecke α zwischen P und R gegen die Norm verlängert. Auch Schrumpf fand dies. Mitunter kommt es dann nachher zeitweilig und auch dauernd zum vollkommenen Block, d. h. zu vollständiger Sperrung der Reizübertragung vom Vorhof zum Ventrikel. Es ist offenbar in solchen Fällen bereits eine Schädigung des Bündels vorhanden, welches in seiner Leitungsfähigkeit beeinträchtigt ist und, wie die Elektrokardiogramme zeigen, auch bei normalen Schlägen abnorm langsam leitet.

Die Ursache einer Leitungsstörung ist recht verschieden. Sie kann durch anatomische Veränderungen oder auch durch funktionelle Einflüsse im Überleitungssystem hervorgerufen werden. Die partielle Leitungsstörung ist stets vorübergehender Natur. Am häufigsten habe ich sie bisher bei Fällen von akutem Gelenkrheumatismus gesehen. Oft war nachweisbar eine Endokarditis damit verbunden. In anderen Fällen konnte letztere nicht nachgewiesen werden. Es ist anzunehmen, dass dabei infektiöse oder toxische Schädigungen das Leitungssystem betreffen.

Sie kommt ferner bei Vagusdruckreizung vor, auch das Salizyl wird beschuldigt. Die bei Diphtherie auftretenden Leitungsstörungen führen in der Regel zur zeitweiligen Automatie der Kammern durch Blockierung der Vorhofreize. Hervorrufen lässt sich Kammersystolenausfall oft durch den Vagusdruckversuch. Besonders bei Druck auf den linken Vagus tritt das Phänomen dann vorübergehend auf. Ebenso kommt es nach Digitalisverabreichung vor.

Der dauernde vollständige Herzblock kommt nur durch eine organische Läsion des Überleitungsbündel zustande, welches dabei in seinem vollen Querschnitt leitungsunfähig geworden sein muss. Die Ursachen, welche dazu führen, sind arteriosklerotische Kalkherde im Überleitungssystem, narbige Schwielen als Überreste abgelaufener endokarditischer Prozesse (Pick), entzündliche Infiltrationen, Geschwülste, besonders Gummata. Es können aber auch Dissoziationen durch eine Erkrankung des Herzmuskels, durch eine toxische Myokarditis hervorgerufen werden. In solchen Fällen fand Mönckeberg körnigen, scholligen Zerfall der Muskelfasern, mit und ohne Verfettung. In solchen Fällen ist der Übergang des Reizes auf den kontraktiven Herzmuskel gesperrt.

Experimentell ist die Leitungsstörung vielfach studiert worden. Durchschneidungen sowohl des Hisschen Bündels sowie der Tawaraschenkel sind vielfach vorgenommen, so von Hering, Rothberger und Winterberg u. a. Durch Drücken oder Abkühlung des Überleitungssystems lassen sich im Tierexperiment auch die leichteren Formen der Übergangsstörung darstellen, so dass hier Experiment und Klinik, sowie pathologische Anatomie eine volle Aufklärung der Störung gebracht haben.

Über das Zustandekommen eines unvollkommenen Herzblocks hat H. Straub abweichende Ansichten geäussert. Aus den Elektrokardiogrammen eines einschlägigen Falles erklärt er die zeitweilige Dissoziation zwischen Vorkammer und Kammer dadurch entstanden, dass durch Beeinträchtigung der Leitungsfähigkeit des Bündels nicht eine Verlangsamung der Leitung, sondern eine Abschwächung des durch dieses geleiteten Reizes hervorgerufen wird. Danach würde das Vorhof-Kammersystoleninterval (α im Ekg.) nicht sowohl von der Zeit der Reizleitung, sondern von der Latenzzeit der Kammermuskulatur für eintreffende Reize bestimmt. Diese sei bei den durch verminderte Leitfähigkeit des Bündels abgeschwächten Reizen sowie bei geringerer Erregbarkeit der Kammermuskulatur verlängert. Es wird also an Stelle einer Verlangsamung der Leitung die

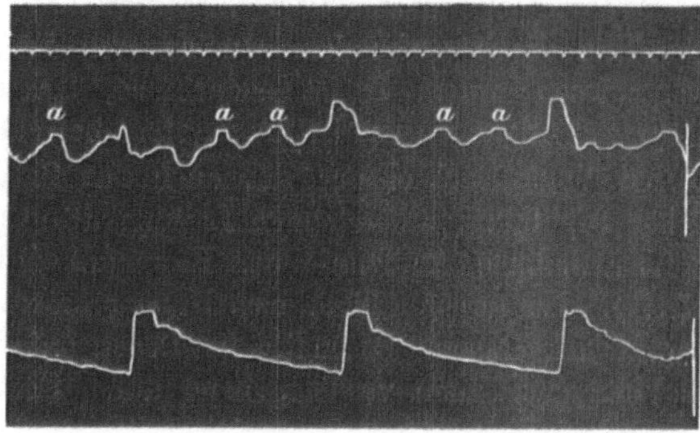

Fig. 144.

Dissoziation von Kammer und Vorkammer (Herzblock). Oben V. jugul., unten A. radialis.

Abschwächung des Reizes und Erregbarkeitsverminderung der kontraktilen Muskulatur gesetzt. Es ist klinisch, da man für die Stärke der am Herzen wirksamen Reize keinerlei Mass hat und ihre Intensität gänzlich unbekannt ist, überhaupt unmöglich, direkt etwas über Erregbarkeitsstörungen auszusagen. Aber auch der aus den Straubschen Beobachtungen indirekt gezogene Schluss ist nicht gut haltbar. Bisher befriedigen die Erklärungen, dass die Überleitungsstörungen durch verlangsamte Leitung bei geschädigtem Bündel entstehen, durchaus und auch in dem von Straub mitgeteilten Fällen lassen sich, wie Wenckebach nachweist, alle beobachteten Erscheinungen durch verlangsamte Leitung erklären. Er konnte die Gesetzmässigkeit der Reizleitungsstörung auch im vorliegenden Falle nachweisen. Es ist nämlich auch bei automatischen Kammerschlägen, nicht wie Straub

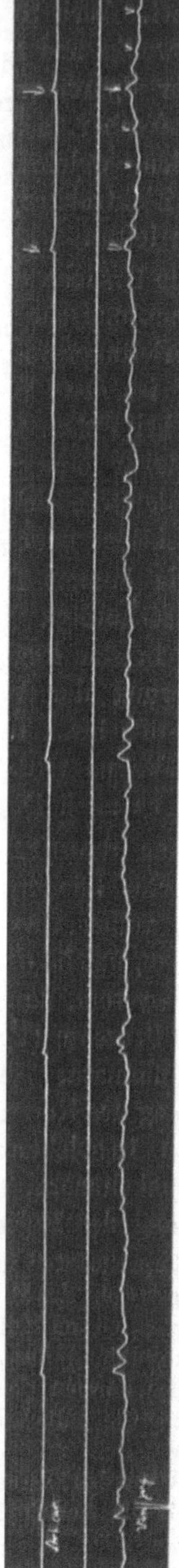

Fig. 145.

Vorhof-Kammerdissoziation.

annimmt, das Überleitungssystem ausser Funktion, sondern es wird namentlich, wenn die automatischen Kontraktionsreize aus dem noch ungeteilten Überleitungssystem stammen, das Bündel und seine Schenkel bei diesen mit erregt. Ob nicht auch noch rückläufige Erregung stattfindet, ist nicht sichergestellt. Jedenfalls sind die durch die automatischen Systolen miterregten Teile des Überleitungssystems auch in ihrer Leitfähigkeit geschädigt. Auch die Trendelenburgschen experimentellen Erfahrungen, welche bei künstlicher und deshalb bekannter Reizstärke am Tierherzen gewonnen sind, lassen die Frage, ob Verlängerung der Latenzzeit oder Verlängerung der Leitungszeit in einzelnen Fällen vorliegt, noch offen, weshalb wir vorläufig bei allen diesen Störungen Veränderungen der Latenzzeit- bzw. Erregbarkeitsstörungen der Herzmuskulatur nicht annehmen dürfen.

Das Vorkommen einer vollständigen Dissoziation zwischen Vorhof und Kammer, der Herzblock, ist durch zahlreiche Beobachtungen auch beim Menschen festgestellt worden, und zwar zuerst von His. Es ist dabei die Leitung vom Vorhof zur Kammer gänzlich aufgehoben. Vorhof und Ventrikel schlagen jeder in einem besonderen Rhythmus. Im Tierexperiment ist es vielfach gelungen, nach Durchschneidung des Atrioventrikularbündels ein analoges Bild hervorzurufen. Da der Eigenrhythmus des Ventrikels bedeutend langsamer ist, als der der Vorkammer, so schlägt die Vorkammer in einem schnelleren Tempo wie der Ventrikel. Mitunter schlägt letzterer unregelmässig, gewöhnlich aber ganz regelmässig. Am Arterienpuls findet man dann eine starke Verlangsamung der Pulse mit oder ohne Irregularität. Am Venenpuls findet man den normalen rascheren Vorhofrhythmus ausgeprägt. Die Ventrikel schlagen unabhängig von den Vorhöfen, so dass beide Kurven, Arterien und Venenkurven, verschiedenen voneinander ganz unabhängigen Rhythmus zeigen (Fig. 144 u. 145).

Mitunter fehlt trotz Kammerautomatik die starke Pulsverlangsamung. Offenbar liegt dann die Störung in den vorhofwärts gelegenen Partien des Bündels und es ist anzunehmen, dass je näher dem Vorhof die reizbildende Stelle liegt, um so schnelleren Rhytmus sie erzeugt (Fig. 145). Es sind die Kammerelektrogramme dabei typisch.

Vor dem Röntgenschirm kann man den Herzblock gut erkennen, da dann der linke Rand des Herzschattens im oberen und unteren Bogen langsame grosse Pulsationen zeigt, während der rechte untere Bogen, auch zuweilen der linke mittlere schnellere Bewegungen machen.

Im Elektrokardiogramm sieht man bei vollständiger Dissoziation die Kammerelektrokardiogramme in eigenem verlangsamtem Rhythmus auftreten und dazwischen ohne eigentliche Beziehungen zu diesen, die Vorhofzacken (Fig 144). Aber noch eine weitere Veränderung zeigt sich in einzelnen Fällen. Die Kammerschläge werden häufig atypisch wie die Extrasystolen der Kammer. Hering fand im Experiment, dass bei starker Vagusreizung die durch Überleitungsstörung isolierten Kammerschläge abnorme Elektrokardiogramme zeigen.

In einzelnen Fällen kann man durch das Elektrokardiogramm ein Wandern der Ursprungsreize feststellen, nämlich dass sie bald von der rechten, bald von der linken Kammer ausgehen, was sich durch atypische Kammer-Elektrokardiogramme von wechselndem Typus anzeigt (Fig. 148). Treten atypische Elektrokardiogramme nur vom Typus einer Kammer auf, so lässt dies den Schluss zu, dass der zu der betreffenden Kammer gehörige

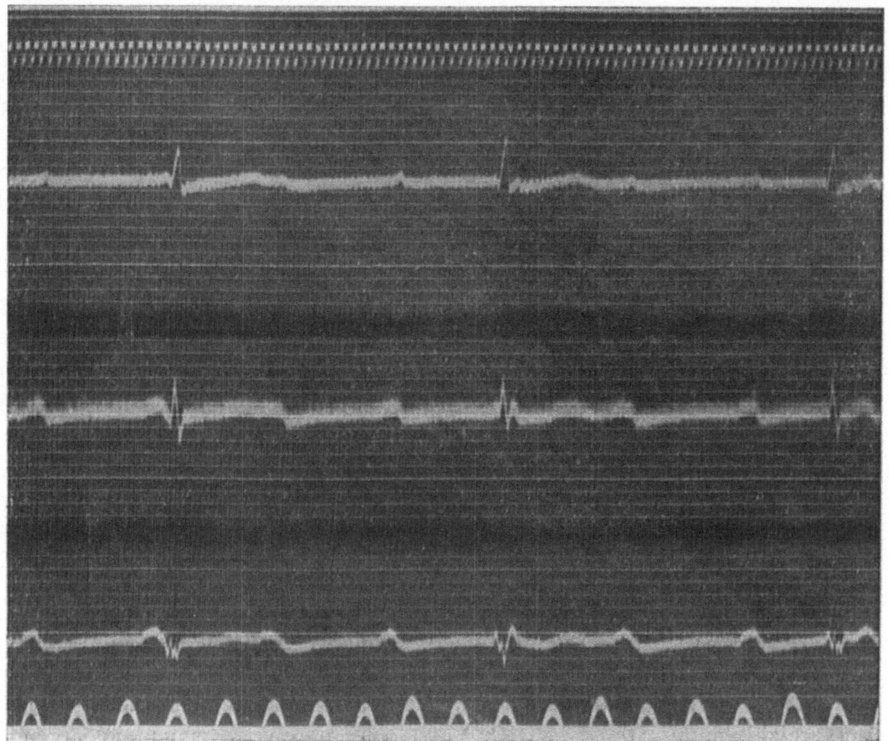

Fig. 146.

Vorkammer-Kammer-Dissoziation in Abl. I, II und III (von oben nach unten), gleichzeitig aufgeschrieben.

Tawara-Schenkel der Ausgangspunkt der Reize ist. Es wird dann bei dem anderen Schenkel die Schädigung weiter hinabreichen, denn man muss annehmen, dass die Frequenz der automatischen Reizerzeugung in den Schenkeln entsprechend der Entfernung von der Vorhofkammergrenze immer mehr abnimmt und dass der mit höherer Frequenz der Reizbildung begabte Teil beiden Kammern den Rhythmus aufzwingt (Mönckeberg). Merkwürdig ist oft das Wechseln der atypischen Kammerschläge. Es muss dann bald von einem, bald vom anderen Kammerschenkel die Reizbildung erfolgen. Mitunter schlagen die Kammern in Form eines

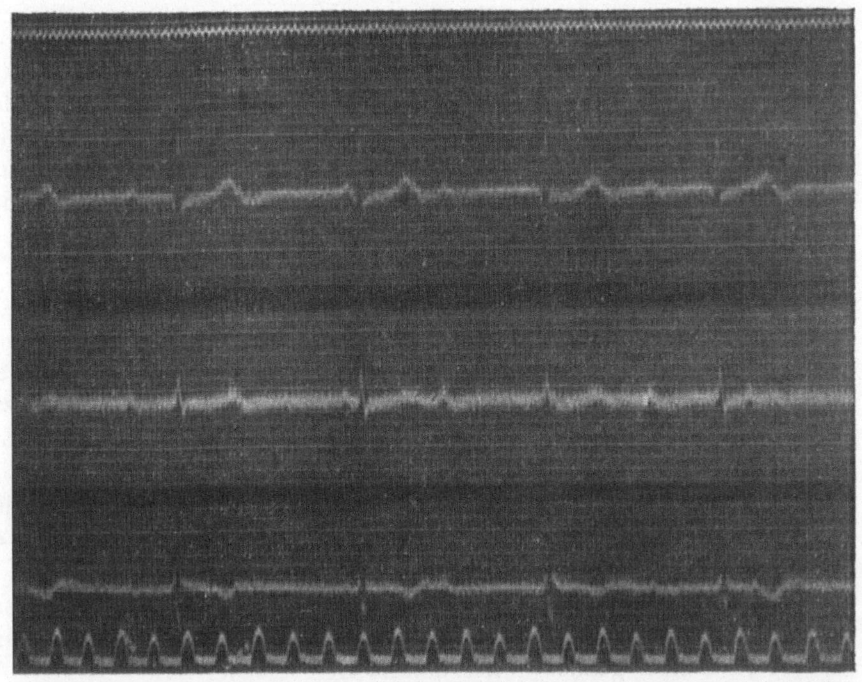

Fig. 147.
Herzblock mit einem Kammerpuls von zirka 60 in der Minute, wahrscheinlich infolge hochsitzender Läsion des Bündels.

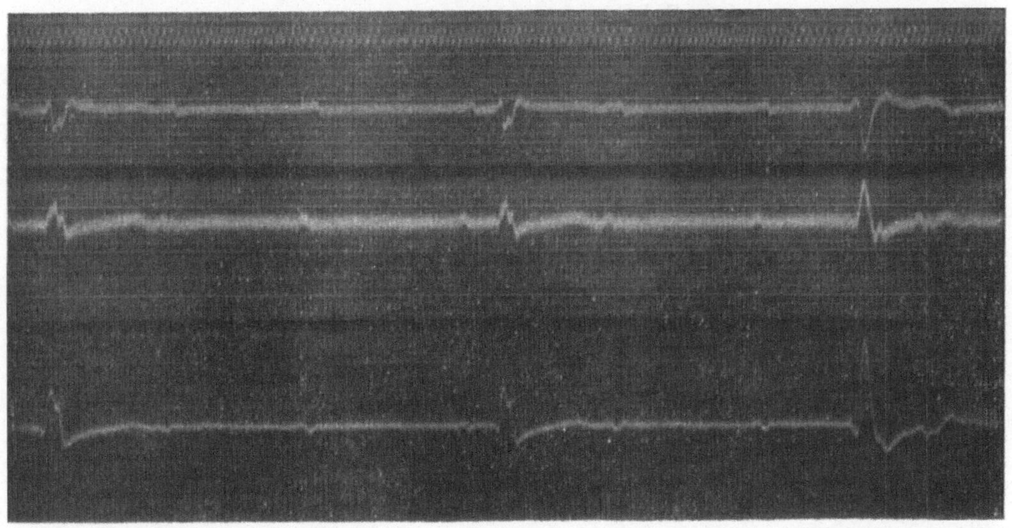

Fig. 148.
Wandern der Ursprungsreize bei Kammerblock. Abl. I, II und III von oben nach unten gleichzeitig aufgeschrieben. Die 3. Systole geht vom linken Schenkel aus.

Bigeminierhythmus, so dass stets zwei Kammerschläge gekuppelt erscheinen. Offenbar ist dann eine Interferenz zweier Reizbildungspunkte gegeben. In noch anderen Fällen folgen sich ausserordentlich rasch zahlreiche atypische Kammerschläge. Dies entspricht dem Gaskellschen Experiment, in welchem durch einen einzelnen Reiz am arterioventrikulären Bündel eine Gruppe von Kammerschlägen ausgelöst werden kann.

Der Morgagni-Adams-Stokessche Symptomenkomplex.

Bei Überleitungsstörungen beobachtet man mitunter eigenartige Anfälle, die als Morgagni-Adams-Stokesscher Symptomenkomplex bezeichnet werden. Sie bestehen in anfallsweise auftretender sehr grosser Pulsverlangsamung, Störungen der Atmung und gewissen zerebralen Erscheinungen, die von leichten Bewusstseinsstörungen bis zu schweren Krampfanfällen sich steigern können. Das auffälligste Symptom ist der langsame Puls. Dieser kann fortwährend vorhanden sein, aber er kann auch nur in Anfällen hervortreten.

Aschoff und Nagaya teilen den Adams-Stokes-Symptomenkomplex in kardiale und in neurogene Formen ein, in die sie die einzelnen Fälle in folgender Weise einreihen:

Klinisch.

<table>
<tr><td rowspan="3">A. Kardiale Form (Adams-Stokesscher Typus).</td><td colspan="2">1. Reizleitungstypus:
a) Schwere Form: Vollkommene Dissoziation.</td><td rowspan="5">Ohnmachtsanfälle oder Krampfanfälle, Atembeschwerden.</td></tr>
<tr><td>b) Leichte Form.</td><td rowspan="2">Unvollkommene Dissoziation, Kammersystolenausfall, Bradykardie.</td></tr>
<tr><td>2. Muskulärer Typus.</td></tr>
<tr><td rowspan="2">B. Neurogene Form (Morgagnischer Typus).</td><td colspan="2">3. Zentraler Typus: Bradykardie, Nebenerscheinungen, keine Dissoziation.</td></tr>
<tr><td colspan="2">4. Peripherer Typus: Bradykardie, keine Dissoziation.</td></tr>
</table>

Anatomisch.

1. Bei a) vollkommene Zerstörung des Hisschen Bündels durch Schwiele, Gumma, verkalkte Knoten usw.

Bei b) Schädigung des Hisschen Bündels durch entzündliche Infiltration, Lipomatose, kleinere Schwielen usw.

2. Fettige Degeneration (?), ausgedehnte Schwielenbildungen des Herzmuskels usw., schollige Degeneration (Mönckeberg).

3. Gumma, Tumor, Blutungen, Arteriosklerose, Druck seitens des Knochens usw. im Bereich des verlängerten Markes.

4. Verletzung, Kompression des Vagus durch Tumor usw.

Bei der kardialen Form besteht also stets Dissoziation, d. h. eine Störung der Leitung zwischen Vorkammer und Kammer, welche bei der neurogenen fehlt. Ad. Schmidt bezweifelte das Vorkommen rein muskulärer Formen, doch ist diese durch Mönckeberg inzwischen bei Diphtherieherzen sichergestellt. Die Dissoziation besteht in vielen Fällen auch ausserhalb der Anfälle, in manchen nur während derselben. Beim neurogenen Typus besteht nur einfache Bradykardie. Es muss betont werden, dass in sehr vielen Fällen der kardialen Form während der Anfälle entschieden neurogene Erscheinungen hinzutreten, so dass nicht selten beide Formen gemischt vorkommen Im Anschluss an schwere und schwerste Anfälle tritt mitunter durch gehäufte Extrasystolen bedingte Kammertachykardie auf (A. Hoffmann). Andererseits tritt auch ausserhalb der Anfälle zuweilen Bigeminie der Kammer ein. Diese wurde von Nicolai als ein kompensatorischer Vorgang angesehen und angenommen, dass bei vermehrten Ansprüchen an ein solches Herz die Extrasystolen von der Muskulatur aus gewissermassen den langsamen vom Leitungssystem ausgehenden Rhythmus korrigieren. Dies ist aber, da der zweite Schlag mit dem ersten gekuppelt ist, nicht der Fall.

Die Diagnose des Adams-Stokes-Symptomenkomplexes ist gegeben, wenn die Pulsfrequenz auf 30 oder weniger fällt und dabei Anfälle von Bewusstseinsstörung oder Krämpfen eintreten. Die Jugularvenenkurve zeigt bei Dissoziation von Kammer und Vorkammer zahlreiche nicht in unmittelbarer Beziehung zum Kammerpuls stehende Erhebungen. Der Arterienpuls zeigt seltenere, zuweilen regelmässige, zuweilen auch unregelmässige Schläge. Am besten zu erkennen ist dieses Verhalten im Elektrokardiogramm, aber auch im Sphygmogramm ist es deutlich (Fig. 159 u. 160). Man sieht darin die einzelnen Vorhofzacken neben den seltenen grossen Kammerzacken im Rhythmus vollständig selbständig einhergehen.

Häufig finden sich die Anfälle in der Zeit, in der sich eine Dissoziation erst ausbildet. Die Vorkammerschläge sind dabei oft beschleunigt, die Kammerschläge ausserordentlich verlangsamt. Ich habe in solchen Anfällen bis zu vier Kammersystolen in der Minute gezählt. Dass eine derartig herabgesetzte Kammertätigkeit auf die Zirkulation im Gehirn nach Analogie des Kussmaul-Tannerschen Versuches der Abklemmung der Karotis einen sehr ungünstigen Einfluss haben muss, ist klar.

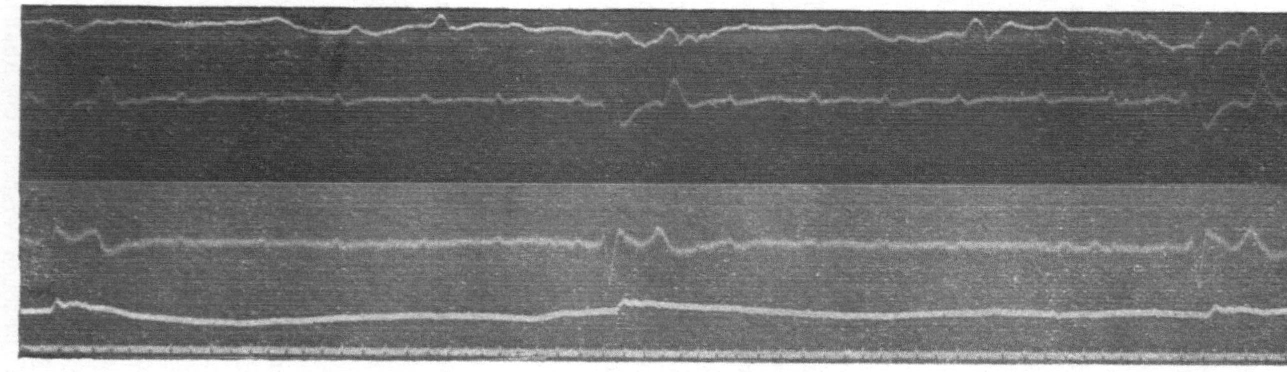

Fig. 149.

Adams-Stokesscher Symptomenkomplex im Anfall Abl. I und III (unten und oben) gleichzeitig geschrieben.

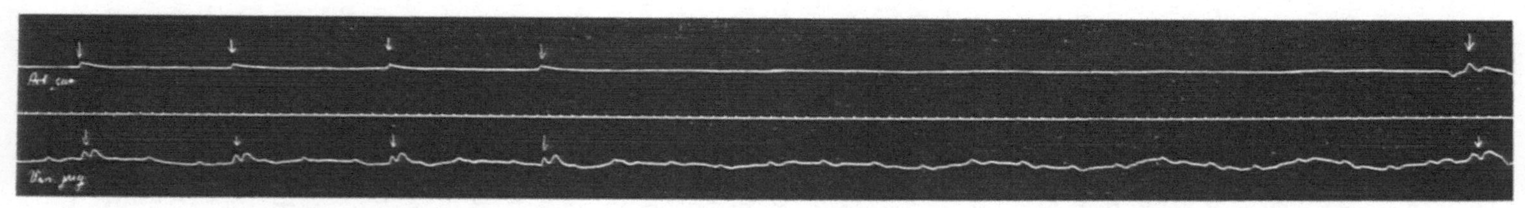

Fig. 150.

Adams-Stokesscher Symptomenkomplex. Beginn eines Anfalls. Derselbe Fall wie Fig. 144.

Es wurde vielfach angenommen, dass die Anfälle primär vom Gehirn aus hervorgerufen werden, doch geht den Gehirnerscheinungen in der Regel die Verlangsamung des Pulses voraus.

Was die Ursache der Anfälle ist, ob Vaguswirkung oder eine durch die langsame Schlagfolge erzeugte schlechtere Durchblutung des Herzens seitens der schlecht gefüllten Koronararterien, ist nicht sichergestellt. Der Umstand, dass die Adams-Stokesschen Anfälle oft bei noch nicht vollständig ausgebildetem Block auftreten, lässt an die Vorgänge bei der zweiten Stanniusschen Ligatur denken, bei der zunächst ein langer Ventrikelstillstand erfolgt und erst nach längerer Pause die Automatie der Kammern einsetzt. (Volhard.) Wenn bei unvollständigem Block sich die Vorkammertätigkeit durch irgendwelche Umstände, besonders Muskelbewegungen, beschleunigt, so tritt besonders leicht ein solcher Anfall ein.

Die Folgen einer Reizleitungsstörung für den Kreislauf sind je nach ihrem Grade verschieden. Die einfachen Reizleitungsstörungen mit Allorhythmie führen kaum zu wahrnehmbaren Störungen. Tritt häufiger Systolenausfall ein, oder gar vollständiger Block, so werden die Störungen ernster. Ist der Systolenausfall durch Digitalisverabreichung oder durch vorübergehende Infektionskrankheit hervorgerufen, so sind auch die Störungen mit dem Fortfall der Schädlichkeiten vorüber. Ist eine organische Ursache vorhanden und hat man mit bleibendem Block zu tun, so tritt eine, den Kreislauf stärker schädigende Einwirkung ein. Die langsam arbeitenden Kammern, die zugleich dem Einfluss der Herznerven entzogen sind und deswegen sich den veränderten Anforderungen nicht anpassen können, arbeiten mit ganz automatischer Ruhe. So versagen die Träger eines solchen Herzens gegenüber allen grösseren Anstrengungen. Schon rasche Körperbewegungen führen zu Schwindelerscheinungen. Es fehlt eben die feine Regulation der Herztätigkeit für die wechselnden Ansprüche des Kreislaufs. Zwar kann in der Ruhe das langsam arbeitende Herz durch Vergrösserung der diastolischen Füllung in der langen Pause, wenn es muskelstark ist und diese mit einem Schlage bewältigen kann, einen vollkommen ausreichenden Kreislauf herstellen. Die lange Pause gibt der Herzmuskelkontraktilität auch genügend Zeit sich zu erholen. Deswegen fehlt in der Regel eine erhebliche Hypertrophie der Wandungen. Es ist aber vor allem der Mangel an Anpassungsfähigkeit, der die Zirkulationsstörungen hervorruft, und solche Menschen sind meist gezwungen, ein ganz ruhiges Leben zu führen. Ausnahmen kommen vor, wie der Pickscheche Zahnarzt, der 20 Jahre hindurch seine anstrengende Tätigkeit ausüben konnte und schliesslich einem Nierenleiden erlag. Auch ich kenne Leute durch mehr als ein Jahrzehnt, die sich mit ihrem langsamen Puls unverändert gehalten haben.

Von ernsterer Bedeutung sind die „Anfälle", bei denen nicht selten plötzlicher Tod eintritt; denn wenn der Kammerrhythmus eine äusserst niedrigere Zahl erreicht, so reichen die wenigen Systolen nicht mehr aus, ein genügendes Druckgefälle im Kreislauf herzustellen. Das Auftreten zahlreicher Kammerextrasystolen in solchen Fällen bessert den Kreislauf nicht, da sie durchweg so rasch aufeinander folgen, dass nicht Zeit zu einer wesentlichen Füllung des Herzens bleibt, weshalb sie auch keinen Puls erzeugen. Die Prognose und klinische Bedeutung der Anfälle hängt von ihrer Ursache ab. Von besonders schlechter Prognose sind die Anfälle von muskulärem Typus, bei denen eine Degeneration des Herzmuskels vorliegt.

Die prognostische Bedeutung der atrioventrikulären Reizleitungsstörung ist demnach eine verschiedene. Während die flüchtige partielle Reizleitungsstörung keine ernstere Bedeutung hat, sind die schwereren Formen doch von erheblichem Einfluss auf das Wohlbefinden. Ganz besonders schwere Zustände treten bei dem Adams-Stokesschen Symptomenkomplex auf. Eine Bradykardie mit Adams-Stokesschen Symptomen kann von verschiedenen Seiten ausgehen, so vom Nervensystem, wobei an die Bradykardien bei schwerer Halsmarksverletzung zu erinnern ist, bei denen Schott einen sehr langsamen Puls beobachtete, die aber nicht mit Dissoziationen verbunden waren. Es kommen eben auch Sinus-Bradykardien äussersten Grades vor, ohne dass Dissoziationen bestehen und auch diese können zu Adams-Stokesschen Anfällen führen. Diese sind im allgemeinen günstiger zu beurteilen. Der Atropinversuch ist da von diagnostischer Bedeutung. Da dieser den Vagus lähmt, so wird nach Injektion von 1 mg, wenn der Vagus im Spiele ist, sich der Puls beschleunigen (Dehio).

Die durch organische Veränderungen am Bündel hervorgerufenen Überleitungsstörungen sind unheilbar, ausser wenn etwa eine syphilitische Veränderung vorliegt oder eine rheumatisch entzündliche.

Überleitungsstörungen und Blockierungen können aber auch einzelne Teile des Reizleitungssystems innerhalb der Kammern betreffen. Theoretisch kann man voraussetzen, dass bei einseitiger Leitungsstörung in einem Tawara-Schenkel eine Veränderung des Kammer-Elektrokardiogramms in dem Sinne erfolgen müsste, dass bei erhaltener Vorhoftätigkeit die Kammer-Elektrokardiogramme den Typus der Extrasystolen der anderen Seite annehmen. Experimentell haben Rothberger und Winterberg dies festzustellen gesucht und bei Durchschneidung des Reizleitungssystems gefunden, dass die Diagnose einer einseitigen Blockierung nur dann zu Recht gestellt werden könne, wenn sowohl in Ableitung I und III gleichseitige atypische Kammer-Elektrokardiogramme beobachtet werden. Weitere experimentelle Studien, welche über das gegenseitige Verhalten atypischer Kammer-Elektrokardiogramme in den drei Ableitungen, wie es ja bei menschlichen Extrasystolen die Regel ist, Aufklärung geben sollten, haben kein sicheres Ergebnis gebracht. Jedenfalls haben Durchschneidungen der einzelnen Äste des Reizleitungssystems sowohl rechts wie links zwar gewisse Änderungen des typischen Kammer-Elektrokardiogramms ergeben, jedoch keine Erklärung für das umgekehrte Verhalten der atypischen Elektrogramme in den verschiedenen Ableitungen. Es ist offenbar die Lage des Herzens, welche bei Menschen gegenüber dem gewählten Versuchstier, dem Hunde, durchaus verschieden ist, für diese Verhältnisse mit massgebend. Klinisch begegnet man den Elektrokardiogrammen der einseitigen Blockierung der Reizleitung nicht allzu selten, insbesondere sind es Fälle von schwerer Herzinsuffizienz, namentlich bei Nephritis, aber auch bei Klappenfehlern, bei chronischer Myodegeneration, eine Nephritis, besonders wenn starke Blutdruckerhöhung und Dilatation des Herzens besteht, bei denen man dauernd diese abnormen Kammerelektrokardiogramme, besonders vom Typus der rechtseitigen Extrasystolen in Ableitung I, dabei in Ableitung III vom umgekehrten Typus findet. (Fig. 101 S. 315.) Anatomische Untersuchungen fehlen bisher in genügender Zahl, doch ist anzunehmen, dass namentlich bei starker Dilatation des Herzens, ebenso wie bei einseitigen Störungen in den Koronararterien und ihren Abzweigungen, vielleicht auch durch rheumatische Prozesse oder Schwielenbildung das Reizleitungssystem in einer der Kammern Schaden leidet und dadurch die Leitung dort entweder aufgehoben, oder verzögert, oder abgeschwächt wird. In den meisten Fällen ist es die linke Kammer, da in Ableitung I gewöhnlich Elektrokardiogramme der rechtseitigen Extrasystolen entstehen In selteneren Fällen ist es aber auch die rechte und es zeigt sich dann im Elektrokardiogramm das umgekehrte Verhalten. Atypische Elektrokardiogramme bei Fällen von chronischer Herzinsuffizienz habe ich schon früher beschrieben. Perkins. Carter hat später 22 Fälle dieser Art zusammengestellt.

Ausser der einseitigen Leitungsverschlechterung kann natürlich auch in nur einzelnen Abzweigungen des Reizleitungssystems jeder Seite Leitungsverschlechterung oder Blockierung auftreten. Die dann auftretenden Veränderungen im Elektrokardiogramm sind weniger deutlich. Es vergrössert sich bei bestimmten Durchschneidungen die Zacke S, die Zacke R wird kleiner usw. Diese an Hundeherzen von Rothberger und Winterberg gefundenen Ergebnisse können nicht unmittelbar auf das menschliche Herz übertragen werden aus schon oben angeführten Gründen. Doch ist dann, wenn das Elektrokardiogramm, ohne dass die Arterienpulskurven besondere Veränderungen zeigen, seine Gestalt wechselt, wohl anzunehmen, dass ungleichmässige Reizverteilung auf die einzelnen Zweige der Tawara-Schenkel stattfindet, so besonders bei den stark wechselnden Elektrokardiogrammen bei der durch Vorhofflimmern oder Flattern hervorgerufenen absoluten Unregelmässigkeit der Kammern.

Für den Kreislauf haben derartige Störungen, die es bedingen, dass die weniger in ihrem Reizleitungsschenkel geschädigte Kammer früher als die andere in Kontraktion gerät, keine wesentliche Bedeutung. Vielleicht kann dadurch das Phänomen des Galopprhythmus in manchen solcher Fälle erklärt werden, oder das der gespaltenen Herztöne.

Ich habe diese einseitige Blockierung bisher nur in Fällen schwerer Schädigung des Herzens gesehen, so dass sie dann ein signum mali ominis war.

Das Vorhofflattern und Flimmern.

Eine besonders merkwürdige Störung des Ablaufs der Herztätigkeit bildet das Vorkammerflattern und -Flimmern. Unter Flattern versteht man nach Lewis eine Vorhoftachyrhythmie von so hoher Frequenz, dass die Kammer nicht mehr nachfolgen kann. Magnus-Alsleben und Hoffmann haben im Tierversuch (Katze) gezeigt, dass bei einer Frequenz von 400 und mehr die Kammern wegen Versagens der Reizleitung oder der Erregbarkeit nicht mehr den einzelnen Vorkammerreizen folgen, sondern eine unregelmässige Tätigkeit annehmen. Während die Vorkammer anscheinend Reizfrequenzen von weitaus grösserer Höhe folgen kann, kann es die Kammer nicht. Das Leitungssystem oder die Erregbarkeit versagt gegenüber derartig frequenten Reizen, so dass danach nicht nur der Erregbarkeit des Herzmuskels, sondern auch dem Leitungsvermögen des atrioventrikulären Systems eine Grenze gezogen ist, über die hinaus die Kammer einer erhöhten Vorhoffrequenz nicht mehr folgen kann. Zwischen Flattern und Flimmern besteht nach Rothberger und Winterberg nur ein gradueller Unterschied. Etwa bis zu 500—600 Reizen kann die Vorkammer als Ganzes in regelmässigem Rhythmus schlagen. Wird diese Grenze überschritten, so kommt es zu unvollständigen Systolen, die regelmässig und unregelmässig sein können und sich im Tierversuch als Flimmern darstellen.

Diesen Vorgängen entspricht beim menschlichen Herzen das Verhalten der Vorhöfe bei der absoluten Herzunregelmässigkeit (P. irregularis perpetuus, Hering).

Ursprünglich hat man in solchen Fällen nur dem eigentümlichen, vollständig unregelmässigen Arterienpuls Aufmerksamkeit geschenkt und in ihm bzw. der ihn hervorrufenden Kammertätigkeit das Wesentliche der Störung gesucht. Erst die Tierexperimente von Rothberger und Winterberg, sowie von Lewis, haben der jetzt geltenden Anschauung den Weg gebahnt, nachdem Cushny zuerst die Ursache dieser Pulsform in Flimmern der Vorhöfe vermutete. Das Elektrokardiogramm hat den Weg zur Erkenntnis geebnet.

Die Arterienpulskurve zeigt eine vollständige Unregelmässigkeit, die sich weder als durch Extrasystolen hervorgerufen, noch als Überleitungsstörung oder Rhythmeninterferenz deuten lässt. Die Pulse sind dabei nicht nur in ihren zeitlichen Beziehungen zueinander unregelmässig, sondern auch in ihrer Höhe. Es besteht also auch eine Inäqualität der Arterienpulse.

Ein irgendwie einigermassen regelmässiger Rhythmus ergibt sich mitunter nur für einige wenige Schläge, die dann in der Regel stark beschleunigt sind und salvenartig sich folgen. Man kann, was die Zahl der Pulsschläge anbetrifft, eine rasche — die häufigere — und eine langsamere Form unterscheiden. Bei der raschen Form werden etwa 120 und mehr ganz unregelmässige Pulse an der Arterie gezählt, bei der langsamen 60—90. Am Herzen hört man in der Regel noch mehr Systolen, da manche Herzschläge in der Peripherie keinen Puls erzeugen.

Die Höhe der einzelnen Pulswellen richtet sich im allgemeinen nach der vorhergehenden Pause, doch ist darin keine Regelmässigkeit vorhanden. Kortewich hat gefunden, dass bei der absoluten Unregelmässigkeit des Pulses Herzkontraktionen vorkommen, deren ungenügendes Schlagvolumen weder durch die Kürze der vorhergehenden Diastole, noch durch die Grösse des vorhergehenden Pulses gerechtfertigt erscheint. Experimentelle Untersuchungen von Kaufmann und Rothberger erwiesen, dass den schwachen Systolen Störungen der Kontraktilität des Herzmuskels zugrunde liegen. Kortewich hat gewisse Richtwerte aufgestellt über die Einwirkung der Länge der Diastole und der Grösse des vorhergehenden Pulses auf die nachfolgende Pulsgrösse. Abweichungen von diesen Richtlinien müssen auf eine veränderte Kontraktilität hindeuten. Nach einer kurzen Diastole ist die Füllung des Herzens so un-

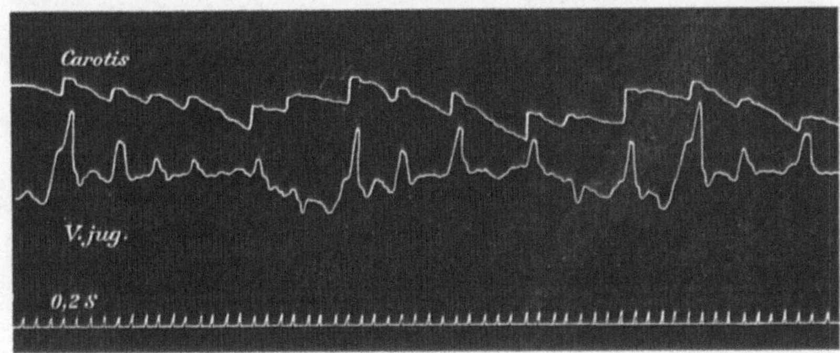

Fig. 151.
Pulsus irregularis perpetuus. (Positiver Venenpuls.)

genügend, dass bei der Systole nur ein kleiner peripherer Puls, oder auch gar keiner entsteht. Dies ist besonders dann der Fall, wenn eine grosse Systole vorangegangen ist. Man findet aber bei der absoluten Unregelmässigkeit auch Abweichungen von dieser Regel. Oft folgen kurzen Pausen grosse Pulse und langen Pausen kleine. Offenbar ist dann die Kraft der Systolen zeitweilig herabgesetzt, so dass die ganze Füllung der Herzkammern nicht entleert wird.

Im Venenpuls zeigt sich eine grosse systolische Welle (Fig. 151), die mitunter bei der langsamen Form, bei der die Pulszahl auf 60 und weniger sinken kann, nach ihrem Beginn einen systolischen Kollaps zeigt, der aber oft nur durch eine kleine Delle angedeutet ist. D. Gerhardt hat durch Ausmessung der Kurven nachgewiesen, dass dieser von mir beobachtete systolische Kollaps nicht auf eine vorhergehende Vorhofkontraktion zu beziehen ist, sondern dass die dem Kollaps vorhergehende Welle der Kammersystole angehört.

Die Ursache des systolischen Venenpulses ist darin zu suchen, dass die Klappenschlusswelle v k sich durch die blutgefüllten Vorhöfe besonders stark rückwärts fortleitet, wobei die Vorkammerwelle a fehlt. In einzelnen Fällen besteht auch eine relative Trikuspidalinsuffizienz bei dilatiertem Herzen.

Im Elektrokardiogramm zeigen sich typische Kammerelektrodiagramme in wechselnden Abständen. Sie sind in ihrer Form nicht ganz

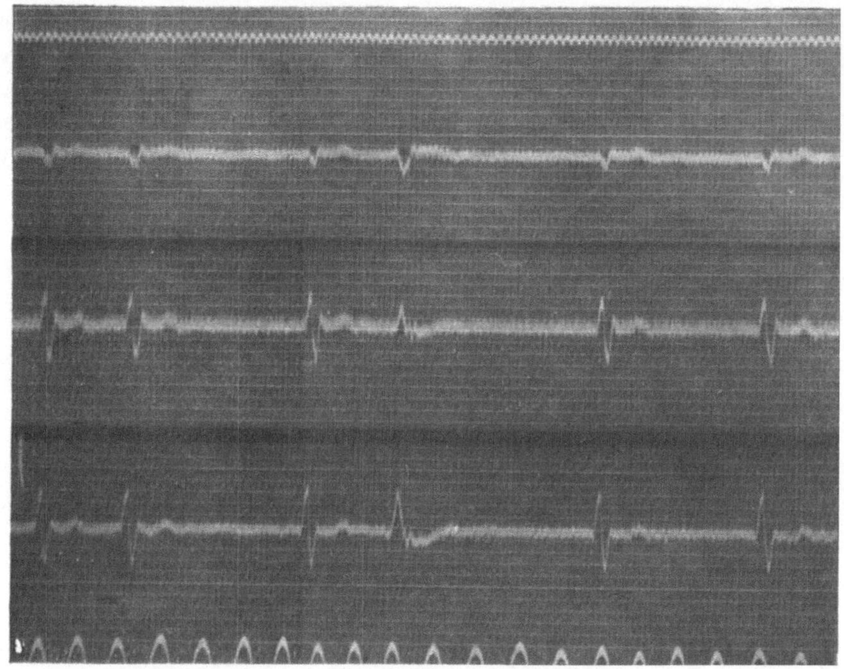

Fig. 152.

Vorhofflimmern in Abl. I, II und III (von oben nach unten) gleichzeitig aufgeschrieben. Die vierte Systole ist eine Kammerextrasystole.

gleich, besonders in Ableitung III. Die Vorhofzacke fehlt an normaler Stelle. Statt dessen verläuft die Strecke γ zwischen den einzelnen Kammersystolen beim Flimmern in feinen Zitterungen (Fig. 152). Fahrenkamp wies nach, dass bei einer grossen Zahl dieser Fälle, besonders bei der langsamen Form, in die die schnelle durch Anwendung der Digitalis gebracht werden kann, sich fast stets, wenigstens vorübergehend, regelmässige kleine Vorhofzacken von atypischer Form zwischen den Kammerzacken abzeichnen, dass also zeitweilig wenigstens Vorhoftachyrhythmie besteht (Fig. 153). Es gibt aber auch Fälle, bei denen andauernd nur Vorhoftachyrhythmie besteht. In solchen sieht man durch die ganze Kurve hindurch die beschleunigten Vorkammersystolen sich durch, in regelmässigen Abständen sich folgende, meist auffallend hohe P-Zacken abzeichnen (Fig. 154). Fast in allen Fällen findet man neben den typischen Kammerelektrodiagrammen vereinzelte atypische, was darauf hindeutet, dass eine Neigung zur Kammerextrasystolenbildung vorliegt (Fig. 152). Die Kammerelektrodiagramme entsprechen in ihrer Grösse nicht den gleichzeitig

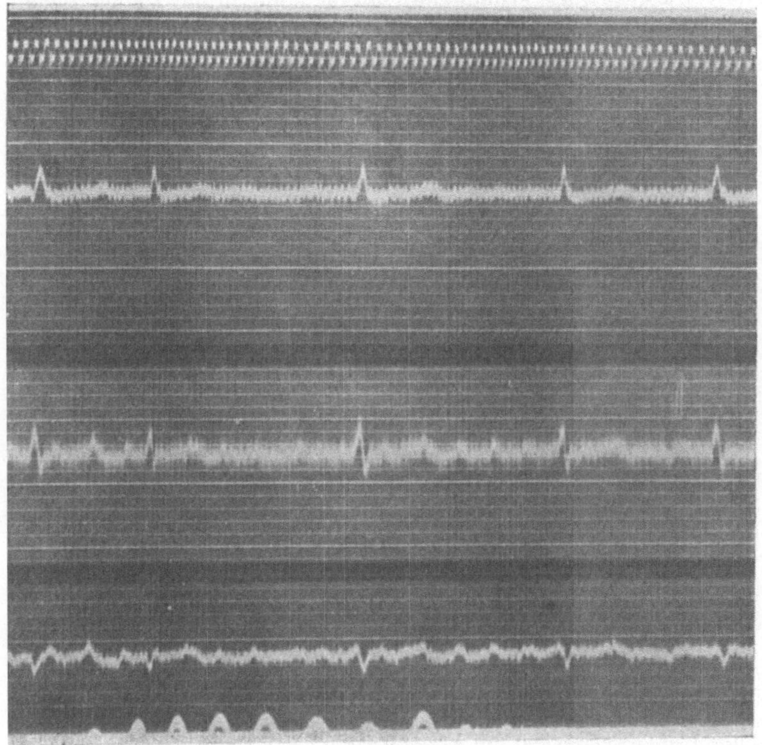

Fig. 153.

Vorhofflattern bei absoluter Unregelmässigkeit. Abl. I, II und III (von oben nach unten).

aufgeschriebenen Arterienpulsen. Kleine Pulse entsprechen oft grösseren Kammerelektrokardiogrammen als die grossen. In vereinzelten Fällen findet sich eine Dissoziation vereinzelt vorhandener P-Zacken, die sich in normalen Abständen folgen, von den Kammerzacken. Dies zeigt, dass zeitweilig der Vorhof in regelmässige Tätigkeit treten kann, ohne dass damit die Kammerunregelmässigkeit verschwindet (A. Hoffmann).

Die Ursache der Unregelmässigkeit der Kammertätigkeit ist lange strittig gewesen und vielleicht auch jetzt noch nicht ganz befriedigend aufgeklärt. Ursprünglich wurde angenommen, dass von den Flimmerreizen nur einzelne ganz unregelmässig zur Kammer übergeleitet würden, bzw. dass die Kammer nur auf einzelne, vielleicht stärkere derartige Reize reagiere (Lewis). Bei intaktem Leitungssystem musste diese Annahme zweifelhaft erscheinen; denn wenn die Kammer aus ihrer refraktären Phase herauskommt und wieder erregbar wird, so ist doch stets ein Reiz zur Stelle bei den, sich bis in die Tausende beziffernden Vorhofreizen, so dass erhebliche Unterschiede in der Länge der einzelnen Kammerperioden nicht entstehen könnten. Rothberger und Winter-

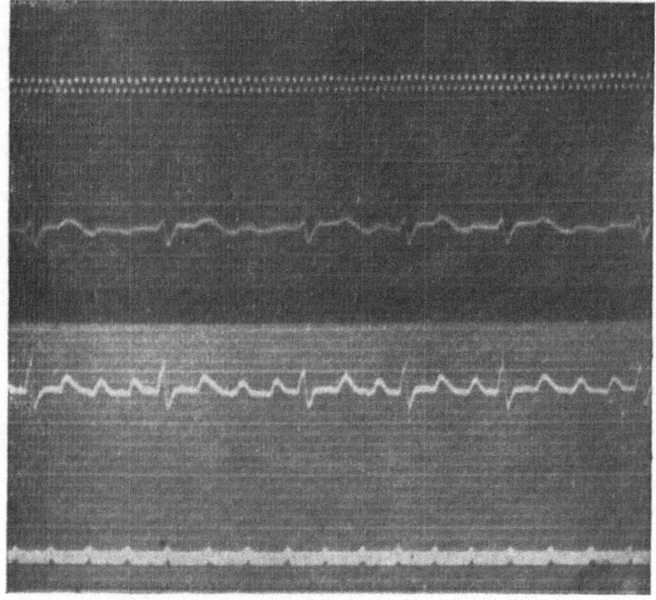

Fig. 154.
Absolute Unregelmässigkeit mit Vorhofflattern. Abl. I (oben), Abl. III (unten), gleichzeitig aufgenommen.

berg nehmen an, dass nach den experimentellen Arbeiten von F. B. Hoffmann und Trendelenburg die Kammer vom Vorhof zu zahlreiche und zu schwache Leitungsreize erhält, die zu verschiedenen Graden von Überleitungsabschwächungen führen, denen gegenüber die Erregbarkeitsverhältnisse des Herzmuskels unabsehbar schwankend sind, und dass dadurch die Unregelmässigkeit hervorgerufen werde. Die äusserst frequenten Reize während des Flimmerns seien nicht „überschwellig", d. h. nicht so stark, dass sie auch bei Beendigung der absoluten refraktären Phase eine Kammersystole auslösen könnten. Beim Vorhofflattern seien die Reize aber wahrscheinlich überschwellig, d. h. jeder von ihnen wäre imstande, in der Kammer eine Systole auszulösen. Aber ihre grosse Zahl könne das Leitungsbündel nicht bewältigen und so komme es durch ihre grosse Frequenz ebenfalls zur Unregelmässigkeit. Jede anatomische Schädigung des Herzmuskels kann durch Änderung der Erregbarkeit dieses Missverhältnis noch verstärken.

Beim Vorhofflattern kommt es nicht selten doch zu regelmässigen Pulsen, und zwar dadurch, dass jeder 2., 3., 4. Reiz nicht nur fortgeleitet wird, sondern auch die Kammer erregbar findet. Es kommt dann zur Kammertachyrhythmie, die dann in einem gewissen geraden Verhältnis zur Vorhoftachyrhythmie steht. Da dieses Verhalten nur vorübergehend in Anfällen beobachtet wird, so sind solche Anfälle von Anfällen von Herzjagen klinisch nicht zu unterscheiden. Es ist also in manchen Fällen die rasche Kammertätigkeit durch Blockierung noch zahlreicherer Vorhofreize zu erklären, wie es experimentell von v. Kries durch Abkühlung des Reizleitungssystems im Tierversuch bei normaler Schlagfolge festgestellt wurde. Je leitungsfähiger das Bündel ist und je weniger frequent der Vorhof schlägt, um so näher liegen sich dann Vorhof und Kammerfrequenz, so dass 1 : 2, 1 : 3, 1 : 4 Rhythmus entstehen kann (Fig. 155).

Beobachtet man den Beginn eines Anfalles von Vorhofflattern, so ist man erstaunt, wie die Kammer sofort den unregelmässigen Rhythmus annimmt.

Es wurde von mir angenommen, dass vielleicht ein untergeordnetes automatisches Zentrum in solchen Fällen die unregelmässigen Reize produziere, doch ist die eben gegebene Erklärung nach dem jetzigen Stand der Wissenschaft wahrscheinlicher, obwohl es sich zeigt, dass bei Ausschaltung des Sinusknotens untergeordnete automatische Zentren zwar frequentere Reize als bei Kammerautomatie bilden können, die dann aber regelmässig sind (Ganter u. Zahn, Brandenburg und Hoffmann). Der Vagusdruckversuch ist in Fällen von Vorhofflimmern und Flattern oft stark positiv. Es erfolgt eine starke Verlangsamung der Kammertätigkeit und beim Flattern mitunter ein langer Kammerstillstand.

Interessant ist, dass es bei diesen Zuständen auch zu dauerndem Block zwischen Vorkammern und Kammern kommen kann. Man findet dann, wie beim gewöhnlichen Herzblock, eine sehr verlangsamte regelmässige Kammertätigkeit, aber es fehlen die regelmässigen daneben einhergehenden Vorkammersystolen. Statt deren sieht man ein Flimmern oder Flattern der Seite im Elektrokardiogramm, denn nur durch dieses ist diese Störung sicherzustellen (Fig. 156).

Bei Digitalisanwendung sieht man auch bei dieser Störung mitunter gekuppelte Kammerextrasystolen auftreten (Fig. 132 u. 133, S. 451 u. 455).

Auskultatorisch hört man am Herzen ebenfalls die vollkommen unregelmässige Kammertätigkeit. Es folgen sich bald lautere, bald leisere, bald raschere, bald langsamere Doppeltöne. Oft hört man kurze Gruppen, sich salvenartig rasch folgender Doppeltöne. Häufig ist ein Mitralfehler, oft eine Stenose, vorhanden, bei der, wenn die Kammertätigkeit langsam ist, trotz mangelnder Vorhoftätigkeit das präsystolische

Stenosengeräusch sich findet. Dies kommt vielleicht dadurch zustande, dass die nebenbei insuffizienten Klappen bei Beginn der Systole in der Anspannungszeit schon einen Teil des Blutes rückwärts entweichen lassen, wodurch vor dem in der Austreibungszeit entstehenden Ton oder dem systolischen Insuffizienzgeräusch ein kürzeres Vorgeräusch hervorgebracht wird. (Weiser.) Andererseits findet man oft einzelne Vorhofkontraktionen in den Kurven, so dass es möglich ist, dass diese die präsystolischen Geräusche erzeugen.

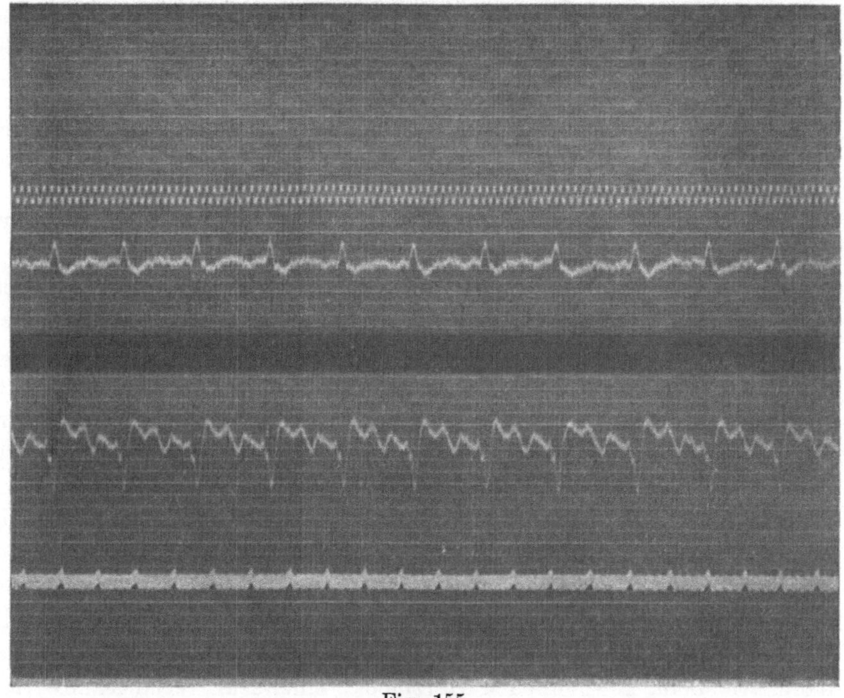

Fig. 155.
Regelmässige Kammertachyrhythmie bei Vorhofflattern. Abl. I (oben), Abl. III (unten) gleichzeitig aufgenommen.

Vor dem Röntgenschirm sieht man die unregelmässige Tätigkeit der Kammer, besonders am linken Herzrand.

Vereinzelt kommt scheinbare absolute Unregelmässigkeit durch gehäufte Extrasystolen zustande, worauf besonders Fahrenkamp aufmerksam macht. Dies kommt besonders in vorübergehenden Anfällen vor. Im Elektrokardiogramm sind solche Anfälle leicht zu differenzieren, da Kammerextrasystolen sich als solche leicht erkennen lassen und bei der Entstehung durch Vorhofextrasystolen die P-Zacke sich nachweisen lässt.

Klinisch kommt die absolute Unregelmässigkeit mit Vorhofflattern oder -Flimmern bei gesunden und kranken Herzen vor. Es ist merkwürdig, wie dieses Flimmern der Vorhöfe jahre- und jahrzehntelang andauern kann. Oft findet man gar keine Anzeichen einer organischen Herzerkrankung. Das Herz ist von normaler Grösse und Form, Geräusche fehlen und auch die Leistungsfähigkeit des Herzens hat gegenüber der normalen nicht wesentlich abgenommen. So kenne ich Fälle, die mehr als ein Jahrzehnt an Vorkammerflimmern leiden und dabei

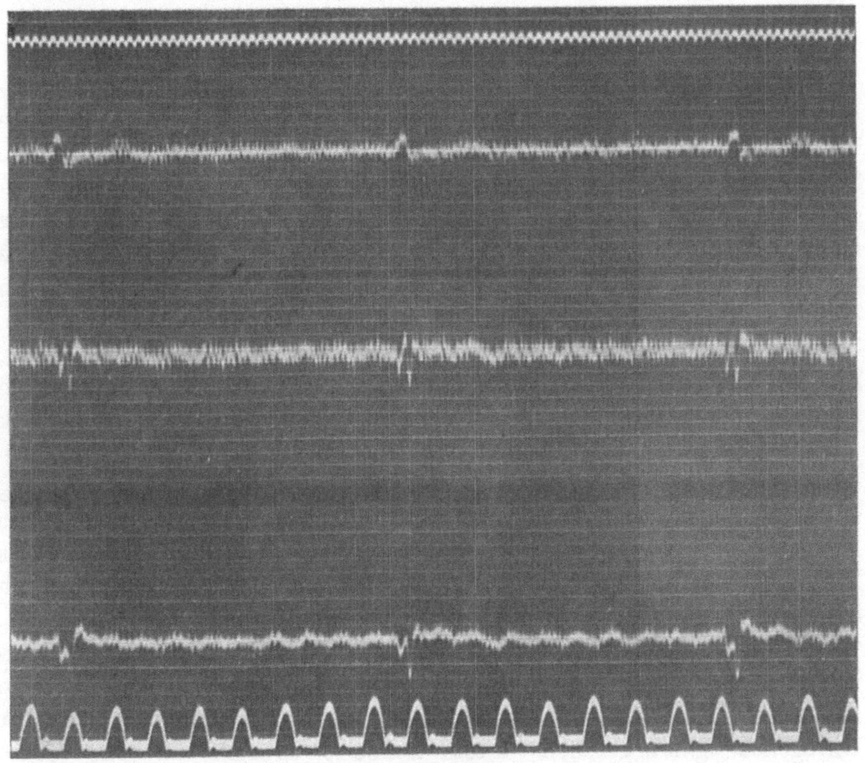

Fig. 156.
Vorhofflimmern mit Kammerblock in Abl. I, II und III (von oben nach unten) gleichzeitig aufgenommen.

körperlich voll leistungsfähig sind. Dies sind aber seltene Ausnahmen. In der Regel ist das Herz geschädigt. Bei Mitralfehlern kommt das Flimmern häufig vor, aber auch, wenn auch seltener, bei Aortenfehlern. In manchen Fällen ist bei der Autopsie eine schwielige Myodegeneration gefunden worden. In anderen nicht. Jedenfalls ist das Vorkammerflimmern und die damit verbundene absolute Unregelmässigkeit des Pulses nicht pathognomonisch für eine bestimmte Erkrankung des Herzens; vor allem nicht für eine Myokarditis, wie so oft angenommen wird.

Die eigentliche Ursache, durch welche die Vorhöfe ins Flimmern geraten, ist noch nicht sichergestellt.

Im Tierexperiment kann das Vorkammerflimmern hervorgerufen werden durch Faradisation der Vorhöfe, auch durch Vagusreizung kann es entstehen, aber ebenso auch verschwinden. Auch kann dadurch Flattern in Flimmern überführt werden und umgekehrt (Lewis). Faradisiert man im Vagustonus, so kann man schon mit niedriger Stromstärke das Flimmern erzeugen. Beim Flimmern und Flattern besteht eine so zahlreiche, heterotope Reizerzeugung, dass dadurch die normale Reizbildung im Sinusknoten vollkommen aufgehoben wird. Damit ist der normale Schrittmacher für das Herz gänzlich ausgeschaltet.

Die pathologische Anatomie hat uns bisher keine eindeutigen Unterlagen für diese Rhythmusstörung gebracht. Es sind zwar anatomische Veränderungen am Sinusknoten, am Koronarvenensinus und anderen Stellen der Vorhöfe gefunden worden, doch haben diese bisher, da sie nicht regelmässig gefunden werden, die Entstehung der Störung nicht aufklären können. Jedenfalls bedarf es noch weiterer Feststellungen besonders über das Verhalten des Sinusknotens in solchen Fällen, um für eine derartige, meist dauernde Störung eine Unterlage zu finden.

Das Flimmern der Vorhöfe kommt aber nicht nur dauernd vor, sondern auch in Anfällen. Ich selbst konnte in einem Fall, bei dem zunächst eine einfache Überleitungsstörung bestand, durch Vagusdruck Vorkammerflattern mit absolut unregelmässigem Puls entstehen sehen. Auch Rietchie sah Vorkammerflattern durch solche Nerveneinwirkung auftreten (zitiert nach Wenckebach). Daraus ist zu entnehmen, dass anatomische Veränderungen wenigstens nicht die alleinige Ursache des Flimmerns zu sein brauchen, sondern dass auch Nerveneinflüsse, wenn das Herz dazu besonders disponiert ist, das Flimmern hervorrufen können.

Das in Anfällen auftretende Flattern ist den Anfällen von Herzjagen nahestehend. Ich habe bei einem Patienten bei Vorhofflattern abwechselnd Anfälle von regelmässigem Herzjagen und von absoluter Unregelmässigkeit gesehen. Stets handelte es sich um vom Vorhof ausgehende Tachykardien. In ersterem Falle führten sämtliche Vorhofreize zu Kammersystolen, im letzteren wurde wohl ein Teil der Vorhofreize blockiert, denn es bestand dasselbe Verhalten der Kammern, wie bei der absoluten Unregelmässigkeit.

Die Einwirkungen des Vorhofflimmerns auf den Kreislauf sind zunächst hervorgerufen durch den Ausfall der Systole der Vorhöfe und beim Flattern durch die zu frequente Vorhoftätigkeit, die für die Füllung der Kammer zum Teil nutzlos ist, weil sie zu einer Zeit erfolgt, in der die Vorhof-Kammer-Klappen geschlossen sind und damit Pfropfung eines Teils der Vorhofschläge eintritt. Beim Flimmern fällt die geordnete Vorhoftätigkeit für die Blutbewegung aus. Dadurch bleiben die Vorhöfe dauernd mit Blut gefüllt und wenn auch ihre Tätigkeit kaum für den Kreislauf ausschlaggebend ist, so ist doch das Fehlen dieser für die Füllung der Ventrikel von Belang. Viele kleine Kammersystolen mit geringen Schlagvolumen kommen dabei oft wohl dadurch zustande, dass der Vorhof nicht imstande ist, sich ordnungsgemäss in die Ventrikel zu entleeren und der Einfluss der beschleunigenden Einwirkung der Vorhöfe für die Ventrikelfüllung fehlt.

Wichtiger für den Kreislauf ist die unregelmässige Kammertätigkeit. Zwar ist die Kammer nicht dem Einfluss der Nerven entzogen; im Gegenteil bemerkt man bei der absolut unregelmässigen Herztätigkeit, namentlich bei der durch Digitalis verlangsamten Form, beim Vagusdruckversuch in der Regel eine stark verzögernde Einwirkung der Nerven auf die Kammertätigkeit. Aber diese Einwirkung ist bei der schnellen Form in der Regel nur gering. Anstrengungen, Erregungen können die Kammertätigkeit ebenfalls beschleunigen, doch ist bei der schnellen Form die Kammer in ihrer Anpassungsfähigkeit an Mehrleistungen geschädigt. Die zahlreichen Systolen bedeuten eine Luxusarbeit für das Herz. Zugleich bringen sie ausserordentlich wechselnde Belastungen hervor, wodurch eine ungünstige Arbeitsweise des Organs entsteht.

Der systolische Venenpuls wurde früher in diesen Fällen auf Bestehen einer Trikuspidalinsuffizienz bezogen, doch ist nach neueren Anschauungen dies nicht zutreffend (Hering), obwohl in manchen Fällen grössere Herzdilatation und eine relative Trikuspidalinsuffizienz, namentlich zu Zeiten der Dekompensation eines etwa bestehenden Herzfehlers vorliegt. Es ist das Flimmern besonders bei geschädigtem, organisch kranken Herzen von nachteiliger Bedeutung, da die an sich geschädigte Kraft des Herzens durch die unzweckmässige Tätigkeit noch mehr beansprucht wird. Zu Zeiten einer Dekompensation tritt die Unregelmässigkeit der Kammern besonders stark in die Erscheinung. Ihre Tätigkeit ist dann besonders beschleunigt und vermehrt so die schon bestehende Schwäche des Herzmuskels.

Die Prognose des Vorkammerflimmerns und -Flatterns ist verschieden. Tritt es nur in Anfällen auf, so kann es auch wieder ganz zum Verschwinden kommen, ebenso dann, wenn ursächliche Momente, die es unterhalten haben, fortfallen. So sah ich in einem von Jores aus meiner Klinik veröffentlichten Fall von Kropfherz, bei dem ich ein Jahr lang Flimmern feststellte, nach Entfernung des Kropfes auch das Flimmern verschwinden. Es bietet deshalb, wenn es bei Kropfherzen auftritt, eine besondere Indikation für die Operation eines solchen. Häufig aber sieht man, dass das zunächst in Anfällen auftretende Flimmern nachher dauernd wird und nicht wieder zurückzubringen ist. Die schnelle Form muss therapeutisch möglichst in die langsame überführt werden, da letztere für den Kreislauf günstiger ist.

Die inäquale Herztätigkeit.

Wenngleich bei der inäqualen Herztätigkeit die zeitlichen Verhältnisse in den Pulskurven wenig oder gar nicht geändert sind, so rechnet man aus altem Herkommen doch diese von Traube zuerst beschriebene Störung zu den Herzunregelmässigkeiten. Das Herz weicht eben auch hier von der regelmässigen Tätigkeit, bei der alle Kontraktionen annähernd gleiche Volumina auswerfen, ab. Inäqualitäten der Pulsvolumina sind bei Extrasystolen vorhanden. Die vorzeitigen, in den Rhythmus einfallenden Kontraktionen finden die Kammer nur zum kleineren Teil gefüllt, auch in der Kontraktilität nicht voll erholt und fördern deshalb ein geringeres Schlagvolumen, wie die normalen, wodurch bei ihnen ein kleinerer Puls entsteht. Auch bei der absoluten Unregelmässigkeit des Pulses, wie sie durch Vorkammerflimmern und -Flattern hervorgerufen wird, finden sich grosse und kleine Pulse in den peripheren Arterien. Auch hier ist die Störung durchsichtig. Da die Kammern beim Einfallen des wirksamen Reizes oft erst eine geringe Füllung haben, so kann auch das in die Arterien geworfene Blutquantum nur ein gegen die Norm vermindertes sein und es müssen in der Periphere kleinere Wellen entstehen als in der Norm. Auch kann hier die Kontraktilität vermindert sein und es können so unvollständige Systolen erfolgen.

Es gibt aber auch Inäqualitäten bei regelmässigem Rhythmus, beim sogenannten Pulsus alternans. Hier folgen sich dann abwechselnd grosse und kleine Pulse in der Arterienkurve. Der Pulsus alternans ist in seiner Genese sehr verschieden aufgefasst worden. Engelmann, Wenckebach u. a. erklärten ihn aus gestörter Herzkraft. Wenn in dem regelmässigen Rhythmus ein Umstand eintritt, der eine stärkere Füllung des Herzens veranlasst, z. B. eine Extrasystole mit kompensatorischer Pause, so kann dadurch besonders bei beschleunigter Aktion ein Alternieren der Pulsschläge entstehen. Nach einer starken Systole ist die Kontraktionskraft mehr als normal erschöpft. Bei der nächsten hat sie sich noch nicht normal wieder hergestellt. Die nächste Systole fällt deshalb kleiner aus. Da diese die Kontraktilität weniger beansprucht so kann sich die Kontraktilität bis zum nächsten Schlage besonders gut erholen und damit fällt auch die nächste Systole kräftiger aus und erzeugt ein grösseres Schlagvolum und damit einen höheren Puls.

Der Pulsus alternans tritt in der Regel nur bei hoher Herzfrequenz auf. Vielfach wird er mit Bigeminie, d. h. mit alternierenden Extrasystolen verwechselt. Bei diesen tritt aber der kleine Schlag stets etwas früher als nach einer normalen Pulsperiode auf, und das Elektrokardiogramm lässt beide Formen gut unterscheiden. Beim Alternans ist die kleine Welle in dem Arteriensphygmogramm mitunter verspätet (Volhard) gewöhnlich aber an normaler Stelle. Es folgen sich dann kleine und grosse Erhebungen in stetem, gleichmässigen Wechsel (Fig. 157).

Die Herzspitzenstosskurve zeigt in der Regel kein Alternieren. In der Venenpulskurve zeigen sich die normalen 3 Wellen; sie alternieren in der Regel nicht, doch sind auch vereinzelte Fälle mitgeteilt (Volhard), in denen auch im Venenpuls ein Alternieren deutlich war. Das Elektrokardiogramm zeigt typische Kammer-Elektrokardiogramme mit vorangehender P-Welle. In den Kammerzacken zeigt sich in der Regel kein

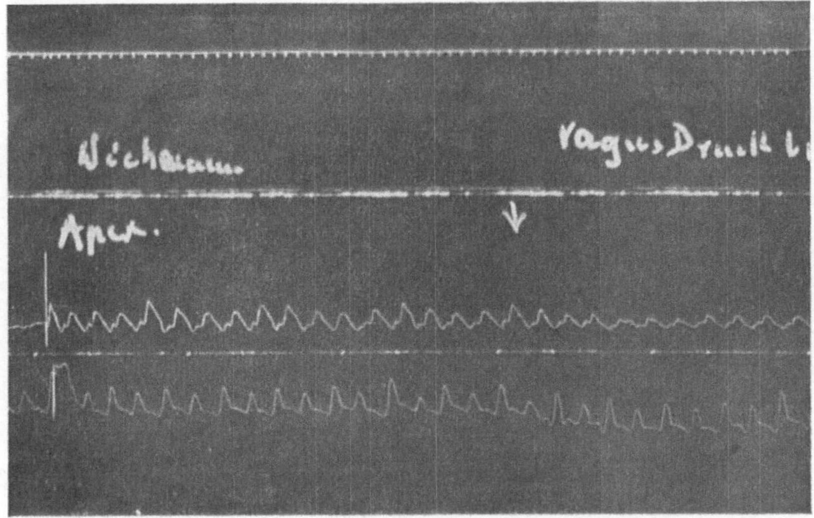

Fig. 157.

Pulsus alternans. Spitzenstoss (oben), Art. radialis (unten), bei dem Pfeil Druck auf den Vagus ohne sichtbaren Effekt.

Alternieren (Fig. 158), doch ist es im Tierversuch beschrieben worden (Hering). Es alternieren dort sowohl die R-Zacken wie auch, und dann gewöhnlich umgekehrt wie jene, die T-Zacken in ihrer Höhe.

In den Pulskurven beobachtet man mitunter ein Umwechseln des Alternans, so dass, nachdem zwei gleich grosse Pulse sich in der Reihe folgten, dann ein umgekehrtes Wechseln eintritt. Bei Anstrengung wird der Alternans oft deutlicher, ebenso bei Herzbeschleunigung. So tritt er in den Anfällen von Herzjagen mitunter im Anfang der Anfälle ein.

Im Tierexperiment ist der Alternans vielfach studiert worden. Durch Glyoxylsäure kann er mit grosser Sicherheit hervorgerufen werden. Ebenso kann er durch Digitalisvergiftung eintreten. Hering schloss aus dem Tierversuch, dass es sich bei dem Alternans um eine alternierende Tätigkeit einzelner Teile der Herzmuskulatur handle, dass Papillar- und Ventrikelbasismuskulatur alternierend tätig seien. Er nahm eine partielle Hyposystolie bei den schwachen Systolen an. Nach Vagusreizung verschwindet der Alternans oft durch die damit verbundene Herzverlangsamung (Hering).

Das normale Kammerelektrokardiogramm spricht jedoch gegen eine partielle Hyposystolie.

Nach neueren Anschauungen ist der Alternans wesentlich der Ausdruck wechselnder Schlagvolumina, beziehungsweise Kammerfüllungen. Die Abhängigkeit der Grösse des Schlagvolumens von Füllung und Widerstand ist bekannt. Mit Zunahme der Belastung (Füllung) und ebenso mit Abnahme der Überlastung (Widerstand) vergrössert es sich und

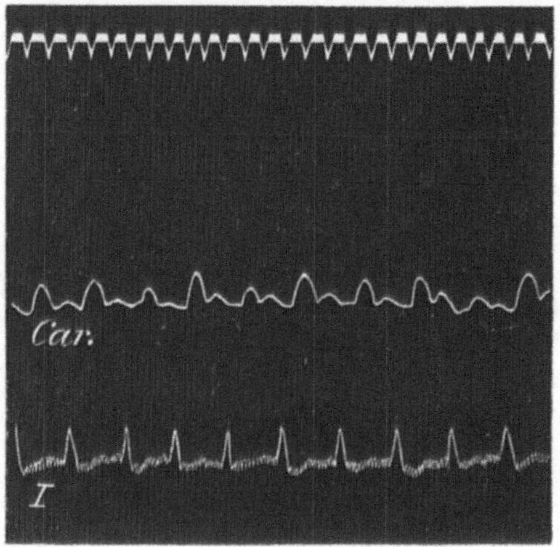

Fig. 158.

P. alternans im Elektrokardiogramm bei Ableitung I.

umgekehrt mit Abnahme der Füllung und Zunahme des Widerstandes wird es verkleinert. Wenckebach nimmt nun an, dass bei ungenügender Blutzufuhr zu den Kammern, wie sie besonders bei Verkürzung der Diastole, statthat, und ebenso bei hohem Widerstand im arteriellen System, bei dem die Entleerung der Ventrikel erschwert ist, schon ein kleiner Zeitunterschied in dem Rhythmus und ein dadurch hervorgerufener Füllungs- und Blutdruckunterschied eine Unregelmässigkeit des Schlagvolumens erzeugen kann. Es können unter solchen Verhältnissen schlechte Füllung, erhöhter Widerstand, kleinere Unterschiede der Periodenlänge, die ja immer vorhanden sind, den Wechsel hervorrufen. Nach einer etwa eintretenden, längeren Pause ist eine stärkere Ventrikelfüllung vorhanden und dadurch entsteht ein grösseres Schlagvolumen und eine grössere Pulswelle. Bei der nächsten Systole nach normaler Pause ist das Herz weniger gefüllt und das Schlagvolumen wird kleiner ausfallen. Umgekehrt ist in der langen Pause der Aortendruck mehr als normal gesunken und begünstigt das grosse Schlagvolumen. Bei der zweiten Systole findet das Herz die Aorta mehr als normal gefüllt durch das vorhergehende grössere Schlagvolumen und damit einen stärkeren Widerstand für die Entleerung. Bei der dritten Systole spielt sich dasselbe wieder ab, wie bei der ersten. Damit würde sich das Eintreten des Alternans bei grosser Herzfrequenz besonders aber auch bei erhöhtem Blutdruck gut erklären. Es ist aber diese Erklärung nicht für alle Fälle massgebend; denn auch das blutleere Froschherz zeigt alternierende Tätigkeit.

H. Straub hat die Dynamik des Herzalternans am Starlingschen Herzlungenpräparat untersucht. Er fand, dass der Alternans nur dann auftritt, wenn die Frequenz so hoch und der Ablauf der Druckkurve so breit war, dass der Druck noch nicht hinreichend gesunken war, wenn der neue Kontraktionsreiz einsetzte. Damit geht die zweite Kontraktion von höherem Druckwerte aus, steigt weniger steil an und ihr Druckmaximum ist niedriger und wird vorzeitig erreicht. Die Gesamtdauer der schwächeren Kontraktion ist dabei verkürzt. Die Füllung der Kammer kann nach der starken Kontraktion nur unzureichend erfolgen, weil der Kammerdruck zu spät unter den Vorhofdruck sinkt. Es ist also im wesentlichen die Verbreiterung der Druckkurve, wie sie z. B. hervorgerufen wird durch eine postextrasystolische Kontraktion und durch die Veränderung der Dynamik bei hohem Widerstand, wobei immer vorausgesetzt ist, dass der zweite Reiz zu einer Zeit einfällt, bei der die Erschlaffung des Ventrikels noch nicht vollständig ausgebildet ist, andrerseits die refraktäre Phase bereits beendet ist, die das Alternieren begünstigt. Je früher nach der refraktären Phase der wirksame Reiz einfällt, nm so kleiner wird die zweite Kontraktion. Diese im Experiment gefundenen Ergebnisse sind für die Beobachtungen am Menschen nicht völlig als Erklärung ausreichend. Nach der Erklärung von H. Straub könnten wir eigentlich bei jeder höhergradigen Sinustachykardie Alternieren erwarten. Wenn wir Frequenzen von 160 und mehr bei einer solchen finden, so tritt trotzdem kein Alternieren auf. Bei dieser Frequenz aber müssten sie nach der Straubschen Erklärung auftreten. Es ist dann ja doch anzunehmen, dass unmittelbar nach der refraktären Phase der nächste Reiz einsetzt und das Herz nach der vorhergehenden Systole in der kurzen Zeit noch nicht völlig erschlafft sein kann. Jedenfalls liegt für die menschliche Pathologie die Frage komplizierter und es ist anzunehmen, dass sowohl die Wenckbachsche Erklärung aus verschiedener Füllung namentlich für die Fälle von stark beschleunigter Herztätigkeit zutrifft, wie auch die Schädigung der Kontraktilität, wie sie von Engelmann ursprünglich angenommen wurde.

Rothberger und Winterberg nahmen für einzelne Fälle auch Leitungsstörung, vielleicht nur in einzelnen Ästen der Tawaraschen Schenkel, als Ursache an. Alternieren partieller Leitungsstörungen bringt es mit sich, dass die aufeinanderfolgenden Kontraktionen in ihrer systolischen Formung sich voneinander unterscheiden. Derartige Einwirkungen müssten aber auch alternierende Veränderungen im Elektrokardiogramm zeigen. Ich habe eine derartige Kurve veröffentlicht (Elektrographie, Wiesbaden 1911, S. 330), bei der, bei mit aufgeschriebenem, nicht alternierendem Karotispuls starkes Alternieren bei Ableitung III sowohl bei Zacke R und T gefunden wurde. Auf diese könnte die letztere Erklärung zutreffen.

Klinisch findet man die Alternation des Pulses am häufigsten bei schwerer Herzinsuffizienz, besonders bei hohem Blutdruck und bei gesteigerter Frequenz des Herzens. In diesen Fällen hat sie an sich zwar keine ominöse Bedeutung, aber da der ganze Zustand des Herzens schon ein schlechter ist, so ist es verständlich, dass Makenzie erklärt, dass fast alle seine Patienten, bei denen er P. Alternans beobachtete, bald gestorben sind. Andererseits kommt er bei Herzjagen vor (A. Hoffmann).

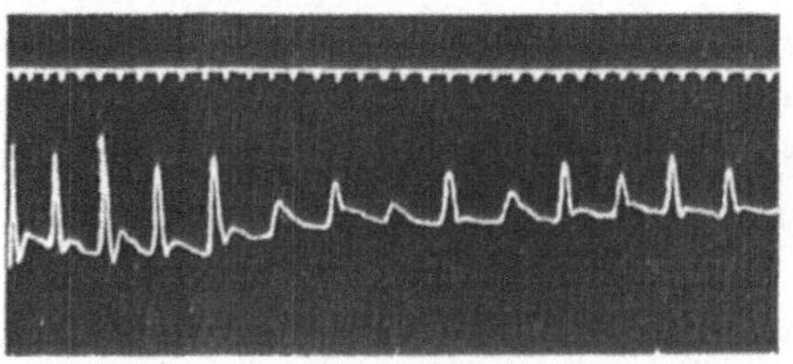

Fig. 159.

P. alternans durch Kompression des Oberarms deutlicher gemacht.

Bei letzterem ist vielleicht durch Vorhofpfropfung die Gelegenheit zu wechselnden Füllungen gegeben, so dass für diese die Wenckebachsche Erklärung die annehmbarste ist. Da die Alternation sich in der Regel nur im Anfang des Anfalles findet, so kann hier nicht eine Erschöpfung der Herzkraft die Ursache sein.

Die Kreislaufeinwirkung der alternierenden Kammertätigkeit ist eine geringe. Da der Mechanismus der Herztätigkeit ungestört ist, so bringt die ungleichmässige Belastung des Herzens bei den einzelnen Systolen keine wesentliche Wirkung hervor. Gewiss ist es vielleicht für den Mechanismus der Herztätigkeit nicht so günstig, dass sich das auf zwei Systolen zu verteilende Blutquantum ungleichmässig abteilt, aber für den Kreislauf hat die alternierende Tätigkeit als solche keine ernstere Bedeutung.

Prognostisch ist zu bemerken, dass der Alternans häufig bei schwer geschädigten erlahmendem Herzmuskel auftritt. Er tritt meist nicht dauernd dann auf, sondern nur zeitweilig, so dass er nur gelegentlich zu beobachten ist. Die Prognose hängt nicht von der Art der geänderten Herztätigkeit, sondern von der Art des Grundleidens ab.

Erkannt werden kann der P. alternans schon meist durch die Palpation, am besten aber im Arteriensphygmogramm.

Besonders deutlich wird das Alternieren des Radialpulses dann im Sphygmogramm, wenn man den Oberarm durch einen Schlauch, wie er zur Blutdruckmessung angewandt wird, komprimiert (Fig. 159). Dann treten die grossen Pulse mit fast unverminderter Grösse in der Radialiskurve auf, während die kleinen den Widerstand kaum überwinden und dadurch noch mehr verkleinert werden (A. Hoffmann).

Die klinische Bedeutung der Arhythmien.

Die klinische Stellung der echten Arhythmien des Herzens lässt sich dahin auffassen, dass sie wohlumschriebene Funktionsstörungen darstellen, die gewisse gemeinsame Züge haben. So sind sie alle durch Nerveneinfluss auslösbar. Sowohl Extrasystolenarhythmie wie Überleitungsstörungen und auch Vorhofflimmern und Flattern sind nicht nur im Tierversuch, sondern auch beim Menschen unter günstigen Bedingungen vom Nervensystem aus zu beeinflussen, ja hervorzurufen.

Auch die Sinusarhythmien entstehen nur unter Nerveneinfluss, und die inäquale Herztätigkeit, die nicht eigentlich den Arhythmien zuzurechnen ist, kann in ihrer Entstehung ebenfalls durch Nervenwirkung beeinflusst sein. (Herzjagen.)

Alle Arhythmienformen kommen bei gesundem wie bei organisch krankem Herzen vor. Bei letzterem recht häufig, ohne dass dadurch Hinweise auf eine bestimmte organische Erkrankung des Herzens gegeben wären. Besonders beweisen sie nicht, dass eine Myokardschädigung vorliegt. Da der Vagusdurckversuch bei organisch schwer geschädigten insuffizienten Herzen oft stark positiv ausfällt, so ist dadurch vielleicht die Erklärung gegeben, dass der Zustand des Erfolgsorgans, des Herzens, in gewissem Sinne für die Stärke des Ausfalls nervöser Einwirkungen massgebend ist. So ist in der organischen Erkrankung eine besondere Disposition zu arhythmischen Störungen zu sehen, nicht aber die Ursache selbst. Letztere stellen also gewissermassen eine Komplikation bei jener dar.

Etwas weiteres gemeinsames ist darin zu erkennen, dass alle Rhythmusstörungen ihren Angriffspunkt im Herzen in den spezifischen Geweben, dem Sinusknoten oder dem Überleitungssystem haben. Bei den echten Arhythmien ist der Einfluss des Sinusknotens, des Schrittmachers für das Herz, auf die Kammer für die arhythmischen Schläge ausgeschaltet. („Anatrische Herztätigkeit".) So stören die Extrasystolen besonders in den Anfällen von Herzjagen die Reizbildung im Sinusknoten. Bei Überleitungsstörungen wird ebenfalls der regelmässige Sinusrhythmus ganz oder teilweise nicht auf die Kammer übertragen und beim Vorhofflimmern und Flattern fällt er ganz aus.

Die spezifischen Gewebe werden dadurch in ihrer Funktion behindert, sie werden gewissermassen „insuffizient“, und man kann von einer „Insuffizienz der spezifischen Gewebe“, die funktionell oder organisch bedingt sein kann, wenn man die eigentlichen Arhythmien zu einem System zusammenfassen will, sprechen. Was in letzter Linie die Arhythmien bedingt, ist damit nicht erklärt, nur der Angriffspunkt bei ihrem Entstehen ist damit bezeichnet. In den Fällen aber, in denen, wie bei Herzblock, organische Veränderungen, die zur Störung der Funktion führen, im spezifischem System nachgewiesen werden können, ist auch die Ursache der Störung damit völlig aufgeklärt.

Dass hier den Arhythmien als besonderen Funktionsstörungen im System der Erkrankungen der Kreislauforgane eine gewissermassen selbständige Stellung eingeräumt wird, hat seine Berechtigung in dem Umstande, dass sie nicht als Symptome irgendwelcher bestimmten sonstigen krankhaften Erscheinungen aufgefasst werden können. Da vielfach die Umstände, welche die Rhythmusstörungen eigentlich veranlassen, noch nicht geklärt sind, so ist man im Einzelfall darauf angewiesen nach Schädlichkeiten zu forschen, die erfahrungsgemäss auf ihr Zustandekommen Einfluss haben. So sind organische Erkrankungen, toxische und psychisch nervöse Einwirkungen zu beachten und so ist in jedem Falle eine wahrscheinliche Ursache aufzusuchen, durch deren Abstellung oft günstig einzuwirken ist.

Es ist also mit der Diagnose der Form der Rhythmusstörung der Krankheitsfall nicht aufgeklärt, sondern die Ursachen sind noch weiter möglichst festzustellen.

Andererseits ist aber, was in manchen Fällen möglich ist, die Arhythmie besonders zu behandeln, da sie entweder dem zugrunde liegenden Leiden als Komplikation aufgepfropft ist oder als allein festzustellende Kreislaufstörung auftritt.

Literatur.

Angyan, v. Der Einfluss des Vagusdruckversuches bei atrioventrikulärer Schlagfolge. Zeitschr. f. Herz- u. Gefässkrankh. 1914. S. 345.

Arndt, Vorhofflimmern bei permanenter Kammerautomatie. Zeitschr. f. klin. Med. Bd. 78. 1913. S. 526.

Balint u. Engel, Über paroxysmelle Tachykardie. Zeitschr. f. klin. Med. 1908. LXV. S. 283.

Bäumler, Ein Fall von Tachykardie, in welchem über der Vorhofsgegend die doppelte Anzahl von Herztönen gehört wurde als über der Herzspitzengegend. Zentralbl. f. Herzkrankh. 1914. H. 1.

Belski, Über die an den Atrioventrikulargrenzen blockierter Systolen. Zeitschr. f. klin. Med. 1902. Bd. 44. S. 179.

Belski, Ein Beitrag zur Kenntnis der Adams-Stokesschen Krankheit. Zeitschr. f. klin. Med. 1909. Bd. LXVII. S. 529.

— Beobachtungen über atrioventrikulare Automatia im Verlaufe von infektiösen Krankheiten. Zeitschr. f. klin. Med. 1909. LXVII. S. 515.

Berger, Untersuchungen des Herzens bei Arhythmia perpetua. Deutsch. Arch. f. klin. Med. Bd. 112. S. 286.

Bishop, Adams-Stokes disease withe complete heartblock showing a conspicious lesion in the parth of the auric.-ventr. bundle. Americ. journ. of. med. science. 1910. p. 454.

Biedl u. Riehl, Ein Fall von Adams-Stokesscher Krankheit mit Läsion in beiden Tawaraschenkeln. Zentralbl. f. Herz- u. Gefässkrankh. 1916. S. 71.

Borminger, Über einige Fälle von gestörter Leitung zwischen Atrium und Ventrikel beim kranken menschlichen Herzen. Zeitschr. f. exp. Path. u. Ther. 1905 S. 663.

Brandenburg, Über zeitweise auftretende Halbierung der Pulszahl. Med. Klin. 1906.

— u. Hoffmann, Wo entstehen die normalen Bewegungsreize im Warmblüterherzen? Med. Klin. 1912. Nr. 1.

Butler, Heart-Block. Americ. Journ. of the med. Soc. 1907. p. 715.

Carter, Clinical observations on defective conduction of the auriculo ventricular bundle. Arch. of intern. Med. 1914. XIII. p. 803.

Chauvean, De la dissociation du rythme auriculaire et du rythme ventriculaire. Rev. de méd. 1885.

Clerc u. Esmein, Etudes de la pulsation oesophag. chez l'homme. Arch. des mal du coeur. 1910.

Cohn, A., On the auriculo-nodal Junction. Heart 1909. p. 167.

— Paroxysmal Tachycardia and the effect of stimulation of the vagus nerves by pressure. Heart V. p. 93.

— The post mortem examination from horses hearts from cases of auricular fibrillation. Heart IV. p. 221.

— Of the differenzes in the effects of Stimulation of the two vagus nerves, Journ. of exp. Med. Vol. 16. p. 732.

— and Lewis, Auricular fibrillation and complete heart Block. Heart IV. p. 15.

— and Fraser, Paroxysmal tachykardie and the effect of stimulation of the vagus nerves by pressure. Heart V. p. 93.

Cushny and Edmunds, Paroxysmal Irregularity of the Heart and Auricular Fibrillation. Americ. Journ. of the med. Science. Vol. 133. p. 56.

Dehio, Ein fühlbarer Puls auf zwei Herzkontraktionen. Deutsch. Arch. f. klin. Med. XXXXVII. 1896. Bd. 47.

— Über die Bradykardie der Rekonvaleszenten. Deutsch. Arch. f. klin. Med. 1894. Bd. 52.

Deneke, Fall von paroxysmaler Tachykardie. Deutsch. med. Wochenschr. 1904. Nr. 23.

— u. Adam, Beobachtungen am isolierten überlebenden menschlichen Herzen. Zeitschr. f. exp. Path. u. Ther. II. 1906.

Ebstein, Klinische Beiträge zur Lehre von der Herzarhythmie. Deutsch. Arch. f. klin. Med.

Edens, Pulsstudien. Deutsch. Arch. f. klin. Med. Bd. 100. S. 226.

— und Huber, Über Digitalisbigeminie. Deutsch. Arch. f. klin. Med. Bd. 118. S. 476.

Engelmann, Das Herz und seine Tätigkeit im Lichte neuerer Forschung. Leipzig 1904.

Eppinger u. Rothberger, Über die Folgen der Durchschneidung der Tawaraschen Schenkel des Reizleitungssystems. Zeitschr. f. klin. Med. Bd. 70. Nr. 1. u. 2. 1909.

Eyster u. Evans, Sino-auricular heart block. Arch. of intern. Med. Vol. 145. p. 832.

Fahr, Pathologisch-anatomische Befunde im Hisschen atrioventrikulären Bündel bei zwei Fällen von Adams-Stokesschen Symptomenkomplex. Verhandl. d. 24. Kongr. f. inn. Med. 1907.

Fahrenkamp, Über das Elektrokardiogramm der Arhythmia perpetua. Deutsch. Arch. f. klin. Med. Bd. 112. S. 302.

— Zur Kenntnis der vorübergehenden Arhythmia perpetua etc. Deutsch. Arch. f. klin. Med. Bd. 124. S. 88.

— Vorübergehende komplette Herzunregelmässigkeiten unter dem klinischen Bilde der Arhythmia perpetua mit Beobachtungen über Vaguswirkung. Deutsch. Arch. f. klin. Med. Bd. 117. S. 1.

Falkoner u. Dean, Observations on a case of heart block associatet with intermitted attacks of auricular fibrillation. Heart III. 1912. p. 247.

— Observations on a case of auricular fibrillation with slow ventricular action. Heart IV. 1912. p. 87.

Finkelnburg, Über Dissoziation vom Vorhof- und Kammerrhythmus. Deutsches Arch. f. klin. Med. 1906. Bd. 86.

Fränkel, Pulsus alternans bei einem grossen im Verlauf eines akuten Gelenkrheumatismus entstandenen perikardialen Exsudat. Ein Puls auf zwei Herzaktionen. Charité-Annalen 1874.

Frank, O. u. F. Voit, Über die sogenannte Hemisystolie. Deutsch. Arch. f. klin. Med. Bd. 65. 1900.

Frédériq, Rhythme affolé des ventricules dû à la fibrillation des oreillettes. Physiol. du faisceau auriculo-ventriculair. Arch. int. de Phys. 1905. Vol. II. p. 281.

— Historisch-kritische Bemerkungen über die von klinischer Seite neuerdings anerkannte Identität der Venen- und Ösophagusbilder. Zentralbl. f. Phys. 1908. Nr. 10.

Freund, Klinische und pathologisch-anatomische Untersuchungen über Athythm. perp. Deutsch. Arch. f. klin. Med. 1912. Bd. 106. S. 1.

v. Frey, M., Die Untersuchung des Pulses. Berlin 1892. Springer. S. 260.

Frey, W., Zur Kenntnis der atrioventrikularen Schlagfolge des menschlichen Herzens. Deutsch. Arch. f. klin. Med. Bd. 120. S. 192.

— Der innere Mechanismus der verschiedenen Formen von extrasystolischer Arhythmie. Zentralbl. f. Herz- u. Gefässkrankh. 1918. S. 145 u. 157.

Frick, Ein Beitrag zur paroxysmalen Tachykardie. Wiener klin. Rundschau 1903.

Fridericia u. Möller, Ein Fall von auf das Septum ventricularum lokalisierter Myokarditis mit eigentümlichen Abnormitäten. Deutsch. Arch. f. klin. Med. 1918. Bd. 126. S. 246.

Galli, G., Das Wesen des Herzalternans. Münch. med. Wochenschr. 1908. Nr. 11. S. 563.

Ganter u. Zahn, Über das Elektrokardiogramm des Vorhofs bei nomotoper und heterotoper Automatie. Verh. d. XXX. Kongr. f. inn. Med. Wiesbaden 1913. S. 274.

Ganter u. Zahn, Zur Lokalisation der automatischen Kammerzentren. Zentralbl. f. Phys. Bd. 27. Nr. 4.

— Experimentelle Untersuchungen am Säugetierherzen über Reizbildung und Reizleitung in ihren Beziehungen zum spezifischen Muskelgewebe. Pflügers Arch. 1912. Bd. 145. S. 335.

Gerhardt, D., Klinische Untersuchungen über Venenpulsationen. Leipzig 1894.

— Einige Beobachtungen an Venenpulsen. Arch. f. experim. Pathol. u. Pharm. 1902. Bd. 47. S. 250.

— Beitrag zur Lehre vom Pulsus intermittens und von der paroxysmalen Bradykardie. Arch. f. exp. Path. u. Pharm. Bd. 51.

— Beitrag zur Lehre von den Extrasystolen. Deutsch. Arch. f. klin. Med. 1905. Bd. 81. S. 509.

— Beiträge zu der Lehre von der Arhythmia perpetua. Deutsch. Arch. f. klin. Med. Bd. 118. S. 529.

— Über Beziehungen zwischen Arhythmia perpetua und Dissoziation. Zentralbl. f. Herzkrankh. 1910. Nr. 10.

— Über Rückbildung des Adams-Stokesschen Symptomenkomplexes. Deutsch. Arch. f. klin. Med. 1908. Bd. 93. H. 5—6. S. 485.

— Die Unregelmässigkeit des Herzschlages. Ergebn. d. inn. Med. 1908. Bd. II. S. 418.

— Die Unregelmässigkeiten des Herzschlages. Sitzungsber. d. phys.-med. Soc. zu Erlangen 1905.

Gibson, Bradycardia. The Edinburg Med. Journ. 1905. Nr. 18.

— Further Observations on the heart-block. Practitioner. 1907.

— Heart-block. Brit. med. Journ. 1906. Oct. 28. p. 1113.

— Sur le tissu musculaire primitiv du coeur humain. Brit. med. Journ. 1909. 16. I.

— and Ritchie, Adams-Stokes-Symptomkomplex and heart-block. Lancet. Nr. 4460.

Gläsner, K., Klinische Untersuchungen über den Kapillarpuls. Deutsch. Arch. f. klin. Med. 1909. Bd. 97. H. 1—2. S. 83.

Goteling-Vinnis, De aanhondende verdubbeling van den hartslag (hartbigeminie). Dissert. Leiden 1905.

Grödel, Th., Über paroxysmale Tachykardie insbesondere über das Verhalten der Herzgrösse während des tachykardischen Anfalles. Zeitschr. f. exp. path. Ther. Bd. 6. 1909. S. 797.

Grunmach. Über die Fortpflanzungsgeschwindigkeit der Pulswellen. Arch. f. Anat. u. Phys. S. 417.

Handwerk, K., Adams-Stokesscher Symptomkomplex: Gumma des Vorhofsseptums. Münch. med. Wochenschr. 1909. Nr. 18. S. 916.

Heinecke, A., A. Müller u. H. Hösslein, Zur Kasuistik des Adams-Stokesschen Komplexes und der Überleitungsstörungen. Deutsch. Arch. f. klin. Med. 1908. Bd. 93. H. 5—6. S. 459.

Heitz, Du rhythmie alternant postextrasystolique. Arch. des Maladies du coeur. 1912. Vol. V. p. 232.

Hering, E., Über den Einfluss der Atmung auf den Kreislauf. Zwei Mitteilungen. Sitzungsber. d. k. k. Akademie d. Wissenschaft zu Wien 1871. Bd. 64. II. Abt. Okt.-Heft. S. 21.

— Über die gegenseitige Abhängigkeit der Reizbarkeit, der Kontraktilität etc. Pflügers Arch. Bd. 86. 1901.

Hering, Experimentelle Untersuchungen über Herzunregelmässigkeiten an Affen. Zeitschr. f. exp. Path. u. Ther. II. 1906.

— Die myoeretischen Unregelmässigkeiten des Herzens. Prag. med. Wochenschr. 1901. Jahrg. 26. Nr. 1 u. 2.

— Bemerkungen zur Erklärung des unregelmässigen Pulses. Prag. med. Wochenschrift 1902.

— Über den Pulsus pseudo-alternans. Prag. med. Wochenschr. 1902. April. Jahrg. 27.

— Pseudo-Hemisystolie und postmortale Hemisystolie. Deutsch. med. Wochenschr. 1903. Nr. 22.

— Über die häufige Kombination von Kammervenenpuls mit Puls. irreg. perpet. Deutsch. med. Wochenschr. 1906. Nr. 6.

— Analyse des Pulsus irregularis perpetuus. Prag. med. Wochenschr. 1903. Juli.

— Zur experimentellen Analyse der Unregelmässigkeiten des Herzschlages. Pflügers Arch. Bd. 82. S. 1.

— Ergebnisse experimenteller und klinischer Untersuchungen über den Vorhofvenenpuls bei Extrasystolen. Zeitschr. f. experim. Path. u. Ther. 1905. H. 1. S. 26.

— Beobachtungen an einem künstlich wiederbelebten menschlichen Herzen. Verhandl. d. 22. Kongr. f. inn. Med. 1905. S. 205.

— Nachweis der Automatie der mit den Vorhöfen oder Vorhofresten in Verbindung stehenden Kammern, bzw. Verbindungsfasern des Säugetierherzens durch Auslösung ventrikulärer Extrasystolen. Pflügers Arch. 1905. Bd. 107. S. 97.

— Nachweis, dass das Hissche Übergangsbündel Vorhof und Kammer des Säugetierherzens funktionell verbindet. Pflügers Arch. 1905. Bd. 108. S. 267.

— Die Überleitungsstörungen des Säugetierherzens. Zeitschr. f. experim. Path. u. Ther. 1905. Bd. II. S. 75.

— Die Unregelmässigkeiten des Herzens. Verh. d. Kongr. f. inn. Med. 1906. Bd. 23. S. 138.

— Über den Pulsus irreg. perp. Deutsch. Arch. f. klin. Med. 1908. Bd. 94. H. 1–2. S. 185.

— Über zeitweilige partielle Hyposystolie der Kammern des Säugetierherzens. Deutsch. med. Wochenschr. 1908. Nr. 15. S. 638.

— Über muskuläre Trikuspidalinsuffizienz. Verh. d. XXIX. Kongr. f. inn. Med. Wiesbaden 1912. S. 424.

— Die Reizbildungsstellen der supraventrikulären Abschnitte des Säugetierherzens. Pflügers Arch. Bd. 148.

— Zur Erklärung des Auftretens heterotoper Herzschläge unter Vaguseinfluss. Zeitschr. f. experim. Path. u. Ther. Bd. IX. S. 490.

— Rhythmische Tachysystolie und P. irreg. perpet. Münch. med. Wochenschr. 1914. S. 2088.

— Über sukzessive Heterotopie der Ursprungsreize des Herzens und ihre Beziehungen zur Heterodromie. Pflügers Arch. 1910. Bd. 136. S. 466.

— Das Wesen des Herzalternans. Münch. med. Wochenschr. 1908. Nr. 27. S. 1417.

— Über die alternierende Mitralinsuffizienz und das Wesen des Herzalternans. Münch. med. Wochenschr. 1909. Nr. 11. S. 565.

— Über den normalen Ausgangspunkt der Herztätigkeit und seine Änderung unter pathologischen Umständen. Münch. med. Wochenschr. 1909. Nr. 17. S. 845.

— Über den Beginn der Papillarmuskelaktion und seine Beziehung zum Atrioventrikularbündel. Pflügers Arch. Bd. 126. 1909.

— Über das Fehlen der Vorhofzacke (P.) im Elektrokardiogramm beim Pulsus irreg. perp. Münch. med. Wochenschr. 1909. Nr. 48. S. 2483.

Hering u. Rihl, Über artrio-ventrikuläre Extrasystolen 1906. Zeitschr. f. experim. Ther. u. Pathol. 1906. Bd. 2. H. 3. S. 510—524.

— Die Diagnose der Herzunregelmässigkeiten ohne Kurvenaufnahme. Münch. med. Wochenschr. 1908. Nr. 47.

Herrick, W. W., Clinical observation in heart-block. Amer. Journ. of med. Soz. 1910. Nr. 455.

Herxheimer u. Kohl, Der Adams-Stokessche Symptomkomplex und das Hissche Atrioventrikularbündel. Deutsch. Arch. f. klin. Med. 1910. Bd. 98. H. 4—6.

Hewlett, Heart-block in the ventricular Walls. Arch. of intern. Med. Nov. 1908.

— Clinical Observations on Absolutely Irregular Hearts. Journ. of the Med. Assoc. 51. 1908.

— Digitalis heart block. Journ. of the Amer. med. Assoc. 1907.

— The common cardiac arrhythmias and their clinical significance. Intern. Clinics Vol. IV.

Hirschfelder, Paroxysmal Tachycardia. John Hopkins Hosp. Bull. 1906.

— Recent studies on the Circulation and their Importance of the Practice of Medicins. The journ. of the Americ. Med. Assoc. Vol. LI. 1908. p. 473.

— Centributions to the study of auricular fibrillation, paroxysmal Tachycardia and the sollicited auriculo-ventricular Extrasystoles. John Hopkins. Bull. 19. 1908.

His, W. (jun.), Ein Fall von Adams-Stokesscher Krankheit mit ungleichzeitigem Schlagen der Vorhöfe und Herzkammern (Herzblock). Deutsch. Arch. f. klin. Med. 1899. Bd. 64. S. 316.

Hochhaus, Über frustrane Herzkontraktionen. Münch. med. Wochenschr. 1908. Nr. 9. S. 401.

— u. Quincke, Über frustrane Herzkontraktionen. Deutsch. Arch. f. klin. Med. 1895. Bd. 55.

Hofmann, F. B., Über die Änderung des Kontraktionsablaufes am Ventrikel und Vorhofe des Froschherzens bei Frequenzänderung und im hypodynamen Zustande. Pflügers Arch. Bd. 84, 1901. S. 130.

Hoffmann, A., Die Arhythmie des Herzens im Lichte der von Engelmann begründeten Lehre von der myogenen Automatie des Herzens. Fortschr. d. Med. 1901. Nr. 13. 15.

— Über die klinische Bedeutung der Arhythmie des Herzens. Med. Klinik. 1906. Nr. 43.

— Einiges über Herzdiagnostik. Zeitschr. f. ärztl. Fortbildung 1912. Nr. 23.

— Über künstliche Auslösung von Arhythmien am gesunden menschlichen Herzen. Med. Klin. 1913. Nr. 49.

— Über Puls und Pulsdiagnostik. Jahresk. f. ärztl. Fortb. 1914. Febr.-H.

— Zur Kenntnis des Morgagni-Adams-Stokesschen Symptomenkomplexes und seiner Differenzierung im Elektro-kardiogramm. Deutsch. Arch. f. klin. Med. Bd. 100. S. 172.

— Die Elektrographie als Untersuchungsmethode des Herzens etc. Wiesbaden 1914.

— Fibrillation of the ventricels of the end of an attack of paroxysmal tachycardia in man. Heart Vol. III. 1912.

— Die Unregelmässigkeiten des Herzschlages. Jahreskurse für ärztliche Fortb. 1913. Febr.

— Über Verdoppelung der Herzfrequenz nebst Bemerkungen zur Analyse des unregelmässigen Pulses. Zeitschr. f. klin. Med. Bd. 53. 1904.

Hoffmann, A., Neue Beobachtungen über Herzjagen. Deutsch. Arch. f. klin. Med. Bd. 78. 1903. S. 39.

— Tachykardie und Bradykardie. Deutsche Klinik. Bd. IV. 1907. S. 155.

— Zur Kenntnis der Adams-Stokesschen Krankheit. Zeitschr. f. klin. Med. 1900. Bd. 41.

— Die paroxysmale Tachykardie. Wiesbaden 1900.

— Über Beobachtung von Herzarhythmie mit Röntgenstrahlen. Deutsche med. Wochenschr. 1899. Nr. 15.

— Neue graph. Methoden nebst Beobachtungen von künstlich erzeugter Arhythmie am freiliegenden Menschenherzen. Verh. d. XXI. Kongr. f. innere Med. Wiesbaden 1907.

— Zur Pathologie der paroxysmalen. Tachykardie. Verh. d. XIV. Kongr. f. inn. Med. 1900.

— Über paroxysmale Arhythmie. Verh. d. XIX. Kongr. f. inn. Med. 1901.

— P. und Magnus Alsleben, Über die Entstehung der Arhythmia perpetua. Verh. d. XXXI. Kongr. f. inn. Med. S. 389. Wiesbaden 1914.

Hornung, Über atypische tachykardische Paroxysmen. Deutsch. Arch. f. klin. Med. 1907. Bd. 91. H. 6—7. S. 469.

— u. Galli, Beitrag zur Lehre vom Puls. alternans. Münch. med. Wochenschr. 1906. Nr. 40.

Huismanns, I., Über Bradykardie und den Adams-Stokesschen Symptomkomplex. Münch. med. Wochenschr. 1909. Nr. 11. S. 552 u. Nr. 12 S. 163.

Hutchinson and Parkinson, Paroxysmal Tachykardia in a child aged 2³/₄ Proc. of the Royal Soc. of the Medicin 1914. Vol. III. S. 117.

Jagic, M., Ein Beitrag zur Kasuistik des Adams-Stokesschen Symptomkomplexes. Zeitschr. f. klin. Med. Bd. 66. H. 1—2. S. 183. 1909.

Janowski, W., Über den diagnostischen und prognostischen Wert der exakten Pulsuntersuchung. Volkm. Samml. klin. Vortr. Neue Folge 1897. Nr. 192—193.

— Die funktionelle Diagnostik der Herzkrankheiten. Berlin 1910.

— Über minimale Schwankungen der Dauer der einzelnen Pulswellen in normalen und pathologischen Zuständen. Deutsch. Arch. f. klin. Med. 1907. Bd. 91. S. 240.

— Über die Bedeutung des ösophagealen Kardiogramms für die genaue Diagnose der Stokes-Adamsschen Krankheit nebst Bemerkungen über Bradykardie. Wien. med. Wochenschr. 1908. Nr. 37—38 und Medicina 1908. Nr. 19—20.

Jaquet, Über die Stokes-Adamssche Krankheit. Deutsch. Arch. f. klin. Med. 1902. Bd. 67. S. 77.

Jarisch, Zur pathol. Anatomie des P. irregul. perp. Deutsch. Arch. f. klin. Med. Bd. 115. S. 331.

Joachim, G., 4 Fälle von Störung der Reizleitung im Herzmuskel. Deutsch. Arch. f. klin. Med. 1905. Bd. 85. S. 373.

— Weitere Beiträge zur Frage der Leitungsstörung im Herzmuskel. Deutsch. Arch. f. klin. Med. 1907. Bd. 88. S. 574.

— Über die Registrierung des l. Vorhofs bei einem Fall von Adams-Stokesscher Krankheit. Berlin. klin. Wochenschr. 1907. Nr. 8.

— Das Verhalten des l. Vorhofs bei Störung der Reizleitung. Zeitschr. f. klin. Med. Bd. 64. S. 95.

— Ein atypischer Fall von Störung der Reizleitung im Herzmuskel. Berl. klin. Wochenschr. 1908. Nr. 19.

Joachim, Das Elektrokardiogramm des P. alternans beim Menschen. Münch. med. Wochenschr. 1911. S. 1950.

Kaufmann u. Rothberger, Beitrag zur Kenntnis der Entstehung von extrasystolischen Allorhythmien. Zeitschr. f. d. ges. exp. Med. V. 1917. S. 349.

— — Experimentelle Untersuchungen über die Inäqualität des Pulses bei der Arhythmia perpetua. Zeitschr. f. exp. Pathol. u. Ther. Bd. 19. H. 2. 1917. S. 1.

Ken Kuré, Über die Pathogenese der heterotropen Reizbildung unter dem Einfluss der extrakardialen Herznerven. Zeitschr. f. exp. Pathol. u. Ther. Bd. 12. 1913. S. 389 und über Vagurerregung daselbst S. 460.

— Psychisch ausgelöste paroxysmale Kammertachysystolie. Deutsch. Arch. f. klin. Med. Bd. 106. 1912. S. 33.

Koch, Über die Struktur des oberen Cavatrichters und seine Beziehungen zum Pulsus irregul. perpetuus. Deutsch. med. Wochenschr. 1909. Nr. 10. S. 429.

— Über die Blutversorgung des Sinusknotens und etwaige Beziehungen des letzteren zum Atrioventrikularknoten. Münch. med. Wochenschr. 1909. Nr. 46. S. 2362.

— Das Ultimum moriens des menschlichen Herzens. Diss. Freiburg 1907.

v. Kries, Über eine Art polyrhythmischer Herztätigkeit. Arch. f. Anat. u. Physiol. 1902. Physiol. Abt.

Lankhout, Essentielle paroxysmale Tachykardie. Tijdschr. voor geneeskunde. 1910. Nr. 2.

Laqueur, Zur Kasuistik der paroxysmalen Tachykardie. Charitée Annalen. XXVIII.

Leuchtweiss, Beitrag zur Lehre von Adams-Stokesscher Krankheit. Deutsch. Arch. f. klin. Med. 1906. Bd. 86.

Leusser, Über Anfälle von Herzjagen. Münch. med. Wochenschr. 1917. S. 739.

Levine, Observat. of sinoauricular heart block. Arch. of intern. Med. 1916. Bd. 17. S. 153.

Levis, Th., Der Mechanismus der Herzaktion. Deutsch v. Hecht. Wien und Leipzig 1912.

— Paroxysmal tachycardia. Heart 1909. Vol. I. Nr. 1. S. 43.

— The exper. production of paroxysmal tachycardia and the effects of ligation of the coronary arteries. Heart 1909. Vol. I. Nr. 2. p. 98.

— Paroxysmal tachycardia the result of ectopic impulse formation. Heart 1910. Vol. I. Nr. 3. p. 262.

— Auricular Fibrillation and its Relationship to clinical irregularity of the heart. Heart I. S. 306. 1910.

— Observations upon a courious and not in common form of extreme acceleration of the auricle. Auricular flatter. Heart IV. 1912. S. 171.

— Galvanometrie curves yialtet by cardiac beats generated in various arcas of the auricular musculatur. Heart II. Nr. 1. S. 23.

— u. A. E. Cohn, The predominant influence of the left vagus neur upon conduction between the auricles and von hicles in the dog. Journ. of exp. Med XVIII. S. 739.

Levy, B., Ein Fall von Adams-Stokesscher Krankheit. Zeitschrift f. klin. Med. 1902. Bd. 47. H. 3 u. 4.

v. Leyden, Über Hemisystolie. Deutsch. med. Wochenschr. 1908. Nr. 4. S. 137.

— Ungleichzeitige Kontraktion beider Ventrikel. Virch. Arch. 44 u. 65.

— u. Bassenge, Über ungleichzeitige Kontraktion der beiden Herzventrikel (Hemisystolie). Zeitschr. f. klin. Med. 1907. Bd. 64. H. 1—2. S. 1.

Lichtheim, H., Über einen Fall von Adams-Stokesscher Krankheit mit Dissoziation von Vorhof- und Kammerrhythmus. Deutsch. Arch. f. klin. Med. 1905. Bd. 85. S. 360.

Lommel, F., Klinische Beobachtungen über Herzarhythmie. Habilitationsschr. Jena 1902. Naumburg.

— Klinische Beobachtungen über Herzarhythmie. Deutsch. Arch. f. klin. Med. 190?. Bd. 72.

— Über anfallsweise auftretende Verdoppelung der Herzfrequenz. Deutsch. Arch. f. klin. Med. 1905. Bd. 82. S. 495.

Luce, H., Zur Klinik und pathologischen Anatomie des Adams-Stokesschen Symptomkomplexes. Deutsch. Arch. f. klin. Med. 1902. Bd. 74. S. 371.

Mackenzie, J., The venous and liver pulses, and the arhythmic contractions of the cardiac cavities. Journ. of Path. 1894. Vol. II.

— The case of heart irregularity in influenca. Brit. med. Journ. 1902. II. p. 1411.

— Observations on the inception of the rhythm. of the heart by the ventricle. Brit. med. Journ. 1904. march.

— Die Lehre vom Puls. Deutsch. Übers. Frankfurt a. M. 1904. 8. S. 306.

— Diseases of the heart. London. II. Aufl. 1909.

— The extrasystole. A contribution to the functionel pathology of the primitive cardiac tissoe. The Quart. Journ. of Med. 1908. Nr. 1, 2 and 4.

— Nodal Bradycardia. Heart. 1909. Vol. I. Nr. 1. p. 23.

— Ein Fall von Störung der Reizleitung im Herzmuskel. Deutsch. med. Wochenschr. 1904. Nr. 24.

— Auricular Fibrillation.. Brit. med. Journ. 1911. Oktoberheft.

— u. K. F. Wenckebach, Über an der Atrioventrikulargrenze ausgelöste Systolen beim Menschen. Arch. f. Phys. 1905. H. 3 u. 4. S. 235.

Magnus-Alsleben, E., Zur Kenntnis der Arhythmia perpetua. Deutsch. Arch. f. klin. Med. 1909. Bd. 96. H. 3–4. S. 346.

— Zur Kenntnis vorübergehender Überleitungsstörungen des Herzens. Zeitschr. f. klin. Med. 1909. Bd. 69. H. 1—2.

— Experimente über Arhythmia perpetua. Zeitschr. f. exp. Path. u. Ther. Bd. IX. S. 207.

Martius, Graphische Untersuchungen über die Herzbewegung. Zeitschr. f. klin. Med. Bd. 13. S. 327.

— Graphische Untersuchungen über die Herzbewegungen. Zeitschr. f. klin. Med. Bd. 14. S. 558.

Meyer, Über Reizleitungsstörung am menschlichen Herzen. Deutsch. Arch. f. klin. Med. Bd. 104. 1901. S. 16.

Michael u. Beutenmüller, Zur Klinik des Adams-Stokesschen Symptomkomplexes. Berl. klin. Wochenschr. 1907. Nr. 46.

Minerbi u. Allessandri, Über Akromegalie und Adams-Stokes Symptom (Pulsus rarus permanens) Ak. f. Med. und Nat. zu Ferrara. Sitz. 11. 1. 1908. Nach Münch. med. Wochenschr. 1908. S. 1668.

Minkowski, O., Die Registrierung der Herzerhebungen im linken Vorhof. Deutsch. med. Wochenschr. 1906. Nr. 31. S. 1246.

— Zur Deutung von Herzarhythmien mittels des ösophagealen Kardiogramms. Zeitschrift f. klin. Med. Bd. 62. S. 371.

— Zur Einteilung und Anatomie des Adams-Stokesschen Symptomenkomplexes. Zieglers Beitr. Bd. 63. S. 77. 1916.

Mönckeberg, J. G., Untersuchungen über das atrio-ventr. Bündel im menschlichen Herzen. Jena 1908. Fischer.

Mosbacher, E., Üper Reizleitungsstörungen des Herzens. Münch. med. Wochenschrift 1908. Nr. 38. S. 1983.

Muskens, De verlangssamde Geleiding in de hartspier en haar belang voor een juist begrip van de onregelmatigkeden in den hartslag. Nederl. Tijdschr. voor Geneesk. 1902.

Münzer, Klinisches und Theoretisches zur Lehre von P. alternans. Zentralbl. f. Herzkrankheiten 1913. S. 249.

Nagayo, M., Pathologisch-anatomische Beiträge zum Adams-Stokesschen Symptomkomplex. Zeitschr. f. klin. Med. 1909. Bd. 67. H. 5—6. S. 495.

Neusser, Bradykardie und Tachykardie. Ausg. Cap. d. kl. Sympt. u. Diag. 1904. H. 1.

Nikolai u. Vögelmann, Die Beziehung der Form der Initialgruppe des Elektrokardiogramms zu den beiden Herzhälften. Zeitschr. f. exp. Path. u. Ther. S. 1. Bd. 17.

Pan, O., Klinische Beobachtung über ventrikuläre Extrasystolen ohne kompensatorische Pausen. Deutsch. Arch. f. klin. Med. 1903. Bd. 78. H. 1—2. S. 128 bis 136.

— Über das Verhalten des Venenpulses bei den durch Extrasystolen verursachten Unregelmässigkeiten des menschlichen Herzens. Zeitschr. f. exper. Path. u. Ther. 1905. Bd. 1. H. 1. S. 57—79.

Pick, Fr., Zur Kenntnis der Adams-Stokesschen Krankheit. Verh. d. 30. Kongr. f. inn. Medizin. Wiesbaden. 1913. S. 511.

Pletnew, D., Die A-Welle des Phlebogramms. Berl. klin. Wochenschr. 1908. Nr. 11. S. 534.

— Der Morgagni-Adams-Stokessche Symptomkomplex. Ergebn. der inn. Med. u. Kinderheilk. 1908. Bd. 1.

— Störungen der Synergie beider Herzkammern. Ergebn. der inn. Med. 1909. Bd. 3.

— Über Herzarhythmie. Therap. Monatshefte 1908.

Pongs, Respiratorische Arhythmie und Vagusprüfung. Verh. des 31. Kongr. f. inn. Med. Wiesbaden. 1914. S. 393.

Quincke, H., Zur Kenntnis der frustranen Herzkontraktionen. Leiden-Festschr. 1902.

Rautenberg, E., Zur Analyse der Extrasystolen im Bilde der Vorhofpulsation. Münch. med. Wochenschr. 1907. Nr. 50.

— Zur Physiologie der Herzbewegung. Zeitschr. f. klin. Med. 1908. Bd. 65. S. 806.

— Vorhofstillstand. Schriften der phys.- ökonomischen Gesellschaft in Königsberg 1908.

— Die Vorhofpulsation beim Menschen, ihre Registrierung und die bisherigen Resultate ihrer Erforschung. Samml. klin. Vortr. 1909. Nr. 171—172.

— Über Synergie und Asynergie der Vorhöfe des menschlichen Herzens. Münch. med. Wochenschr. 1909. Nr. 8.

Regnier, Un cas de pouls alternant. Arch. du malad. du cœur. Bd. 6. 1913. S. 97.

Reinhold, Beiträge zur Pathogenese der paroxysmalen Tachykardie. Zeitschr. f. klin. Med. Bd. 59. 1906.

de Renzi, E., Über die Stokes-Adamssche Krankheit. Berl. klin. Wochenschr. 1908. Nr. 18.

Riebold, Reizleitungsstörungen zwischen der Ursprungsstelle der Herzkontraktionen im Sinus der oberen Hohlvene und dem Vorhof. Zeitschr. f. klin. Med. Bd. 73. 1911. S. 1.

Riegel, F., Zur Lehre von der arhythmischen Herztätigkeit. Deutsch. Arch. f. klin. Med. 1876. Bd. 18. S. 94 u. 506.

— Über die Bedeutung der Pulsuntersuchung. Volkm. Samml. Klin. Vortr. 1878. Nr. 144—145.

— Über den normalen und pathologischen Venenpuls. Deutsch. Arch. f. klin. Med. 1882. Bd. 31.

— Zur Lehre von der Herzirregularität. Wiesbaden 1891. S. 76.

— Über Arhythmie des Herzens. Volkm. Samml. klin. Vortr. 1898. Nr. 227.

— Herzbigeminie und Hemisystolie. Deutsche med. Wochenschr. 1903.

Riehl u. Walther, Überleitungsstörungen vom Reizursprungsort im Vorhof. Zeitschr. f. exp. Pathol. 19. S. 45.

— Über anfallsweise auftretende regelmässige Kammersystolie in Fällen von Irreg. perp. Zeitschr. f. exp. Path. u. Ther. Bd. 12. S. 303.

— Über rhythmische Kammerbradysystolie bei Vorhofflimmern. Zeitschr. f. exp. Path. u. Ther. Bd. 13. S. 461.

— Supraventrikuläre Extrasystolen mit Ausfall der nachfolgenden Kammersystolen. Zeitschr. f. exp. Path. u. Ther. Bd. 14. S. 480.

— Klin. Beobachtung über Verstärkung des Kammeralternans durch Vagusreizung. Zeitschr. f. exp. Path. u. Ther. Bd. 11. S. 341.

— J., Experimentelle Analyse des Venenpulses bei den durch Extrasystolen verursachten Unregelmässigkeiten des Säugetierherzens. Zeitschr. f. exper. Path. und Ther. 1905. Bd. I. H. 1 S. 43—56.

— Analyse von fünf Fällen von Überleitungsstörung. Zeitschr. f. experim. Path. und Ther. 1905. Bd. II. S. 83.

— Zur Erklärung der Vergrösserung der postextrasystolischen Systole des Säugetierherzens. Zeitschr. f. experim. Path. u. Ther. 1906. Bd. 3. H. 1. S. 1—18.

— Über Herzalternans beim Menschen. Zeitschr. f. exp. Path. u. Ther. III. 1906. S. 274.

— Über Herzalternation beim Menschen. Autorreferat eines am 21. März 1906 in der Gesellschaft deutscher Ärzte in Prag gehaltenen Vortrages. Prag. med. Wochenschr. 1906. Nr. 13 und Zeitschr. f. exper. Path. u. Ther. 1906. Bd. 3. H. 2. S. 274—295.

— Über atrioventrikuläre Tachykardie beim Menschen. Deutsche med. Wochenschr. 1907. Nr. 16. S. 632.

— Klin. Beitrag zur Kenntnis der Überleitungsstörung von der Bildungsstätte der Ursprungsreize zum Vorhof. Deutsch. Arch. f. klin. Med. 1908. Bd. 94. H. 3—4. S. 286.

— Über das Verhalten des Venenpulses unter normalen und pathologischen Bedingungen. Zeitschr. f. exper. Path. u. Ther. 1909. Bd. VI. H. 2. S. 616.

Robinson u. Draper, Studies with the electrokardiograph on the action of the vagus. Journ. of exp. Med. Bd. 14 u. 15. S. 214 u. 280.

Romeis, Beiträge zur arhythmia perpetua. Deutsch. Arch. f. klin. Med. Bd. 114. 1914. S. 580.

Roos, F., Zur Kenntnis des Herzblocks beim Menschen (Adams-Stokesscher Symptomkomplex). Zeitschr. f. klin. Med. 1906. LIX. 2—4. S. 201.

Rose, U., Über paroxysmale Tachykardie. Berlin. Wochenschr. 1901. Nr. 27—28.

Roth, Untersuchungen über aurikulare paroxysmale etc Tachykardie. Zeitschr. f. exper. Path. u. Ther. XIX. 1917. S. 77.

— Untersuchungen über die Entstehung der nervösen Extrasystolen. Zeitschr. f. exp. Path. u. Ther. Bd. 16. S. 217.

— Über die Diagnose zur prognostischen Bedeutung des P. alternans. Deutsch. Arch. f. klin. Med. Bd. 114. S. 180.

— Über isolierte linksseitige Vorhoftachysystolie. Zeitschr. f. klin. Med. Bd. 80. S. 351.

Rothberger, C. J. und H. Winterberg, Vorhofflimmern und Arhythmia perpetua. Wien. klin. Wochenschr. 1909. Nr. 24. S. 839.

— — Über den Pulsus irreg. perpetuus. Wien. klin. Wochenschr. 1909. Nr. 51.

— — Über die Beziehung der Herznerven zur atrioventrikulären Automatie. Pflügers Arch. Bd. 135. 1910. S. 559.

— — Über die Beziehungen der Herznerven zur automatischen Reizerzeugung und zum plötzlichen Herztod. Pflügers Arch. Bd. 141. 1911. S. 343.

— — Experimentelle Beiträge zur Kenntnis der Reizleitungsstörungen in den Kammern des Säugetierherzens. Zeitschr. f. d. ges. exp. Med. Bd. V. 1917. S. 264.

— — Über Vorhofflimmern und Vorhofflattern. Pflügers Arch. Bd. 160. 1914. S. 42.

— — Über die Entstehung und die Ursache des Herzflimmerns. Zentralbl. f. Herzkrankh. 1914. S. 493.

— — Das Flimmern der Herzkammern. Zeitschr. f. die ges. exp. Medizin. Bd. IV. S. 407. 1916.

— — Studien über die Bestimmung des Ausgangspunktes ventrikulärer Extrasystolen mit Hilfe des Elektrokardiogramms. Pflügers Arch. Bd. 154. S. 571.

— — Zur Diagnose der einseitigen Blockierung der Reizleitung in den Tawaraschen Schenkeln. Zentralbl. f. Herzkrankh. 1913. S. 206.

— — Über das Elektrokardiogramm künstlich ausgelöster ventrikulärer Extrasystolen. Zentralbl. f. Herzkrankh. 1912. Bd. 6.

Savy, Contrib. a l'étude de la tachycardie paroxystique. Thèse de Lyon 1906.

Savini, Etude sur la tachycardie paroxystique. Arch. des mal. du cœur. 1912.

Schlesinger, Über paroxysmelle Tachykardie und ihre Beziehungen zu den Erkrankungen des Nervensystems. Volkmanns Samml. klin. Vortr. Nr. 433. 1906.

Schmidt, Ad., Vorst. eines Falles von Adams-Stokes-Krankheit und Herzblock. Münch. med. Wochenschr. 1904. Nr. 6.

— Kann der Adams-Stokessche Symptomkomplex bei intaktem Reizleitungssystem lediglich durch Erkrankung des Myokards entstehen. Zeitschr. f. klin. Med. 1905.

Schmoll, E., Adams-Stokes disease. Amer. med. Assoc. 1906. H. 4—5. Zit. nach Hering.

— Paroxysmale Tachykardie. Deutsch. Arch. f. klin. Med. Bd. 87. 1906.

Schönberg, S., Über Veränderungen im Sinusgebiet des Herzens bei chronischer Arhythmie. Inaug.-Dissert. Wiesbaden 1909 und Frankf. Zeitschr. f. Path. 1908. Bd. 2. H. 1.

— Weitere Untersuchungen des Herzens bei chronischer Arhythmie. Frankf. Zeitschr. f. Path. 1909. Bd. 2. H. 4.

Schreiber, E. Über Herzblock beim Menschen. Deutsch. Arch. f. klin. Med. 1907. Bd. 89. S. 277.

Schrumpf, Über vorübergehende Überleitungsstörungen und Dissoziationen bei habituell verlängertem PR-Intervall im Elektrokardiogramm. Zeitschr. f. klin. Med. Bd. 84. 1917. S. 449.

Schuster, Zur kardialen Bradykardie. Deutsch. med. Wochenschr. 1896.

Schott, E., Bradykardie bei akuten schweren Halsmarkaffektionen. Deutsch. Arch. f. klin. Med. Bd. 122. S. 58. 1917.

Selenin, Über verschiedene Formen der alternierenden Herzaktion. Zentralbl. f. Herz- u. Gef.-Krankh. 1914. S. 57.

Semerau, Über Rückbildung der Arhythmia perpet. Deutsch. Arch. f. klin. Med. Bd. 126. S. 161.

Spiess u. M. Alsleben, Über den Herzalternans. Zeitschr. f. exp. Path. u. Ther. Bd. 9. S. 212.

Starkenstein, Über experimentell erzeugten P. alternans. Zeitschr. f. exp. Path. u. Ther. Bd. 4. 1908.

Stengel, A., A. fatal case of Stokes-Adams disease with autopsy showing involvement. of the auriculo-ventricular bundle of His. Amer. Journ. of the Med. Scin. Dec. 1905.

— Beobachtungen bei P. alternans. Deutsch. Arch. f. klin. Med. Bd. 100. S. 610.

Straub, H. u. Kleemann, Partieller Herzblock mit Alternans. Deutsch. Arch. f. klin. Med. Bd. 123. S. 296.

— Dynamik des Herzalternans. Ebenda S. 403.

— Paroxysmale aurikuläre Tachykardie. Münch. med. Wochenschr. 1916. Nr. 39.

Stuart Hall, Paroxysmal Tachykardia. Heart. IV. S. 128.

Tabora, D., Über die experimentelle Erzeugung von Kammersystolenausfall und Dissoziation durch Digitalis. Zeitschr. f. experim. Path. u. Ther. 1906. Bd. 3. H. 3. S. 499—510.

— Über Herzalternans und seine Beziehungen zur kontinuierlichen Herzbigeminie. Münch. med. Wochenschr. 1908. Nr. 14. S. 718. u. Nr. 41. S. 2125.

Tawara, S., Das Reizleitungssystem des Säugetierherzens. Jena 1906. Fischer.

Theopold, Zur Lehre von der Arhythmia perpetua. Deutsch. Arch. f. klin. Med. Bd. 90. 1907.

Torel, Ch., Vorläufige Mitteilung über eine besondere Muskelverbindung zwischen der Cava superior und dem Hisschen Bündel. Münch. med. Wochenschr. 1909. Nr. 42. S. 2159.

— Über den Aufbau des Sinusknotens und seine Verbindung mit der Cava superior und dem Wenkebachschen Bündel. Münch. med. Wochenschr. 1910. Nr. 4.

Tournier, Über anfallweises Auftreten des Herzklopfen. I. D. Strassburg 1885.

Traube, J., Ein Fall von Pulsus bigeminus nebst Bemerkungen über die Leberschwellungen bei Klappenfehlern und über akute Leberatrophie. Berl. klin. Wochenschr. 1872. Nr. 16 u. 19.

Trendelenburg, W., Über die Summationserscheinungen bei chronotroper und inotroper Hemmungswirkung des Herzvagus. Arch. f. Anat. und Phys. 1902. Physiol. Abt. Suppl.-Bd.

— Untersuchungen über das Verhalten des Herzmuskels bei rhythmischer elektrischer Reizung. Arch. f. Anat. u. Phys. 1903. S. 271.

Turrel, W. J., und Gibson, A. G., Un cas de syndr. de Stokes-Adams. Arch. d. mal. du cœur. 1909. Nr. 10.

Vaquez, H., Arhythmie respiratoire et ses formes cliniques. Soc. méd. des hôpit. Séance. 3. déc. 1909 nach Sem. méd. 1909. p. 586.

— Pathogénie de la tachycardie paroxystique. Arch. d. mal. du cœur. 1909. Nr. 11.

Vierordt, K., Die Lehre vom Arterienpuls. Braunschweig 1855. S. 272.

Volhard, F., Über ventrikuläre Bigeminie ohne kompensatorische Pause durch rückläufige Herzkontraktionen. Zeitschr. f. klin. Med. 1904. Bd. 53.

— Über den Puls. alternans und pseudo-alternans 1905. Münch. med. Wochenschr. Nr. 13.

— Über die Beziehungen des Adams-Stokesschen Symptomkomplexes zum Herzblock. Deutsch. Arch. f. klin. Med. 1909. Bd. 97. H. 3—4. S. 348.

Weiser, E., Beitrag zur Kenntnis der Dissoziation des Herzschlags. Deutsch. Arch. f. klin. Med. Bd. 123. S. 383.

— Klinische Beobachtungen über Vorhofflimmern und Flattern. Zentralbl. f. Herz- u. Gef.-Krankheiten 1918. S. 37, 49, 61.

— Präsystolische Geräusche bei Vorhofflimmern. Deutsch. Arch. f. klin. Med. Bd. 116. 1914. S. 67.

— Zur Kenntnis der Folgen plötzlich ein- und aussetzender Arhythmia perpetua. Deutsch. Arch. f. klin. Med. Bd. 124. S. 303.

Wenckebach, K. F., Zur Analyse des unregelmässigen Pulses. 1899. I. Zeitschr. f. klin. Med. Bd. 36.

— Zur Analyse des unregelmässigen Pulses II. Über den regelmässig intermittierenden Puls. Zeitschr. f. klin. Med. 1899. Bd. 37. Auch in Nederl. Tydschr. voor Geneesk. 1899. I.

— Zur Analyse des unregelm. Pulses III. Über einige Formen von Allorhythmie und Bradykardie. Zeitschr. f. klin. Med. 39. 1900.

— Eine physiologische Erklärung der Arhythmie des Herzens. Verh. des 18. Kongr. f. inn. Med. Wiesbaden 1900.

— Zur Analyse des unregelmässigen Pulses. IV. Über den Pulsus alternans 1901. Zeitschr. f. klin. Med. Bd. 44. S. a. Nederl. Tydschr. voor Geneesk. 1901. Deel II.

— Die Arhythmie als Ausdruck bestimmter Funktionsstörungen des Herzens. Leipzig 1903.

— Beiträge zur Kenntnis der menschl. Herztätigkeit I. II. III. Arch. f. (Anat.) u. Physiol. 1906. 1907. 1908.

— Les irregularitées du cœur. Arch. des maladies du cœur. Paris 1908.

— Die unregelmässige Herztätigkeit und ihre klin. Bedeutung. Leipzig u. Berlin. 1914.

— Über eine kritische Frequenz des Herzens bei paroxysmaler Tachykardie. Deutsch. Arch. f. klin. Med. Bd. 101. S. 402.

White, A study of atrioventricular rhythme following auricular flutter. Arch. of intern. Med. Bd. 16. 1915. S. 517.

Zahn u. Ganter, Experimentelle Untersuchungen am Säugetierherzen über Reizbildung und Reizleitung in ihrer Beziehung zum spezifischen Muskelgewebe. Pflügers Arch. Bd. 145.

— Experimentelle Untersuchungen über Reizbildung im Atrioventrikularknoten und Sinus coronarius. Zentralbl. f. Physiol. Bd. 26. Nr. 12.

VI. Konstitutionell bedingte Kreislaufsstörungen.

Schon früher zeigte es sich, besonders aber haben es die Erfahrungen des Weltkrieges bestätigt, dass unter gleichen Bedingungen einzelne Menschen an funktionellen Störungen der Kreislauforgane erkranken, während andere verschont bleiben. Oft waren es psychisch nervöse Einflüsse oder körperliche Überanstrengungen, die man hierfür verantwortlich machen konnte, oft aber traten solche Störungen bereits zu Zeiten auf, wo der Betreffende noch nichts mit den aufregenden Ereignissen des Krieges zu tun hatte. Besonders F. Kraus und Wenckebach haben schon früher die Aufmerksamkeit auf gewisse konstitutionelle Eigentümlichkeiten bei solchen Herzträgern gelenkt.

Es ist nun der Begriff der Konstitution bei den Autoren kein einheitlicher. Nach Tandler bedeutet er nur etwas Vererbbares und er verstand darunter die Summe aller durch das Keimplasma, also schon im Augenblick der Befruchtung bestimmten Eigenschaften des Organismus, während die durch Schädlichkeiten, welche im Fötalleben den wachsenden Organismus treffen, hervorgerufenen kongenitalen Zustände nicht als konstitutionell im strengeren Sinne bezeichnet werden. So ist danach eine durch fötale Endokarditis hervorgerufene Klappenstörung nicht gleichzusetzen einer durch Missbildung hervorgerufenen. Dieser engbegrenzte Begriff, nach dem nur Vererbbares unter dem Namen Konstitution verstanden werden soll, führt leicht zu Missverständnissen.

Denn nicht nur im Fötalleben sondern auch im späteren Leben treten besonders durch abnormes Verhalten derjenigen Organe, welche auf Stoffwechsel, Wachstum und Gestalt des Körpers Einfluss haben, der Drüsen mit innerer Sekretion, Veränderungen im äusseren Habitus, der ja einen Teil der Konstitution bildet, sowie auch in der Komplexion dauernde Veränderungen auf, die im klinischen Sprachgebrauch häufig als konstitutionell bezeichnet werden. So sprechen wir von „konstitutioneller“ Fettsucht und „konstitutionellem“ Diabetes; auch Gicht und andere Stoffwechselstörungen werden häufig als „konstitutionell“ bezeichnet. Die Konstitution drückt sich oft nicht morphologisch aus, sondern wird erst erkannt durch die Reaktion der Organe auf Reize. So bezeichnet Lubarsch diejenige Beschaffenheit oder Verfassung des Organismus, von der seine besondere Reaktion (die Art seiner Reaktion) auf Reize abhängt, als Konstitution. Zum Teil auf der Konstitution, zum Teil auf erworbenen Veränderungen beruht die Disposition, die Lubarsch „als die Beschaffenheit des Organismus, die es äusseren Einflüssen erst ermöglicht, als Reize zu wirken“, definiert.

Siemens schlägt eine neue Terminologie vor, die es erlaubt, die vererbbaren von den durch Aussenfaktoren bedingten Merkmale zu unterscheiden. Mit Johannsen bezeichnet er als Phänotypus die tatsächlich vorhandene Erscheinung des Individuums. Diese setzt sich zusammen aus idiotypischen und paratypischen Bestandteilen. Der Idiotypus bezeichnet die Summe aller erblichen Anlagen und als paratypisch werden alle Merkmale am Individuum bezeichnet die nicht durch den Idiotypus sondern durch Aussenfaktoren bedingt sind.

Danach umfasst die Konstitution die Summe der idiotypischen und paratypischen Merkmale. Als klinischer Begriff unterrichtet sie uns über ein Symptomenbild, ein Syndrom, welches nicht eine Erkrankung bedeutet. Konstitutionell Anomale haben oft erhöhte Neigung zu verschiedenen Krankheiten. Die Disposition dagegen ist nach Siemens ein spezifischer Begriff, der eine erhöhte Neigung zu einer ganz bestimmten Krankheit anzeigt.

Gewisse Konstitutionsanomalien werden als Diathesen bezeichnet, unter welchen Namen Pfaundler „Krankheitsbereitschaft" versteht, während His einen „individuell angeborenen, oftmals vererbten Zustand annimmt, der darin besteht, dass physiologische Reize eine abnorme Reaktion auslösen und Lebensbedingungen, welche von der Mehrzahl der Gattung schadlos ertragen werden, krankhafte Zustände auslösen". Der Diathesenbegriff würde sich danach zum Teil mit dem Konstitutionsbegriff, zum Teil mit der Disposition decken. Siemens setzt sie gleichbedeutend mit physiologischer oder funktioneller Konstitution.

Es fallen unter den Begriff der konstitutionellen Kreislaufstörungen zunächst als idiotypische die Missbildungen des Herzens, wie sie bei den angeborenen Klappenfehlern beschrieben sind; ferner gewisse Anomalien, die mit allgemein konstitutionellen Veränderungen einhergehen.

Man hat versucht die Konstitutionen einzuteilen. Nach dem Habitus, d. i. der äusseren Erscheinung, teilt man die Menschen nach Sigaud in vier Typen ein, den respiratorischen, den digestiven, den muskulären und zerebralen. Nach F. Kraus unterscheidet man Hochwuchs und gedrungenen Wuchs, nach Tandler hypertonische, normaltonische und hypotonische Individuen. Stiller stellte den asthenischen Habitus auf und Eppinger und Hess begründeten auf dem Verhalten des Organismus gegen elektiv wirkende Gifte die Einteilung in vagotonische und sympathikotonische Konstitutionen.

Machen sich die Anomalien in der Zeit des Wachstums geltend, so nennt man sie evolutive. Als solche sind der Infantilismus, die Chondrodystrophie, der rachitische Zwergwuchs, der echte Zwergwuchs und der Mongolismus anzuführen.

Beim Mongolismus findet man häufig kongenitale Herzfehler. Der Begriff des Infantilismus, der als ein Stehenbleiben des ganzen Organismus oder einzelner seiner Teile auf einer infantilen Entwicklungsstufe definiert wird, ist schwer zu begrenzen, da unter ihn der asthenische Habitus (Stiller), ferner der kümmernde Hochwuchs (F. Kraus), auch manche Veränderungen, die auf Veränderungen der Drüsen mit innerer

Sekretion zurückzuführen sind, von anderen Autoren zusammengefasst werden. Nach Brissaud sollen die meisten Fälle thyreogen hervorgerufen werden und Lorain stellt daneben eine dystrophische Form auf. Nach Koch sind beide Gruppen nicht zu trennen und es ist dabei ein Zusammenwirken der Entwicklungsenergie der Gewebe mit der Funktion der das Wachstum regulierenden Blutdrüsen anzunehmen. Beim Infantilismus findet man vielfach funktionelle Störungen der Herztätigkeit, Neigung zu Tachykardien, vor allem auch zu Vorhofsystolen, Neigung zur Gruppenbildung schnellerer und langsamerer Herzschläge besonders in der Form der respiratorischen Arhythmie.

Von den Diathesen ist der Status thymo-lymphaticus von Wichtigkeit, da seine Träger bei gewissen Eingriffen zu plötzlichem Herztod neigen (S. 317). So wird der Chloroformtod, der Tod bei Anwendung starker elektrischer Ströme besonders bei solchen Menschen beobachtet, bei denen eine grosse Thymusdrüse bestehen bleibt (Boruttau).

Die durch abwegige Funktion der Drüsen mit innerer Sekretion hervorgerufenen Störungen der Kreislauftätigkeit sind besser bekannt. Die Hypophyse wirkt auf den Kreislauf ein. Das aus dem Hinterlappen der Hypophyse herstellbare Pituitrinum infundibulare erregt den Vagus und verlangsamt das Herz, während das Pituitrinum glandulare aus dem Vorderlappen entgegengesetzte Wirkung hat, es setzt auch den Blutdruck herab.

Was die Schilddrüse anbetrifft, so wirkt ihr Hormon, das Thyreoidin, durch Vermittlung des N. accellerans beschleunigend auf die Herztätigkeit und setzt den Tonus in Muskeln, Haut und Gefässen herab.

Die thyreotoxischen Schädigungen werden als besondere Krankheitsgruppe unter dem Namen des Basedow-Herzens zusammengefasst. Sie beruhen auf einer Über- und vielleicht Dysfunktion der Thyreoidea (s. S. 528). Das auf Hypothyreose beruhende Myxödem führt ebenfalls zu einer Störung der Herztätigkeit. Sie ist dann im allgemeinen verlangsamt, der Puls ist klein und weich und bei körperlichen Bewegungen tritt leicht Tachykardie und Dyspnoe ein.

Bei Geschwülsten der Hypophyse entsteht das Krankheitsbild der Akromegalie, charakterisiert durch übermässiges Wachstum der distalen Enden der Extremitäten, der Zunge, des Unterkiefers. Meist sind es Geschwülste des Vorderlappens der Hypophyse, ihres visceralen Anteils, die das Krankheitsbild hervorrufen. Akromegale neigen zu Störungen des Herzens und der Gefässe. Myodegeneratio und Arteriosklerose werden besonders häufig bei ihnen beobachtet.

Bei Erkrankung des infundibulären Anteils der Hypophyse entsteht mitunter Diabetes insipidus; auch hier kommt häufig Tachykardie und Kreislaufschwäche vor. Bei Ausfall oder Verminderung der Funktion des infundibulären Anteils wird ferner ein eigenartiges Krankheitsbild, die Degeneratio adiposo-genitalis beobachtet, die mit starker Fettanhäufung, die eine eigentümliche Verteilung zeigt, einhergeht. Das Fett findet sich vorzugsweise an den Hüften, den Nates, dem Mons veneris und den Mammis. Dabei bilden sich die Genitalorgane und die sekundären Geschlechtscharaktere zurück. Eine gewisse Labilität des Herzens findet sich häufig dabei.

Das Nebennierensystem wirkt durch Vermittlung des sympathischen Nervensystems auf das Vasomotorenzenrum ein und zwar im Sinne einer allgemeinen Vasokonstriktion, wodurch der Blutdruck gesteigert wird. Nicht verengert werden die Koronargefässe des Herzens, die Gehirn-, Nieren- und Lungengefässe.

Bei Unterfunktion des chromaffinen Systems des Nebennierenapparates entsteht die Addisonsche Krankheit, bei der durch Verminderung des Adrenalingehaltes des Blutes Störungen des Kreislaufs im Sinne einer Gefässtonusherabsetzung sich zeigen. Solche Kranke zeigen konstant niedrigen Blutdruck, das Herz wird klein und muskelschwach. Eine abnorme Ermüdbarkeit, die bei diesen Kranken beobachtet wird, ist zum Teil auf diese Kreislaufschwäche zurückzuführen. Bei Injektion von Adrenalin steigt der Blutdruck an und es tritt häufig Extrasystolie ein. Auch bei Gesunden kann durch Adrenalininjektion Extrasystolie entstehen (A. Hoffmann), die Roth auf direkte Herzmuskelwirkung dieses Mittels zurückführt.

Hyperplasien des chromaffinen Systems, wie sie Wiesel u. a. beschrieben haben, gehen mit Blutdrucksteigerungen einher. Erb jun. fand bei Adrenalisierung von Kaninchen Mediaverkalkungen in den Gefässen.

Störungen der Keimdrüsen kann auch zu funktionellen Kreislaufstörungen führen. Der Eunuchoidismus, der solche Individuen umfasst, die ohne kastriert zu sein den Habitus der Kastraten zeigen, führt entsprechend dem Habitus zu einer Anomalie des Herzens. Dem schmalen langen Thorax solcher Menschen entsprechend ist das Herz ebenfalls oft klein und schmal.

Auf eine Veränderung der Funktion der Keimdrüsen wird seitens mancher Autoren (von Noorden, Villemin, Wallace) das Auftreten von Chlorose zurückgeführt. Die Herzstörungen bei dieser Erkrankung, die in Tachykardien besonders bei Anstrengungen, gesteigerter vasomotorischer Erregbarkeit und durch die Anämie hervorgerufenen Kreislaufstörungen besteht, sind auf den verminderten Hämoglobingehalt des Blutes zurückzuführen.

Diabetes, Gicht und Fettsucht führen häufig zu Störungen der Kreislauforgane, von letzteren war bereits früher die Rede (S. 385). Man unterscheidet neben der allgemeinen alimentären noch die pankreatogene und thyreogene Fettsucht. Die pankreatogene ist gewissermassen die Vorstufe der diabetischen Stoffwechselstörungen, insofern als die Glykogenfixierung und die Zuckerproduktion gestört sind, während die Fettbildung aus Kohlehydraten noch funktioniert. Die thyreogene Fettsucht, die auf einer Hypothyreose beruht, ist eine Verwandte des Myxödems. Durch Zufuhr von Schilddrüsensubstanz kann in solchen Fällen die Fettablagerung beseitigt werden. Gicht und Diabetes führen häufig zur Arteriosklerose und auch zur Myodegeneration.

Es ist also bei den verschiedenen Konstitutionsanomalien eine recht verschiedenartige Beteiligung der Kreislauforgane festzustellen. Oft sind es nur Störungen der Funktion, eine gewisse Labilität, die zur Tachykardie, Irregularitäten (Extrasystolien) und mangelhafter Anpassung der Herzfunktion an die wechselnden Aufgaben führen. Nur selten steht, wie beim Hyperthreoidismus, das Verhalten der Kreislauforgane im Vordergrund der Erscheinungen. Daneben findet man bei manchen erhöhte Disposition zur Arteriosklerose und Myokardschädigung.

Gegenüber den Störungen bei allgemeinen Konstitutionsanomalien stehen solche, die man als Partial-Konstitutionsstörung des Herzens betrachten kann. Die Missbildungen sind schon früher besprochen (S. 359). Von weiteren partiellen das Herz betreffenden Konstitutionsanomalien wird das median gestellte schmale Herz hervorgehoben (Tropfenherz). In der Regel findet man es bei abnormer Länge des Thorax. Das Herz des normalen Menschen liegt so, dass etwa $^1/_4$ seiner Breite rechts, $^3/_4$ links von der Mittellinie sich befindet. Bei Schmal- oder Langbrüstigkeit findet sich eine mehr oder weniger ausgesprochene Medianstellung, so dass es unter Umständen fast symmetrisch um die Mittellinie gelagert sein kann. F. Kraus erklärt das Zustandekommen dieser Herzform aus einer Wachstumsstörung. Er nimmt für die meisten Fälle eine Hypoplasie des Herzens an, die sich zugleich mit abnormer Enge der Aorta entwickelt. Es liege also eine allgemeine Hypoplasie des Gefässsystems in solchen Fällen vor.

Es handelt sich aber nicht nur um eine isolierte schwache Veranlagung des Herzens, sondern sie ist in den meisten Fällen eine Teilerscheinung einer allgemeinen Habitusanomalie.

Die Träger sind nach Kraus hochwüchsig, schlank und schmal gebaut. Der Rumpf ist relativ kurz, der Kopf klein, die Nase oft eng, der Hals lang, die Hände sind schmal, die Unterlänge überwiegt stark, die Spannweite der Arme ist grösser als die Körperlänge. Die Wirbelsäule weist meist eine starke Lordose auf. Die Knochenkerne scheinen normal sich zu entwickeln, gewisse Epiphysenfugen, z. B. am distalen Ende von Radius und Ulna, persistieren ungewöhnlich lange. Oft sind die Hoden klein oder der Uterus hypoplastisch. Es besteht allgemeine Enteroptose. Das psychische Verhalten ist depressiv. Die Haut ist zart, die Muskeln sind wenig entwickelt. Etwa in der Hälfte der Fälle sind Symptome vom Status lymphaticus (Komplikation) vorhanden. (Stoerk dagegen nimmt die Angustie der Aorta als Symptom des St. lymphaticus an). Der Atemtypus ist so, dass die oberen Teile des Thorax die grössten Exkursionen machen, demnächst steht der Unterbauch. Untere Thoraxappertur und Rumpfmitte machen geringe Bewegungen. Die Zwerchfellkuppe ist besonders steil und tief.

Das Aortenband ist schmal, der Herzschatten median gestellt und schmal und zeigt im zweiten linken Bogen eine Vorwölbung nach Art des Mitralherzens.

Das Herz liegt nicht im gewöhnlichen Umfang der Brustwand an und dem Zwerchfell auf. Der Venenpuls zeigt bei vielfach abnorm weiten Venen die Zeichen kardialer Stauung. Das Elektrokardiogramm zeigt ganz gewöhnlich eine negative Finalschwankung. Der Blutdruck, besonders der diastolische, erweist sich oft sehr niedrig. (Die negative Finalschwankung ist aber nicht konstant. Zeichnet man in allen drei Einthoovenschen Abteilungen auf, so ergibt sich in Ableitung I eine kleine R-Zacke, in Abl. II grosse R- und S-Zacke, in Abl. III ebenfalls, aber kleiner. Es ist wohl wesentlich die Lage des Herzens für dies Verhalten massgebend.)

Es besteht Neigung zu Unlustaffekten und trüber Stimmung endo- und exogenen Ursprungs, Beschleunigung des Pulses. Leicht stellt sich Zittern ein. Es besteht gesteigerte Empfindlichkeit gegen Reize, welche das parasympathische Nervensystem treffen.

Bei manchen Individuen beschränkt sich dieser kümmernde Hochwuchs mit Tropfenherz auf die Zeit vor der Wachstumsreife, sie „wachsen sich nachher aus".

F. Kraus hat sich bei Autopsien von der Schlaffheit und Kleinheit des Herzens und der Enge der Aorta überzeugen können.

Nun ist die angeborene Enge des Aortensystems (Virchow) bei den mir bekannten autoptischen Befunden gegenüber der Häufigkeit eines röntgenologisch festgestellten Tropfenherzens seltener. Das oben nach Kraus gezeichnete klinische Bild aber ist etwas Häufiges, besonders in jüngerem Alter.

Unter der Bezeichnung des partiellen Infantilismus werden ähnliche Erscheinungen von W. A. Freund und von den Velden untergebracht.

Von eigenen Beobachtungen habe ich nach Röntgenbildern ohne Wahl zehn herausgegriffen. Dabei zeigten sich folgende Verhältnisse:

	Jahre	Grösse	Gew.	Herzbreite	Puls		
Frau E.	29	1,58	52 kg	10 cm	78—100	Phthise	
„ R.	30	1,60	71 „	10 „	80—100	Tremor	
Frl. L.	20	1,68	53 „	9,5 „	100—110	Tremor	
R. H.	36	1,73	50,8 „	9,5 „	100—120	Blutdruck	$\frac{230}{125}$
C. B.	24	mittel	58 „	9,4 „	65—88		
Frl. S.	16	mittel	50,2 „	9 „	90—100	„	$\frac{135}{96}$
C. R.	28	1,65	49,2 „	10 „	68—98	„	$\frac{170}{130}$
W. W.	18	1,68	52 „	10 „	100—120		
Frl. J.	37	1,52	43 „	9 „	110—150	L. Tuberkulose [1])	
Frl. M.	25	1,50	33,2 „	8,5 „	70—100		

[1]) Patientin starb zwei Monate später. Bei der Autopsie fand sich ein kleines, schlaffes Herz mit brauner Atrophie der Muskulatur.

In allen Fällen bestand ein regelrechtes Tropfenherz. Das Zwerchfell verhielt sich verschieden. Die Grösse der Patienten schwankt ebenfalls, extrem hochwüchsig ist keiner darunter. Alle haben ein ziemlich niedriges Körpergewicht, mit Ausnahme von Frau R. Die Herzfunktion ist, was die Frequenz anbetrifft, sehr verschieden; zwei litten an Tuberkulose.

Danach braucht das Tropfenherz nicht an den kümmernden Hochwuchs gebunden zu sein. Wohl aber scheint es bei einem schwächlichen Allgemeinzustand und niedrigem Körpergewicht sich häufig zu finden. Der Thoraxbau ist in den Fällen ebenfalls recht verschieden, doch erreicht das Herz mit seiner Unterfläche nicht in normaler Weise das Zwerchfell.

Funktionsstörungen des Herzens, labile Frequenz mit hohen Zahlen besonders nach Anstrengungen und Erregungen, finden sich aber auch bei Menschen, deren Herz vor dem Röntgenschirm ganz normale Abmessungen zeigt.

Wenn man von konstitutioneller Herzschwäche in solchen Fällen spricht, so kann man Herzschwäche nicht mit Myokardschwäche gleichsetzen. Man sieht niemals das klassische Bild der Herzinsuffizienz mit schlechter Blutverteilung, Dyspnoe, Ödemen, Stauungen in den inneren Organen usw. in solchen Fällen. Was sie häufig auszeichnet, ist die grosse Labilität der Herzaktion. Die Herzen passen sich den gestellten Aufgaben nicht richtig an und arbeiten mit grösserem Aufwand an Systolen als der Zweck verlangt. Sie sind schlecht gesteuert. Diese Funktionsstörung ist aber mit eigentlicher Herzmuskelschwäche nicht identisch. Man sollte sie besser labile Herzen nennen. Da nach dem geschilderten Krankheitsbild auch deutliche psychisch nervöse Symptome vorliegen, so wird die Sache dadurch nur noch komplizierter. Ob nicht die psychische Komponente bei der schwächlichen Konstitution der Ausgangspunkt für die mangelhafte Steuerung ist, ist nicht zu entscheiden. Das rasche Versagen bei körperlichen Anstrengungen ist eine Folge der fehlenden Anpassung des Kreislaufs an die bei Muskelarbeit gestellten Anforderungen.

Es können Menschen mit persistierendem Tropfenherzen ein hohes Alter erreichen und schwere Erkrankungen mit Glück überstehen.

Das Cor pendulum von Wenckebach ist eine ähnliche Anomalie (Fig. 28, S. 74).

Wenckebach fand das Cor pendulum, das freischwebende Herz, besonders oft beim Thorax pyriformis, der ja auch beim kümmernden Hochwuchs vorkommt. Er bezieht die schmale, gestreckte Form des Herzens darauf, dass die Thoraxform eine abnorme Entfernung des Zwerchfells vom Aufhängepunkt bedingt. Das Herz ruht deshalb nicht in normaler Weise auf dem Zwerchfell. Die beim Cor pendulum vorkommenden Störungen beruhen danach auf einer Erschwerung der Herzarbeit. Das Herz muss sich bei seiner Kontraktion gewissermassen freischwebend emporziehen, es fehlt die stützende Wirkung des Zwerchfells. Besonders bei der inspiratorischen Stellung des Zwerchfells liegt diese ungünstige Arbeitslage vor, und es kann dadurch sogar ein Pulsus paradoxus entstehen. Nach Wenckebach braucht das Herz darum nicht gerade klein und muskelschwach zu sein, die schmale, gestreckte Form nimmt es passiv mangels der genügenden Unterlage an. Man sieht vor dem Röntgenschirm ja bei der Zwerchfellbewegung deutlich, wie das normale Herz bei der Exspiration gewissermassen nach oben gestaucht wird und sich dabei breit der Zwerchfellwölbung anlegt. Es müssen wohl noch andere Umstände hinzukommen, um in Fällen von Tropfenherz und Cor pendulum Funktionsstörungen hervorzurufen, und das sind auf dem Wege einer labilen Psyche durch das vegetative Nervensystem vermittelte Einflüsse, wobei die ungünstige Lage des Erfolgsorgans, des Herzens, sicher mitwirkt.

Von M. Herz ist als ein zum Teil auf konstitutionellen Anomalien beruhender Symptomenkomplex die „Herzbeengung“ beschrieben. Es handelt sich um ein Missverhältnis zwischen Herzgrösse und Thoraxweite. Das Herz soll so gewissermassen eingeengt und dadurch in seiner Funktion behindert werden. Zum Teil kommt dies Missverhältnis durch pathologische Herzvergrösserung zustande, dies gehört nicht hierher Andererseits sollen aber konstitutionelle Verhältnisse des Thorax bei normaler Herzgrösse zu diesem Missverhältnis führen. Subjektive und objektive Herzbeschwerden werden als Folgen dieser Beengung aufgefasst.

Die häufigste Ursache sind Deformitäten des Thorax: Kyphoskoliose der Brustwirbelsäule und Trichterbrust, aber auch habituelle Veränderungen, wie sie bei sitzender Lebensweise sich ausbilden. Die Aufstellung dieses Begriffes hat bisher wenig Anklang gefunden. Die entstehenden Beschwerden sind nicht einheitlich und nicht unbedingt auf eine „Beengung“ zurückzuführen. Anpassung und der Umstand, dass das Herz von den weichen, nachgiebigen, unter negativem Druck stehenden Lungen zum grössten Teile umgeben sind, verhindern wohl eine eigentliche Beengung bei seiner Tätigkeit, wenn die Verhältnisse nicht gar zu extrem sind. Es kommen aber in solchen Fällen noch mannigfache andere mechanische und physiologische Umstände in Betracht, die mehr als die eigentliche „Beengung“ bei der Erschwerung der Herzarbeit wirksam sind.

Nahe verwandt mit dem Cor pendulum ist das Cor mobile, das abnorm bewegliche Herz. Die abnorme Beweglichkeit des Herzens zeigt sich daran, dass das Herz bei Seitenlage sich gegenüber der Rückenlage oder der aufrechten Stellung erheblich (5—7 cm) verschiebt. Man prüft dies am einfachsten bei linker Seitenlage an dem Wandern des Spitzenstosses, aber auch durch die Perkussion ist es darzustellen. Besonders schön zeigt sich diese Verschiebung des Herzens im Röntgenbild. Cherchewsky nahm eine frühzeitige Atheromatose der Aorta als Ursache an. Da das Symptom oft bereits im jugendlichen Alter festzustellen ist, so trifft diese Erklärung nicht zu, es muss in einer abnormen Relaxion des Aufhängeapparates des Herzens seine Ursache haben. Rumpf führte in der Annahme, dass das Herz durch Fettleisten im Perikard wesentlich in seiner Lage gestützt würde, den Schwund dieser Fettleisten durch Abmagerung als Grund der abnormen Beweglichkeit an. Es handelt sich aber wohl um angeborene, beziehungsweise im Wachstum hervorgetretene Verhältnisse.

Tatsache ist, dass Träger solcher Herzen zu funktionellen Störungen der Herztätigkeit neigen; insbesondere sind es Tachykardien, Extrasystolien, selbst Anfälle von Herzjagen, die in solchen Fällen beobachtet werden. Die Anomalie bleibt in der Regel das ganze Leben hindurch bestehen und kann als konstitutionelles Zeichen einer Disposition zu funktionellen Herzstörungen angesehen werden. Die von Rummo geschilderte Kardioptose, d. h. das Herabsinken des Herzens, so dass es in breiter Fläche dem Zwerchfell aufliegt, gehört vielleicht auch hierher.

Noch weitere morphologische Eigentümlichkeiten werden als konstitutionelle gedeutet, so die Mitralkonfiguration des Herzens ohne bestehenden Mitralfehler, wobei der linke zweite Herzbogen im Röntgenbild abnorm vorgewölbt erscheint. Auch beim steilgestellten Herzen ist dies häufig der Fall. Bauer und Helm deuteten diese Anomalie als ein Zeichen von Persistenz infantiler Verhältnisse, sie fanden sie häufig bei endemischem Kropf. Mitunter findet sich bei Trägern solcher Herzen eine asymmetrische Gefäss-Septumanlage, so dass die Pulmonalis abnorm weit, die Aorta abnorm eng ist. Vielleicht ist es aber durch die hängende Form dieses Herzens bedingt, dass die Art. pulmonalis, die an der Bildung des zweiten linken Herzbogens Anteil hat, mehr freiliegt.

Abgesehen von diesen morphologisch feststellbaren Anomalien des Herzens begegnet man funktionellen Störungen der Herztätigkeit, die, ohne dass an den morphologischen Verhältnissen, wenigstens soweit die bekannten Untersuchungsmethoden es erlauben, Veränderungen festzustellen sind, auftreten können. Oft beobachtet man respiratorische Arhythmie, die sonst im Kindesalter häufiger ist wie bei Erwachsenen. Bleibt diese Irregularität bei Erwachsenen in auffallendem Masse bestehen, was nicht selten vorkommt, so haben wir es mit dem Persistieren infantiler Eigenschaften zu tun. Bei Menschen, die ein Cor mobile haben, findet sich sehr häufig diese Funktionsanomalie. Ganz allgemein wird sie bei Menschen gefunden, welche psychisch labil sind, die einen „asthenischen“ Habitus haben. Besonders lebhaft tritt beim tiefen Inspirium diese Erscheinung zutage. Es deutet dieses Symptom auf eine erhöhte Reizbarkeit des Vaguszentrums hin.

Eppinger und Hess haben versucht, durch pharmakologische Prüfung der Reaktion des Vagus und des Sympathikus einen vagotonisch veranlagten vom sympathikotonisch veranlagten Typus zu trennen, und haben auf Grund ihrer Beobachtungen den Symptomenkomplex der Vagotonie aufgestellt. Der Vagus ist zu reizen durch Injektion von Pilokarpin, Ergotoxin, Muskarin und Physostigmin. Gelähmt werden die Vagusenden durch Atropin. So ergibt sich eine antagonistische Wirkung dieser beiden Giftgruppen. Das Adrenalin erregt den Sympathikus, während wir sympathikuslähmende Gifte nicht kennen. Was nun das Herz anbetrifft, so erweitert Atropin und Adrenalin die Kornargefässe, während das Pilokarpin sie verengt. Die beiden ersteren reizen den Herzmuskel zu schnellerer Bewegung, Pilokarpin und Ergotoxin verlangsamen. Auf Grund von Pilokarpin- und Adrenalininjektionen kann man so die höhere Reizbarkeit bzw. den höheren Tonus der einen oder anderen Nervengruppe unterscheiden. Diese rein schematische Einteilung ist besonders durch die Untersuchungen von J. Bauer angegriffen worden, der das Bedenken erhob, dass bei dieser Gruppierung der physiologische Zustand der Erfolgsorgane selbst, des Gangliensystems der vegetativen Nerven, der Zentren derselben, sowie der ihnen übergeordneten, im Zwischenhirn liegenden Systeme nicht genügend berücksichtigt sei. Wenn auch die einzelnen Individuen sich gegenüber diesen vagotropen und sympathikotropen Giften verschieden verhalten, so ist doch dieses Verhalten nicht genügend distinkt, um auf einen besonderen Konstitutionstypus daraus zu schliessen, zumal diese beiden vegetativen Systeme sich nicht rein antagonistisch verhalten und auch Überempfindlichkeiten beider Systeme gleichzeitig vorkommen können.

Auf ähnlichen Erwägungen beruht das Erbensche Vagusphänomen und der sogenannte Aschnersche Bulbusdruckreflex. Mit ersterem Ausdruck bezeichnet man eine bei tiefem Bücken oder Niederhocken eintretende Pulsverlangsamung, mit letzterem eine solche bei Druck auf die Augäpfel bei geschlossenen Lidern. Auch von anderen Stellen des Körpers aus kann man reflektorisch Pulsverlangsamungen erzeugen. Treten diese Reflexe leicht ein, so schliesst man ebenfalls auf eine erhöhte Labilität des Vaguszentrums. Alle diese Reflexe sind bei Menschen mit Funktionsstörungen des Herzens häufig zu konstatieren. Die Neigung zu Extrasystolien, ferner zum Herzjagen, zur paroxysmalen Tachykardie gehört ebenfalls hierher. Ich habe verschiedentlich bei Mitgliedern derselben Familie Extrasystolien feststellen können, in einem Fall durch vier Generationen hindurch. Auch die paroxysmale Tachykardie, das Herzjagen, findet sich in erblicher Veranlagung. Neben älteren Beobachtungen von Faisaus, Oettinger und Freyhahn ist die Mitteilung von Leusser bemerkenswert, der durch drei Generationen sechs Fälle in einer Familie fand. Aus allem geht hervor, dass die Regulation des Herzens, wie sie durch das vegetative Nervensystem gegeben ist, durch konstitutionelle Veranlagung dauernd von der Norm abweichen kann, und gegenüber Reizen, bei denen der normal Veranlagte entweder noch keine Reaktion zeigt, schon stark reagiert oder auch eine abnorme Art der Reaktion zeigt.

Die Elektrographie verspricht über das funktionelle Verhalten des Herzens noch weitere Aufschlüsse zu geben. Die elektrokardiographischen Kurven zeigen, wenn man sie zugleich in den drei vor Eynthoven angegebenen Ableitungen aufnimmt, ganz individuelle Verschiedenheiten. Es gibt bei Anwendung richtig geeichter Instrumentarien, die die Ströme nicht bloss in der Form von Kurven aufzeichnen, sondern bei denen die einzelnen Zacken einer bestimmten Zahl von Millivolt entsprechen, kaum zwei Menschen, die identische Elektrokardiogramme in diesen drei Ableitungen zeigen; und doch lassen sich die so gegebenen Kurven miteinander vergleichen und gruppieren. Da die Lage des Herzens, wie jetzt doch wohl allgemein anerkannt sein dürfte, eine ausschlaggebende Bedeutung für die Form der Kurven bzw. für die Verteilung der elektrischen Energie auf die Ableitungspunkte hat, so unterscheiden sich die steilgestellten sogenannten Tropfenherzen in den Kurven deutlich von dem mehr quergelagerten normalen Herzen. In Abl. I zeigen erstere nur eine kleine Initialzacke R, in der Abl. II und III dagegen eine grosse R-Zacke. Umgekehrt zeigen die normalen Herzen in der Abl. I eine grosse R-Zacke. Das median gestellte Herz verhält sich ähnlich dem Tropfenherzen, so dass man aus dem Elektrokardiogramm diese Verhältnisse erkennen kann. Beim Situs inversus zeigt die Abl. I eine nach abwärts gerichtete R-Zacke. Es verhalten sich alle Zacken so, als wenn man beim Menschen mit normal gelagertem Herzen den linken Arm oben, den rechten unten an die Saite des Galvanometers angelegt hätte. Bei angeborenen Herzfehlern zeigt sich häufig, aber nicht immer, die Zacke R in Abl. I nach abwärts gerichtet, nur sind dabei die übrigen Zacken, vor allen Dingen P, nicht wie bei Situs inversus nach abwärts, sondern nach aufwärts gerichtet. Wie Mönckeberg feststellen konnte, ist auch für dieses Verhalten die Lage des Herzens und seine Massenverteilung massgebend. Von F. Kraus und Nicolai und später auch von Strubell ist die starke Ausprägung der nach abwärts gerichteten Zacke in der Initialgruppe, der Zacke S, als häufiger Ausdruck einer stärkeren Erregbarkeit des Herzens beschrieben worden. Strubell nennt die Zacke S. die „nervöse Zacke“; es hat sich aber gezeigt, dass diese Änderung des Elektrokardiogramms nicht auf ein solches Verhalten zurückzuführen ist. Es kann aus der stärkeren Ausbildung der S-Zacke nicht auf eine konstitutionelle Änderung der Herzfunktion geschlossen werden. Es handelt sich auch hier wohl wesentlich um eine durch die Herzlage und Herzfrequenz hervorgerufene Veränderung. Bei dem frequenten Puls der Basedow-Kranken findet sich in der Regel die T-Zacke in Ableitung I auffallend hoch.

Auch Anomalien des Blutdrucks sollen auf konstitutioneller Grundlage vorkommen. Gelegentlich der Besprechung der Störungen des chromaffinen Systems war bereits davon die Rede. Martinet beobachtete eine Kombination von andauernder Verminderung des Blutdrucks und erhöhter Viskosität des Blutes bei Dystrophia adiposogenitalis, bei Enge des Arteriensystems und bei sonstigen Störungen der inneren Sekretion. Ebenso beschrieb Störck eine habituelle Hypertension. Aber all diese Erscheinungen sind wohl mehr als Folgeerscheinungen oder Krankheitssymptome, nicht aber als Konstitutionsanomalien anzusehen.

Unsere Kenntnisse von den Partialkonstitutionsanomalien des Herzens sind noch recht gering, und manches, was nach dieser Richtung zu deuten versucht wird, ist strittig. Man darf erwarten, dass noch manche Aufklärung nach dieser Richtung hin gefunden werden wird.

Organische Herzkrankheiten haben andererseits, besonders wenn sie im frühen Lebensalter erworben werden, einen paratypischen Einfluss auf die Weiterentwicklung des Individuums. Von den angeborenen Herzfehlern war bereits die Rede. Aber auch Erkrankungen, die im extrauterinen Leben durch Infektionskrankheiten, vor allem durch Gelenkrheumatismus, in der Jugend erworben werden, haben Konstitutionsanomalien im Gefolge. Die jugendlichen Herzfehler führen oft, namentlich wenn sie beide Klappen des linken Herzens betreffen, zu ausserordentlicher Vergrösserung des Herzens, einem Cor bovinum, während die im dritten Lebensdezennium und später erworbenen weniger dazu neigen. Dementsprechend findet sich bei solchen Kranken auch eine stärkere Vorwölbung des Thorax über dem Herzen, die sogenannte Voussure. Weiterhin bleiben solche Individuen im Wachstum häufig zurück, sie machen einen infantilen Eindruck. Sie sind durchweg anämisch und leicht anfällig für äussere Schädlichkeiten.

Noch erübrigt es sich, auf die psychisch nervöse Konstitution einzugehen. Der Begriff der Herzneurosen ist gegenüber den auf konstitutioneller Basis entstandenen funktionellen Herz- und Kreislaufstörungen immer mehr eingeschränkt worden. Während noch vor kurzem viele jetzt als von abnormer Funktion der endokrinen Drüsen abhängig erkannte Kreislaufstörungen zu den nervösen Herzerkrankungen gerechnet wurden, so die Basedowsche Krankheit, ist das Gebiet der Herzneurosen heute sehr eingeengt. Aber trotz der weitgehenden Differenzierung bleiben doch manche Kreislaufstörungen übrig, die wir als psychisch nervös bedingt auffassen müssen, ohne dabei etwas für eine etwa konstitutionell aus autotoxischen Ursachen entstandene Störung präjudizieren zu wollen.

Die psychopathische Konstitution ist eine angeborene Konstitutionsanomalie, die sich oft in funktionellen Störungen der Herztätigkeit äussert. Auch hier ist die Störung der Herztätigkeit eine Teilerscheinung der allgemeinen funktionellen Sonderwertigkeit. Denn Minderwertigkeit kann man nicht allgemeinhin sagen, gibt es doch, wie Oppenheim kürzlich mitteilte, auch psychische Höherwertigkeiten. Oft entwickelt sich die psychopathische Konstitution erst im Laufe des späteren Lebens, mitunter aber ist sie bereits früh erkennbar. Erst wenn grössere Anforderungen gestellt werden, tritt das Versagen ein. Gerade die Erkrankungen von Kriegsteilnehmern an psychischen Störungen, Hysterie usw., haben nach Gaupp gezeigt, eine wie grosse Zahl latenter Dispositionen zu psychogenen Erkrankungen vorhanden war. Die Erblichkeit psychischer Konstitutionsanomalien ist durch vielfältige Erfahrung sichergestellt. Gerade auf diesem Gebiete findet man auch klinisch das Überwiegen der erblichen Verhältnisse gegenüber anderen Ursachen. Natürlich sind nicht in allen Fällen nur endogene Umstände verantwortlich zu machen, auch die exogenen Verhältnisse sind von Belang. Hier interessieren vor allen Dingen die funktionellen Störungen der Herztätigkeit, die sich besonders durch Neigung zu Tachykardien und raschem Versagen oft bei anscheinend konstitutionell sonst normalen Individuen bei besonderen Anstrengungen äussern. Aber man findet bei diesen gewöhnlich auch sonstige nervöse Störungen, Tremor, erhöhte Sehnenreflexe, Fehlen des Bindehaut- und Rachenreflexes, vasomatorische Störungen, Neigung zu Schweissen u. a. Dass ein grosser Teil dieser Kranken eine mehr oder minder latente Disposition angeboren in sich getragen hat, ist zweifellos. Die Disposition ist aber bei vielen auch anscheinend auf die bisherige Berufstätigkeit und Lebensführung zurückzuführen, denn ganz auffallend gross ist unter ihnen die Zahl der Kopfarbeiter, wie Kaufleute, Beamte, und Leichtarbeiter, wie Friseure, Anstreicher usw.; während Schwerarbeiter seltener an diesen Herzstörungen erkranken. Man kann nun vielleicht mit Recht annehmen, dass die Betreffenden ihren Beruf entsprechend ihrer Konstitution gewählt haben, insofern ihre körperlichen Kräfte das Ergreifen schwerer Berufe nicht zuliess. Andererseits ist aber auch nicht zu vergessen, dass der Mangel an Übung und körperlicher und psychischer Abhärtung zu solchen Störungen disponiert.

Die Ursachen der veränderten psychischen Konstitution wie auch das Wesen mancher Psychosen wird neuerdings ja auch vielfach auf Störungen in der Korrelation der Drüsen mit innerer Sekretion zurückgeführt. Die Dementia praecox wird z. B. auf Grund der Abderhaldenschen Abwehrferment-Reaktionen auf Störungen der Funktion der Thymusdrüse zurückgeführt. Ebenso spricht man bei anderen Psychosen von Selbstvergiftung des Körpers; und vielleicht ist es dabei ebenso berechtigt, nach Störungen endokriner Organe zu fahnden. So hätten wir auch hier wieder den Circulus vitiosus, Organveränderung, nervöse Veränderung und Veränderung in der Arbeit der Erfolgorgane.

Das Gebiet der Konstitutionslehre ist ja erst seit kurzem wissenschaftlich mehr in Angriff genommen. Die Gefahr, alles mit der Konstitution zu erklären, was morphologisch nicht als umschriebene Zellularerkrankung gedeutet werden kann, und andererseits Störungen in der Funktion der die Wachstums-, Stoffwechsel- und Organfunktionen beherrschenden endokrinen Drüsen auf angeborene bzw. aus der Anlage entwickelte Störungen zurückzuführen, liegt nahe und, wie Lubarsch mit Recht warnt, soll man in der Beurteilung von Störungen als Konstitutionsanomalien vorsichtig sein. Auf diesem Gebiete sind Trugschlüsse naheliegend.

Aus alledem geht aber doch hervor, dass konstitutionelle Einflüsse für die Funktion des Herzens eine grosse Bedeutung haben. Es ist sicher, dass mancher Fall von Herzneurose oder funktioneller Herzschwäche seine Ursache in konstitutionellen Eigentümlichkeiten hat. Im gewöhnlichen Leben begegnet man ja häufig Menschen, die schon bei geringen psychischen oder körperlichen Anstrengungen versagen und abnorm hohe Pulsfrequenzen bei diesen zeigen, die auch durch Übungen nicht zu grösseren Leistungen herangezogen werden können, und zwar weil ihre Kreislauforgane sich nicht genügend anpassen können. Das immerhin noch dunkle Gebiet der Konstitutionspathologie wird vielleicht in Zukunft einen Massstab an die Hand geben, an dem man diese Verhältnisse messen, vielleicht auch durch zielbewusste Einwirkung auf Ernährung, Erziehung, Ordnung von Ruhe und Bewegung, oder auch durch Zuführung von Arzneimitteln oder Hormonen auf solche Verhältnisse therapeutisch einwirken kann. Doch ist vorläufig dieser Weg noch verschlossen. Jedenfalls aber ist den konstitutionellen Momenten bei der Beurteilung von Kreislaufstörungen grössere Aufmerksamkeit zu schenken. Selbstverständlich ist damit das Nervensystem in seiner Bedeutung für die Herztätigkeit nicht ausgeschaltet, denn auch bei konstitutionellen Herzstörungen spielen die Nerven als Vermittler eine Rolle, andererseits aber auch beeinflussen sie die Drüsen mit innerer Sekretion. Während die Hormone als Produkte der inneren Sekretion langsame und kontinuierliche Einwirkung auf die Organe zeigen, vermitteln die Nerven mehr die rasch eintretenden Veränderungen. Dass aber auch die Nerven gewissermassen dauernd Dysfunktionen unterhalten können und zwar besonders wenn Hormone auf ihre Zentren einwirken, zeigt sich bei manchen dieser konstitutionellen Störungen.

Herz- und Lebensalter, Gravidität, Geburt.

Den konstitutionellen Herzstörungen stehen die im verschiedenen Lebensalter und unter gewissen physiologischen Bedingungen, die zum Teil damit zusammenhängen, auftretenden Eigentümlichkeiten des Verhaltens des Kreislaufs nahe. Je nach dem Lebensalter zeigt sich ein diesem eigentümliches typisches Verhalten. Auch hier haben ebenfalls wie bei Konstitutionsanomalien gewisse Abweichungen, die auf das Lebensalter selbst, die Pubertät, die Gravidität und auf Involitionserscheinungen zurückzuführen sind, Einflüsse auf die Kreislauftätigkeit. Vor allen Dingen sind auch die anatomischen und physiologischen Verhältnisse des Herzens besonders im verschiedenen Lebensalter verschieden, so vor allem die Herzlage. Beim Säugling liegt das Herz mehr quer gelagert, so kann der Spitzenstoss ausserhalb der Mamillarlinie liegen und die Herzdämpfung anscheinend vergrössert sein. Im Kindesalter ist der Puls bedeutend frequenter als in späteren Jahren und andererseits ist das Herz reizbarer, so dass namentlich beim Fieber oft besonders hohe Frequenzen auftreten. Die Pulsverlangsamung, wie sie bei manchen Erkrankungen so dem Typhus charakteristisch ist, pflegt sich im Kindesalter nicht auszudrücken. Es scheint dies besonders daran zu liegen, dass der Vaguseinfluss beim Kind nicht so gross ist wie beim Erwachsenen.

Weitere Beeinflussungen der Herztätigkeit finden sich in der Pubertät, besonders bei weiblichen Personen. In dieser Zeit bilden sich die Keimdrüsen in ihrer Funktion aus, andererseits findet sich eine gesteigerte Tätigkeit im chromaffinen System und damit Blutdruckerhöhung. Im Kindesalter wie zur Zeit der Pubertät treten respiratorische Arhythmien, Tachykardien und auch vasomotorische Störungen besonders deutlich auf.

Die Entstehung der Chlorose mit ihren sehr häufigen Herzbeschwerden wird in Beziehung zu den Ovarien gebracht. Nach Wallart steht die interstitielle Eierstockdrüse mit der Blutbildung in Zusammenhang. Die Herzstörungen bei der Chlorose sind ebenfalls wie bei der Anämie auf die Blutbeschaffenheit zurückzuführen. Das weniger Sauerstoff führende hämoglobinarme Blut kann nur bei starker Beschleunigung der Blutströmung allen Körperteilen in der Zeiteinheit das genügende Sauerstoffquantum zuführen.

Während der Menstruation zeigen sich besonders häufig Störungen der Herztätigkeit, die auf gesteigerte nervöse Erregbarkeit zurückzuführen sind.

Auch bei männlichen Individuen treten mit Eintritt der Pubertät ähnliche Störungen auf. Schon bei jugendlichen Individuen findet man häufig eine Rigidität der Arterien, so dass sie fühlbar werden (Romberg). Diese Rigidität beruht nach Fischer auf einem vermehrten Kontraktionszustand der Media. Andere haben diesen nicht gefunden. In der der Pubertät folgenden weiteren Wachstumperiode findet sich besonders häufig die Schmalbrüstigkeit mit verlängertem Thorax und damit verbundenem Tropfenherz, welches später beim Wachsen wieder verschwindet. Vielfach wirken aber auch die psychischen Momente in diesem Alter mit, auch Masturbation, um eine erregte Herztätigkeit zustande kommen zu lassen.

In späteren Lebensjahren finden sich bei weiblichen Personen die Beschwerden der Menopause. Hier treten besonders stark vasomotorische und funktionelle Herzstörungen in die Erscheinung, die sich in Wallungen, fliegender Hitze, ferner auch in Herzschmerzen, Tachykardien und Pulsunregelmässigkeiten äussern. Eine gewisse Übererregbarkeit des Herzens wird oft beobachtet, die vielleicht in Beziehung zu bringen ist mit Rückbildungsvorgängen in den Ovarien. Aber auch bei männlichen Personen finden sich in dieser Zeit häufig Kreislaufstörungen, so dass man von einem „Klimakterium des Mannes" spricht. Man muss aber im Auge behalten, dass gerade in diesem Lebensalter die Arteriosklerose häufig ist und vielleicht Störungen, die mit dem Lebensalter in Verbindung gebracht werden, auf einer derartigen Erkrankung beruhen.

Das Greisenherz ist anatomisch mehr quer gelagert, der Aortenbogen springt in der Regel nach links stark vor. Das Greisenherz ist weniger widerstandsfähig, besonders gegenüber infektiösen und toxischen Schädigungen. Infektionskrankheiten, besonders die Pneumonie, sind wegen der Schwächung der Kreislauforgane im Greisenalter von besonders schlechter Prognose.

Was den Unterschied der beiden Geschlechter anbetrifft, so ist bis zum 15. Lebensjahre das Herz bei Mädchen grösser wie bei gleichalterigen Knaben. Nach der Pubertät ist dieses Verhalten umgekehrt. So sind die röntgenologisch festgestellten Herzmasse nach Dietlen bei Frauen geringer als bei Männern der gleichen Körpergrösse. Der Blutdruck ist bei Frauen in der Regel niedriger wie bei Männern.

Die Gravidität bringt für den Kreislauf besondere Aufgaben, doch ist nur dann, wenn schwere Insuffizienzerscheinungen vorliegen, eine Indikation zur frühzeitigen Unterbrechung der Schwangerschaft gegeben. Es wirken in der Gravidität zwei Umstände ungünstig auf das Herz ein, 1. die Mehrarbeit, die durch die Einschaltung des plazentaren Kreislaufs geleistet werden muss, 2. die ungünstigen mechanischen Verhältnisse, welche durch den Hochstand des Zwerchfells hervorgerufen werden. Die Pulsfrequenz steigt in der Schwangerschaft gewöhnlich etwas an. Oft findet man besonders in den ersten Monaten Extrasystolien, die aber keine schlechte Prognose haben. Das Herz nimmt in der Gravidität an Masse zu (Hirsch).

Die Geburt bringt für das Herz besondere Anstrengungen, so dass ein zur Insuffizienz neigender Herzmuskel, wie er sich bei schweren Klappenfehlern findet, versagen kann. Diese vermehrte Arbeit für das Herz wird auch zum Teil durch die plötzliche Entlastung des Abdomens und damit der Splanchnikusgefässe hervorgerufen. Die Ödeme der Schwangeren sind in der Regel mechanisch verursacht, ebenso die

Dyspnoe, die sich in den letzten Monaten einstellt. Alle diese Umstände machen Infektionskrankheiten in der Gravidität besonders gefährlich. Besonders wird in den letzten Monaten einer Schwangerschaft eine Pneumonie nur selten wegen der ungünstigen Kreislaufverhältnisse überstanden. Nach der Geburt ist der Puls in der Regel auffallend verlangsamt.

Schwere organische Herzerkrankungen bei Schwangeren lassen oft die Frage der Unterbrechung der Schwangerschaft akut werden. Bei schwerer absoluter Insuffizienz ist auch in frühen Monaten der künstliche Abort indiziert. Bei relativer Insuffizienz wird man abwarten können, es kommt hier alles darauf an, wie weit die Reservekraft des Herzens reicht. So wird man, wenn wirkliche Insuffizienzerscheinungen eintreten und die Reservekraft für die durch Gravidität und Geburt gestellten Anforderungen nicht auszureichen scheint, zur Unterbrechung raten.

In den letzten Monaten der Schwangerschaft, wo es sich um Einleitung künstlicher Frühgeburt handelt, muss man sich darüber klar sein, dass diese kaum weniger Anforderungen an die Kreislauforgane stellt als die natürliche Geburt. Hier kann unter Umständen das Schicksal des Kindes den Ausschlag für das Handeln geben.

Das Uterusmyom führt wegen der dadurch gesetzten Anämie oft zu Herzstörungen, die aber nicht spezifisch sind (S. 340).

Das Herz der Kropfkranken (M. Basedowii).

Von den durch konstitutionell bedingte Stoffwechselstörungen hervorgerufenen Erkrankungen des Herzens hebt sich das Herz der Kropfkranken besonders heraus. In zweierlei Weise kann eine Struma zu Herzbeschwerden führen

1. durch mechanische Momente, indem sie auf die peripheren Herznerven drückt und damit ihre Funktion beeinträchtigt, ferner durch Druck auf die Gefässe, wodurch lokale Stauungen hervorgebracht werden, und 2. auf toxischem Wege.

Während die erstere Ursache hier weniger in Betracht kommt und auch ein selteneres Ereignis darstellt, ist das durch toxische Störungen hervorgerufene Symptomenbild unter dem Namen Morbus Basedowii bekannt. Die drei Hauptsymptome sind Struma, Tachykardie und Exophthalmus, doch treten neben diesen noch andere ebenso wichtige auf, und andererseits kann von der Trias das eine oder andere fehlen. So kann der Exophthalmus dauernd fehlen. Die Struma kann an sich geringfügig sein und auch die Herzbeschleunigung kann sich in mässigen Grenzen halten. Statt des Exophthalmus findet man häufig nur eine

Erweiterung einer oder beider Lidspalten, was sich durch sogenannte Glanzaugen anzeigt. Weitere wichtige Symptome sind Stoffwechselerhöhung, die mit leichten Temperatursteigerungen einhergehen und andererseits zu Zuckerausscheidung durch den Harn führen kann. Dabei bestehen gewisse nervöse Symptome allgemeiner Art, vor allem feinschlägiges Zittern der Hände, starke nervöse Erregbarkeit, Schlaflosigkeit, lebhafte Sehnenreflexe, unstetes Wesen, was besonders durch den Ausdruck der Augen noch mehr in die Erscheinung fällt, Neigung zu Schweissen und damit Herabsetzung des galvanischen Leitungswiderstandes der Haut. Von Augensymptomen ist noch das Graefesche und das Stellwagsche sowie das Möbiussche Zeichen zu erwähnen. Beim Blick von oben nach unten folgt das obere Augenlid nicht gleichmässig, sondern ruckweise nach. Beim Fixieren eines nahegelegenen Punktes weichen die Augen aus der Konvergenzstellung nach aussen ab und der Lidschlag ist seltener geworden.

Die Ursache der Störung wird in einer abwegigen Funktion der Schilddrüse gesucht, doch spielt auch die Thymusdrüse hier eine grosse Rolle. Jede Struma kann basedowfiziert werden, d. h. zu Basedowsymptomen führen, wenn sich in ihr eine entsprechende Umwandlung vollzieht. Besonders Jodverabreichung scheint dies leicht herbeizuführen, weshalb bei vorliegendem Kropf sowohl eine innere wie äussere Jodtherapie besser vermieden werden sollte. Weiterhin kann die Zuführung von Thyreoidin sogar bei Gesunden zu Basedowsymptomen führen, vor allem zur Tachykardie.

Ob bei dem toxischen Kropfherzen eine Hyperfunktion oder Dysfunktion, d. h. übermässige Absonderung normal oder krankhaft veränderten inneren Sekrets vorliegt, ist nicht entschieden. Kropfherz und Basedowherz sind in ihren toxischen Wirkungen identisch, denn jeder Kropf kann zu Basedowsymptomen führen. Das Blutbild zeigt charakteristische Veränderungen. Es ist gewöhnlich eine Vermehrung der Lymphozyten festzustellen.

Durch Reaktion auf Adrenalininjektion (Capelle) kann die Schwere des Krankheitsbildes erkannt werden. Tritt nach einem Milligramm Adrenalin starker Schweiss mit Herzklopfen und Zittern ein, so handelt es sich um eine schwere Form.

Die objektiven Symptome von seiten des Herzens werden teils durch Ausfall vagischer Wirkungen und andererseits Vermehrung der Akzelleranswirkung hervorgerufen. Bei Mehrbelastung im vagischen System tritt die Glykosurie und Polyurie nach Adrenalin zurück. Wird Glykosurie und Polyurie deutlicher, so ist damit eine höhere Spannung im sympathischen System charakterisiert. Geringe Schweissabsonderung nach Adrenalin kennzeichnet mittlere Krankheitswerte, wobei Polyurie und Glykosurie vagische bzw. fehlende sympathische Komponente anzeigen. Fehlt der Schweiss nach Adrenalin, so liegt eine leichte Form vor. Was das Blutbild anbetrifft, so bekommt man nach Adrenalininjektion bei vagischer Mehrbelastung eine Mengenverschiebung der Leukozytenzahl und zwar eine Schwankung im Prozentverhältnis der Lymphozyten, wenn vorher ausgesprochene Lymphozytose bestand, die sich innerhalb sechs Stunden nicht repariert. Sind beide Systeme ausbalanciert, so ist eine Reparabilität der absoluten Lymphozytenzahl vorhanden und Fälle mit sympathischen Störungen kennzeichnen sich in der Reparabilität der absoluten Lymphozytenschwankung und in der Reparatur des prozentuellen Lymphozytensturzes bei vorher ausgesprochener Lymphozytose.

Die Herzsymptome werden durch Vermittlung des Nervensystems erzeugt und das Nervensystem wird durch das Kropfgift erregt. Die Symptome von seiten der Kreislauforgane sind zunächst andauernde Pulsbeschleunigungen, die Werte zwischen 90 und 140 umfassen. Dabei sind die Pulse regelmässig. Der erste Ton ist oft verstärkt. Das Herz selbst ist nicht vergrössert; der Puls ist dabei weich, der Blutdruck kann normal aber auch herabgesetzt sein. Im Venen- und Arterienpuls zeigt sich im Sphygmogramm das normale Verhalten, auch das Elektrokardiogramm ergibt typische Kammer-Elektrokardiogramme und die Vorzacke an richtiger Stelle. Auffallend ist oft eine hohe positive Zacke T, die man selten vermisst. Im weiteren Verlaufe treten die Herzstörungen immer mehr in den Vordergrund. Schon von vornherein ist das Gefühl des Herzklopfens den Kranken besonders lästig und dieses vermehrt sich immer mehr. Das Herz kann hypertrophieren und schliesslich dilatieren. Ob hierbei direkt toxische Einflüsse der inneren Sekrete auf den Herzmuskel mitwirken, steht dahin. In vorgeschrittenen Fällen wird der Puls unregelmässig und zwar abgesehen von den häufig vorkommenden Extrasystolen auch mitunter durch Eintreten von Vorkammerflimmern. Dies kann dauernd bestehen, aber auch in Anfällen vorkommen. In einem meiner Fälle bestand es dauernd und ging nach Heilung des Basedow durch Operation vollständig zurück und machte einer regelrechten Vorkammertätigkeit wieder Platz. Schliesslich kann das Herz vollkommen insuffizient werden. Es treten Ödeme ein und der Tod kann durch Herzinsuffizienz herbeigeführt werden.

Aber auch das Gefässsystem wird durch das Kropfherz geschädigt. Man sieht oft starke Pulsation der peripheren Arterien. Die Venen sind häufig stark erweitert, mitunter treten Blutungen in den Schleimhäuten auf.

Thyreotoxische Herzstörungen werden oft übersehen und anhaltende Tachykardien falsch gedeutet. Nur die genaue Untersuchung und die Bewertung der oft nur andeutungsweise vorhandenen Allgemeinsymptome, vor allem auch Beachtung des Blutbildes, schützen vor Irrtümern. Jedenfalls kommen thyreotoxische Herzstörungen viel häufiger vor, als man allgemein annimmt, vor allen Dingen auch vorübergehender Natur. Bei jedem Verdacht einer solchen ist grösste Vorsicht in der Verabreichung von Jod notwendig, da dieses Mittel imstande ist, einen Kropf nach der Basedowseite hin zu aktivieren. Liegt eine sichere chronische thyreotoxische Störung vor, und ist sie in einigen Monaten durch physikalische Therapie nicht zu beseitigen, so ist der chirurgische Eingriff indiziert: Reduzierung der Schilddrüse, wonach sich in der Regel das Krankheitsbild innerhalb einiger Monate meist zurückbildet. Die vielfach angepriesene Röntgenbehandlung hat ihre Gefahren, da sie zu periglandulären Entzündungen und Narbenbildungen führt, die eine spätere Operation sehr erschweren können. Gelingt es nicht durch Ruhe, Aufenthalt im Hochgebirge und elektrische Behandlung sowie Herzkühlungen und durch innere Mittel wie Arsenik, Brom, Valeriana, eventuell Thymustabletten die Krankheitserscheinungen innerhalb einiger Monate zurückzubringen, so soll man zur chirurgischen Behandlung raten. Neben der Schilddrüse spielt die Thymusdrüse bei diesen Erkrankungen eine grosse Rolle. Der Thymusdrüse werden stärkere Wirkungen auf den Vagus zugeschrieben.

Beide Drüsen wirken gegenseitig aufeinander und zwar so, dass anschwellende Tätigkeit der einen die andere mit anregt und abgeschwächte Tätigkeit umgekehrt die andere deprimiert. Wenn durch den Adrenalinversuch die Vorherrschung des abgeschwächten vagischen Einflusses feststeht, so wird man die Thymusdrüse zu entfernen haben (Garré), und besonders dann, wenn nach Strumektomien die Basedowsymptome fortbestehen, ist anzunehmen, dass diese von der Thymusdrüse ausgehen. Beide Drüsen mit innerer Sekretion stehen demnach, wie wir es auch von anderen wissen, in einer nahen Korrellation. Es ist also bei dem Basedowherzen eine recht komplizierte Einwirkung von Hormonen festgestellt, die teils nach der vagischen teils nach der sympathischen Seite hin gravitieren und recht verschiedenartige Indikation für ein chirurgisches Vorgehen abgeben.

Literatur.

Bachus, Über Herzerkrankungen bei Masturbanten. Deutsch. Arch. f. klin. Med. Bd. 54.

Bauer, Konstitutionelle Disposition zu inneren Krankheiten. Berlin 1917.

— Zur Funktionsprüfung des vegetativen Nervensystems. Deutsch. Arch. f. klin. Med. 107.

— und Helm, Über Röntgenbefunde bei Kropfherzen. Deutsch. Arch. f. klin. Med. 109.

Beneke, Die Altersdisposition. Marburg 1879.

Bircher, Das Kropfproblem. Beitr. z. klin. Chir. 89. Ergebn. d. allg. Pathol. XV. 1911.

Brissaud, Nouvelle iconographie de la Salpetrière. 1897 u. 1907.

Capelle und Bayer, Thymus und Schilddrüse in ihren wechselseitigen Beziehungen zum Morbus Basedowii. Beitr. z. klin. Chir. 1913. Bd. 86. S. 509.

Eppinger und Hess, Die Vagotonie. Berlin 1910. Siehe auch Zeitschr. f. klin. Med. Bd. 63 u. 64.

Dietlen, Grösse und Lage des normalen Herzens und ihre Abhängigkeit von physiologischen Bedingungen. Deutsch. Arch. f. klin. Med. Bd. 88.

Falta, Die Erkrankungen der Blutdrüsen. Berlin 1913.

Fischer und Schleyer, Arteriosklerose und Fühlbarkeit der Arterienwand. Deutsch. Arch. f. klin. Med. 1910. Bd. 98.

Fromme, Die Beziehungen der Erkrankungen des Herzens zu Schwangerschaft, Geburt und Wochenbett. Verh. d. deutsch. Ges. f. Gynäk. 1913. Bd. 78. S. 163.

Hart, Über Beziehungen zwischen endokrinem System und Konstitution. Berl. klin. Wochenschr. 1917. Nr. 45.

Herz, M., Herzkrankheiten. Wien und Leipzig 1912.

His, Geschichtliches und Diathesen in der inneren Medizin. Verh. d. Kongr. f. inn. Med. 1911. Bd. 28.

Hoffmann, Aug., Über den Einfluss von pathologischen Zuständen der Genitalorgane auf den Kreislauf. Jahreskurse f. ärztl. Fortb. 1917. Februarheft.

— Herz und Konstitution. Ebenda 1918. Februarheft.

— Über funktionelle Herzerkrankungen. Wiener med. Wochenschr. 1899. Nr. 12 und 13.

Jaschke, Die Wirkung von verschiedenen Formen von Herzkrankheiten in der Schwangerschaft. Zeitschr. f. Geburtshilfe. Bd. 78. S. 163.

Koch, R., Über Infantilismus. Frankfurter Zeitschr. f. Path. XIX. 1915.

Kraus, F., Die Ermüdung als Mass der Konstitution. Bibl. Med. I.

— Konstitutionelle Herzschwäche. Med. Klin. 1905.

— Über Kropfherz. Deutsch. med. Wochenschr. 1906. S. 1889.

— Über konstitutionelle Schwäche des Herzens. Deutsch. med. Wochenschr. 1917. Nr. 37.

— Die Pathologie der Schilddrüse. Verh. d. 23. Kongr. f. inn. Med. Wiesbaden 1906.

— Allgemeine und spezielle Pathologie der Person. Leipzig 1919.

Leusser, Über Anfälle von Herzjagen. Münch. med. Wochenschr. 1917. S. 739.

Lubarsch, Die Zellularpathologie und ihre Stellung in der modernen Medizin, insbesondere zu der Konstitutionslehre und der Lehre von den Stoffwechselkrankheiten. Jahreskurs f. ärztl. Fortbildung. 1915. Januarheft.

Martius, Pathogenese innerer Krankheiten. Leipzig u. Wien 1909.

Minnich, Das Kropfherz. Leipzig u. Wien 1904.

Neu u. Wolff, Experimentelles und Anatomisches über Myomherz. Münch. med. Wochenschr. 1912. Nr. 2.

Pelnar, Über die sogenannte klimakterische Neurose. Zeitschr. f. klin. Med. 1914. Bd. 82. S. 284.

Pfaundler, Über Wesen und Behandlung der Diathesen im Kindesalter. Verh. d. deutsch. Kongr. f. inn. Med. Wiesbaden 1911.

Siemens, Über die Begriffe Konstitution und Disposition. Deutsch. med. Wochenschr. 1919. S. 339.

— Über erbliche und nicht erbliche Disposition. Berl. klin. Wochenschr. 1919. S. 313.

Stiller, Die asthenische Konstitutionskrankheit. Stuttgart 1907.

Wenckebach, Über pathologische Beziehungen zwischen Atmung und Kreislauf beim Menschen. Volkmanns Samml. klin. Vortr. Nr. 965 und 966. 1907.

VII. Die nervösen Kreislaufstörungen.

Viele Kreislaufstörungen werden durch die extrakardialen Herznerven vermittelt, ohne dass man berechtigt wäre, in solchen Fällen von einer „Herzneurose" zu sprechen. So werden bei Störungen der inneren Sekretion mancher Drüsen bei Konstitutionsanomalien die etwa eintretenden Kreislaufsymptome in der Regel durch die Herznerven übertragen. Früher fasste man alles, was durch Vermittlung der Nerven das Herz in seiner Tätigkeit beeinflusste, unter dem Sammelnamen der „Herzneurosen" zusammen, was man jetzt nach ätiologischen Momenten besser einteilen kann.

So bleiben als eigentliche Herzneurosen nur noch diejenigen Störungen der Kreislauftätigkeit bestehen, die als Teilerscheinung allgemeiner nervöser Erkrankungen, besonders der Neurasthenie, aufzufassen sind.

Ferner rechnet man die bei organischer Erkrankung der Herznerven oder ihrer Zentren entstehenden Kreislaufstörungen hierher.

Daneben kommen noch die oft recht zweifelhaften reflektorischen Beeinflussungen der Kreislauforgane von seiten anderer Organe in Betracht.

Auch die durch toxische Einwirkungen hervorgerufenen Kreislaufstörungen werden durch Vermittlung des Nervensystems vielfach hervorgerufen, obwohl bei diesen auch direkte Einwirkungen auf den Herzmuskel selbst oft nicht auszuschliessen sind.

Es ist eben die Einwirkungsweise der letztgenannten Schädlichkeiten noch nicht so weit geklärt, dass ihr Mechanismus stets zu erkennen wäre. Die Verhältnisse sind so kompliziert, dass eine exakte Beantwortung aller sich ergebenden Fragen noch nicht möglich ist. So ist bei vom Magen ausgelösten Herzstörungen oft nicht zu entscheiden, ob reflektorische oder toxische Einwirkungen auf die Herznerven vorliegen.

So sicher es ist, dass das Herz in seiner Tätigkeit fortwährend nervösen Einflüssen in mannigfachster Weise unterliegt, so wenig kann bisher im einzelnen der Weg und die Art der Einwirkung festgestellt werden. Während von den Einflüssen der Zentralorgane und über die sogenannten peripheren Herznerven vieles bekannt ist, fehlt über die eigentliche Funktion der intrakardialen Ganglien und Nerven jede sichere Kenntnis. Gerade darin liegt die Schwierigkeit eines weiteren Ausbaus einer Lehre von den Herzneurosen.

Die Lehre von der Unregelmässigkeit des Herzschlages ist an dem Punkte angelangt, wo sich die Frage erhebt, ob nicht manche Formen der Irregularität auch bei organischen Erkrankungen als funktionelle Störungen in Muskel- oder Nervenelementen aufzufassen sind. Diese können durch extrakardiale Einflüsse erfolgen, aber auch durch Einbeziehung der intrakardialen Nerven in muskuläre etc. organische Krankheitsprozesse. Jedenfalls gibt die Tatsache, dass dieselben Formen der Irregularität sowohl bei einfachen vorübergehenden nervösen Störungen als auch bei schweren organischen Erkrankungen, bei denen sie in andern Fällen fehlen, vorkommen, zu denken und veranlasst es, ihnen eine gewisse Selbständigkeit als klinischen Symptomenkomplexen zuzugestehen, wie dies im vorigen Kapitel geschehen ist.

Herzneurosen als Teilerscheinung allgemeiner Neurosen.

Die sogenannte Neurasthenia cordis ist als Teilerscheinung eines psychisch neurasthenischen Zustandes aufzufassen. Die banale Erfahrung, dass die Herz- und Gefässtätigkeit von Affekten stark beeinflusst wird, gibt für alle in solchen Fällen zu beobachtenden Erscheinungen die Erklärung. Die Neurasthenie, die auch als „reizbare Schwäche" des Nervensystems bezeichnet wird, ist eine entweder auf konstitutioneller Anlage — endogene — beruhende oder durch Schädlichkeiten, besonders geistige Überanstrengung, Mangel an Erholung, Schreck und Aufregungen exogen erworbene Krankheit von mannigfacher psychischer und körperlicher Symptomatologie. Sexuelle Überanstrengung, Masturbation, auch chronischer Gebrauch von Genussgiften führt dazu. Bei einer ganz erheblichen Zahl von Neurasthenikern findet man kardiovaskuläre Symptome, und oft beherrschen diese das Krankheitsbild derartig, dass bei den Kranken selbst die Überzeugung entsteht, herzkrank zu sein.

Der Ausgangspunkt auch für diese Herz- und Gefässstörungen ist die Grosshirnrinde, die auf die vasomotorischen und kardialen Zentren im Zwischenhirn und im verlängerten Mark erregend oder hemmend einwirkt. Die peripheren Nerven, besonders das sympathische System und die autonomen Nerven, übertragen dann die Wirkungen auf die Erfolgsorgane, das Herz und die Gefässe.

Beschleunigung und Verlangsamung der Herztätigkeit, Gefässdilatationen und Konstriktionen kommen so zustande und bringen neben den die sonstigen Organe betreffenden Funktionsstörungen ein buntes, wechselndes Krankheitsbild hervor.

Neben den objektiv erkennbaren Störungen laufen nun noch mannigfache subjektive Symptome einher, wie Unbehagen, Schmerz, Stiche usw. in der Herzgegend, Angstgefühl, Oppression, ja dyspnoische Erscheinungen, abnormes Hitzegefühl, Schweissausbrüche usw. Es kann und soll hier nicht eine Beschreibung des vielgestaltigen Krankheitsbildes der Neurasthenie gegeben werden, aber in allen Fällen findet man bei genauer Aufnahme der Anamnese und bei der Untersuchung zahlreiche sonstige nervöse Symptome. So Tremor der Lider, der Zunge, der ausgestreckten Hände, lebhafte Sehnenreflexe, abnorme Rötungen der Haut. Ferner oft Störungen in den Verdauungsorganen und anderen Organen wie den Nieren: Urina spastica. Vor allem ist stets das psychische Verhalten mehr oder weniger verändert. Grosse Reizbarkeit wechselt mit Depression: Angstzustände, oft mit stark hypochondrischem Einschlag, fehlen selten wie auch eine Neigung zu krankhafter Selbstbeobachtung. Der Puls wird oft ängstlich kontrolliert, auf jedes Missgefühl geachtet, und vor allem wird von manchen Kranken jede erreichbare Broschüre, deren eine Unzahl von spekulativen Köpfen in ganz oder halbpopulärer Abfassung geschrieben wird, gelesen.

Da findet der Herzneurastheniker dann meist alles, was ihm zum vollen Unglück noch fehlt. Er erfährt je nach dem Standpunkt des Verfassers, dass alles Leiden nur von einer „Herzerweiterung" stammt oder von einem „erhöhten Blutdruck" oder von „Verkalkung" oder sonstigen ihn erschreckenden Veränderungen. Tröstlich ist, dass der Verfasser in der Regel auch gleich ein Heilmittel anzugeben hat, so in einem Fall „Elektrizität" in besonderer Form, besonders den Wechselstrom, in anderen „Gymnastische Übungen", oft recht merkwürdiger Art, „Diätkuren", Wasserkuren und Bäder, oft auch nur geheimnisvoll angedeutete „Individuelle Behandlung". Ferner wird bald dieses, bald jenes Mittel oder Nährpräparat, was gewöhnlich den zweifelhaften Vorzug hat, bei geringem Wert viel Geld zu kosten, empfohlen. So folgen die Herzneurotiker gewissen therapeutischen Moden mit Vorliebe. Zur Zeit nehmen sie Kalzium.

Durch diese Literatur werden nun die Neurastheniker zunächst zu neuen Symptomen dressiert, die sie vorher nicht kannten, dann werden sie mit dem Schreckgespenst organischer Erkrankung geängstigt und schliesslich von einer Kur in die andere getrieben, denn da keine hilft, so muss eben alles durchprobiert werden, solange der Geldbeutel reicht und die Dummheit langt.

Merkwürdig ist, dass das gedruckte Wort von ihnen meist gläubig hingenommen wird, aber ein vernünftiges Zureden, selbst wenn es mit demosthenischer Beredsamkeit geschehen sollte, oft nicht viel ausrichtet. Es prallt eben alles an ihrer Überzeugung, an dem, was sie „selbst fühlen", ab. So ernähren sie alljährlich viele Ärzte und Kurpfuscher.

In dieser Literatur steckt zu einem grossen Teil die Ursache, dass die Neurasthenie sich immer weiter verbreitet und vor allem in vielen Fällen nicht zur Besserung kommt. Und gerade die mit Herzsymptomen Behafteten, die ja am besten subjektiv, so durch Pulsfühlen, sich beobachten können, werden oft recht übel durch jene beraten. Denn jede aus den „Büchern" geschöpfte Erkenntnis bringt neue Angst und jede Angst neue Herzbeschwerden.

Die Symptome von seiten der Kreislauforgane sind, da sie wesentlich psychisch bedingt sind, sehr wechselnd. Deshalb ist die Diagnose oft schwierig und nur auf Grund genauer eingehender Untersuchung, die ja auch allein imstande ist das zur erfolgreichen Behandlung solcher

Kranken durchaus erforderliche Vertrauen zu erwerben, zu stellen. Vor allem muss das Bestehen einer organischen Erkrankung mit allen diagnostischen Hilfsmitteln ausgeschlossen werden, ganz besonders das Bestehen arteriosklerotischer Veränderungen in den Gefässen, die ja ähnliche Beschwerden hervorrufen können.

Die Diagnose der Neurasthenia cordis stützt sich ja im wesentlichen darauf, dass Anhaltspunkte für die Annahme einer organischen Erkrankung des Herzens fehlen, dagegen die Erscheinungen einer allgemeinen Neurose, der Neurasthenie oder der Hysterie, vorliegen. Die allgemein erhöhte Erregbarkeit des Zentralnervensystems teilt sich auch den nervösen Zentren, welche das Herz und das Gefässsystem beeinflussen, mit und man findet bei solchen Kranken ausser den subjektiven Beschwerden objektiv auch Störungen der Tätigkeit des Herzens und der Gefässe. Sehr häufig findet man eine namentlich auf psychische Reize leicht eintretende Herzbeschleunigung, seltener eine Verlangsamung. Gewöhnlich treten Bradykardien und Tachykardien in Form von Anfällen auf, doch treten die Anfälle nicht plötzlich ein, noch hören sie plötzlich auf. Es geht, wenn auch in kurzer Zeit, so doch allmählich der langsamere in den beschleunigten Rhythmus über und umgekehrt. Es handelt sich dabei um Sinus-Tachy- und Bradykardien ohne Störung des Mechanismus der Herztätigkeit. Besonders häufig begegnet man auch Unregelmässigkeiten der Herztätigkeit, so vor allem der respiratorischen Arhythmie; bei der Einatmung werden die Herzschläge schneller, bei der Ausatmung langsamer. Auch findet sich derartige wellenförmige Pulsbeschleunigung auch ganz unabhängig von der Atmung, was auf wechselnden Vagustonus zurückzuführen ist (F. Pick). Bei solchen Kranken findet man auch gar nicht selten Extrasystolen-Arhythmie. Die Extrasystolen treten bei ihnen namentlich bei langsamer Herzaktion auf, besonders in der Ruhe, ferner auch bei psychischen Erregungen, bei geistigen oder körperlichen Arbeiten und auch in der Kälte. Die Kranken empfinden sie meist lebhaft und werden dadurch beunruhigt, was D. Gerhard als differentialdiagnostisch wichtig ansieht. Sonstige arhythmische Störungen treten ebenfalls oft in Anfällen auf, die besonders durch psychische Erregungen hervorgerufen werden. Wohl zu unterscheiden von diesen zeitweilig auftretenden Störungen sind die eigentlichen tachykardischen Paroxysmen (Herzjagen) und die Paroxysmen von Tachyarhythmie, obwohl auch bei diesen der Einfluss des Nervensystems in vielen Fällen nachweisbar ist.

Die Herzgrösse und die Herztöne sind normal. Nicht selten beobachtet man eine abnorm starke Beweglichkeit des Herzens, die vielleicht für manche Gefühlsstörungen, auch vielleicht für Motilitätsstörungen, ätiologisch wichtig ist.

Ein oft beobachtetes Symptom, welches bisher wenig beachtet wird, ist, dass bei der Auskultation, ohne dass eine ausgesprochene Irregularität erkennbar ist, einzelne Herzschläge einen abweichenden akustischen Eindruck machen, als wenn sie brüsker und schneller abliefen. Weder bei der sphygmographischen noch bei der elektrographischen Untersuchung findet man dafür eine Erklärung.

Fast bei allen Herznervenerkrankungen und Herzneurosen findet man Störungen von seiten des Gefässsystems, die zum Teil der objektiven Untersuchung zugängig sind. Die Blutdruckuntersuchung ergibt in manchen Fällen eine Erhöhung des systolischen Blutdrucks, auch Vergrösserung der Amplitude, wobei der diastolische Druck meist unverändert bleibt (Schrumpf), doch ist, nach Israel u. a., ein speziell für Herzneurosen typisches Verhalten des Blutdrucks nicht vorhanden. Man kann aber aus raschem und häufigem Wechsel der Höhe des systolischen Blutdrucks einen Schluss auf ein vasomotorisch labiles Gefässsystem ziehen. Ebenso findet man stark wechselnde Amplitudenwerte, d. h. Unterschiede zwischen dem maximalen und dem allerdings nicht ganz einwandfrei darzustellenden minimalen Blutdruck bei Nervösen. Eine Beteiligung des Gefässsystems zeigt sich auch durch abnorme fleckweise Rötung der Haut, besonders der Brust, fliegende Hitze, durch reichliche Urinausscheidung (Urina spastica) in Anfällen und Schweissausbrüche, andererseits auch wieder durch kalte, blasse Haut an. Systematische plethysmographische und tachographische Untersuchungen liegen bei diesen Zuständen noch nicht vor, obwohl es festgestellt ist, dass bei nervösen Störungen unberechenbare Abweichungen vom gewöhnlichen Verhalten vorkommen.

Vor allen Dingen wird die Diagnose häufig dadurch bestätigt, dass nach geeigneter Kur die Beschwerden verschwinden. Schwierig kann bei Leuten in vorgerücktem Alter die Unterscheidung von einer beginnenden Arteriosklerose, namentlich der Hirnarterien werden. Berücksichtigt man aber die Ätiologie, die sehr häufig einen Zusammenhang des Ausbruchs der Beschwerden mit psychischen Erregungen erkennen lässt, sowie das Fehlen jeglicher Störung des Kreislaufs, das Lebensalter und die vorliegenden sonstigen nervösen Symptome, so wird man selten zu einer Fehldiagnose kommen.

Unter den bei allgemeinen Neurosen beobachteten, je nach der Mitbeteiligung anderer Organe sehr wechselvollen Krankheitsbildern hat M. Herz eine besondere Form abzugrenzen versucht, welche er Phrenokardie nennt. Mit diesem Namen bezeichnet er eine auf nervösen Einflüssen beruhende Herzaffektion, die sich durch eigentümliche Anfälle charakterisieren soll. Die Kardinalsymptome sind Schmerzen unterhalb und links von der Mamilla (Phrenodynie), eine Behinderung der Atmung, und zeitweilig auftretendes Herzklopfen. Diese Beschwerden steigern sich in sogenannten phrenokardischen Anfällen zu grosser Heftigkeit. Die Schmerzen in der Herzgegend werden sehr stark, die Atmung wird beklemmt, seufzend und selten. Es tritt aber keine echte Dyspnoe ein, sondern entweder eine oberflächliche rasche Respiration oder auch tiefe einzelne Inspirationen mit längeren Atmungspausen. Das linke Zwerchfell soll dabei ruhig stehen. Der Puls wird oft sehr beschleunigt. In den Anfällen wird Urina spastica entleert und es treten psychische Reiz- und Depressionserscheinungen auf. Überhaupt ist die Psyche bei den Anfällen stets stark beteiligt. Eine grosse Bedeutung für die Diagnose legt Herz der Ätiologie bei, die im wesentlichen eine sexuelle sein soll. Er bezeichnet die Ursache ganz allgemein mit „Sehnsucht nach Liebe“. Es kommen in der Tat nicht selten derartige Anfälle bei nervösen, besonders bei weiblichen Individuen zur Beobachtung, wenn auch nicht immer in dieser ganz typischen Form. Wie aber schon Erb und Treupel hervorgehoben haben, trifft die Anamnese einer sexuellen Ätiologie durchaus nicht immer zu. Es handelt sich wohl um eine den sonstigen hysterischen Anfällen an die Seite zu stellende Art von hysterischen Paroxysmen, die aber, da sie in ihrer Symptomatologie sich in der von Herz geschilderten Weise aus der Schar der allgemeinen Neurosen herausheben lassen, vielleicht verdient als besonderer Symptomenkomplex genannt zu werden. Sie zeigt aber grosse Ähnlichkeit mit den nervösen Herzanfällen wie sie schon von älteren Autoren wie Lehr etc. beschrieben sind. Ob, wie Treupel meint, das Gefühl der Enttäuschung und Nichtbefriedigung zum Zustandekommen dieser Form der Störung ausschlaggebend ist, bezweifle ich nach meinen Erfahrungen. Es ist mit der Phrenokardie wohl ebenso wie mit der „grande hysterie“ Charcots. Sie ist ein autosuggestiver Zustand und wird je nach der Individualität des einzelnen und seiner Kenntnis der „Phrenokardie“ sich mehr oder weniger „typisch“ abspielen.

Im übrigen sind die Herzstörungen bei den allgemeinen Neurosen, Hysterie und Neurasthenie, die ja trotz mannigfacher Anzweiflungen doch noch ein klinisches Bürgerrecht besitzen, im allgemeinen Krankheitsbild nur als Teilerscheinungen zu bewerten. Ebenso wie bei ausgesprochenen Psychosen stellen sie auch hier ein Symptom dar, welches seinen Ursprung in dem psychischen Verhalten des Einzelfalles hat und sich genau so verhält wie bei starken Affekten sonst psychisch Gesunder.

Nervöse Störungen der Herztätigkeit können organische überlagern, so dass z. B. beim Vorliegen eines Herzklappenfehlers manche Beschwerden nicht auf diesen selbst, oder auf eine mit ihm verbundene muskuläre Störung zurückzuführen sind, sondern durch funktionelle nervöse Einflüsse entstehen. Ganz besonders ist dies dann der Fall, wenn die Kranken über ihren Herzfehler unterrichtet und dabei hypochondrisch veranlagt sind. Neigen sie zur Selbstbeachtung, so wird durch die damit verbundenen Affekte das Herz leicht beschleunigt, auch zu Unregelmässigkeiten wie Extrasystolen disponiert. Es entstehen oft starke Missgefühle, erhöhte Organempfindung, nervöse Dyspnoe, selbst der Angina pectoris vera ähnliche Beschwerden. Es ist dann schwer zu beurteilen, ob das organische Grundleiden die Ursache dieser Störungen ist, oder ob funktionelle Einflüsse dabei im Spiele sind. Hier kann nur die genaueste Abwägung aller Symptome, ferner die Feststellung des psychisch-nervösen Verhaltens den Ausschlag geben. Es ist sicher, dass viele bei organischen Krankheiten auftretende Beschwerden nicht durch diese Leiden selbst verursacht werden. Selbst Arhythmien, wie besonders Extrasystolien, können durch psychische Einflüsse entstehen (A. Hoffmann, Ken-Kuré). Wir müssen nach den bisherigen Erfahrungen annehmen, dass das organisch geschädigte Herz als Erfolgsorgan auf nervöse Einflüsse leichter reagiert als das normale und so liegt auch der Schluss nahe, dass die durch die Herznerven vermittelten psychischen Erregungen ein organisch geschädigtes Herz besonders leicht beeinflussen.

Herzstörungen durch Erkrankung der Herznerven.

Drei periphere Nerven sind bekannt, die auf das Herz bzw. vom Herzen aus wirken, der N. vagus (Weber), der N. accellerans (v. Betzold) und der N. depressor (Cyon u. Ludwig). Der N. depressor hat einen den Gefässtonus herabsetzenden Einfluss und nach neueren Untersuchungen liegt sein Ursprung als zentripetaler Nerv nicht im Herzen, sondern im Anfangsteil der Aorta. Seine Reizung setzt den mittleren Blutdruck herab durch Vermittelung des vasomotorischen Zentrums.

Der N. vagus ist der wichtigste der Herznerven. Von ihm ist bekannt, dass er sich in einem stetigen Tonus befindet, dessen Höhe fortwährend wechselt. Er ist der Hemmungsnerv des Herzens und ihm kommen die von Engelmann als negative Wirkungen bezeichneten abschwächenden Einflüsse auf die Herztätigkeit zu. Er verlangsamt die Reizbildung im Sinusknoten (negativ chronotrope Einflüsse), er verlangsamt die Reizleitung (negativ dromotrope Wirkung), er verringert die Kontraktionskraft (negativ inotrope Wirkung) und setzt die Erregbarkeit der kontraktilen Muskulatur herab (negativ bathmotrope Wirkung). Umgekehrt haben die sympathischen N. accellerantes auf die genannten Eigenschaften des Herzens verstärkende, also positiv chronotrope, dromotrope, inotrope und bathmotrope Wirkungen. Auch sie sollen beständig einen Tonus unterhalten.

Krankheitserscheinungen, die die peripheren Herznerven betreffen, müssen sich also in einer der angeführten Wirkungen auf das Herz erkennbar machen.

Nach Langley bezeichnet man die N. vagi als Teile des autonomen oder parasympathischen vegetativen Nervensystems, während die N. accellerantes, die von dem sympathischen System ihren Ursprung nehmen, Teile des vegetativen sympathischen Systems sind.

Vor allem durch pharmakologische Einwirkungen lassen sich beide Systeme trennen (Eppinger und Hess). So wirkt Adrenalin erregend auf das sympathische System. Auf das autonome wirkt erregend das Muskarin, Digitalis, ferner das Pilokarpin, lähmend das Atropin.

Lähmende Gifte für das sympathische System sind nicht sichergestellt. Das Cholin soll ein solches sein.

Das Nikotin wirkt lähmend auf die sympathischen peripheren Ganglien, auf die Umschaltungsorgane der Neurone und verhindert dann die Weiterleitung von Reizen über sie hinaus.

So weit erforscht diese physiologischen Verhältnisse sind, so gering und zweifelhaft ist bisher ihre klinische Bedeutung. Was auf diesem Gebiete bisher zur Deutung von Krankheitsbildern herangezogen wurde, hat sich über die Formulierung von Hypothesen nicht hinausgehoben. Die Krankheitsbilder, die als auf einem erhöhten Tonus in einem dieser Gebiete fundiert werden: Vagotonie und Sympathikotonie (Eppinger und Hess) sind noch nicht so begründet, dass sie als feststehend anerkannt werden könnten (S. 520). Gewiss ist bei manchen Menschen das eine oder andere System der autonomen antagonistisch wirkenden Nerven überwiegend — so gibt es geborene Bradykardiker und Tachykardiker — aber meist wechselt doch der Einfluss der beiden Nerven so sehr, dass ein einheitliches Überwiegen nicht erkennbar ist. Und ebenso wirken bei manchen Menschen sowohl das Vagus erregende Pilokarpin wie das Sympathikus erregende Adrenalin in gleich ausgesprochenem Masse (Bauer).

Dazu kommt, dass auch in den Einzelfällen der Tonus der autonomen Nerven leicht erschöpfbar ist. Stärkere anhaltende Reizung versagt bald, und auch in der Norm zeigt sich ein fortwährendes Schwanken, so dass sogar dieses Schwanken der Länge der Pulsperioden bei langsamer Herztätigkeit geradezu pathognomonisch für Vaguswirkung ist. (Wenckebach.)

Der N. vagus ist der direkten Reizung auch beim Menschen durch Druck auf seinen Stamm am Halse zugänglich. Festgestellt ist so und durch Tierversuch, dass der rechte Vagus hauptsächlich die negativ chronotropen auf den Sinus einwirkenden Reize vermittelt, der linke die negativ dromotropen auf die Überleitung von Vorkammer zur Kammer wirksamen (A. Cohn, Weil u. a.).

Der N. accellerans wirkt nicht nur auf den Sinus, sondern auch auf die Kammer (Hering).

Im Experiment sind die Wirkungen einseitiger oder gleichzeitiger Reizung beider Systeme äusserst kompliziert. Vor allem begünstigt gleichzeitige Reizung beider Systeme das Auftreten von Extrasystolen und von Tachyrhythmien extrasystolischer Natur. Vorhofflattern wird durch Vagusreiz in Flimmern überführt, auch manchmal umgekehrt Flimmern in Flattern. Unter Vagusreiz entsteht Leistungsstörung zwischen Vorkammern und Kammern und Systolenausfall, selbst zeitweiliger Block.

Vagusreiz vermag sogar in besonderen Fällen beim Menschen Vorkammerflimmern (A. Hoffmann) bei vorher regelmässiger Herztätigkeit zu erzeugen. Sogar Kammerflimmern ist durch Vagusreiz erzeugt worden (A. Hoffmann).

So viel bisher experimentell auch am Menschen nach dieser Richtung hin festgestellt ist, so ist doch, was die spontanen Erkrankungen an den Herznerven angeht, bisher sehr wenig beobachtet worden, was dies ergänzen und damit eine klinische Würdigung von Erkrankungen der peripheren Herznerven ermöglichen könnte. Nur ist bekannt, dass unter pathologischen Zuständen der Herzmuskulatur — wobei vielleicht die Mitbeteiligung des spezifischen Gewebes ausschlaggebend ist — eine verstärkte Einwirkung der Vagusreizung eintritt, so besonders beim Vorkammerflimmern, ebenso unter Einwirkung gewisser Gifte wie vor allem der Digitalis.

Da der Zustand des Erfolgsorgans, des Herzens, selbst für den Ausfall der Funktionsprüfung des Vagus von grossem Einfluss ist, so sind die durch Reizung peripherer Herznerven beim Menschen erhaltenen Resultate nicht unmittelbar für eine Änderung in dieser oder in ihren Zentren beweisend.

Es bleibt zur Beurteilung von Herzstörungen durch Erkrankung der Herznerven nur ein Eingehen auf die Kasuistik übrig, aber was wir da finden, ist von geringem Belang.

Zwar sieht man nach einseitiger traumatischer Vagusdurchtrennung auch beim Menschen zuweilen Tachykardie eintreten. Eine Neuritis des Vagus ist nicht bekannt, wohl aber sind Tumorenbildung mitunter Ursache von Störungen an den peripheren Herznerven gewesen. Man wird bei hartnäckigen Fällen von permanenter Tachykardie, namentlich wenn sich an anderen Organen primäre Geschwülste finden oder auch bei der Röntgendurchleuchtung sich Lymphdrüsenpakete im Brustraum nachweisen lassen, daran denken, dass eine organische Läsion der Herznerven vorliegen kann, wenn andere Ursachen, wie besonders Kropfherz, ausgeschlossen werden können.

Ausserordentlich schwer wird es, die Symptomatologie solcher Herznervenstörungen festzulegen, da die pathologische Anatomie bisher keine sicheren Ergebnisse gezeitigt hat. Es liegen wenig anatomisch bestätigte Krankheitsfälle vor, bei denen einzelne Nerven des Herzens ergriffen waren. Martius stellt 24 Fälle von anatomisch nachgewiesenen Läsionen des Vagus, darunter zwei doppelseitige, zusammen, ausserdem 2 Fälle, in denen der Vaguskern zerstört war, und zieht folgenden Schluss: „Aufhebung des Vaguseinflusses auf das menschliche Herz, sei es durch Zerstörung des Vaguskernes, sei es durch einseitige oder doppelseitige Unterbrechung, bewirkt nichts weiter als eine Beschleunigung der Herzaktion bis auf etwa 150 Schläge, weitere Folgen für das Herz hat er nicht“.

Auch die neueren Beobachtungen, die nicht allzu reichlich niedergelegt sind, ergeben ein gleiches Verhalten. Entweder folgt der einseitigen Vagusläsion überhaupt keine erkennbare Wirkung auf das Herz oder es entsteht eine vorübergehende oder anhaltende Tachykardie.

Vagusreizung durch organische Ursachen, komprimierende Lymphdrüsen und ähnliches ist häufig als Ursache von Herzstörungen angenommen worden, aber nur selten durch Autopsie sichergestellt. Einen Fingerzeig geben nur die bei einer Drucksteigerung im Schädelinnern, z. B. bei Tumor, bei Meningitis, bei Hämatom oder Hydrocephalus, zu beobachtenden Symptome der Herzverlangsamung und der Arhythmie. Dass diese Symptome durch Reizung des Vaguskerns hervorgerufen werden, ist eine allgemein geteilte Annahme. Ebenso sieht man bei Tabes mit medullaren Reizsymptomen, gastrischen und Larynxkrisen während dieser Krisen mitunter Verlangsamung und Irregularität des Herzens, welche ebenfalls aus Reizzuständen des Vaguszentrums zu erklären ist. Der Übergang zur Tachykardie, welcher bei anhaltendem Hirndruck sich schliesslich einstellt, wird ebenso ungezwungen auf eine Lähmung des Vaguszentrums zurückgeführt. Auch die von Schott beobachtete Bradykardie bei Verletzungen des Halzmarks ist auf Vagusreizung zurückzuführen. Da die N. vagi durch verschiedene Mittel in ihrer Funktion verstärkt werden, so durch Druck auf den Stamm der Nerven am Halse (Cermak), ferner bei tiefer Inspiration und nachfolgender langsamer Exspiration, durch Digitalis etc., so kann man durch Anwendung solcher Mittel prüfen, ob sie funktionieren. Andererseits kann man durch Injektion von 1 mg Atropin den Herzvagus lähmen und auf Vagusreizung bestehende Störungen dadurch als durch solche mitbedingt erkennen. In neuerer Zeit werden diese therapeutisch und diagnostisch schon früher angewandten Methoden wieder erneut empfohlen. Der Vaguspuls ist zugleich daran zu erkennen, dass die Pulsperioden wegen des stets schwankenden Tonus nicht ganz gleich sind, also geringe Differenzen in ihrer Länge zeigen (Wenckebach).

Der Aschnersche Versuch, Druck auf den Bulbus ist, wenn er zur Pulsverlangsamung führt, ebenfalls als Vaguseffekt zu deuten. Ebenso das Erbensche Phänomen, Pulsverlangsamung bei Kompression des Abduzens durch Niederhocken.

Über Herzerscheinungen nach anatomisch sichergestellten Reizungen oder Lähmungen des sympathischen Systems liegen keine sicheren Beobachtungen vor. Aus den Feststellungen von Pigmentablagerung in den Ganglienzellen oder Atrophie einzelner Stränge oder Ganglien hat die Klärung klinischer Krankheitsbilder bisher nichts gewonnen. Es ist demnach die Symptomatologie solcher umschriebener Herznervenstörungen bisher auf das Tierexperiment angewiesen, dessen Resultate aber nur mit Vorsicht für die menschliche Pathologie verwertet werden dürfen. Man wird in allen solchen Fällen nach Symptomen von seiten anderer, ebenfalls vom autonomen System versorgten Organe fahnden und feststellen, ob diese der Erkrankung eines bestimmten Systems entsprechen.

Für die Beurteilung ist von Wichtigkeit, dass die beiden Systeme, autonomes und sympathisches, sich vielfach antagonistisch verhalten und folgendes Schema nach Eppinger und Hess gibt für die bisher gesicherten Tatsachen einen Anhaltspunkt. Es kann beruhen:

Erweiterung der Pupille auf Sympathikusreizung oder Vaguslähmung. Verengerung der Pupille auf Sympathikuslähmung oder Vagusreizung. Erschlaffung der Blase auf Sympathikusreizung oder Vaguslähmung (N. Pelvikus). Kontraktion der Blase auf Sympathikuslähmung oder Vagusreizung (N. Pelvikus). Erweiterung der Kardia auf Sympathikusreizung oder Vaguslähmung. Kontraktion der Kardia auf Sympathikuslähmung oder Vagusreizung. Erweiterung des Magens auf Sympathikusreizung oder Vaguslähmung. Kontraktion des Magens auf Sympathikuslähmung oder Vagusreizung. Pulsbeschleunigung auf Sympathikusreizung oder Vaguslähmung. Pulsverlangsamung auf Sympathikuslähmung oder Vagusreizung. Glykosurie auf Sympathikusreizung oder Vaguslähmung. Herabsetzung der Glykosurie auf Sympathikuslähmung oder Vagusreizung. Vermehrung der HCl im Magensaft auf Sympathikuslähmung oder Vagusreizung. Verminderung der HCl auf Sympathikusreizung oder Vaguslähmung.

Auch Schweiss und Speichelsekretion unterliegen wahrscheinlich verschiedenen antagonistischen Einflüssen dieser Nerven.

Über lokalisierte Erkrankungen der im Herzen selbst gelegenen Nerven und Ganglien ist nichts bekannt. Zwar sind öfter degenerative oder entzündliche Veränderungen an den subperikardialen Nerven und Ganglien bei Endo-, Myo- und Perikarditis beschrieben worden (Einor Perman), doch sind bisher diese Befunde, da ja die Funktion des im Herzen gelegenen Nervenapparats auch unter normalen Verhältnissen nicht bekannt ist, für die Erklärung etwaiger klinischer Erscheinungen nicht zu verwerten.

Funktionelle Herzstörungen, welche von anderen Organen ihren Ausgangspunkt nehmen. (Reflektorische Herzstörungen.)

Andere Organe können in der verschiedensten Weise das Herz beeinflussen. Während man früher nur an rein reflektorische, durch das Nervensystem vermittelte Störungen dachte, hat man späterhin der inneren Sekretion und der damit verbundenen Korrelation der Organe grossen Wert bei der Erklärung derartiger Erkrankungen beigelegt. Diese stehen in nahen Beziehungen zu den konstitutionellen Herzstörungen.

Ferner können gewisse Organe durch ihre dem Herzen benachbarte Lage auf dieses einwirken, es sind das vor allen Dingen der Magen und der Dickdarm. Der aufgeblähte Magen ist ein unbequemer Nachbar für das Herz, und Leute mit funktionellen Herzbeschwerden haben besonders leicht an Opression bis zur Dyspnoe, sowie an Unregelmässigkeit und Beschleunigung des Herzens zu leiden, wenn der Magen aufgetrieben ist. Aufstossen erleichtert in solchen Fällen häufig den Zustand. Auch die Flexura linealis des Dickdarms kann zu mechanischer Bedrängung des Herzens führen, wenn sie stark gebläht ist.

Ebenso können die Lungen mechanisch auf das Herz einwirken. Von M. Herz ist als besonderes Krankheitsbild die „Herzbeengung" aufgestellt. Auch hier wirken die verschiedensten Einflüsse auf das Herz, wie Behinderung der Atmung, Störung der den Kreislauf unterstützenden Zwerchfellbewegungen usw., so dass die mechanische Beengung des Herzens daneben in manchen Fällen wohl zurücktritt. Es ist bei vom Magen ausgehenden Störungen in Betracht zu ziehen, ob nicht neben den von der Magenwand vermittelten reflektorisch wirkenden Nervenreizen, resorbierte toxische Substanzen als Erreger resp. Lähmer der Herznerven in Betracht kommen. Eine Lähmung der linken Zwerchfellhälfte, die zur sog. Eventratio diaphragmatica führt, bringt durch Verdrängung des Herzens nach rechts ebenfalls ähnliche Störungen.

Was nun die reflektorischen Herzstörungen angeht, so gehen sie besonders häufig von den ebenfalls vom autonomen Nervensystem innervierten Organen, so dem Magen und den Genitalorganen (N. pelvicus) aus. Rosenbach beschrieb die „digestive Reflexneurose", Henoch das „Asthma dyspepticum" als besondere Krankheitsbilder. Beide lassen sich als solche nicht rechtfertigen.

Bei Darmparasiten entstehen oft nervöse Störungen, die auch das Herz mit betreffen können, ebenso bei Obstipation und vor allem bei starken Luftansammlungen im Dickdarm. Auch die Plethora abdominalis, wie sie besonders bei Fettleibigen auftritt, gehört hierher.

Die Bradykardie bei Ikterus ist wohl oft auf direkte toxische Einwirkungen auf den Herzmuskel zurückzuführen, da die Verlangsamung nicht durch Vaguswirkung erfolgt, was sich aus der absolut gleichmässigen Schlagfolge erschliessen lässt (Wenckebach). Andererseits ergibt sich doch in manchen Fällen, dass Atropininjektion den Puls beschleunigt (Weintraud), wie ich aus eigener Erfahrung bestätigen kann, woraus zu schliessen ist, dass auch hier mitunter ein nervöser Einfluss wirksam ist.

Die von den Genitalien ausgehenden Herzstörungen sind zum Teil auf Störungen der inneren Sekretion, zum Teil aber auch auf reflektorische Einflüsse zurückzuführen. Letzteres namentlich dann, wenn nebenbei starke vasomotorische Erscheinungen beobachtet werden.

Im Einzelfalle ist es kaum möglich, den Mechanismus der Einwirkung auf die Kreislauforgane bei abnormer Funktion der Genitalorgane festzustellen, ob Hormone im Spiele sind oder nervöse reflektorische Einflüsse.

Besonders stark wird der Zirkulationsapparat von den sensiblen Nerven der Haut aus beeinflusst. Darauf beruht ja zum grossen Teil die physikalische Therapie, wie sie durch Wärme- und Kälteeinwirkungen, durch Bäder und elektrische Anwendungen ausgeübt wird. Starke Abkühlungen können zu andauernden nervösen Herzstörungen Veranlassung geben (Romberg).

Die Einflüsse organischer Erkrankungen des Gehirns auf die nervösen Herz- und Gefässzentren sind bekannt und bei verschiedenen Gelegenheiten besprochen worden. Bradykardien und Tachykardien können dabei auftreten. Ebenso kommen bei Rückenmarkskrankheiten, so bei den gastrischen Krisen der Tabiker (A. Hoffmann), bei hohen Halsmarksverletzungen (E. Schott) auffallende Pulsverlangsamungen und Irregularitäten vor, die auf Nerveneinfluss zurückzuführen sind.

Die Symptome reflektorisch erzeugter Kreislaufstörungen sind dieselben wie bei sonstigen nervösen Einwirkungen auf diese Organe.

Subjektiv finden sich allerlei Missgefühle bis zu Schmerzanfällen, die der Angina pectoris nahestehen. Häufig werden „Stiche" geklagt. Atembeschwerden sind seltener, aber auch dann treten sie nicht in Form echter Dyspnoe, sondern als durch psychische Affekte vermittelte Oppression auf.

Zyanose und sonstige Zeichen von Kreislaufsinsuffizienz fehlen. Im Vordergrund stehen tachykardische und bradykardische Anfälle, oft mit dem Gefühl lebhaften Herzklopfens verbunden. Extrasystolien finden sich häufig, dagegen keine sonstigen eigentlichen Arhythmien. Auch Anfälle von Herzjagen werden in der Literatur häufig auf solche reflektorische Ursachen zurückgeführt. Aus den Kreislaufsymptomen ist niemals mit Sicherheit festzustellen, ob sie einer reflektorischen nervösen Ursache ihre Entstehung verdanken und besonders nicht von welchem Organ diese etwa ausgeht. Nur die vorsichtige Abwägung aller Momente, die für einen Zusammenhang mit einer anderen Organstörung sprechen, wobei Vorgeschichte und Verlauf oft den Ausschlag geben, können bei Ausschluss sonstiger Ätiologie die Diagnose mit einiger Wahrscheinlichkeit stellen lassen.

Toxische Kreislaufstörungen.

Von toxischen Einflüssen auf die Kreislauforgane kommen hier nicht solche in Betracht, die nach Einführung einmaliger grösserer Dosen giftiger Substanzen auftreten und zum Herztod führen, sondern solche, die durch chronische Zufuhr kleiner und mittlerer Dosen verursacht werden. Es handelt sich daher in erster Linie um gewisse Genussmittel, die auf das Herz- und Gefässsystem wirkende Substanzen enthalten.

Die dabei beobachteten Symptome sind meist Beschleunigung der Herzaktion, aber auch sonstige Erscheinungen, wie sie bei nervösen Störungen der Herztätigkeit beobachtet werden. Der Angriffspunkt für die Wirkung auf das Herz-Gefässsystem sind die nervösen Zentren im Zwischenhirn und in der Medulla oblongata. Da die Toleranz diesen Mitteln gegenüber eine individuell verschiedene ist, so reagieren die einzelnen Menschen in verschieden starkem Grade. Mengen, die für den einen ganz unschädlich sind, sind es für den anderen nicht. Da auch die entstehenden Störungen nichts für die betreffende Substanz Charakteristisches haben, so werden solche Ursachen häufig übersehen.

Von in Betracht kommenden Substanzen sind an erster Stelle die Alkaloide des Kaffees und des Tees, das Koffein und Theïn zu nennen.

Bei empfindlichen Personen vermögen sie schon in kleinen Mengen Beschleunigung und Verstärkung der Herzaktion hervorzurufen. Chronisch genossen, bringen sie bei manchen Menschen dauernde funktionelle Schädigung des Herzens zustande. Die „Tee- und Kaffeeschmecker" leiden oft an Herzstörungen. Bei hartnäckigen Störungen unbekannter Ursache ist an solche Gifte zu denken, nur durch die Anamnese ist die Diagnose sicherzustellen.

Auch bei chronischem Alkoholismus werden Kreislaufstörungen beobachtet, die bei Abstinenz zurückgehen. Die gefässdilatatorische Wirkung des Alkohols summiert sich mit der das Herz erregenden, sowie mit der allgemeinen Wirkung auf die Psyche und das Nervensystem, um zu Veränderungen des Blutdrucks, zu Herzbeschleunigungen, vasomotorischer Rötung der Haut usw. zu führen.

Auch das Kokain wirkt auf Herz und Gefässe ein. Chronischer Kokainabusus geht ebenfalls mit funktionellen Störungen der Herz- und Gefässtätigkeit einher. Ebenso findet man bei Morphinisten, namentlich aber bei Entziehungskuren, oft lebhafte Störungen der Herztätigkeit, die im letzteren Falle die Kur erschweren, ja undurchführbar machen können.

Von besonderer Bedeutung sind die Wirkungen des starken Tabakrauchens auf das Herz. Hier ist der vorzugsweise die Kreislauforgane schädigende Bestandteil des Tabaks das Nikotin, aber auch sonstige bei der Zubereitung zugesetzte und bei der Verbrennung entstehende Stoffe können eine Kreislaufwirkung ausüben.

Von ersteren sind zu erwähnen die Zusätze von Salpeter, Ammoniak, Harzen und von Blättern anderer Pflanzen wie Asperula odorata, Calendula odorata, Mellilotus officinalis, die das dem Nikotin ähnliche Kumarin enthalten.

Bei der Verbrennung entwickeln sich Pyridinbasen, Pyrodin und Kollidin. Diesen gegenüber kommen die geringen Mengen von Schwefelwasserstoff, Cyanwasserstoff, Ammoniak, Kohlenoxydul und Kohlensäure nicht in Betracht.

Das für die Kreislaufwirkung wichtigste Genussgift, das Nikotin, ist nicht nur als ätiologischer Faktor bei der Entstehung von Arteriosklerose sowohl der Koronararterien, wie besonders auch der peripheren Arterien von Bedeutung, sondern es verursacht auch mannigfache funktionelle Störungen, die in ihrer Symptomatologie den sonstigen nervösen Herzstörungen gleichen. Besonders häufig führt der übermässige Tabakgenuss zu extrasystolischen Unregelmässigkeiten, aber auch zu Tachykardien, selbst Anfälle von Herzjagen sind mitunter auf zu starkes Rauchen zurückzuführen, wovon mich eigene Beobachtungen überzeugten.

Bekannt ist ferner, dass Angina pectoris ähnliche Beschwerden bei Nikotinabusus auftreten, die nach Aussetzen des Rauchens verschwinden, womit sich erweisen lässt, dass sie dann nicht auf Koronarsklerose beruhen, obwohl sie, wie andere auf Gefässkrampf beruhende Erscheinungen, häufig schon ein Symptom bestehender durch Tabakgenuss beförderter Arteriosklerose sein können.

Die experimentelle Forschung hat für die Wirkung des Nikotins auf die Herztätigkeit eine Erklärung gegeben, die aber auf die menschliche Pathologie nur mit Vorsicht anzuwenden ist. Es ist eben noch vieles unsicher. So ist die häufig zu machende Beobachtung, dass importierte Zigarren bei manchen schädlicher einwirken, als aus einheimischen Tabaken angefertigte, obwohl erstere weniger Nikotin enthalten als letztere, schwer zu erklären. Auch bei Tabakkauern sind Kreislaufstörungen selten. Zigaretten und Zigarren wirken bei manchen weniger auf den Kreislauf, als der Pfeifentabak. Besonders schädlich scheint das tiefe Einatmen des Rauches zu sein, was viele Raucher gewohnheitsmässig tun. Eine entsprechende Änderung der Rauchtechnik kann dann die Beschwerden verhindern.

Nach Langley wissen wir, dass Nikotin die sympathischen Ganglien lähmt, so dass präganglionäre Reize nicht mehr wirksam werden. Dadurch wird der regulierende Einfluss des Zentralorganes auf die Herztätigkeit gehemmt. Vielleicht sind dadurch die bei chronischem Nikotinabusus vorkommenden Herzstörungen zu erklären.

Zu erkennen, ob die Herzstörungen von Nikotinabusus anhängen oder nicht, ist nur dann möglich, wenn man anamnestisch solchen feststellt und wenn nach Aussetzung des Tabakgebrauches die Störungen verschwinden. Im höheren Lebensalter sind derartige Nikotinherzen nach Fräntzel sehr häufig und dies soll die Ursache sein, dass der Genuss der Havanna-Zigarren von vielen Menschen im höheren Lebensalter aufgegeben wird. Jedenfalls ist das Nikotin eine sehr häufige Ursache von Herzstörungen; man wird gut tun, auch bei weiblichen Personen, bei denen das Rauchen in Zunahme begriffen ist, an eine derartige Ätiologie zu denken. Da aber der Nikotinabusus oft als Ursache der Arteriosklerose von Bedeutung ist, so muss man sein Augenmerk daraufhin richten, eine solche sicher auszuschliessen.

Literatur.

Aschner, Über Herzneurose und Basedowoid und ihr verschiedenes Verhalten gegenüber der Funktionsprüfung mit Adrenalin. Zeitschr. f. klin. Med. 1910. Bd. 70. S. 458.

Bauer, Zur Funktionsprüfung des vegetativen Nervensystems. Deutsch. Arch. f. klin. Med. Bd. 107. S. 39.

Bickel, Die wechselseitigen Beziehungen zwischen psychischem Geschehen und Blutkreislauf. Leipzig 1916.

Caro, Blutbefunde bei Morbus Basedowii und bei Thyreoidismus. Berl. klin. Wochenschr. 1908. Nr. 39.

Determann, Über Herz- und Gefässneurosen. Samml. klin. Vortr. Nr. 96/97. 1894.

Dreyfus, Über nervöse Dyspepsie. Jena 1908.

Dubois, Les Psychonévroses. Paris 1904.

Edgreen, Über die sogenannten nervösen Herzkrankheiten. Wiener med. Presse. 1903. Nr. 29/31.

Eppinger und Hess, Zur Pathologie des vegetativen Nervensystems. Zeitschr. f. klin. Med. 1909. 67. Bd. S. 345 u. 68. Bd. 1909. S. 205.

— — Die Vagotonie. v. Noordens Samml. klin. Abh. 1910. Nr. 9 u. 10.

Erb, Ist die von Max Herz beschriebene Phrenokardie eine scharf abzugrenzende Form der Herzneurosen? Münch. med. Wochenschr. 1909. Nr. 22. S. 57.

— W. jr., Über experimentell erzeugte Arteriosklerose beim Kaninchen. Verh. d. 21. Kongr. f. inn. Med. Wiesbaden 1904.

Franze, Einige neue Gesichtspunkte über Herzneurosen und die Superposition von Erweiterungen auf sie. Berl. klin. Wochenschr. 1909. S. 4.

Faber, Reflexhyperästhesien bei Verdauungskrankheiten. Deutsch. Arch. f. klin. Med. 1900. 65. S. 334.

Friedenthal, Beitrag zur Frage nach den Beziehungen des Nervensystems zum Automatismus des Herzens. Zentralbl. f. Phys. 1901. S. 619.

Friedländer, Die Bedeutung der pychosomatischen Wechselwirkung für die Neurosenfrage. Neurolog. Zentralbl. 1918. Nr. 10.

Fröhlich und Loewi, Arch. f. exp. Path. u. Pharm. 1908. Bd. 56.

Funke, Über rhythmische Schwankungen des Blutdrucks und der Pulswellenlänge. Verh. d. 26. Kongr. f. inn. Med. 1909. S. 965.

Gerhardt, D., Die Differentialdiagnose der nervösen Herzstörungen. Klin. f. psych. u. nerv. Krankh. Halle 1908.

— Über Rückbildung des Adams-Stokesschen Symptomenkomplexes. Deutsch. Arch. f. klin. Med. 1908. Bd. 93.

Gordon u. Jagic, Über das Blutbild bei Morbus Basedowii und Basedowoid. Wien. klin. Wochenschr. 1908. Nr. 46.

Gowers, Grenzgebiete der Epilepsie, Ohnmachten, Vagusanfälle. Leipzig 1908.

Head, Die Sensibilitätsstörungen der Haut bei Viszeralerkrankungen. Berlin 1898.

Heitler, Über die reflektorische Pulserregung. Zentralbl. f. inn. Med. 1901. 16.

Hering, E., Die Funktionsprüfung der Herzvagi beim Menschen. Münch. med. Wochenschr. 1910. Nr. 37.

Herz, M., Die sexuelle psychogene Herzneurose. Wien 1909.

Herzog, Über die Abhängigkeit gewisser nervöser Symptome von dyspeptischen Störungen. Zeitschr. f. prakt. Ärzte. 1901. Nr. 24.

— Über die Abhängigkeit gewisser Neurosen und Psychosen von Erkrankungen des Magendarmtraktus. Arch. f. Psych. 1898. 31.

Hirschfelder, Observations upon paroxysmal Tachycardia. Johns Hopkins Hospital Bull. 1906. 13.
— Contribution to the Study of circular fibrillation paroxysmal Tachycardia etc. Johns Hopkins Hosp. Bull. 1908. 19.
Hochhaus, Über funktionelle Herzkrankheiten. Deutsche med. Wochenschr. 1900. Nr. 14.
Hösslin, Beobachtungen über den Einfluss des Vagus auf das menschliche Herz. Deutsch. Arch. f. klin. Med. Bd. 113. S. 537.
Hoffmann, Pathologie und Therapie der Herzneurosen. Wiesbaden 1901.
— Neue Beobachtungen über Herzjagen. Deutsch. Arch. f. klin. Med. 1903. Bd. 78.
— Die Lehre von den Herzneurosen. Deutsche Zeitschr. f. Nervenheilk. 38. 1910.
Kocher, Th., Blutuntersuchungen bei Morbus Basedowii etc. Arch. f. klin. Chir. 87.
Kraus, F., Einiges über funktionelle Herzdiagnostik. Deutsche med. Wochenschr. 1905. 1. 2. 3.
Krehl, Zur Behandlung nervöser Herzerkrankungen. Zeitschr. f. ärztl. Fortbild. 1906. Nr. 23. S. 682.
— Über nervöse Herzerkrankungen und den Begriff der Herzschwäche. Arch. f. exper. Path. u. Pharm. Bd. 30. Münch. med. Wochenschr. 1906. 33. S. 23.
— Die Erkrankungen des Herzmuskels und die nervösen Herzkrankheiten. Nothnagels Handb. 15. 1. II. Aufl. 1913.
Kronecker, Über Störungen der Koordination des Herzmuskelschlages. Zeitschr. f. Biol. Bd. 16.
Langley, Ergebnisse der Physiologie 1903 und Brain 1903. Bd. 26. S. 1.
Lehr, Die nervöse Herzschwäche. Wiesbaden 1891.
Lewandowsky, Die Funktionen des zentralen Nervensystems. Jena 1907.
Martius, Tachykardie. Stuttgart 1895.
— Pathogenese innerer Krankheiten.
Mackenzie, The study of the pulse. Edinburgh and London 1902.
— Diseases of the heart. London 1908.
Moebius, Die Basedowsche Krankheit. Nothnagels Handbuch 22.
Müller, F., The nervous affections of the heart. Arch. f. int. Med. 1908. January.
v. Noorden, Hysterische Vagusneurosen. Charité-Annalen. Bd. 18. S. 249.
Nothnagel, Angina pectoris vasomotoria. Zeitschr. f. klin. Med. Bd. 1.
Obrastow, Über sensible Störungen der Herztätigkeit. Zentralbl. f. Herzkrankheiten. 1912.
Oppenheim, Lehrbuch der Nervenkrankheiten. Berlin 1913.
Pal, Paroxysmale Hochspannungsdyspnoe. Wien, Braumüller.
Pawinski, Über den Einfluss unmässigen Rauchens auf die Gefässe und das Herz. Zeitschr. f. klin. Med. 1914. Bd. 80. S. 284.
Perman, E., Der Nervenapparat des Herzens bei Perikarditis. Arch. f. inn. Med. Bd. 51. S. 282.
Pick, Fr., Über periodische Schwankungen der Herztätigkeit. Verh. d. 26. Kongr. f. inn. Med. Wiesbaden 1909.
Pongs, Respiratorische Arhythmie und Vagusprüfung. Verh. d. 31. Kongr. f. inn. Med. Wiesbaden 1914. S. 393.
Reissner, Über unregelmässige Herztätigkeit auf psychischer Grundlage. Zeitschr. f. klin. Med. 1904. 53.
Roemheld, Der gastro-kardiale Symptomenkomplex. Fortschr. d. Med. 1903. Nr. 3.
Romberg, Die Lehre von den Herzneurosen. Zeitschr. f. Nervenheilk. 38. Bd. 1910.

Rosenbach, Krankheiten des Herzens. 1897.

— Die Behandlung der Herzneurosen. Deutsche med. Wochenschr. 1905. Nr. 52.

Rumpf, Die Diagnose und Behandlung der Herz- und Gefässneurosen. Deutsche med. Wochenschr. 1910. Nr. 28 u. 29.

Schmidt, Ad., Beiträge zur Kenntnis der Herzneurosen. Deutsche med. Wochenschrift 1901. Nr. 16.

— Neurosen innerer Organe und Erkrankung der Organnerven. Münch. med. Wochenschrift 1909. Nr. 32.

— Über die Wechselbeziehungen zwischen Herz- und Magendarmleiden. Berl. klin. Wochenschr. 1906. Nr. 14.

v. Strümpell, Einige Bemerkungen über das Wesen und die Diagnose der sog. nervösen Dyspepsie. Arch. f. klin. Med. 73.

Treupel, Ist die von Herz beschriebene „Phrenokardie“ eine scharf abzugrenzende Form der Herzneurosen? Münch. med. Wochenschr. 1909. Nr. 31.

— Über Herzneurosen. Münch. med. Wochenschr. 1909. Nr. 97.

Vanysek, Paroxysmale Bigeminie mit willkürlicher Beeinflussung der Herzaktion. Klinicky Bd. 3, zitiert Zentralbl. f. inn. Med. 1906. S. 844.

VIII. Kreislaufstörungen nach bestimmten äusseren Einwirkungen.

Traumatische Kreislaufstörungen.

Die Einwirkungen von Verletzungen auf das Herz sind von grosser praktischer Wichtigkeit besonders wegen der mit ihnen zusammenhängenden Gutachtertätigkeit. Aber auch sonst ist es wichtig, den Zusammenhang etwaiger Traumen mit der Entstehung von Herzerkrankungen im einzelnen Falle festzulegen.

Obwohl das Herz durch den knöchernen Brustkorb und seine Muskulatur gegen äussere Einwirkungen geschützt ist, so wird es doch häufig trotzdem bei äusseren Verletzungen in Mitleidenschaft gezogen. Von den direkten Gewalteinwirkungen, wie Stiche, Geschosse, oder wenn eine stumpfe Gewalt mit Zertrümmerung der Rippen das Herz getroffen hat, kann hier abgesehen werden, da es sich in der Regel bei solchen Fällen um chirurgische Erkrankungen handelt. Doch sind als Überbleibsel nach der chirurgischen Heilung auch in solchen Fällen noch oft Herzstörungen festzustellen. So bleiben Projektile nicht selten im Herzmuskel stecken (Kienböck, Huismanns u. a.). Ebenso können durch perikardiale Verwachsungen oder durch Verlagerungen des Herzens nachher Beschwerden zurückbleiben. Die Erkennung und Beurteilung solcher Fälle ist leicht. Merkwürdig ist, wie wenig zurückbleibende Projektile das Herz in seiner Arbeit schädigen. So ist in Fig. 160 das Röntgenbild des Herzens eines Kriegsteilnehmers abgebildet, der eine Gewehrkugel in der Herzwand hatte. Bei jeder Systole bewegte sich die Kugel, wie Fig. 161 andeutet, um mehrere Zentimeter nach aufwärts, um bei der Diastole wieder zurückzusinken, womit die Feststellung gegeben war, dass die Kugel in oder an der Ventrikelwand fixiert war. Der Träger dieses Herzens konnte seinen heimatlichen Dienst als Polizei-Offizier wieder regelrecht versehen und klagte keinerlei Beschwerden. Derartige Fälle sind mehrfach in der Literatur niedergelegt und ergeben interesante röntgenologische Befunde.

Wichtiger ist hier die Frage, inwiefern durch ein Trauma chronische Erkrankungen des Herzens zustande kommen können. Meist sind die Gewalteinwirkungen mehr indirekt, ohne dass äussere Verletzungen des Herzens selbst festzustellen sind. Es können durch stumpfe Gewalt Quetschungen des Brustkorbs vorkommen, aber auch bei Erschütterung des Körpers wie bei Sturz aus grösserer Höhe, beim Fortgeschleudertwerden bei Explosionen kommen häufig organisch bedingte Herzstörungen vor. Wie aus solchen Ursachen manche von den Autoren angegebene organische Erkrankungen des Herzens hervorgerufen werden könnten,

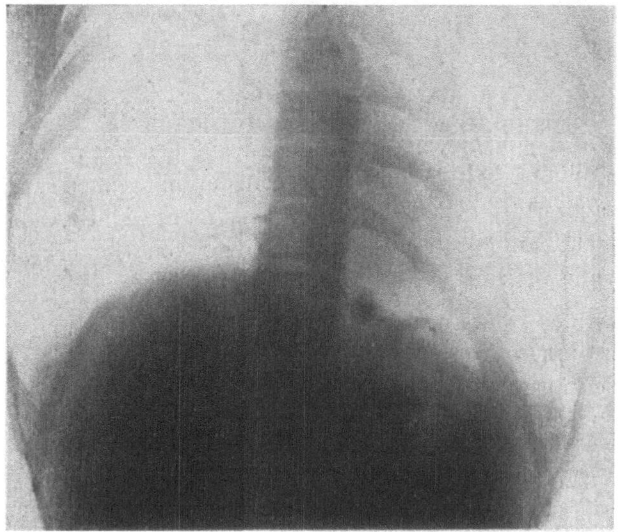

Fig. 160.
Kugel im Herzen.

ist bisher nicht genügend sichergestellt. Zwar gibt es eine grosse Kasuistik, die besonders von R. Stern zusammengestellt ist, die aber trotz ihres Umfanges doch in manchen Beziehungen recht zweifelhafte Ergebnisse gebracht hat.

Zunächst kann sich danach an einen Unfall eine Endokarditis mit nachfolgendem Herzfehler anschliessen, doch ist es sehr fraglich, welche Rolle dabei der Unfall spielt und ob nicht zufällige Ereignisse hier mitwirken. Experimentell ist dieses Gebiet durch Duffour, Robino und Külbs in Angriff genommen, die durch Beklopfen des Thorax mit mehr oder weniger schweren Instrumenten festzustellen suchten, ob und welche Erscheinungen dadurch am Herzen hervorgerufen würden. Besonders wichtig sind die Untersuchungen von Külbs, der mit einem 150 g schweren Tannenholzstab zwei bis drei mal gegen die linke Brustseite in der Gegend des Spitzenstosses schlug. Zwei Tiere starben unmittelbar nach dem Schlage, die übrigen blieben am Leben. Die Herzaktion wurde in allen Fällen arhythmisch und stark beschleunigt. Bei der Autopsie fanden sich organische Veränderungen und zwar vorwiegend Blutungen, meist in der Gegend der Klappen, besonders der Mitralklappe. Ebenso fanden sich Blutungen im Myokard und in einem Drittel der Fälle Perikardblutungen. Wenngleich eine Übertragung dieser Ergebnisse auf die menschliche Pathologie nur mit Vorsicht geschehen kann, so ergibt sich doch, dass auch mässige Gewalteinwirkungen im-

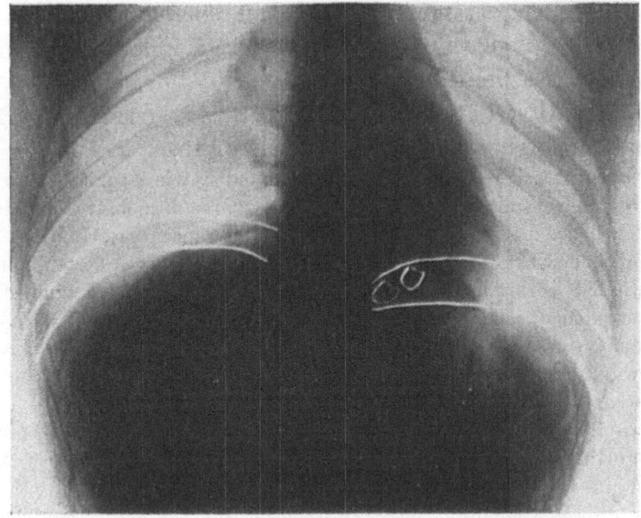

Fig. 161.
Bewegung der Kugel bei Röntgendurchleuchtung.

stande sind, wenn sie die Gegend des Herzens am Thorax treffen, im Herzen organische Störungen hervorzurufen. Vielleicht kommen hier auch die Studien Mönckebergs, Aschoffs, Berblingers u. a. über die subendokardialen Blutungen in Betracht. Die genannten Autoren fanden, dass bei bestimmten Einwirkungen, so z. B. starker Vagusreizung, andererseits aber auch spontan bei kachektischen Zuständen usw. Blutungen unter dem Endokard sich autoptisch feststellen liessen, die besonders die Gegend des Reizleitungssystems namentlich im linken Herzen betrafen. Die starke Vaskularisation dieser Gebiete sowie die lockere Beschaffenheit des umliegenden Gewebes erklärt, dass sie Prädilektionsstelle für solche Blutungen sind. Bei den beschriebenen Experimenten ist nicht genügend auf die Lokalisation geachtet worden. Die Feststellung, dass also auch bei mässigen Gewalteinwirkungen Blutungen in verschiedenen Teilen des Herzen stattfinden können, macht es verständlich, dass diese Stellen zur Ansiedelung etwa im Blute kreisender Bakterien geeignet werden und dadurch einen Boden für durch pathogene Mikroorganismen hervorgerufene Entzündungen abgeben können. So wäre es verständlich, dass sich an ein Trauma Endokarditis, Myokarditis und Perikarditis anschliessen können. Im Einzelfalle wird vor allem die Feststellung wichtig sein, ob vor dem Trauma das Herz gesund war und ferner, dass die sich nun entwickelnde Krankheit in nahem zeitlichem Zusammenhang mit dem Trauma steht. In der Literatur sind autoptisch sichergestellte derartige Fälle selten. In diesen handelte es sich um Einwirkung stumpfer Gewalt auf den Brustkorb, Hufschlag, Steinwürfe, Schläge gegen die Brust, so bei Bergleuten Sturz von Gestein auf die Brust und ähnliches.

Allgemeine Erschütterungen wie Sturz aus grösserer Höhe führen mitunter ebenfalls zu organischen Schädigungen.

So beobachtete ich einen 40jährigen Mann, der, wie er mit dem Wagen über ein Eisenbahngeleise fuhr, vom Zuge erfasst ward und mehrere Meter weit fortgeschleudert wurde, dass nachher neben unmittelbar nach dem Unfall entstandenen Schmerzen in der Brust Atembeschwerden auftraten. Das Röntgenbild ergab ein nach allen Seiten verbreitertes Herz, beschleunigte Aktion und über dem ganzen Herzen lautes diastolisches und rauhes systolisches Geräusch. Zwei Jahre nach dem Unfall starb er. Leider wurde er nicht obduziert. Die Wassermann-Reaktion des Blutes war negativ gewesen. Der Hausarzt behauptete mit Bestimmtheit, dass der Kranke vor dem Unfall absolut herzgesund gewesen sei.

Ein zweiter Fall betraf einen 32jährigen Offizier, der einen heftigen Sturz vom Pferde erlitt, wobei ein Beckenbruch erfolgte. Während er früher seinen Dienst voll tun konnte, hatte er von da an Herzbeschwerden. Bei der Untersuchung zeigte sich ebenfalls ein systolisch-diastolisches lautes Geräusch nebst Vergrösserung des Herzens. Er musste seiner Herzaffektion halber seinen Dienst aufgeben.

Ein dritter Fall war ein 28jähriger Schlosser. Derselbe hat niemals Gelenkrheumatismus oder Herzbeschwerden gehabt und war voll arbeitsfähig. Er erkrankte an einer Pneumonie und stürzte sich im Fieberdelirium etwa 7 m hoch zum Fenster hinaus. Als er wieder zu sich kam, fühlte er Stiche und Schmerzen auf der Brust und besonders Stiche in der linken Seite. In der ersten Zeit schwollen ihm abends häufiger die Füsse an, es traten häufig Beklemmungen auf, die allmählich von selbst vergingen. Bei einer sechs Monate später vorgenommenen Untersuchung fand sich ein systolisch-diastolisches Geräusch am Herzen bei beschleunigter Herzaktion und vergrösserter Herzfigur.

Wie es bei solchen Stürzen zu einer speziellen Verletzung des Herzens kommen kann, auch dann, wenn die Rippen nicht gebrochen sind, erklärt sich aus einer Art Sprengwirkung. Es kommt darauf an, dass die Klappen im Moment der Verletzung geschlossen sind. Es muss dann eine heftige Kompression des Brustkorbes durch den starken, auf die Aorta ausgeübten Druck eine hydraulische Wirkung auf die Aortenklappen haben. Ist der Druck übergross, so können die Klappen nicht widerstehen. Wie gross der Druck sein muss, um die Aortenklappen zu sprengen, ergeben die später zu erwähnenden Untersuchungen von Barrie. Dasselbe gilt für die Mitralklappen. Wenn sie geschlossen sind und der linke Ventrikel mit Blut gefüllt ist, was besonders in der Anspannungszeit der Fall ist, so kann die plötzliche Kompression den Druck in diesem derartig erhöhen, dass die Klappen gesprengt werden. Häufiger aber finden sich an dieser Klappe Sehnenfäden gerissen. Auch die Klappen des rechten Herzens sind so mehrfach zum Reissen gebracht worden.

Eine Erklärung von M. B. Schmidt nimmt für die Zerreissung der Mitralklappe die Möglickkeit an, dass sich der erhöhte Druck im Aortensystem durch eine zerrissene Aortenklappe rückwärts gegen die Mitralis wenden könne.

Ferner werden für die Entstehung von Herzverletzungen einmalige heftige Muskelanstrengungen beschuldigt. Diese Art der Entstehung fällt mit einer vierten teilweise in ihrer Mechanik zusammen, das ist die der Entstehung von Herzkrankheit durch heftigen Schrecken. Man muss sich dabei klar machen, was denn in solchen Fällen geschieht. Bei einer heftigen Muskelanstrengung erweitern sich die Gefässgebiete, welche die Muskulatur versorgen, das Blut strömt in vermehrter Fülle und Schnelligkeit dem rechten Vorhof zu. Dadurch muss das Herz stärker arbeiten, um das rasch zuströmende Blut durch die Lunge dem linken Herzen und von diesem wieder den grossem Kreislauf zuzuführen. In der Regel bringt eine heftige Anstrengung es auch mit sich, dass dabei die Atmung angehalten wird, der Betreffende, der etwa ein schweres Gewicht heben will, der sich gegen eine schwere Last stemmt, hält unwillkürlich den Atem an und macht eine exspiratorische Pressbewegung, er stellt also den Valsalvaschen Versuch bei sich an. Bei diesem wird der intrathorakale Druck stark erhöht, der Abfluss aus dem Venensystem zum Herzen behindert, das Blut staut sich rückwärts an, und es tritt eine Überfüllung der Arterien ein. Gegen diese überfüllten Arterien arbeitet der linke Ventrikel mit besonders hoher Kraft, da der erhöhte intrakardiale Druck seine systolische Arbeit begünstigt; dadurch entsteht eine starke Blutdruckerhöhung in den Arterien und damit eine starke einseitige Belastung der Segelklappen der Aorta, die in der Diastole an dem schlecht gefüllten Ventrikel keine Widerlage haben. Durch Untersuchungen von Barrie, welcher an ausgeschnittenen Herzen experimentierte, ist festgestellt, dass die Aortenklappen individuell verschieden starken Druck aushalten. Druckhöhen von 300—400 mm Quecksilberdruck brachten in drei Fällen die Aortenklappen zum Zerreissen, in einem Falle schon 116 mm Hg. Druckhöhen von 300 mm oder ähnliche Werte messen wir aber niemals am Lebenden.

Es ist demnach schwer zu verstehen, dass unter solchen Umständen

Druckhöhen erreicht werden können, welche gesunde Klappen zum Reissen bringen. Es müssen die Klappen dann vielleicht besonders zerreisslich sein. Es zeigt uns aber die Kasuistik, dass im Anschluss an eine heftige Anstrengung Klappenzerreissungen vorkommen.

Während ein Teil der in der Literatur niedergelegten Fälle vielleicht zweifelhaft sein kann, so möchte ich jedoch einen sicheren, von mir längere Zeit — fast zwei Jahre hindurch — beobachteten Fall anführen.

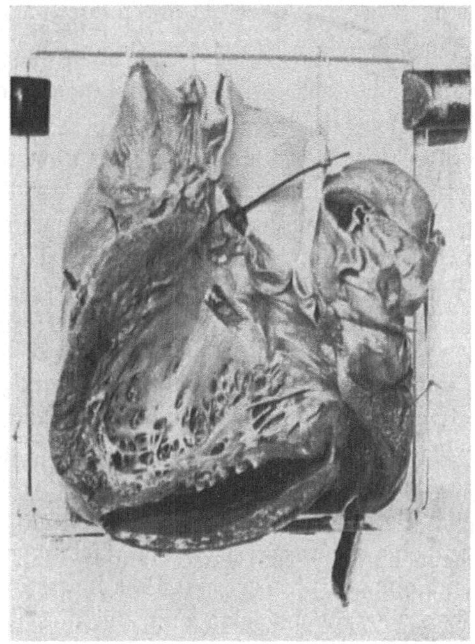

Fig. 162.

Traumatische Aortenklappeninsuffizienz mit Kammerscheidewandeinriss.

Es handelt sich um einen 30jährigen Matrosen, der am 10. April 1909 beim Ausladen einer schweren Tonne plötzlich einen heftigen Stich in der Brust verspürte. Von dem Moment an klagte er über ein Gefühl, als ob in der Brust etwas gerissen sei, und Atemnot. Er war sofort vollkommen arbeitsunfähig und wurde in ein Krankenhaus aufgenommen. Am 19. März 1910 kam er in meine Beobachtung. Hier fanden sich alle Zeichen der Herzinsuffienz. Das Herz selbst war verbreitert nach beiden Seiten, und man hörte über dem ganzen Herzen sogar schon aus einiger Entfernung ein rauhes, lautes systolisches Geräusch, welches beim Auflegen der Hand als Schwirren ungemein stark vernehmbar war. Neben dem systolischen war ein leiseres perlendes diastolisches Geräusch über der Aorta zu hören. Die Sektion (Prof. Lubarsch) ergab einen Riss des vorderen Aortensegels mit einer aneurysmatischen Vorbuchtung in die rechte Herzkammer, eine Zerreissung des Herzmuskels dicht unterhalb des Ansatzes des rechten Aortensegels, und dadurch eine Verbindung der linken mit der rechten Herzkammer. In der Umgebung des Muskelrisses zeigten sich chronische verkalkende Veränderungen der Herzinnenhaut. Es bestand ausserdem eine Erweiterung beider Herzkammern mit mässiger Verdickung der Wandmuskulatur. Die Abbildung des Präparates (Fig. 162) zeigt den Befund. Es kann keinem Zweifel unterliegen, dass diese Ruptur eine Folge jenes Unfalles war.

Als weitere Ursache von Herzerkrankung wird plötzlicher, heftiger Schreck oder eine sonstige psychische Aufregung beschuldigt. In der Literatur sind manche Fälle niedergelegt, bei denen ein heftiger Schrecken eine organische Erkrankung des Herzens hervorgerufen haben soll. Wir müssen annehmen, dass der plötzliche Tod, der bei starker psychischer Erregung mitunter beobachtet ist, eine Folge von Nervenwirkung auf das Herz sein kann, zumal sich bei Autopsien häufig keine organische Veränderung am Herzen dann findet (Aschoff). Bei gesunden Herzen ist zwar eine derartige Einwirkung psychischer Erregung wohl sehr selten, dagegen ist bei vorher kranken Herzen, die an sich wenig widerstandsfähig waren, auch durch Schrecken eine Schädigung leichter möglich.

Komplizierter liegt aber schon die Ätiologie, wie sie in einem Gutachten von Goldscheider in den Mitteilungen des Reichsversicherungsamtes niedergelegt ist. Es handelt sich da um einen Mann, der einen Sturz ins Wasser getan hatte und daran anschliessend an Gelenkrheumatismus erkrankte. Auf dem Boden dieser Erkrankung entstand ein Herzfehler. Der ursächliche Zusammenhang des Herzfehlers mit dem Sturz ins Wasser wird von Goldscheider mit grosser Wahrscheinlichkeit angenommen. So können also auch Erkältungen, Durchnässungen, wenn sie als Unfall aufzufassen sind, indirekt über den Weg einer rheumatischen Erkrankung zu einem Herzleiden führen.

Damit nun ein Herzleiden als Unfallfolge aufgefasst werde, muss der Unfall derartig sein, dass durch ihn ein Herzleiden wirklich entstehen kann. Und da kommen eben die angeführten Umstände in Betracht.

Viel schwieriger ist es unter Umständen zu entscheiden, ob der zweite Angriffspunkt für eine Unfallwirkung, nämlich das Herznervensystem, gelitten hat. Nervöse Herzstörungen können nach jedem psychischen Trauma auftreten, doch wird man auch da annehmen müssen, dass das Trauma oder die damit verbundene psychische Einwirkung eine gewisse Schwere gehabt haben müssen. Sind doch auch im praktischen Leben Herzstörungen nach einmaligen psychischen Erregungen, wenigstens als dauernde, etwas Seltenes. Ferner ist zu beachten, dass solche Herzstörungen fast stets eine Teilerscheinung allgemeiner Neurosen sind. Sicher trägt der Rentenkampf oft stark zur Fixierung derartiger die Herztätigkeit in Mitleidenschaft ziehender traumatischer Neurasthenie und Hysterie bei.

Eine ebenso wichtige Frage wie die der traumatischen Entstehung eines Herzleidens ist die Frage der Verschlimmerung durch Unfall. Während man für die Annahme der Entstehung streng genommen verlangen kann, dass zunächst der Nachweis geliefert werden müsse, dass das Herz vorher gesund war, ist bei der Annahme der Verschlimmerung, die ja praktisch fast dieselbe Bedeutung für die Unfallversicherung hat, dies nicht notwendig.

Aber auch bei der Annahme einer Verschlimmerung durch Unfall muss die Art des Unfalles besonders ins Auge gefasst werden. Natürlich sind alle erwähnten Veranlassungen, welche ein Herzleiden verursachen können, auch imstande, ein solches zu verschlimmern. Auf dem Gebiet der Verschlimmerung aber sind die Folgen psychischer Einwirkungen besonders zu beachten. Gewiss ist, wie schon vorher erwähnt, ein geschädigtes Herz in Gefahr, durch starke Aufregung weiter und dauernd geschädigt zu werden. Doch muss auch in solchen Fällen der Schrecken derartig sein, dass er etwas ganz Aussergewöhnliches bedeutet, und die Verschlimmerung muss ebenfalls aussergewöhnlich sein und sich vor allen Dingen unmittelbar an den Unfall anschliessen.

Noch eine wichtige Frage ist die der akuten Herzdilatation nach Überanstrengung. Nach der Literatur der letzten zehn Jahre dürfen wir annehmen, dass eine dauernde akute Herzerweiterung bei gesundem Herzen als Folge einer einmaligen Überanstrengung sehr selten vorkommt und eine etwa so entstehende rasch vorübergeht. Dass ein an der Grenze der Kompensation stehendes Herz dagegen durch eine einmalige Überanstrengung dauernd geschädigt werden kann, ist zweifellos.

Mitunter erhebt sich die Frage, ob die Entstehung eines Aneurysma auf Unfall zurückzuführen ist. Seitdem wir die Wassermannsche Reaktion besitzen, sind mir nur zwei Aneurysmen vorgekommen, bei welchen durch diese nicht Lues nachzuweisen war. Abgesehen von dem Aneurysma dissecans ist die Entstehung des chronischen Aneurysma ursächlich wohl viel seltener auf Unfall zurückzuführen, als vielfach angenommen wird. Wohl kann der Unfall zur Verschlimmerung führen, aber auch da wird man bedenken müssen, dass nach einem Unfall ein längst bestandenes Aneurysma vielleicht erst zufällig entdeckt wird.

Auf die Frage einer etwaigen Entstehung der Arteriosklerose durch Unfall kann nur kurz eingegangen werden. Die Ursache der Arteriosklerose ist nicht absolut sichergestellt. Nimmt man toxische oder infektiöse Ursachen an, so ist eine Entstehung durch Unfall schwer zu erklären. Tatsächlich wird oft nach Unfällen ein rasches Fortschreiten der Arteriosklerose beobachtet. Fasst man sie mit Marchand als Abnutzungserscheinung auf, so können nur die durch psychische Einwirkungen erhöhten Beanspruchungen des Gefässsystems ätiologisch in Frage kommen.

Die Symptome eines durch Unfall entstandenen Herzleidens sind im allgemeinen dieselben, wie sie auch eine durch andere Ursachen entstandende ähnliche Erkrankung zeigt. Bei den traumatischen Herzklappenzerreissungen sind die Geräusche in den von mir beobachteten Fällen stets auffallend laut gewesen und über dem Herzen fühlte man deutliches Schwirren. Mitunter spielt eine nervöse Überlagerung des organischen Krankheitsbildes noch eine besondere Rolle. Es ist klar, dass ein Trauma auch nach der nervösen Seite hin Herzbeschwerden hervorrufen kann. Einerseits können die extrakardialen Herznerven vom Unfall mitbetroffen werden durch Quetschung, Zerreissung, Zerschneidung, dann aber auch können nach irgend welchen Einwirkungen die allgemeinen Symptome einer Neurose, der Neurasthenie oder Hysterie auftreten. Hier liegt die Gefahr nahe, dass organische, sich der klinischen Feststellung entziehende Veränderungen, wie Blutungen usw., eine Herzneurose vortäuschen können, vor allen Dingen kann im späteren Verlauf das Krankheitsbild sich ändern und ein organisches Leiden deutlich werden. Die Symptome solcher Neurosen sind gleich denen der übrigen nervösen Herzstörungen. Oft sind sie mit stark depressiven Erscheinungen verbunden, wie ja überhaupt fast alle Neurosen nach Unfall. Das Trauma, welches durch damit verbundenen psychischen Schock die Neurose auslöste, steht dem Kranken immer noch lebendig vor Augen. Andererseits wirken die Renten- und Entschädigungsansprüche zur Unterhaltung des Leidens mit und bis die ideale Entschädigung, die einmalige definitive Abfindung erreicht ist, trotzen die Beschwerden jeder Behandlung, um nachher mehr und mehr zurückzutreten. Bei der Begutachtung wird man bei allen traumatischen Störungen des Herzens in erster Linie sich zu fragen haben:

1. War der Unfall überhaupt geeignet, eine Herzstörung hervorzurufen, und, wenn es sich um eine Neurose handelt: war die psychische Einwirkung eine solche, dass damit das Entstehen dieser erklärt werden kann?

2. War vor dem Unfall der Betreffende herzgesund und zeigte er keine Symptome des jetzt vorliegenden Leidens und

3. Schloss sich das Leiden zeitlich wirklich an den Unfall an?

Dabei ist zu beachten, ob nicht andere Schädlichkeiten, vor allen Dingen Einwirkung von Genussgiften, mit im Spiele sind.

Die Höhe der Schätzung der Erwerbsbeschränkung richtet sich nach dem vorliegenden Leiden und danach, was der Kranke vor dem Unfall leisten konnte. Schwerarbeiter sind durch jede organische Herzstörung stark geschädigt und Entschädigungsansprüche bis zur vollen Erwerbsunfähigkeit können hier vorkommen. Gut kompensierte Klappenfehler stören die Arbeitsfähigkeit für mittelschwere Arbeit meist nur in geringem Masse. Nervöse Störungen sind nach dem nervösen Allgemeinzustand zu beurteilen und fallen für sich nur selten besonders ins Gewicht.

Literatur.

Aschoff, Zur Frage der subendokardialen Blutungen. Virchows Arch. Bd. 213. 1913. S. 176.

Bernstein, Traumatische Erkrankungen des Herzens. Zeitschr. f. klin. Med. Bd. 29. S. 519. 1896.

Dufour, Des insuffisances aortiques d'origine traumatique. Thèse. Paris. 1896.

Dünes, Handbuch der Militärkrankheiten. Bd. 2. Leipzig. 1889.

Goldscheider, Herzneurose und Arteriosklerose nach Trauma. Berl. klin. Wochenschr. 1906. Nr. 17.

Hoffmann, Aug., Herz- und Gefässkrankheiten und Unfall. Med. Klin. 1912. Nr. 39.

Külbs, Experimentelle Untersuchungen über Herz und Trauma. Mitteilungen aus den Grenzgebieten etc. Bd. XIX. 1909. S. 678.

Mönckeberg, Über die subendokardialen Blutungen. Zentralbl. f. Herz- und Gefässkrankh. 1915. S. 113.

Osten, Traumatische Herzerkrankungen. Münch. med. Wochenschr. 1910. S. 794.

Reubold, Bemerkungen über die Quetschwunden der Eingeweide von Brust- und Bauchhöhle. Friedrichs Blätter etc. 1890.

Rumpf, Th., Herz- und Gefässkrankheiten und Unfall. Verh. d. III. Med. Unfall-Kongresses in Düsseldorf. Med. Klin. 1912. Nr. 45.

Schmidt, M. B., Münch. med. Wochenschr. 1902. Nr. 38.

Stern, Über traumatische Entstehung innerer Krankheiten. 2. Aufl. Jena 1907.

Thiem, Handbuch der Unfallerkrankungen. 2. Aufl. II. Bd. Stuttgart 1910.

Windscheid, Der Arzt als Begutachter. Jena 1905.

Sport und Schädigung der Kreislauforgane.

Die Frage der Einwirkung des Sports auf die Gesundheit und damit die Überlegung, ob dem einzelnen die Ausübung des Sports besonders für die Kreislauforgane Schädigungen bringen kann, tritt dem Arzt oft entgegen.

Unter den Namen Sport versteht man Leibesübungen, die darauf gerichtet sind in mehr oder weniger einseitiger Beziehung Höchstleistungen anzustreben. Wenn auch diese nicht immer absolut genommen erzielt werden sollen, so wird doch durch Einteilung in sogenannte Klassen in diesen wieder ein Wettbewerb gefördert. Dies unterscheidet den Sport vom Turnen, bei dem möglichst gleichmässige Leistung in den einzelnen Klassen erstrebt wird.

So gibt es die verschiedenartigsten Sporte, wie Bergsport, Rudersport, Skisport, Rennsport, Wettlaufen und -Gehen, Leicht- und Schwerathletik, Fussballsport, Radsport und vieles andere, die alle das eine miteinander gemeinsam haben, dass sie besondere Kraft und Geschicklichkeit erfordern.

In den meisten Sportarten wird eine durch sogenanntes Training zu erwerbende Körperverfassung benötigt, das den eigentlichen Wettkämpfen voranzugehen hat, und den einzelnen befähigt, seinen Organismus immer mehr gesteigerten Leistungen anzupassen.

Es handelt sich beim Sport in letzter Linie um gesteigerte Muskelanstrengungen, und die Frage, inwieweit die Ausübung des Sports von nachteiliger Wirkung auf die Kreislauforgane sein kann, ist vielfach untersucht worden.

Diese Frage ist nicht ganz einfach zu beantworten. Zunächst kommt es auf Alter und Konstitution des Ausübenden an. Im jugendlichen Alter sind bei gesunden Kreislauforganen Schädigungen weniger zu befürchten wie bei älteren Individuen. Das gilt hier wie bei jeder Muskelanstrengung. Das zweite Moment ist die Übung. Wer stets seine Muskeln übt, kann dauernd mehr leisten als der Ungeübte. Nach E. Weber beansprucht eine eingelernte gewohnte Muskelarbeit die Kreislauforgane weniger wie eine nicht geübte, was wesentlich auch von der Beteiligung der Psyche dabei abhängt.

Andererseits bringt die Ausübung des Sports unvermeidliche psychische Erregung als ungünstiges Moment in die Sache.

Hauptsächlich sind es die Kreislauforgane und die Nerven, die bei grösseren Sportanstrengungen Zeichen geschädigter Funktion darbieten.

Man muss bei Sportleistungen zwischen kurzdauernden Anstrengungen wie z. B. Gewichtstemmen, und Dauerübungen wie Mehrtage-Rennen beim Radfahren, Wettgänge über viele Kilometer etc. unterscheiden, obwohl die Einwirkung auf die Kreislauforgane bei beiden prinzipiell die gleiche, nur graduell verschieden ist.

Klinische Untersuchungen und experimentelle Ergebnisse haben manches aufgeklärt.

Külbs und Brustmann fanden nach kurzen maximalen Leistungen starke Beschleunigung des Pulses auf Zahlen bis zu 180—200 in der Minute. Der Blutdruck stieg an und betrug nach 3—5 Minuten nach der Leistung 160—180 mm Hg, um nach 5—10 Minuten auf normale Werte zu sinken, während die Pulsfreqenz langsam absank. Bei Daueranstrengungen stieg der Puls ebenfalls auf 180—200. Der Blutdruck verhielt sich verschieden, erreichte bei Langstreckengehern nicht die genannten hohen Werte. Beides fiel langsamer zum Normalen ab wie bei kurzen Anstrengungen.

Bei Ungeübten stiegen die Zahlen noch mehr an und bildeten sich noch langsamer zur Norm zurück. Dies war auch der Fall, wenn die gewählte Sportleistung eine andere als eine vorher eingeübte war.

Die beobachteten Erscheinungen kommen zustande durch den enormen Blutbedarf der angestrengten Muskeln, der zu einer starken Beschleunigung des Blutumlaufs führt. Das Blut strömt dem rechten Herzen mit grosser Geschwindigkeit und Masse zu und veranlasst es zu stark beschleunigter Tätigkeit, da durch eine Vergrösserung der Diastolen die erforderte Mehrarbeit nicht geleistet werden kann.

Da der Blutdruck sich steigert, wohl infolge von Wirkungen auf das Gefässsystem, so muss der linke Ventrikel seinen Inhalt gegen vermehrten Widerstand austreiben, also sowohl Belastung (Füllung) wie Überlastung (Widerstand) sind vermehrt und damit die Bedingungen für eine Mehrarbeit für das Herz gegeben.

Diese Mehrarbeit kann aber ohne Schaden nur ein gesundes, voll leistungsfähiges Herz leisten.

Es dürfen also Menschen mit minderwertigem oder kranken Herzen Sport nicht betreiben. Wird die Leistung übertrieben, so ermattet das Herz, und dies zeigt sich durch Insuffizienzerscheinungen an. Der beschleunigte Herzschlag bleibt lange Zeit bestehen, die Atmung bleibt lange stark beschleunigt, der Blutdruck sinkt nachträglich auf subnormale Werte.

Auch für Gesunde ist es notwendig zur Sportausübung sich zu trainieren, d. h. mit geringen Leistungen zu beginnen, diese langsam zu steigern, wobei eine Lebensweise geführt werden muss, die vor allem jede unnötige Beanspruchung des Herzens vermeidet. Mässigkeit im Essen, Abstinenz von alkoholischen Getränken und vom Tabakgenuss sind anzustreben. Dass Vegetarier zu grösseren Leistungen befähigt sind, wird von Albu als irrig nachgewiesen.

Von grosser Wichtigkeit ist das Lebensalter. Nur ein jugendlicher Organismus in der Vollkraft ist zu höchsten Leistungen befähigt und vermag sie ohne Schaden auszuführen. So findet man ja unter den erfolgreichen Sportsleuten durchweg jüngere Leute, die in der Regel schon frühzeitig sich dem Sport zugewandt haben.

Schon in dem vierten Lebensjahrzehnt geben manche den Sport auf oder schränken ihn erheblich ein, während im fünften Lebensjahrzehnt oder später erfolgreiche Sportleistungen selten sind.

Wer die Listen der erfolgreichen Alpinisten durchsieht, findet unter ihnen fast nur Leute, die im dritten und vierten Lebensjahrzehnt standen, als sie ihre Höchstleistungen vollbrachten. Dasselbe gilt von den Siegern in Sportwettkämpfen, Wettmärschen usw.

Dass die allgemeine Konstitution, besonders die Muskulatur bei den Sportleistungen von grösster Wichtigkeit ist, ist selbstverständlich. Schmal- und Engbrüstige, sowie Muskelschwache haben durchweg ein wenig leistungsfähiges Herz aus schon erwähnten Gründen.

Die bisher vorgenommenen klinischen Untersuchungen betrafen zumeist nur einige bestimmte Arten von Sport. So hat Albu die Teilnehmer an Armeegepäckmärschen, wie sie als sportliche Übung vor dem Weltkrieg vielfach veranstaltet wurden, untersucht. Ebenso haben Zuntz und Schumburg an Soldaten nach Marschübungen ihre Studien angestellt. Ferner hat der erstere bei Leichtathleten und Ringkämpfern

Beobachtungen angestellt. Külbs hat weiter bei dem Schwimmsport, Dauerlauf und Wettgehen die Teilnehmer untersucht. Henschen, Jundell und ihre Mitarbeiter haben Skiläufer und Zuntz hat den Menschen im Hochgebirge zum Gegenstand von Untersuchungen gemacht. Da aber die Resultate für die einzelnen Arten des Sports nicht prinzipiell voneinander abweichen, soweit es eben Muskelanstrengung anbetrifft, so kann man sie nach dieser Richtung hin auf alle verallgemeinern.

Dazu kommen bei manchen Arten des Sports noch besondere Verhältnisse, so beim alpinen Sport die Wirkungen der Höhe, die sich in besonderer Weise geltend machen. Schrumpf hat ebenfalls über die Kreislaufverhältnisse im Hochgebirge Studien angestellt und Stähelin bei Ballonfahrten.

Zu diesen Einwirkungen kommen noch die auf die Psyche. Wenn auch mit jedem Sport erregende — und beim Unterliegen deprimierende — Einwirkungen auf die Psyche verbunden sind, so sind bei manchen Sportarten, wie besonders beim Alpinismus, diese von ganz besonderem Einfluss, und wirken auch auf das Herzgefässsystem ein.

Es verlangt also die Ausübung des Sports eine auch das Nervensystem betreffende besondere Qualifikation. Psychisch labile, neurasthenisch veranlagte Menschen sind zu besonderen sportlichen Leistungen nicht befähigt.

So ist es von Wichtigkeit, dass solche, die sich irgend einem Sport zuwenden wollen, nicht nur vordem sie ihre Übungen beginnen, sondern auch im Verlauf derselben sich ärztlicher Kontrolle unterziehen, die sich ganz wesentlich auf die Kreislauforgane zu erstrecken hat. Daneben ist das Verhalten der Nieren, Albuminurie oder auch Hämaturie zu beachten. Gerade die Sportarten, die die unteren Extremitäten besonders belasten, bringen leicht funktionelle Schädigungen der Nieren mit sich, die meist rasch vorübergehen aber, wenn sie auftreten, eine Warnung bedeuten. Sie können auf Kreislaufinsuffizienz beruhen, aber auch eine funktionelle Schwäche der Nieren selbst bedeuten, analog etwa der bei der orthotischen Albuminurie auftretenden, und eine Kontraindikation für die Fortsetzung der Sportübungen bedeuten.

Herzstörungen bei Kriegsteilnehmern.

Während des Weltkrieges wurden auffallend häufig Herzstörungen bei zum Truppendienst eingezogenen Personen beobachtet, und es liegt darüber eine grosse Literatur vor.

So haben sich unter anderen zu diesen geäussert His, Goldscheider, Fürbringer, Grober, A. Hoffmann, F. Kraus, Krehl,

Pässler, Romberg, Treupel, Wenckebach, um nur einige Namen zu nennen. Im ganzen stimmen die gemachten Beobachtungen und Erfahrungen überein, obwohl in manchen Einzelheiten sich verschiedene Auffassungen geltend machen. Jedenfalls beweist der Umstand, dass sehr viele Autoren sich mit der Schilderung von Herzstörungen bei Kriegsteilnehmern befasst haben, dass das Vorkommen solcher Störungen der Zahl und Art nach ein auffälliges war.

Dass äussere Verletzungen des Herzens: Steckschüsse, Stiche etc. häufig beobachtet sind, ist naheliegend, doch haben solche Fälle nur ein röntgenologisches oder chirurgisches Interesse.

Wichtiger sind die Feststellungen, ob durch die Anstrengungen und Aufregungen bei Kriegsteilnehmern besondere und eigenartige Erkrankungen des Herzens aufgetreten sind. Dies muss von vornherein verneint werden. Ein „Kriegsherz" im eigentlichen Sinne des Wortes gibt es nicht. Alle vorgekommenen Erkrankungen lassen sich in irgend eines der vorherigen Kapitel einreihen.

Was zunächst entzündliche Erscheinungen anbetrifft, so traten sie selten in die Erscheinung, und zwar in der Regel als Folge von Infektionskrankheiten, so des Gelenkrheumatismus, der relativ selten war, ferner septischer Erkrankungen und anderer. Dementsprechend war auch die Zahl der Klappenfehler, die während des Krieges entstanden, und ihre Entstehungsart nicht von der zu gewöhnlichen Zeiten beobachteten abweichend. Auffallend war es mir, dass ich wiederholt und zahlreich Fälle getroffen habe, bei denen der Anamnese nach ein schon seit Jahren bestehender Herzfehler vorlag, der, da er wohl kompensiert war, dem Kranken vor dem Diensteintritt keinerlei subjektive Beschwerden gemacht hatte, und der auch durch die Strapazen des Krieges durchaus nicht zu Dekompensationserscheinungen gebracht wurde. Sowohl Aorteninsuffizienzen, Mitralinsuffizienzen und Stenosen bin ich begegnet, deren Träger ohne von ihrem Leiden Kenntnis zu haben, jahrelang Frontdienst ohne Schaden leisten konnten. Nur in seltenen Fällen wurden vorher kompensierte Herzfehler dekompensiert, was mit der Überanstrengun gleicht erklärt ist. Unter diesen war ein angeborenes Vitium des rechten Herzens!

Wichtig war das Auftreten von luetischen Aortenveränderungen meist bei älteren Personen, die oft mit Aorteninsuffizienz einhergingen und durch Wassermannreaktion als solche erkannt werden konnten. Auch Aneurysmen fanden sich mehrfach, die ebenfalls auf frühere Lues zurückzuführen waren.

Myodegeneratio lag bei älteren Personen mehrfach vor, doch wurde die Diagnose im allgemeinen viel zu häufig gestellt. Arteriosklerotische Veränderungen betrafen ebenfalls nur Leute, die auch im gewöhnlichen Leben davon hätten betroffen werden können. Die meisten waren wohl schon mit bestehender Arteriosklerose ins Feld gerückt, namentlich ältere Personen, und durch die Anstrengungen vermehrten sich ihre Beschwerden und zwangen sie den Frontdienst aufzugeben.

Viel häufiger wie diese organischen meist leicht feststellbaren Erkrankungen fanden sich andere, die vorwiegend als Funktionsstörung in die Erscheinung traten. Es waren das Fälle, die zunächst hauptsächlich mit subjektiven Beschwerden einhergingen: Druck in der Brust, leichtes Versagen bei Anstrengungen, Herzklopfen sind die ersten Anzeichen. Hinter diesen subjektiven Beschwerden verbergen sich mitunter objektiv nachweisbare Veränderungen des Herzens. Wenckebach und Kaufmann haben Gelegenheit gehabt, eine grosse Anzahl von Soldaten vor ihrem Ausrücken ins Feld und nach ihrer Rückkehr genau auf ihre Kreislauforgane hin zu untersuchen. Sie fanden bei denen, die über Herzbeschwerden klagten, in einem immerhin erheblichen Prozentsatz deutliche Zeichen von Hypertrophie und Dilatation des Herzens, die sich im Röntgenbild erkennen liessen. Durch mehrmonatliche entsprechende Behandlung konnten die Fälle gebessert werden. Es handelt sich hier also um Herzerkrankung durch körperliche Überanstrengung. Ähnliche Zustände finden sich ja auch bei Sportsleuten und Schwerarbeitern, so dass auch diese Erscheinungen nicht etwas für den Krieg Typisches sind.

Neben diesen steht nun eine grosse Anzahl von Leuten, die Herzbeschwerden klagen, aber keine für eine organische Erkrankung sprechenden Erscheinungen am Herzen und an den Kreislauforganen darbieten. In ihrer Vorgeschichte geben viele an, dass sie bereits früher „herzkrank" oder „nervenkrank" gewesen seien. Manche dieser Herzstörungen schliessen sich an bestimmte Ereignisse an, so an akute Erkrankungen, besonders Magendarmerkrankungen, Typhus und sonstige fieberhafte Erkrankungen, in anderen Fällen an bestimmte Anstrengungen und Aufregungen. In vielen Fällen fehlt eine bestimmte Ursache. Klinische Unterschiede zwischen den nach Erkrankungen und den aus sonstiger Ursache aufgetretenen Störungen finden sich nicht.

Ein Krankheitsbild, dem man besonders oft begegnete, zeigte folgende Symptome: Zunächst subjektive Klagen über Herzklopfen, Herzunruhe, Druck in der Brust, auch Schmerzen und Kribbeln in der Herzgegend. Dazu kommen oft allgemeine nervöse Klagen wie Kopfschmerz, Schwindel, Schlaflosigkeit, gemütliche Depression, Angstgefühl und ähnliches in wechselnder Stärke. Eigentliche Atemnot fehlt, doch ist Beklemmungsgefühl nicht selten. Vor allem klagen die Kranken über verminderte Leistungsfähigkeit, schon bei geringen körperlichen Anstrengungen versagen sie, sie sind leicht erregbar durch seelische Eindrücke.

Objektiv findet sich folgendes: Die Konstitution ist durchaus nicht gleichmässig, man findet neben vielen schlanken, grazil gebauten Leuten mit schwächerer Muskulatur auch kräftige Menschen von ausgezeichneter Körpermuskulatur, besonders auch manche Fettleibige.

Die Untersuchung des Nervensystems ergibt häufig Lidflattern, Zittern der Zunge und besonders der vorgestreckten Hände. Die Sehnenreflexe verhalten sich verschieden, mitunter sind sie gesteigert, meist aber normal. Ebenso ist die Stimmung der Kranken eine verschiedene. Neben solchen, welche in ihrer Energie stark gelitten haben, findet man auch zahlreiche, die hinausdrängen und unglücklich darüber sind, dass ihre Beschwerden ihnen keine Anstrengungen gestatten.

Am Halse bemerkt man in vielen Fällen eine deutlich sicht- und fühlbare Schilddrüse, was ja bei jugendlichen Individuen nicht auffallend ist. Stärkere diffuse Anschwellungen sind seltener, doch kommen auch solche vor. Andererseits ist in manchen Fällen die Schilddrüse kaum zu fühlen. Die Besichtigung der Mundhöhle ergibt in den meisten Fällen keine Abnormität, in manchen sind chronisch geschwollene Tonsillen, auch kariöse Zähne mit Gingivitis vorhanden. Nebenhöhleneiterungen sah ich bei solchen nie.

Der Brustkorb ist, wie aus dem eingangs Erwähnten hervorgeht, durchaus häufig schmal und lang, aber auch oft wohlgebildet, ja sogar mitunter fassförmig.

Was nun die Kreislauforgane selbst angeht, so ist das hervorstechendste Symptom eine andauernde Beschleunigung der Herztätigkeit. In den leichteren Fällen ist der Puls in der Ruhe 90—110 und beschleunigt sich nach 5 Kniebeugen auf 120—130, in einzelnen Fällen noch mehr. Die Beschleunigung hält, wie auch bei den folgenden Gruppen, in der Regel länger als 2 Minuten an und weicht nur ganz allmählich wieder der ursprünglichen Frequenz.

Neben diesen unterscheidet man mittelschwere Fälle, bei denen bereits in der Ruhe eine Frequenz von 120—130 besteht, die nach 5 Kniebeugen auf 140—150 steigt. Eine dritte kleinere Gruppe umfasst die schwereren Fälle, bei denen bereits in der Ruhe Pulszahlen von 140 und mehr beobachtet werden und nach Bewegungen der Puls bis auf 150—160 steigt.

Es ist nun zu bemerken, dass die Steigerung der Frequenz der Herztätigkeit durch auszuführende Bewegung wie von 10 Kniebeugen mitunter namentlich bei den Fällen, die schon in der Ruhe hohe Zahlen haben, eine nur recht geringfügige ist, so dass man sie praktisch als dem Ruhepuls gleich hoch betrachten kann, zumal in den einzelnen Viertelminuten die Frequenz nur geringe Unterschiede zeigt. Es ist deshalb für eine grosse Zahl namentlich der schwereren Fälle zu betonen, dass körperliche Bewegungen einen verhältnismässig geringen Einfluss auf die Frequenz haben. Dasselbe gilt von psychischen Erregungen, die zwar auch imstande sind, frequenzsteigernd zu wirken, aber doch auch bei schweren Fällen in relativ geringem Masse. Die Untersuchung der Frequenz des Pulses im Stehen, Liegen und Sitzen ergibt meist auch nur ganz geringe Differenzen. Mitunter fehlt jeder Unterschied, namentlich bei den Fällen mit hoher Frequenz. Diagnostische oder prognostische Schlüsse möchte ich aus diesem Verhalten nicht ziehen, wie Grödel es bei Typhusrekonvaleszenten tut. Das Verhalten ist eben gar zu verschiedenartig in denselben Gruppen, sowie auch bei Leuten von derselben Krankheitsdauer. Die Herzgrösse und Herzgestalt ist sowohl perkutorisch, wie auch durch zahlreiche Röntgenbilder erhärtet wurde, nicht krankhaft verändert. Wir finden neben Andeutungen von Rundherz, Tropfenherz und allem, was dazwischen liegt, auch ganz normale Herzen. Die Dietlenschen Normalzahlen der Herzmasse werden in der Regel nicht überschritten. Die Herzfigur ist also in den einzelnen Fällen durchaus nicht gleichmässig, sie unterscheidet sich in nichts von den bei normalen Menschen üblichen Verschiedenheiten.

Der Spitzenstoss ist in der Regel hebend und wohl umschrieben und oft schon viele Meter weit sichtbar, wenn die Kranken herantreten. Er befindet sich innerhalb der Mamillarlinie im 5. Interkostalraum und ist beim Befühlen auffallend hart. Sieht man ihn nicht, so fühlt ihn die aufgelegte flache Hand als kräftigen, wohl umschriebenen Stoss.

Die Herztöne sind in der Regel rein, doch hört man gar nicht selten sowohl an der Herzspitze wie über der Pulmonalis und dort am deutlichsten ein leichtes systolisches Hauchen neben dem 1. Ton. Auch am linken Rande des Herzens hört man in vielen Fällen kardiopulmonäre Geräusche, die je nach den Atemphasen verschieden laut sind. In manchen Fällen hört man über der Pulmonalis bei tiefster Exspiration ein lautes systolisches, rauhes Geräusch, welches an der Herzspitze bedeutend schwächer zu hören ist. Bei Inspirationsstellung des Thorax verschwindet es. Der 2. Pulmonalton ist nicht verstärkt. Da Herzfigur und Grösse in diesen Fällen ebenfalls normal ist, so ist dieses „Basisgeräusch“ als funktionell anzusehen. Ob es durch Torsion der grossen Gefässe, speziell der Pulmonalis zustande kommt, oder ob es einer abnormen Trockenheit des Perikards, was weniger wahrscheinlich ist, seine Entstehung verdankt, möge dahingestellt bleiben. Hänisch und Querner wiesen nach, dass es oft durch Anlagerung der Pulmonalarterie an die vordere Brustwand bei Flachbrüstigen entsteht. Die Akzentuation der Töne ist in der Regel normal, doch ist nicht selten der 2. Ton an der Spitze stärker als der erste. In manchen

Fällen, namentlich von sehr frequenter Herztätigkeit, sind die Töne nahezu gleich klingend, so dass ein Pendelrhythmus entsteht.

Der maximale Blutdruck verhält sich verschieden. In der Mehrzahl der Fälle ist er normal, in manchen erniedrigt und selten, aber dann auch nur wenig, erhöht. Bei denselben Kranken wechselt das Verhalten des Blutdruckes von einem Tage zum anderen und in den einzelnen Tageszeiten recht häufig. Ich kann demnach dem Resultat der Blutdruckmessung in diesen Fällen keinerlei Bedeutung beimessen. Die Herztätigkeit ist fast immer regelmässig, der Puls meist weich, nur in wenigen Fällen kamen Extrasystolen vor.

Es besteht in vielen Fällen eine vasomotorische Übererregbarkeit der Haut, die sich schon beim Auskleiden durch eine stärkere Rötung der oberen Brustpartie anzeigt. Nicht selten findet man auch bei jugendlichen Individuen einen Kranz erweiterter Venen in der Nähe des Rippenbogens und um die Herzdämpfungszone herum, deren Bedeutung ja noch nicht ganz geklärt ist. Dermographie ist ebenfalls häufig, sowie auch Neigung zu Schweissen. Stauungskatarrhe, Leberschwellung und Ödeme fehlen. Bei Typhusrekonvaleszenten wird nicht selten über Schwellung der Füsse geklagt, hier handelt es sich meist um Gelenkschwellungen oder auch periphere Stauungen, die durch Überanstrengung der Fussgelenke hervorgerufen werden. Auch hier sind echte Ödeme aus zentraler Ursache selten.

Das Lebensalter der Erkrankten ist verschieden, doch gehört die weitaus grösste Mehrzahl der ersten Hälfte der 20er Jahre an. Der Eintritt der Erkrankung ist nicht selten schon vor der Dienstzeit nachweisbar. Etwa ein Drittel der Untersuchten gab an, bereits früher an Herzbeschwerden gelitten zu haben, was für die Beurteilung wichtig ist. Die Erkrankung erfolgt in der Regel bald nach Diensteintritt. Die Mehrzahl erkrankt innerhalb der ersten drei Monate des Dienstes bzw. des Ausrückens. Die Dauer der Erkrankung in den einzelnen Fällen betrug zwischen 1—5 Monaten, wenige waren über diese Zeit hinaus krank.

Das Verhalten der Verdauungsorgane bietet nichts Charakteristisches; Durchfälle sind selten.

Dies geschilderte Krankheitsbild findet sich relativ häufig. Hiervon gehört etwa die Hälfte der leichteren Art (Frequenz zwischen 100 und 120) an. Von der verbleibenden Hälfte gehörten mehr wie $^3/_5$ der mittleren und $^2/_5$ der schweren Kategorie an, also insgesamt gehört etwa $^1/_5$ aller Fälle von Tachykardie zu den schwereren.

Was die Prognose anbetrifft, so sind die Fälle der leichteren Kategorie durchweg günstig zu beurteilen, besonders wenn sie eine deutliche Atemreaktion, d. h. Beschleunigung bei der Inspiration, Verlangsamung bei der Exspiration zeigen. Sie heilen unter günstigen Verhältnissen oft in ganz kurzer Zeit. Die mittelschweren und schweren Fälle dagegen pflegen in der Regel Monate zu dauern und gerade die schweren scheinen keine rasche Heilungstendenz zu haben.

Wie sind nun diese Fälle zu beurteilen? Dass sie nicht unter das Kapitel Herzerweiterung fallen, ergibt sich aus dem Röntgenbefunde des Herzens. Ebensowenig gehören sie unter Herzschwäche aus Überanstrengung. Bei sehr vielen war in der Vorgeschichte eine Überanstrengung durchaus nicht vorgekommen, namentlich nicht in der letzten Zeit vor der Erkrankung. Sehr versucht ist man, sie als Basedowoide zu deuten (Ehret), d. h. auf thyreogene Störungen zurückzuführen. Aber der Umstand, dass sich doch relativ selten echte Basedow-Erkrankungen unter einer sehr grossen Zahl von Untersuchten fanden, macht darin zweifelhaft; auch fehlt die Lymphozytose des Blutes, wenngleich Herzpalpitation, Tremor, auch oft deutliche, aber nicht stark geschwollene Schilddrüse vorhanden waren. Toxische Einwirkung von Alkohol oder Nikotin, Kaffee usw., kann ausgeschlossen werden. Solche Störungen pflegen nicht monatelang nach Aussetzen der Genussgifte anzuhalten. Auch waren viele der Erkrankten vorher abstinent. Ebensowenig findet sich etwa häufig eine „Mundhöhlensepsis“, auf die Pässler diese Störungen zurückführt. Der von Mundhöhlensepsis häufig ausgehende Gelenkrheumatismus war in der Armee recht selten, warum sollten dann andere von dieser Ursache abhängige Erkrankungen besonders häufig sein?

Man könnte vielleicht bei Verwundeten in mit eitrigen Prozessen einhergegangenen Verletzungen den Ausgangspunkt einer Myokarditis oder einer toxischen Störung sehen; aber da die weitaus grösste Mehrzahl keine Eiterung in der Anamnese zeigen, so ist diese Ätiologie hinfällig.

Schon bei der Aushebung im Frieden erlebt man, dass Leute unter dem Eindruck, nunmehr einer gewissen Schicksalsfrage gegenüber zu stehen, wenn auch meist rasch vorübergehende, aber ähnliche Störungen der Herz- und Nerventätigkeit zeigen. Um so mehr im Kriege, wo bei schwächlichem Nervensystem sich die Erscheinungen fixieren können.

Eine Herzmuskelerkrankung (Myokarditis) ist nicht als Ursache der Tachykardie anzunehmen. Es fehlte eben in den meisten Fällen jede vorausgegangene Erkrankung, die zu einer Myokarditis geführt haben könnte. Die meisten erkrankten sofort unter den geschilderten Symptomen, ohne dass etwa Anginen, Gelenkrheumatismus oder sonstige Erkrankungen vorausgegangen sind. Es fehlen auch Unregelmässigkeiten der Herztätigkeit, abgesehen von ganz vereinzelten Fällen von Extrasystolien, ferner Herzvergrösserung, sowie die Symptome eigentlicher muskulärer Schwäche des Herzens wie Stauungserscheinungen.

Dass bei Typhusherzen vereinzelt Myokardschädigungen vorliegen, ist anzunehmen. Dafür spricht auch der Umstand, dass der langsame „Typhuspuls“ bei Rezidiven fehlt. Aber man vergesse auch nicht, dass die deutsche Bezeichnis für Typhus „Nervenfieber“ ist. Die Diagnose Herzfehler wird in vielen Fällen zu Unrecht gestellt. Die systolischen Geräusche sind sicherlich als funktionell aufzufassen, teils sind sie kardiopulmonal, teils vielleicht auf Veränderung der Blutviskosität, vielleicht auch als auf Muskelgeräuschen beruhend zu deuten. Über eine besondere Art von Geräuschen war bereits oben die Rede. Sehr zu denken könnten die Befunde von Mönckeberg geben, der bei relativ jugendlichen Kriegsteilnehmern Sklerose in den Koronararterien feststellen konnte. Aber diese Fälle hatten zu Lebzeiten nicht das hier geschilderte Krankheitsbild geboten.

Es sind also diese Erkrankungen nicht als organisch bedingt anzunehmen, sie sind funktionell, und zwar scheint ganz wesentlich das psychische Verhalten für ihre Entstehung massgebend zu sein. Sie entstehen oft schon kurz nach der Einstellung während der Ausbildungszeit. Die Kranken haben vorher vielfach an nervösen oder Herzbeschwerden gelitten. Die Kranken gehören ferner meist den leichteren Berufsarten an; sie sind meist jüngeren Alters, bei denen gewöhnlich Arteriosklerose und Myodegeneratio auszuschliessen sind. Stärkere körperliche Anstrengungen fehlen in der Regel, dagegen sind psychische Einwirkungen vielfach nachzuweisen. Auch bei denen, die noch gar nicht ausgerückt waren, spielt die Aufregung vor den kommenden Dingen eine Rolle. Ferner sprechen dafür die vielfach allgemeinen nervösen Symptome, die hier beobachtet werden, vor allen Dingen der Tremor, Reflexsteigerungen und psychische Erregbarkeit. Und was das letzte ist, seit Eintritt des Waffenstillstandes sind diese Krankheitsbilder an Zahl enorm zurückgegangen. Auch bei denen, die während des Krieges aus dem Militärdienst ausschieden, trat in der Regel bald Besserung ein, doch bei der Neueinstellung kam häufig das Rezidiv. Hierher gehört auch die Beobachtung, dass derartige Störungen in Gefangenenlagern äusserst selten sind.

Von Wichtigkeit ist die Frage der Abfindung solcher Kranker. Bei organischen Herzstörungen richtet sich die Höhe der Entschädigung nach den durch sie gesetzten Funktionsstörungen. Bei den funktionellen Tachykardien ist der Beruf des Kranken massgebend. Leichte Arbeit können alle diese Leute ohne Einbusse an Erwerb leisten, und da es sich ja in der Mehrzahl um Leute aus leichten Berufen handelt, so wird man nur selten zu höheren Entschädigungen kommen. Die Beobachtung, dass die oft geradezu beängstigenden Tachykardien nach Ausscheiden der Momente, welche sie hervorgerufen haben, zurückgehen, wird eine definitive Beurteilung erschweren und man wird gut tun, von Zeit zu Zeit Nachuntersuchungen zu empfehlen, da bei der guten Prognose selbst der schwersten hierher gehörigen derartigen Störungen in der Mehrzahl der Fälle innerhalb ein oder zwei Jahren die Rückkehr zur Norm zu erwarten ist.

Literatur.

Albu, Beiträge zur pathologischen Physiologie des Sports. Zeitschr. f. klin. Med. Bd. 78. 1913. S. 151.

Bruns, O., Die Herzen u. Herzkrankheiten unserer Soldaten. Med. Klin. 1917. Nr. 51.

Erdélyi, Zur Frage der Beurteilung von Herzaffektionen in Etappenspitälern. Wien. klin. Wochenschr. 1916. Nr. 37.

Grober, Herz, rechte Herzkammer und Sportleistung. Med. Klin. 1913. Nr. 3.

Hoffmann, Aug., Zur Beurteilung und Behandlung von Herzstörungen bei Kriegsteilnehmern. Zentralbl. f. Herzkrankheiten. 1915. H. 21 u. 22.

— Die Beurteilung von Erkrankungen und Verletzungen der Kreislauforgane. Die militärärztliche Sachverständigentätigkeit. Jena. 1917. S. 61.

— Die Beurteilung von Kreislaufstörungen im Felde. Jahreskurse f. ärztl. Fortbild. 1915. Februarheft.

Huismanns, Ein Fall von schwerem perforierendem Herzschuss. Münch. med. Wochenschr. 1916. S. 993.

Kuhn, Über die Funktion des Herzens im Hochgebirge. Zeitschr. f. exp. Path. Bd. 19. 1913.

Kienböck, Geschosse im Herzen bei Soldaten. Deutsch. Arch. f. klin. Med. Bd. 124. S. 419. Dort. ges. frühere Literatur.

Krehl, Herz und Sport. Münch. med. Wochenschr. 1912. S. 1558.

Külbs, Untersuchungen an Sportsleuten. Zeitschr. f. klin. Med. Bd. 77. 1913. S. 438.

Maase und Zondeck, Herzbefunde bei Kriegsteilnehmern. Zeitschr. f. klin. Med. Bd. 86. H. 5 u. 6. 19. 1915.

Mönckeberg, Über Herzerkrankungen bei Kriegsteilnehmern. Verh. d. Kongr. f. inn. Med. in Warschau. 1916. Wiesbaden. S. 78.

Nicolai u. F. Zuntz, Füllung und Entleerung des Herzens bei Ruhe und Arbeit. Berl. klin. Wochenschr. 1914. S. 821.

Romberg, E., Beobachtungen über Herz- und Gefässkrankheiten während der Kriegszeit. Münch. med. Wochenschr. 1915. S. 673.

Spier, Einfache Methode der Röntgenherzbestimmung. Zugleich ein Beitrag zum Sportherz. Berl. klin. Wochenschr. 1912. S. 1509.

v. Tabora, Herzkrankheiten und ihre militärärztliche Bedeutung. Strassburger Vorträge: L. Brust, Strassburg 1918.

Treupel, Die Beurteilung des Herzens und seiner Störungen zu Kriegszwecken. Deutsch. med. Wochenschr. 1917. Nr. 22 u. 23.

Steinitzer, Alpine Sieger. 5. Aufl. München u. Leipzig 1917.

Wenckebach, Referat in Verhandl. d. Kongr. f. innere Med. in Warschau. Wiesbaden 1916. U. a. a. O.

Zondeck, Zur Frage des Ermüdungsherzens bei Kriegsteilnehmern. Zentralbl. f. Herz- u. Gefässkrankheiten 1916. S. 162.

Zuntz und Schumburg, Physiologie des Marsches. Bibl. v. Coler.

Allgemeine Therapie.

Allgemeine Therapie der Krankheiten des Herzens und der Gefässe.

Einleitung.

Die Behandlung von Kreislaufkranken hat sich zunächst nach der Art und dem Grade der bestehenden Funktionsstörung zu richten. Die vorliegende spezielle anatomische Läsion gibt zwar in manchen Fällen bestimmte Indikationen für die Therapie, so z. B. wird man das Herz eines Fettleibigen anders behandeln, als wie das schwache Herz eines durch langes Krankenlager Abgezehrten, es ist aber daran festzuhalten, dass die Therapie praktisch von dem Standpunkte ausgehen muss, auf symptomatischem Wege die Funktion der Kreislauforgane zu bessern, da sie nur in seltenen Fällen das anatomische Grundleiden zu beeinflussen vermag. Ist es aber möglich, wie bei entzündlichen oder luetischen Erkrankungen, so sind diese in erster Linie zu beseitigen. Im übrigen gibt der Grad der Funktionsstörung für das ärztliche Handeln die Richtung an. Da die Funktion des Kreislaufs teils von der auch vom Nervensystem beeinflussten Leistung des Herzmuskels, teils von der Tätigkeit der Gefässe, ferner auch von der Funktion anderer Organe abhängt, so werden Prophylaxe und Therapie bei Herzkranken sich nach der Richtung hin zu bewegen haben, dass sie die Arbeit des Herzmuskels zu verbessern und andererseits das Verhalten der Gefässe in für den vorliegenden Fall günstigem Sinne zu beeinflussen suchen. Dazu kommt die Behandlung von Erkrankungen anderer Organe, die auf das Herz Einfluss haben und besonders auch die Beseitigung gewisser nervöser Einflüsse, welche von schädlicher Wirkung auf den Kreislauf sind. Den Zusammenhang solcher Einflüsse zu erkennen, ist unter Umständen schwierig. Es handelt sich dabei um psychische Einwirkungen, um exogene und endogene Giftwirkungen etc. und es erweitert sich in solchen Fällen die Therapie dahin, dass der schädlichen Einwirkung solcher Einflüsse vorgebeugt werden muss.

Schonung und Übung sind im letzten Grunde die Mittel, welche bei der Behandlung des geschädigten Kreislaufs in Frage kommen (F. A. Hoffmann). Es ist im Einzelfalle jedoch eine weitgehende Überlegung notwendig, ob und wieweit das eine oder das andere in Betracht kommt. Dies richtet sich wesentlich nach dem Grade der Funktionstörung, aber auch nach der Natur des Grundleidens und nach der individuellen Reaktionsweise des Kranken, und seinen Gewohnheiten.

Eine oft gestellte Frage ist die, ob für Herzkranke eine Behandlung in den gewohnten Verhältnissen des Kranken oder eine solche in einer Klinik bzw. Heilanstalt oder weiter eine solche in einem Badeorte angezeigt ist, dieselbe Frage, wie sie so häufig bei Lungenkranken, Nervenleidenden und Magen-, Darm- und Stoffwechselkranken im Einzelfall zu stellen ist. Aus den im diagnostischen Teil dieses Buches angegebenen Gründen sind die verfeinerten Hilfsmittel der Diagnose in der Regel nur in darauf eingerichteten Kliniken oder Sanatorien vereint anzutreffen. Oft bedarf es auch einer längeren Beobachtung des Kranken um die spezielle Diagnose zu sichern. Auch sind manche noch zu schildernde Hilfsmittel der Therapie nicht in den häuslichen Verhältnissen anwendbar. Es wird also für viele, namentlich leicht herzinsuffiziente Kranke, eine Behandlung in geeigneten Anstalten in Frage kommen. Genau so steht es mit der Behandlung in Kurorten. Wenn auch die Indikationen im einzelnen an anderer Stelle Erwähnung finden werden, so ist doch schon hier zu bemerken, dass sich schwere Herzinsuffizienzen durchaus nicht für Kurorte eignen, und hierfür nur Rekonvaleszenten oder leichteren Fälle in Betracht kommen. Die schwersten Fälle und ebenso die voll kompensierten wird man in den häuslichen Verhältnissen belassen. Am notwendigsten ist eine klinische oder Sanatoriumsbehandlung der an der Grenze der Kompensation stehenden Fälle und der Herzneurosen. Gerade solche Fälle können oft nur durch Entfernung aus den gewohnten Verhältnissen und durch planmässiges Vorgehen mit allen Hilfsmitteln der funktionellen Therapie weitgehend gebessert werden.

Regelung der Lebensweise bei kompensierten Herzerkrankten.

Prophylaxe.

Jedes Herz, auch das gesunde, hat für seine Leistungsfähigkeit eine individuell verschiedene Grenze, die je nach der Konstitution, wobei die Anlage der Muskulatur einerseits und die Übung andererseits besonders berücksichtigt werden muss, weiter oder enger gesteckt ist. Dies gilt ganz besonders für ein schon geschädigtes Herz. Wird die Grenze der Leistungsfähigkeit eines durch organische Erkrankung oder sonst geschwächten Herzens überschritten, so folgt leichter als bei normalen ein Zustand der Herzermüdung, relativer Herzschwäche. Geschieht dies häufig oder dauernd, so kann chronische Insuffizienz des Herzens oder besser des Kreislaufs entstehen. Dem Eintreten einer solchen vorzubeugen, ist die Aufgabe des Arztes gegenüber einem anatomisch erkrankten Herzen. Dies kann nur dadurch geschehen, dass die Reservekraft behütet und vermehrt wird, das heisst derjenige Kraftvorrat, der im gewöhnlichen täglichen Leben nicht beansprucht wird und der es dem Herzen ermöglicht, aussergewöhnliche Leistungen zu vollbringen. Die Prophylaxe bei Herzkranken beruht in erster Linie auf einer Regulierung des Verhältnisses von Funktionsanspruch und Funktionsleistung.

Es gibt gewiss Kranke mit organischen Herzstörungen, so manche mit wohl kompensierten Herzfehlern, die ihr Herz gleich dem eines Gesunden betrachten können. Dies sind aber seltene Fälle. Mir sind solche Jahrzehnte hindurch bekannt, die trotz bestehender Geräusche, trotz nachweisbarer Hypertrophie einzelner Herzabschnitte, sogar trotz andauernder Irregularität grösste Kraftleistungen gegen ärztliches Anraten vollbringen, in ihrer Lebensweise sich fast mehr zumuten, als ein gesunder Mensch sich zumuten darf und, jetzt schon an der Grenze der 60er Jahre stehend, noch durchaus suffiziente Kreislauforgane haben. Es sind dies Leute, die mit ihrem Herzfehler Hochtouren im Gebirge machen, Sport betreiben und dabei in keiner Weise besondere Unbequemlichkeiten von seiten ihres Herzens spüren. Manche von diesen sind aber mehr oder weniger plötzlich in ein Stadium schwerer Insuffizienz geraten und dieser verhältnismässig rasch erlegen. Der überanstrengte Herzmuskel versagte ohne zu warnen und war dann nicht wieder in seiner Kraft zu heben.

Es ist ein wohl kompensierter Herzkranker, namentlich wenn es sich um Klappenfehler handelt, nicht andauernd ein Objekt ärztlicher Behandlung, was aber viel zu wenig berücksichtigt wird, denn man begegnet immer wieder solchen, die von Kur zu Kur eilen. In solchen Fällen feiert namentlich die Bäderbehandlung „Triumpfe“, insofern als manche solcher Kranken ebenso wie viele Herzneurastheniker zu den jahrzehntelangen Besuchern von Kurorten gehören und glauben, wesentlich diesem Umstande ihre Dauerhaftigkeit zu verdanken. Es muss aber betont werden, dass in solchen Fällen häufig viel Überflüssiges geschieht. Es ist sicher anzuraten, dass jemand, der ein Herzleiden, zum Beispiel einen Herzfehler oder einen unregelmässigen Puls hat, sich von Zeit zu Zeit einer gründlichen Untersuchung unterzieht, vor allen Dingen auch das funktionelle Verhalten des Herzens prüfen lässt. Ist aber eine gewisse Konstanz der Funktion nachweisbar, eine gewisse Leistungsfähigkeit andauernd ungestört geblieben, so ist der Kranke ebenso geheilt wie einer, dem etwa ein Bein amputiert ist. Unsere

Amputierten schicken wir ja auch nicht fortwährend in Bäder, um den Amputationsstumpf zu behandeln. Der wohlkompensierte Herzfehlerkranke ist nur ein Gegenstand der Fürsorge und hat seine Lebensweise so einzurichten, dass sein Herz nicht überanstrengt wird.

Die für die Erhaltung der allgemeinen Gesundheit wichtigen Lebensregeln, wie rationelle Abhärtung, regelmässiger Gebrauch von Waschungen und Bädern gelten für solche wie für Gesunde. Ein Vermeiden von zur Herzerkrankung führenden Schädlichkeiten ist für den Gesunden nicht unter allen Umständen möglich, da viele für das Herz schädlichen Erkrankungen auf Infektion beruhen und Infektionen nicht sicher zu vermeiden sind. Die energische sachgemässe Behandlung eines etwa auftretenden Gelenkrheumatismus, vor allem etwaiger namentlich eiteriger Anginen, der Gonorrhöe oder Lues vermag aber unter Umständen einer weiteren Schädigung des Herzens vorzubeugen. Erkältungen sind möglichst zu vermeiden. Ebenso ist vor Alkohol und Nikotinabusus zu warnen. Im übrigen soll aber die Lebensweise eines Herzerkrankten doch anders geregelt sein als die eines Gesunden. Er muss sich angelegen sein lassen, die gefährdete Reservekraft zu schonen und zu erhalten. Die Summe dieser Reservekraft ist es, welche die Wertigkeit seines Herzens bestimmt.

Ruhe und Bewegung.

Man darf Herzerkrankte nicht ohne ausreichende Bewegung lassen, besonders solche, die zu grösserem Fettansatz neigen. Bei der Überwindung von Anstrengungen spielt die Gewohnheit eine grosse Rolle, und wer gewohnt ist, täglich seinen Spaziergang zu machen, wird bei einer mässigen Mehrforderung im Gehen nicht leicht versagen. Während der Stubenhocker bei geringen körperlichen Anstrengungen mit übermässigem Aufwand von Herzarbeit arbeitet, wird der an regelmässige körperliche Betätigung gewöhnte dabei sein Herz nicht besonders anstrengen. Die sportliche Betätigung ist Herzkranken zu widerraten, da beim Sport das Herz namentlich durch die oft plötzlich enorm gesteigerte Arbeit und zugleich durch die psychische Erregung leicht überanstrengt wird. Für solche, die regelmässig geritten haben, ist das Reiten weiterhin anzuraten. Das Radfahren ist dagegen wohl stets zu verbieten, ebenso ist Schwimmen mit starken Anstrengungen für das Herz verbunden. Weiter ist das Kegelspiel wegen der häufigen plötzlichen starken Anstrengungen zu untersagen, auch Rudern, Bergsteigen dürfen nicht sportsmässig betrieben werden.

Auch wenn der Beruf stärkere körperliche Anstrengungen mit sich bringt, wird man Sorge tragen, diese möglichst einzuschränken. Bei den geistigen Berufen lassen sie sich unter Umständen leicht vermeiden.

In einer viel schwierigeren Lage befinden wir uns aber einem Arbeiter gegenüber, auch wenn sein Herzleiden voll kompensiert ist. Er wird erheblichen körperlichen Anstrengungen auf die Dauer nicht gewachsen sein. In vielen Fällen wird nichts anderes übrig bleiben als ihn auf leichte Beschäftigung zu verweisen. Es kommt eben darauf an, dass die Arbeit, die der Kranke zu leisten hat, nicht zu übermässigen Beanspruchungen des Herzens führt.

Da festgestellt ist, dass ungewohnte Arbeiten, und zwar wesentlich wegen der bei ihnen gesteigerten Nervenerregungen, mehr das Herz anstrengen als gewohnte mehr automatisch ausgeführte Arbeiten, so ist vor allen Dingen vor der Ausführung ersterer zu warnen. So sendet man den Sohn der Ebene in solchen Fällen nicht zur Erholung ins Gebirge, wo die Gefahr der Überanstrengung für ihn naheliegt. Man setzt den herzkranken Stubenhocker nicht aufs Pferd und lässt Personen mit einem Fettherzen nicht Tennis oder Fussball spielen. Das Lebensalter ist bei der Regelung der körperlichen Arbeit stets zu berücksichtigen.

Selten kommt man in die Lage, bei Herzkranken die Berufswahl beraten zu müssen. Dass ein in der Jugend erworbener Herzfehler, der ja in den meisten Fällen zu einer bedeutenden Vergrösserung des Herzens führt, von vornherein jeden Beruf verbietet, der an das Herz besondere Ansprüche stellt, versteht sich von selbst. In der Regel ist ja auch die Körpermuskulatur solcher Individuen so wenig ausgebildet, sie sind in Körpergrösse und Konstitution so zurückgeblieben, dass schwere Berufe schon deshalb nicht ernstlich in Frage kommen.

Da auch geistige Arbeit vermehrte Ansprüche an das Herz stellt, so ist auch darin eine Diätetik anzuraten. Vor allem spielen da Aufregungen eine Rolle. Schlimm ist es, wenn der Beruf solche mit sich bringt. Bei jugendlichen Individuen kann man da noch prophylaktisch wirken, aber tritt das Herz- oder Arterienleiden bei einem Manne auf der Höhe des Lebens ein, dann erheben sich grosse Bedenken. Und doch muss unter Umständen auch hier energisch durchgegriffen werden.

Nur volle Aufklärung kann da helfen, und schliesslich muss der Kranke wissen, dass seines Schicksals Sterne in seiner eigenen Brust sind. Will er der Gefahr trotzen und lieber ein kürzeres aber tätiges Leben wie eins der Schonung und Entsagung führen, so muss es ihm selbst überlassen bleiben die Wahl zu treffen. Es erhebt sich natürlich die grosse Gefahr, dass sich nunmehr bei dem Kranken auf Grund der gemachten Mitteilungen eine Hypochondrie ausbildet. Hier muss die Menschenkenntnis des Arztes den Ausschlag geben. Nervöse schwächliche Menschen, die an sich schon auf Schonung bedacht sind, bedürfen einer restlosen Aufklärung nicht. Namentlich hypochondrisch Veranlagte sind zu schonen, denn sie werden leicht zur Selbstbeobachtung geführt. Dann tut die gewöhnlich sich anschliessende Lektüre „populärer“ Broschüren und des Konversationslexikons das übrige. Jetzt achtet der Kranke auf jedes Missgefühl, das Herz steht in ängstlicher Beobachtung, und das erträgt es nicht. Jedes Gefühl von der eigenen Herzaktion wird als pathologisch angesehen, und wenn nun irgendwo noch jemand die beliebte „Herzerweiterung“ konstatiert, dann ist das Unglück fertig. Die Kranken drängen nach „Kuren“ und was noch zu verderben ist, kann durch solche verdorben werden. Schwer ist es dann, solche Menschen zu überzeugen, dass sie nur Objekt einer Prophylaxe, nicht einer Behandlung sein sollen. Die psychische Beeinflussung solcher Kranken ist eine der wichtigsten Massnahmen, die aber nur dann durchzuführen ist, wenn ein unbedingtes Vertrauen zum Arzt besteht. Wer davon ausgeht, dass ein anatomisch erkranktes Herz nicht das Leben gefährdet, solange es funktionell tüchtig ist, wird seine herzkranken Patienten zu beruhigen wissen, und ihnen dadurch mehr nützen wie durch überflüssige „Kuren“. Die psychische Beruhigung ist für die Prophylaxe von grösster Bedeutung.

Neben der psychischen Beeinflussung und der Regelung der Muskelarbeit kommt es weiter darauf an, für genügende Erholung und Ruhe nach allen Anstrengungen zu sorgen. Vor allem ist der Schlaf wichtig. Das Herz kennt keine absolute Ruhe, es muss unausgesetzt tätig sein, wenn das Leben erhalten bleiben soll. Im wachen Leben stürmen fortwährend Impulse auf das Herz ein, die seine Arbeit beeinflussen. Bald muss es mit mehr, bald mit weniger Kraft arbeiten. Nur im Schlafe hat es vor diesen wechselnden Beanspruchungen Ruhe.

Das Herz arbeitet im Schlaf mit reiner, fast unbeeinflusster Automatie, da nur von der Atmung und der Verdauungstätigkeit Reize einwirken. Der Schlaf ist auch für das Herz die Ruhezeit, da es während des Schlafs von den im wachen Zustande ununterbrochen wirkenden, durch psychische Erregung und äussere Umstände herbeigeführten Reizen verschont bleibt. Es ist deswegen in allen Fällen, namentlich bei sonst körperlich leicht erschöpften Menschen, ausgiebige Zeit zum Schlaf zu verordnen.

Ernährung.

Ein zweiter Faktor, die Reservekraft erhalten und zu stärken, ist die richtige Ernährung. Auch hier begegnet man öfter einem Zuviel als einem Zuwenig. Es ist kein Zweifel, dass die Mehrheit der Bessersituierten im Frieden an Überernährung litt, Überernährung, die noch gepaart war mit Mangel an Körperbewegung. Ein übermässiger Fettansatz wird dadurch gefördert, der wiederum die Herzarbeit vermehrt und erschwert. Neben dem Übermass ist es vor allen Dingen noch die Unzweckmässigkeit der Ernährung. Die übermässige Stickstoffzufuhr besonders in Form von Fleisch, wie sie in der Winterzeit in den Kreisen, in denen die Geselligkeit entwickelt war, stattfand, belastete den Kreislauf sehr. Nebenbei begünstigte sie die Fettbildung, zu der ja reichlich Material nebenher in Mehlspeisen und Fett genossen wurde. Viel seltener litt früher das Herz durch Unterernährung. Abgesehen von konsumierenden Krankheiten, bei denen man häufig beobachten kann, wie erstaunlich kräftig das Herz trotz grösster Abmagerung bleibt, sind es diejenigen Fälle, bei denen chronische Unterernährung oder falsche Ernährung statthat. Die Kriegsverhältnisse haben gegenüber früheren Zeiten einen vollen Umschwung gebracht. In allen Kreisen unseres Volkes herrscht Unterernährung, und Gewichtsverluste von $^1/_4$ bis $^1/_3$ des Körpergewichtes sind nichts Seltenes. Es gibt wohl nur wenige, die ihr Gewicht konstant halten konnten. Die Ursache liegt besonders in dem Fettmangel der Nahrung, der durch die Not des Krieges herbei geführt wurde. Dabei ist auch durch die sonstigen Nahrungsmittel der Kalorienbedarf nicht gedeckt und das Eiweiss auf ein fast unerträgliches Minimum herabgesetzt. Die körperliche und geistige Leistungsfähigkeit hat schwer gelitten. Der Einfluss der Unterernährung macht sich auch auf die Kreislauforgane geltend. Das Herz ist leicht erschöpfbar.

Der wohl kompensierte Herzkranke soll, wie auch der gesunde Mensch, im Interesse seiner Kreislauforgane die Überernährung wie auch Unterernährung vermeiden und ausserdem eine falsche Ernährung. Die Kost soll gemischt sein, doch ist daran zu erinnern, dass sich bei grösseren Wettübungen im Sport relativ häufig rein vegetarisch ernährte Menschen namentlich in bezug auf das Herz recht ausdauernd erwiesen haben.

Besonders die Frage der Getränke spielt hier weiter eine Rolle. Der Genuss des Alkohols in irgendwie erheblichen Mengen, namentlich wenn damit zugleich die Aufnahne von grösseren Flüssigkeitsmengen oder von Kohlensäure verbunden ist, ist nicht statthaft. Zwei bis zweieinhalb Liter Flüssigkeit dürften die obere Grenze dessen darstellen, was ein Mensch mit gefährdetem Herzen täglich sich neben der festen Nahrung ohne Schaden zuführen darf. Stärkere Beschränkung der Flüssigkeitsaufnahme ist natürlich dann notwendig, wenn besondere Indikationen vorliegen. So namentlich bei Fettleibigen. Hier wird meistens zu allererst der Biergenuss einzuschränken sein, weiterhin werden schwere Weine, besonders Süssweine, zu meiden sein. Dagegen kann leichter Wein in geringen Quantitäten bis etwa zu einem halben Liter im Tage erlaubt werden. Es kommt hier, wie auch bei der Gestattung von Anstrengungen, ausserordentlich auf die Gewohnheiten des einzelnen an. Wer gewohnt war, eine Flasche Wein oder zwei am Abend zu trinken, wird leichter eine halbe Flasche vertragen, als derjenige, der überhaupt selten oder wenig Alkohol geniesst. Alle konzentrierten Alkoholika, wie Kognak, Liköre etc., sind zu vermeiden, ebenso Südweine, Champagner und sonstige kohlensäurereiche Getränke. Völlige Abstinenz schadet keinem Herzkranken, und wenn er sie durchführen kann, um so besser für ihn.

Mit dem Verbieten von Kaffee und Tee steht es ähnlich. Starke Aufgüsse, die das Herz erregen, werden wenigstens gewohnheitsmässig besser vermieden. Es kommt darauf an, wie der einzelne diese Getränke verträgt, besonders ist dabei der Zustand des Nervensystems zu berücksichtigen. Herzkranke, die nebenbei Erscheinungen von Nervosität zeigen, und das trifft oft zusammen, vertragen Kaffee und Tee gewöhnlich schlecht. Diesen wird man beides unbedingt untersagen müssen. Bei anderen wird man nur zur Mässigkeit raten.

Mit dem Rauchen steht es ebenso. Importen sind nichts für Herzkranke, leichte nicht zu grosse Zigarren, am besten nur nach den Mahlzeiten, sind in der Zahl von 1 bis 3 Stück am Tage wohl unschädlich. Ich ziehe es vor, die Zigarren nach dem Gewicht zu erlauben und halte ein Gesamttabakgewicht von etwa 10,0 g für statthaft; ferner lasse ich meine Herzkranken die Zigarren aus Papierspitzen rauchen, in welche eine Flocke Eisenchloridwatte gesteckt wird. Der in den Mund eingezogene Tabakdampf muss diese Watte passieren und gibt den grössten Teil seines Nikotingehaltes, sowie auch anderer Destillationsprodukte an die Eisenchloridwatte ab (Thoms). Dadurch ist das Rauchen eines grossen Teils seiner Schädlichkeiten beraubt und kann eher gestattet werden. Pfeifenrauchen bekommt Herzkranken meist weniger gut, doch spricht auch die Gewohnheit ein Wort mit. Zigaretten werden, zumal da sie meistens in grosser Zahl geraucht werden und da bei ihrer Zubereitung oft aromatische und narkotische Substanzen verwandt werden, schlecht vertragen. Dazu kommt, dass manche Raucher den Tabakrauch tief einatmen, „schlucken", und so die Resorption der schädlichen Bestandteile des Tabakrauches begünstigen. Dieser Gewohnheit soll man ärztlich entgegentreten.

Besondere Verhältnisse.

Was das Eingehen der Ehe anbetrifft, so ist die Ehe jedem organisch Herzerkrankten nicht absolut zu verbieten; es handelt sich natürlich hier um das gut kompensierte Herz. Es sprechen aber die individuellen Verhältnisse dabei mit. Sind Kompensationsstörungen vorhanden oder vorausgegangen, so wird man von der Ehe abraten. Besonders gilt dies für weibliche Personen. Andererseits ist zu betonen, dass Frauen mit gut kompensierten Klappenfehlern in der Regel Geburten gut überstehen, dass dagegen bei drohender Kompensationsstörung die Geburt durchweg von schlechtestem Einfluss auf das Herz ist. Besonders Trägerinnen von Mitralstenosen sind gefährdet. (Kautsky.) Nicht selten wird die Frage der künstlichen Unterbrechung der Schwangerschaft in solchen Fällen dem Arzte gestellt und es ist durchaus davor zu warnen, dass man jeden Herzklappenfehler oder jede Herzirregularität, auch wenn letztere erst mit der Schwangerschaft aufgetreten ist, als Indikation zur Unterbrechung der Schwangerschaft betrachtet. Gerade im Beginn der Schwangerschaft kommen oft, sei es durch innersekretorische Vorgänge, sei es durch reflektorische Nerveneinflüsse veranlasste, anfallsweise und auch länger dauernde funktionelle Herzstörungen vor, die gewöhnlich nach einigen Monaten verschwinden. Bei ausgesprochener Insuffizienz wird man zum künstlichen Abort raten. Die Frühgeburt stellt an das Herz fast ebenso grosse Ansprüche wie die rechtzeitige Geburt. Viel Takt erfordert es, die sexuellen Verhältnisse zu regeln. Hier verhalten sich die einzelnen Indiviuen sehr verschieden. Jedenfalls ist für die sexuelle Betätigung Vorsicht und Mässigkeit anzuraten.

Was Hautpflege und Bäder anbetrifft, so sind regelmässige lauwarme Bäder von indifferenter Temperatur etwa 33 bis 35° C von nicht zu langer Dauer angebracht. Kohlensäurebäder sind nicht indiziert, und vor allen Dingen ist vor heissen Prozeduren zu warnen. Dampfbäder, Heissluftbäder, wozu auch die Lichtbäder gehören, sowie Warmwasserbäder in einer Temperatur von über 35° C wirken meist bei schon anfälligem oder geschwächtem Herzen auf den Kreislauf ungünstig ein, ebenso energische Kaltwasserkuren wegen der damit verbundenen starken vasomotorischen Wirkungen. Will man kaltes Wasser anwenden, so darf es nur in Form der milden Anwendungsarten der Teilwaschungen oder Ganzwaschungen geschehen. Bäder mit starken Bewegungen, wie Halbbäder, Duschen, werden meist schlecht vertragen, ebenso Seebäder.

Erholungs- und Badekuren.

Ein wichtiges Kapitel ist das der Bade- und Erholungsreisen. Angemessene Pausen in der Berufstätigkeit sind für Herzerkrankte eine Notwendigkeit. Schon ein ruhiger Landaufenthalt in Gegenden ohne grosse Steigungen genügt da. Eine Badereise wird bei wohl kompensiertem Herzen nicht vom Herzleiden selbst diktiert, sondern mehr vom Grundleiden, insbesondere spielt der chronische oder der rezidivierende akute Rheumatismus eine Rolle. Es werden demnach für solche Kranke vor allen Dingen die Wildbäder in Betracht kommen, während man die heissen Bäder, Schlamm- und Moorbäder aus dem schon oben genannten Grunde der Schädlichkeit der heissen Prozeduren besser meidet. Eine weitere Indikation geben Lungenaffektionen, vor allen Dingen chronische Bronchitis und Emphysem, die sich häufig bei Herzkranken einstellen. Hier wird man die entsprechenden Badeorte Ems, Soden, Reichenhall etc., auswählen. Stehen Verdauungsstörungen oder Stoffwechselstörungen im Vordergrund, so kommen die Quellen in Neuenahr, Kissingen, Karlsbad, Marienbad, Wiesbaden und für manche auch Tarasp, wobei die Höhenlage dieses Ortes (1100 m) zu berücksichtigen ist, in Frage, doch ist in allen Bädern vor zu heissem Trinken und andererseits vor dem Kohlensäuregehalt der Trinkquellen zu warnen. Für Anämische eignen sich die Stahlbäder. Die Kohlensäure treibt man am besten durch Aufrühren oder Erwärmen des kalten Wassers vor dem Trinken heraus. Dass Herzkranke in klimatischen Kurorten wie sonstige Schonungsbedürftige namentlich zur rauhen Jahreszeit unter Umständen grossen Nutzen finden, ist selbstverständlich. Ist doch jede Bronchitis, jede Erkältung für den Herzkranken eine grössere Gefahr wie für den Gesunden und so wird man gut tun, solche, deren Verhältnisse es gestatten, namentlich in den letzten Wintermonaten Februar und März unserem wechselnden Klima zu entziehen. Als Kurorte kommen für eigentliche Winterkuren Ägypten mit Assuan und Heluan, ferner Algier, Ceylon und ähnliche Orte in Betracht. Von Januar an sind die Orte der westlichen Riviera in erster Linie zu empfehlen, von März an die der östlichen. Auch die Orte am Gardasee: Gardone, Salo, Arco und Riva ebenso wie die Mittelmeerorte, so Abbacia haben ein mildes Frühjahrsklima. Im April und für den Mai kommen die oberitalienischen Seen, Bellaggio, Lugano, Locarno, Palanza, Stresa und andere ähnlich gelegene Orte in Betracht. Für den Hochsommer empfehlen sich als Erholungsorte nicht zu hoch gelegene Punkte. Höhen von 1000 bis 1200 Meter sollen im allgemeinen nicht überschritten werden, obwohl ich auch manche mit schweren Herzfehlern behaftete, namentlich jüngere Leute in den bis 1800 Meter hoch gelegenen Kurorten des Engadins sich ohne Störungen bewegen sah. Es spielt dabei weniger das anatomische Vitium als das Nervensystem und die übrige Körperkonstitution eine Rolle. Sicher ist, dass viele Herzkranke grosse Höhen nicht vertragen, und deshalb befürwortet man für solche besser das Aufsuchen eines allzu hoch gelegenen Ortes nicht.

Aus demselben Grunde verbieten sich auch für Herzkranke die Winterkuren im Hochgebirge, zumal der Aufenthalt um diese Zeit nur für solche von Nutzen sein kann, die sich auch einigermassen körperlich am Wintersport beteiligen können. Der Wintersport ist aber allen Herzkranken abzuraten. Seereisen, welche ja für viele Krankheiten empfohlen werden, kommen für Herzkranke weniger in Betracht, vor allen Dingen denke man daran, dass die Seekrankheit, wenn sie heftig und länger dauernd auftritt, schon wegen des damit verbunden Erbrechens und der Unruhe und Schlaflosigkeit das Herz schwer zu schädigen imstande ist. Dagegen ist der Aufenthalt an der Seeküste für manche Fälle zu empfehlen. Ebenso wie die Mittelmeerküste eignet sich auch die Ostseeküste besser für solche Kranke, als die der Nordsee. Die Vereinigung von Wald und See, wie sie die Ostseebäder in der Mehrzahl bieten, ist entschieden für Herzkranke vorteilhaft. Dem Baden in der See selbst ist dringend zu widerraten, ich habe mehrfach unmittelbar nach derartigen Seebadekuren schwere Kompensationsstörungen auftreten gesehen. Bei der Wahl aller derartigen Aufenthaltsorte spricht also das Grundleiden in erster Linie mit. Voraussetzung ist immer, dass das Herz funktionell wohl kompensiert ist. Sind aber Störungen der Funktion vorhanden, die das Versagen der Reservekraft anzeigen, so kommen die prophylaktischen Massnahmen allein nicht mehr in Betracht. Während der Arzt vorher eigentlich als fürsorglicher Verhüter und Berater nur hie und da in Anspruch genommen zu werden brauchte, wird er nunmehr den Kranken nicht aus dem Auge lassen dürfen.

Literatur.

Benthin, Herzerkrankungen und Schwangerschaft. Ther. d. Gegenw. 1919. S. 122.

Braun, Therapie der Herzkrankheiten. Berlin u. Wien. 1903.

Büdingen, Verhaltungsmassregeln für Herzkranke. Privatdruck Konstanz.

Burwinkel, Herzleiden und Ernährung. Deutsche Ärzte-Ztg. 1901. Nr. 8.

Fraentzel, Vorlesungen über Herzkrankheiten. Bd. 1. S. 97. Bd. 2. S. 207.

Goldscheider, Hygiene des Herzens. München 1905.

Hoffmann, Aug., Die Behandlung der Herzinsuffizienz. Deutsch. med. Wochenschr. 1905. Nr. 18. Aug.

— Über die Beurteilung therapeutischer Einwirkungen auf das Herz. Münch. med. Wochenschr. 1904. Nr. 32.

— Die Behandlung der akuten Kreislaufschwäche etc. Deutsch. med. Wochenschr. 1912. Nr. 40.

Hoffmann, F. A., Vorlesungen über die allgemeine Therapie. 2. Aufl. 1888. S. 60.

— Über die moderne Therapie der chronischen Herzkrankheiten. Berl. klin. Wochenschr. 1906. Nr. 14.

Krehl, Einiges über allgemeine Behandlung der Herzkrankheiten. Die deutsche Klinik Bd. 4. S. 362.

v. Leyden, Über die Prognose der Herzkrankheiten. Die deutsche Klinik. Bd. IV.

Mendelsohn, Die Prophylaxe der Herzkrankheiten. München 1901.

Oertel, Allgemeine Therapie der Kreislaufstörungen. 4. Aufl. 1891.

Schmidt und Varges, Ein Beitrag zur Hygiene des Rauchens. Med. Klinik 1905. Nr. 22.

Sée, G., Thérapie physiologique du cœur. Paris 1893.

Stokes, Die Krankheiten des Herzens etc.

Wochenfeld, Der Stoffwechsel und die Krankheiten des Herzens und der Gefässe. München 1909.

Siehe ferner die Lehrbücher der Herzkrankheiten.

Die Mittel zur Behandlung der Kreislaufstörungen.

Ist die Herzkraft nicht mehr ausreichend den Ansprüchen zu genügen, die bei normaler Lebensweise eines Menschen entsprechenden Alters an sie gestellt werden müssen, tritt also der Zeitpunkt ein, in welchem die Reservekraft nicht mehr genügt, so ist eine einfache Regelung der Lebensweise, wie sie im vorigen Kapitel geschildert wurde, nicht mehr ausreichend, es müssen die zur Hebung der Herzkraft geeigneten Mittel angewandt werden, der Herzerkrankte wird nunmehr ein Gegenstand der ärztlichen Behandlung.

Es stehen zahlreiche Behandlungsmethoden und pharmakologische Mittel für eine solche zur Verfügung und es ist die besondere ärztliche Aufgabe, die für den einzelnen Fall angezeigte auszuwählen und sie richtig und erfolgversprechend anzuwenden. Wohl auf keinem Gebiete der Heilkunde ist so viel Arbeit geleistet, die Wirkungsweise der therapeutischen Methoden und Mittel physiologisch festzustellen, wie auf dem der Kreislauftherapie. Tierexperimente und die an gesunden und kranken Menschen gemachten Erfahrungen haben in gleicher Weise dazu beigetragen unser Wissen und Können zu vermehren, und gegenüber der blossen Empirie und den tastenden Versuchen ist jetzt eine schon einigermassen gesicherte wissenschaftliche Grundlage für die Behandlung gewonnen, die auf physiologischen und pharmakologischen Feststellungen beruht. Wenn auch in manchen Punkten noch Meinungsverschiedenheiten herrschen, so ist man doch berechtigt hier von einer wissenschaftlich begründeten Therapie zu sprechen.

Die anzuwendenden Heilmittel sind zu einem Teile äussere physikalische Anwendungen, zu einem weiteren pharmakologischen Mittel. Beide ergänzen sich oft gegenseitig und sind meist kombiniert anzuwenden. Zu ihrer nutzbringenden Anwendung bedarf es aber der Kenntnis der Wirkungsweise auf die Funktion der Kreislauforgane und der besonderen Indikationen eines jeden Mittels. Nur der, welcher diese kennt und diese Kenntnis dem therapeutischen Handeln zugrunde legt, kann den möglichst besten Erfolg im Einzelfalle erwarten.

So ergibt sich von selbst, dass zunächst die einzelnen Methoden und Mittel bezüglich ihrer Wirkung auf den Kreislauf untersucht werden müssen.

Die für die Behandlung von Kreislaufkranken in Betracht kommenden Heilfaktoren sind zunächst die physikalischen, die ein weites Anwendungsgebiet haben. Als physikalische Methoden sind zu nennen: 1. Die Hydrotherapie nebst der Balneotherapie. 2. Die Elektrotherapie mit oder ohne Verbindung mit der Hydrotherapie. 3. Die Mechanotherapie, Massage und Gymnastik, wobei besonders die Atemgymnastik hervorzuheben ist.

An diese schliessen sich gewisse diätetische Kuren an, die oft schon für sich allein besondere Wirksamkeit haben, aber vor allem die Ergebnisse anderer Heilfaktoren begünstigen und unterstützen.

Das wichtigste Gebiet für die tägliche Praxis ist die Anwendung der pharmakologischen Herz- und Gefässmittel, als deren wichtigste die Digitalismittel anzusehen sind.

Nur die Kenntnis der Technik der Anwendung und der Wirkungsweise der einzelnen therapeutischen Methoden und Mittel erlaubt die Aufstellung und sachgemässe Durchführung eines den besonderen Indikationen des Einzelfalles anzupassenden Behandlungsplanes.

Die physikalische Behandlung der Kreislaufstörungen.

Hydrotherapie, Balneotherapie und Elektrotherapie und psychische Behandlung.

Die Anwendung der Hydrotherapie, Balneotherapie und Elektrotherapie bei Kreislaufkranken beruhen wesentlich auf der Applikation von sensiblen Reizen, von Wärme oder Kälte und elektrischen Gefühlsreizen durch geeignete Medien, von denen vor allem das Wasser in Frage kommt. Bei der Hydrotherapie handelt es sich wesentlich um eine Thermotherapie, denn der meistbestimmende Faktor für die physiologischen Wirkungen aller in Frage kommenden Anwendungen ist die Temperatur. Das haben die neueren Forschungen von Ottfried Müller, Strasburger u. a. auf diesem Gebiete besonders überzeugend nachgewiesen.

Was die Wirkungsweise betrifft, können alle angewandten Reize sowohl lokal, d. h. in der Gegend der Anwendung auf die Gefässe direkt wirken, als auch allgemein durch Vermittelung des Nervensystems auf die gesamten Kreislauforgane Einwirkungen zeigen. Bei der Anwendung dieser Heilfaktoren herrscht aber, trotzdem durch die experimentelle Forschung eine wenn auch nicht, namentlich für den kranken Menschen, lückenlose, aber doch schon recht weitgehende physiologische Unterlage geschaffen ist, noch die Empirie vor. Und doch müssen, wenn man wirklich funktionelle Therapie treiben will, die gewonnenen theoretischen und physiologischen Ergebnisse mehr berücksichtigt werden, wie es jetzt geschieht.

Die hydriatische und elektrische Reiztherapie verfügt über sehr verschiedene Anwendungsformen, die aber mit wenigen Ausnahmen unter demselben Gesichtspunkt der Übung betrachtet werden können. Daneben ist der psychische Einfluss zu betonen, der besonders bei Herzkranken nicht zu unterschätzen ist. Die Psychotherapie des Herzkranken muss bei jeder Behandlungsmethode berücksichtigt werden. Es ist eine nicht zu leugnende Tatsache, dass gerade Herzkranke in hervorragendem Masse zu psychoneurotischen Affektionen neigen, dass organische Erkrankungen sehr oft durch nervöse Erscheinungen überlagert werden. Umgekehrt ist die Bedeutung psychischer Einwirkungen besonders der Affekte auf Herzkranke im guten wie im nachteiligen Sinne nicht zu unterschätzen. So wird der Arzt, der es versteht, den Kranken aufzurichten und oft übertriebene Sorgen zu zerstreuen, ihm ein Wohltäter. Umgekehrt kann derjenige, welcher mit „Herzerweiterung“ und „Herzschwäche“ und mit dem „erhöhten Blutdruck“ bei rein funktionellen Erkrankungen operiert, namentlich wenn er mit einer von Laien in der Bedeutung überschätzten Untersuchungsmethode und Apparatur zu der fatalen Diagnose gekommen ist, direkt schädlich auf den Kranken wirken. Aus einem vielleicht nur ganz geringfügig funktionell Geschädigten macht er einen Herzhypochonder. Indem er in ihm das Bewusstsein, einem schweren Leiden verfallen zu sein, züchtet, macht er den Gefährdeten zu einem Schwerkranken. Gerade bei den zahlreichen Kriegsneurotikern mit Herzsymptomen konnte man vielfach diese Erfahrung machen. Wie mancher nur Nervöse erfuhr durch die falsche Diagnose eines Herzfehlers oder einer Herzerweiterung eine auf lange Zeit dauernde ungünstige Beeinflussung. Die nachteiligen Folgen psychischer Affekte auf das Herz machen sich dann geltend und zu einem vielleicht geringfügigen, organischen addiert sich das in seinen funktionellen Folgen dann unberechenbare nervöse Leiden. So folgt daraus, dass vor allem der psychische Einfluss des Arztes dahin gehen muss, auch das Prinzip der Schonung hochzuhalten.

Die einzelnen Anwendungsformen der Reiztherapie lassen sich abstufen nach der Art und der Ausdehnung der Applikation und andererseits nach der Intensität des Reizes. Je nachdem die Applikationsstelle gewählt wird, und wie gross sie ist, hat der Reiz eine mehr oder weniger intensive Wirkung auf das Kreislaufsystem und ebenso je nach seiner Stärke.

Es ergibt sich daraus eine weitgehende Abstufungsmöglichkeit, von der im Einzelfalle insofern Gebrauch gemacht werden muss, dass man im allgemeinen mit lokalisierten milden Reizen beginnt, um allmählich zu allgemeineren und stärkeren vorzuschreiten. Dabei ist ausser den objektiv und subjektiv festzustellenden Reaktionen die spezielle Erfahrung des Arztes massgebend. Schon deshalb bedarf der Kranke während jeder Übungs- oder Reiztherapie der ärztlichen Beobachtung und Fürsorge.

Die lokalen Anwendungen.

Da die physiologischen Einwirkungen thermischer und elektrischer Reize ihre Hauptwirkung durch Vermittelung der sensiblen Nerven entfalten, so liegt nichts näher als zu versuchen, unmittelbar durch Beeinflussung der Brusthaut in der Herzgegend reflektorisch auf das Herz einzuwirken. Von jeher sind derartige Einwirkungen versucht und therapeutisch angewandt worden. Die Mittel, welche hier zur Verfügung stehen, sind verschiedener Art.

Die lokale Kälteeinwirkung. Ein in ein Tuch eingeschlagener etwa zu einem Drittel mit Eis gefüllter Gummibeutel bringt auf die Herzgegend gelegt zunächst ein Gefühl von subjektivem Wohlbehagen hervor, und zwar ist es zunächst die Ablenkung der Aufmerksamkeit von einer etwa im Innern vorgehenden beschleunigten Herztätigkeit, die der durch die Kälte gesetzte Hautreiz bewirkt. Die Tiefenwirkung des Eisbeutels reicht wohl kaum so weit, dass eine merkliche Abkühlung des Herzens selbst erreicht wird. Andererseits aber wirkt er stark auf die sensiblen Nervenendigungen der Haut, die zunächst stark erregt und nachher gelähmt werden. Ebenso die Vasomotoren. Die Haut wird zunächst blass, dann bei längerer Einwirkung livide rot durch Lähmung der kleinsten Gefässe. Die Erfahrung hat gezeigt, dass die Anwendung des Eisbeutels durchweg eine beruhigende Wirkung auf das Herz hat. Eine erregte beschleunigte Herztätigkeit wird beruhigt, das subjektive Gefühl des Herzklopfens wird gemildert. Man wendet die lokale Kälteapplikation bei allen Erregungszuständen des Herzens mit Erfolg an. Die Wirkung erfolgt vorzugsweise durch Vermittelung der Psyche, zum Teil aber auch vielleicht reflektorisch. Der Eisbeutel kann mit Vorteil durch eine sogenannte Leitersche Kühlschlange ersetzt werden. Diese ist eine vielfach gebogene enge Röhre, durch welche Wasser von bestimmter Temperatur geleitet wird. Sie ist leichter wie ein Eisbeutel. Letzterer wird, um die Schwere zu vermindern, am besten an einem über das Bett gespannten Reifen aufgehängt.

Das Senfpapier. Für kurze auf das Herz zu applizierende Reize sind Sinapismen von jeher in Gebrauch gewesen. Solche können natürlich nur für kurze Zeit und in Fällen akuter Herzschwäche als starker Hautreiz angewandt werden. Die Wirkung kommt entsprechend der der Kälte zustande.

Die Kohlensäurekompressen, welche von der Firma Deutsche Patent-Bank unter dem Namen Dr. med. Gurlands Kohlensäurekompresse in den Handel gebracht werden, enthalten in ihrem Innern eine Brause-Mischung. Sie werden in Wasser getaucht und dann auf die Herzgegend gelegt. Durch eine starke Entwickelung von Kohlensäure entsteht auf der umschriebenen Stelle der Haut ein ähnlicher Reiz wie im Kohlensäurebad. Die Haut ist nach Applikation einer solchen Kompresse gerötet. Die Wirkung dieser Kompressen beruht ebenfalls auf dem lokalen Hautreiz.

Die lokale Behandlung mit oszillierenden Strömen nach Rumpf. Diese Art der Behandlung besteht darin, dass eine von dem einen Pol eines Induktoriums geladene Leydener-Flasche ohne äusseren Belag — der andere Pol wird zur Erde abgeleitet — auf der Herzgegend des Kranken als Elektrode hin und her geführt wird, wobei die Haut des Kranken gewissermassen den äusseren Belag der Flasche darstellt. Es entstehen dabei prickelnde Sensationen in der Brusthaut, die sich bis zu lebhaftem Stechen steigern, und damit wird eine lebhafte Erregung der sensiblen Nerven in der Brusthaut hervorgerufen. Der Apparat besteht aus einem Funken-Induktorium mit einem Schaltbrett, auf welchem eine Reguliervorrichtung für den primären Strom angebracht ist. Der eine Pol der sekundären Wickelung geht in die Leydener-Flasche, welche aus einer dünnwandigen Kochflasche besteht, die mit Kugeln aus zusammengedrücktem Stanniol bis zur Hälfte gefüllt ist. In diese lockere Kugelschicht hinein ragt der mit dem einen Pol der sekundären Wickelung verbundene Draht. Der andere Pol der letzteren wird durch einen zweiten Draht mit dem Fussboden in Verbindung gebracht. Der Arzt fasst die Flasche am Halse und streicht damit in der Herzgegend des Patienten, welcher sich dabei nicht zu entblössen braucht, hin und her (Fig. 163).

Nach Rumpf soll sowohl im Tierversuch wie beim Menschen eine Verkleinerung des Herzens bei dieser Behandlung eintreten. Dies habe ich bisher nicht nachweisen können. Ich habe bei häufiger Anwendung der Methode wesentlich den Eindruck suggestiver Wirkung gehabt. Natürlich kommt dazu die lokale Reizwirkung auf die Haut wie bei der Eisblase, die reflektorisch die Herzarbeit stimuliert. Die objektive Besserung in den Fällen von Herzinsuffizienz — die natürlich auch mit anderen Mitteln gleichzeitig behandelt wurden — war wohl durch Anwendung dieser Methode unterstützt worden.

Auch von Smith ist ein Apparat zur elektrischen Behandlung des Herzens mit Wechselströmen angegeben, der in seiner Wirkung dem faradischen Strom nahe kommt (Fig. 164a).

Die Thermopenetration oder Diathermie genannte Anwendung von Wechselströmen hoher Frequenz wird ebenfalls bei Herzkrankheiten

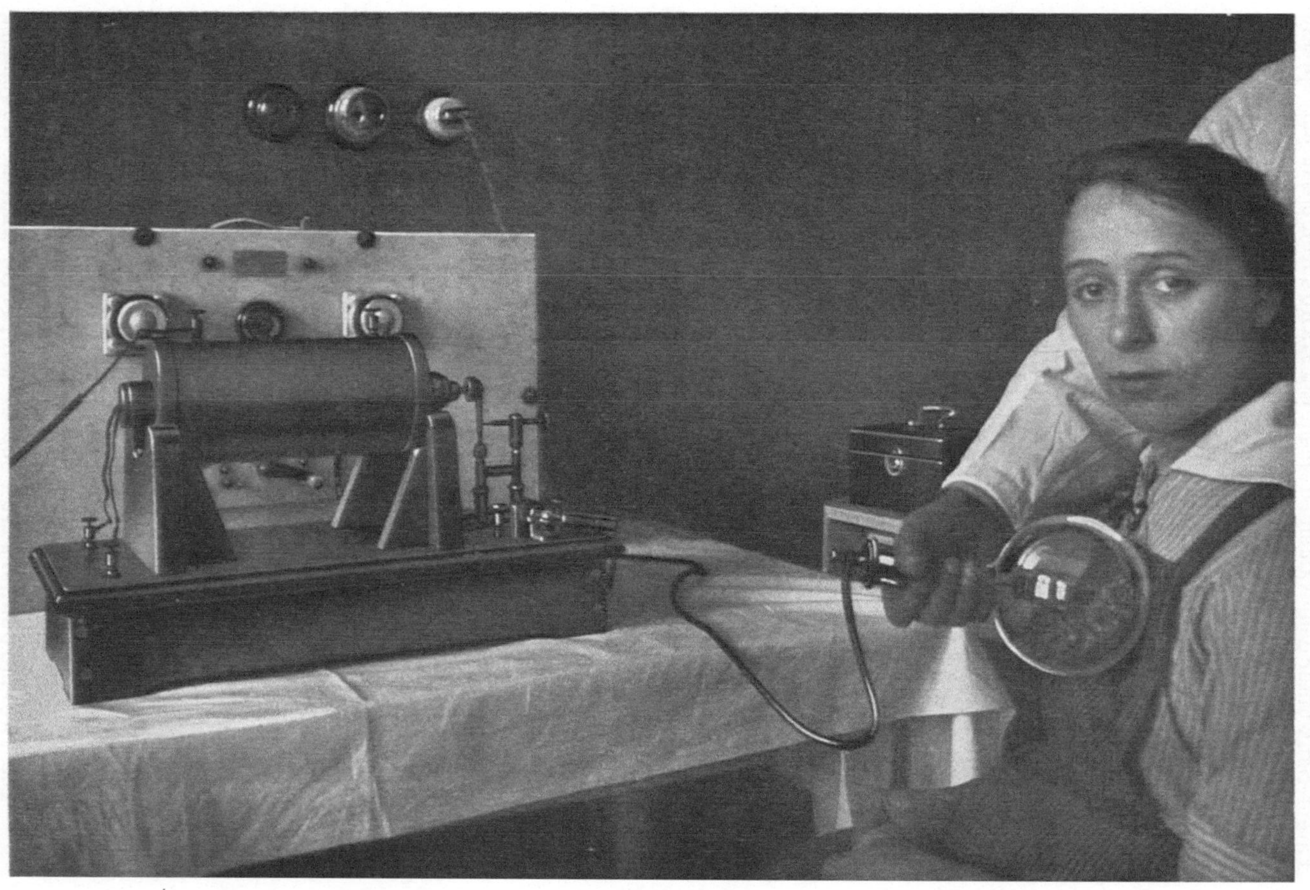

Fig. 163. Behandlung mit oszillierenden Strömen nach Rumpf.

angewandt. Die für diese Anwendung gebauten Apparate ermöglichen es, Ströme höchster Frequenz in den Körper einzuführen, wobei sich die elektrische Energie in Wärme umwandelt. Die dadurch hervorgerufene Erwärmung betrifft aber nicht so sehr die äusseren Bedeckungen, sondern sie wirkt besonders in der Tiefe. So kann man besonders auf spastische Zustände in den Arterien einwirken, wie bei Claudicatio intermittens, bei Koronarsklerose, auch bei zentraler Arteriosklerose. Gerade bei Angina pectoris sah ich davon mitunter Erfolge. Ob bei Endokarditis und sonstigen entzündlichen Erkrankungen und bei Herzfehlern etwas mit dieser Methode zu erreichen ist, scheint mir zweifelhaft.

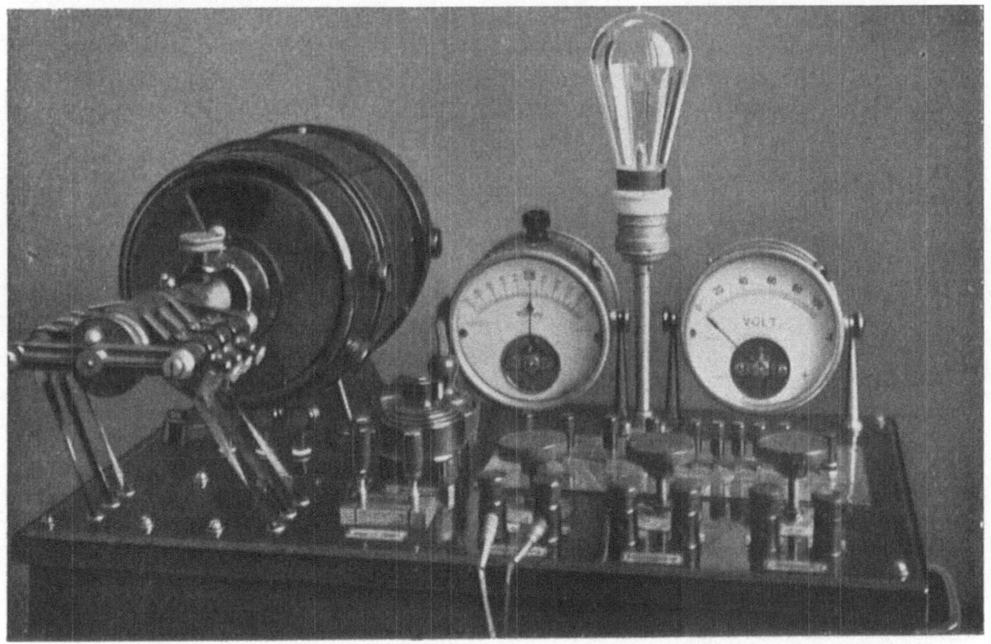

Fig. 164.
Apparat zur oszillatorischen Behandlung des Herzens nach Smith.

Auch Röntgentiefenbestrahlungen sind bei Angina pectoris empfohlen worden. Ich habe sie mehrfach angewandt und seitens der Patienten wurden mitunter subjektive Besserungen angegeben. Besonders gegen die Schmerzen bei luetischer Aortitis werden sie von Beeck und Hirsch empfohlen.

Die Bestrahlungen werden wöchentlich einmal vorgenommen, nach 6 Bestrahlungen 2 bis 3 Wochen Pause, dann nach weiteren 6 Bestrahlungen monatlich eine weitere Bestrahlung.

(Röhrenhärte 26 mm paral. Funkenstrecke, Belastung $1^1/_2$ MA. Fokusabst. 22 cm. Filterung 3 mm Aluminium.)

Allgemeine Anwendungen.

Im Vordergrund der Methodik der allgemeinen Anwendungen steht die Behandlung mit Kohlensäure- und elektrischen Bädern. Aber auch die sonstigen Anwendungsarten der Hydrotherapie kommen, wenn auch nur in milder Form in Betracht. Da die Herz- und Gefässwirkung bei der Hydrotherapie in erster Linie auf der angewandten Temperatur beruht, so ist die Wirkung auf die Kreislauforgane sowohl einfacher Wasserbäder wie der Gasbäder zwar prinzipiell gleichartig, aber es ist wegen gewisser weiterer Wirkungen die Anwendung der Thermotherapie in Form der kohlensauren Bäder bei Kreislaufkranken vorzuziehen.

Als physiologische Wirkungen der Hautapplikation von Kälte oder Wärme auf das Kreislaufsystem sind zu bemerken:

Auf thermische Reize reagiert die gesamte Peripherie des Körpers in gleichem Sinne. Kaltreize bewirken Verengung, Warmreize eine Erweiterung der peripheren Gefässe. Auf thermische Reize reagieren die Gefässe der Eingeweide und meist auch des Schädelinnern umgekehrt als die Gefässe der Peripherie. Die Grösse der Gefässreaktionen steht in direktem Verhältnis zur Temperatur des angewandten Reizes.

Was im besonderen die Wirkung anbetrifft, so rufen Wasserbäder unterhalb der Differenzzone, die individuell geringe Verschiedenheit zeigt (33—35° C), während des Bades Verengerung der peripheren Strombahnen in Haut und Muskulatur und damit eine Steigerung des Blutdruckes bei Herabsetzung der Pulsfrequenz hervor. Dieser wirkt der Organismus entgegen durch Erweiterung der Gefässe im Splanchnikusgebiet und im Gehirn. Das Herzschlagvolumen verkleinert sich. Wasserbäder oberhalb der Differenzzone bis zu etwa 40° C bewirken Erweiterung der peripheren Strombahnen und umgekehrt Verengerung der inneren Gefässe und nach einleitender kurzer Steigerung ein Sinken des Blutdrucks auf resp. unter den Normalwert, dem dann wieder ein erneuter Anstieg folgt. Das Herzschlagvolumen wird vergrössert, die Frequenz gesteigert. Unterhalb von 37° C sinkt die Pulsfrequenz, oberhalb steigt sie. Wasserbäder über 40° C bewirken eine während des ganzen Bades andauernde Steigerung des Blutdrucks, die durch Vermehrung der Pulsfrequenz und der Schlagvolumina trotz Erweiterung der Gefässe eintritt. Bei den heissen Bädern erfolgt das Ansteigen von Blutdruck und Körpertemperatur gleichzeitig (O. Müller).

Strassburger kommt zu ähnlichen Resultaten und kommt zu dem Schluss: Heisse Bäder stellen in jeder Beziehung erhebliche Mehrforderungen an das Herz, besonders wenn sie zur Erhöhung der Körpertemperatur führen. Kühle Bäder bedeuten für das Herz zugleich eine Übung und Schonung.

Beck und Dohern, sowie Seelig fanden nach warmen Bädern Herzverkleinerung, nach kalten Herzvergrösserung mit dem Orthodiagraphen. Erstere ging mit sinkendem Blutdruck und Pulsbeschleunigung, letztere mit steigendem Blutdruck und Pulsverlangsamung einher.

Zu bemerken ist, dass diese Feststellungen fast ausschliesslich an gesunden Menschen gemacht sind und eine einfache Übertragung der Resultate auf den kreislaufkranken Menschen vielleicht nicht ohne weiteres statthaft ist. Jedenfalls sind dies die physiologischen Unterlagen, auf denen wir aufbauen müssen. Bei der praktischen Anwenduug ist aber nicht zu vergessen, dass auch psychische Einflüsse, die ja auf alle in Betracht kommenden Faktoren: Herz und Gefässarbeit intensiv einzuwirken vermögen, bei den Kranken eine Rolle spielen und die Wirkungen der therapeutischen Anwendungen zu beeinflussen vermögen.

Man wird bei allen hydrotherapeutischen Anwendungen bei Kreislaufkranken sich vor zu starken Temperaturreizen hüten müssen. Warme Vollbäder, sowie auch sehr kalte Applikationen, strengen das Herz stark an. Das warme Vollbad bringt eine starke Erweiterung der Hautgefässe mit ansteigender Pulsfrequenz und Sinken des Arteriendruckes. Auch wechselwarme Vornahmen wirken ungünstig ein. Nach O. Müller wirken thermisch differente Anwendungen blutdrucksteigernd, die Drucksteigerung wird mit der Herabsetzung der Temperatur vergrössert, die Pulsfrequenz vermindert. Man wird also bei allen Erkrankungen der Kreislauforgane zu warme und sehr kalte Prozeduren vermeiden. Alle Fälle von schwerer Herzmuskelschwäche, vorgeschrittener Arteriosklerose, dekompensierten Klappenfehlern sind von derartigen Anwendungen auszuschliessen.

Duschen, Güsse, Wellenbäder sind ebenfalls, da sie durch die zum Temperaturreiz hinzukommenden mechanischen Reize stärker angreifende Applikationen sind, nicht zu empfehlen. Man wird sich auf Abwaschungen, Abreibungen und Abklatschungen beschränken und von Bädern nur Teilbäder und allenfalls Halbbäder mit mässigen Temperaturdifferenzen anwenden. Packungen mit aufgelegtem kühlem Herzschlauch werden bei Erregungszuständen unter Umständen angenehm empfunden. Dampfbäder, Schlammbäder, Sand- und Moorbäder dürfen von Herzkranken wegen der mit der hohen Temperatur verbundenen Einwirkungen auf die Kreislauforgane nicht genommen werden, auch die Heissluftbäder, wie sie vorzugsweise als elektrische Lichtbäder im Gebrauch sind, sind aus demselben Grunde nicht oder nur mit grösster Vorsicht anzuwenden.

Kohlensaure Bäder.

Es hat sich seit Beneke für hydrotherapeutische Massnahmen bei Kreislaufkranken in steigendem Masse die Verwendung von kohlensauren Bädern eingeführt und zweifellos sind durch die Empirie bei gewissen Stadien und Formen der relativen Herzinsuffizienz günstige therapeutische Wirkungen festgestellt. Einwirkungen auf Pulsfrequenz und Sphygmogramm, Blutdruck, Herzgrösse etc. sind je nach dem Modestandpunkt der Diagnostik zahllos stets in günstigem Sinne festgestellt worden. Erst in den letzten Jahren ist eine genauere Analyse der Wirkung dieser Bäder versucht worden.

Die Wirkung der Kohlensäurebäder ist von O. Müller und seinen Mitarbeitern, ferner von Strasburger und A. Hirschfeld experimentell studiert worden. Sie fanden, dass zu der oben beschriebenen Wirkung der Temperatur bei den gashaltigen Bädern noch besondere Wirkungen hinzukommen. Fest steht, dass neben den thermischen Momenten hier noch mechanische und sensible Reizungen durch die Gasblasen, die sich der Haut ansetzen, hervorgerufen werden. Vielleicht kommen aber auch noch chemische Einflüsse in Betracht. Die Hauptwirkung kommt, wenn die Bäder von differenter Temperatur sind, doch durch letztere zustande. Die Gasblasen schlagen sich dabei gewissermassen wie ein schützender Mantel auf den Körper nieder und isolieren damit die Haut teilweise von der Wasser- und Temperatureinwirkung. Deshalb wird im Bade eine differente Temperatur weniger als solche empfunden, wie im gleichwarmen Süsswasserbade. Die Gasblasen mildern den Temperaturreiz und schwächen seine physiologische Wirkung ab. Weiterhin haben die Kohlensäurebläschen eine reizende Wirkung auf die sensiblen Nervenendigungen, die sich in Form des Gefühls von leichtem Prikeln äussert, wobei das in die Haut eindringende Kochsalz diese Empfindung noch vermehrt. Nach den Untersuchungen von Winternitz wird in den Kohlensäurebädern die Kohlensäure sowohl durch die Haut resorbiert wie auch durch die Atmung aufgenommen, wodurch das Blut mit Kohlensäure angereichert wird. Das kohlensäurereiche Blut wirkt auf das Atmungszentrum ein und veranlasst tiefere Atemzüge. Weiter ist als Wirkung auf den Kreislauf bekannt, dass bei kühlen kohlensäurehaltigen Solbädern das Herzschlagvolumen steigt.

Bei Bädern mit indifferenter Temperatur lassen sich die Wirkungen des Kohlensäurebades am reinsten erkennen, doch sind hier die bisherigen Versuchsergebnisse widerspruchsvoll. Nach O. Müller steigt im indifferenten Bade die Blutdruckamplitude und der Mitteldruck. Bei späteren Versuchen, fand er im indifferenten Bade einen sinkenden Blutdruck, eine stärkere Pulsverspätung. Er fand eine stärkere reflektorische Herzwirkung und eine geringere Arterienwirkung. Dagegen wurden die Kapillaren erweitert, was sich durch Hautrötung anzeigt.

Im kühleren Bade 31—32° C —, welches das therapeutisch am meisten Angewandte ist, werden sowohl Herz- wie vasomotorische Erscheinungen ausgelöst. Die verlangsamende Wirkung der kühlen Temperatur und die beschleunigende des Kohlensäure- und Salzgehaltes wirken gegeneinander. Dadurch wird die Herzarbeit verlangsamt, aber weniger wie im gleich kühlen Süsswasserbad. Das Herzschlagvolumen wird vermehrt. Durch die tiefere Atmung wird der venöse Rückfluss zum Herzen erleichtert, es wird also die Zirkulation sowohl im arteriellen wie im venösen Teil des grossen Kreislaufs beschleunigt. Die peripheren Arterien ziehen sich zusammen, während die Gefässgebiete des Darms und des Gehirns sich erweitern, doch nicht so weit, dass die Wirkung der peripheren Kontraktion ausgeglichen wird. Der Blutdruck steigt dadurch an. Die durch die Arterienkontraktion und -Erschlaffung bewirkten Veränderungen des Blutkreislaufs sind als günstig zu bezeichnen, da die lebenswichtigen inneren Gefässgebiete mehr arterielles Blut erhalten wie die weniger wichtigen äusseren. Weiterhin tritt eine kapilläre Hyperämie der Haut ein, die aber nach O. Müller nicht entlastend auf den Kreislauf wirkt, da die zuführenden Arterien verengert sind. Nach Hirschfeld sollen auch die peripheren Arterien sich erweitern, während nach O. Müller Kapillaren und Arterien sich gegensätzlich verhalten. Die Erweiterung der Kapillaren kommt durch direkten Reiz zustande, da sie nur die untergetauchten Teile des Körpers betrifft. Die beobachtete Blutdrucksteigerung beweist, dass es sich beim Kohlensäurebad um eine Anstrengung, eine Übung des Herzens handelt und dass bei dekompensierten Kranken sie nicht indiziert sind.

Bei Bädern, deren Temperatur über der Indifferenzzone liegt, wird ebenfalls das Schlagvolumen vergrössert, aber bei vermehrter Frequenz. Da die Atmung flacher ist, so fällt die den Kreislauf unterstützende Wirkung dieser aus. Die

Arterienwirkung ist eine dem kühlen Bade entgegengesetzte. Die peripheren Arterien erweitern sich und die inneren Strombahnen verengern sich ein wenig kompensatorisch, aber nicht so, dass sie die periphere Erweiterung voll kompensieren. Dadurch sinkt der mittlere Blutdruck. Da die Kapillaren ebenfalls erweitert werden, also gleichsinnig wie die Arterien sich verhalten, so werden die peripheren Teile besser durchblutet wie die inneren. Es ist die Blutverteilung eine ungünstigere. Da das Schlagvolumen und die Frequenz gesteigert sind, so bedeutet auch das warme Kohlensäurebad eine Anstrengung für das Herz.

Strasburger, der an den natürlichen Nauheimer Bädern Versuche anstellte, allerdings an gesunden Menschen, fand, dass sowohl bei indifferenten wie bei kühlen Bädern Blutdruck und Plethysmogramm sowie Pulsverspätung nach vorübergehender Erhöhung ein Nachlassen des Gefässtonus anzeigten. Er steht also entgegen Ottfried·Müller mit Hirschfeld auf dem Standpunkt, dass den natürlichen kohlensäurehaltigen Thermalsolbädern eine ausgesprochene periphere gefässerweiternde Wirkung zukommt, die nicht nur die Kapillaren, sondern auch die Arterien betrifft. Es überwiegt nach ihm also der gefässerweiternde Einfluss der Kohlensäure über den gefässverengernden Einfluss der Kälte. Es sollen also danach die natürlichen kohlensäurehaltigen Solbäder nach vorübergehender Erhöhung die Widerstände im arteriellen System erniedrigen. Je kälter das Bad, um so grösser zunächst der Widerstand, der nachher sich erniedrigt. Im Verlauf des Bades erhöht sich das Schlagvolumen entgegengesetzt zu den gleich temperierten Süsswasserbädern. Nach Hirschfelds und Strasburgers Ergebnissen würde das Kohlensäurebad nach einer anfänglich übenden später eine schonende Wirkung entwickeln. Bei diesem Zwiespalt der Meinungen ist ein abschliessendes Urteil über die Wirkungsweise der Kohlensäurebäder noch nicht möglich, doch zeigen im allgemeinen die praktischen Anwendungen, dass die übende Wirkung, die ja auch nach Strasburger und Hirschfeld wenigstens im Anfang des Bades eintritt, die Hauptindikation für die Wirkung der Bäder abgibt.

Keine Behandlungsart erfreut sich bei Kreislaufskranken einer grösseren Beliebtheit als die mit kohlensäurehaltigen Bädern, welche in den entsprechenden Badeorten oder auch zu Hause dem Kranken verordnet werden. Es ist oft zweifelhaft, ob der Besuch eines Badeortes den Kranken einen so grossen Nutzen verspricht, wie vielfach angenommen wird, ob ein grösserer wie mit der Anwendung übender Methoden an irgend einem beliebigen Orte unter Anleitung und Aufsicht eines mit den Methoden vertrauten Arztes. Sollte sich nicht auf diesem Gebiete schon recht bald ein Wandel anbahnen, ähnlich dem, der sich in der Behandlung der Tuberkulose vollzogen hat, wo an Stelle der Kurorte die Kuranstalt, die Heilstätte getreten ist. Ich gehe in meiner Skepsis nicht so weit, wie Mackenzie in seinem auch ins Deutsche übersetzten Lehrbuch der Herzkrankheiten, aber schon vor 15 Jahren habe ich auf eigenen umfassenden Erfahrungen fussend den Wunsch ausgesprochen, es möge doch einmal von den Dauererfolgen solcher Badekuren auf Grund eines grossen statistischen Materials berichtet werden. Diese Frage ist bis jetzt nicht beantwortet worden, obwohl sicher ein reiches Material an den in Frage kommenden Orten vorliegen könnte. Meine eigenen Erfahrungen sind nicht allzu ermutigend gewesen. Denn bei Kranken, bei denen wirklich Insuffizienzerscheinungen vorlagen, sind dort die Resultate meist nicht allzu glänzend gewesen. Sicherlich werden die Indikationen nicht immer richtig gestellt, woran aber die Patienten und zuweisenden Ärzte, in deren Psyche auf das Wort „Herz" das Echo „Nauheim" geweckt wird, zu ihrem Schaden vielfach die Hauptschuld tragen. Manchem wäre durch eine Schonungskur mehr geholfen gewesen, wie durch die Übungskur.

Für viele gefährdete Kranke ist der Aufenthalt in einer mit den einschlägigen Hilfsmitteln ausgestatteten Heilanstalt oder Klinik dem Kuraufenthalt in einem Badeorte mit seinen vielfach erregenden Wirkungen vorzuziehen. Diesem Bedürfnis ist man an manchen Kurorten durch Einrichtung von Sanatorien entgegengekommen. Der Indikation „Schonung" kann sonst doch nur sehr bedingt Rechnung getragen werden. Denn wenn die Kranken mitunter lange warten müssen oder gezwungen sind, im ersten Morgengrauen zu ihrem Bade zu kommen, wodurch die nötige Ruhe verkürzt und verkümmert wird, und andererseits Geselligkeit, Musik und was sonst noch dazu gehört ungewollte Erregungen bringen, so ist das gewiss oft nicht vorteilhaft für ein krankes Herz. Nutzen von Badekuren haben vor allem die Prophylaktiker und die leichteren Formen der Insuffizienz. Alle schwereren Formen gehören meines Erachtens nicht in das gesellige Leben der Badeorte, ebensowenig wie höhergradige Nervöse, sondern sollten in geeigneten Anstalten, welche den für eine erfolgreiche Kur geforderten Bedingungen mehr Rechnung tragen, behandelt werden, wenn diese in den häuslichen Verhältnissen nicht erfüllt werden können.

Man geht sicher oft in der Verordnung der Kohlensäurebäder, zumal wo sie so bequem in jeder Badewanne durch die im Handel befindlichen fertigen Präparate herzustellen sind, etwas zu weit. Die Anwendung der Kohlensäurebäder ist eine das Herz anstrengende, eine übende, nicht eine rein schonende Behandlungsmethode. Dies soll man sich gesagt sein lassen, wenn man sie verordnen will. Es muss das Herz im Bade eine gewisse Mehrleistung vollbringen, und um dies ungestraft oder sogar mit Nutzen tun zu können, muss es über eine gewisse Reservekraft verfügen. Mit Recht vergleicht A. Schott die Kohlensäurebäder mit einer Turnstunde für das Herz, und wie zu jeder Turnstunde die Muskeln, so muss auch das Herz über eine gewisse Reservekraft verfügen, wenn es eine Bäderbehandlung mit Nutzen durchmachen soll. Durch die Abstufbarkeit der Bäder in ihrer Dauer, ihrem Kohlensäuregehalt, vor allem in der Temperatur und in ihrem Gehalt an Salzen kann diese Turnstunde in ihrer Schwierigkeit für das Herz abgeändert werden.

Was die Klinischen Beobachtungen anbetrifft, so ist in erster Linie die Temperatur für die Wirksamkeit ausschlaggebend. Die Kohlensäurebäder verhalten sich in ihrer Wirkung auf die Kreislauforgane speziell die Gefässe ähnlich wie sonstige kühle Bäder. Der Blutdruck wird bei Badetemperaturen, die unter 33° C liegen, meist gesteigert, und zwar schon nach kurzer Zeit, diese Steigerung dauert bis zu einer halben Stunde nach dem Bade an. Der Puls wird in der Regel verlangsamt und fühlt sich häufig kräftiger an.

Der Hauptangriffspunkt der Bäderwirkung betrifft die Gefässe. Die Blutgefässe der Haut verengern sich, während die der inneren Organe sich in mässiger Weise erweitern. Da der Blutdruck steigt, so muss die Verengerung der peripheren Blutgefässe eine grössere Einschränkung des gesamten Querschnittes der Blutbahn hervorrufen, als die Erweiterung kompensiert. Salz und Kohlensäure wirken nicht spezifisch auf das Gefässsystem ein. Es scheint, dass die Kohlensäure wesentlich die Wirkung hat, einen Reiz für die Kapillaren und kleinsten Gefässe der Haut hervorzurufen, der sich durch die Rötung der Haut anzeigt. Die Gasbläschen bedecken dicht nebeneinander sitzend die unter Wasser befindliche Haut, dadurch entsteht ein subjektives Wärmegefühl und dieses Wärmegefühl ist sicherlich die Ursache, dass der Kranke im kühlen Bade nicht friert, sondern sich mehr oder weniger angenehm fühlt. Ottfried Müller wies nach, dass die Herzarbeit im kühlen Kohlensäurebad stärker ist, als im Wasserbad von derselben Temperatur. Die von Liewschitz durch tachographische Versuche festgestellte vermehrte Stromgeschwindigkeit des Blutes entspricht dem Verhalten im warmen Bade. So vergleicht Ottfried Müller den Einfluss des Kohlensäurebades auf den Kreislauf mit dem eines warmen und kalten Bades zugleich. Die Atmungsgrösse steigt im Bade, ohne dass eine Beschleunigung eintritt. Ob, wie Winternitz annimmt, Kohlensäure durch die Haut aufgenommen und durch die Exspirationsluft ausgeschieden wird, ist bisher nicht bestätigt worden. Trockene Kohlensäure-Gasbäder, wie sie in Franzensbad an dem sog. Polterbrunnen verabreicht werden, sollen nach Steinschneider den Blutdruck steigern. Nach Grödel kommt solchen Anwendungen kein wesentlicher Einfluss auf den Kreislauf zu.

Über die physiologische Wirkung sonstiger gashaltiger Bäder, wie Sauerstoffbäder, welche in verschiedener Form, z. B. unter dem Namen Ozetbäder usw. in den Handel gebracht werden, sind wenig Untersuchungen gemacht worden, ebenso über die Wirkung der von Senator eingeführten Luftperlbäder, bei denen statt des Sauerstoffs komprimierte Luft in das Wasser getrieben wird. Sie wirken ähnlich auf den Kreislauf ein wie das Kohlensäurebad, aber nicht so intensiv.

Will man einen Patienten der Bäderbehandlung unterziehen, so muss zunächst festgestellt werden, wie weit das Herz noch den durch die Turnstunde gestellten Ansprüchen genügen kann. Dabei ist es erforderlich, die Bäder so einzurichten, dass sie in ihrer Reizwirkung abgestuft werden können. Die Abstufung kann erreicht werden durch Veränderung der Dauer und der Temperatur des Bades — je weiter abwärts vom Indifferenzpunkt das Wasser liegt, um so stärker ist die Reizwirkung — und in weit geringerem Masse auch durch Veränderung des Kohlensäure- und Salzgehaltes. Man wird in allen Fällen mit möglichst schwachen Reizen anfangen, die Temperatur des Bades nahe dem Indifferenzpunkt, etwa 34° C wählen und den Kohlensäuregehalt der Bäder schwach nehmen. Diese Form der Abstufung wird in dem als „Herzbad" seit Jahrzehnten bekannten Bad Nauheim angewandt. Sie wird hervorgebracht durch Mischung der verschiedenen Quellen bezw. des in Bassins abgestandenen Wassers mit frischem eben der Quelle entnommenen. Auf diese Weise lässt sich eine weitgehende Abstufbarkeit der einzelnen Bäder erzielen, die von den einfachen Thermalbädern bis zu den Stromsprudelbädern gesteigert werden kann.

Die Bäder in Nauheim werden jetzt nur mehr 3 von den 5 Solquellen, den Quellen Nr. 7, 12 und 14 entnommen, die Quelle Nr. 7, der sogenannte „grosse Sprudel" hat eine Temperatur von 29,9° C und 19,5 ‰ Kochsalz, ausserdem enthält sie Chlorcalcium und andere Salze. Die Quelle Nr. 12, die Friedrich Wilhelm-Quelle hat eine Temperatur von 34,4° C und 27,2 ‰ Kochsalz, die Quelle Nr. 14 hat 32,2° C und 22,7 ‰ Kochsalz.

Man hat nun 7 verschiedene Arten, das Wasser zum Bade den Quellen zu entnehmen. 1. Sprudelbäder, 2. Sprudelstrombäder, 3. Thermalsprudelbäder, 4. Thermalsprudelstrombäder, 5. Thermalbäder, 6. Thermalstrombäder, 7. Solbäder. Hauptsächlich sind Thermalbäder, Thermalsprudelbäder und Sprudelbäder im Gebrauch. Lässt man die Quellen frei in Bassins einlaufen, in welchem das Wasser stehen bleibt, so geht, wenn das Bassin offen ist, ein grosser Teil der Kohlensäure verloren und aus dem abgestandenen Wasser eines solchen Bassins wird namentlich durch Mischung des Wassers der Quellen Nr. 7 und 12 das schwächste Bad, das Thermalbad, hergestellt. Man hat aber auch geschlossene Bassins, in denen nur wenig CO_2 verloren geht, aus diesen werden die Thermalsprudelbäder gegeben. Die stärkeren Badeformen werden durch Abzweigrohre dem Steigrohr des Brunnens selbst entnommen. Hier kommt das Wasser unmittelbar aus der Quelle zur Verwendung und enthält deshalb viel mehr Kohlensäure. Man nennt diese Art der Bäder „Sprudelbäder". Diese stellen die häufigste Badeform dar und lassen sich durch Zuführung von abgestandenem Thermalwasser in Kohlensäure, Salzgehalt und Temperatur verändern. Das stärkste Bad ist das Sprudelstrombad, bei dem unmittelbar aus dem Quellenrohr das Wasser in die Wanne fliesst und zugleich am anderen Ende aus der Wanne wieder ausfliesst. Letztere Badeform ist wegen der starken mechanischen und abkühlenden Einwirkung des strömenden Wassers ausserordentlich anstrengend und wird neuerdings selten gegeben. Die Temperatur der Bäder und der Salzgehalt kann fernerhin noch durch Zusatz von Eis oder Süsswasser reguliert werden.

Weitere Badeorte mit Solquellen, die sich auf Behandlung von Herzkranken eingerichtet haben, sind Bad Orb im Spessart, Homburg, Kissingen, Salzuflen, Oeynhausen, Waldliesborn bei Lippstadt in Westfalen und Soden. Die drei letzteren haben wie Nauheim genügend warme Quellen, während in den übrigen die Quellen kälter sind. Hier müssen die Bäder künstlich erwärmt werden, um die nötige Temperaturhöhe zu erreichen. Dies hat den Nachteil, dass ein Teil der Kohlensäure durch die Erwärmung an sich und in der dazu erforderlichen Zeit entweichen muss.

Auch Stahlbäder sind vielfach zur Behandlung von Herzkranken herangezogen worden, in erster Linie Cudowa, Elster und Franzensbad. Auch Driburg und Peterstal kommen in Betracht. Schuls-Tarasp hat ebenfalls Stahlquellen, die von Herzkranken benutzt werden. St. Moritz, welches in seinem Paracelsusbrunnen eine stark kohlensäure- und eisenhaltige Quelle besitzt, kommt wegen seiner Höhenlage nur für leichte Fälle in Betracht. Die kohlensäurehaltigen Glaubersalz-Quellen Marienbads und Mergentheims werden neuerdings ebenfalls bei Herzkranken angewandt.

Je nachdem ob noch sonstige Erkrankungen vorliegen, oder welche Grundkrankheit die Herzschwäche verursucht, wird man im Einzelfalle den Badeort wählen. Man wird bei Magendarmerkrankungen und Fettleibigen Orte wie Marienbad, Homburg, Kissingen, Mergentheim vorziehen, ebenso Tarasp. Bei Anämischen kommen die Stahlquellen in erster Linie in Betracht.

Neben dem Besuch der natürlichen Quellen, die ja nur einer Minderzahl zur regelmässigen Badekur zugängig sind, hat sich in neuerer Zeit die Verabreichung von künstlichen kohlensäurehaltigen Bädern mehr und mehr eingebürgert. In grossen Städten findet man in den öffentlichen Badeanstalten meist Anlagen zur Abgabe von Kohlensäurebädern. Auch im Hause des Kranken selbst kann man durch Zusatz entsprechender Chemikalien kohlensäurehaltige Bäder verabreichen. In einfachster Form lassen sich derartige Bäder bereits mit Hilfe einer Kohlensäureflasche und eines in das Badewasser versenkten Röhrensystems, welches feine Löcher hat, herstellen, allerdings ist dabei die Mischung des Wassers mit der Kohlensäure keine innige, doch sieht man auch in solchen Bädern dieselben Reaktionen eintreten, wie im natürlichen Kohlensäurebad.

Es gibt zahlreiche Einrichtungen zur Herstellung von künstlichen Kohlensäurebädern, von denen der von der Firma Gebr. Jakob und A. Serenij, Pressluft-Ges. Berlin, hergestellte Apparat „Perle im Bade“ sich mir bei Anwendung im Hause der Kranken bewährt hat. Bei diesem wird durch gespaltene Rohrstäbe die Kohlensäure in feinen

Bläschen direkt aus der Stahlflasche in das Wasser geleitet. Man kann denselben Apparat auch zur Herstellung von Sauerstoffbädern benutzen, wobei man einen Sauerstoffzylinder anschliesst. Diese verdienen bei dyspnoischen Kranken den Vorzug. Für grössere Anlagen sind die Apparate von Fischer & Kiefer in Karlsruhe nach unseren Erfahrungen sehr empfehlenswert. Das Wasser läuft in diesem Apparat zwischen Glaskugeln herunter und wird dabei mit Kohlensäure, die unter einem gewissen Druck in den Mischzylinder eingepresst wird, gesättigt. Die Verbindung der Kohlensäure mit dem Wasser ist eine sehr innige, so dass das Bad dem natürlichen nahe kommt (Fig. 165). Durch Wahl der Temperatur, ferner durch Solezusatz oder Zusatz von gewöhnlichem Wasser lässt es sich abstufen. Ebenfalls gut sind die von Keller in Dresden gelieferten Apparate, welche auch eine innige Mischung des Wassers mit der Kohlensäure durch Verstäubung des ersteren herbeiführen. Neuerdings wird auch der von Paschka in Wien gelieferte Apparat Non plus ultra gerühmt.

Für die Herstellung der Bäder im Hause bedient man sich auch der Chemikalien. Bei fast allen Methoden ist das doppelkohlensaure Natron das Kohlensäure spendende Agens. (Man kann statt dessen auch kohlensaures Kalzium verwenden). Dieses wird zunächst im Wasser gelöst. Dann wird eine anorganische oder organische Säure zugefügt. In dem Quaglioschen Verfahren wird Salzsäure, bei Sandow doppelschwefelsaures Kali verwandt. Dadurch, dass die Säure langsam in das Wasser einfliesst, respektive durch Auflösung des Vehikels allmählich in das Badewasser diffundiert, kommt eine länger dauernde Entwicklung der Kohlensäure zustande. Bei dem Sandowschen Verfahren wird dadurch, dass das schwefelsaure Kali in Form von Tafeln in das Wasser gelegt wird und sich allmählich auflöst, eine längere Entwickelungsdauer der Kohlensäure hervorgebracht. Da diese Badeformen wegen der dazu verwandten Chemikalien Metallwannen stark angreifen, so bedient man sich neuerdings besser der mit organischen Säuren arbeitenden Methoden. Es sind dies z. B. die von Kopp & Joseph in Berlin hergestellten Bäder Marke Zeo, die auch mit verschiedenartigen Badezusätzen geliefert werden, sowie die ebenfalls in Berlin fabrizierten Formica-Bäder und andere.

Für die im Hause zu nehmenden Bäder bedarf es einiger Vorschriften. Was die Temperatur anbelangt, so beginnt man mit Bädern, die der Indifferenzzone von 34° C naheliegen. Nach jedem zweiten Bade geht man mit der Temperatur um 1° C herunter, unter 29° C herunterzugehen, wird selten angebracht sein. Die Dauer der Bäder wird man mit 5 Minuten beginnen lassen, jedes folgende Bad etwa 3 Minuten länger nehmen lassen, bis man auf 20 Minuten kommt. Den Kohlensäuregehalt kann man durch die Menge der zugefügten Chemikalien modifizieren, ebenso kann man den Salzgehalt allmählich verstärken, doch ist letzterer nicht von grosser Wichtigkeit. Man beginnt mit schwächster oder sogar ohne Kohlensäureentwickelung und indifferenter Temperatur. Die Bäder sind bei Ausführung der Kur in den häuslichen Verhältnissen nicht zu häufig zu nehmen. Zwei bis drei in der Woche sind eine genügende Zahl. Nach jedem Bad, bei welchem stets für ausreichende

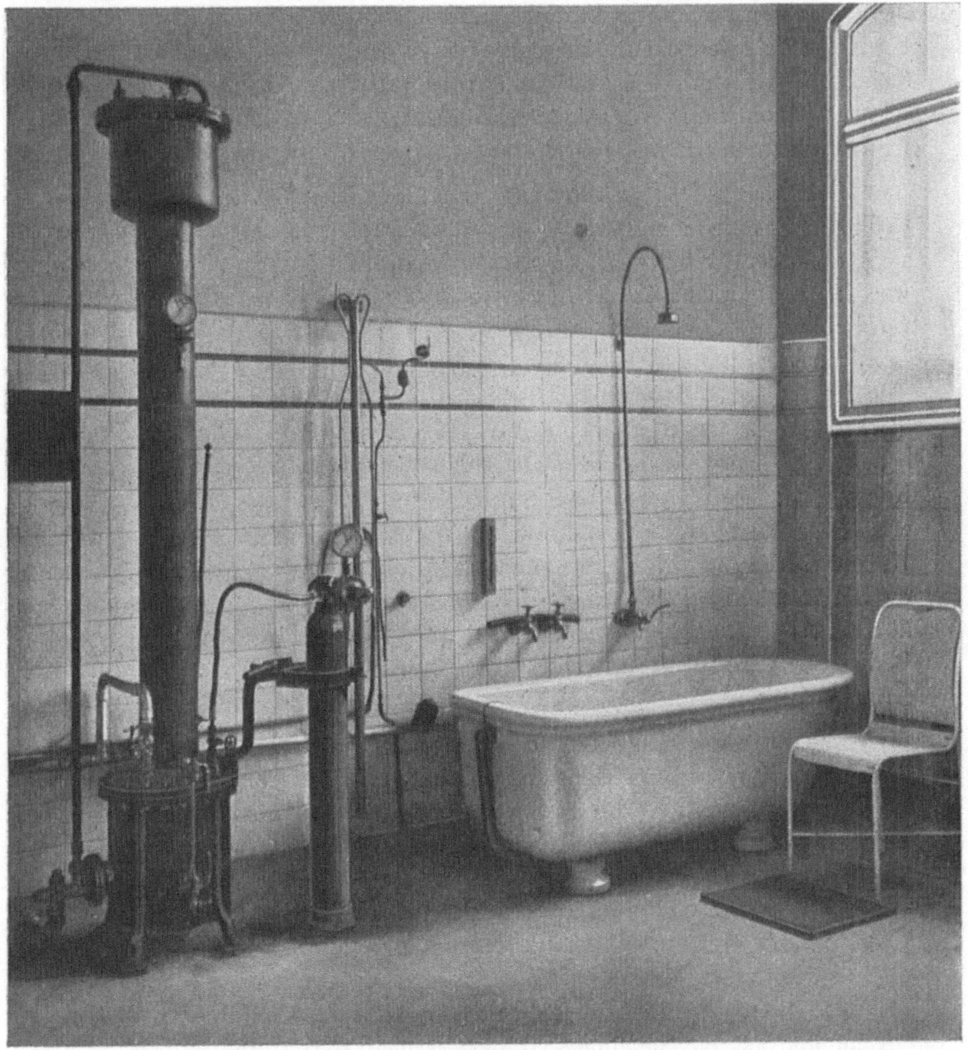

Fig. 165.
Einrichtung zur Herstellung von Kohlensäurebädern von Fischer und Kiefer.

Hilfe durch einen Badewärter zu sorgen ist, muss der Kranke sich ruhig verhalten, deshalb muss er auch mit fremder Hilfe abgetrocknet werden, am besten auf einem Lager ruhend, und muss nachher $1^1/_2$ bis 2 Stunden im Bett bleiben. Tritt dabei Schlaf ein, so ist das günstig.

Die Badezeit ist zu Hause am besten so zu wählen, dass das Frühstück nicht zu nahe vorher liegt und ferner nach dem Bade bis zum Mittagessen ausreichende Ruhezeit gegeben ist. Ebenso kann man das Bad in den späten Nachmittagsstunden nehmen lassen, doch nicht am Abend vor dem Schlafengehen. Es bedarf eine solche Badekur detaillierter Vorschriften seitens des Arztes und wird am besten in einer geeigneten Anstalt genommen. Während der Bäderbehandlung muss der Arzt den Kranken namentlich nach den ersten Bädern genau überwachen.

Sehr wesentlich für die Beurteilung des Erfolges ist das subjektive Befinden. Fühlt der Patient nach der dem Bade folgenden Ruhezeit sich in seinem Wohlbefinden gehoben und ist der Puls kräftiger geworden, so kann man die Reizwirkung der Bäder steigern, umgekehrt verbietet ein schlechteres Befinden die Fortsetzung der Kur. Jedenfalls darf dann erst nach einer längeren Pause und etwas schwächer gebadet werden. Bei der häuslichen Kur wird man das Bad über ein gewisses Mass der Reizwirkung nicht steigern können, da das Herabgehen der Temperatur, die Steigung der Badedauer und auch der Kohlensäurezusatz, sowie der Salzgehalt der Bäder bald das Maximum erreicht. Die Zahl der Bäder wird für eine Kur gewöhnlich auf 15—30 normiert. In Nauheim lassen die Ärzte die Patienten, welche im Frühjahr eine Kur machen, im Herbste gewöhnlich zu einer zweiten kürzeren Kur nochmals wiederkommen. Bei der Behandlung in einem Badeorte müssen die Kranken sich peinlich nach den Vorschriften der Ärzte richten.

Weitere Verhaltungsmassregeln sind noch für die Zeit während und nach einer solchen Badekur oder nach einer Kur in einem Heilbade zu geben. Aus der schon vorangeschickten Bemerkung, dass das Kohlensäurebad eine Turnstunde für das Herz ist, also das Herz anstrengt, folgt, dass die Patienten ausserhalb der Badezeit sich nicht erheblich anstrengen dürfen. Es ist deshalb eine Kombination der Bäder mit Gymnastik oder sonstigen angreifenden Kuren in der Regel nicht angängig. Ebensowenig dürfen solche Kranke, während sie zu Hause baden, starke körperliche oder geistige Betätigung ausüben. Auch hier ist ein möglichst ruhiges Leben durchzuführen. Nach Beendigung einer Badekur soll das durch die Bäder angestrengte Herz einige Zeit Gelegenheit haben, sich auszuruhen. Man wird deshalb solche Kranke nicht unmittelbar in ihren Beruf zurückkehren, sondern vorher einen ein- bis zweiwöchentlichen Aufenthalt an einem ruhigen Luftkurort nehmen lassen.

Kohlensäurebäder können auch als Teilbäder für Arme oder Beine gegeben werden nach Art der noch zu besprechenden Vierzellenbäder.

Die mit der Anwendung solcher verbundene Wirkung auf die Kreislauforgane ist viel geringer wie im Vollbad und man kann damit unter Umständen eine Badekur einleiten.

Die elektrischen Bäder.

Auf einem ähnlichen Prinzip wie die Anwendung der Kohlensäurebäder, d. h. auf dem Prinzip, durch eine Erregung sensibler Nervenendigungen der Haut reflektorisch auf Herz und Gefässe einzuwirken, beruht die Anwendung der elektrischen Bäder bei Herzkranken. Man unterscheidet galvanische, faradische und Sinusoidal-Bäder. Diese können sämtlich als Vollbäder oder als Teilbäder gegeben werden, und je nach der Stärke des elektrischen Stromes und nach der Grösse der durch ihn gereizten Hautfläche, besonders aber durch wechselnde Temperatur wird die Wirkung abgestuft.

Elektrische Teilbäder.

Die mildeste Form der Anwendung wird mit der Vierzellenbad genannten Einrichtung gegeben. Der Kranke befindet sich dabei in einem bequemen Lehnstuhl; Unterarme und Hände, sowie die Füsse bis zur Hälfte der Unterschenkel befinden sich in mit Wasser gefüllten Wannen. Man kann durch Kohlenelektroden, welche sich in diesen Wannen befinden, den elektrischen Strom in das Wasser und von da in den Körper leiten (Fig. 166). Für diese Anwendung wird gewöhnlich der faradische oder neuerdings der „sinusoidale Wechselstrom“ angewandt. Der sinusoidale Wechselstrom hat langsam an- und abschwellende Phasen, so dass starke Stösse, wie sie der Öffnungsstrom beim faradischen Strom bringt, vermieden werden. Dadurch ist seine Wirkung angenehmer und man kann die Stromstärke, ohne dem Patienten Schmerzen zu machen und ohne stärkere Reizerscheinungen in den motorischen Nerven hervorzurufen, zu einer grösseren Höhe steigern wie beim faradischen Strom. Doch ist seine Anwendung nicht ganz ohne Gefahren, da die Stromstärke eine grosse ist und diese auf das Herz unter Umständen schädlich einwirken kann.

Die Wirkung des Vierzellenbades ist von Veiel genauer studiert worden. Er kommt zu dem Schluss, dass das Vierzellenbad den Blutdruck steigert und die Herzarbeit anregt und wenn auch schwächer als das Kohlensäurebad, doch nach derselben Richtung hin wirkt. Er rät aber zu grosser Vorsicht in der Dosierung des Stromes, weil die übende günstig wirkende Stromstärke nahe bei der ungünstig überanstrengend wirkenden liegt. Er fand im günstigen Falle Steigerung des Schlagvolumens des Herzens, Kontraktion der peripheren Gefässe, Steigerung des Blutdrucks und der Geschwindigkeit des Blutstroms.

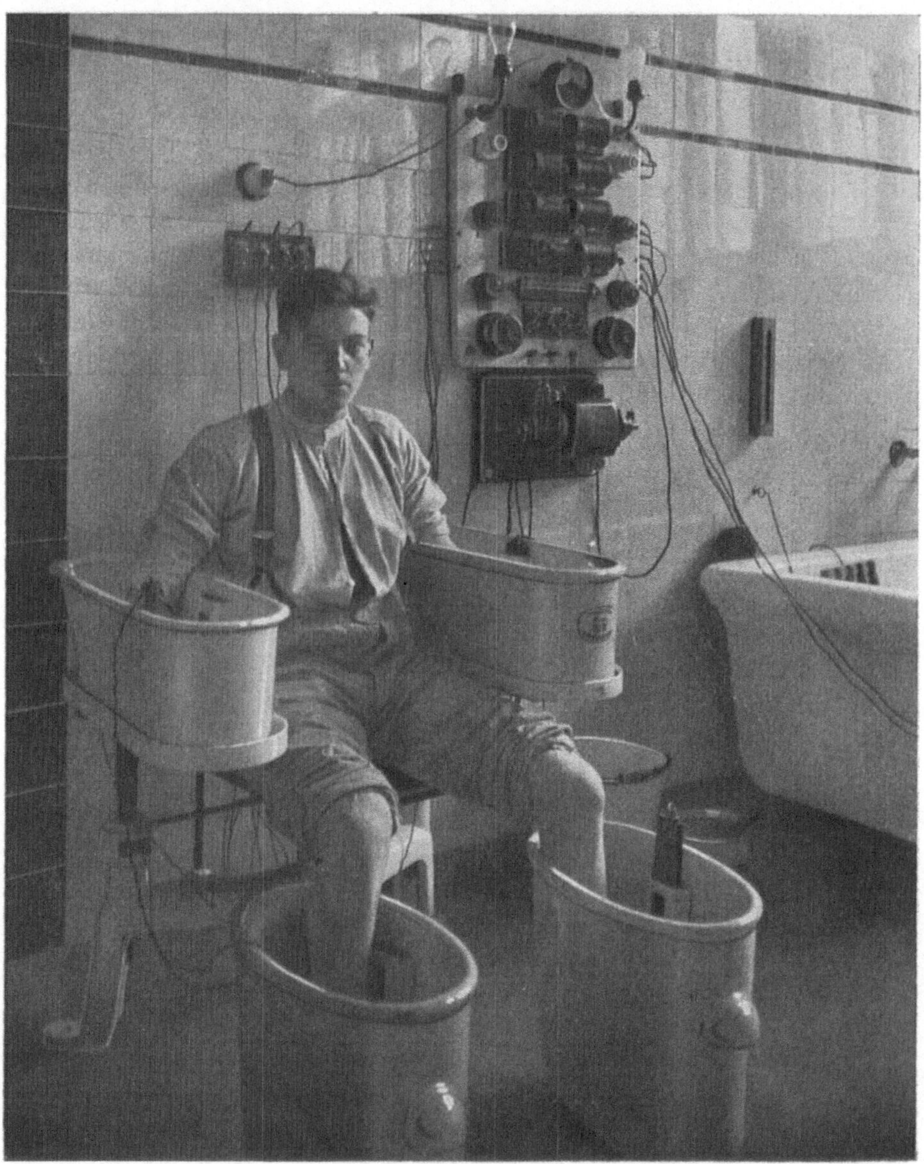

Fig. 166.

Vierzellenbad.

Das elektrische Vollbad.

Das elektrische Vollbad kann ebenfalls wie das Vierzellenbad mit allen drei Stromarten genommen werden. Bei Herzkranken sind hauptsächlich faradische und sinusoidale Wechselstrombäder, namentlich die letzteren in Gebrauch. Diese sind aus den beim Vierzellenbad dargelegten Gründen am meisten beliebt. Es kommt auch hier, da der ganze Körper sich im Bade befindet, ein ganz wesentlicher Anteil der Wirkung auf die Temperatur der Bäder. Im allgemeinen wirken sie weniger anstrengend als die Kohlensäurebäder und können abwechselnd mit diesen oder als Vorbereitung einer Kur mit Kohlensäurebädern genommen werden.

Die von Steffens und von Veiel festgestellte Einwirkung der elektrischen Bäder auf den Kreislauf hängt zunächst mit der bekannten Wirkung der Temperatur zusammen. Der elektrische Strom hat aber auch gewisse Wirkungen auf die sensiblen Nerven und dadurch reflektorisch auf Herz und Gefässe. Die Beschleunigung des Blutstromes wächst mit der Stromstärke. Die peripheren Gefässe verengern sich dagegen um so mehr, je stärker der Strom wird. Man muss, weil bei einer Steigerung des Stromes zu einer gewissen Höhe die günstige Wirkung auf das Herzgefässsystem schliesslich aufhört, da das Herz Gefahr läuft gegen übermässigen Widerstand arbeitend zu erlahmen, mit der Stromstärke vorsichtig umgehen, sonst kann leicht eine Überanstrengung des Herzens das Resultat des Bades sein.

Unsere eigenen Erfahrungen geben dem recht. Das elektrische Vollbad führt bei zu grosser Stromstärke sehr leicht zu nach dem Bade anhaltendem Übelbefinden. Auf Nervöse wirkt es oft erregend. Jedenfalls ist es kein Allheilmittel, wozu es vielfach gestempelt wurde. Die behauptete Einwirkung auf die Herzgrösse ist mit der gebührenden Kritik aufzunehmen. Jedenfalls ist es bei absoluter Insuffizienz kontraindiziert, da es ebenso wie das CO_2-Bad eine Übung für das Herz darstellt, welche im Stadium der erschöpften Reservekraft nicht zulässig ist.

Ruhe- und Bewegungskuren.

Wenn schon die Regelung von Ruhe und Bewegung in Zeiten voller Kompensation eines Herzleidens von Bedeutung ist, so ist sie, wenn diese gefährdet ist, oft von ausschlaggebender Bedeutung.

Bei Herzerkrankten, deren Reservekräfte des Herzens der Erschöpfung zuneigt, ist zunächst eine Entlastung des Herzens von jeder vermeidbaren Anstrengung angezeigt So ist es die erste Indikation, in solchen Fällen körperliche, womöglich Bettruhe einhalten zu lassen. In vielen Fällen beginnender Insuffizienz bringt eine solche Ruhekur rasche Besserung der Beschwerden und dann auch eine günstigere Vorbedingung für die Wirkung der anzuwendenden Herzmittel. So ist es stets von Vorteil, bevor man — abgesehen in Fällen schwerster Insuffizienz, in denen die Kranken schon wegen der Unmöglichkeit sich zu bewegen Ruhe eingehalten haben — zur Anwendung von Herzmitteln greift, die Kranken zunächst Bettruhe einhalten zu lassen.

Aber auch bei chronisch insuffizientem Herzen ist die Enthaltung von Körperbewegungen oft von Vorteil, weil sich das Herz dabei ausruht und so durch Ruhe einen Teil der Reservekraft wieder gewinnen kann. Tritt schon bei geringen Muskelanstrengungen Kurzatmigkeit auf, so ist zunächst möglichst Ruhe angezeigt. Diese Ruhekuren eignen sich auch zu regelmässigen Einschaltungen, die von Zeit zu Zeit zu erfolgen haben, bei chronisch insuffizientem Herzen auch dann, wenn schon ein bestimmtes Mass von Arbeit wieder erlaubt werden kann.

Vor allem ist nach übenden Methoden wie Bädern es dringend erforderlich, durch längere an diese angeschlossene Bettruhe das Herz vor Überanstrengung zu behüten. So lässt man namentlich nach CO_2-Bädern die Kranken mehrere Stunden liegen, wobei der Eintritt von Schlaf als günstiges Moment zu betrachten ist.

Die Einhaltung möglichster Körperruhe nach Art der Liegekuren, wie sie ja bei Lungenkranken und Nervösen als besondere Kurmethoden ausgebildet sind, hat auch ihre Nachteile. Es fallen für die Kreislauftätigkeit manche unterstützenden Einwirkungen fort. So empfiehlt es sich durch passive Bewegungen wenigstens einen Teil jener doch nutzbar zu machen. Durch passive Bewegungen, besonders der unteren Extremitäten, wird der venöse Rückstrom des Blutes erleichtert und es werden von Büdingen, der einen Apparat konstruierte, der die unteren Extremitäten durch Beugung und Streckung im Hüftgelenk und Kniegelenk nach Art des Bergsteigens passiv bewegt, besonders günstige Resultate auch bei schon schwer insuffizienten Herzen mitgeteilt. Diese Einwirkungen beruhen wesentlich auf der Kompression und Dilatation der grossen Venen.

Auch ohne Apparate lässt sich dies durch manuelle passive Gymnastik, wenn auch mühevoller, erreichen.

Jedenfalls ist bei solchen Ruhekuren die Anwendung passiver Bewegungen regelmässig einzuhalten.

Was nun die Anwendung der eigentlichen Gymnastik bei Herzkranken anbetrifft, so ist sie zeitweilig weit überschätzt worden. Man hat den kranken Herzmuskel allzusehr dem gesunden Skelettmuskel gleichgestellt. Wenn auch die Ausbildung der Skelettmuskulatur einen gewissen Massstab für die Masse des Herzmuskels abgibt, so ist doch, wenn das Herz erkrankt ist, diese Parallele nicht massgebend. Eine Verbesserung oder Vermehrung der kontraktilen Muskulatur des kranken Herzens ist durch Anstrengung der peripheren Muskeln nicht zu erreichen. Die klinischen Beobachtungen haben dies erkennen lassen.

Man unterscheidet zwischen aktiver und passiver Gymnastik, je nachdem die Bewegungen von der übenden Person selbständig oder von einer anderen Person ausgeführt werden, wobei im letzteren Falle der Patient keine eigenen Muskelkontraktionen zu machen hat.

Die physiologischen Wirkungen der aktiven Gymnastik auf die Kreislauforgane sind folgende. Der arbeitende Muskel bedarf eines grossen Quantums Sauerstoff zu seiner Ernährung. Die Folge der Muskelarbeit ist ein zunächst durch Erweiterung der Arterien bewirkter erhöhter Zufluss von arteriellem Blut zu den Muskeln, der offenbar vom Vasomotorenzentrum aus durch vom Muskel ausgehende sensible Reize reguliert wird. Sind grössere Gruppen der Muskulatur in Tätigkeit oder geschieht die Tätigkeit mit Anstrengung, also mit Beteiligung des Gehirns, so tritt eine allgemeine vasomotorische Reaktion im Sinne peripherer Gefässerweiterung ein. Damit wird auch das Herz in Mitleidenschaft gezogen, es muss erhöhte Arbeit leisten. Die Verhältnisse des Blutdrucks ergeben widersprechende Befunde. Beim Pferd fanden Zuntz, Marey und Kaufmann Drucksenkung während der Arbeit. Beim Menschen fanden sie Drucksteigerung mit nachfolgender Senkung. Beim trainierten Menschen erfolgte von vornherein Drucksenkung. Die Drucksenkung ist Folge der peripheren Arterienerweiterung in den Muskeln. Sobald aber stärkere Gehirnarbeit bei der Arbeit nötig ist, erfolgt durch Erhöhung der Herztätigkeit wieder Drucksteigerung. Schon das tägliche Leben zeigt, wie sehr Gehirnarbeit, mit körperlicher Arbeit verbunden, das Herz in Mitleidenschaft zieht. So z. B. bringt die Angst, den abfahrenden Zug zu versäumen, in Verbindung mit dem beschleunigten Gehen jeden Menschen leicht ausser Atem. E. Weber gelang es, bei Hypnotisierten durch Erweckung der Vorstellung von Muskelarbeit Gefässreaktionen zu erzielen.

Man kann also einerseits die Selbständigkeit der Gefässreaktion durch gymnastische Übung vermehren, indem man durch gewohnheitsmässige Ausführung von bestimmten Bewegungen erreicht, dass diese ohne jede Beteiligung des Gehirns ausgeführt werden, andererseits kann man durch starke ungewohnte Anstrengungen eine Mehrarbeit des Herzens erzwingen.

Die Bewegung einzelner Muskelgruppen löst aber nicht nur in diesen Gefässerweiterungen aus, sondern auch in weiteren Gebieten, besonders in den kontralateralen. Durch Übung kann es immer mehr dahin kommen, dass eine Muskelarbeit ohne Anstrengung geleistet wird und damit wird die Reaktionsschwelle des Herzens höher gelegt.

Durch maximale Muskelarbeit kann eine funktionelle Anpassung der peripheren Arterien erzwungen werden, aber die Einwirkung auf das Herz ist nicht immer günstig. Wir können das Herz nicht direkt durch Muskelarbeit kräftigen, es kann nur eine Erleichterung der Widerstände, gegen welche es arbeitet, geschaffen werden. Ausserdem kann durch die stärkere bei der Muskelarbeit auftretende Atmung das Blut besser gelüftet werden und dies sauerstoffreiche Blut bessert die Ernährung des Herzens. Andererseits wird durch Sauerstoffanreicherung das Blut auch weniger viskös und es wird schon dadurch die mit seiner Fortbewegung verbundene Herzarbeit erleichtert.

Auf den venösen Rückstrom des Blutes im grossen Kreislauf wirkt die Muskeltätigkeit befördernd ein. Die Venen werden abwechselnd komprimiert und erweitert und dadurch gewissermassen akzessorische Herzen in Tätigkeit gesetzt. Es kann aber durch reflektorisch ausgelöste nervöse positiv inotrope Einflüsse auf das Herz ebenfalls eine Verstärkung der Kammerkontraktionen herbeigeführt werden.

Die Hauptwirkung der Gymnastik besteht in der durch Gefässerweiterung in der Peripherie bewirkten Herabsetzung der Widerstände für den Kreislauf des Blutes und dem durch die Einwirkung auf die Venen beförderten Rückfluss.

Die passive Gymnastik ist wesentlich Schonungstherapie. Sie besteht in Beugungen und Streckungen, sowie Rollungen in den Fuss-, Hüft-, Arm- und Schultergelenken, sowie ersteren in den Knie- und Ellenbogengelenken. Ferner in Atemübungen. Die Übungen wirken durch Einwirkung auf die Gefässe, besonders auf die Blutbewegung in den Venen erleichternd für die Herzarbeit, der Puls verlangsamt sich. Sie kommt hauptsächlich bei schwererer Insuffizienz des Kreislaufes in Betracht.

Die aktive Gymnastik ist als Heilmethode ebenfalls wie die Bäderbehandlung nur angebracht bei solchen Herzen, welche noch einen Teil ihrer Reservekraft besitzen. Die Kreislaufstörungen dürfen deshalb in den Fällen, wo man sie anwenden will, nur leichteren Grades sein. Jedenfalls darf keine absolute Insuffizienz des Herzens vorliegen. Ebenso ist sie nicht angezeigt bei Gefässerkrankungen, wie Aneurysmen, Koronarsklerose, sowie auch bei stärkerer sonstiger Arteriosklerose. Namentlich wenn man den Verdacht auf Miteinbeziehung der Hirnarterien in diesen Krankheitsprozess hat, ist gymnastische Behandlung auszuschliessen. Ebensowenig darf, wenn Muskelschwäche oder Überanstrengung die Ursache der Herzerkrankung ist, oder wenn frische Herzfehler oder Myokarditiden vorliegen, mit Gymnastik behandelt werden. In jedem Falle ist der Zustand der Gefässe zu beachten.

Besonders geeignet sind zur Behandlung mit Gymnastik solche Herzkranke, die fettleibig sind oder durch sitzende Lebensweise, durch Mangel an Bewegung erkrankt sind, wenn die Krankheit noch nicht zu weit fortgeschritten ist. Da auch solche Kranke häufig zur Fettleibigkeit neigen, so gibt das Herz der Fettleibigen, wenn es noch gut kompensiert ist und noch keine schwereren organischen Veränderungen vermuten lässt, die Hauptindikation für eine gymnastische Behandlung ab. Ferner kann die Gymnastik sehr wohl als Fortsetzung einer durch Bäderbehandlung eingeleiteten Kräftigungskur, jedoch möglichst nicht nebenher, angewandt werden. Die Wirkung der Gymnastik besteht ja besonders in einer Beeinflussung des Gefässsystems insofern, als durch die Muskelkontraktion sich die die Muskeln versorgenden Arterien erweitern und sowohl Blut- wie Lymphstrom in der Peripherie beschleunigt werden. Der venöse Rückstrom wird dabei durch mechanische Einwirkungen auf die Venen beschleunigt. Ein weiterer Vorteil ist aber darin zu sehen, dass, nachdem einmal feststeht, dass dieselben Bewegungen und Muskelleistungen bei Geübten mit viel geringerer Rückwirkung auf den Kreislauf ausgeführt werden können, wie von Ungeübten, nunmehr durch vorsichtige Übung der Muskulatur die Kranken zu grösseren Leistungen seitens ihres Muskelsystems befähigt werden, ohne dass die Kreislauforgane dabei Schaden leiden.

Während die vasomotorische und rein mechanische Wirkung der Muskelbewegungen gewisse unmittelbare Vorteile für den Kreislauf bringt, ist andererseits auch eine weitere mittelbare erregende Wirkung auf das Herz durch Vermittelung des Gehirns damit verbunden, so dass auch hier eine Reiztherapie vorliegt, die Vorsicht in ihrer Anwendung erheischt.

Die Wirkung der Muskelbewegungen auf das Herz kommt aber in erster Linie dadurch zustande, dass die tätigen Muskeln ein erhöhtes Sauerstoffbedürfnis haben und andererseits von gewissen Stoffwechselprodukten rasch befreit werden müssen. Deshalb muss der Blutzufluss beschleunigt werden und, wenn die vasomotorische Erweiterung der Gefässe nicht ausreicht, eine vermehrte Herzarbeit zur Befriedigung dieses Bedürfnisses herangezogen werden. Eine Kur mit Gymnastik soll, da sie eine Übungskur für das Herz ist, in der Regel nicht gleichzeitig mit anderen übenden Methoden, wie Kohlensäurebädern angewandt werden.

Die Methoden, welche für Herzkranke geeignet sind, müssen das Prinzip haben, von kurzen leichten Übungen, die zunächst auf einige Muskelgebiete beschränkt werden können, zu längeren und schwereren Übungen, die immer weitere Muskelgebiete in Anspruch nehmen, fortzuschreiten. Man muss also die Gymnastik genau wie die Bäderbehandlung dosieren und geht von umschriebenen kurzdauernden und leichten Übungen allmählich zu längerdauernden und schwereren, weitere Muskelgebiete umfassenden vor, wobei man zweckmässig zunächst kurzdauernde leichte Übungen von einzelnen Muskelgruppen, dann von mehreren und schliesslich von allen Muskelgruppen des Körpers nacheinander ausüben lässt, um dann erst mit der Dauer und Schwierigkeit der Übung anzusteigen. Dabei sind die Kranken vor jeder Dyspnoe zu behüten. Sobald sie kurzatmig werden, müssen die Übungen abgebrochen werden. Ebenso wenn Schwindelgefühl eintritt. Auch soll nach der Übung eine ausreichende Ruhezeit statthaben, genau wie nach dem Kohlensäurebad. Die Bewegungen sollen möglichst automatisch, d. h. ohne Anstrengung ausgeführt werden.

Verschiedene Autoren haben Systeme der Gymnastik für Herzkranke angegeben. Man kann aber mit einfachen Freiübungen, Stabübungen, Hantelübungen und langsamem Treppensteigen, wobei die Zahl der Stufen und die Schnelligkeit des Steigens modifiziert wird, auch im Hause des Kranken eine solche Kur durchführen. Natürlich bedarf es dabei der Kontrolle des Arztes oder einer gut ausgebildeten Hilfsperson.

Besonders geeignet für Herzkranke ist die schwedische Gymnastik, sei es, dass sie manuell gegeben wird, sei es, dass man sich der Zanderschen, auch von Rössel Schwarz in Wiesbaden gelieferten, Widerstandsapparate bedient, die durch sinnreiche Anordnung von Hebeln und Gewichten die Belastung weit zu variieren und den physiologischen Verhältnissen anzupassen gestatten und leicht automatisch d. h. ohne Beteiligung des Gehirns in Bewegung gesetzt werden können.

Von Th. Schott ist eine nach Art der schwedischen ausgebildete Widerstandsgymnastik zur Übung der Herzkraft eingeführt worden, die darin besteht, dass bei der Bewegung eines Gliedes zugleich die Antagonisten angespannt werden. Die Bewegung wird bei langsamem Nachlassen der Antagonisten und mit angespannter Aufmerksamkeit ausgeführt. Es wird dabei also immer mit Beteiligung des Gehirns gearbeitet. Diese sogenannte Selbsthemmungs-Gymnastik kann natürlich nur unter Kontrolle eines Arztes ausgeführt werden. Sie regt das Herz aus schon angeführten Gründen zu stärkerer Arbeit an und ist stets mit besonderer Anstrengung verbunden.

M. Herz lässt ebenfalls nach einem bestimmten System Bewegungen machen, die zunächst mit passiven Bewegungen beginnen, welche den Zweck haben, die periphere Zirkulation durch mechanische Einwirkungen seitens der Muskeln zu verbessern. Nach den passiven Bewegungen kommen die Förderungs-Bewegungen, welche darin bestehen, dass keine wesentliche äussere Arbeit, sondern nur ein Inbewegunghalten rhythmisch bewegter Massen geleistet wird. Es sind also wesentlich die Pendelapparate, die hier in Frage kommen. Dann beginnt er mit Selbsthemmungs-Bewegungen nach Art der Schottschen, nach diesen folgen die belasteten Förderungs-Bewegungen, bei welchen durch abgestufte Widerstände die Pendelapparate gehemmt werden. Zum Schluss kommen die Widerstandsbewegungen.

Bei der Gymnastik ist darauf zu achten, dass die Atmung den Bewegungen richtig angepasst wird. Vor allen Dingen müssen die die Thoraxerweiterung unterstützenden Bewegungen der Arme und des Rumpfes in der Phase der Einatmung gemacht werden, während umgekehrt die die Ausatmung begünstigenden Bewegungen in diese Phase gelegt werden müssen. Jedesmal sind die neuen Übungen an die Spitze der Übungsstunde zu setzen und die leichten und schon geübten an das Ende. Niemals darf unmittelbar nach den Mahlzeiten geübt werden, sondern es müssen immer einige Stunden dazwischen liegen. Ebenso soll man die nötigen Ruhepausen schon vor der nächsten Mahlzeit halten lassen. Starke Rumpfbewegungen sind kontraindiziert, ebenso starke Bewegungen im Schulter- und Hüftgelenk, so dass man namentlich im Anfang der Übungen sich auf Bewegungen im Hand-, Ellenbogen-, Fuss- und Kniegelenk beschränkt.

Terrainkuren. Seit Oertel ist die „Terrainkur" als besondere Behandlung der Herzkrankheiten zeitweilig sehr populär und bis jetzt noch an einzelnen Orten üblich gewesen. Das Prinzip der Methode besteht darin, dass die Kranken auf bestimmten vorbezeichneten Wegen mit wachsenden Steigungen bestimmte Zeit zu gehen haben. Es ist also eine Art dosierter Gymnastik. Die Kontraindikationen sind dieselben wie bei der aktiven Gymnastik überhaupt. Sie sind nur bei jüngeren Leuten unterhalb der 40er Jahre angezeigt, namentlich wenn sie fettleibig sind und noch ausbildungsfähige Muskulatur haben. Die Gefahr einer schädlichen Überanstrengung liegt aber nahe.

Nach Oertel beginnt man mit Gehen in der Ebene und geht zu sanfteren und später zu steileren Steigungen über. Die Terrainkur wird von den meisten Autoren für Herzkranke jetzt perhorresziert, da sie leicht zu übermässigen Anstrengungen führt. Insbesondere können unberechenbare Zufälle die jeder Witterung ausgesetzten Kranken unvermutet zu grossen Anstrengungen führen. Umgekehrt lässt sich nicht leugnen, dass unter sorgfältiger Aufsicht und Beobachtung des Arztes sich derartige Kuren in geeigneten Fällen mit Nutzen durchführen lassen. Man erreicht aber dasselbe mit einer planmässig durchgeführten Gymnastik. In manchen Badeorten bestehen noch die für die Terrainkur bezeichneten Wege, bei welchen durch verschiedene Farbe und Nummern die Wege je nach der Steigerung bezeichnet sind. Mit Nr. 1 werden ebene Wege mit teilweiser Steigung bis zu 5^0 gleich 9 : 100 m bezeichnet, mit Nr. 2 Steigung bis zu 10^0 gleich 18 : 100 m, mit Nr. 3 Steigungen bis zu 15^0 gleich 27 : 100 m, mit Nr. 4 Steigungen bis zu 20^0 gleich 36 : 100 m. Die letzteren sind schon recht steile Berge, denen auch Gesunde gern aus dem Wege gehen.

Atemgymnastik.

Von besonderer Bedeutung für das Herz ist eine richtig durchgeführte Atmung. Die Atembewegungen unterstützen die Arbeit des Herzens, und zwar bei der Inspiration die diastolische Füllung, bei der Exspiration die systolische Entleerung der Kammern. Ausserdem wirkt die inspiratorische Entfaltung der Lungen erleichternd auf die Zirkulation in diesen ein. Bei der Inspiration wird dabei der Zufluss des Blutes aus dem grossen Kreislauf zum rechten Vorhof vermehrt und erleichtert, dagegen der Abfluss aus dem linken Ventrikel erschwert, was aber bei diesem muskelkräftigen Herzteil nicht viel besagen will. Umgekehrt wird bei der Exspiration der Zufluss zum rechten Vorhof verzögert und der Abfluss aus dem linken Ventrikel befördert. Ferner treten reflektorische Wirkungen auf die Herznerven in die Erscheinung: Inspiration beschleunigt, Exspiration verlangsamt das Herz.

Man kann die Atemgymnastik in verschiedener Weise ausführen, doch empfiehlt es sich dabei planmässig vorzugehen und vor allem auch für ausgiebige Zwerchfellatmung, die von vielen Menschen vernachlässigt wird, zu sorgen. Ferner kann man verschiedene Atmungsübungen vornehmen, z. B. 10—20 mal tief einatmen lassen mit auf die seitlichen Thoraxpartien aufgelegten Händen, die exspiratorisch einen unterstützenden Druck ausüben, aber auch inspiratorisch zu einer vertieften Zwerchfellatmung führen. Man kann die Atemgymnastik durch geeignete von einem Gymnasten auszuführende Bewegungen, die im Heben und Senken der Arme bei In- resp. Exspiration und Kompression des Thorax, sowie auch Beinbewegungen unterstützt werden. Man muss aber dabei beachten, dass das rechte Herz nicht durch zu starken Zufluss venösen Blutes überanstrengt wird.

Die Atmungsgymnastik, welche auch bei absoluter Insuffizienz des Herzens ausgeführt werden kann, wirkt also richtig angewandt erleichternd auf die Herzarbeit ein. Besonders die Zwerchfellatmung, denn bei dieser tritt ausser den schon genannten Wirkungen noch eine Kompressionswirkung auf die oft blutüberfüllten Gefässe des Abdomens hinzu, wodurch mechanisch der Blutstrom zum Herzen vermehrt wird. Ausserdem werden bei Anspannung des Zwerchfells die Durchtrittsstellen der grossen Gefässe durch dieses erweitert und damit die Blutströmung in diesen erleichtert.

Die Atmungsgymnastik kann durch gewisse Hilfsmittel unterstützt werden. Zunächst ist da zu nennen der Boghean sche Atmungsstuhl. Auf den Patienten wirken, wenn er in diesem Stuhl sitzt, durch Elektromotoren rhythmisch bewegte Pelotten ein, welche die rechte und linke Thoraxhälfte in einem gewissen Tempo komprimieren (Fig. 167). Die dadurch dem Körper mitgeteilten Bewegungen befördern die Exspiration durch Kompression des Thorax. Es wird also eine ausgiebigere Exspiration erzeugt und damit eine Unterstützung der Wirkung des linken Ventrikels. Da aber eine ausgiebigere Exspiration auch eine nachfolgende stärkere Inspiration zur Folge hat, weil die Atemexkursionen vergrössert werden, so wird durch letztere auch der Zufluss zum rechten Herzen erleichtert. Es wird also bei Herzmuskelschwäche durch die Anwendung dieses Apparates der Kreislauf erleichtert.

Eine andere Form der Unterstützung der Atmungsgymnastik ist die Unterdruckatmung. Bei dieser wird durch einen nach Art der Vakuumapparate gebauten elektrisch getriebenen Ansaugeapparat, der nach Angabe von O. Bruns von der Inhabad-Gesellschaft angefertigt wird, eine permanente Luftdruckerniedrigung während der Atmung in den Lungen hervorgebracht und dadurch eine Förderung des Rückflusses des venösen Blutes zum Thoraxinneren. (Fig. 168.)

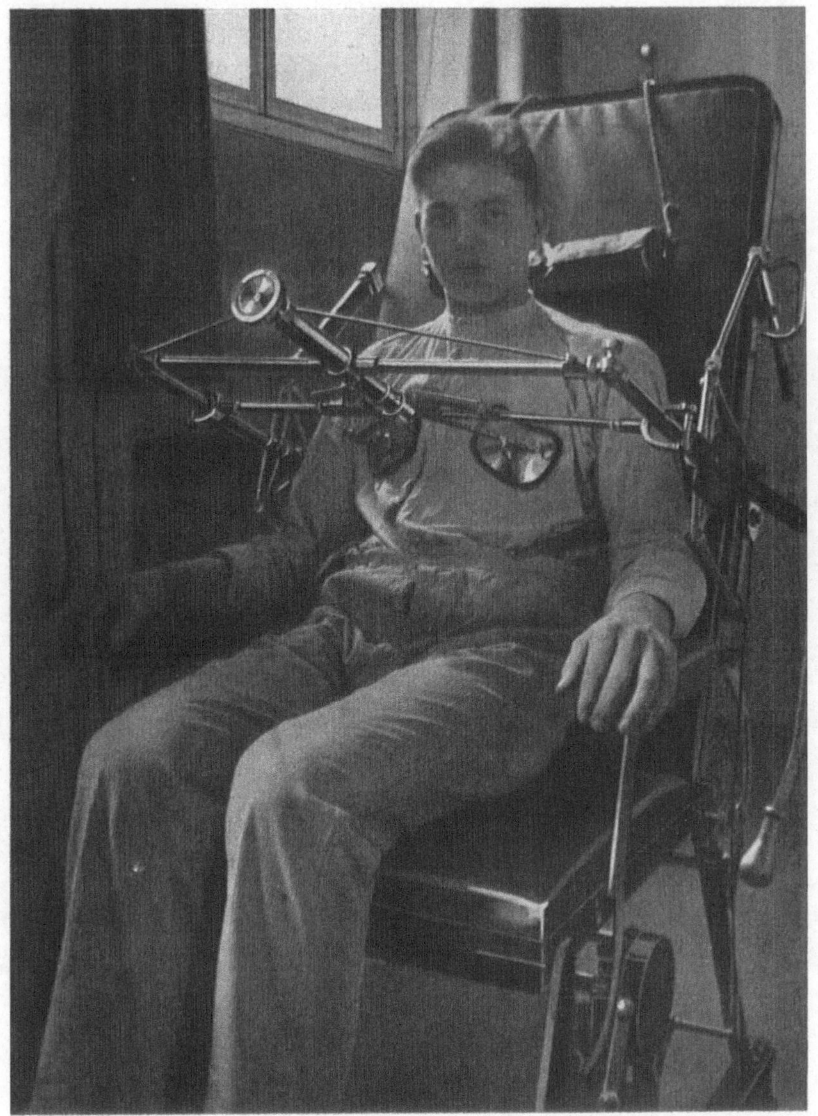

Fig. 167.

Bogheanscher Atmungsstuhl.

Damit wird der gesamte Blutumlauf beschleunigt. Es tritt also eine ähnliche Wirkung ein wie bei Muskelbewegungen, bei denen ebenfalls ein stärkerer Zufluss des venösen Blutes zum Thorax hervorgerufen wird, ohne dass die durch aktive Bewegungen hervorgerufene Mehrarbeit des linken Ventrikels eintritt. Der stärkere negative Druck im Thoraxinneren aber ist auch geeignet, die gesamten Lungengefässe zu erweitern, womit eine Erleichterung der Arbeit für das rechte Herz verbunden ist. Besonders bei Mitralfehlern, Fällen von Myokarditis, Fettherz und Koronarsklerose werden günstige Einwirkungen beobachtet. Die Methode

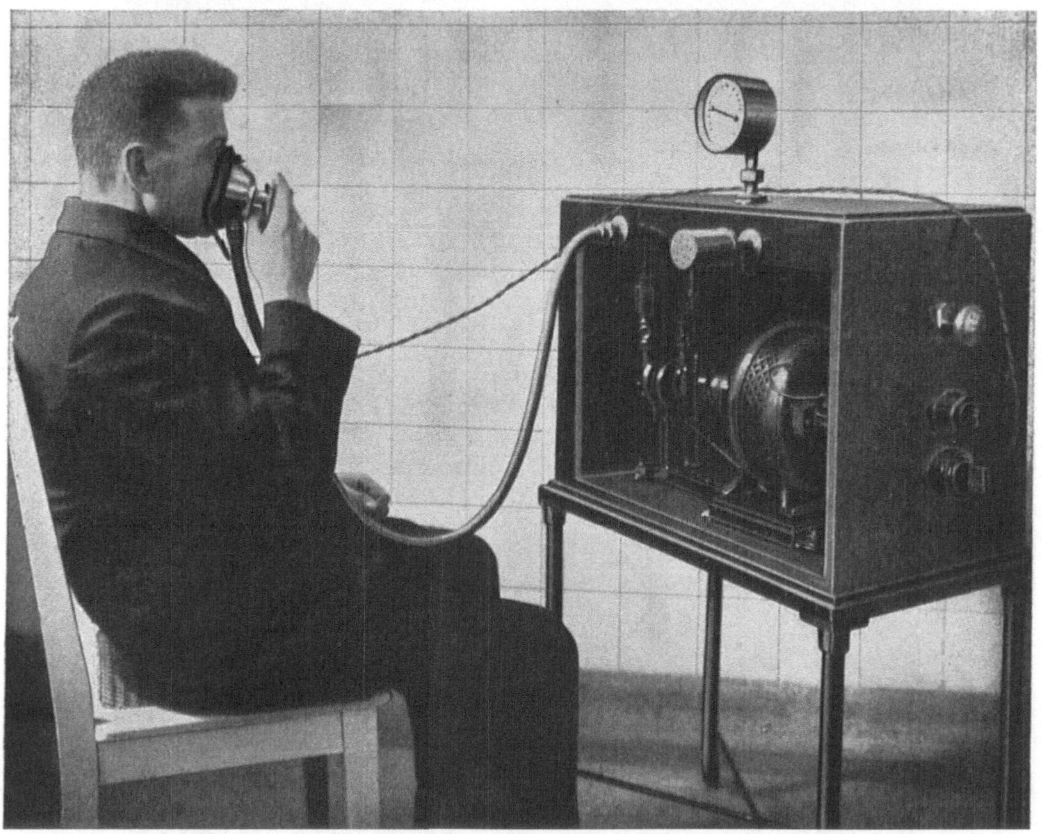

Fig. 168.
Apparat für Unterdruckatmung nach O. Bruns.

ist vielfach nachgeprüft und es ist durchaus rationell, bei Schwäche des rechten Herzens in dieser Weise den Lungenkreislauf zu erleichtern.

Ähnliches kann auch durch die Kuhnsche Saugmaske erreicht werden. Bei dieser wird durch eine luftdicht der Umgebung des Mundes anliegende Maske die Atmung nur durch diese ermöglicht. Die Ausatmung ist frei. Bei der Einatmung aber wird durch eine ventilartige Vorrichtung der Luftstrom gehemmt, so dass es einer stärkeren inspiratorischen Anstrengung bedarf, um die Lungen mit Luft zu füllen. Damit wird die Atmung auch verlangsamt. Auch hier entsteht eine Verstärkung des negativen Druckes — allerdings nur inspiratorisch — in der Thoraxhöhle und dies dient ebenfalls zu einer Erleichterung der pulmonalen Zirkulation.

Massage.

Die Massage als allgemeines Anregungsmittel für die Muskulatur kann bei muskelschwachen Individuen auch bei Kreislaufstörungen günstig wirken. Insbesondere ist die Massage geeignet, bei Kranken, welche sich nicht bewegen dürfen, also zu Zeiten der Ruhe- und Schonungskur, die Muskelarbeit zu ersetzen und einer Inaktivitätsatrophie der Muskeln vorzubeugen. Sie dient in solchen Fällen als Ersatz der aktiven und als Unterstützung der passiven Bewegungen.

Über die Wirkung der Massage auf den Kreislauf sind nur wenige wissenschaftliche Untersuchungen angestellt. Das Verhalten des Blutdrucks bei der Massage ergibt keine Indikation für die Anwendung. Beklopfungen und Erschütterungen der Herzgegend bewirken leicht Steigerungen des Blutdruckes, man wird deshalb bei allgemein gesteigertem Blutdruck diese Prozedur besser vermeiden. Nach F. Pick wird der Blutstrom in den Extremitäten, wenn sie massiert werden, beschleunigt. Diese Wirkung entsteht zum Teil durch direkte mechanische Einwirkung auf die Venen, aus denen das Blut gewissermassen zentripetal ausgepresst wird. Weiterhin wird durch Knetung und Hackung eine Erweiterung der arteriellen Gefässe hervorgerufen. Auch hierbei sind sensible Reizungen nicht auszuschliessen, die reflektorisch auf die Gefässe der Haut und der Muskeln und auf das Herz selbst einwirken. Die Pulsfrequenz wird durch die mit der Massage verbundene mechanische Reizung der Muskeln gewöhnlich reflektorisch verlangsamt.

Die Beklopfung der Herzgegend soll nach Heitler den Puls verlangsamen und eine bessere Füllung auch des beschleunigten Pulses hervorrufen. Vor allen Dingen wird die Vibration der Herzgegend nach dieser Richtung hin gerühmt, doch sind die Beobachtungen nicht einheitlich. Mitunter führt Vibration der Herzgegend, namentlich bei tachykardischen Anfällen, zur Vermehrung der unangenehmen Empfindungen. Leichte Reibung und Streichung der Herzgegend wirken bei Herzneurosen und Anfällen von Herzschwäche, auch von Angina pectoris, unter Umständen wohl wesentlich durch suggestive Einflüsse günstig auf das subjektive Befinden.

Die eigentliche Herzmassage, welche darin besteht, dass gleichzeitig mit der Ausatmung eine Streichung der Herzgegend vom Rücken her nach vorn gewissermassen als Unterstützung der Exspiration gemacht wird (Oertel), hat auf das Herz selbst wenig oder gar keinen Einfluss. Das Herz liegt eingebettet in den weichen Lungen und ist nach aussen durch den knöchernen Thorax geschützt und wird so jedem Druck, der auf die Thoraxwand ausgeübt wird, ausweichen. Nach Oertel lässt man sakkadiert ausatmen und dabei den Thorax von den aufgelegten Händen intermittierend kräftig drücken. Er beobachtete kräftigere Herztätigkeit nach diesen Manipulationen. v. Reyer ging bei der Herzmassage ähnlich vor und liess ganz systematisch erst tiefe einfache Atmung, dann sakkadierte Atmung und schliesslich letztere mit Kompression ausüben. Die Pressungen werden höchstens 28—32 mal ausgeführt. Als unerwünschte Nach- und Nebenwirkungen treten Herzklopfen, Schwindel, Atemnot und Schweissausbruch auf. Als günstige Wirkungen beobachtete er Steigen des Blutdruckes und Verlangsamung des Herzschlages, der Puls wurde voller. Den Haupteffekt sah er in einer Mobilisierung des oft starren Thorax und in der Gewöhnung an bessere In- und Exspiration. Gewarnt werden muss vor der Bauchmassage, namentlich bei schwer Herzkranken, da die bei dieser statthabende Kompression der Bauchgefässe die Herzarbeit nach Romberg und Hasenfeld sehr vermehrt. Man wird demnach etwa bestehende Obstipation durch andere Mittel zu beseitigen suchen. Dass bei Fettleibigen mit noch guter Herzkraft Bauchmassage, verbunden mit Atemübungen, wenn sie vorsichtig angewandt wird, den Kreislauf erleichtern kann, ist andrerseits zu beachten.

Beeinflussung der Blutmenge und Beschaffenheit.

Die dritte Komponente des Kreislaufes, die Blutmenge, kann zunächst in ihrer Beschaffenheit so verändert werden, dass die innere Reibung der Flüssigkeit, die Viskosität vermehrt wird. Dies hat ebenfalls eine Vermehrung der äusseren Reibung an den Gefässwänden zur Folge. Die Viskosität des Blutes ist von wechselnder Intensität, sie ist teilweise an die Beschaffenheit des Plasmas, teilweise an die der in ihm suspendierten Blutscheiben gebunden.

Der Einfluss der Viskosität des Blutes auf den Kreislauf ist offenbar ein geringer. Unter normalen Verhältnissen treten hier regulierende Verhältnisse ein, die der Erhöhung der Viskosität in ihren Einwirkungen auf den Kreislauf entgegen wirken. Es tritt Gefässerweiterung auf oder Verstärkung der Herztätigkeit. Wie es sich bei kranken Zirkulationsorganen mit dieser Kompensation verhält, ist fraglich. Es scheint, dass sich die Regulierung dann nicht so prompt einstellt. Kohlensäureüberladung des Blutes erhöht die Viskosität. Therapeutisch wichtig ist die Beeinflussung der Viskosität des Blutes bei der Arteriosklerose, bei der das Jod nach Romberg auf die Viskosität vermindernd einwirken soll, eine Angabe, die von Determann und anderen bestritten wird. Eine Indikation für therapeutische Eingriffe bei der Herzschwäche gibt die gesteigerte Viskosität des Blutes nicht ab, da sich mit Verbesserung der Zirkulation gleichzeitig durch verbesserte Blutlüftung die Viskosität vermindert.

Von grossem funktionellen Einfluss auf die Tätigkeit des Herzens ist der Hämoglobingehalt des Blutes. Die Aufgabe des Blutes, in der Zeiteinheit eine bestimmte dem Bedürfnis entsprechende Sauerstoffmenge den gesamten Organen des Körpers zuzuführen, kann um so leichter erfüllt werden, je höher die Sauerstoffkapazität des Blutes ist. Diese ist aber proportional seinem Hämoglobingehalt, so dass eine Hämoglobinbestimmung die Sauerstoffkapazität zugleich mitbestimmt (Plesch). Je hämoglobinärmer das Blut ist, um so grösserer Mengen bedarf es, um eine gegebene Menge O_2 zu befördern. Eine um so grössere Arbeit erwächst natürlich auch durch die Beförderung dieser grösseren Mengen Blut in der Zeiteinheit dem Herzen. Es muss durch Vergrösserung oder Vermehrung der Systolen oder durch beides dieser Aufgabe gerecht werden. Daraus ergibt sich die hohe Bedeutung des Hämoglobingehaltes des Blutes für die Kreislauffunktion. Ist der Hämoglobingehalt herabgesetzt, so ist durch entsprechende Therapie für seine Vermehrung zu sorgen. Vor allem wird man bei anämischen und chlorotischen Herzkranken Eisen und Arsen neben entsprechender roborierender Diät anwenden. Die von alters her gebräuchliche Verordnung von Eisenmitteln bei kompensierten Herzfehlern bekommt hiermit ihre funktionelle Begründung.

Die Verminderung der Blutmenge. Aderlass und Abbinden der Glieder. Ist die Stauung im venösen System sehr hochgradig, so dass der rechte Vorhof strotzend mit Blut gefüllt ist, so muss unter Umständen dadurch Hilfe geschaffen werden, dass er von einem Teil des unter hohem Druck stehenden venösen Blutes befreit wird. Besonders wichtig ist dies bei etwa drohendem oder schon eingetretenem Lungenödem, welches bei Stauungen im kleinen Kreislauf eintritt. Dies ist vor allen Dingen bei Pneumonien zu fürchten. Ferner tritt dies ein bei einem Versagen der linken Herzkammer, während die rechte noch kräftig arbeitet. Bei allen Zuständen, bei denen die Druckdifferenz zwischen Arterien und Venen des grossen Kreislaufes sinkt, der venöse Druck ansteigt, also die falsche Blutverteilung eintritt, kann in schwereren Fällen die Entlastung des venösen Systems nötig werden.

Die Mittel, welche um diese zu erreichen zur Verfügung stehen, sind der Aderlass und das Abbinden der Glieder.

Die Entlastung wird am wirksamsten durch einen Aderlass erzielt. Bei Herzinsuffizienz ist der Aderlass vielleicht zu sehr ausser Gebrauch gekommen. In der Regel ist er auch überflüssig, da durch die Anwendung der Digitalis die falsche Blutverteilung und damit die Überfüllung des venösen Systems beseitigt wird. Trotzdem gibt es Fälle, in denen der Aderlass unbedingt angezeigt ist. So bei Hochdruckstauung, besonders wenn zugleich eine Erkrankung der Nieren vorliegt. Ferner bei akutem Lungenödem.

Man umschnürt dann einen Oberarm durch eine Staubinde, als welche sich der bei der Blutdruckuntersuchung gebräuchliche Gummischlauch sehr gut eignet. Die Umschnürung darf nur so weit erfolgen, dass der venöse Rückfluss gehemmt wird, nicht aber der Radialpuls unterdrückt wird. Dann werden durch Anschlitzen der Vena cubitalis oder durch Einstechen einer dicken Hohlnadel in diese 300—500 ccm Blut entleert. Natürlich ist dies Mittel nur bei kräftigen Menschen angezeigt. Bei anämischen Schwächlichen ist Vorsicht geboten. Vorzugsweise wird der Aderlass auch bei den eklamptischen Zuständen der Nephritiker und bei der echten Urämie angewandt.

Statt des Aderlasses kann man auch durch Abbinden des Gliedes (Phlebostase nach Lilienstein) das rechte Herz entlasten. Wenn man den venösen Rückfluss durch an beide Arme oder auch alle vier Extremitäten in der oben beschriebenen Weise angelegte Staubinden hemmt, so entlastet man damit für einige Zeit das rechte Herz, denn das Blut staut sich dadurch peripher an und die vom Herzen zu bewegende Blutmenge wird verringert. Natürlich lässt sich diese Methode nur jedesmal eine kurze Zeitlang anwenden, etwa 10—30 Minuten. Durch den gehemmten Zufluss des venösen Blutes wird dann zunächst der rechte Ventrikel weniger stark gefüllt und kann sich bei geminderter Kontraktionskraft leichter und vollständiger entleeren. Dasselbe gilt dann auch für den linken Ventrikel, der ebenfalls weniger Blut zugeführt bekommt. Es ist also diese Methode, die von Tabora „Unblutiger Aderlass" genannt wird, eine schonende, das Herz entlastende.

Nach Plaskuda kann so eine Volumenzunahme von bis zu $^5/_4$ l in den Extremitäten erzeugt werden. Die Lösung aller Binden darf nicht auf einmal erfolgen, sondern sie müssen nach Verbesserung der Herztätigkeit langsam eine nach der anderen am besten allmählich gelöst werden. Letzteres Verfahren hat besonders bei schwächlichen Menschen den Vorteil, dass es ohne Blutverlust für den Körper angewandt werden kann. Der Kreislauf arbeitet während des Abbindens mit einer fast um 20% verminderten Blutmenge, das Herz braucht also in der Zeiteinheit nur $^4/_5$ der gewohnten Blutmenge zu bewegen, schon allein dieser Umstand bedeutet für ihn eine grosse Erleichterung. Es wird also durch dieses Verfahren, welches wir schon seit langem zur Bekämpfung von Magen- und Lungenblutungen anwenden, der dritte Faktor für die Kreislaufarbeit, die Blutmenge beeinflusst und es verdient in Fällen schwerer venöser Stauung versucht zu werden.

Umgekehrt kann man durch intravenöse Infusion von physiologischer (0,9 %) Kochsalzlösung oder besser von Ringerscher Lösung bei niedrigem Blutdruck und erschlafftem Gefässsystem dieses besser füllen. Diese Infusionsmethode kommt vor allem für Behandlung schwerer Anämien nach grossen Blutverlusten in Betracht. Küttner hat vorgeschlagen, in der Infusionsflüssigkeit Sauerstoff zu lösen, was bis zu 2 Volumprozent gelingt. Der in die Venen eingebrachte Sauerstoff kann auch, wenn er etwa frei werden sollte, keine Luftembolien verursachen, da er sofort von den Geweben resorbiert wird. Den Infusionen, die in Mengen von 1—1 $^1/_2$ l gemacht werden können, kann man durch Zusatz therapeutischer Substanzen, wie Adrenalin oder Kampfer (Leo) noch eine besondere Kreislaufwirkung verleihen.

Die in die Blutbahn eingebrachte Flüssigkeit wird zwar bei normalem Blutdruck rasch aus dieser in die Gewebe überführt, doch geschieht dies bei herabgesetztem Blutdruck viel langsamer, so dass eine therapeutische Wirkung durch zeitliche Vermehrung der Blutmenge möglich ist.

Ernährung und Ernährungskuren.

Eine Erkrankung der Kreislauforgane ergibt an sich keine bestimmte Indikation für eine besondere Diät. Das Herz selbst ist durch rein diätetische Massnahmen nicht zu kräftigen. Die Indikationen für die zu wählenden Vorschriften gehen meist von dem allgemeinen Ernährungszustand, ferner vom Verhalten des Magen- und Darmkanals aus. Dazu kommen die durch Störungen in anderen Organen, besonders der Leber, der Nieren, bedingten besonderen diätetischen Massnahmen.

So lassen sich für bestimmte Störungen des Kreislaufs keine allgemein gültigen Ernährungsvorschriften geben, sondern ihre Ursachen und ihre Wirkungen sind dabei massgebend. Ist die Herzkrankheit durch eine Stoffwechselstörung oder unzweckmässige Ernährung hervorgerufen, so muss dies in der Wahl der Diät berücksichtigt werden. Wenn das Kreislaufleiden zu Störungen in den Verdauungsorganen führt, so muss danach die Ernährungsweise eingerichtet werden. Liegen Störungen des Salz- oder Wasserwechsels vor oder sind die Nieren geschädigt, so stehen diese Verhältnisse im Vordergrund diätetischer Erwägungen.

Im allgemeinen gelten für die Ernährung dieselben Grundsätze, auch bei der Herzinsuffizienz, wie bei der Prophylaxe bei noch suffizientem Herzen, nur wird man hier viel rigoroser vorzugehen haben. Statt allgemeinerer Vorschriften sind möglichst bestimmte Anweisungen zu geben. Zahl, Art und Grösse der einzelnen Mahlzeiten sind je nach dem Zustande der Verdauungsorgane festzusetzen.

Im allgemeinen ist der Grundsatz zu befolgen, für einen ausreichenden Ernährungszustand zu sorgen. Danach wird das Gesamtmass der Kost und ihre Zusammensetzung zu bemessen sein. Der Kalorienbedarf richtet sich nach der Arbeit. So bedarf es bei Kranken mit schwerer Herzinsuffizienz, die kaum sich bewegen, geringerer Mengen von Nahrung, wie bei leichteren Fällen, die noch umhergehen.

Vor allem muss das Angebot an Eiweissstoffen genügend sein und man wird es relativ hoch halten. Aber ein starker Fleischgenuss hat auch seine Bedenken. Er führt leicht zu Obstipation, ferner ist damit eine reichliche Zufuhr von Salz und Extraktivstoffen verbunden, die ungünstig einwirken kann. So lässt man das Fleisch nicht am Abend nehmen und ersetzt es durch Eier, Milch, Weichkäse etc.

Die Fettresorption ist bei schwer Dekompensierten nach Grassmann und Fr. Müller oft gestört, wenn auch meist nicht hochgradig. Oft widersteht das Fett aber den Kranken und wird besser nur in leichtverdaulicher Form, wie als Rahm und Butter, in solchen Fällen gegeben.

Kohlehydrate sind bei der Ernährung von Kreislaufkranken zu bevorzugen. Sehen wir doch im Zucker eine besondere Kraftquelle der Muskelarbeit und damit auch der Arbeit des Herzmuskels. Allerdings lässt sich durch die Vermehrung des Zuckers in der Nahrung nicht ein grösseres Glykogenangebot an den Herzmuskel durch Erhöhung des Zuckerspiegels im Blute herbeiführen, doch wird man für genügende Zufuhr von Kohlehydraten Sorge tragen, zumal sie auch von dekompensierten Herzkranken meist gern genommen und gut vertragen werden. Rücksicht zu nehmen ist dabei auf die Neigung zu Gärungen, die namentlich zellulosehaltige Nährstoffe haben. So ist das stark ausgemahlene Kriegsmehl für dekompensierte Herzkranke nicht geeignet. Blähungen und Auftreibungen des Leibes erschweren die Herzarbeit. So ist man oft auf Nährpräparate angewiesen, die diese Nahrungsmittel in aufgeschlossener Form darbieten. Hier sind vor dem Kriege zahlreiche Präparate leicht erhältlich gewesen, so Malzextrakte, Kindermehle und ähnliches, was heute schwer oder gar nicht zu beschaffen ist, aber künftig auch wieder berücksichtigt werden muss.

Über die Gesamtmenge der zuzuführenden Nahrungsmittel ist nur der Einzelfall entscheidend. Nach dem Körpergewicht kann man bei ödematösen Kranken nicht schematisch vorgehen, da die retinierte Flüssigkeit dieses unübersehbar vermehrt.

Die Zahl der Mahlzeiten muss mit Rücksicht darauf, dass jede einzelne nicht zu gross sein soll, weil eine stärkere Magenanfüllung für das Herz schon rein mechanisch Unbequemlichkeiten bringt, vermehrt werden. So bietet man schwer Insuffizienten öfter kleine Mengen von Nahrungsmitteln an und sucht so die Gesamtnahrungsaufnahme zu steigern. Man muss in solchen Fällen jede Appetitregung ausnutzen und vor allem auch in Art und Darbietung der Speisen für Abwechslung und appetitliche Form Sorge tragen. Oft liegt es an Kleinigkeiten der Zubereitung oder auch an der Art, wie das Essen dem Kranken serviert wird, um ihn dahin zu bringen, das Angebotene zu verzehren, und dies ist dem Pflegepersonal nicht genug vorzuhalten.

Als Grundlage für die Aufstellung der Kost hat der Kalorienwert der Nahrungsmittel zu dienen. 1 g Eiweiss ergibt 4,8 Kal. 1 g Kohlehydrate 4,1 Kal. 1 g Alkohol = 7 Kal. 1 g Fett = 9,3 Kal. Je nach dem Kaloriengehalt können die einzelnen Nahrungsmittel sich gegenseitig vertreten. Nur das Eiweiss kann nicht voll durch andere Nahrungsmittel ersetzt werden und die unvertretbare Menge beträgt etwa 20,6 g. Als Tagesbedarf des Eiweisses ist je nach dem Körpergewicht etwa 80—100 g anzunehmen. Den Gehalt der Nahrungsmittel an Kalorien sowie an Eiweiss, Fetten und Kohlehydraten ersieht man am besten aus fertigen Tabellen, wie sie z. B. Schwenkenbecher für tischfertige Speisen angegeben hat.

Als Eiweissspender kommen in erster Linie Fleisch, in zweiter Linie Fische, ferner Eier, Milch und Käse sowie gewisse Sorten von Hülsenfrüchten in Betracht. Das Fleisch enthält in rohem Zustande in fettfreien Stücken 17—20 % Eiweiss, der Fettgehalt kann zwischen 4—30 % schwanken, die Milch hat 3,2 %, die Eier 13 % und da ein Hühnerei 50—60 g wiegt, so enthält es etwa 6,5—8 g Eiweiss. Das Fett wird zum Teil in Form von Gewebefett mit dem Fleisch, zum Teil auch als Bestandteil der Eier genossen. Gewöhnlich aber wird es in Gestalt der aus der Milch gewonnenen Nahrungsmittel als Sahne, Butter oder Käse, ferner in Form von Pflanzenfetten oder Mischungen aus tierischen und Pflanzenfetten, so als Margarine genossen. Die Butter enthält etwa 80 %, Margarine 78 %, Schmalz 95 %, Käse 32 %, Eier 10 % und Milch 3,8 % Fett.

Kohlehydratspender sind die Mehle und ihre Produkte, vor allen Dingen das Brot. Die verschiedenen Brotsorten enthalten zwischen 45 bis 52 % Kohlehydrate, der Fettgehalt ist minimal, der Eiweissgehalt liegt zwischen 4 bis 7,5 %. Die Kartoffel hat in rohem Zustande 17,7 % Kohlehydrate und 1,7 % Eiweiss. Die getrockneten Hülsenfrüchte haben einen relativ hohen Eiweissgehalt, so Bohnen 15,8 % Eiweiss, 1,6 % Fett und 59,9 % Kohlehydrate. Ähnliche Werte erhält man bei getrockneten Erbsen und Linsen. Die in den Hülsenfrüchten zugeführten Eiweissstoffe sind nur zum Teil ausnutzbar. Die frischen Gemüse können in ihrem Kalorienwert vernachlässigt werden. Ihr Hauptwert ist der, dass sie sich gut mit Fett verarbeiten lassen. Auch dem Kaloriengehalt der Gewürze und des Obstes ist weniger Wert beizumessen.

Nach diesen kurz gegebenen Gesichtspunkten kann man leicht eine Tagesdiät zusammenstellen, wobei man vor allen Dingen auf den genügenden Eiweissgehalt Rücksicht nimmt, den man zunächst aus Fleisch, Milch, Eier und Käse deckt, zum Teil auch vielleicht durch Hülsenfrüchte, die aber bei Verdauungstörung nicht in Betracht kommen. Die übrigen Kalorien fügt man in kohlehydrat- und fetthaltigen Nahrungsmitteln zu. Man geht dann beim Zweifel stets von der den Kranken gewohnten Ernährung aus und von ihrem Appetit. Es bedarf also nur des Festhaltens dieser eben genannten Zahlen, die leicht zu behalten sind, um bei Diätverordnungen stets sicher zu sein, ob man genügende und richtig zusammengesetzte Nahrung zusammengestellt hat.

Von grosser Wichtigkeit ist die Regelung der Flüssigkeitszufuhr. Während wohl kompensierte Herzkranke nach dieser Richtung hin keinen strengen Einschränkungen unterliegen, muss bei insuffizierten Herzkranken die Flüssigkeitsmenge in der Regel vermindert werden. Ganz besonders ist dies dann der Fall, wenn Neigung zu Ödembildung oder diese selbst besteht. Man wird dann die reine Flüssigkeitsmenge auf durchschnittlich

1½ Liter am Tage zu bemessen haben, zeitweilig aber noch weiter heruntergehen können. Auch die Salzzufuhr ist einzuschränken. Die Ödembildung bei Herzkranken beruht zwar hauptsächlich auf dem Unvermögen der Niere, das Wasser in genügender Menge abzuscheiden, welches durch Verlangsamung des Blutstromes, vielleicht auch durch Stauungsschädigungen in dieser hervorgerufen wird; es handelt sich also im Gegensatz zu den Nierenödemen bei Herzkranken gewöhnlich nicht um eine primäre reine Salzzurückhaltung, aber um das nicht ausgeschiedene Wasser abzulagern, muss es durch retiniertes Kochsalz isotonisch gemacht werden, und so findet sich auch bei Herzkranken häufig eine Kochsalzretention. Eine reichliche Kochsalzzufuhr ist aber auch bei Herzkranken nicht angebracht, da sie die Ödembildung begünstigt. Am besten orientiert die tägliche Messung der Urinmenge über diese Verhältnisse und die Kontrolle des spezifischen Gewichtes des Urins, fernerhin besonders auch die Kontrolle des Körpergewichtes. Schon bevor es zu sichtbaren Ödemen kommt, zeigt die Zunahme des Körpergewichtes eine Störung des Wasserwechsels an und sobald diese erkennbar ist, muss die Wasserzufuhr eingeschränkt werden.

Von Genussmitteln sind Alkohol, Kaffee und Tee einzuschränken. Koffein und Tein sind für Herz- und Gefässkranke nicht gleichgültig. Sie wirken stark verengend auf die Gefässe mit Ausnahme der Koronargefässe und der der Nieren (Hedboom). Der Alkohol wirkt in kleineren Mengen pulsbeschleunigend und blutdrucksteigernd, in grösseren Mengen blutdruckherabsetzend. Es ist deshalb der Alkohol einzuschränken, doch braucht er nicht absolut verboten zu werden bei solchen, die an seinen Genuss gewöhnt sind und denen man im Interesse des besseren Appetits und auch der Abwechselung ihn in mässiger Menge gestatten kann. Kohlensäurehaltige Weine sind wie andere kohlensäurehaltige Getränke besser zu meiden, da sie den Magen auftreiben und dadurch die Funktion des Herzens beeinträchtigen.

Das Tabakrauchen unterlassen Herzinsuffiziente am besten ganz; jedenfalls ist es nur in ganz geringen Quanten solchen, die daran gewöhnt sind, zu gestatten. Dabei ist es praktisch wichtig, das Quantum der Zigarren nicht nach der Zahl, sondern nach dem Gewicht zu erlauben, und andererseits keine Importen, sondern leichte deutsche Zigarren zu gestatten.

Oft handelt es sich bei Herzkranken darum, eine bestehende Fettleibigkeit zu bekämpfen, besonders dann, wenn der übermässige Fettansatz eine Ursache oder Mitursache für die Entstehung der Kreislaufinsuffizienz abgibt. Eine rasche Entfettung ist aber, da sie erfahrungsgemäss die Herztätigkeit schwächen kann, zu vermeiden. Nur dann, wenn das Herz noch ausgiebige Reservekraft besitzt, kann man vorsichtig etappenweise an eine Reduzierung des Fettes herangehen. Das Lebensalter muss dabei berücksichtigt werden, denn jenseits des 50. Lebensjahres ist sogar ein solches vorsichtiges Vorgehen bedenklicher als bei jüngeren Individuen. Für eine Entfettungskur nimmt man die Reduzierung des Kalorienbestandes der Nahrung zum Grundsatz. Als einfachster, wenn auch nicht ganz zutreffender Massstab für das Körpergewicht ist die Körpergrösse anzusehen. Es sind Tabellen aufgestellt, nach denen nach Lebensalter und Körpergrösse Normalgewichte berechnet wurden. Doch sind derartige Tabellen nicht durchaus massgebend, auch die Breite des Knochengerüsts spielt eine Rolle. Ein schmalbrüstiger, hoch aufgeschossener Mensch hat ein leichteres Normal-Körpergewicht wie ein gut proportionierter derselben Grösse. Moritz berechnet das Normalgewicht so, dass er die 100 cm übersteigenden Zentimeter Körperlänge als Normalmass für die Zahl der wirklich fungierenden Kilogramm Körpergewicht heranzieht, so bei einem Menschen von 150 cm Grösse 50 kg bei einem von 180 cm 80 kg. Die Nahrung muss nun so bemessen sein, dass unter mässiger Arbeit für das Kilogramm etwa 40 Kalorien berechnet werden. Man wird also bei Entfettungskuren unterhalb von 40 bzw. 35 Kalorien pro kg Normalgewicht bleiben. Dabei ist vor allen Dingen der Eiweissbedarf zu berücksichtigen, über den bisher recht widersprechende Anschauungen bestehen. Chittenden berechnet den Eiweissbedarf nur auf 0,75—0,80 g pro kg. Das würde für einen Menschen von 170 cm Grösse etwa 50—55 g bedeuten. Voit berechnete für den kräftig arbeitenden Mann von 70 kg Gewicht 118 g Eiweiss. Bei Entfettungskuren soll man aber möglichst reichlich Eiweiss geben, um den Körperbestand daran zu schützen und dafür die Fettbildner, Kohlehydrate und Fette, in der Nahrung beschränken.

Mit einer Reduzierung des Fettbestandes wird die Herzarbeit erleichtert. Nicht nur dass ein Teil des vaskularisierten Gewebes fortfällt und damit die Strombahn eingeengt wird, kommen die manigfachen mechanischen Erleichterungen der Herzarbeit in Betracht. So bringt die Reduktion des dem Herzen angelagerten Fettes eine Erleichterung der Kontraktion und Dilatation. Das schwindende Bauchfett erleichtert die Zwerchfellbewegung u. a.

Als besondere Ernährungskur für ödematöse Herzinsuffiziente ist besonders in schweren Fällen die von Th. Karell angegebene Milchkur, nachdem sie in neuerer Zeit von Jakob, Lenhartz, His u. a. wieder erprobt wurde, zu empfehlen. Diese beruht wesentlich auf einer reduzierten Milchernährung. Nach Karells Vorschrift soll der Kranke 5—7 Tage lang keine andere Nahrung oder Flüssigkeit erhalten als 800 ccm abgekochter oder roher Milch von beliebiger Temperatur, in vier Portionen in 4stündigen Zwischenräumen genossen. In den folgenden Tagen werden neben der Milch ein oder mehrere Eier, Zwieback oder Weissbrot gegeben, dann wird gehacktes Fleisch, Gemüse oder Milchreis zugesetzt, so dass man etwa in 12 Tagen wieder zu einer normalen nicht zu reichlichen und dabei fettarmen Kost gelangt. 2—4 Wochen lang soll die reine Flüssigkeitszufuhr 800 ccm möglichst nicht übersteigen. Diese strenge Kur ist hauptsächlich bei der absoluten Insuffizienz des Herzens angezeigt, besonders dann, wenn Ödeme und Höhlenhydrops bestehen. Sie ist nicht nur bei Herzbeschwerden der Fettleibigen angezeigt, sondern auch bei Lungenemphysem, Asthma cardiale mit Myokardschwäche, ferner bei absoluter Herzinsuffizienz mit Stauungsorganen und Ödemen.

Moritz hat diese Kur auf das Körpergewicht berechnet modifiziert. Nach dem oben erwähnten Normalgewicht werden die am Umsatz beteiligten Kilogramme Körpergewicht berechnet, und ein Angebot von 16—17 Kalorien pro kg in Form von Milch gegeben. Da in 25 ccm Vollmilch etwa 16,2 Kalorien enthalten sind, so gibt er pro kg Normalgewicht 25 ccm Milch. Dies würde bei 60 kg $1^1/_2$ Liter betragen. Hierbei werden Gewichtsabnahmen von $^1/_4$—$^1/_2$ kg pro Tag erzielt. Ein ziemlich starker Eiweissverlust tritt zwar unter solchen Kuren ein, doch ist, da die Kur nur eine beschränkte Zeit durchgeführt wird, der Verlust kein allzu grosser. Natürlich ist ein solches Regime für den Kranken nur kurze Zeit durchführbar. Ferner muss der dabei oft eintretenden Stuhlverstopfung entgegengetreten werden.

Die reinen Milchkuren bei Herzinsuffizienten begegnen ja überhaupt oft dem Bedenken, dass die damit verbundene Unterernährung dem Herzen schädlich werden könne. Ich habe bei sorgfältiger Auswahl der Kranken und unter klinischer Beobachtung mich niemals von der Berechtigung solcher Bedenken überzeugen können. Die während der Kur meist schon in den ersten Tagen, manchmal etwas später eintretende Zunahme der Diurese sowie auch das gesteigerte subjektive Wohlbefinden spricht vor allem dagegen. Natürlich muss man eventuellem starkem Hungergefühl nachgeben, wie denn überhaupt ein Schema nicht mit absoluter Strenge stets durchgeführt werden darf. Oft beschränkt man sich besser auf häufigere Einschaltung von 1—3 Karell-Tagen, um dann rasch wieder zu ausreichender Ernährung überzugehen. Schon damit sind Besserungen zu erzielen oder erreichte zu befestigen.

Statt der Milch kann man mit demselben Erfolg 4 mal täglich 200 g ungesalzene Kartoffeln oder frische Bananen geben. Dadurch wird die Kost noch salzärmer und der Erfolg ist ebenso befriedigend. (Salomon.)

Bei Nierenkranken ist eine diätetische Einwirkung oft besonders wichtig. Um für die Diät hier Anhaltspunkte zu gewinnen, ist stets eine Funktionsprüfung der Nieren notwendig. Diese wird mit einem sog. Konzentrationsversuch angestellt, bei dem eine bestimmte Flüssigkeitsmenge und ebenso eine bestimmte Kochsalzmenge in umschriebener Zeit bei sonst gleichbleibender Nahrung dem Körper zugeführt wird. Derartige Konzentrationsversuche können in verschiedenartiger Weise angestellt werden. Seit 2 Jahren führen wir sie in folgender Weise durch:

Schema einer Nierenfunktionsprüfung.

Zeit	Aufnahme	Ausscheidung	Untersuchungen		
I. Nacht 5 Uhr a. m.	0,5 g Jod Kali	Nachturin	Urin	Blut	Blutdruck
I. Tag	Kost: Kalorien ca. 2000 Flüssigkeit 1800, inklusive des H_2O-Gehalts der festen Nahrung; Kochsalz ca. 6 g	Tagesurin u. Nachturin werden getrennt gesammelt	Menge Spezifisches Gewicht NaCl. + U oder N Sediment	Hämoglobingehalt Erythrozyten W. R.	maximal u. minimal wird festgestellt
II. Tag	Kost wie I (ev. Phenolsulfophthalein	Tagesurin	wie am I. Tag (ev. Phenosulfophthalein) Jod	Bestimmung des Reststickstoffs und des Indikans im Blute	wie oben
III. Tag 7 Uhr	a) 1000 g Tee mit 10 g Zucker	Nachturin 1. Entleerung	von jeder Portion		wie oben
8 Uhr	bleibt nüchtern	2. Entleerung	Menge		
9 Uhr	„ „	3. Entleerung	spez. Gewicht		
10 Uhr	„ „	4. Entleerung	NaCl + N oder U		
11 Uhr	b) Frühstück: trocken 100 g Brot 100 g Weichkäse oder Schinken 1 g Salz	5. Entleerung	(Jod bis 52 Stunden nach Jodaufnahme)		
1 Uhr	c) Mittagessen: trocken 3 Rührei 50 g Brot 1 g Salz 1 Apfel	6. Entleerung	wie oben		
4 Uhr	d) (trocken) 100 g Brot 100 g Käse 1 g Salz	7. Entleerung	wie oben		

Zeit	Aufnahme	Ausscheidung	Untersuchungen		
7 Uhr	e) falls spez. Gewicht des Urins 7 Uhr unter 1025, erhält Patient noch ein trockenes Abendessen aus Brot, Butter und Käse oder Fleisch bestehend und keine Flüssigkeit bis 10 Uhr	8. Entleerung	wie oben		
10 Uhr		9. Entleerung	wie oben		

Nach Schlayer kann man weiter noch bei gewöhnlicher Kost, die bestimmt festgelegt ist, durch Zusatz von Kaffee oder Tee auf Empfindlichkeit der Nierengefässe prüfen.

Die Bestimmung des Reststickstoffgehaltes des Blutes ist wichtig, um festzustellen, ob Stickstoffretention stattfindet.

Je nach dem Ausfall des Versuches ergibt er Anhaltspunkte für die Ernährung des Kranken. Wird Wasser gut ausgeschieden, so bedarf es keiner ängstlichen Beschränkung der Flüssigkeit, doch wird man über 2 Liter im Tage nicht gern hinausgehen. Allerdings verlangen hyposthenurische Kranke grössere Wasserzufuhr. Da die Niere in solchen Fällen nicht imstande ist, einen konzentrierten Urin auszuscheiden, so muss, um die löslichen Stoffwechselschlacken und das Kochsalz zur Ausscheidung zu bringen, eine grössere Flüssigkeitsmenge ausgeschieden und deshalb auch aufgenommen werden.

Zeigt sich eine Verzögerung der Kochsalzausfuhr, so ist das Kochsalz in der Nahrung zu beschränken, Da natürlich immer noch Kochsalz ausgeschieden wird, so ist eine absolut kochsalzfreie Ernährung nicht notwendig, man muss dabei Rücksicht nehmen auf das Wohlbefinden des Patienten, denn absolut kochsalzfreie Kost wird auf die Dauer nicht genommen, und schliesslich muss man auch den Nierenkranken ausreichend zu ernähren suchen.

Wird der Stickstoff verzögert ausgeschieden, und vor allem steigt der Reststickstoff des Blutes an, so muss der Stickstoff in der Nahrung möglichst beschränkt werden. Da bei Ödemen die retinierte Flüssigkeit in Form isotonischer Lösungen im Körper zurückgehalten wird, so begünstigt ein reichliches Salzangebot diese Retention, wie man ja auch durch reichliche Zufuhr von Salzen, z. B. von doppeltkohlensaurem Natron, wie es in grösseren Mengen bei der Ketonurie der Zuckerkranken gegeben wird, Retention von Flüssigkeit sieht, sobald die Niere nicht imstande ist, diese Salzmengen genügend auszuscheiden. Es wird dadurch die Entstehung von Ödemen begünstigt, die dann nach Strauss und Widal durch Reduktion der Salze in der Nahrung, besonders des Kochsalzes, zum Verschwinden gebracht werden können, da dann die Niere die Salzdepots im Körper ausschwemmen kann. So ist also die Beschränkung des Kochsalzes bei ödematösen Kranken stets von Vorteil, denn ohne Salz kann eine Wasserretention nicht statthaben.

Zu fürchten sind bei Herzkranken vor allem Auftreibungen und Lähmung des Darms und Obstipation. Deswegen muss auf diese beiden Gefahren bei der Ernährung Rücksicht genommen werden. Die Obstipation kann unter Umständen durch Abführmittel, namentlich solche, die wässerige Entleerung machen, bekämpft werden. Zu bevorzugen sind Abführmittel wie Kaskara, Senna, Aloepräparate, die den Dickdarm erregen, während die Dünndarm erregenden Mittel wie Rhizinus, Phenolphthalein weniger geeignet sind. Durch Zusatz von Agar-Agar (welches unter dem Namen von Regulin in den Handel kommt) zu Kartoffel- und Apfelbrei kann man dem Hartwerden des Stuhles vorbeugen (Ad. Schmidt).

Abgemagerte unterernährte Individuen sucht man zu kräftigen und die Nahrungsmenge zu vermehren. Ist die Unterernährung Ursache der Herzschwäche, wie es namentlich bei den Kriegsödemen der Fall ist, so ist damit gewissermassen eine Diättherapie eingeleitet, die imstande ist, die vorliegenden Beschwerden auch ohne weitere Hilfsmittel zu beheben.

Neuerdings sind Versuche gemacht, den Herzmuskel direkt zu ernähren. Der Herzmuskel enthält, wie alle Muskeln, abgelagertes Glykogen. Besonders reichlich findet sich das Glykogen in den Zellen der spezifischen Muskulatur, die durch ihren Glykogengehalt direkt auffallen. Nach Johannes Müller ist in diesem eine wichtige Kraftquelle für den Herzmuskel zu sehen. Zuckerzusatz zur Ringer-Lösung vermag die Arbeit des Herzmuskels zu steigern. Das Herz verbraucht bei seiner Tätigkeit ebenso wie die übrigen Muskeln, Zucker.

Büdingen ist von der Theorie ausgegangen, dass bei manchen Herzkranken das Zuckerangebot für die Zellen des Herzens ein zu niedriges sei und hat durch Analyse des Blutes solcher Kranken diese Anschauung mehrfach bestätigt gefunden. Da durch Zufuhr per os sich der Zuckergehalt des Blutes nur schwer steigern lässt, so hat er, um das Blut zuckerreicher zu machen, Zuckerlösung per Klysma oder besser intravenös zugeführt. Die gewählte Lösung war 10—20% und wird in der Menge von 200—300 ccm intravenös zugeführt. Diese Infusionen werden in ein- bis mehrtägigen Zwischenräumen, 10—20 mal wiederholt. Am besten bedient man sich einer 15%igen Lösung der

Merkschen sterilisierten Glykosetabletten in frisch destilliertem sterilisiertem Wasser. Die Infusionen werden etwa 2 mal die Woche wiederholt. Die Lösungen müssen stets frisch bereitet und gut sterilisiert werden. Nachdem die Lösung ausgekocht ist, soll sie durch sterile Leinwand filtriert werden. Vor allem ist zu vermeiden, dass irgend welche Fetttröpfchen in die Lösung geraten. Die Lösung soll auf Bluttemperatur gebracht werden. Als Reaktionserscheinungen kommen mitunter leichte Fröste, auch ziehende Schmerzen im Kreuz und in der Herzgegend vor. Nach der Infusion lässt man mehrere Stunden Bettruhe einhalten.

Die klinischen Erfahrungen, welche Büdingen mit diesen Infusionen machte, waren durchaus ermutigend. Bei allen Formen von Herzbeschwerden, die auf eine schlechte Ernährung des Herzmuskels von ihm zurückgeführt wurden (Kardiodystrophie) und die hauptsächlich in subjektiven Beschwerden wie Druck und Schmerz in der Herzgegend, die sich bis zu Anfällen von Angina pectoris steigern konnten, bestehen sollen, aber auch in Fällen von Herzmuskelinsuffizienz fand er sowohl subjektive wie objektive Besserung; auch in solchen Fällen, die vorher mit Herzmitteln und Diuretizis behandelt waren. Als kontraindiziert hält er die Infusion bei Neigung zu Embolien und fortgeschrittener Arteriosklerose des Gehirns, namentlich wenn Apoplexien vorausgegangen sind. Die Infusion wird zweckmässig mit einem Apparat vorgenommen, der es erlaubt, in kurzer Zeit die erforderliche Menge einzugiessen. Der von uns gebrauchte Wechselmannsche Apparat besteht aus einer sterilisierbaren Glasspritze, die durch einen Gummischlauch mit einem Zweiwegehahn verbunden ist, dessen zweiter Ansatz mit einem in die sterilisierte Lösung eintauchenden Glasrohr durch Gummischlauchverbindung kommuniziert, während der dritte Ansatz an die in die Vene eingeführte Hohlnadel angeschlossen wird. Beim Zurückziehen des Stempels wird der Weg zur Lösung durch entsprechende Hahndrehung freigegeben; nach Umdrehen des Hahns wird dann, nachdem der Weg zur Vene frei ist, das in die Spritze eingesaugte Quantum von 20 ccm Lösung langsam in die Vene eingetrieben (Fig. 169). Ich habe diese Methode bisher in einer grösseren Zahl von Fällen angewandt und niemals Nachteile gesehen, dagegen nicht nur subjektiv, sondern auch objektiv günstige Wirkungen. Besonders in Fällen von anginösen Herzbeschwerden haben die Infusionen günstig gewirkt, so dass die Kranken imstande waren, grössere Wege wieder ohne Beschwerden zurückzulegen, was sie vorher nicht konnten. In einzelnen Fällen von Herzinsuffizienz bei chronischer Myodegeneratio beobachteten wir nach jeder Injektion eine allerdings vorübergehende Steigerung der Diurese, so dass in der Wasserkurve die Injektionstage am Ansteigen der Ausscheidungen, die die zugeführte Menge übertrafen, sofort zu erkennen waren. Auch bei sonst gut kompensierten Fällen von absoluter Unregelmässig-

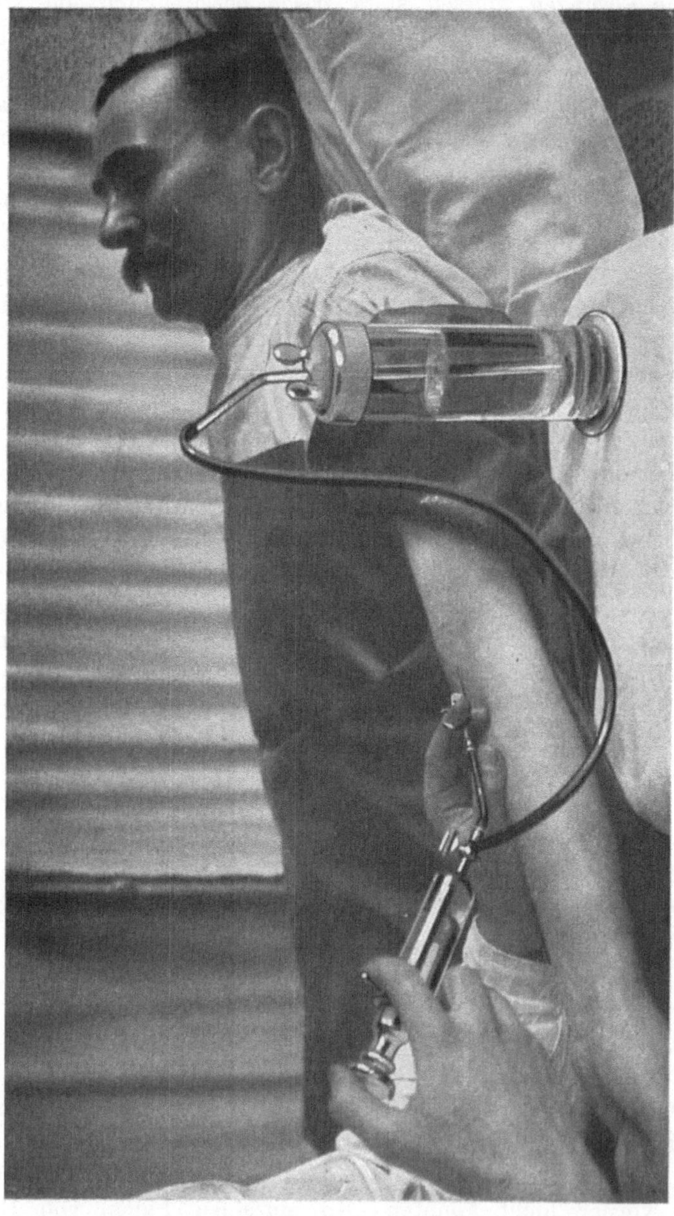

Fig. 169.
Intravenöse Infusion.

keit wirkten die Injektionen pulsverlangsamend. Fast alle Patienten, die doch sonst vielfach gegen derartige Eingriffe sich leicht ablehnend verhalten, gaben subjektive Besserung an, und wünschten die Fortsetzung der Kur.

Ob nun die theoretischen Voraussetzungen zutreffen oder nicht — besteht ja da vor allen Dingen das Bedenken, dass bei hyperglykämischen Diabetikern gar nicht selten stenokardische Beschwerden bestehen —, so haben die praktischen Erfahrungen doch ergeben, dass diese Behandlungsmethode für manche Fälle von Vorteil ist. Am besten gibt man den Traubenzucker in Ringerscher Lösung.

Literatur.

Adam, Welche Stellung gebührt der manuellen schwedischen Heilgymnastik bei der Behandlung Herzkranker. Therap. Monatshefte 1910. Jan.

Baur, Zur Verbesserung und Vervollkommnung der Kurmittel und der Herzkrankenbehandlung in Bad Nauheim. Friedberg 1908.

— Bad Nauheim in seiner Bedeutung für die Behandlung der chronischen Herzkrankheiten. Darmstadt 1897.

Bäumler, Die Behandlung Herzkranker mit physikal. Heilmethoden. Therapie der Gegenwart 1904. Nov.

v. Basch, Kritik des Örtelschen Verfahrens. Wien. med. Blätter 1886. Nr. 1 f.

— Über die Prinzipien der Therapie der Herzkrankheiten. Wien. med. Presse 1890. Nr. 2 f.

Beck und Dehan, Über Veränderungen der Herzgrösse im heissen und kalten Bade. Münch. med. Wochenschr. 1909. Nr. 4.

— und R. Hirsch, Röntgentiefenstrahlentherapie in der Behandlung von Herz- und Gefässkrankheiten. Med. Klin. 1916. Nr. 33.

Büdingen, Grundzüge der Anstaltsbehandlung nervöser und organisch bedingter Herzstörungen. Ther. Monatshefte 1907. H. 8 u. 9.

— und Geissler, Die Einwirkung der Wechselstrombäder auf das Herz. Münch. med. Wochenschr. 1904. Nr. 8.

— Ruhekuren für Herzkranke in Verbindung mit passiven Bewegungen. Deutsch. Arch. f. klin. Med. Bd. 102. 1911. S. 54.

— Ernährungsstörungen des Herzmuskels. Leipzig 1917.

— Über die Möglichkeit einer Ernährungsbehandlung des Herzmuskels durch Einbringen von Traubenzuckerlösung in den grossen Kreislauf. Deutsch. Arch. f. klin. Med. Bd. 114. 1914. S. 534.

Benecke, Über die CO_2-haltigen Bäder in Nauheim. Berl. klin. Wochenschr. 1877. Nr. 22.

— Zur Therapie des Gelenkrheumatismus und der mit ihm verbundenen Herzkrankheiten. Berlin 1872.

Bruns, Über die Rückstauung bei Kaltreizen. Zeitschr. f. klin. Med. 1907. Bd 64. H. 3 u. 4.

— Über den Einfluss der Sitzbäder auf die Blutverteilung im menschlichen Körper. Zeitschr. f. klin. Med. 1907. Bd. 64.

— Die weitere Ausgestaltung der Unterdruckatmung für die Behandlung der Kreislaufs- und Atmungsstörungen. Med. Klin. 1912. Nr. 42.

Credner, Die kohlensäurereichen Thermalsolquellen in Bad Nauheim. II. Auflage 1907.

Eichhorst, Die Behandlung chronischer Herzinsuffizienz. Deutsch. Arch. f. klin. Med. Bd. 118. 1916. S. 337.

Ekgren, Zum Einfluss der Sauerstoffbäder auf Pulsfrequenz und Gefässtonus. Zeitschr. f. klin. Med. Bd. 57. S. 401.

Franze, Technik, Wirkung und Indikationen der Hydroelektrotherapie bei Anomalien des Kreislaufes. München 1905.

— Eine neue kombinierte Behandlungsmethode von Herzkrankheiten. Deutsche Ärztezeitung 1904. H. 11.

— Die Elektrotherapie der Herzkrankheiten in Verbindung mit der Nauheimer Kur. Deutsch. med. Wochenschr. 1904. Nr. 52.

Geissler, Der Einfluss elektrischer Reize für die Blutverteilung im menschlichen Körper. Münch. med. Wochenschr. 1908. Nr. 2.

Goldscheider, Die Bedeutung der Reize für die Pathologie und Therapie im Lichte der Neuronenlehre. Leipzig 1898.

Grassmann, Muss die Prognose der Herz- und Gefässkrankheiten auf dem toten Punkt bleiben? Münch. med. Wochenschr. 1913. Nr. 45.

Groedel III, Fr. M., Versuche mit kohlensauren Gasbädern. Berl. klin. Wochenschr. 1907. Nr. 16.

Groedel II, Th., und Groedel III, Fr. M., Die Beeinflussung der Herzdilatation durch kohlensäurehaltige Bäder. Monatsschr. f. die physik.-diätetische Heilmethoden. Jahrg. I. H. 1. 1909.

Groedel, Zur mechanisch-gymnastischen Behandlung der chronischen Kreislaufstörungen. St. Petersburger med. Wochenschr. 1897. Nr. 13.

Grossmann, Über Änderung der Herzarbeit durch zentrale Reizung von Nerven. Zeitschr. f. klin. Med. 32. S. 219 u. 501.

Hasebroek, Versuch einer Theorie der gymnastischen Therapie der Zirkulationsstörungen etc. Deutsch. Arch. f. klin. Med. Bd. 77. S. 350.

— Über die Behandlung der Angina pectoris und verwandter Zustände durch Heilgymnastik und Massage des Thorax. Deutsch. Arch. für klin. Med. Bd. 86. S. 565.

— Die physiologische und therapeutische Bedeutung der heilgymnastischen Bewegung usw. Therap. Monatshefte 1908. März.

— Zur Frage der peripheren Wirkungen der aktiven Gymnastik auf Kreislaufstörungen bei Fettherz und verwandten Zuständen. Deusch. Arch. f. klin. Med. Bd. 94. S. 60.

— Aktive Gymnastik und Zirkulationsstörungen. Zentralbl. f. Herzkrankh. 1910. Nr. 7.

Heinemann, Newton, Die physikalische Behandlung der chronischen Herzkrankheiten nach Schott. Deutsch. med. Wochenschr. 1896. Nr. 33.

Hensen, Über die Wirkung kohlensäurehaltiger Bäder auf die Zirkulation. Deutsch. med. Wochenschr. 1899. Nr. 35.

Herz, M., Über die Behandlung der räumlichen Missverhältnisse zwischen dem Herzen und dem Thorax. Zeitschr. f. diät. u. phys. Ther. XII. 1909. S. 335.

— Lehrb. d. Heilgymnastik. Berlin und Wien 1903.

Hirsch, Zur Behandlung von Herzschwäche und Kreislaufstörungen mit der Brunsschen Unterdruckatmung. Med. Klin. 1913. Nr. 25.

Hirschfeld, Über die Anwendung der Muskeltätigkeit bei Herzkrankheiten. Deutsch. med. Wochenschr. 1897. Nr. 7. S. 100. Diskussion ebendas. Vereinsbeilage S. 58.

His, W., Zur Anwendung der Karellschen Milchkur bei Herzkranken. Therap. Monatsh. 1912. I. H.

Hoffmann, A., Diät-Therapie bei Herzkrankheiten. Halle 1912.

— Über die Beurteilung therapeutischer Einwirkungen auf das Herz. Münch. med. Wochenschr. 1904. Nr. 32.

Hornung, Die Elektrotherapie der Kreislaufstörungen. Münch. med. Wochenschr. 1906. Nr. 50.

Huchard, Traitement des maladies chroniques du cœur par la gymnastique et les eaux minérales. Journ. des Practiciens, juillet 1894.

Hughes, Lehrb. der schwedischen Heilgymnastik unter Berücksichtigung der Herzkrankheiten. Wiesbaden 1896.

Jacobs, Grundzüge der Balneotherapie. Berlin 1890. Weitere Arbeiten: siehe Vortrag auf dem schles. Bädertag. Dezember 1891: Zur Therapie der Herzkrankheiten.

Karell, Archives générales de médecine. 1868.

Kisch, Differentialindikation von Nauheim und Marienbad. Marienbad in der Saison 1898.

Kolb, Beiträge zur Physiologie maximaler Arbeit, besonders des normalen Sports. Berlin 1911.

Leusser, Über die Wirkung der Kissinger kohlensauren Solbäder bei Herzkranken. Münch. med. Wochenschr. 1901.

Lindner, Zur Kenntnis der Wirkung der Franzensbader kohlensauren Bäder bei Herzkranken. Wien. med. Wochenschr. 1901. Nr. 19.

Lilienstein, Die Phlebostase als physikalisches Heilmittel bei Kreislaufstörungen. Med. Klin. 1913. Nr. 35.

Lommel, Über den Tonus der grossen Gefässe und über das Verhalten der peripher gelegenen Gefässgebiete bei lokalen Wasserprozeduren. Deutsch. Arch. f. klin. Med. Bd. 78. 1903. S. 182.

Matthes, Lehrbuch der klin. Hydrotherapie. II. Auflage. Jena 1903. S. 126 u. 240. Mit zahlreichen Literaturangaben.

Moritz, Über Entfettung durch reine Milchkuren. Münch. med. Wochenschr. 1908. Nr. 30.

Müller, Otfried, Über den Einfluss von Bädern und Duschen auf den Blutdruck beim Menschen. Deutsch. Arch. f. klin. Med. Bd. 74. S. 316.

— Über die Blutverteilung im menschlichen Körper unter der Einwirkung thermischer Reize. Ebendas. Bd. 82. S. 547.

— Verhandl. der Gesellsch. deutsch. Naturf. und Ärzte 1908. II. Hälfte. S. 86.

— Deutsch. med. Wochenschr. 1906. Nr. 38—39.

— und Veiel, Über die Kreislaufwirkung kohlensäurehaltiger Solbäder. Verh. d. Ges. Deutsch. Naturfr. u. Ärzte in Cöln 1908. III. S. 80.

— Die Balneotherapie bei Kreislaufstörungen. Berl. Klin. Wochenschr. 1913. Nr. 25.

Nebel, Bewegungskuren mittelst schwedischer Heilgymnastik und Massage mit besonderer Berücksichtigung der mechanischen Behandlung des Dr. G. Zander. Wiesbaden 1889.

— Die mechanische Behandlung der Kreislaufstörungen. Wiesbaden 1887.

Oertel, Allgemeine Therapie der Kreislaufstörungen. 4. Auflage. Leipzig 1891.

— Über Massage des Herzens. München 1889.

— Über Terrainkurorte. Leipzig 1886.

Oertel und Lichtheim, Über die chronischen Herzmuskelerkrankungen und ihre Behandlung. Verh. d. Kongr. f. innere Med. 1888. S. 13f.

Pospiechill; Blätter f. klin. Hydrotherapie 1891. Nr. 8. 1894. Nr. 12. 1895. Nr. 4.

Penzoldt u. Stintzings, Spez. Therapie inn. Krankheiten. 1. Auflage. Bd. 5. S. 1—19. (Beschreibung der Zander-Apparate und ihrer Handhabung).

Pudor, Die Kunst des Atmens. Zeitschr. f. diät. u. phys. Ther. II. 1900. S. 678.

Raab, Die Elektrotherapie der Kreislaufstörungen. Münch. med. Wochenschr. 1906. Nr. 29 u. 30.

Ramdohr, Allgemeine Gymnastik und Massage. Leipzig 1898.

v. Reyher, Über Herzmassage und Herzgymnastik. Zeitschr. f. diät. u. phys. Therapie I. S. 197. 1898.

Rimbach, Mechanische Zirkulationstherapie. Fortschr. der Med. 1916/17.

Rothschild, Herzkranke in Soden am Taunus. Balneol. Zentralheizung 1902. Nr. 24. 25.

Rumpf, Die Beeinflussung der Herztätigkeit und des Blutdruckes von schmerzhaften Druckpunkten aus. Münch. med. Wochenschr. 1907. Nr. 4. S. 153—157.

— Die Bedeutung der Zwerchfellatmung für Herzschwäche und Herzinsuffizienz. Deutsch. med. Wochenschr. 1900. Nr. 14.

— Über die Verwendung hochgespannter Ströme in neuer Form. Zeitschr. f. Elektrotherapie. VIII. 1906. H. 2.

— Zur Einwirkung oszillierender Ströme auf das Herz. Zentralbl. f. innere Med. 1907. Nr. 18.

— Über die Behandlung der Herzkrankheiten mit oszillierenden Strömen. Deutsch. med. Wochenschr. 1908. Nr. 52.

Salomon, Diätetische und medikamentöse Behandlung kardialer Hydropsie mit besonderer Berücksichtigung der Karellkur und ihrer Modifikationen. Deutsch. med. Wochenschr. 1919. Nr. 12.

Sarason, Über moussierende Sauerstoffbäder. Deutsch. med. Wochenschr. 1904. Nr. 45.

Schliack, K., Über den Einfluss innerlich aufgenommenen CO_2haltigen Wassers auf den Blutdruck nebst einer Angabe zur objektiven Messung des diastolischen und systolischen Blutdruckes. Zeitschr. f. physische und diät. Ther. 1908. Bd. 12. H. 8. S. 459.

Schmidt, Die physikalische Behandlung chronischer Herz- und Kreislaufstörungen. Zeitschr. f. diät. u. phys. Ther. XII. 1909. S. 356.

Schott, Aug., Zur Therapie der chronischen Herzkrankheiten. Berl. klin. Wochenschr. 1885. N. 33–36.

— Die Wirkung der Bäder auf das Herz. Berl. klin. Wochenschr. 1880. Nr. 25.

— Th., Beiträge zur tonisierenden Wirkung kohlensäurehaltiger Thermalsolbäder aufs Herz. Berlin. klin. Wochenschr. 1883. Nr. 28. S. 428.

— Über das Verhalten des Blutdruckes bei der Behandlung chronischer Herzkrankheiten. Verh. d. 19. Kongr. f. inn. Med. 1901. S. 182.

Selig, A, Der Einfluss hydriatischer Prozeduren auf die Herzgrösse. Berl. klin. Wochenschr. 1909. Nr. 22.

Senator, Bewegungstherapie. v. Leydens Handb. der Ernährungstherapie und Diätetik. Bd. 1. 1897. S. 405.

— u. Frankenhäuser, Zur Kenntnis der Wirkung von kohlensäure- und anderen gashaltigen Bädern. Ther. d. Gegenw. 1904. Jan.

Steffens, Über den Einfluss elektrischer Ströme auf den Blutkreislauf des Menschen. Abh. aus dem Gebiet der Elektrotherapie und Radiologie 1908. H. 7.

Stifler, Über Herzheilbäder. München 1901.
Strasburger, Über Blutdruck, Gefässtonus und Herzarbeit bei Wasserbädern verschiedener Temperatur und bei kohlensauren Solbädern. Deutsch. Arch. f. klin. Med. 82. 1905. S. 459.
Strubell, Das Wechselstrombad. Dresden und Leipzig 1913.
Tilliss, Beitr. zur Behandlung der Herzmuskelschwäche mit elektrischen Strömen. Deutsche med. Wochenschr. 1906. Nr. 2.
Tornad, Über die Wirkung der Sauerstoffbäder. Zeitschr. f. diät. u. phys. Ther. XII. 1909. S. 429.
Tschlenoff, Über die Beeinflussung des Blutdrucks durch hydriatische Prozeduren und durch Körperbewegungen. Zeitschr. f. diät. und phys. Therapie I. 1898. S. 233 u. 328.
Veiel, Der Einfluss der sinusoidalen Vierzellenbäder auf die Herzarbeit. Münch. med. Wochenschr. 1909. Nr. 42.
de Vries, Reilingh, Die Wirkung der hydroelektr. Bäder auf den Blutdruck. Zeitschr. f. Elektrotherapie 1905. VII 3.
Weiland, Über den Einfluss von kohlesäurehaltigen Bädern auf die Blutverteilung im menschlichen Körper. Diss. Tübingen 1905.
Winternitz, H., Über die Wirkung verschiedener Bäder, insbesondere auf den Gaswechsel. Deutsch. Arch. f. klin. Med. Bd. 72. S. 258.
Zander, E., Die Bewegungskur bei Kreislaufstörungen. Berl. klin. Wochenschr. 1913. Nr. 30.
Zuntz und Tangl, Einwirkung der Muskelarbeit auf den Blutdruck. Pflügers Arch. 70.

Die medikamentöse Behandlung der Kreislaufstörungen.

Die meisten Pharmaka des Kreislaufs sind zunächst empirisch am Krankenbett erprobt und ihre Anwendung geschah auf Grund dort gesammelter Erfahrungen. Erst die letzten Jahrzehnte haben durch die experimentell pharmakologischen Forschungen ihre Wirkungsweise nach vielen Richtungen hin aufgeklärt, obwohl auch heute noch für manche Mittel die Grundlagen für die Behandlung lückenhaft sind, sie wirken an herzkranken Menschen anders wie an gesunden, und am Menschen anders wie an gesunden oder künstlich geschädigten Tieren. Doch ist bei einer rationellen Anwendung dieser Mittel Rücksichtnahme auf die wissenschaftlich festgestellten Wirkungen notwendig; denn gewisse grundsätzliche Wirkungen sind für alle Fälle gleich.

Man teilt die Pharmaka gewöhnlich in Herzmittel und Gefässmittel ein, je nachdem bei ihrer Anwendung die Wirkung sich vorzugsweise in einem dieser Gebiete geltend macht. Wie phylo- und ontogenetisch Herz- und Gefässsystem ursprünglich ein Ganzes bilden, so ist auch eine scharfe Trennung zwischen Störung der Herztätigkeit und der Gefässtätigkeit kaum zu ziehen. Wenn auch die mannigfachen Beziehungen zwischen Störungen der einen oder anderen Komponente der Kreislauforgane nicht völlig geklärt sind, so sind doch so viele Wechselwirkungen gegeben, dass stets beide Komponente in der Therapie zu berücksichtigen sind. Ich weise z. B. nur auf den Koronarkreislauf hin, der das Herz selbst mit Blut und damit mit ernährendem Material und Sauerstoff versorgt. Bei geschädigter Herztätigkeit und damit herabgesetztem Blutdruck sowohl, wie bei einer Verengerung der Koronararterien liegt er darnieder. Erweiterung der Koronararterien befördert ihn, damit wird das Herz besser ernährt und die Herztätigkeit verstärkt. So kann mannigfach sekundär durch eine Einwirkung auf die Blutgefässe eine Kräftigung der Herztätigkeit herbeigeführt werden. Daher ist auch eine streng geschiedene Einteilung in Herz- und Gefässmittel nicht möglich. Die einen wie die anderen wirken fast alle mehr oder weniger direkt oder indirekt auf beide Komponenten ein. Doch ist der Hauptangriffspunkt der einzelnen Mittel, besonders auch wenn sie in verschiedener Dosierung gegeben werden, ein verschiedener, so dass man nach ihren Hauptwirkungen sie in Herz- und Gefässmittel einteilen kann.

Weiterhin greifen manche Mittel zentral, andere peripher und auch hier wieder verschieden an, so dass manche auf die Nervenendigungen, die terminalen Endsubstanzen wirken, andere auf die Muskulatur selbst. Aber auch diese Einteilung kann nicht scharf durchgeführt werden; denn neben zentraler wird oft eine periphere Wirkung beobachtet und so entstehen für die Einzelmittel hochkomplizierte Wirkungen, die bei ihrer therapeutischen Anwendung und Dosierung in Betracht gezogen werden müssen. Hinzu kommt weiter, dass manche Mittel durch Kumulation eine Dauerwirkung, andere eine solche nicht herbeiführen, je nach der Schnelligkeit, mit der sie den Körper verlassen, bzw. in ihm verändert werden. Auch ist bei der Therapie sowohl Schnelligkeit der Einwirkung wie Dauer der Ausscheidung von Bedeutung.

Auch bei verschiedener Applikationsweise wirken die Mittel oft verschieden ein. Es ist ein Unterschied nicht nur in der Schnelligkeit des Eintretens, sondern auch in der Intensität der Wirkung zu beobachten, je nach dem man sie stomachal, subkutan, intramuskulär oder intravenös anwendet. Die schnellste und intensivste Wirkung erzielt man bei intravenöser Injektion. Danach kommt in der Schnelligkeit und Wirksamkeit die subkutane Anwendung, wobei wiederum darauf Rücksicht zu nehmen ist, ob das Mittel nicht vielleicht selbst die Wege zur Resorption durch Verengerung der Blut- und Lymphgefässe verschlechtert. Langsamer kommen die intramuskulären Injektionen zur Resorption, und am langsamsten und unsichersten wirkt die stomachale Einverleibung, die bei manchen Mitteln, so z. B. bei dem leicht zersetzlichen Adrenalin, überhaupt keine Kreislaufwirkung entfaltet. Es ist also auch die Art der Applikation für jedes einzelne Mittel besonders zu erwägen und damit könnte man diese in solche einteilen, die für stomachale, subkutane, intramuskuläre und intravenöse Applikationen geeignet sind. Allerdings gibt es manche Mittel, die für mehrere oder jede dieser Anwendungsweise sich eignen, und im Einzelfalle wird man je nach der beabsichtigten Wirkung die eine oder andere Anwendungsweise bevorzugen. Hier soll die Einteilung danach erfolgen, ob die Mittel vorzugsweise Herz- oder Gefässmittel sind, obwohl man bei manchen im Zweifel sein kann, welcher Gruppe sie zuzuteilen sind.

Die vorzugsweise auf das Herz wirkenden Arzneimittel.

Diejenigen Mittel, die vorzugsweise durch eine Einwirkung auf das Herz geeignet sind, die Zirkulation zu bessern, sind in erster Linie die Digitalismittel: Fol. Digitalis und die daraus hergestellten Präparate und die aus dem Samen der verschiedenen Strophantusarten hergestellten, die Tinctura Strophanti titrata, sowie das Strophantin. Dazu kommen noch einige aus anderen Pflanzen gewonnene Heilmittel, das Convalamarin, das Spartein, das Adonidin und das Cymarin. Ferner wird der Kampfer und das Koffein hierher gerechnet. Von herzlähmenden Mitteln ist nur das Chinin und Chinidin in Gebrauch.

Die Herzmittel wirken zum Teil auf die von Engelmann unterschiedenen Eigenschaften der Muskelsysteme des Herzens ein, und zwar chronotrop auf die der Reizerzeugung dienenden Teile, als die die Anhäufungen spezifischer Muskulatur im Sinusknoten und in dem Überleitungssystem anzusehen sind. Ferner wirken sie auf die Reizleitung, die ebenfalls diesem Systeme vorzugsweise zukommt, also dromotrop. Weiterhin wirken sie bathmotrop auf die motorischen Endapparate, indem sie deren Anspruchsfähigkeit auf Reize verändern und schliesslich inotrop auf den Zustand der kontraktilen Substanz durch Änderung der Kontraktilität, womit die Stärke der Muskelaktion beeinflusst wird.

Die Wirkungen können sowohl durch Vermittlung der extrakardialen Nerven, wie durch direkte Einwirkung auf das Herz selbst, wobei wieder nervöse Apparate und Herzmuskel zu unterscheiden sind, hervorgerufen werden, und so haben die Mittel verschiedene Angriffspunkte.

Die Zahl der zur Verfügung stehenden Mittel ist keine allzu grosse. Trotzdem ist ihre richtige Verabreichung auch heute noch eine Kunst und nur dann kann der höchste Erfolg erreicht werden, wenn der Einleitung der Therapie nicht nur eine gute Überlegung der funktionellen Wirkung der Medikation vorausgeht, sondern auch die Erfahrung am Krankenbett berücksichtigt wird. Dazu muss auf die funktionellen Wirkungen der einzelnen Mittel eingegangen werden, soweit der Tierversuch und die Beobachtungen am kranken Menschen sie bis jetzt klargelegt haben. Was den Tierversuch angeht, so ist zu bedenken, dass die Versuche fast nur an gesunden Tieren oder überlebenden Organen solcher angestellt sind, und ferner dass das Herz in der Tierreihe schon bei nahe verwandten Arten grosse Unterschiede in der Reaktion auf Schädigungen zeigt. Nur dann, wenn die Beobachtungen am kranken Menschen das Resultat des Tierversuches bestätigen, kann man diesen als Grundlage für die Anwendung eines Mittels anerkennen. Vielfach aber muss auch hier die Empirie noch der Wegweiser sein, wie auf den meisten Gebieten der Therapie. Die klinische Beobachtung mit verfeinerten Methoden hat einer zielbewussten Pharmakotherapie aber schon eine Grundlage geschaffen und dies ist auch für die Zukunft ein aussichtsvoller Weg zu weiteren Fortschritten.

Alle Herzmittel sind zugleich auch Vasomotorenmittel. Auch die Digitaliskörper wirken auf die Gefässe ein; die mehr oder weniger ausgesprochene Gefässwirkung der einzelnen gibt in vielen Fällen eine Hauptindikation für ihre Anwendung ab.

a) Digitalismittel.

Das souveräne Medikament bei schweren Kreislaufstörungen sind die Digitalismittel, unter welcher Bezeichnung man alle digitalisartig wirkenden Substanzen zusammenfasst. Seit dem Vorgange von Whithering, dessen Monographie im Jahre 1786 die Folia Digitalis bekannt machte, wurden sie ärztlich empirisch angewandt, bis erst durch die in den letzten Jahrzehnten einsetzende experimentelle Forschung zuerst von Traube, später besonders von Gottlieb, Magnus, W. Straub, A. Fränkel u. a. die Wirkungen dieser Mittel genauer studiert wurden.

Die experimentellen Untersuchungen über die Digitaliswirkung haben beim isolierten Kaltblüterherz als direkte Wirkungen auf das isolierte Herz eine systolische und eine diastolische Wirkung ergeben. Die erstere besteht in einer Beschleunigung und Verstärkung der systolischen Zusammenziehung des Herzmuskels, letztere in einer Verlängerung der Diastole und damit einer grösseren diastolischen Erweiterung der Kammern. Der Rhythmus wird dabei durch direkte Herzwirkung mässig verlangsamt.

Beim Warmblüterherzen sind dieselben Wirkungen festzustellen. Hier aber findet sich, wenn es in situ beobachtet wird, ein Unterschied der Wirkung gegenüber der beim Kaltblüter. Die Verlangsamung der Herztätigkeit tritt stärker und früher auf und nach Vagusdurchschneidung wird sie viel geringer (Traube); ferner lässt sich die Pulsverlangsamung bei intakten Vagusnerven durch Atropin beseitigen. Es ist damit der Beweis gegeben, dass die Pulsverlangsamung beim Warmblüter auf einer zentralen Wirkung der Digitalis auf das Vaguszentrum beruht. Diese ist eine direkte, aber da der Digitalisanwendung hier eine Blutdrucksteigerung als Gefässwirkung folgt, so ist auch diese zum Teil mit die Ursache der zentralen Wirkung (Kochmann).

Beim Menschen tritt eine Blutdrucksteigerung nach Digitalis nicht regelmässig auf. Trotzdem kommt die Pulsverlangsamung bei der Digitaliswirkung stets zustande. Diese beruht auf direkter Erregung des Vaguszentrums und gibt ein erkennbares Zeichen der Wirkung ab. Die Digitalis wirkt aber auch peripher angreifend auf die Gefässe ein, und zwar besteht ein Unterschied der Wirkung zwischen der Anwendung kleiner und grosser Digitalisgaben. Kleine Digitalisgaben haben auf die Blutgefässe eine elektiv erweiternde Wirkung, besonders auf die der Nieren und die Koronargefässe, während sich die Gefässe der Splanchnikusgebiete, die Darm Leber- und Milzgefässe verengern. Grosse Digitalisgaben dagegen verengern die Blutgefässe allgemein. Während bei kleinen Gaben die mässig verengernde Wirkung auf die Splanchnikusgefässe durch Erweiterung peripherer Gefässbahnen ausgeglichen wird und so keine Erhöhung des Blutdruckes eintritt, wird bei grossen Gaben, bei denen alle Gefässe verengert werden, der Blutdruck erhöht. Einer Blutdrucksteigung in medikamentösen Gaben, die durch die vermehrte Herzarbeit hervorgerufen werden könnte, wirkt die Pulsverlangsamung entgegen.

Im Froschversuch zeigen kleine Dosen Digitalis verlangsamende Wirkung mit endlichem diastolischen Stillstand. Stärkere Gaben bringen nach einem Stadium der Arhythmie und oft des Flimmerns systolischen Herzstillstand hervor. Hieraus kann gefolgert werden, dass der diastolische Apparat im Herzen leichter als der systolische auf Digitalis anspricht. Sauerstoffzufuhr hemmt die diastolische Wirkung beim Kaltblüterherzen.

Beim Menschen mit regelmässiger Herztätigkeit sind die Wirkungen der Digitalis in den therapeutischen Gaben je nach dem Zustand des Herzmuskels verschieden. Edens weist darauf hin, dass anatomisch normale Herzen mit regelmässiger Aktion nach den gebräuchlichen Digitalisgaben keine Pulsverlangsamung erleiden. Ferner werden hypertrophische vollsuffiziente Herzen ebenfalls durch Digitalis nicht verlangsamt und weiterhin insuffiziente und nichthypertrophische Herzen ebenfalls. Verlangsamt werden dekompensierte Klappenfehler, ferner dekompensierte Hypertonien und dekompensierte Herzhypertrophien aus anderer Ursache. Es ist also nach Edens die Digitalis unwirksam bei normalen, bei nur hypertrophischen oder bei nur insuffizienten Herzen und wirksam nur bei gleichzeitig hypertrophischen und insuffizienten Herzen. Diese Feststellungen gelten für die regelmässige Herztätigkeit. Weiterhin ist festgestellt, dass Digitalis nicht weiter pulsverlangsamend wirkt, wenn die Insuffizienz beseitigt ist. Auch hat sie keinen Erfolg beim insuffizienten hypertrophischen Herzen der Basedow-Kranken, weil die durch das Schilddrüsengift hervorgerufene Akzeleranswirkung zu stark überwiegt. Bei Myodegeneratio des Herzens kann die Angriffsfläche für die Digitaliswirkung so reduziert sein, dass ebenfalls eine Wirkung nicht hervorgerufen wird.

Die klinischen Einwirkungen auf ein unregelmässig arbeitendes Herz sind folgende: Bei Sinusarhythmien wird der Puls, wenn er durch Digitalis verlangsamt wird, zugleich unregelmässig infolge des durch die Digitalis gesteigerten Vagustonus (Wenckebach). Da der Vagustonus leicht ermüdet und somit wechselnde Intensität zeigt, so erklärt sich dadurch diese Unregelmässigkeit. Respiratorische Arhythmien werden durch Digitalis oft verstärkt. Bei Extrasystolen, wenn sie vom Vorhof ausgehen, wirkt Digitalis mitunter günstig ein. Bei Kammerextrasystolen wirkt sie nicht günstig, in grossen Gaben sogar verschlimmernd. Bei Vorhofflattern und Flimmern, die man als verschiedene Grade derselben Störung auffassen muss, wirkt die Digitalis so, dass sie mitunter Flattern in Flimmern und Flimmern in Flattern verwandelt. Die Kammertätigkeit wird durch Abschwächung der Reizleitung verlangsamt. Im Tierexperiment begünstigt die Digitalis die Entstehung des Vorhofflimmerns. Zu bemerken ist, dass Digitalis imstande ist, Extrasystolien hervorzurufen, und zwar in Form der echten Bigeminie, bei der nach jeder Systole eine im gleichen Zeitmass folgende Extrasystole auftritt. Diese Bigeminien können vom Vorhof, von der Vorhofkammergrenze und von der Kammer ausgehen. Auf die Reizleitung zu den Kammern wirken Digitalismittel negativ ein, auf die Reizbildung und Reizbarkeit der Kammern wirken sie positiv. Herabsetzung der Kontraktilität indiziert die Digitalisbehandlung. Durch Digitalis werden Leitungsstörungen sogar unter Umständen hervorgerufen. Der Vagusdruckversuch wird namentlich bei Vorhofflimmern nach Digitalisanwendung besonders stark positiv.

Indirekt kann andererseits durch Hebung des Koronarkreislaufs und damit Besserung der Ernährung des Reizleitungssystems die Reizleitung verbessert werden. Auch kann durch Digitalis in kleinen Gaben die automatische Kammerfrequenz bei Block gesteigert werden.

Auf die Urinsekretion wirkt die Digitalis durch Erweiterung der Nierengefässe fördernd ein, schon bevor sie die Herztätigkeit bessert. Die Wirkung auf die Nieren ist aber nicht nur eine durch die verbesserte Herztätigkeit und damit Beschleunigung der Zirkulation hervorgerufene. Sie verdankt auch der direkten Wirkung auf die Nierengefässe wahrscheinlich ihre Entstehung, da sie schon eintritt, bevor die Herzwirkung erkennbar wird. Schlayer und Hedinger erklären dies mit einer Überempfindlichkeit der Nierengefässe und auch Romberg ist geneigt, eine frühzeitig einsetzende Diurese darauf zurückzuführen. Dazu ist noch die nicht seltene klinische Beobachtung zu erwähnen, dass mitunter eine durch Digitalis in Gang gebrachte Diurese beim Weitergeben des Mittels plötzlich stockt. Es ist dann durch die grösseren Dosen die ursprüngliche nierengefässerweiternde Wirkung der Digitalis in ihr Gegenteil umgeschlagen. Ich habe wiederholt solche Fälle beobachtet. Daraus ist die Indikation zu entnehmen, bei beginnender erhöhter Diurese die Digitalis abzusetzen oder zu reduzieren.

Was die Frage der Kumulierung der Digitalis anbetrifft, so ist von den Bestandteilen der Digitalis das Digitoxin das am meisten kumulierende. Digitalin und Gitalin kumulieren weniger, noch weniger das Strophantin.

Die Zeichen einer Digitalisvergiftung bestehen zunächst in Störungen der Magen- und Darmtätigkeit, die nicht nur durch stomachale lokal einwirkende Reizung, sondern auch zentral vom Vaguszentrum aus gestört werden kann, da sie auch nach intravenöser und subkutaner Anwendung auftreten. Die Magenstörungen sind aber nicht stets Folge einer Kumulierung, sondern auch einer individuellen Überempfindlichkeit. Die am Herzen zu beobachtenden Erscheinungen der kumulative Giftwirkung sind stark verlangsamter Puls, der aber oft auf eine eigentümliche regelmässige Wiederkehr von Extrasystolen, eine echte Bigeminie zurückzuführen ist; in Stadien starker Vergiftung tritt rascher und unregelmässiger Puls auf. Die Giftwirkung tritt je nach der Empfindlichkeit des Kranken bei verschieden grossen Gaben auf und diese Wirkungen, wie Übelkeit, Erbrechen, Leitungsstörungen, Bigeminie, in seltenen Fällen auch Vorhofflimmern und Kammerautomatie treten besonders bei ungewöhnlich hohen Digitalisgaben wegen der Anhäufung des Mittels im Blute und im Herzmuskel auf. Die Digitalismittel werden im Herzmuskel gespeichert, und zwar je nach der Art des Mittels in verschieden hohem Grade. Der Eintritt der Kumulation ist für jeden einzelnen Menschen und ebenso für jedes Mittel verschieden, weil die Digitalisempfindlichkeit keine gleiche ist. Es ist deshalb im Einzelfalle nicht vorauszusagen, ob eine Gift- oder Kumulationswirkung auftreten wird und so muss man mit dem Mittel vorsichtig vorgehen und sich an bestimmte Regeln halten.

Das erste Stadium der Digitaliswirkung ist das eigentlich therapeutische. Die Digitaliskörper befähigen die geschwächte Herzkammer dazu, wirksamer zu arbeiten, mit jeder Herzrevolution eine grössere Menge Blut zu befördern wie vorher. Dadurch, dass die Diastole verlängert wird, hat der Ventrikel Zeit sich stärker zu füllen und die Verstärkung der Systole befähigt den Herzmuskel, diese vermehrte Füllung in die Arterien zu befördern. Dies hat weiter zur Folge, dass sich der Kreislauf in den Koronararterien hebt. Und gerade diese Wirkung ist vielleicht mit von ausschlaggebender Bedeutung für die Funktion des Herzens. Der bei seiner unausgesetzten Tätigkeit überaus sauerstoffbedürftige Herzmuskel wird mit reichlicherem arteriellen Blut versorgt und dies muss unmittelbar zu einer Verbesserung seiner Tätigkeit führen. Es tritt so eine Durchbrechung eines Circulus vitiosus ein, die wahrscheinlich den Dauererfolg einer einmaligen Anwendung des Mittels hervorbringt.

Während die durch Erregung des Vagus hervorgerufene pulsverlangsamende Wirkung der Digitalis einer Blutdrucksteigerung entgegenwirkt, und beim Menschen meist sehr frühzeitig eintritt, auch sehr augenfällig ist und deshalb auch von Traube als das wesentlichste der Wirkung angesprochen wurde, hat man neuerdings erkannt, wie viel wesentlicher die Wirkungen auf die Blutverteilung sind. Da Digitalis auf eine gut arbeitende Kammer nicht oder doch weniger einwirkt wie auf eine schlecht arbeitende, und da bei Kreislaufstörungen, die vom Herzen ausgehen, gewöhnlich eine der Kammern am meisten geschädigt ist, wodurch eine falsche Blutverteilung zustande kommt, so ist es verständlich, dass die durch Digitalis am meisten gesteigerte Tätigkeit der schwerst geschädigten Kammer dieser Stauung entgegenwirkt. Durch die oben angegebenen Veränderungen der Herztätigkeit wird das Pulsvolumen, d. h. die in der Minute von der geschwächten Kammer bewältigte Blutmenge vergrössert und dadurch steigt der Druck in dem zugehörigen arteriellen System. Die Gefässe des Splanchnikusgebietes verengen sich, andere, wie die Nierenarterien, erweitern sich. Die Pulsverlangsamung wirkt einer Blutdrucksteigerung, die durch die vermehrte Herzarbeit und den erhöhten Gefässtonus im Splanchnikusgebiet erfolgen muss, entgegen. Ausserdem wird eine vorher bei dekompensiertem Herzen irreguläre Herztätigkeit häufig regulär. Die Digitaliskörper erhöhen also in der therapeutischen Dosis nicht immer den Blutdruck, sondern sie verbessern in erster Linie die Blutverteilung. Bei therapeutischen Dosen wird die insuffiziente Ventrikelkontraktion dahin beeinflusst, dass vor allem die Tätigkeit derjenigen Herzkammer verbessert wird, die vor der Anwendung des Mittels nicht optimal arbeitete. Die Wirkung auf einen besser arbeitenden Ventrikel ist eine geringere, wie die auf einen schlechter arbeitenden. Dies wirkt der durch die schwächere Tätigkeit eines Ventrikels hervorgerufenen ungleichmässigen Blutverteilung, der Stauung, entgegen. Die Verlangsamung der Herzschläge gewährleistet andererseits einen vollständigeren Ablauf der Herzperioden. Der in der längeren Diastole völlig ausgeruhte Muskel ist einer kräftigeren systolischen Zusammenziehung fähig als vorher, da er frequenter und nicht mit voller Kraft arbeitete.

Die Gefässwirkung der Digitalis tritt in therapeutischen Dosen gegenüber der Herzwirkung mehr zurück. Im Gegenteil, die Digitaliskörper wirken oft indirekt gefässerweiternd. Wenn nämlich während der Dekompensation durch die Kohlensäureüberladung des Blutes eine ständige Reizung des Vasomotorenzentrums besteht, welche eine allgemeine Gefässverengerung hervorruft (Hochdruckstauung Sahli), so fällt mit besserer Versorgung dieser Zentren mit Sauerstoff die Neigung zum Gefässkrampf fort. Da eine konstriktorische Wirkung der Digitalis sich vorzugsweise auf die Unterleibsgefässe erstreckt, wird dadurch der Stauung in den Organen der Bauchhöhle abgeholfen. Es wird also mit einem Wort durch die Digitaliswirkung auch so die krankhafte Blutverteilung, welche während der Stauung bestand, zur Norm zurückgeführt. Wenn man noch dazu bedenkt, dass nach Loewi und Janesku die Nierengefässe erweitert werden, und zwar schon zu einer Zeit, bevor eine allgemeine konstriktorische Wirkung auf die Arterien, die ja bei therapeutischen Gaben fehlt, einsetzt, so erklärt sich dadurch die schon frühzeitig eintretende diuretische Wirkung.

Die Indikation für Anwendung der Digitalis ist gegeben, wenn sich eine falsche Blutverteilung einstellt. Diese entsteht, wenn ein Abschnitt des Herzens oder auch das ganze Herz schlechter arbeitet als in der Norm. Arbeitet der linke Ventrikel schlechter, so muss sich das Blut im linken Vorhof und rückwärts im Lungenkreislauf anstauen, arbeitet der rechte Ventrikel schlechter, so muss sich das Blut im rechten Vorhof und im Körperkreislauf stauen. Diese Verhältnisse sind vorzugsweise bei Beginn der Dekompensation von Herzfehlern gegeben. Arbeiten beide Ventrikel schlecht, was gewöhnlich der Fall ist, so entsteht Stauung in beiden Systemen. Es setzt sich fast immer bei Minderarbeit eines Herzabschnittes die Stauung weiter rückwärts durch das ganze Kreislaufsystem fort. Bei der absoluten Herzinsuffizienz, bei der auch in völliger Ruhe Dyspnoe, Zyanose und Ödeme bestehen, ist die Digitalis unbedingt indiziert. Auch bei akuten Herzerkrankungen, wie bei der Endokarditis, Myokarditis ist unter Umständen, schon wenn sich die ersten Zeichen der Herzschwäche zeigen, die Digitalis indiziert und verhilft zu einer rascheren Kompensation. Anfälle von Angina pectoris infolge schlechter Durchblutung des Herzens erfordern, nachdem die ersten stürmischen Erscheinungen durch rascher wirkende Mittel überwunden sind, meist noch die Anwendung der Digitalis. Vollständig nutzlos ist die Anwendung bei kompensierten Herzfehlern, sowie bei Herzstörungen, welche ohne Herzmuskelschwäche und Kreislaufinsuffizienz einhergehen. Die Digitalis vermehrt nicht den Kraftvorrat des Herzens, sondern verbessert die Ausnutzung der vorhandenen Herzkraft.

Als Kontraindikationen der Digitalis wurden früher alle diejenigen Zustände, bei denen eine Blutdrucksteigerung Gefahr bringen kann, angesehen, doch ist dabei zu bemerken, dass nach Gottlieb und Magnus, sowie Alb. Fränkel mit der therapeutischen Wirkung der Digitalis nicht unbedingt eine Blutdrucksteigerung verbunden zu sein braucht, da die Pulsverlangsamung und kompensatorisch eintretende Gefässerweiterungen die lokalen konstriktorischen Gefässwirkungen der Digitalis bei therapeutischen Gaben ausgleichen. Trotzdem wird man bei drohenden Schlaganfällen, bei bestehender Thrombenbildung und Aneurysmen die Digitalis nur mit Vorsicht verwenden. Bei der Herzschwäche der Schrumpfnierenkranken, bei der in der Regel trotz Kompensationsstörungen ein erhöhter arterieller Druck, eine sog. Hochdruckstauung besteht, ist trotzdem die Digitalis indiziert.

Die Warnung Corrigans vor der Anwendung der Digitalis bei Aortenfehlern, weil die Verlangsamung des Herzschlages bei diesem Fehler zu einer Überdehnung des linken Ventrikels führen müsse, ist nicht gerechtfertigt. Allerdings reagiert die Aorten-Insuffizienz, wenn die Kompensation einmal gestört, nicht so gut und regelmässig wie die Mitralfehler auf eine Digitalistherapie. In vielen Fällen ist hier das

Grundleiden schuld, besonders wenn es sich dabei um luetische progressive Aortitis handelt. Ausserdem ist bei der Aorteninsuffizienz die linke Kammer, wenn einmal die Kompensation gestört ist, gewöhnlich schon maximal ausgedehnt und allein geschwächt, so dass die Stauungsdilatation auf den linken Vorhof und die Kammer beschränkt bleibt. Es kann die Verlängerung der Diastole dann nicht zur vermehrten Füllung führen, wohl aber die Verstärkung der Systole noch einen günstigen Effekt haben. Bei Überleitungsstörungen, die man ja experimentell durch Digitalisdarreichung erzeugen kann, kann Digitalis ungünstig wirken, obwohl auch in solchen Fällen das Mittel in kleinen Dosen wegen seiner Wirkung auf die Herzarterien mit Erfolg versucht wurde (Tabora).

Eine besondere Kontraindikation stellt unter Umständen der Zustand der Verdauungsorgane. Es besteht mitunter geradezu eine Idiosynkrasie. In einzelnen, wenn auch seltenen Fällen habe ich es erlebt, dass nicht ein einziges der vielen angewandten Digitalispräparate, auch nicht Digipuratum oder Digalen, vertragen wurde. Mit der Anwendung des Digalens per Klysma in Dosen von mehrmals täglich 30 Tropfen konnte ich in solchen Fällen doch noch Digitaliswirkung erzielen, aber selbst das vom Darm aus resorbierte Mittel wirkt mitunter störend auf die Magenfunktion ein. Die Wirkung auf die Verdauungsorgane ist oft eine zentrale, vom Gehirn ausgehende, denn man sieht sie auch bei intravenöser und subkutaner Zuführung des Mittels auftreten.

Der Fortgebrauch der Digitalis in grösseren Dosen kann wegen der sogenannten kumulativen Wirkung dieses Mittels gefährlich werden. Da eine zur Wirkung gelangte Gabe längere Zeit fortwirkt, teils durch die bessere Durchblutung des Herzens, teils weil sie im Herzmuskel aufgespeichert wird, so tritt die kumulative Wirkung dadurch auf, dass sich durch neu zugeführte Mengen des Mittels dieses sich im Körper immer mehr aufstapelt. Man muss deshalb mit der Digitalisverabreichung aussetzen, sobald die günstige Wirkung sich erkennen lässt. Die ersten Erscheinungen der Vergiftung sind Übelkeit, Erbrechen, Durchfälle, Verlangsamung und Unregelmässigkeit des Pulses. Man muss deshalb sorgen, dass man therapeutische Mengen von genügender Nachwirkung nehmen lässt und diese in so kurzer Zeit, dass eine Kumulation nicht eintritt. Andererseits kann man kleine Dosen, welche 0,1 g Folia digitalis pro die nicht übersteigen, lange Zeit fortgeben ohne Kumulationserscheinungen befürchten zu müssen und diese Anwendung hat sich nach dem Vorgange von Kussmaul und Naunyn in manchen Fällen chronischer Myokarditis, besonders aber von absoluter Unregelmässigkeit des Herzens bewährt.

Die Wahl des einzelnen Digitalismittels kann im Einzelfalle, nachdem in den letzten Jahren eine grosse Zahl von solchen in den Handel gebracht sind, sehr variiert werden, doch wird man sich zweckmässig möglichst an wenige Grundformen der Darreichung halten. Die Galenische Droge, die Folia digitalis, verliert durch Lagerung ihre Wirksamkeit, und zwar sind es wohl hauptsächlich Säurebildungen, welche die wirksamen Bestandteile zersetzen (Focke). Neuerdings hat man dem Übelstand, dass durch Lagerung die Droge ausserordentlich verschiedenartig wirksam und geradezu unzuverlässig wird, nicht nur dadurch abzuhelfen gesucht, dass die Blätter sorgfältiger getrocknet werden, sondern auch durch Mischung von weniger wirksamen Blättern mit stärker wirkenden eine Standart-Komposition der Blätter hergestellt, welche durch Froschversuche in stets gleicher Stärke eingestellt wird Focke, Gottlieb u. a.). Verschiedene Firmen, so Dr. Schollmeyer (früher Siebert und Ziegenbein) in Marburg, sowie Cäsar und Loretz in Halle, bringen diese titrierte Droge in den Handel und man braucht nur den Verordnungen der Folia digitalis ein titrata hinzuzufügen, um sicher zu sein, ein Präparat von gleichbleibender Wirkung zu erhalten. Die Wirkung eines solchen ist für 1 Gramm = etwa 50 Froscheinheiten nach Gottlieb. Zwar ist die Froscheinheit kein absolut richtiger Massstab für die Wirkung am Menschen, aber vorläufig die einzige Methode, welche eine weitgehende Gleichmässigkeit der Präparate gewährleistet. Man kann Folia digitalis in Pulvern oder im Infus geben. Das Infus ist wenig zweckmässig, da ein Teil der wirksamen Substanzen bei der Herstellung zerstört wird, ein anderer nicht darin übergeht (W. Straub). Die wirksame Dosis ist in den meisten Fällen 1 g des Pulvers, welches man auf 10 Pulver verteilt, nach Riegel mit Pulv. radicis calami zu gleichen Teilen, nach Bäumler mit je 0,5 g Diuretin zusammen geben kann. Auch die Verordnung in Pillenform kann gewählt werden. Will man doch ein Infus anwenden, so muss die Dosis stärker sein. Man nimmt dann ein Infus von 1,5 zu 150 und lässt zweistündlich einen Esslöffel voll nehmen. Zusatz von Korrigentien, namentlich Fruchtsäften, ist zu vermeiden. Das Infus verliert schon nach kurzer Zeit einen Teil der Wirksamkeit und kann nur frisch bereitet verwandt werden.

Von Ersatzmitteln der Folia digitalis sind in erster Linie zu nennen die reinen Körper: das von Nativelle hergestellte Digitoxin, das von Kraft dargestellte Digitalein und das Gitalin. Das erstere ist von stark kumulativer Wirkung, die toxische Dosis liegt nahe bei der therapeutischen. Es hat nebenbei eine starke konstriktorische Wirkung auf die Gefässe, welch beides die Anwendung unzweckmässig macht. Digitalein wird ebenfalls nicht mehr angewandt. Das Gitalin ist ein wasser- und chloroformlösliches Glykosid, welches jetzt unter dem Namen Verodigen (Böhringer) hergestellt, und zwar keine Reinsubstanz, aber ein sehr konstantes Gemenge darstellt. Nach W. Straub ist es gut resorbierbar und steht in dem Kumulationsvermögen zwischen Digitoxin und Strophantin.

Krehl empfiehlt seine Anwendung bei Herzschwäche besonders mit absolut unregelmässigem Puls. In solchen Fällen ist die Tagesdosis 3 mal 0,8 mg in Tabletten. 0,8 mg Gitalin entspricht etwa 0,1 der Fol. digitalis. Wenn der Kammerpuls auf 60—70 herabgesetzt ist, geht man mit der Dosis auf 2 mal 0,8 oder zwei bis dreimal 0,4 herab, nach vier bis fünf Tagen kann man aufhören, da dann die Kompensation erreicht ist.

Bei regelmässiger Herztätigkeit erfolgt die Pulsverlangsamung später, man muss das Mittel dann längere Zeit in Gaben von 0,8 oder 0,4 mg 2 bis 3 mal am Tage fortgeben. Ein Vorteil des Mittels ist, dass es seltener Verdauungsstörungen macht wie die sonstigen Präparate.

Als empfehlenswertes Mittel ist auch das von Knoll hergestellte saponinfreie Digipuratum anzusehen, welches in der gleichen Dosis wie die Folia digitalis verwandt wird und in Tabletten von 0,1 g Fol. digit. in den Handel kommt. Das Mittel wird manchmal von einem empfindlichen Magen besser vertragen als die Folia. Dasselbe gilt von Digifolin Ciba, was sich mir gleichmässig therapeutisch wirksam erwies. Auch die von Gollaz in den Handel gebrachten Dialysate und das Bürgersche Extrakt sind ebenso wirksam wie die eben genannten; 0,1 g Fol. dig. (5 Froscheinheiten) sind gleich 20 Tropfen dieser Extrakte. Viel angewandt, aber nicht ganz zuverlässig in der Wirkung, ist das Digalen Cloetta. Es ist kein chemisch einheitliches Präparat und kann nicht als Lösung des amorphen Digitoxin bezeichnet werden (Kiliani). Wahrscheinlich ist sein Hauptbestandteil Gitalin. Die Dosis besteht in dreimal täglich 1 ccm der Lösung, welches ebenfalls ungefähr 0,1 g Pulv. dig. entspricht. Die Wirkung ist eine rasche, da das Mittel schnell resorbiert wird. Es eignet sich auch zur intravenösen Injektion und in neuerer, in Ampullen in den Handel gebrachter Form, in isotonischer Lösung auch zur Einspritzung unter die Haut. Die Angabe, dass es keine kumulativen Wirkungen habe, trifft nicht zu (Alb. Fränkel, Romberg, Eichhorst). In der intravenösen Anwendung ist es vom Strophantin verdrängt.

Die sonstigen Digitalis-Präparate, wie Tinctura digitalis, Acetum digitalis, Extractum digitalis, sind in ihrer Wirkung durchaus unzuverlässig. Im allgemeinen wird man sich am besten an das Pulv. fol. dig. titr. halten, oder es durch Gitalin, Digifolin, Digipuratum oder ein

Dialysat ersetzen. Zur Anwendung im Klysma empfiehlt sich in erster Linie neben dem Infus das Digalen. Zur intravenösen Applikation ist es auch geeignet, wobei man 1—2 ccm injiziert. Das von Parke, Davis & Co. hergestellte Digitalone, welches in Amerika viel subkutan angewandt wird, gilt bei uns als unzuverlässig (Grober). Zur subkutanen Injektion eignet sich Digifolin und Digalen in Ampullen.

Neben diesen Präparaten sind noch zu nennen das Digipan (Haas), welches die Aktivglykoside der Folia Digitalis enthält und sich nach Weiss zur stomachialen, intravenösen und intramuskularen Anwendung eignet.

Digitalis Winkel, unter dem anspruchsvollen Namen „Convult“ in den Handel gebracht, ist ebenfalls ein titriertes nach unbekanntem Verfahren von den Enzymen befreites Digitalispräparat.

Cordalen Reiss wurde zur subkutanen Anwendung empfohlen. Es ist schwerer resorbierbar wie das zum gleichen Zwecke geeignete Digifolin (Zurhelle).

Ausser diesen Mitteln werden noch Gemische wie Digistrophan und Disotrin aus Digitalis und Strophantus bestehend empfohlen.

Es liegt keine Veranlassung vor, immer wieder neue derartige Mittel und Kombinationen herzustellen uud zu verordnen. Wir besitzen eine fast zu reichliche Auswahl an zuverlässigen Präparaten, bei denen man weder dem einen noch dem anderen besondere Vorzüge oder Nachteile nachsagen kann. Es kommt nur darauf an, dass man ein haltbares, in seiner Wirkung gleichmässiges und gut eingestelltes Präparat verordnet.

Die Methode der Digitalisanwendung ist gewiss nicht gleichgültig. Sie wurde früher von erfahrenen Klinikern als eine „Kunst“ bezeichnet, und so hatte fast jede Klinik eine andere Methode der Anwendung. Man muss aber namentlich, nachdem der Hauptgrund für die Verschiedenartigkeit der Dosierung, die Verschiedenheit der Wirksamkeit der erhältlichen Präparate jetzt fortgefallen ist, auch darin eine Einheitlichkeit erstreben. Man muss Fälle mit regelmässiger und unregelmässiger Herztätigkeit, mit Ödemen und ohne solche unterscheiden. Wenn ich im nachfolgenden die von mir meist geübte Anwendungsart schildere, so soll zugegeben werden, dass es gewiss auch weitere zuverlässige Methoden gibt, aber diese Art der Therapie hat sich mir in mehr als 20 jähriger Erfahrung bewährt. Ich wende vorzugsweise bei Fällen mit Ödemen bei Milchdiät und Bettruhe Pulv. fol. dig. (neuerdings titr.) an, nebenher noch Digipurat und Digifolin. Die wirksame Dosis, also 1 g des Pulvers wird in Einzeldosen von 0,1 g etwa 3—5 mal täglich mit gleicher Dosis Pulv. rad. calam. genommen. Das Mittel wird so lange weiter gegeben, bis der Urin reichlicher und heller und von geringerem spez. Gewicht oder der Puls verlangsamt wird, was gewöhnlich am zweiten, spätestens am dritten Tage der Fall ist. Man setzt, sobald der Erfolg deutlich wird, das Mittel aus, um toxische Wirkungen zu vermeiden. Ob eine Gewöhnung an das Mittel bei öfter wiederholter Anwendung mit der Zeit eintritt, ist nicht sicher entschieden. Obwohl ich Fälle kenne, bei denen im Laufe der Jahre 10—15 wirksame Digitaliskuren vorgenommen wurden, kenne ich andererseits solche, bei denen beim zweiten oder dritten Male das Mittel versagte.

Den Beginn der therapeutischen Wirkung erkennt man am besten am Verhalten des Urins. Der bis dahin dunkle und satzige Urin wird heller, so dass es sich empfiehlt, jedes frisch gelassene Urinquantum besonders aufzufangen, um sofort die eintretende Wirkung zu erkennen. Zugleich wird die Pulsamplitude grösser. Eine Verlangsamung des Pulses tritt gewöhnlich ebenfalls ein, doch kann sie auch fehlen. Meist stellt sich dann schon der Beginn eines besseren subjektiven Befindens ein. Die Atembeschwerden und die Zyanose lassen nach, der Puls verlangsamt sich allmählich und wird regelmässig. Die Harnmenge nimmt, wenn Ödeme bestanden, ganz rapide zu und Tagesquanten bis zu 7 und mehr Liter sind nichts Aussergewöhnliches. Die Stauungskatarrhe verschwinden, ebenso wird die Herzdämpfung verkleinert, da die vorher unvollständige Systole nunmehr vollständig wird und das Herz nicht mehr in der früheren Ausdehnung dem Thorax anliegt. Innerhalb 2—4 Tagen ist der Höhepunkt der Wirkung erreicht und diese Wirkung bleibt in der Regel längere Zeit bestehen. Dies beobachtet man in den günstigsten Fällen.

Bei empfindlichem Magen, bei älteren Leuten, auch bei Schrumpfniere und Arteriosklerose geht man mit der Dosierung etwas langsamer vor, gerade bei solchen Kranken kann man unter Umständen kleine Dosen lange Zeit fortnehmen lassen. Aussetzen muss man die begonnene Kur, wenn Magen- und Darmbeschwerden auftreten. Gewöhnlich hält die Wirkung der Kur nach Aussetzung des Mittels wochen-, monate-, selbst jahrelang an, namentlich dann, wenn der Herzmuskel in der Lage ist, sich weiter zu kräftigen und Reservekraft zu sammeln. In anderen Fällen, besonders bei schwer erkranktem Herzmuskel, aber auch bei fortschreitenden Erkrankungen wie Gefässlues, Arteriosklerose und Nephritis treten erneute Insuffizienzerscheinungen oft schon nach kurzer Zeit auf.

Man kann in solchen Fällen die Digitalis in Form der sogenannten chronischen Digitalis-Therapie (Kussmaul) weitergeben. Besonders dann, wenn absolute Unregelmässigkeit des Pulses besteht. Ich sah so nach Wochen und Monaten, wenn ich mit der Dosis zurückging, schliesslich noch langdauernde Kompensation folgen. Die Tagesdosis soll bei der chronischen Therapie 0,1 g Pulv. nicht überschreiten. Die Wiederholung einer nicht zum vollen Erfolg führenden Digitaliskur darf nicht vor einer zweiwöchentlichen Pause gemacht werden, die Zwischenzeit kann durch Versuche mit anderen Mitteln, Koffein, Diuretizis, Karellkuren etc. ausgefüllt werden.

Das Strophantin, welches aus den grünen Samen des Strophantus hispidus und Strophantus combé gewonnen wird, ist zuerst 1885 von Fraser an Stelle der Digitalis empfohlen worden. Die Wirkung des Mittels ist eine ganz analoge wie die der Digitalis. Es wirkt viel weniger kumulierend wie Digitoxin und weniger auch wie Gitalin Ursprünglich wurde Strophantus in Form der Tinktur gegeben, die sich aber wegen ihrer Zersetzlichkeit als durchaus unzuverlässig erwies, dasselbe gilt von der neuerdings in titrierter Zusammensetzung in den Handel gebrachten Form. Der Strophantustinktur sollte die kumulative Wirkung abgehen und so wurde sie früher zur chronischen Therapie viel benutzt.

Von A. Fränkel wurde das reine Strophantin zur intravenösen Anwendung in Form des Strophantin von Böhringer, welches in sterilen Ampullen in den Handel gebracht wird, empfohlen. Es tritt in geeigneten Fällen ausserordentlich rasch innerhalb weniger Minuten nach der Injektion eine volle Digitaliswirkung ein, und in schweren bedrohlichen Fällen von akuter Herzschwäche (Asthma cardiacum) ist es das Mittel der Wahl. Man darf das Strophantin nicht in beliebigen Dosen weiter anwenden, da sonst auch eine kumulative Wirkung wie bei der Digitalis eintritt. Die Injektion ist nicht absolut ungefährlich, da vereinzelt ungünstiger Ausgang beobachtet wurde. Dies trifft wohl nur dann zu, wenn schon vorher Digitalis gegeben war und so eine Kumulation erfolgte.

Die Indikation zur intravenösen Strophantinanwendung ist zunächst bei akut eintretender Kreislaufschwäche gegeben, vorausgesetzt, dass nicht kurz vorher grössere Mengen Digitalis gegeben waren. Ist der Herzmuskel noch nicht schwer degeneriert, also noch digitalisempfindlich, so tritt nach 1 mg, intravenös gegeben, bereits nach wenigen Minuten, oft bei den schwersten Zuständen, in denen die Zirkulation vollkommen darniederliegt, mit unfühlbarem Puls und unregelmässiger Herzaktion, eine geradezu zauberhafte Wirkung auf. Man kann mit dem Finger die Wirkung am Puls innerhalb weniger Minuten beobachten. Ein Vorteil des Strophantins ist der, dass ihm die vasokonstriktorische Eigenschaft der übrigen Digitaliskörper nach Tierversuchen fehlt. Subkutane und intramuskuläre Injektion des Strophantins sind, weil sie sehr schmerzhaft sind, nicht angebracht.

Eine weitere Indikation für eine intravenöse Strophantintherapie ist dann gegeben, wenn der Zustand der Verdauungsorgane eine stomachale Anwendung der Digitalismittel nicht zulässt. Es gibt individuelle Überempfindlichkeit dieser Organe, die so weit gehen kann, dass jedes Mittel erbrochen wird. Natürlich ist dann eine Digitalistherapie per os nicht durchzuführen.

Ferner wirkt die intravenöse Strophantinbehandlung auch in chronisch verlaufenden Fällen günstig, in denen vornehmlich ein Versagen des rechten Ventrikels vorliegt und die Stauung im grossen Kreislauf einsetzt. Es betrifft dann die Stauung vor allem die Leber und das Pfortadergebiet. Ödeme fehlen oft oder treten mehr zurück. In diesen Fällen versagt die stomachale Therapie, weil die Mittel nicht oder nicht genügend zur Resorption kommen. Hier ist eine chronische intravenöse Strophantintherapie am Platze (Hedinger, Fränkel). Man geht mit Dosen von $^1/_2$ mg vor, die erst frühestens nach 48 Stunden wiederholt werden dürfen. So kann man monatelang mit wechselnden Dosen zwischen $^1/_4$—$^3/_4$ mg, die 2 bis 3 mal wöchentlich gegeben werden, die Kompensation erhalten und geradezu zeitweilig lebensrettend wirken.

Statt der intravenösen Anwendung ist auch die subkutane Anwendung von Digitalismitteln in solchen Fällen von mir erprobt worden und ich habe auf stomachale Anwendung refraktäre Fälle jahrelang erhalten können. Die subkutane Anwendung der meisten Digitalismittel ist aber sehr schmerzhaft, doch gibt es einige, die sich durch relativ geringe Schmerzhaftigkeit bei der Anwendung auszeichnen. Vor allem hat sich mir Digifolin, welches in sterilen Ampullen erhältlich ist, bewährt in zunächst täglichen, dann immer selteneren Injektionen von 0,1. Auch wird neuerdings Digalen in sterilisierten Ampullen in isotonischer Lösung in den Handel gebracht und eignet sich auch für diese Art der Behandlung.

In den meisten Fällen sind die Schmerzen bei der Injektion so gering, dass die Kranken sie nicht achten. Eventuell kann man sofort einen kühlenden Umschlag machen, am besten ein in Gaze eingeschlagenes Eisstückchen auflegen, was den Schmerz rasch verschwinden lässt. Äussere Gründe machen oft die nur vom Arzt zu machenden intravenösen Injektionen unmöglich, da ist dann die subkutane Behandlung ein Ersatz, da man sie unter Umständen dem gut zu unterrichtenden Pflegepersonal überlassen kann.

Von sonstigen digitalisartig wirkenden Mitteln ist noch das Sparteinum sulfuricum zu erwähnen, welches in seiner Wirkung etwas schneller anschlägt als die Digitalis, jedoch ist seine Anwendung, ebenso wie die des Oxyspartein (Hürtler), wenig gebräuchlich.

Die von russischen Autoren empfohlenen Herba adonidis vernalis und Flores convallariae majalis werden bei uns als Herztonika selten verwandt. Ersteres Mittel wirkt häufig stark abführend, das letztere wird, mit Koffein kombiniert, unter dem Namen Cardiotonin neuerdings wieder zur Anwendung empfohlen (Boruttau). Das Helleborin ist ebenfalls bei uns nicht als Herzmittel gebräuchlich.

In neuerer Zeit wird besonders von seiten amerikanischer und russischer Ärzte für schwere Fälle, in denen Digitalis versagt, die Anwendung des kanadischen Hanfes in Form des Extract. fluid. apocyni cannabini in einer Dosis von 3 mal täglich 12—15 Tropfen empfohlen. Statt dessen ist das daraus gewonnene Cymarin neuerdings als besonders stark diuretisch wirkend empfohlen (Allard). Die Dosis per os ist 0,3—0,5 mg, Tagesdosis 1—2 mg. Es kann auch intravenös in Dosen von 1 mg gegeben werden. Es hat eine stark magenreizende Wirkung. Die therapeutische Dosis und die toxische liegen relativ weit auseinander. Es wirkt mitunter noch, wenn Digitalis versagt.

Gelingt es nicht die schweren Erscheinungen der absoluten Herzinsuffizienz durch Digitalismittel zu beseitigen, dann sind die Aussichten auf eine Wiederherstellung der normalen Herzfunktion gering. Trotzdem kann zuweilen durch Koffein oder Theobrominpräparate auf längere Zeit eine annähernd normale Funktion des Kreislaufs wieder hergestellt werden. Doch haben diese Mittel andere Angriffspunkte als die Digitalis und sie heben vor allen Dingen den Kreislauf nur so lange oder wenig länger, wie sie andauernd genommen werden.

d) Kampfer.

Der Kampfer ist nur für vorübergehende Anwendung geeignet, Es ist das klassische Bekämpfungsmittel sowohl des Herz- wie Gefässkollapses. Seine Anwendung beruht vorläufig noch immer auf der Empirie, denn die Ergebnisse der pharmakologischen Forschung sind widerspruchsvoll und haben bisher kein für die Kreislauftherapie sicheres Ergebnis gehabt. Auf das normale Herz wirkt er nicht, wohl aber wirkt er auf das geschwächte Herz reizerzeugend (Boehm).

Der Kampfer wird gewöhnlich in Öl oder Äther, oder in beiden zu gleichen Teilen gelöst als subkutane Injektion gegeben, da er vom Magen aus nur langsam und unsicher resorbiert wird. Der Kampfer wird im Organismus zum Teil in Kampferglykuronsäure überführt, welche therapeutisch unwirksam ist. Er wirkt erregend auf die Grosshirnfunktionen, ebenso auf die Atmung. Die Grosshirnerregung kann auf dem Nervenwege die Herzaktion vielleicht günstig beeinflussen. Im Kaltblüterversuch zeigt er eine die Reizerzeugung verstärkende Wirkung, was auch durch Loevy für den Warmblüter bestätigt ist. Die von Pässler behauptete Wirkung auf das Vasokonstriktoren-Zentrum, wobei sich vornehmlich die Splanchnikusgefässe verengern sollten, wird zwar bestritten, scheint aber doch anzunehmen zu sein. Zu reichliche Kampferzufuhr kann schädlich wirken (Happich). Wenn nämlich der Körper infolge von Sauerstoffmangel den Kampfer nicht mit Glykuronsäure paaren kann, so kann eine starke Anhäufung des Kampfers im Organismus stattfinden, die dann toxische Wirkungen hervorruft. Der Kampfer wirkt klinisch auf das normale Herz nur wenig ein, dagegen ist er als Erregungsmittel des pathologisch geschwächten Herzens empirisch in Gebrauch und die immer wieder klinisch bestätigten günstigen Erfahrungen haben ihm, trotzdem seine Wirkung nicht sicher experimentell erwiesen ist, als Kreislaufmittel seinen Wert gelassen. Die Eigenschaft beim Tiere, das Flimmern des Herzens aufzuheben, wie sie Gottlieb und Seligmann an der Katze feststellten, hat sich bei weiteren Nachprüfungen nicht sichern lassen.

Die Kampferanwendung kommt vorzugsweise bei akuter Herzschwäche, wie sie bei Infektionskrankheiten als Insuffizienz des Gefässzentrums mit Vasomotorenschwäche eintritt, in Betracht. Hier ist der Kampfer das übliche Mittel. Besonders für die Kreislaufschwäche der Pneumoniker wird er als wirksam befunden, wie auch sonst in schweren Zuständen von Kollaps.

Die Angaben der Autoren sind durchweg widersprechend, was zum Teil darauf beruht, dass die gebräuchlichen Kampferpräparate durchaus verschieden sind. Der gewöhnliche pharmakologisch angewandte Kampfer ist der sog. Japankampfer. Neben ihm ist noch der synthetische künstliche Kampfer, der optisch inaktiv ist, in Gebrauch. Letzterer hat keine spezifische Kampferwirkung. Nach Heubner wirkt der Kampfer exzitierend im Moment des Eindringens und depressiv, wenn er eingedrungen ist, d. h. im Sinne eines Potentialgiftes nach Straub. Deshalb ist, wenn man exzitierend wirken will, und das ist ja in erster Linie die therapeutische Absicht bei der Kampferanwendung, vorzuziehen, seltene kurze Reizdosen zu geben. In der praktischen Anwendung zeigt sich, dass der Kampfer auch in häufiger zugeführten Dosen, namentlich bei fieberhaften Zuständen, den Kreislauf bessert. Die gewöhnliche Anwendung in Form von Kampferöl bringt eine sehr langsame Resorption mit sich, weshalb auch bei Zuführung in grösseren Mengen in solchen Fällen nicht zugleich eine übergrosse Menge in den Kreislauf dringt.

Leo hat vorgeschlagen, den Kampfer durch intravenöse Infusion einer Kampferwasserlösung zu ersetzen. Das Kampferwasser lässt sich intravenös einflössen. Es wird von Merck in Darmstadt in sterilen gebrauchsfertigen Ampullen von 40—50 ccm mit einem Gehalt von 0,142 % in physiologischer Ringerlösung in den Handel gebracht. Die Kreislaufwirkungen sind ähnlich wie die bei der subkutanen Kampfertherapie. Allerdings ist der Gehalt der Lösung an Kampfer ein ausserordentlich geringerer ca. 1:500, dem aber die rasche und sichere Resorption gegenübersteht. Ob die Wirkungen gleich günstige sind, wie sie bei der subkutanen Therapie empierisch festgestellt wurden, ist noch nicht sichergestellt, obwohl Weintraud, Munk, Lenzmann und Rosemann günstiges berichten. Erhöhung des Blutdruckes und der Diurese, Unterdrückung von Stenokardie, werden berichtet. Besonders auch wurde Kampferwasser in Fällen septischer Erkrankungen, beim Fleckfieber und bei der Pneumonie gegen Gefässkollaps angewandt. Es wird in Dosen von 150 ccm intravenös oder auch intramuskulär gegeben.

(Moschus wurde früher unter denselben Indikationen wie Kampfer angewandt. Das Mittel ist nicht mehr offizinell, der hohe Preis und die oft unzuverlässigen Präparate erschweren seine Anwendung. Die Indikationen für seine Anwendung sind experimentell nicht festgelegt.)

c) Koffein, Theobromin und Theophyllin.

Koffein, Theobromin und Theophyllin sind Purinderivate, ersteres ein Trimethylxanthin, letztere isomere Dimethylxanthine. Theozin ist dem Theophyllin gleich gebildet.

Die pharmakologischen Wirkungen dieser Mittel, die sowohl auf das Herz wie die Gefässe wirken, sind zwar ähnliche, zeigen aber doch manche Unterschiede.

Das Coffein hat seinen Angriffspunkt hauptsächlich in den vasomotorischen Zentren. Aber es hat auch eine Einwirkung sowohl auf das Vaguszentrum, wie auf den intrakardialen Hemmungsapparat. Diese erregenden Wirkungen sind aber nicht konstant und nicht sehr stark. Grössere Dosen wirken pulsbeschleunigend durch direkte Wirkung auf das Herz, und zwar auf den Sinusknoten. Auch auf die sekundären Zentren im Herzen wirkt es erregungssteigernd. Die Wirkung auf den Herzmuskel ist nicht völlig geklärt, doch ist nach klinischen Erfahrungen ein günstiger Einfluss auf die Kontraktion anzunehmen. Die Diastole wird nicht vergrössert, sondern verkleinert. Erstere kann aber sehr wohl sekundär sein, indem die durch das Coffein hervorgerufene allgemeine, vom Sympathikus ausgehende Gefässkontraktion dem Herzen mehr Blut zuführt, denn die Koronargefässe des Herzens stehen nicht unter dem Einfluss sympathischer konstriktorischer Fasern, sondern werden vom Vagus versorgt. Auf diese wirkt das Coffein nicht verengernd, sondern erweiternd ein (Hedbom). Der Herzmuskel kann nach Zufuhr von Coffein zum Teil auch wegen der dadurch gebesserten Ernährung eine grössere Arbeitsleistung vollbringen, aber es ist auch die absolute Kraft erhöht (Dreser). Es tritt meist zunächst durch Erregung des Vaguszentrums eine Verlangsamung der Pulsfrequenz und bei grösseren Dosen Beschleunigung ein durch Erregung der Reizbildung im Herzen. Nach der Anwendung des Coffeins tritt eine Blutdrucksteigerung auf, die in erster Linie auf die Gefässverengung besonders im Splanchnikusgebiet zurückzuführen ist. Die Einwirkung auf das Gefässzentrum ist eine Erregbarkeitssteigernde. Auf die Nierengefässe wirkt es bei Ausschaltung der zentral erregenden Wirkung erweiternd ein.

Man verwendet das Koffein besonders da, wo der Kreislauf durch Vasomotorenschwäche, wie im Fieber, darniederliegt. Gewöhnlich bedient man sich der löslichen Doppelsalze: Coffeinnatrium-benzoicum und Coffeinnatrium-salicylicum. Diese können subkutan oder per os gegeben werden, 3—5 mal täglich in Dosen von 0,2 bis 0,5 g. Man kombiniert die Koffeinmitteln häufig mit Digitalis, um neben der Herz- eine Gefässwirkung zu erzielen und andererseits die pulsverlangsamende Wirkung der Digitalis zu kompensieren, falls dieses angezeigt ist. Dem Koffein kommt zugleich eine allgemein erregende Wirkung auf das gesamte Zentralnervensystem zu, welche unter Umständen durch Vasokonstriktion störend wirkt. Man soll es deswegen in den Abendstunden nicht geben, um den Schlaf nicht zu stören.

Als Nebenwirkungen sind Herzklopfen, Übelkeit, Erbrechen und Schwindel zu fürchten. Das Koffein hat, da es im vasomotorischen Zentrum angreift, eine zentrale gefässverengernde Wirkung. Die Gehirngefässe erweitern sich zunächst, um sich nachher zu verengern (Weber). Demgegenüber steht seine Eigenschaft, peripher angreifend, einzelne Gefässgebiete, die Nierengefässe und die Koronararterien zu erweitern.

Die letztere Gefässwirkung kommt in noch höherem Masse dem Theobromin und noch mehr dem Theozin zu, welche weniger zentral erregend wirken und ihre Hauptwirkung in einer Erweiterung der Nierengefässe haben. Ebenso erweitern sie, wie auch das Koffein, die Koronararterien. Die Theobrominmittel werden deshalb als Prophylaktikum gegen Anfälle von Angina pectoris verwandt, die sie ständig gegeben in Dosen von 2 bis 2,5 g im Tage, zuweilen verhindern oder doch mildern (Askanazi).

Das Theobromin wird gewöhnlich in Form der Doppelsalze Theobrominum-natrio-salicylicum (Diuretin) und Theobrominum-natrio-aceticum (Agurin) in Dosen von 3—5 g täglich gegeben, es wirkt stark diuretisch und ist hauptsächlich als Diuretikum (S. 703), ferner als gefässerweiterndes Mittel, namentlich bei Angina pectoris in Gebrauch.

Als weitere Präparate sind Theozin und Theophyllin zu nennen, die in Dosen von 0,2—0,3 mehrmals täglich gegeben werden, sowie das Euphyllin (Theophyllin-Äthylendiamin), welches sich auch zur intravenösen und rektalen Anwendung eignet.

Von v. Schröder wurde eine direkte Wirkung auf die Nierensekretion bei diesen Mitteln angenommen und dadurch ihre diuretische Wirkung erklärt. Nach neueren Untersuchungen von Loewi ist aber für die diuretische Wirkung die verstärkte Durchblutung der Niere infolge Gefässerweiterung und die Hemmung der Rückresorption in den Harnkanälchen als Ursache der erhöhten Diurese wahrscheinlich massgebend. Da den Theobrominmitteln die zentral erregende Wirkung auf die Gefässnerven abgeht, die dem Koffein zukommt und durch Vasokonstriktion die Diurese hindern kann, so sind erstere als Diuretika zu bevorzugen.

Eine besonders gut wirkendes Theobrominpräparat ist das von der Firma E. Merk hergestellte, Theazylon genannte Azidylsalizylderivat des Theobromins, welches eine chemisch einheitliche Verbindung, die gegen schwache Säuren beständig ist, darstellt, nicht ein molekulares Gemisch wie Diuretin und Agurin.

Es macht seltener Störungen seitens des Magens wie letztere, und durch Verabreichung in Geloduratkapseln, die zu Dosen von 0,25 g erhältlich sind, können sie meist vermieden werden. Die Einzeldosis ist 0,5—1,0, die Tagesdosis 1,5—3,0 g. Das Theazylon wirkte häufig noch dann, wenn alle Diuretika versagten, auch alle sonst bekannten Theobrominmittel. Häufig tritt bei der Verabreichung dieses wie der anderen Theobrominmittel zunächst eine Vermehrung des Zylinder- und Eiweissgehaltes des Urins auf, die wohl auf Ausschwemmung aus der Niere beruht, denn sie geht sehr bald zurück. Der gesteigerte Blutdruck bei Nephritikern geht zurück, auch ergibt die Nierenfunktionsprüfung eine gesteigerte absolute Kochsalz- und Stickstoffausscheidung.

Ceelen berichtete über Auftreten von akuter gelber Leberatrophie nach nur geringen Gaben von Theazylon. Es sind aber die von ihm erhobenen Befunde auch sonst bei schweren kardialen Stauungen in der Leber nichts Seltenes. So berichten Heinrichsdorf und Örtel auch bei nicht mit Theazylon behandelten Fällen, die zur Sektion kamen, ganz dieselben anatomischen Befunde in der Leber. Nach Mallory zeigt sogar jede 12. Sektion diesen Befund. Es ist also nicht gerechtfertigt, diesem Mittel, dessen Bestandteile bekannt sind und die niemals zu Leberatrophie führten, diese zur Last zu legen. Es sind Stauung und toxische Einwirkungen, die sonst die Fälle komplizieren, welche dann zur Leberatrophie geführt haben.

d) Chinin nnd Chinidin.

Das Chinin gehört zu den vielen herzlähmenden Mitteln, von denen früher eine therapeutische Anwendung für den Kreislauf nicht gemacht wurde. Erst in neuester Zeit ist es, wie auch das Chinidin, in die Kreislauftherapie einbezogen worden.

Experimentell ist festgestellt, dass Chinin in kleinen Gaben die Herztätigkeit beschleunigt und den Blutdruck steigert. In grösseren Gaben (1,0—1,25 beim Menschen) verlangsamt es den Herzschlag und verringert den Blutdruck. Es setzt die absolute Kraft des Herzmuskels herab und führt in grossen Gaben zum Herzstillstand in Diastole (Santesson). Die Kreislaufwirkung des Chinins greift im Herzen selbst an, ob an den reizerzeugenden spezifischen Geweben oder an der kontraktilen Muskulatur ist mit Sicherheit nicht entschieden (Santesson, Hedbom). Nach klinischen Beobachtungen beim Vorkammerflimmern scheint es wahrscheinlicher, dass es auf die reizerzeugenden Zentren in kleineren Gaben positiv, in grösseren negativ chronotrop wirkt (Wenckebach, Frey).

Die belangreichste Beobachtung ist die, dass es bei anfallsweise auftretendem Vorkammerflimmern oder, wenn dieses noch nicht lange besteht, es zum Verschwinden bringen kann. Vor allem setzt er die Frequenz auch der unregelmässig schlagenden Kammer herab. Hecht und Rothberger fanden experimentell, dass nach Chinininjektion das Hundeherz schwer oder gar nicht mehr durch Faradisation zu dauerndem Flimmern zu bringen ist.

Auch bei Extrasystolie und Herzjagen vermag es günstig zu wirken. Eine Kombination mit Digitalis wirkt, wie schon Traube erkannte, in manchen Fällen, besonders solchen von Herzinsuffizienz mit stark unregelmässiger Herztätigkeit, oft günstig. Bei Basedowkranken wird die heftige Aktion des Herzens gemässigt und das Gefühl des Herzklopfens gemildert.

Besonders findet es bei vermehrter unregelmässiger Reizbildung, so bei Extrasystolie und vor allem beim Vorhofflimmern, seine Anwendung, wobei es sich auch mir bewährte.

Statt des Chinins kann das ebenfalls der Chinarinde entstammende isomere Chinidin verwandt werden (Frey). Es wird in Dosen von 0,2 bis 0,9 3mal täglich gegeben. Auch Bergmann sah günstige Erfolge davon bei Vorkammerflimmern.

e) Bariumchlorat und andere Erdalkalien.

Zu therapeutischer Anwendung bei Kreislaufstörungen ist von den Erdalkalien Strontium, Kalzium und Baryum nur das letztere bisher versucht worden. Kalzium wird zwar therapeutisch vielfach als „Gefässdichtungsmittel" angewandt, aber seine Herzwirkung ist dabei nicht besonders beachtet worden. Ebensowenig sind Kali- und Natriumsalze bisher therapeutisch verwendet, obwohl auch diese wie das Kalzium im Blute in normaler Menge zur Verfügung stehen müssen, damit die Herzarbeit ermöglicht werde (Ringer). Eine Lösung dieser Salze vermag ohne weiteren Zusatz das ausgeschnittene Herz in Tätigkeit zu erhalten. Die Ringer-Lockesche Lösung besteht aus 0,75 %, NaCl: 100 ccm, 0,5 % $NaHCO_3$: 5 cm, 0,25 % $CaCl_2$: 5 ccm und 1 ccm 1 % KCl Lösung.

Das Kalzium steht in inniger Beziehung zur rhythmischen Reizerzeugung, dies trifft nach Gross nicht nur für den Kaltblüter, sondern auch für das Säugetierherz zu.

Da Kalzium, Natrium und Kalium wohl stets im Blute in genügender Menge zur Verfügung stehen, so ist wohl selten Mangel daran. Langendorf und Henck empfehlen statt Kochsalzinfusionen, wenn diese indiziert sind, Ringerlösung zu verwenden, um die Arbeitsfähigkeit der kontraktilen Muskulatur zu steigern.

Edens führt die bei Digitalisanwendung oft störend einsetzende Reizbildung in den automatischen Zentren (Digitalisbigeminie, Kammertachykardie) auf zu hohen Kalkgehalt des Blutes zurück.

Als Ersatz der Digitalis werden seit alters die Bariumsalze empfohlen. Diese haben aber andere Angriffspunkte wie die Digitalismittel und wirken in erster Linie auf die peripheren Gefässe, daneben auch auf das Herz. Das Barium hat nach Rothberger und Winterberg die Eigenschaft, Kammerautomatie zu erregen, ebenso wie Kalzium durch Steigerung der Erregbarkeit der tertiären Zentren der Automatie in den Kammern. Eine Einwirkung auf die kontraktile Muskulatur ist nicht sichergestellt, aber wohl wahrscheinlich. Nach grossen Dosen tritt systolischer Kammerstillstand ein (Trendelenburg).

Das Barium chloratum wurde von Kobert und seinen Schülern Burg und Schedel als Ersatzmittel der Digitalis empfohlen in Dosen von 0,02—0,05 2 mal täglich. Es hat eine stark blutdrucksteigernde Wirkung, da es eine peripher einsetzende starke Konstriktion der Gefässe bewirkt. Diese Konstriktion kommt durch direkte Wirkung auf die Gefässmuskeln zustande. Das Pulsvolumen steigt, der Pulsschlag wird regelmässig. Es wird Steigerung der Diurese beobachtet.

Das Bariumchlorid hat aber auf Magen und Darm namentlich in grösseren Dosen recht unangenehme Nebenwirkungen. Obwohl das Mittel schon 1789 von Crawford empfohlen wurde, hat es sich, trotzdem es von Zeit zu Zeit wieder aufgenommen wurde, so von Hufeland, Lisfranc, Kobert u. a., doch nicht recht einbürgern können. Ich habe es mehrfach angewandt, namentlich in Fällen, in denen Digitalis nicht vertragen wurde, aber sah fast stets Magenstörungen auftreten. Es würde wohl bei der toxischen Gefässinsuffizienz zu versuchen sein, da die gefässverengernde Wirkung peripher angreift und beim toxisch fiebernden Tiere noch deutlich wird (Romberg, Pässler). Er hat also in der Wirkung eine gewisse Ähnlichkeit mit dem Adrenalin, die aber im Gegensatz zur Adrenalinwirkung muskulär angreift. (Hierbei ist zu erwähnen, dass auch die Salze der Schwermetalle vor allem des Bleies, konstriktorisch auf die Gefässe wirken.) Chlorbarium wird in Lösung 0,2:100 gegeben. Von dieser Lösung werden 2 mal täglich 10 ccm genommen.

Von Brat ist ein Gemisch von Bariumchlorid und Theobromin als Diuretikum unter dem Namen „Barutin“ empfohlen. Nach Bibergeil ist die Wirkung analog der der beiden Einzelsubstanzen. Es hat mir in praktischer Anwendung keine der des Theobromins überlegene Wirkung gezeigt.

f) Atropin.

Atropin hat als Kreislaufmittel eine stark lähmende Wirkung auf die Endapparate des autonomen Vagussystems im Herzen. Vornehmlich zu diagnostischen Zwecken ist es in Gebrauch.

Atropin ist ein Antagonist des Muskarins, welches auch in den letzten Endapparaten des Vagus, aber erregend, angreift.

Nikotin und Pilokarpin wirken auf die zwischen zentralem und peripherem Nervenabteil des Vagus- und Sympathikussystems eingeschalteten Ganglien lähmend ein, so dass zentrale Reize durch diese nicht umgeschaltet bezw. weitergeleitet werden, vielleicht ist bei Nikotinabüsus diese toxische Wirkung von Bedeutung. Auch das Curarin wirkt in grossen Gaben ähnlich.

Das Cholin wirkt ähnlich dem Muskarin auch auf den Vagusendapparat. Da es normalerweise in den Geweben vorkommt (Lohmann), so ist es möglich, dass es den Erregungszustand der Vagusendigungen im normalen Leben beeinflusst.

Die therapeutische Anwendung des Atropins beschränkt sich auf solche Fälle, in denen ein erhöhter Vagustonus als Ursache einer abnormen Pulsverlangsamung vermutet wird. So bringt es bei der durch Vaguswirkung hervorgerufenen respiratorischen Arhythmie durch Ausschaltung des Vaguseinflusses diese zum Verschwinden. Bei durch Vaguseinfluss auftretenden Bradykardien und Systolenausfall klärt es nach probatorischer Injektion den Zusammenhang auf (Dehio).

Von Eppinger und Hess wurde versuchsweise das Atropin zur Erkennung vagotonischer Konstitution angewandt.

Von klinischer Bedeutung ist seine günstige Beeinflussung der Kreislauftätigkeit bei der Morphiumvergiftung, weil es die durch letztere hervorgerufene Lähmung des Atemzentrums und die Erregung des Vaguszentrums aufhebt. Ebenso wirkt es als Antidot bei der Muskarinvergiftung. Gefässwirkungen des Atropins sind vielfach behauptet, aber in ihrer Genese nicht sichergestellt; sie treten gegenüber der Herznervenwirkung nicht hervor.

g) Physostigmin.

Das Physostigmin (Eserin), das Gift der Kalabarbohne, erregt die Vagusendapparate und führt zur Pulsverlangsamung. Nach seiner Einfuhr ist das Herz für Vagusreizung und für das Vaguszentrum erregende Mittel sensibilisiert (Winterberg, Lewi, Kaufmann). Durch Physostigmin wird die Atropin- und Nikotinlähmung oft aufgehoben; so könnte es als Antidot bei Nikotin oder Atropinvergiftung klinisch verwandt werden.

Winterberg empfiehlt es bei tachykardischen Anfällen, bei denen es nach Kaufmann günstig wirken soll. Es soll das Herz für Vagusreizung und Digitaliseinwirkung empfänglicher machen. Bei eigenen therapeutischen Versuchen habe ich keinen Erfolg gesehen.

Physostigmin regt Vorhöfe und Kammern zur heterotopen Reizbildung an und disponiert erstere wie die Vaguserregung zum Flimmern (Winterberg). Die bei Physostigmineinfuhr zu beobachtende Vergrösserung des Schlagvolumens des Herzens kommt nur durch Verlangsamung, nicht durch Verstärkung der Herzaktion zustande. Gefässwirkungen des Physostigmin sind nicht genügend geklärt.

Das Physostigmin wurde von Eppinger und Hess zu diagnostischen Zwecken benutzt, um das Vorliegen eines erhöhten Sympathikustonus festzustellen.

Vorzugsweise auf die Gefässe wirken die Mittel.

h) Adrenalin.

Von ganz besonderer Bedeutung in Fällen von Herz- und Gefässkollaps ist das Adrenalin geworden.

Seit Oliver und Schäfer 1894 feststellten, dass das Extrakt der Nebenniere bei intravenöser Anwendung durch allgemeine, besonders aber das Splanchnikusgebiet betreffende Vasokonstriktion stark blutdrucksteigernd wirkt, ist dieses Mittel in die Therapie der Herzkrankheiten eingeführt worden.

Die Adrenalinwirkung ist ausgiebig experimentell pharmakologisch untersucht worden. Es wirkt sowohl auf das Herz wie auf die Gefässe, und zwar überall im Sinne einer Sympathikusreizung, wobei der Angriffspunkt des Mittels wahrscheinlich in der unmittelbaren Verbindung von Nerven und Muskel gelegen ist (Elliott).

Die Herzwirkung, die hinter der Gefässwirkung weit zurücksteht, wird von verschiedenen Angriffspunkten hervorgerufen. Das Vaguszentrum wird wohl hauptsächlich durch die Blutdrucksteigerung erregt. Durch Akzeleranswirkung wird dagegen die Herztätigkeit beschleunigt und verstärkt. Interessant ist die von Rothberger und Winterberg festgestellte Wirkung auf die spezifischen Systeme des Herzens. Auch klinisch beobachtet man diese. So treten nach Adrenalininjektionen oft Extrasystolen auf, besonders in den Kammern. Es wird also die Automatie der tertiären Zentren gesteigert, und dies kann bei grossen Dosen zu Kammerflimmern führen. Besonders nach starken Digitalisdosen tritt dies leicht ein, ebenso wie nach Bariumwirkung. Die Reizleitung wird ebenfalls verbessert, so tritt bei Vorhofflimmern Vermehrung der Kammersystolen ein. Auch die Kontraktilität des Herzmuskels wird gesteigert (Gottlieb).

Die Hauptwirkung aber betrifft die Gefässe, die im Sinne einer Sympathikusreizung verläuft. Alle sympathisch konstriktorisch innervierten Gefässe verengern sich, und die sich unter dem Einfluss dieses Nerven erweiternden dilatieren. Diese Wirkung geht nicht vom vasomotorischen Zentrum aus, sondern setzt an den sympathischen Endausbreitungen in der glatten Muskulatur ein.

An der Vasokonstriktion beteiligen sich die peripheren Gefässe, ferner die Gefässe des Splanchnikusgebietes. Die Nierengefässe erweitern sich nach anfänglicher Verengerung.

Die Gehirnarterien verengern sich zunächst, werden aber wegen ihrer Zartwandigkeit durch die Blutdrucksteigerung passiv erweitert. Die Lungengefässe werden wenig beeinflusst.

Kokain, Thyreoidin und Hypophysin steigern die Adrenalinwirkung.

Auf die Koronararterien wirkt Adrenalin erweiternd, was für die Herzwirkung von grossem Belang ist (Langendorff, Morawitz und Zahn). Dadurch wird unter dem stark erhöhten Blutdruck eine besonders gute Blutversorgung des Herzens herbeigeführt.

Auch aus der Hypophyse lassen sich blutdrucksteigernde Substanzen gewinnen, die wahrscheinlich der Pars intermedia, jedenfalls nicht dem Vorderlappen entstammen. Diese Extrakte kommen unter dem Namen Hypophysin, Pituitrin und Pituglandol zur Verwendung. Ihre Injektion steigert den arteriellen Blutdruck unter Verlangsamung und Verstärkung der Kammertätigkeit. Dabei tritt oft Irregularität auf. Der Angriffspunkt und die Wirkungsweise ist nicht näher bekannt. Da die Ergebnisse bei der Anwendung namentlich wohl wegen der Unreinheit der Präparate verschiedenartige sind, so haben sich diese Mittel bisher nicht kreislauftherapeutisch einführen können.

Die Anwendung des Adrenalins kann eine zweifache sein, intravenös oder subkutan. Die intravenöse Anwendung hat eine fast momentan eintretende, mächtig blutdrucksteigernde Wirkung, welche sowohl durch die konstriktorische Wirkung auf die Arterien, wie durch die Anregung der Herzarbeit zustande kommt (John). Die starke Gefässwirkung ist aber nicht ohne Gefahr für das Herz. Durch die Kontraktion der kleinen Arterien entsteht ein abnorm grosser Widerstand für die Arbeit der linken Herzkammer. Durch die Auspressung des Blutes in die Venen wird das Venensystem überbürdet und der Druck in diesem steigt abnorm an. Dadurch wird die rechte Herzkammer überfüllt und sekundär auch wieder die linke geschädigt (v. d. Velden). Die Wirkung klingt bei dieser Anwendungsform in relativ kurzer Zeit ab, so dass sie nur bei vorübergehenden schwersten Kreislaufstörungen indiziert ist und dann, wenn das Herz noch genügend Reservekraft besitzt, einen lebensrettenden Erfolg verspricht.

Die subkutane Anwendung hat erheblich schwächere Gefässwirkungen, die aber länger andauern. Trotz des theoretischen Bedenkens, dass das Adrenalin bei subkutaner Zuführung sich durch lokale Gefässkonstriktion den Weg der Resorption selbst versperrt, zeigt die praktische Erfahrung, dass auch hier Blutdrucksteigung der Injektion folgt. Offenbar kommt es auf kapillärem Wege zur Aufnahme in die Venen und Lymphbahnen, die sich ihrer schwachen Muskulatur wegen nicht vollständig kontrahieren. Intravenös lässt es sich als Infusion in Ringerlösung verdünnt geben, der es in kleinen Dosen von 0,5 mg zugesetzt wird. Diese Infusionen lassen sich öfter wiederholen und wirken weniger stürmisch als die Injektion der konzentrierteren Lösung von 1 : 1000 in die Venen. Das Herz wird beschleunigt. Neuerdings wird Adrenalin meist subkutan bei durch Gefässinsuffizienz darniederliegendem Kreislauf bei akuten Infektionskrankheiten angewandt. Bemerkenswert ist, dass auch bei intravenöser Anwendung die Koronargefässe nicht verengert werden. Das Anwendungsgebiet des Adrenalins betrifft hauptsächlich Zustände von akuter Kreislaufschwäche, es kann aber namentlich bei subkutaner Anwendung unter Umständen längere Zeit wirksam sein. Nicht anzuwenden ist es bei Herzschwäche der Nephritiker mit hohem Blutdruck. Auch soll man grosse Digitalisgaben bei seiner Anwendung vermeiden, wegen der Gefahr des Herzkammerflimmerns, was im Experiment bei dieser Kombination leicht hervorgerufen wird. Holste empfiehlt aber gerade diese Kombination. Es besteht bei fortgesetzter Anwendung die Gefahr einer Gefässerkrankung, wie Tierversuche vermuten lassen (Erb jr., Josué).

i) Strychnin.

Das Strychnin erregt neben seiner Wirkung auf die Reflexapparate des Rückenmarks beim Menschen wie bei höheren Tieren auch die Zentren im verlängerten Mark und im Zwischenhirn. Besonders das Vasomotorenzentrum und das Vaguszentrum werden in ihrer Erregbarkeit gesteigert, ebenso das Atemzentrum. Von Wichtigkeit ist, dass diese Einwirkung schon bei Gaben eintritt, die keine Krämpfe erzeugen. Nach Strychningaben steigt infolge der Erregung des Vasomotorenzentrums durch Konstriktion der Gefässe der Blutdruck an. Es ist ein zentral angreifendes Vasomotorenmittel und damit in seiner Wirkung dem Koffein verwandt, nur stärker wirkend wie dieses.

So ist seine Anwendung indiziert bei Vasomotorenlähmung, sei es durch exogene Vergiftung (Chloralhydrat, Alkohol) oder durch toxische Substanzen wie bei fieberhaften Infektionskrankheiten.

In England, Frankreich und Amerika wird es zur Bekämpfung der Gefässlähmung im Fieber viel angewandt, bei uns wegen seiner Gefährlichkeit als Krampfgift wenig. Es verdiente aber doch mehr herangezogen zu werden.

Es wird von Hirschfelder ihm auch eine direkt tonisierende Wirkung auf den Herzmuskel zugeschrieben. Subkutan kann es in Gaben von 0,5—2 mg, innerlich von 1—5 mg gegeben werden. Die höchste Tagesdosis ist 0,01, doch kann bei Angewöhnung darüber hinausgegangen werden.

Neisser empfiehlt es neuerdings in Einzelgaben von 0,001—0,002 gegen drohenden Gefässkollaps bei fieberhaften Erkrankungen in subkutaner Anwendung, und zwar dreimal täglich.

Wenckebach empfiehlt seine Anwendung bei Extrasystolien in Tagesdosen von 0,002 innerlich genommen, wobei es, wie ich bestätigen kann, oft guten Erfolg hat.

k) Ergotin.

Aus dem Secale cornutum, dem Mutterkorn, lassen sich zwei Alkaloide, das Ergotinin und Ergotoxin, isolieren. Letzteres hat eine blutdrucksteigernde Wirkung durch peripher angreifende Wirkung.

Es wirkt elektiv auf die Nervenendigungen des sympathischen Systems, und zwar auf die, welche erregende Wirkungen auslösen (Dali). Zuelzer stellte experimentell eine digitalisähnliche Wirkung fest, die sich in Steigerung der Herzarbeit zeigte, die sich auch klinisch in Steigerung der Diurese und Kräftigung des Pulses bei Fällen von Herzinsuffizienz bemerkbar macht. Es wird kombiniert mit Digitalismitteln oder Koffein in Form intramuskulärer Injektionen angewandt und soll so die Digitaliswirkung verstärken.

In grossen Gaben wirkt es gefässlähmend.

l) Alkohol und Äther.

Der Alkohol wirkt pulsbeschleunigend, zum Teil durch seine Einwirkung auf die Psyche; eine direkte positiv chronotrope Wirkung auf das Herz ist bisher nicht bestimmt nachgewiesen. Vielleicht ist auch seine Wirkung auf die Gefässe die Ursache.

Die Wirkungen des Alkohols auf die Kreislauforgane sind sehr komplizierter Natur. Seine Wirkung auf das Grosshirn beeinträchtigt im Experiment die klare Erkenntnis der Einwirkung auf die den Kreislauf beeinflussenden Faktoren. Nach Dixon wirkt er auf das Vaguszentrum erregend. Auf die Reizerzeugung im Herzen wirkt er mässig beschleunigend, vielleicht auch durch seine ernährende Wirkung. Auf die Kontraktionsfähigkeit des Herzmuskels wirken nur kleinste Gaben steigernd, grössere schädigend.

Auf die Gefässe wirkt der Alkohol verschieden ein. Die Hautgefässe werden erweitert. Die Gehirngefässe bleiben unverändert, kleine Alkoholmengen erweitern die Koronargefässe (Backmann)

Die Pulmonalarterien werden verengert (Dixon). Die Arterien des Splanchnikusgebietes verhalten sich verschieden, doch kontrahieren sie sich meist bei kleineren und mittleren Alkoholgaben, wodurch die oft zu beobachtende Blutdrucksteigerung entsteht, bei grösseren Gaben erweitern sie sich und es erfolgt Blutdrucksenkung.

Beim Menschen sind die Kreislaufwirkungen des Alkohols ausserordentlich inkonstant. Er wirkt entspannend auf die peripheren Gefässe. Zum Teil wirkt der Alkohol auch als Nährmittel. Die empirisch übliche therapeutische Anwendung lässt erkennen, dass er in manchen Fällen den Kreislauf günstig beeinflusst, und zwar zum Teil durch seine Gefässwirkung. Die Hautgefässe werden bei kleinen Gaben erweitert, der Blutdruck aber steigt, was darauf hinweist, dass andere Gefässe wahrscheinlich im Splanchnikusgebiet sich verengern (Dixon). Die Blutverteilung wird demnach unter Umständen günstig beeinflusst, so besonders im Fieber. Das Herz wird, vielleicht durch Erweiterung der Koronargefässe, besser durchblutet und leistungsfähiger. Man kann den Alkohol nur zu vorübergehender Beeinflussung der Herztätigkeit anwenden, da chronischer Gebrauch viele ungünstige Nebenwirkungen hat

Bei an Alkohol gewöhnten Menschen kann man ihn auch bei Kreislaufschwäche in mässigen Dosen weiter nehmen lassen. Empirisch wirkt er bei fieberhaften Krankheiten, so bei Pneumonien, oft günstig ein, zum Teil wohl wegen der zentral psychisch erregenden Wirkung.

Auch der Äther dient bei schweren Kreislaufstörungen als Analeptikum, und zwar wesentlich in Form subkutaner Injektionen, die, wie früher auseinandergesetzt, häufig mit Kampfer kombiniert werden. Auch in Form von Tropfen mit Alkohol gemischt (Hoffmanns-Tropfen) findet er Anwendung. Nach Derouaux bewirkt er, ähnlich wie Alkohol, Erweiterung der peripheren Gefässe und Kontraktion der Splanchnikusgefässe durch Wirkung auf das Vasomotorenzentrum, wodurch indirekt auch die Herzarbeit verbessert wird. Die Gefässe der Haut, des Gehirns und die Koronararterien werden erweitert. Ausserdem erregt er das Atmungszentrum. Er wird in Dosen von 1 g, am besten intramuskulär, angewandt. Die Injektionen sind sehr schmerzhaft und wirken so zum Teil auch durch starke sensible Erregungen analeptisch. Jedenfalls ist die schablonenhafte Anwendung von Ätherinjektionen bei der Unsicherheit ihrer Einwirkung auf den Kreislauf als eines allgemeinen Kollapsmittels unstatthaft. Nur bei peripherer Vasokonstriktion ist eine funktionelle Indikation gegeben. Zu hüten hat man sich, ihn in die Nähe grösserer Nervenstämme zu injizieren, da periphere Lähmung dadurch leicht eintritt.

m) Papaverin.

Zu den den Blutdruck herabsetzenden Mitteln ist das Papaverin, ein der Isochinolreihe angehöriges Alkaloid des Opiums, zu zählen. Pal fand, dass es bei intravenöser Anwendung den Blutdruck herabsetzt, bei durch toxische Substanzen wie Adrenalin erhöhtem Druck. Es beschleunigt dabei die Herzfrequenz und bringt dadurch bei langsamer Herztätigkeit auftretende Extrasystolen-Arhythmien zum Verschwinden.

Therapeutisch wirkt es in Gaben von 0,02—0,04 bei Hypertension durch Erweiterung der Gefässe, besonders der des Splanchnikusgebietes, günstig. Ich habe es bei solchen Fällen in langdauernder Anwendung versucht und während der Verabreichung Blutdrucksenkungen von 30 bis 50 cm H_2O gesehen. Jedenfalls kann es in solchen Fällen empfohlen werden.

n) Vasotonin (Yohimbin).

Eine Kombination von Yohimbin und Urethan wird nach Müller und Fellner unter dem Namen Vasotonin hergestellt. Sie stellt nach Spiegel eine einfache Mischung, keine chemische Verbindung dar. Das

Urethan soll die erregende Wirkung des Yohimbins auf den Genitalapparat abschwächen.

Yohimbin ist ein gefässerweiterndes Mittel, welches besonders auf die Genitalorgane wirkt und nebenbei blutdruckherabsetzend ist. Es werden der Reihe nach bei steigenden Dosen Haut-, Nieren- und später Darmgefässe, ferner die Gefässe der Genitalorgane erweitert. Die Milzgefässe verengern sich dabei. Die Gehirngefässe werden auch dilatiert, ebenso die Koronararterien.

Das Vasotonin wird in Dosen von 0,5 intravenös gegeben, doch ist seine Verwendung nicht unbedenklich. Ich bin von seiner Anwendung ganz zurückgekommen.

o) Nitrite.

Als gefässerweiternde Mittel sind die Nitrite empirisch schon lange in Gebrauch. Die anorganischen Nitrite, besonders das Natrium nitrosum, werden bei Angina pectoris, ferner als Diuretika gegeben. Von organischen wird das Amylnitrit (Salpetrigsäureamylester) zu Inhalationen gebraucht.

Die Nitrate stehen, da sie im Körper zu Nitriten reduziert werden, in ihrer Wirkung den Nirtiten nahe.

Das Nitroglyzerin (Trinitrin) sowie das Erythroltetranitrat werden ebenfalls als Gefässmittel verwandt.

Wirkungen auf das Herz selbst treten bei therapeutischen Gaben der Nitrite nicht auf, nur bei toxischen Mengen, bei denen auch das Hämoglobin in Methämoglobin umgewandelt wird, kommt es zu Herzwirkungen, Systolenabschwächung und schliesslich diastolischem Stillstand des Herzens teils durch Vaguswirkung, teils durch direkte lähmende Einwirkung auf den Herzmuskel selbst.

Die Hauptwirkung ist die gefässerweiternde, die zu Herabsetzung des Blutdrucks führt. Diese Erweiterung zeigt sich bei Einatmung von Amylnitrit in einer zunächst im Gesicht auftretenden und von dort sich abwärts ausdehnenden intensiven Rötung der Haut. Diese Wirkung kommt zum Teil durch Herabsetzung des zentralen Gefässtonus zustande (Filehne), zum Teil durch Einwirkung auf die Gefässe selbst. Es erweitern sich die Gefässe der Haut, die Gehirngefässe, die Gefässe des Splanchnikusgebietes, vielleicht auch die Lungengefässe, besonders aber die Koronararterien (Schloss).

Von den Nitriten wirkt am raschesten und intensivsten das Amylnitrit. Schon nach wenigen Sekunden tritt die Rötung der Haut und die Blutdrucksenkung ein, um rasch wieder abzuklingen.

Natrium nitrosum wirkt langsamer, erst einige Minuten nach der Einführung, hält aber in der Wirkung bis zu 3 Stunden an.

Nitroglyzerin wird am besten in 1 %iger alkoholischer Lösung in 3—5 Tropfen gegeben. Die Wirkung tritt in wenigen Minuten auf und hält bis zu 2 Stunden an.

Erythrolum tetranitricum wirkt langsamer ein, hält aber in der Wirkung bis zu 9 Stunden an (Marshall).

Die Nitrite sind besonders bei der Koronarsklerose von günstiger Wirkung wegen der dadurch hervorgerufenen Dilatation der Koronararterien, wenn ein Spasmus in diesen die Ursache von Anfällen von Angina pectoris ist. Am raschesten wirksam ist die Einatmung von 2—5 Tropfen Amylnitrit, hält aber in der Wirkung nur kurz an.

Natrium nitrosum in Gaben von 3—5 cg wirkt länger, Nitroglyzerin und Erythroltetranitrat wirken noch andauernder bei diesen Anfällen. Ersteres wird in 3—5 Tropfen alkoholischer Lösung, letzteres in Form von Tabletten (Kompretten) in Dosen von 0,03 verordnet.

Morphium und Opiate.

Die oft vorhandene Scheu der Anwendnng des Morphiums bei Herzkrankheit ist nicht angebracht. Weder experimentelle Ergebnisse, noch die klinische Beobachtung lassen sie berechtigt erscheinen.

Das Morphium wirkt anfangs pulsbeschleunigend, dann, wohl durch Erregung des zentralen Vagustonus, verlangsamend. Dabei wird der Puls wie bei jeder Vagusreizung leicht unregelmässig nach Art der Sinusarhythmien. Nach Einthoven und Wieringa kann es zu Kammersystolenausfall kommen infolge Leitungshemmung durch Vaguseinfluss im Atrioventrikularsystem. Der Blutdruck wird mitunter herabgesetzt, doch nicht in erheblichem Masse. Das Atemzentrum wird in seiner Erregbarkeit herabgesetzt. Das Vasomotorenzentrum wird nur bei grossen Gaben gelähmt.

Das Morphium ist ein bei Herzkranken oft geradezu unentbehrliches Mittel und eine Schen vor seiner Anwendung, besonders bei hoffnungslos Kranken, der man leider noch oft begegnet ist, gänzlich unberechtigt.

Die Beobachtungen an gesunden und herzkranken Menschen haben keinen Anhaltspunkt für herzschädigenden Einfluss gegeben. Nur bei akuten entzündlichen Erkrankungen (Endokarditis, Perikarditis), ist Vorsicht geboten.

Bei schweren stenokardischen Anfällen ist es unentbehrlich. Tritt in schweren Anfällen nach Morphiumgaben etwa der Tod ein, so ist er durch die Krankheit, nicht durch das Morphium hervorgerufen. Man verbindet seine Anwendung am besten mit einem Herztonikum wie Strophantin intravenös. Man kann dann Atropin 0,5 mg zusetzen, um die Vaguswirkung zu paralysieren.

Bei der akuten pulmonalen Herzinsuffizienz ist Morphium geradezu ein Heilmittel. Schon durch das Morphium allein wird oft der Zustand erheblich gebessert. Eine Digitalis- oder Strophantinwirkung wird unterstützt.

Auch bei Arteriosklerose ist es oft zur Bekämpfung der Atembeschwerden nicht zu entbehren, besonders bei Nierensklerose. Man beobachtet dann häufig nach seiner Anwendung ein spontanes Steigen der Diurese. In urämischen oder eklamptischen Anfällen ist es ebenfalls anzuwenden.

Selbst bei schwerer absoluter Herzinsuffizienz kann man es zur Beruhigung, namentlich zur Herbeiführung von Schlaf, ohne besondere Gefahr anwenden.

Der günstige Einfluss des Morphiums beruht nicht nur in der narkotisierenden Wirkung, sondern in der durch Wegfall der psychischen Erregung und motorischen Unruhe erleichterten Arbeit des Herzens. Es schont das Herz und gibt ihm Gelegenheit sich auszuruhen. Die bei seiner Anwendung auftretende Gefässerweiterung setzt die peripheren Widerstände herab. Ganz wesentlich ist aber die beruhigende Wirkung auf die Zentren der Grosshirnrinde, die den bis dahin erregten und unruhigen Kranken zur Ruhe bringt, für den Kreislauf nicht zu unterschätzen. Besonders auch ist die beruhigende Wirkung auf die Atmung durch zentrale Einwirkung von Vorteil.

Gerade bei schwerer Herzinsuffizienz gelingt es oft, schon durch das Morphium allein eine erhebliche Besserung zu erzielen, die eine Digitaliswirkung nur unterstützen kann. Es ist also das Morphium in der Behandlung von Herzkranken in mässigen Dosen nicht zu fürchten, sondern namentlich bei motorischer Unruhe und starken subjektiven Beschwerden ein durch kein anderes zu ersetzendes Heilmittel.

Statt des Morphiums können auch andere Alkaloide des Opiums, wie Kodein und Dionin, Eukodal oder Gemische, wie Pantopon, Holopon usw. versucht werden. Gerade das Pantopon hat sich mir regelmässig bewährt und allein oder in Verbindung mit Schlafmitteln meist Beruhigung und Schlaf gebracht. Heroin ist wegen der starken Giftwirkung, die auch auf den Kreislauf sich erstreckt (Harnack) nicht zu empfehlen.

Chloroform und Chloralhydrat.

Wegen der praktischen Wichtigkeit muss die Kreislaufwirkung des Chloroforms hier berücksichtigt werden. Ganz besonders, weil die Frage der Einwirkung einer Narkose auf das kranke Herz dem Arzt oft entgegentritt.

Die Wirkungen des Chloroform auf die Kreislauforgane sind weniger vom therapeutischen als vom prophylaktischen Standpunkt von Bedeutung. Bei der Einatmung tritt eine erregende Wirkung auf das Vaguszentrum ein durch reflektorische Reizung vom N. trigeminus aus. Besonders beim Status thymolymphaticus ist diese bis zum Herzstillstand führende Wirkung zu fürchten. Auch bei erregter Herztätigkeit durch Akzeleranswirkung trat nach Experimenten von Rothberger und Winterberg Herzflimmern ein. Das Chloroform begünstigt die Bildung heterotoper Herzreize und setzt die normale Reizerzeugung im Sinusknoten herab. So kommen gehäufte Extrasystolen aurikulären und ventrikulären Ursprungs, selbst Flimmern im Tierversuch vor durch Sensibilisierung des spezifischen Systems (Levy). Adrenalin wirkt dabei ungünstig ein und eine lokale Adrenalineinspritzung in Chloroformnarkose hat zu Todesfällen geführt (Deprée). Auch die Reizleitung von Vorkammer zur Kammer kann durch Chloroform geschädigt werden, wodurch Systolenausfall entsteht. Die Kontraktilität des Herzmuskels wird auch herabgesetzt. Nach langdauernden Narkosen tritt mitunter fettige Degeneration des Herzmuskels auf, die noch zu später auftretenden Schädigungen führen kann (Kast und Morter). Das Vasomotorenzentrum wird zunächst erregt, dann gelähmt.

Auch Chloralhydrat hat eine starke Wirkung auf das Herz. Diese kommt durch einen lähmenden Einfluss auf die Reizerzeugung im Sinusknoten in erster Linie zustande. Der Puls wird verlangsamt, schliesslich steht bei zu grossen Gaben das Herz in Diastole still. Es wird eine Vergiftung der nervösen Elemente für diese Erscheinung angenommen (Rhode). Das Vasomotorenzentrum wird wie bei Chloralhydrat leicht gelähmt. Kranke Herzen sind durch Chloralhydrat besonders gefährdet wie bei allen auf dem Wege der Nervenwirkung eintretenden Störungen.

Danach ist die Einleitung einer Chloroformnarkose für Kreislaufkranke mit besonderen Gefahren verknüpft. Man wird deshalb Äthernarkose vorziehen oder, wenn irgend möglich, in Lokalanästhesie operieren. Choralhydrat ist bei Kreislaufkranken als Schlafmittel nicht anzuwenden.

Literatur.

Ach, Über die diuretische Wirkung einiger Purinderivate. Arch. f. exper. Path. u. Pharm. Bd. 44. S. 319.

Allard, Über Theocinvergiftung. Deutsch. Arch. f. klin. Med. Bd. 80. S. 510.

— Cymarin, ein neues Herzmittel. Deutsch. med. Wochenschr. 1913. S. 782.

Askanazy, Klinisches über Diuretin. Deutsch. Arch. f. klin. Med. Bd. 56. 1906. S. 209.

Bary, Beiträge zur Bariumwirkung. Inaug.-Diss. Dorpat 1888.

Bergmann, Theacylon, ein neues Diuretikum. Deutsch. med. Wochenschr. 1916. Nr. 1.

v. Bergmann, Zur Chinidintherapie des Herzens. Münch. med. Wochenschr. 1919. Nr. 26.

Bibergeil, Digalen, ein Ersatzmittel des Digitalisinfuses. Berl. klin. Wochenschr. 1904. Nr. 51.

Burwinkel, Experimentelle Untersuchungen über das Barutin, ein neues Diuretikum. Deutsche med. Wochenschr. 1905. Nr. 15.

Boruttau, Über die Einstellung und Kontrollierung der Herzwirkung von Convallaria-Präparaten. Ther. d. Gegenw. 1908. Dez.

Boehm, Untersuchungen über die physiologische Wirkung der Digitalis und des Digitalins. Pflügers Arch. Bd. 5. S. 153. 1872.

— Über den Einfluss des Digitalins auf den Blutdruck der Säugetiere. Dorpater med. Zeitschr. Bd. 4. S. 63.

Böhme, Über die Wirkung des Kampfers auf das durch Chloralhydrat vergiftete Froschherz. Arch. f. exper. Path. u. Pharm. Bd. 52. S. 346.

Bosse, Über das Dialysat der Digitalis purpurea. Zentralbl. f. inn. Med. 1889. Nr. 27.

Brandenburg, Eigenschaft der Digitalis, in nicht tödlicher Gabe die Anspruchsfähigkeit des Herzens für künstliche Reizung vorübergehend zu vermindern. Zeitschr. f. klin. Med. Bd. 53 und Zeitschr. f. exper. Pathol. u. Ther. Bd. 1. S. 485.

— Über die Eigenschaft des Digitalins, beim Froschherzen selbständige Erzeugung von Bewegungsreizen an der Grenze von Vorhöfen und Kammern anzuregen. Arch. f. Anat. u. Physiol. Physiol. Abt. 1904. Suppl.

Binz, Beitrag zur Kenntnis der Kaffeebestandteile. Arch. f. exper. Path. Bd. 9. S. 31.

Bock, J., Über die Wirkung des Koffeins und Theobromins auf das Herz. Arch. f. exper. Pathol. Bd. 43. S. 367.

Burwinkel, Zur therapeutischen Verwendung des Aderlasses. Verh. d. 73. Vers. deutsch. Naturf. u. Ärzte. Hamburg 1900.

Cloetta, Über Digalen, Digitoxinum solubile. Münch. med. Wochenschr. 1904. Nr. 33.

Deucher, Über die Wirkung des Digitalinum verum bei Zirkulationsstörungen. Deutsch. Arch. f. klin. Med. Bd. 57. S. 1 (mit weiteren Literaturangaben).

— Über die Veränderung des Digitalinum verum in seiner Wirksamkeit durch den Einfluss der Magenverdauung. Deutsch. Arch. f. klin. Med. Bd. 58. S. 47.

Dreser, Über Herzarbeit und Herzgifte. Arch. f. exper. Pathol. Bd. 233.

Dessauer, Euphyllin, ein neues Diuretikum. Therap. Monatsh. 1908. H. 8.

Edens, Die Digitalisbehandlung. Urban & Schwarzenberg 1916.

— Über Digitalisbehandlung. Med. Klin. 1907. Nr. 51.

— u. Huber, Über Digitalis-Bigeminie. Deutsch. Arch. f. klin. Med. 1916. Bd. 118. S. 476.

Eichhorst, Über moderne Herzmittel. Korrespondenzbl. f. Schweiz. Ärzte. 1888. Nr. 2. S. 34.

Eppinger und L. Hess, Versuche über die Einwirkung von Arzneimitteln auf überlebende Koronargefässe. Zeitschr. f. exper. Pathol. u. Ther. Bd. 5. S. 622.

Eychmüller, Über die Herz- und Gefässwirkung der Digitalis bei gesunden und kranken Menschen. Berl. klin. Wochenschr. 1909.

Fahrenkamp, Einwirkung der Digitalis und des Strophantins auf das insuffiziente Herz. Deutsch. Arch. f. klin. Wochenschr. Bd. 120. S. 1.

Falkenheim, Über Ersatzmittel der Digitalis. Deutsch. Arch. f. klin. Med. Bd. 36. S. 84.

Focke, Was lehrt die medizinische Kasuistik über die jahreszeitlichen Schwankungen in der Stärke der offizinellen Digitalis. Zeitschr. f. klin. Med. Bd. 46. H. 5—6.

— Die hohe Bedeutung der fol. Dig. titr. und ihre Vergleichung mit anderen Digitalispräparaten. Ther. d. Gegenw. 1912. H. 5 u. 6.

Fraenkel, Alb., Physiologische Dosierung von Digitalispräparaten. Ther. d. Gegenw. 1902. März.

— Vergleichende Untersuchungen über die kumulative Wirkung der Digitaliskörper. Arch. f. exper. Pathol. u. Pharm. Bd. 51. S. 84.

— Über Strophantuswirkung. Deutsche med. Wochenschr. 1888. Nr. 8 u. 9.

— Über Digitaliswirkung am gesunden Menschen. Münch. med. Wochenschr. 1905. Nr. 32.

Fraenkel Zur Digitalistherapie. Über intravenöse Strophanthintherapie. Verhandl. d. Kongr. f. inn. Med. 1906. S. 257.

— Tonographische Untersuchungen über Digitaliswirkungen. Arch. f. exper. Pathol. Bd. 40. S. 40.

— Über Digitalistherapie. Ergebn. d. inn. Med. I. 1908.

— Chronische Herzinsuffizienz und intravenöse Strophantintherapie. Münch. med. Wochenschr. 1912. Nr. 6 u. 7.

Fraenkel u. Schwartz, Über Digitaliswirkung an gesunden und an kompensierten Herzkranken. Arch. f. exper. Pathol. u. Pharm.

Frank, O., Die Wirkung von Digitalis (Helleborein) auf das Herz. Ber. d. Ges. f. Morphol. u. Physiol. in München 1897. H. 2.

Fraser, The action and use of Digitalis and its substitutes with special references to Strophantus. Brit. med. Journ. 1895. S. 904.

— Note on Tincture of Strophantus. Brit. med. Journ. 1887. S. 151.

Frenkel, S., Klinische Untersuchungen über die Wirkung von Secale cornutum auf den arteriellen Blutdruck. Deutsch. Arch. f. klin. Med. Bd. 46. S. 571.

— Klinische Untersuchungen über die Wirkung von Koffein, Morphium usw. auf den arteriellen Blutdruck. Deutsch. Arch. f. klin. Med. Bd. 46. S. 542.

Frey, Weitere Erfahrungen über Chinidin bei absoluter Unregelmässigkeit. Berl. klin. Wochenschr. 1918. Nr. 36.

— Über Vorhofflimmern beim Menschen und unter Beseitigung durch Chinidin. B. klin. Wochenschr. 1918. H. 19.

Friedheim, Über einen Fall von Digitalisexanthem. Deutsche med. Wochenschr. 1895. Nr. 11.

Fleischmann und Wjasmensky, Über intravenöse Strophanthintherapie etc. Deutsch. med. Wochenschr. 1909. Nr. 21.

Gluzenski, Über die physiologische und klinische Wirkung des schwefelsauren Spartein (Sparteinum sulfuricum). Deutsch. Arch. f. klin. Med. Bd. 44. S. 121

Gaskell, O. N., The tonicity of the heart and the bloodvessels. Journal of phys. Bd. 3. S. 48.

Gottlieb und Magnus, Digitalis und Herzarbeit. Arch. f. exper. Pathol. u Pharm. Bd. 51. S. 30.

— — Über die Gefässwirkung der Körper der Digitalisgruppe. Arch. f. exper. Pathol. u. Pharm. 1902. Bd. 47. S. 135—164.

— — Einfluss der Digitaliskörper auf die Hirnzirkulation. Ebendas. Bd. 48. S. 262.

Gottlieb, Über die physiologische Wertbestimmung von Arzneimitteln. Münch. med. Wochenschr. 1908. Nr. 24.

— Die Herzwirkungen des Kampfers. Zeitschr. f. exper. Pathol. u. Ther. Bd. 2. S. 385.

— Herzmittel und Vasomotorenmittel. Verh. d. 15. Kongr. f. inn. Med. Wiesbaden 1901. S. 21.

Happich, Über giftige und tödliche Wirkung des Kampfers und Chloralhydrates Mitteilung aus den Hamburger Staatskrankenanstalten. Bd. 8. H. 1. Mai 1908.

Hartung, Über Digitalin. Münch. med. Wochenschr. 1912. Nr. 36.

Hecht u. Nadel, Experimentelle Untersuchungen über die Wirkung von Herzhypophysenextrakten. Wiener klin. Wochenschr. 1913. Nr. 47.

— u. Rothberger, Experimentelle Beiträge zur Kenntnis der Chininwirkung bei Herzflimmern. Zeitschr. f. d. ges. exp. Med. 7. 1918. S. 131

Hedinger, Neue Mitteilungen zur intravenösen Strophantintherapie. Münch. med. Wochenschr. 1907. Nr. 41.

— Über die Wirkungsweise von Nieren- und Herzmitteln bei nierenkranken Men. schen. Münch. med. Wochenschr. 1912. Nr. 20.

Hochheim, Klinische Erfahrung mit Digalen. Zentralbl. f. inn. Med. 1905. Nr. 22.

Hewlett, Digitalis heart block. The Journ. of the Amer. med. Association. Jan. 5. 1907. Vol. 48. p. 47.

Hiller, Die Convallaria majalis. Zeitschr. f. klin. Med. Bd. 6. S. 492.

Hoffmann, Aug., Über die therapeutische Anwendung des Diuretins (Theobrominatrium-Natriumsalicylat.). Arch. f. exper. Pathol. Bd. 28. S. 1.

— Über Digitalistherapie. Jahreskurse f. ärztl. Fortbildg. 1914. Febr.-Heft S. 24.

— Zur Behandlung chronischer Herz- und Nierenkrankheiten mit „Theacylon“ Münch. med. Wochenschr. 1915. Nr. 33.

Hofmann, Über die objektiven Wirkungen unserer modernen Herzmittel auf die Herzfunktionen. Verh. d. Kongr. f. inn. Med. 1901. S. 177.

Hoepffner, Beiträge zur intravenösen Strophantintherapie. Deutsch. Arch. f. klin. Med. Bd. 92. S. 4851.

Huber, Über die diuretische Wirkung der Salizylsäure. Deutsch. Arch. f. klin. Med. Bd. 41. S. 129.

Hürtler, Orientierungsversuche über die Wirkung des Oxysparteins auf das Herz. Arch. f. exper. Pathol. Bd. 30. S. 401.

Jacquet, Über die physiologische Wirkung einiger Pflanzendialysate. Korrespondenzbl. f. Schweizer Ärzte. 1897. Nr. 11. 1898. Nr. 24.

John, Klinische Erfahrungen über intravenöse Suprarenininjektionen bei schweren Herz- und Gefässkollapsen. Münch. med. Wochenschr. 1909. Nr. 29.

— Weitere klinische Erfahrungen über intravenöse Suprarenininjektionen etc. Münch. med. Wochenschr. 1909. Nr. 47.

Kaufmann, Über die Wirkung des Physostigmin bei Tachykardien. Wiener klin. Wochenschr. 1912. Nr. 28.

Kiliani, Über Digitoxin und Digalen. Münch. med. Wochenschr. 1907. Nr. 18.

Klemperer, G., Digalen. Ther. d. Gegenw. 1905. Jan.

Kottmann, Klinisches über Digitoxinum solubile. Cloetta (Digalen), ein Beitrag zur subkutanen und intravenösen Digitalistherapie. Zeitschr. f. klin. Med. Bd. 56. H. 1 u. 2.

Kobert, Zum Ersatze der Digitalis. Deutsche med. Wochenschr. 1881. S. 500. 1882. S. 479.

Koppe, Untersuchungen über die pharmakologischen Wirkungen des Digitoxins, Digitaleins und Digitalins. Arch. f. exper. Pathol. Bd. 3. S. 274.

Kraemer, F., Ein Beitrag zur Wirkung des Extractum fluidum apocyni canbinici. Münch. med. Wochenschr. 1909. Nr. 45.

Kussmaul, Über lange festgesetzte Anwendung kleiner Digitalisgaben. Ther. d. Gegenw. 1900.

Leo, Über die therapeutische Anwendung der Adonis vernalis-Pflanze. Deutsch. Arch. f. klin. Med. Bd. 33. S. 262.

— Über die Wirkung gesättigter wässriger Kampferlösung. Deutsch. med. Wochenschrift 1913. S. 591.

— Über die intravenöse Anwendung des Kampfers. Deutsche med. Wochenschr. 1918. Nr. 1.

— Neue Gesichtspunkte für die therapeutische Anwendung des Kampfers. Münch. med. Wochenschr. 1913. Nr. 43.

Leubuscher, Physiologische und therapeutische Wirkungen des Convallamarin. Zeitschr. f. klin. Med. Bd. 7. S. 581.

Levin, Beiträge zur Pharmakologie des Kampfers. Arch. f. exper. Pathol. u. Pharm. 27.

v. Leyden, Das Kalomel als Diuretikum. Fortschr. d. Med. 1901. Nr. 19.

Liebermeister, G., Über intravenöse Strophantintherapie. Med. Klinik. 1908. Beiheft 3.

Loeb, Beeinflussung des Koronarkreislaufes durch einige Gifte. Arch. f. exper. Pathol. u. Pharm. Bd. 51. S. 64.

Loewi, O. und Janescu, Über eine spezielle Nierenwirkung der Digitaliskörper. Arch. f. exper. Pathol. u. Pharm. Bd. 59. S. 71.

Mandl, Über den Wert des Dyspnons bei Angina pectoris und verwandten Zuständen. Zentralbl. f. d. ges. Med. 1906. Nr. 24.

Maragliano, Therapeutische Mitteilungen. I. Convallaria majalis, Convallarin, Convallamarin. Zentralbl. f. d. med. Wissensch. 1883. Nr. 43.

Mendel, Die intravenöse Digitalisbehandlung. Ther. d. Gegenw. 1905. Sept.

Meyer, E., Über Nierenödem. Münch. med. Wochenschr. 1916. S. 557.

— H. u. Gottlieb, Die experimentelle Pharmakologie. Berlin und Wien. III. Aufl. 1914.

Minkowski, Über Theocin (Theophyllin) als Diuretikum. Ther. d. Gegenw. 1902. Nov.

Müller, Leo, Beitrag zur Kenntnis der Digitalisbehandlung. Münch. med. Wochenschrift 1909. Nr. 51 und 1909. Nr. 18 (Digipuratum).

— Beiträge zur Kenntnis der Digitalisbehandlung. Münch. med. Wochenschr. 1908. Nr. 51.

Naunyn, Wirkung der Digitalis. Münch. med. Wochenschr. 1903. Nr. 31.

— Zur Digitalistherapie. Ther. d. Gegenw. 1899. Mai.

Neisser, Über Strychninbehandlung. Berl. klin. Wochenschr. 1918. Nr. 3.

Nobel u. Rothberger, Über die Wirkung von Adrenalin und Atropin bei leichter Chloroformnarkose. Zeitschr. f. d. ges. exper. Med. 1914. Bd. III. H. 3.

Pal, Die Wirkung des Opiums, seiner Komponenten und Ersatzpräparate. Deutsch. med. Wochenschr. 1913. Nr. 9.

— Das Papaverin als Gefässmittel und Anästhetikum. Deutsche med. Wochenschr. 1904. Nr. 4.

Pawinski, Apocynum cannabinum als Cardiacum. Neue Therapie. 1904. Juni.

Pesci, Klinische Erfahrungen über das Digalen etc. Zentralbl. f. inn. Med. 1905. Nr. 44.

Plascuda, Untersuchungen über das „Binden der Glieder" etc. Deutsch. Arch. f. klin. Med. 1904. Nr. 80. S. 492.

Pletnew, Über das Verhalten der Anspruchsfähigkeit des unter Digitaliseinfluss stehenden Säugetierherzens. Zeitschr. f. exper. Pathol. u. Ther. Bd. 1. S. 80.

Pongs, Über die zentrale Wirkung des Digitalis. Arch. f. klin. Med. 1917. Bd. 23. S. 236.

Popper, Über die physiologische Wirkung des Strophantins. Zeitschr. f. klin. Med. Bd. 16. S. 97.

Pelavec, Über den klinischen Wert der Theobrominpräparate. Wiener. klin. ther. Wochenschr. 1904. Nr. 6.

— Zur Lehre von der diuretischen Wirkung des Theobromin. Arch. intern. de pharm. et de thér. 1904. S. 276.

Ried, Zur therapeutischen Verwendung der Strontiumsalze. Wien. klin. Wochenschr. 1894. Nr. 16/17.

Riegel, Über die therapeutische Verwendung der Koffein-Präparate. Berl. klin. Wochenschr. 1884. Nr. 19 u. Verh. d. III. Kongr. f. innere Med. Wiesbaden 1884.

Romberg, Über Digitalis. Münch. med. Wochenschr. 1913. Nr. 1.

Rosenbach, O., Über die Anwendung von Mutterkornpräparaten bei gewissen Herzerkrankungen. Berl. klin. Wochenschr. 1887. Nr. 34. S. 627.

Rothziegel, Über Strophantin. Verh. d. Kongr. f. inn. Med. 1890. S. 520.

Schedel, Beiträge zur Kenntnis des Chlorbariums. Stuttgart 1903.

Schloss, Über die Wirkung der Nitrite auf die Durchblutung des Herzens. Deutsch. Arch. f. klin. Med. 1913. Bd. 111. S. 310.

Schmiedeberg, Über die Digitaliswirkung am Herzmuskel des Frosches. Festschrift für Ludwig. 1874.

— Untersuchungen über die pharmakologisch wirksamen Bestandteile der Digitalis purpurea. Arch. f. exp. Path. Bd. 3. S. 16. 1874.

— Über die Anwendung des Theophyllins als Diuretikum. Deutsch. Arch. f. klin. Med. Bd. 82. S. 395.

— Beitrag zur Kenntnis der pharmakologischen Gruppe des Digitalins. Arch. f. experim. Path. u. Ther. Bd. 16. S. 149.

Schröder, v., Über die Wirkung des Koffeins als Diuretikum. Arch. f. experim. Path. Bd. 22. S. 39.

— Über die diuretische Wirkung des Koffeins und der zu derselben Gruppe gehörenden Substanzen. Arch. f. experim. Path. Bd. 24. S. 85.

Schuster, Zur klinischen Beurteilung der Digitalispräparate. Zentralbl. f. Herz- u. Gefässkrankheiten. 1917. S. 117.

Schwarzenbeck, Über das Dialysat der Digitalis grandiflora. Zentralbl. f. inn. Med. 1901. Nr. 17.

Sée, G., Du sulfate de spartéine comme médicament dynamique et régulateur du coeur. Compt. rend. 1885. T. 101. p. 1046.

Siebert, Herz und Morphium. Beitr. z. med. Klin. 1912. H. 6.

Starck, v., Zur therapeutischen Verwendung des Digitoxins. Münch. med. Wochenschrift 1907. Nr. 3.

Straub, W., Dynamik des Froschherzventrikels. Zeitschr. f. experim. Path. u. Ther. Bd. 1.

— u. L. Krehl, Über Verodigen (Gitalin). Deutsch. med. Wochenschr. 1919. Nr. 11.

Stroomann, Studien über Gefässwirkung und Digitaliskörper. Zeitschr. f. exper. Med. 1914. Bd. 2. S. 278.

Tabora, Über Entlastung des venösen Systems durch Venaesektion und „Abbinden der Glieder“. Verh. d. XXVI. Kongr. f. inn. Med. Wiesbaden 1909.

Thorspecken, Beitrag zum Ausbau der intravenösen Strophanthintherapie. Deutsch. Arch. f. klin. Med. Bd. 110. S. 319.

Tigerstedt, C., Zur Kenntnis der Einwirkung von Digitalis und Strophantus auf den Kreislauf. Skand. Arch. f. Physiol. 1907. Bd. 20.

Traube, Versuche über die Wirkung der Digitalis. Charité-Annalen 1881. Ges. Beitr. z. Path. u. Physiol. Bd. 1. 190.

— Über die Veränderung, welche die Spannung des Aortensystems unter dem Einfluss der Digitalis erleidet. Ges. Beitr. Bd. 1. S. 252.

— Über die Wirkungen der Digitalis. Beitr. Bd. 2. S. 177.

— Zur Lehre von der Digitaliswirkung. Beitr. Bd. 2. S. 910.

— Einige Bemerkungen über die Digitaliswirkungen. Beitr. Bd. 3. S. 65.

Traube, Über die Behandlung der kardialen Dyspnoe und des kardialen Asthma. Beitr. Bd. 3. S. 211.

— Zur Lehre von der Digitaliswirkung bei Herzkranken. Beitr. Bd. 3. S. 215.

Unverricht, Über Digitoxinbehandlung. Deutsch. Ärztezeitung 1895. Nr. 22.

Velden, v. d., Zur klinischen Verwendung des Nebennierenextrakts. Münch. med. Wochenschr. 1910.

— Zur Pharmakologie der Kreislaufkoordination. Sitzungsber. d. Ges. z. Bef. d. ges. Naturw. Marburg 1908. 8. Jan.

— Über das Binden der Glieder. Zeitschr. f. exp. Path. 1911.

— Die Kampfertherapie der Kreislaufstörungen. Zentralbl. f. Herz- u. Gefässkrankh. 1916. S. 27 u. f.

Vogt, O., Über die Herz- und Gefässwirkung des Strophantins bei gesunden und kranken Menschen. Med. Klin. 1909.

Wagner, Experimentelle Untersuchungen über den Einfluss des Koffeins auf Herz- und Gefässapparat. Inaug.-Diss. Berl. 1885.

Weinberger, Zur Digalentherapie. Zentralbl. f. inn. Med. 1905. Nr. 27.

Weiss, Über klinische Erfahrungen mit Digipan. Münch. med. Wochenschr. 1913. Nr. 45.

Wenckebach, The effects of digitalis on the human hearts. Brit. med. Journ. 1910.

— Über Chinin als Herzmittel. Berl. klin. Wochenschr. 1918. Nr. 22.

Wiedemann, Beiträge zur Pharmakologie des Kampfers. Arch. f. exper. Pharm. Bd. 6.

Williams, Über die Ursache der Blutdrucksteigerung bei der Digitaliswirkung. Arch. exper. Path. Bd. 13. S. 1.

Winterberg, Über die Wirkung des Kampfers auf das mit Chloralhydrat vergiftete Froschherz. Pflügers Arch. XIV.

— Die experimentelle Analyse der Herz- und Gefässmittel in v. Jagič Handbuch. Leipzig u. Wien 1914. Bd. 3.

Withering, Abhandlung vom roten Fingerhut usw. Aus dem Englischen von Michaelis. Leipzig 1785.

Ziegenbein, Physiologische Wirkung der Digitalis- und Strophanthusdrogen. Ber. d. deutschen pharmazeut. Gesellsch. 12. Jahrg. H. 8. S. 235.

— Wertbestimmung der Digitalisblätter. Arch. d. Pharmazie. 1902. Bd. 240. H. 6.

Zurhelle, Zur subkutanen Digitalistherapie. Ther. Monatsh. 1913. S. 479.

Spezielle Therapie.

Die Behandlung der chronischen relativen Insuffizienz des Herzens.

Wenn das Herz bei einer Mehrleistung, die über das Mass des gewohnheitsmässigen Alltäglichen hinausgeht, Zeichen von Insuffizienz erkennen lässt, die sich in Dyspnoe, grosser Pulsbeschleunigung, Nachlass der Urinsekretion, allgemeiner Schwäche, Sinken des Blutdrucks, Erweiterung der Herzkammern, kleinem, oft irregulärem Puls und Auftreten von Geräuschen äussern, so ist die drohende Erschöpfung der Reservekraft die Ursache. Ein solches Herz arbeitet in der Ruhe oder auch bei gewöhnlichen Ansprüchen des täglichen Lebens bereits mit fast der ganzen verfügbaren Kraft, und sobald irgend eine körperliche, aber auch psychische Mehrleistung das Herz beansprucht, so versagt es leicht. Gewöhnlich tritt dieser Zustand erst bei länger bestehenden anatomischen Erkrankungen des Herzens ein, so bei Herzfehlern, bei Myokarditis, beim Fettherzen und den sonstigen zu Insuffizienz führenden Erkrankungen. Es warnen dann leicht auftretende Kurzatmigkeit, unangenehmes Gefühl in der Herzgegend, Druck in der Lebergegend, hartnäckige Bronchitiden und sonstige für den Kranken wahrnehmbare Symptome, vor einer weiteren Beanspruchung der Herzkraft. Selten ist eine anatomische Erkrankung des Herzens selbst nicht nachweisbar, doch fehlt auch dann gewöhnlich nicht Hypertrophie und Dilatation aus peripheren Ursachen. In solchen Fällen entsteht die wichtige und nicht immer leichte Aufgabe, die gefährdete nachlassende Kompensation zu erhalten, durch Vermehrung der Reservekraft einer absoluten Insuffizienz vorzubeugen.

Die genannten Beschwerden sind es aber auch, die die meisten Herzkranken zuerst veranlassen, den Arzt aufzusuchen, wo sie oft dann zum ersten Male erfahren, dass ein Leiden der Kreislauforgane vorliegt.

Die speziellen therapeutischen Erfahrungen werden heute nur selten veröffentlicht, wie es in früherer Zeit geschah, so ist die Indikation zumeist aus den zusammenfassenden Abhandlungen zu ersehen. Jeder Therapeut ist dabei aber ganz wesentlich auf seine eigenen Beobachtungen angewiesen und so sollen auch hier wesentlich die eigenen, durch die Praxis gewonnenen Anschauungen hervorgehoben werden.

Die erste Indikation für die Behandlung muß die Beseitigung der Ursache sein. Dieser kausalen Indikation kann aber bei Herzinsuffizienten nur in seltenen Fällen entsprochen werden. Vor allem versagt sie bei organischen Erkrankungen des Herzens selbst, es sei denn, dass diese luetischer Natur sind, wo eine spezifische Behandlung, die in allen Fällen, in denen die Wassermann-Reaktion positiv ist, versucht werden sollte, mitunter Heilung bringen kann.

Liegen die Schädlichkeiten in der Lebensweise, Abusus von Alkohol, Nikotin, Überanstrengung, falscher Ernährung, die zur Fettleibigkeit geführt hat oder zur Unterernährung, so kann man durch Abstellung dieser günstig einwirken. Es sind, abgesehen von der Fettleibigkeit, aber meist nur leichtere Grade von Insuffizienz, die dabei vorkommen und die durch Regelung der Lebensweise kausal beeinflusst werden können.

In allen anderen Fällen kann man nur nach der Richtung wirken, dass man die Arbeit des Herzens kräftigt, zunächst durch Ruhe, dann durch fördernde Einwirkung auf seine Kontraktilität, und erleichtert durch Herabsetzung der Widerstände, gegen die es zu arbeiten hat.

Diät, Lebensweise, sowie die Anwendung therapeutischer Massnahmen sind mit dem Beginn von Insuffizienzerscheinungen unter ärztliche Aufsicht zu stellen. Während der wohl kompensierte Herzkranke nur mässigen Beschränkungen in seiner Lebensweise unterliegt (s. S. 576), bedarf es in Fällen ausgesprochener Insuffizienz ernsterer Massnahmen. Diese richten sich nach dem Grad der Kreislaufstörung.

Bei der relativen Insuffizienz wird die Diät sich wesentlich nach der Konstitution und dem Grundleiden richten. Eine besondere Ernährungstherapie für Herzleidende gibt es nicht (Krehl). Vor allen Dingen muss man auf die Verfassung des Magendarmkanals Rücksicht nehmen. Man wird ferner bei Fettsüchtigen anders vorgehen als wie bei Mageren, doch sind dies besondere Indikationen, die an anderer Stelle Erwähnung fanden (S. 622). Das Herz selbst stellt als Indikation ausreichende Ernährung bei Vermeidung allzureicher Mahlzeiten. Der stark gefüllte Magen und auch der aufgeblähte Dickdarm sind unbequeme Nachbarn für das Herz. So sollen blähende, zu Gärungen Veranlassung gebende, besonders zellulosereiche Nahrungsmittel vermieden werden. Besonders das hochausgemahlene Kriegsmehl gibt zu Magen- und Darmaufblähungen Veranlassung, deshalb ist statt des Kriegsbrotes ein leichter verdauliches Gebäck zu verordnen. Eine erschwerte und lang hingezogene Verdauungsarbeit belastet den Kreislauf. Vor allen Dingen treten leicht Anfälle von Angina pectoris bei Diätfehlern ein. Namentlich abends soll der Kranke äusserst mässig sein. Man gibt im übrigen am besten häufige, nicht zu reichliche Mahlzeiten. Andererseits ist aber wohl im Auge zu behalten, dass die nötige Menge von Nahrung verabreicht wird.

Als Getränke sind Kaffee und Tee nur in dünnen Aufgüssen zu verabreichen, besser sind Kakao, koffeinfreier Kaffee oder Ersatzgetränke („Malzkaffee, deutscher Tee“ etc.) zu empfehlen. Alkoholika sind möglichst zu beschränken, Bier wird am besten ganz verboten oder nur in kleinsten Quantitäten von höchstens $^1/_4$—$^1/_2$ l gestattet. Auch leichter Wein ist bei Leuten, die daran gewöhnt sind, höchstens bis zu einem drittel Liter zu gestatten. Man wird am besten tun, der Gewohnheit zwar Rechnung zu tragen, aber doch das Quantum erheblich herabsetzen. Einschränkung der Flüssigkeitsaufnahme ist oft geboten und man wird nicht gern über 2 l für den Tag hinaufgehen. Alles dies soll aber nicht schematisch geschehen und zu Qualen für den Kranken führen. Man wird auch hierin möglichst den Gewohnheiten Rechnung tragen.

Was die Lebensweise anbelangt, so ist alles zu verhüten, was das Herz anstrengt, also jede aussergewöhnliche Muskelanstrengung. Ein Kranker, der schon bei geringen Anstrengungen dyspnoisch wird, muss erst durch möglichste Ruhe, Enthaltung von Anstrengungen und sonstige Mittel die Reservekraft seines Herzmuskels soweit vermehren, dass er diese, ohne dyspnoisch zu werden, leisten kann, bevor er sich weiteren Anstrengungen aussetzt. Unter Umständen muss man auch Leichtkranke eine Zeitlang zur völligen Ruhe zwingen, am besten, indem man sie dann möglichst viel liegen lässt. Jedenfalls ist hier die erste Indikation eine Schonung des Herzens. Da wir wissen, dass ein grosser Teil der das Herz schädigenden Reize durch das Nervensystem vermittelt wird, so ist auch geistige Ruhe und Bewahrung vor Aufregungen durchaus notwendig. Angestrengt und aufregend tätige Geschäftsleute müssen ihre Tätigkeit unterbrechen und jede irgend vermeidbare Erregung ist vom Herzen fern zu halten. Natürlich ist auch sexuelle Betätigung einzuschränken.

Ganz wesentlich ist der Schlaf. Unter allen Umständen muss für genügenden Schlaf gesorgt werden, der ja, namentlich wenn Aufregungen ferngehalten werden, in der Regel sich von selbst einstellt oder unter Umständen durch entsprechende Mittel herbeigeführt werden muss. Laue Waschungen, auch längere laue Bäder, besonders Fichtennadelbäder, begünstigen den Eintritt des Schlafes.

Bei der Verordnung von Schlafmitteln ist auf ihre Wirkungen auf den Kreislauf Rücksicht zu nehmen.

So hat Chloralhydrat eine starke Herz- und Gefässwirkung, die in erster Linie durch lähmenden Einfluss auf die Reizerzeugung im Sinusknoten zustande kommt. Der Puls verlangsamt sich und bei grossen Gaben kann es zum Herzstillstand kommen. Eine Vergiftung der nervösen Elemente des Herzens soll nach Rhode die Ursache sein. Das Vasomotorenzentrum wird durch Chloralhydrat leicht gelähmt. Bei Herzkranken ist Chloralhydrat nicht anzuwenden.

Veronal und Veronalnatrium (Medinal) schädigen in medikamentösen Gaben das Herz nicht, dagegen sinkt der Blutdruck durch Erschlaffung der Gefässe und Kapillaren, wohl durch direkte Einwirkung, denn das Vasomotorenzentrum ist ziemlich resistent gegen Veronal (Jakoby). Die erhöhte Füllung des venösen Systems steigert die Herzfrequenz.

Bromural und Adalin haben ebenfalls keine ungünstige Wirkung auf das Herz und auch in medikamentösen Gaben nicht auf die Gefässe.

Man wird sich also zur Herbeiführung von Schlaf des Veronals, Bromurals oder Adalins ohne Gefahr bedienen können.

Das Paraldehyd ist ebenfalls für den Kreislauf unschädlich, ist aber seines Geruches und Geschmackes wegen nicht zu empfehlen.

Bromnatrium in Dosen von 2—2,5 g, 0,3—0,6 g Veronal, Medinal, Adalin, Sedal oder Bromural wirken gewöhnlich auch in schweren Fällen schlafbringend, ohne das Herz zu benachteiligen. Die Alkaloide des Opiums, Morphium, Eukodal, Dionin und Codein, sowie Pantopon oder Holopon, können in schweren Fällen nicht entbehrt werden, namentlich wenn Schmerzen bestehen. In solchen Fällen empfiehlt sich ein Opiat, so etwa 2% Pantoponlösung, 15 Tr. mit Veronal oder Medinal 0,5 zugleich am Abend zu verabreichen. Das früher so beliebte Trional ist wie das Sulfonal für Herzkranke nicht ohne Gefahr.

Für Appetit und Stuhl muss entsprechend gesorgt werden. Gelingt letzteres nicht durch diätetische Mittel, wozu auch das von Ad. Schmidt empfohlene Regulin (Agar-Agar) oder Pararegulin (Vaselin) zu rechnen ist, so muss man zu leichten Abführmitteln greifen: Rheum, Aloe, Cascara sagrada, Purgen, Istizin etc. Die englischen Autoren empfehlen in erster Linie Kalomel in Form der „blue pills". Salinische Abführmittel sind weniger zu empfehlen.

Die Frage, ob mit auf den Kreislauf wirkenden Arzneimitteln eingegriffen werden soll, ist nicht immer leicht zu beantworten.

Alle eigentlichen Herzmittel haben die gemeinsame Eigenschaft, den Herzmuskel so zu beeinflussen, dass er mit grösserer Kraft arbeitet, ohne dass die Kraft selbst steigt, fernerhin, dass die Diastole verlängert und damit die Füllung vermehrt wird. Ist eine relative Insuffizienz vorhanden und arbeitet der Herzmuskel bei geringer Beanspruchung noch normal, so entsteht die Frage: Soll mit Herzmitteln eingegriffen werden oder nicht? Diese Frage wird verschieden beantwortet. Oft empfiehlt es sich, kleine Dosen dieser Mittel auch in solchen Fällen unter Umständen längere Zeit zu geben. Diese beeinflussen namentlich beim Beginn der übenden Behandlungsmethoden das Herz meist günstig. Eine

Gefahr hat diese Art der Verordnung, es ist die, dass das längere Zeit gegebene Mittel schliesslich im Ernstfalle versagt, d. h. wenn später einmal eine absolute Insuffizienz eintritt, dann nicht mehr die günstige Einwirkung entfaltet, die es, wenn es noch nicht gegeben worden wäre, haben würde. Doch ist bisher eine solche „Gewöhnung“ nicht erwiesen. Es muss trotzdem aber bei der Verordnung der Herzmittel, speziell der Digitalis, im Stadium der relativen Insuffizienz grösste Vorsicht walten. Liegt Arhythmie des Herzens vor, so ist festzustellen, welcher Art sie ist. Extrasystolenarhythmie ergibt keine besondere Indikation, wohl aber ist bei Vorhofflimmern Vorsicht geboten in der Anwendung von Digitalismitteln. Sie wirken dort sehr intensiv auf Reizbildung und Reizleitung ein und müssen in ihrer Dauer vorsichtig abgestuft werden. (Fahrenkamp.)

Die Anwendung der Digitalispräparate erfolgt in solchen Fällen meist stomachal, der Zusatz von Koffein oder Ergotin stypt. in kleinen Dosen ist zu empfehlen. Bei absoluter Unregelmässigkeit ist der Zusatz von Chinin zu empfehlen. Zur intravenösen oder subkutanen Behandlung ist in solchen Fällen selten Veranlassung gegeben. Sie kommt dann in Frage, wenn wegen der Empfindlichkeit des Magendarmkanals die Digitalis per os nicht genommen werden kann. Ferner kommt sie bei gewissen Formen von Stauung, die durch vorwiegende Schwäche des rechten Ventrikels ausgezeichnet sind und zu Schwellung der Leber führen — chronisch hepatische Form der Insuffizienz — bei dieser wegen der Schädigung der Verdauungsorgane durch Stauung in den Gefässen des Pfortadergebietes zur Anwendung. Doch sollen auch hier nur kleine Dosen, $^1/_4$—$^1/_2$ mg Strophantin etwa 2 mal die Woche, gegeben werden. Bei bestehendem Vorhofflimmern ist die intravenöse Anwendung der Gefahr der Überdosierung ausgesetzt und unterbleibt besser.

Die Digitalisbehandlung wird in manchen Fällen besser chronisch intermittierend vorgenommen und dann besonders zu Zeiten, in denen sich die Beschwerden und objektiven Stauungserscheinungen steigern. Beim Bestehen eines frequenten Pulsus irregularis absolutus gibt man chronisch kleine Gaben, bei denen man die tägliche Menge vorsichtig abtastet, um damit den Puls dauernd auf der Höhe von 60—80 in der Minute zu halten.

Zweckmässig ist es, in solchen Fällen Baldrianpräparate anzuwenden. Die Baldrianverordnung war in früherer Zeit bedeutend beliebter wie jetzt und doch sollte man sich diesem Mittel wieder mehr zuwenden. Eine lang fortgesetzte Baldrianmedikamentation bringt niemals den Schaden, den eine zu lange fortgesetzte Digitalisbehandlung haben kann. Als Präparate werden neben der Tinct. valeriana und Tinct. val. aetheria in neuerer Zeit das Valyl (Valeriansäurediäthylamid), das Bornyval

(Borneol-isovaleriansäureester) und Kombinationen dieser Mittel mit Brom, wie z. B. das Valysan (Bromisovaleriansäure-Borneolester), Valynervin (brausendes Baldrianbromid), auch das Valydol (Baldriansäure-Methylester) und das Valofin, ein mit Pfefferminz versetztes Baldrianpräparat, empfohlen und können zu diesem Zweck verordnet werden. Der für den Kreislauf wirksame Bestandteil scheint das Borneol zu sein, welches durch Sauerstoffaufnahme in Kampfer übergeht. Die Anwendungsweise der Tinkturen ist etwa 3 mal täglich 15—20 Tropfen, man kann sie natürlich mit anderen analeptischen und tonischen Mitteln verbinden. Die Verordnung von Baldriantee ist nicht so zweckmässig, da man damit grössere Mengen von Flüssigkeit zuführt.

Die weiteren Massnahmen, welche im Stadium relativer Insuffizienz bei noch vorhandener Reservekraft angewandt werden, haben den gemeinsamen Gesichtspunkt, dass sie übende Reize für das Herz bringen. Sie wirken auf sensible Nervenendigungen und die von diesen übermittelten Impulse setzen sich im Zentralorgan in Wirkungen auf das Gefässsystem und auch auf den Herzmuskel selbst um, und zwar wieder auf dem Wege des Nervensystems. Ebenso bewirken Muskelbewegungen Erweiterung der Muskelgefässe und veranlassen das Herz zu stärkerer Tätigkeit. Es ist also eine gewissermassen auf dem Umwege des Stoffwechsels und des Nervensystems vorgenommene Reizbehandlung, welche einzuschlagen ist, und dies muss man im Auge behalten, wenn man die Wirksamkeit der einzelnen Behandlungsmethoden abschätzen will.

Eine Übung kann nur dann Zweck haben, wenn der Herzmuskel imstande ist, noch über die wesentliche Arbeit hinausgehenden Ansprüchen zu genügen. O. Rosenbach nennt die Herzarbeit, soweit sie nur imstande ist, die körperlichen Funktionen und die Ernährung der Organe in absoluter Ruhe aufrecht zu erhalten, die wesentliche Herzarbeit; jedes weitere Mass von Arbeit, welches vom Herzen verlangt wird, nennt er die ausserwesentliche Herzarbeit. Da bei der relativen Herzinsuffizienz das Herz die wesentliche Arbeit noch ungestört vollbringen kann, dagegen bei einem bestimmten Masse ausserwesentlicher schon versagt, so muss zunächst durch Ruhe, später durch ganz allmähliche Steigerung der ausserwesentlichen Arbeit eingewirkt werden. Ist die Ernährung des Herzens genügend und der Muskel überhaupt noch imstande sich zu kräftigen, so kann man bei relativer Insuffizienz erhoffen, durch Übung eine Vermehrung der Reservekraft des Herzens zu erzielen. Es ist merkwürdig, wie hier ein planmässiges Vorgehen mit das Herz anstrengenden Methoden Besserung schafft, während diese, wenn sie unvermittelt einwirken, das Herz schwer zu schädigen imstande sind. Die Mittel, welche zur Übung des Herzens zur Verfügung stehen, sind die Hydrotherapie, die Balneotherapie, die Elektrizität, sowie die Gymnastik (S. 588 u. f.).

Alle Massnahmen zur Übung des Herzens können natürlich erst dann einsetzen, wenn man annehmen kann, dass noch ein gewisses Mass von Reservekraft dem Herzen eigen ist. Dies ist oft schwer zu beurteilen und muss durch vorsichtiges Probieren festgestellt werden. Ein solcher Zeitpunkt ist für Herzfehler dann gekommen, wenn die Erscheinungen der Endokarditis abgelaufen sind, oder wenn nach einer absoluten Herzinsuffizienz eine relative Kompensation sich hergestellt hat. Besteht dann noch, und das ist in der Regel der Fall, ein gewisser Grad von Herzschwäche, so werden vorsichtig die Ansprüche an das Herz gesteigert werden dürfen, um so durch Übung einerseits eine Erstarkung der Herzmuskulatur zu erzielen, andererseits aber auch die durch Übung und Gewöhnung erreichbare Heilwirkung zu erhalten, welche darin begründet ist, dass eine geübte und geläufige Arbeitsleistung mit einer bedeutend geringeren Beanspruchung des Kreislaufs einhergeht als eine ungeübte. Wir wissen, dass das Nervensystem eine weitgehende regulatorische Wirkung auf die Kreislauforgane ausübt und dass gewisse Störungen, die sich bei dem ungeübten Herzen bei Arbeitsleistungen sofort einstellen, bei geübtem fehlen.

Die Hauptdomäne der funktionell übenden Behandlungsmethoden ist also die relative Insuffizienz, der leichtere Grad der Herzmuskelschwäche.

Eine übende Behandlung wird zunächst am besten durch Massage und passive Bewegungen nebst lokalen Einwirkungen wie Herzkühlungen, Oszillationsbehandlung der Herzgegend nach Rumpf eingeleitet. Dann geht man zu Atemübungen über und vielleicht zu Vierzellenbädern. Werden diese gut vertragen, so kann man zu Sauerstoff- und später zu kohlensäurehaltigen Bädern übergehen, deren Einwirkung durch langsames Herabgehen mit der Temperatur und Steigerung der Badedauer abgestuft wird. Schliesslich kann aktive Gymnastik am besten an Widerstandsapparaten methodisch angewandt werden, wobei man stets mit den leichtesten Übungen beginnen soll.

Elektrische Bäder können ebenfalls dann, wenn schon eine Steigerung der Reservekraft vorliegt verabreicht werden. Zu vermeiden ist jede Überanstrengung, weshalb solche Kuren unter ständiger Kontrolle des Arztes vorzunehmen sind, am besten in Heilanstalten.

Liegen subjektive Beschwerden in der Herzgegend vor, so sind Traubenzuckerinfusionen oft von Vorteil (S. 630).

Badekuren sind nur dann angezeigt, wenn die Reservekraft sich einigermassen wieder hergestellt hat. Auch hier hat der Kranke sich während des Verlaufes der Kur ärztlich beraten zu lassen.

Nicht geeignet für Übungsgymnastik und Bäderbehandlung sind sehr erregbare Kranke. Ferner sind schwerere Fälle mit Angina pectoris, fortgeschrittene luetische Aorteninsuffizienz, Aneurysmen, sowie Fälle von zerebraler Sklerose, auch mit Niereninsuffizienz und Hypertonie komplizierte Fälle, nicht für übende Behandlung geeignet.

Sonst gibt die Arteriosklerose keine strikte Gegenindikation, nur muss mit der Temperatur des Bades, die möglichst indifferent sein soll und mit der Dauer Vorsicht walten.

Als geeignete Badeorte kommen die S.600 u.f. genannten in Frage. Nach einer Badekur soll der Kranke nicht sofort in seinen Beruf zurückkehren, sondern etwa 2 Wochen noch an einem ruhigen Orte verweilen, um die Wirkung der übenden Behandlung sich festigen zu lassen.

Durch solche zwischen Schonung und Übung wechselnde Therapie, verbunden mit vorsichtiger Lebensweise, lassen sich die leichteren Fälle oft völlig heilen und schwerere Jahre lang bei leidlicher Kompensation halten.

Als Motto kann man der Behandlung zugrunde legen: „Hüte das Herz vor Überanstrengung“.

Die Behandlung der akuten absoluten (pulmonalen) Herzmuskelinsuffizienz.

Während ein krankes Herz in der Regel allmählich versagt und sich die Erscheinungen der Insuffizienz in immer gesteigerterem Masse ausbilden, wobei es dann in chronischem oder auch subakutem Verlauf schliesslich zur absoluten schweren Insuffizienz kommt, treten andererseits aus scheinbarer bisheriger Gesundheit heraus oder auch nachdem eine Zeit lang die Zeichen einer relativen Insuffizienz bestanden, plötzlich die schwersten Erscheinungen akuter Herzschwäche auf. Solche Zustände kommen oft aus scheinbarem Wohlbefinden ganz plötzlich nach Muskelanstrengungen, aber auch besonders nachts vor. Die Ursache dieses nächtlichen Auftretens ist darin zu finden, dass in der Nachtruhe der Blutdruck sinkt, und das Herz, unbeeinflusst von stimulierenden Reizen bei der verminderten Blutzufuhr durch die Koronararterien, gewissermassen auch einschläft und nun nicht mehr imstande ist, den Kreislauf aufrecht zu erhalten. Es liegt meist ein primäres Versagen des linken Ventrikels bei diesen plötzlichen schweren Anfällen vor, und es eröffnet dann ein Anfall von schwerem Asthma cardiacum das Krankheitsbild. Aber auch bei Embolien in grössere Äste der Arteria pulmonalis kann plötzlich ein ähnliches Krankheitsbild entstehen. Es entsteht so die sogenannte pulmonale Form der Herzinsuffizienz. Auch der rechte Ventrikel kann bei ungenügender Zufuhr des Blutes durch die rechte Art. coronaria so bei Emphysem und Kyphoskoliose und an deren den Lungenkreislauf erschwerenden Erkrankungen plötzlich versagen.

Solche Anfälle von Herzschwäche können leicht mit Kollaps durch Vasomotorenlähmung verwechselt werden. Letzterer kommt ausser bei Vergiftungen mit Alkohol, Chloralhydrat oder mit Chloroform fast nur bei fieberhaften Erkrankungen zur Beobachtung. Aber er besteht nicht nur aus einer durch das Versagen der Vasomotoren und durch Gefässlähmung hervorgerufenen Störung des Kreislaufs, sondern hinzu kommt in der Regel auch ein Versagen des Herzmuskels. In letzteren Fällen macht man von Mitteln Gebrauch, die besonders auf die Vasomotoren einwirken. Injektion von Koffein, Adrenalin und Strychnin sind neben intravenösen Strophantininjektionen angezeigt. Das bestehende Fieber und die sonstigen Befunde einer Infektionskrankheit, besonders einer Pneumonie, oder die Feststellung einer Vergiftung mit obengenannten Mitteln, leiten ja hier auf die Diagnose. Bei der primären Herzmuskelschwäche fehlt ja eine komplizierende fieberhafte Erkrankung in der Regel.

Mitunter beginnt bei einem bisher ahnungslosen Patienten, der bis dahin bestehende geringe Beschwerden übersah oder nicht anschlug, das Krankheitsbild der Herzinsuffizienz gleich mit schweren Erscheinungen, mit Anfällen von schwerer Angina pectoris oder von Asthma cardiacum.

Eröffnet ein schwerer Anfall von Asthma cardiacum oder Angina pectoris die Szene, so wird nicht selten der Arzt den bisher anscheinend Gesunden zum ersten Male zu Gesicht bekommen oder Veranlassung haben, ihn zu untersuchen. Stürmische Anfälle, welche lebensbedrohend sind, erfordern ein rasches Eingreifen. Das drohende Lungenödem, das Versagen der linken Kammer, muss unter allen Umständen rasch beseitigt werden. Hier heisst es rasch handeln, und zwei Mittel sind es, die in Frage kommen, 1. das Morphium, 2. ein digitalisartig wirkendes rasch wirksam werdendes Herztonikum. Auch Kampferinjektionen bringen oft Nutzen, doch nicht entfernt so schnell und ausgiebig wie ein Digitalismittel. Eine subkutane Morphium-Injektion ändert oft ohne weitere Anwendung anderer Mittel sofort die Szene. Der Kranke wird ruhig, die Dyspnoe lässt nach, das schnellschlagende Herz beruhigt sich, Aufregung und Mattigkeit hören auf, der Anfall verklingt. Häufig ist man aber gezwungen, ausserdem noch, und das ist in allen schwereren Fällen von vornherein anzuraten, ein schnellwirkendes Herztonikum zu verabreichen. Als solches empfiehlt sich in erster Linie das Strophantin in intravenöser Anwendung. Ein Milligramm dieses Mittels bringt oft in wenigen Minuten die volle Digitaliswirkung hervor. Gebräuchlich ist weiter auch das Digalen in intravenöser Anwendung, das ebenfalls in solchen Fällen gute Dienste tut. Auch subkutane Digifolingabe wirkt rasch und sicher. Digitalispräparate stomachal gegeben, brauchen auf dem Umweg über den Magen bis zum Eintritt der Wirkung zu lange Zeit, bis sie zur Wirkung kommen, hier aber ist rascheste Wirkung erforderlich. Und diese bringt das intravenös zugeführte Strophantin am sichersten. Man wählt am besten das in steriler Lösung in Ampullen erhältliche Strophantin Böhringer, von dem 1 ccm 0,001 Strophantin enthält. Ist eine intravenöse Injektion aus äusseren Gründen nicht möglich, so injiziert man einen Kubikzentimeter in sterilen Ampullen erhältliches Digifolin oder Digalen subkutan. Auch diese Einspritzungen sind nicht besonders schmerzhaft.

Die Technik der intravenösen Injektion ist einfach. Man umschnürt den Oberarm mit einem schmal zusammengelegten Handtuch, deren Enden man umeinanderdreht, bis die anschwellenden Kubitalvenen stark hervortreten. Die Haut wird an der Einstichstelle durch Alkohol desinfiziert. Man sticht mit der auf eine, mit der Lösung gefüllte, ausgekochte Rekordspritze, die keine Luftblasen enthalten darf, gesetzten möglichst spitzen Nadel rasch in die gefüllte Vene, die man mit 2 Fingern der linken wohl desinfizierten Hand fixiert, etwas schräg zentralwärts ein. Dann überzeugt man sich durch Anziehen des Stempels, ob Blut in die Spritze eintritt. Nun wird die Umschnürung durch Aufdrehen der Enden der Handtücher gelöst und langsam durch Vorschieben des Stempels die Lösung in die Vene injiziert. Die Injektion ist, richtig gemacht, vollständig schmerzlos. Wenn aber Strophantinlösung neben der Vene in die Gewebe gerät, so entsteht heftiger Schmerz.

Nach vollendeter Injektion wird der Arm etwas gehoben und die Nadel mit raschem Zuge entfernt. Ein mit einem Heftpflasterstreifen zu befestigender Gazetupfer bleibt einige Stunden zum Schutz auf der Einstichstelle.

In manchen Fällen mit starker Zyanose und Überfüllung des Venensystems, wie sie bei dem akuten Versagen des Nierensklerosen-Herzens besonders vorkommen, ist ein Aderlass von 300—500 ccm angezeigt. Gerade bei dem bei Hypertonie versagenden Herzen ist die dadurch gegebene Entlastung von grossem Vorteil. Den Aderlass macht man, wenn das Strophantin nach etwa 10 Minuten noch nicht ausgiebig wirkt.

Als weitere Belebungsmittel werden starker Kaffee, auch Alkohol in kleinen Dosen (Kognak, Rheinwein, weniger gut ist Schaumwein, obwohl sehr gebräuchlich) gegeben. Heisse Handbäder mit Senfzusatz, Senfpapiere, auch heisse ausgedrückte Schwämme auf die Herzgegend, bringen Linderung, doch ist die Wirkung dieser Anwendungen nicht nur unsicher, sondern auch im Vergleich zur Morphium-Strophantintherapie unbedeutend.

In der Regel tritt unter letzterer Behandlung rasch Besserung ein, aber von da an ist der bisher Herzerkrankte wirklich erst herzkrank, das heisst, von da an treten die Symptome der funktionellen Schwäche zum bisher bestandenen anatomischen Herzleiden hinzu und bedürfen der Behandlung.

Die Behandlung der subakuten absoluten Herzinsuffizienz (periphere und hepatische usw.)

Besteht eine allmählich eingetretene absolute Insuffizienz, eine Dekompensation des Herzens, d. h. vermag auch das Herz in der Ruhe nicht mehr die nötige Druckdifferenz im Gefässsystem zu schaffen, welche eine genügende Sauerstoffzufuhr zu den einzelnen Organen des Körpers gewährleistet, so treten andere therapeutische Gesichtspunkte, wie bei der Behandlung der relativen und der akuten pulmonalen Insuffizienz in den Vordergrund. Wenn bei der ersteren auch zeitweilig und zunächst das Prinzip der Schonung in den Vordergrund gestellt werden muss, aber dann das der Übung besonders in Betracht kommt, so ist bei der absoluten Insuffizienz in erster Linie auf strengste Schonung, jede Vermeidung ausserwesentlicher Arbeit zu drängen, und diese ist in der Regel nur dadurch zu erreichen, dass die Kranken im Bett liegen oder auf einer geeigneten Lagerstätte, die es erlaubt, den Oberkörper hochzustellen, im übrigen doch eine halbliegende Stellung ermöglicht, bequem sitzen. Die Kleidung darf nirgendwo drücken, insbesondere sind Abschnürungen von Extremitäten zu vermeiden. Der Oberkörper ist zweckmässig hochzulagern. Unter die Füsse ist eine feste Rolle zu schieben, damit sie einen Stützpunkt haben, und weiterhin ist dafür zu sorgen, dass der Kranke einen Stützpunkt für die Hände hat, an dem er sich aufrichten kann. Wir verwenden in der Düsseldorfer Klinik vielfach für schwer Herzkranke Betten, deren Drahtmatratze verstellbar eingerichtet ist, so dass das Kopfende hochgehoben, das Fussende gesenkt werden kann.

Ist der Kranke bis dahin umhergegangen, so wirkt oft die einfache Bettruhe, verbunden mit diätetischen Massnahmen, sofort bessernd auf den Zustand ein, so dass sowohl die Atemnot, wie auch etwa bestehende Anschwellungen unter stark vermehrter Wasserausscheidung verschwinden können, und es genügt zuweilen eine mehrtägige Bettruhe, um die Kompensation wieder leidlich herzustellen. Jedenfalls empfiehlt es sich, namentlich wenn schon vor der Beobachtung Digitaliskuren vorausgegangen waren, zunächst eine Kur mit Ruhe und Diät vorzunehmen.

Eine wichtige Vorschrift ist in diesem Stadium die Überwachung der Flüssigkeitsaufnahme. Über 1½—2 Liter soll man nicht gehen. Meist kann man allmählich unter diese Menge herabgehen. F. Kraus betont, dass die Diurese oft durch einfache Flüssigkeitsentziehung im Sinne Örtels vermehrt wird. Als Getränk ist am besten die Milch geeignet.

Die von Karell angegebene Milchkur ist dann sehr zu empfehlen, obwohl die strengen Vorschriften nicht notwendig eingehalten zu werden brauchen (S. 626). Es handelt sich in erster Linie um eine Flüssigkeitsaufnahmebeschränkung und salzarme Nahrung. So lassen wir pro Tag 800 bis 1500 g Milch nehmen in vier bis acht Portionen von je 200 g, setzen aber ein Ei und etwas Zwieback zu. Bei grossem Körpergewicht bemisst man besser die Menge der Milch bis auf 1600 g. Wir lassen eine strenge Karell-Milchkur höchstens 3—5 Tage nacheinander durchführen. Später wird aber ein einzelner Milch-Tag von Zeit zu Zeit eingeschoben. In manchen Fällen auch schwerer Insuffizienz sieht man auch ohne Digitalisverabreichung recht gute Erfolge davon. Eine solche Kur bedarf der strengsten ärztlichen Überwachung und ist zweckmässig nur in einer Klinik oder Heilanstalt durchzuführen, da sie eine Unterernährung bedeutet und eine Hungerkur bei Herzkranken unter Umständen zu weiterer Schwächung führen kann. Doch ist dies nicht sehr zu fürchten, umal, wenn man sich auf wenige, etwa 5—8 Tage der Kur beschränkt. Mitunter werden Diuretika und Digitalis, welche vorher versagten, nach einigen Tagen der Karellkur wieder wirksam. Bei ganz schweren Fällen kann man die Milch in sehr kleinen Portionen verabreichen und erst nach einigen Tagen ansteigen lassen. Die salzarme Milch wirkt diuretisch und diesem Umstande verdankt auch der Milchzucker seine Empfehlung als Diuretikum durch G. See.

Da alle Digitalismittel, stomachal verabreicht, auf die Verdauungsorgane mehr oder weniger ungünstig einwirken, so muss auf die Diät während einer Digitaliskur besonderer Wert gelegt werden. Am besten setzt man die Kranken während dieser Zeit auf reine Milchernährung nach Art der Karellkur. Statt der Milch kann man eine wenig salzhaltige feste Ernährung wählen. Diese hat noch den Vorteil, dass die Flüssigkeitszufuhr weiter eingeschränkt werden kann. (v. Jagič, Salomon.) Man kann so 4 mal am Tage ungesalzenen Brei aus gekochten Kartoffeln oder rohen Bananen in der Menge von jedesmal 200 g nehmen lassen. Ebenso wie man die Karellkur durch Ersatz der Milch durch Kartoffeln und Bananen modifizieren kann. Im letzteren Falle wird etwa 1,5 g Kochsalz im Tage weniger gegeben als bei Milchdiät. Nach Lipiner zeigte sich diese Modifikation der Karellkur mit Milch überlegen in ihrer Wirkung. Man gibt dabei etwa 1 Liter Wasser mit Fruchtsaft.

Die Eiweissarmut der Kost, die die Stickstoffschlacken vermindert, soll zugleich erhöhend auf die Diurese wirken.

Durch Strauss und Widal ist festgestellt, dass die Ödeme der Nierenkranken oft auf mangelhafter Kochsalzausscheidung durch die Nieren beruhen. Bei Herzkranken ist neuerdings festgestellt, dass reichliche Kochsalzzufuhr auch die Ödembildung begünstigt, zumal bei Stauungsnieren. Deshalb ist, sobald sich Ödeme zeigen, die Zufuhr von Kochsalz möglichst einzuschränken.

Wenn keine Ödeme vorliegen, so ist die bei Nierenkranken übliche starke Einschränkung der Kochsalzzufuhr, weder bei diesen noch bei Herzkranken, wenn nicht herabgesetzte Salzausscheidung vorliegt, was durch eine Nierenfunktionsprüfung festzustellen ist — das spezifische Gewicht des Urins geht nicht mit der Kochsalzausscheidung parallel! — dauernd notwendig.

Die sonstige Diät muss in solchen Fällen, in denen ja oft die Magen- und Darmverdauung infolge von Stauungen im Pfortadersystem gänzlich daniederliegt, vorsichtig gewählt werden. Man wird Nahrungsmittel, welche zur Gärung neigen oder stark zuckerhaltig sind, vermeiden. Auch starke Gewürze, sowie schwerverdauliche fette Speisen und Säuren sind auszuschliessen. Die Kost muss ausreichend und gemischt sein. Gegen Fleisch besteht gewöhnlich Widerwillen, man muss deshalb häufig durch Eierspeisen, unter Umständen auch durch Fischspeisen das nötige Eiweiss zuführen. Gern nehmen manche Kranke frischen Rahmkäse, wie Gervais oder Milchquark, die abgekühlt verabreicht werden können und dadurch auch stark durstlöschend wirken. Man wird überhaupt auf reichliche Abwechselung in der Wahl der Speisen sinnen müssen, um die in schweren Fällen appetitlosen Kranken zum Essen zu bewegen. Rein flüssige Kost vertragen die Kranken auf die Dauer schlecht, auch stört die sich beim Trinken leicht steigernde Dyspnoe. Die Mahlzeiten dürfen nicht zu oft gereicht werden, andererseits auch nicht zu gross sein. Vor allen Dingen ist stärkere Gasentwickelung im Magen und Darm zu fürchten. Offenbar liegt die Gasresorption seitens der Darmschleimhaut während einer schweren Herzinsuffizienz sehr danieder (Ad. Schmidt). Viele Kranke klagen über lästige Auftreibung des Leibes. Es ist oft recht schwierig, hier Hilfe zu schaffen, da Einführung von Schlundsonden und Darmsonden kaum möglich ist und auch nicht viel nützt. Verabreichung von Carbo animalis nützt mitunter.

Im ganzen richtet man sich in der Auswahl der Speisen nach den Gewohnheiten und dem Appetit der Kranken. Es gehört mitunter grosse Findigkeit dazu, gerade bei diesen Kranken noch eine genügende Ernährung zu erreichen. Sehr oft begegnet man einem Appetit nach schweren und unzweckmässigen Speisen, während die zuträgliche leichte Kost zurückgewiesen wird. Man darf dann nicht zu rigoros sein. Ein Teil der Nahrung lässt sich mitunter durch geeignete künstliche Nährpräparate ersetzen, doch wird ihre Aufnahme meist ebenso verweigert, wie die der normalen Speisen.

Besondere Berücksichtigung verlangt das Verhalten der Darmfunktion. Bei den im allgemeinen seltenen Durchfällen kommt man meist mit Eichelkakao, Heidelbeerspeisen und entsprechender Diät zum Ziele. Schleimige, breiige Nahrung, Zusatz von Tanninpräparaten oder Wismutsalzen bringen den Durchfall meist rasch zum Stehen. Schwieriger ist die Behandlung der Obstipation. Massage des Bauches ist dabei, da sie durch Verdrängung des venösen Blutes aus den Unterleibsgefässen das rechte Herz zu stark belastet, ganz ausgeschlossen. Man kann durch diätetische Massnahmen, wobei man grobes Gemüse und grobes, aus hoch ausgemahlenem Getreide bereitetes Brot (Kriegsbrot) meiden muss, wenig ausrichten. Nur durch Obst- und Honigzufuhr ist etwas zu erreichen. Das von Ad. Schmidt empfohlene Regulin (Agar-Agar), welches durch seine Quellung die zu starke Wasserresorption im Darm hindert, wirkt oft günstig. In manchen Fällen ist die Anwendung abführender Mittel nicht zu umgehen. Man wählt dazu die pflanzlichen Mittel Rhabarber, Aloe, Cascara sagrada etc., auch die chemischen Abführmittel, wie Phenolphthalein, Isticin und ähnliche, sind von Erfolg. Unter Umständen empfehlen sich auch salinische Mittel, da sie zugleich flüssigkeitsentziehend wirken. Das Kalomel wird als Diuretikum bei schweren Ödemen angewandt.

Bei der absoluten Insuffizienz des Herzens kann man zwar durch die geschilderten diätetischen Massnahmen ein Verschwinden der Ödeme, eine Regulierung der Blutverteilung und auch zeitweilig eine gute Kompensation erreichen, doch ist das durchaus nicht häufig der Fall. In der Regel werden medikamentöse Mittel erforderlich.

So tritt gerade bei der subakuten, mit Ödemen verbundenen Herzinsuffizienz die Anwendung der Herzmittel in den Vordergrund. Aber diese Anwendung ist eine recht schwierige. Soviel auch die experimentelle Pharmakologie auf diesem Gebiete uns gefördert hat, so ist doch eine sichere Grundlage für die Therapie im Einzelfalle nicht gegeben. Auch hier spricht die Empirie noch mit und jedes Schema hat nur bedingte Gültigkeit. So wenig sich alle Fälle von Herzinsuffizienz klassifizieren lassen, so wenig lassen sie sich generell nach ihrer Eignung für eine Digitalisbehandlung beurteilen.

Jedenfalls muss in allen Fällen, in denen bedrohliche Erscheinungen bestehen oder in denen Ruhe und Milchdiät keine Kompensation bringen, eine Digitaliskur versucht werden. Ist kurz vorher Digitalis erfolglos gegeben, so macht man 10—14 Tage Pause, in der man neben Ruhe und Diät mit Koffein und Theobrominmitteln einzuwirken sucht. Auch Kalomel oder Thyreoidin kann in geeigneten Fällen bei grossen Ödemen versucht werden.

Schliesslich wird man aber doch zur Digitalis greifen und da heisst es nicht mit unwirksamen Dosen oder gar Präparaten Zeit zu verlieren. Es ist in jedem Falle eine ausreichende Dosis zu geben und die Medikation abzubrechen oder doch zu reduzieren, wenn die Wirkung auf das Herz und den Kreislauf an der eintretenden Pulsverlangsamung und der sich steigernden Diurese erkennbar wird. Zwar sind Kummulation und Angewöhnung durchaus nicht so sehr zu fürchten, wie es oft geschieht, aber eine Weiterreichung der Mittel hat dann keinen Zweck mehr. Die Dosis soll 3—5mal 0,1 täglich der titrierten Blätter oder eines gleichwertigen Präparates sein. Man kann bis zu 1,5 % in 3 Tagen gehen, wobei Puls und Diurese zu beachten sind.

Am besten wirkt die Digitalis bei mit Ödemen einhergehender Insuffizienz der Mitralfehlerherzen. Besonders auch wenn absolute Unregelmässigkeit des Pulses besteht, bei der nach Mackenzie die Digitalis ganz besonders indiziert ist. Aber auch bei allen sonstigen hypertrophischen und insuffizienten Herzen ist sie wirksam.

Abgesehen von desolaten Fällen mit völlig erschöpfter Muskelkraft kommen aber trotzdem Versager bei dieser Therapie vor. Vor allem in solchen Fällen, bei denen vorzugsweise die rechte Herzkammer überlastet ist, so bei hochgradiger Mitralstenose, bei Emphysem und Kyphoskoliose, wenn das rechte Herz insuffizient wird. Auch bei Fettleibigen versagt sie öfter. Die Ursache ist hier nicht sichergestellt.

Ein plötzliches Versagen der schon eingeleiteten Diurese, das man mitunter beobachtet, ist vielleicht auf eine Überempfindlichkeit der Nierengefässe, die auf die grössere Digitalismengen mit Kontraktion reagieren, zurückzuführen. Man soll deshalb beim Eintritt vermehrter Diurese die Digitalis absetzen. Es spielen aber individuelle Reaktionsverschiedenheiten hierbei eine Rolle.

Nach einer erfolgreichen Digitaliskur erreicht man in vielen Fällen lange dauernde Besserung. Die Umstellung der Herztätigkeit hält oft lange Zeit vor, bis erneut wieder schwere Insuffizienzerscheinungen auftreten.

Kommt es nicht zu länger dauernder Besserung, so muss eine chronische Digitalisbehandlung in Gaben von nicht mehr wie 0,1 der titrierten Blätter im Tage eingeleitet werden. In Fällen, wo Digitalis per os nicht vertragen oder resorbiert wird, kann man nach Alb. Fränkels Vorgang auch in Zwischenräumen von einigen Tagen die Strophantininjektionen wiederholen, und ebenso kann man mit Digifolin weiter subkutan behandeln. Ich habe mit letzterer Methode manche schwer insuffizienten Kranken 6 Jahre lang bei leidlichem Wohlbefinden erhalten können.

In der Regel empfiehlt es sich bei hydropischen Kranken von vornherein nebenbei Diuretika, vor allem Theobrominmittel zu verordnen. Diuretin und vor allem Theacylon bewähren sich dabei. Auch schon bevor man Digitalis gibt, kann man mit diesen Mitteln die Diurese anregen und oft enorme Tagesmengen Urin erzielen.

Nicht zu unterschätzen ist dabei die günstige Wirkung auf die Koronararterien und die dadurch bedingte bessere Durchblutung und Ernährung des Herzmuskels. Das Theacylon zeigt oft eine nach Aussetzen des Mittels fortdauernde Nachwirkung.

Auch bei der chronischen Digitaliskur ist die gleichzeitige Anwendung von Koffein oder Theobromin angezeigt.

Bei bestehender Hochdruckstauung und bei drohendem Lungenödem ist ein ausgiebiger Aderlass (300—500 ccm) zu machen. Auch zeitweiliges Abbinden der Glieder kann Erleichterung für die Herzarbeit dann bringen.

Von physikalischen Anwendungen sind nur lokale Einwirkungen auf die Herzgegend erlaubt. So ein Eisbeutel, Senfpapier oder Kohlensäurekompressen.

Erst wenn die absolute Herzinsuffizienz beseitigt ist, der Kranke ohne Atembeschwerden wieder umhergehen kann, darf man vorsichtig mit herzübenden Methoden beginnen, in der bei der Behandlung der chronischen relativen Insuffizienz geschilderten Weise. Oft aber verbieten sich all diese Methoden dauernd und man muss zur möglichsten Ruhe mahnen, um nicht die wieder erreichten Kompensationen zu gefährden.

In Fällen absoluter Insuffizienz ist es oft notwendig, um die starken subjektiven Beschwerden zu lindern und Schlaf zu ermöglichen, von Sedativis Gebrauch zu machen. Die bestwirkenden Mittel sind die Opiumalkaloide, unter denen das Morphium obenan steht. Es lässt sich aber durch Pantopon gut ersetzen und eine Gefahr für den Kreislauf ist bei Anwendung dieser in solchen Fällen ganz unentbehrlichen Mittel nicht zu fürchten.

Die besten Digitaliswirkungen bei der Verabreichung per os sieht man bei peripheren Formen der Herzinsuffizienz, d. h. bei der Form, wo die typischen kardialen Ödeme aufsteigend von den Füssen sich einstellen. In der Regel zeigt sich dabei Eiweissausscheidung im Urin wegen bestehender Stauungsniere. Es scheint, dass das Verhalten der Nierenfunktion für die Ödembildung in solchen Fällen von Bedeutung ist. Besonders oft treten bei dekompensierten Klappenfehlern diese mit

Ödemen verbundenen Insuffizienzen auf, aber auch beim dekompensierten Nierenskleroseherzen, seltener bei Myokarditis und sonstiger Herzmuskelschwäche. In der Regel ist in solchen Fällen die Tätigkeit der Nieren, sei es durch Stauung, sei es durch lokale Erkrankung nicht intakt.

Es gibt aber noch andere Formen der subakuten Herzinsuffizienz, bei denen die Störungen meist schleichender eintreten, wie bei den genannten. Lange Zeit kommt es dann nicht zu Ödemen oder doch nur zu geringen abendlichen Schwellungen an den Knöcheln. Man kann sie gegenüber der peripheren auch hepatische absolute Herzinsuffizienz nennen. Bei dieser findet sich gewöhnlich starke Schwellung der Leber und infolge oder gleichzeitig mit der Stauungsleber Störungen in den Verdauungsorganen. Kranke, die ein solches Symptomenbild darbieten — es sind das z. B. häufig Fälle von Mitralstenose — reagieren auf Digitalis, stomachal gegeben, oft gar nicht oder doch unzureichend. Zudem treten bei dem Versuch, Digitalis zu verordnen, dann oft von vornherein starke Störungen von seiten des Magen-Darmkanals auf, so dass man eine Digitaliskur aus diesem Grunde nicht durchführen kann. Ich habe früher öfter in solchen Fällen Digalen in Klysmen von täglich 30—40 Tropfen mit Erfolg zuführen können, aber diese Anwendung ist äusserst unbequem für den Kranken, zumal die vorhergehenden Reinigungsklystiere, dann ferner das Festhalten des Digalenklysmas starke Belästigungen mit sich bringen. Die subkutane oder intramuskuläre Anwendung der meisten Digitalispräparate, wie der Dialysate, auch des Digipurats, sind durchweg recht schmerzhaft. Nach den Erfahrungen von Alb. Fränkel, die ich durchaus bestätigen kann, ist aber durch eine chronische intravenöse Strophantintherapie hier oft langdauernde günstige Wirkung zu erzielen.

Man hat bei der Einleitung dieser Therapie, wie überhaupt jeder Digitalistherapie, zunächst festzustellen, ob kurz vorher Digitalis gegeben ist, und ist dies der Fall, etwa 10—14 Tage zu warten, um nicht durch die rasch wiederholte Zuführung des Mittels eine etwa bestehende Überempfindlichkeit zu übersehen und Vergiftungserscheinungen hervorzurufen. Dann beginnt man mit Dosen von $^1/_4$—$^1/_2$ mg intravenös und wiederholt diese frühestens nach 48 Stunden, wobei man in der Grösse der Dosis zwischen $^1/_4$—1 mg je nach der Wirkung wechselt. Späterhin bedarf es nur 1—2 mal wöchentlich einer Dosis von $^1/_2$ mg, um die Kompensation zu sichern.

In neuerer Zeit verfügen wir über Digitalispräparate, welche nahezu schmerzlos subkutan zuzuführen sind, vor allem das Digifolin Ciba. Zur Helle hat aus meiner Klinik über die Anwendung dieses Präparates berichtet. Es wird in Dosen von 0,1 in steriler Lösung in Ampullen in den Handel gebracht. In vieljähriger Anwendung habe ich es statt des Strophantins in solchen Fällen benutzt und sehr günstige Erfolge gesehen. Auch Digalen wird jetzt in Ampullen in isotonischer Lösung zur subkutanen Injektion in den Handel gebracht. Auch das Cordalen Reis wird zu diesem Zweck empfohlen. In bisher nicht veröffentlichten Froschversuchen und auch beim Menschen erwies sich Cordalen als weniger resorbierbar wie Digifolin, und kein anderes Mittel hat sich für die subkutane Therapie mir so gut bewährt wie das letztere.

Mit der intravenösen oder subkutanen Digitalistherapie lässt sich, namentlich wenn die Stauungserscheinungen in den Verdauungsorganen gebessert sind, sehr wohl eine Theobrominanwendung, besonders mit Theacylon kombinieren, und die gleichzeitige Verabreichung beider Mittel hat sich in manchen recht desolaten Fällen als geradezu lebensrettend erwiesen, so dass die Kranken Jahre lang erhalten blieben und mit leidlichem Wohlbefinden einem, allerdings leichteren, Beruf nachgehen konnten.

Die Behandlung einzelner bei Herzinsuffizienz auftretenden Symptome.

Bei den zur Herzinsuffizienz führenden Erkrankungen finden sich oft Symptome, die entweder für sich ein therapeutisches Eingreifen erfordern, oder die durch die eingeleitete Therapie der Herzschwäche nicht beseitigt werden, besonders dann, wenn es durch diese nicht gelingt, den Kreislauf so weit zu bessern, dass eine volle Kompensation der Störung eintritt.

Gelingt es, die Insuffizienz wieder völlig zu beseitigen, so werden in der Regel auch die meisten hier zu besprechenden Störungen gehoben, aber manche bleiben auch nachher zurück und verlangen eine besondere Behandlung. Andrerseits ist es eine ärztliche Aufgabe auch dann, wenn die Kompensation, also eine den wesentlichen Aufgaben des Herzens genügende Arbeit dieses Organs, nicht wieder herzustellen ist, dem Kranken möglichst Erleichterung zu bringen und sein Leben zu erhalten.

Wenn trotz aller angewandten Mittel keine durchgreifende Besserung der Herzkraft eintritt, eine absolute Insuffizienz bestehen bleibt, die in ihrer Schwere oft wechselt, so kommt eine symptomatische Behandlung in Frage. Es handelt sich dann um die Beseitigung von Atembeschwerden, von Schmerzen und stenokardischen Anfälle und von Ödemen. Auch die Ernährung macht oft besondere Schwierigkeiten und ebenso die Darmfunktion.

Eine solche oft über Monate sich hinziehende Behandlung einer schweren Herzinsuffizienz stellt an Arzt und Pflegepersonal ganz besondere Aufgaben.

Die Lagerung des Kranken, die Ernährung, die Herbeiführung von Schlaf und die Erleichterung der schweren, vielfachen subjektiven Beschwerden und der auch objektiv sich zeigenden quälenden Symptome machen oft grosse Schwierigkeiten und stellen an die ärztliche Fürsorge grosse Anforderungen.

In solchen Fällen, die oft als therapeutisch undankbar angesehen werden, weil sie das auf Heilung gerichtete ärztliche Bestreben nicht befriedigen, zeigt sich aber erst das ärztliche Menschentum. Hier heisst es dem Kranken ein Freund zu sein, ihn psychisch aufzurichten und dem Hoffnungslosen die Hoffnung zu erhalten. Hier ist jedes treffende Wort des Arztes von Bedeutung und hinterlässt dem Kranken mehr wie die beste Arznei. Und wie befriedigend ist es, wenn es gelingt, dem fast Verzweifelnden immer neuen Mut zu erwecken, ihm Linderung zu bringen und sein Leiden erträglich zu gestalten. In solchen Fällen steht der Arzt vielleicht den schwersten an ihn zu stellenden Aufgaben gegenüber, und nur ein trotz der erzwungenen Resignation ihn belebender Optimismus kann da helfen. Stets neue Improvisationen werden da zur Erleichterung der Beschwerden verlangt. Bald ist es die Lagerung, bald die Ernährung, die neue Anforderungen stellen, und nur eine volle Hingabe an den Einzelfall kann ihnen gerecht werden. Auch das kleinste, was zur Erleichterung dient, wird dankbar anerkannt, und so soll man auch in solchen desolaten Fällen sich bemühen, stets auf Mittel zu sinnen, die dem Kranken sein schweres Leiden erträglicher machen.

In diesem Stadium bewährte sich vor allem der richtige Gebrauch der Opiate, vor allem des Pantopons und des Morphiums, die nicht nur die subjektiven Beschwerden lindern, sondern oft auch objektiv ersichtliche Besserung des schweren Zustandes bringen. Häufig werden nach Anwendung dieser Mittel vordem versagende Kreislaufmittel wieder wirksam. So erlebt man auch bei solchen Kranken, wenn man nur selbst den Mut nicht verliert, mitunter überraschende Erfolge.

Die Beseitigung von Arhythmien.

Bei schwerer Herzinsuffizienz treten dauernd oder vorübergehend oft Unregelmässigkeiten des Pulses auf. Extrasystolenarhythmie verschwindet in der Regel, wenn es gelingt, die Insuffizienz zu beseitigen. Gelingt es nicht, so gibt sie keine aus dem Zustand des Herzens herzuleitende Anzeige für eine Behandlung ab. Überleitungsstörungen bleiben, wenn sie organisch bedingt sind, bestehen. Ebenso wird das Vorkammerflimmern und die durch dieses hervorgerufene absolute Kammerunregelmässigkeit selten durch Wiederherstellung der Kompensation beseitigt. Hier kann eine Chinin oder Chinidinbehandlung (s. S. 668) von Vorteil sein. Der Pulsus alternans verschwindet bei Besserung der Herzkraft.

Da wir in den Arhythmien kein der Insuffizienz eigentümliches Symptom erblicken, sondern sie als eine durch die Erkrankung des

Herzens begünstigte Komplikation ansehen, so sind, da sie auch bei voll kompensiertem Herzen auftreten, für ihre Behandlung besondere Indikationen massgebend. Diese werden im weiteren Zusammenhang an anderer Stelle berücksichtigt (S. 719). Bei vorliegender Herzinsuffizienz geben sie selten besonderen Anlass zur Behandlung.

Die Behandlung der Dyspnoe.

Schwere Anfälle von Asthma cardiacum werden in erster Linie durch Morphium oder andere Opiate, wie sie besonders bei der akuten pulmonalen Form der Herzinsuffizienz auftreten, aber auch im Verlaufe absoluter schwerer Herzinsuffizienz vorkommen, bekämpft. Schon die Anwendung des Morphiums allein hat eine oft überraschend günstige Wirkung. Das Atemzentrum wird beruhigt und somit tritt eine grosse Erleichterung ein. Aber neben dieser rein sedativen Beeinflussung bedarf es in der Regel noch einer das Herz stimulierenden, die am besten durch eine intravenöse Strophantininjektion von 1 mg erreicht wird. Jedenfalls sicherer als durch subkutane Kampferölinjektionen. Aber auch eine subkutane Digifolininjektion führt in solchen Fällen zum Ziel.

Sauerstoffinhalationen lindern oft subjektiv das Gefühl von Dyspnoe, insbesondere sind sie auch bei Cheyne-Stokesschem Atmen indiziert. (D. Gerhardt.)

Da der Sauerstoff bzw. ein sauerstoffreiches Gasgemenge industriell hergestellt und in Stahlflaschen komprimiert erhältlich ist, so ist es leicht ihn zu beschaffen und anzuwenden. Entweder lässt man durch ein auf die Gasflasche aufgesetztes Reduzierventil ihn direkt einatmen, oder man füllt einen Gummibehälter mit dem Gase und lässt es durch eine auf Mund und Nase gesetzte Maske einatmen. In schweren Fällen lässt man das Gas in einen lose der Gesichtshaut aufgesetzten, grossen Glastrichter ausströmen, um so der Einatmungsluft möglichst viel Sauerstoff zuzuführen. Diese Einatmungen werden meist von den Kranken wohltuend empfunden und bringen ein Gefühl von Erleichterung, was bei schwerer Dyspnoe nicht hoch genug anzuschlagen ist, da die Atembewegung ein äusserst quälendes Symptom ist, dem man unter allen Umständen entgegentreten muss.

Nach Hill sind Pastillen aus Na_2O_3 in England in Gebrauch, mit denen man durch Zufuhr von Wasser Sauerstoff jederzeit herstellen kann (Oxylith).

Wenn auch die Vermehrung der Sauerstoffaufnahme des Blutes nur gering ist, so wirkt auch diese schon funktionell günstig ein. Das CO_2 überladene Blut ist visköser wie das normale und ergibt einen grösseren Reibungswiderstand bei der Fortbewegung, ausserdem reizt es stark das vasokonstriktorische Zentrum. Damit schafft es vermehrte Arbeit für das Herz. Gelingt es das Blut sauerstoffreicher zu machen, so wird durch Fortfall dieser Wirkungen der Kreislauf erleichtert.

Stärkere quälende Dyspnoe verlangt gebieterisch sedative Mittel. Vor allem ist Morphium nicht zu entbehren. Man hat auch versucht durch passive Gymnastik hier einzuwirken (Bogheans Atmungsstuhl). Doch will mir scheinen, als ob ein solches Vorgehen nicht zweckmässig wäre. Es setzt die Therapie da an einem Folgezustand der Kreislaufschwäche ein, der wieder notwendig zur Kompensation der Störung der Blutzirkulation ist.

Theobrominpräparate, so das Dyspnon (Theobromin natr. salicyl. 0,25, Theobromin natr. acet. 0,10, Extr. Quebracho 0,10) in Tabletten verabreicht, erleichtern mitunter, doch stehen sie in ihrer Wirkung hinter den Opiaten zurück.

Die Behandlung von Herzschmerzen und der Angina pectoris.

Schmerzen und Missgefühle in der Herzgegend werden sowohl von organisch Herzkranken wie von nervösen herzgesunden Menschen oft geklagt. Besonders oft ist die Beseitigung schmerzhafter Sensationen erforderlich, die bei organisch Herzkranken auftreten, und die oft mit Kreislaufinsuffizienz verbunden sind. Zwar ist der Ausgangspunkt der Schmerzen meist eine Erkrankung der Blutgefässe des Herzens, aber da diese die Ernährung, und damit die Funktion des Herzens selbst, beeinträchtigt, so ist der Herzschmerz oft mit Herzinsuffizienz verbunden.

Die leichteren Schmerzen, die bei Erkrankungen des Herzens selbst, seien es Klappendefekte oder Muskelerkrankungen, auftreten, werden durch Kräftigung der Herztätigkeit meist beseitigt. Andrerseits sind die durch Erkrankung der Koronararterien und der Aorta hervorgerufenen, dauernden oder anfallsweise auftretenden Schmerzen, welche auch nach Beseitigung der Insuffizienzerscheinungen bestehen bleiben, ein besonderer Gegenstand der Behandlung.

In schweren Fällen der echten Angina pectoris ist die Anwendung der Opiate, so Dionin und Pantopon, nicht zu umgehen, doch gibt es noch viele Mittel, die vom funktionellen Standpunkt aus wirksam sind und Erleichterung bringen können.

Leichtere meist dauernde Schmerzen können durch Hautreize in der Herzgegend, seien es Kälteeinwirkungen oder auch heisse Applikationen — so ein in heissem Wasser ausgedrückter Schwamm —, die auf die

Herzgegend gemacht werden, ebenso durch dort aufgelegte Sinapismen oft günstig beeinflusst werden.

Senfpapiere oder -teige auf Brust und Rücken, heisse Hand- und Fussbäder mit Senfzusatz helfen oft auch bei heftigen Schmerzanfällen. Auch Diathermie und Röntgentiefenbestrahlungen wirken auf diese Schmerzen günstig ein (S. 592).

Mittel, die geeignet sind, die Koronararterien zu erweitern, sind bei der in Anfällen auftretenden eigentlichen Angina pectoris angezeigt. Liegt ein insuffizientes Herz vor, so ist zunächst die Anwendung von Digitalismitteln angezeigt, die ja in kleineren Gaben die Koronararterien erweitern oder von Theobrominmitteln. Aber ihre Wirkung tritt zu langsam ein, deshalb muss man häufig in schwereren Fällen von schnell wirkenden Mitteln Gebrauch machen. Hier kommen die Nitrite in Betracht. Am raschesten wirkt das Amylum nitrosum, welches man in Gaben von 2—5 Tropfen, die auf ein Taschentuch gegeben werden, einatmen lässt. Aber die Wirkung ist nur kurzdauernd. Länger wirkt und auch sehr rasch das Nitroglyzerin, welches man zweckmässig in 1%iger spirituöser Lösung mit 3—6 Tropfen auf Zucker oder in Wasser nehmen lässt. Das Erythroltetranitrat wird in kleinen Tabletten (Kompretten) zu 0,03 gegeben. Seine Wirkung ist noch anhaltender, so dass man mit 2—3 Kompretten im Tage die Anfälle oft hintanhalten kann. Auch Rhodannatrium in Dosen von 3mal 0,5 mg wirkt vorbeugend. (Pal.)

Um die Wiederkehr der Anfälle zu vermeiden, ist Ruhe das erste Erfordernis. Die Mahlzeiten sollen nicht zu umfangreich sein. Alle Anstrengungen, besonders auch längeres Gehen, und Aufregungen sind zu vermeiden.

Theobrominpräparate haben, weil sie die Koronararterien erweitern, gute vorbeugende Wirkung. Im Anfall selbst wirken sie zu langsam. Man lässt sie in Dosen von 1—2 g Diuretin täglich längere Zeit nehmen. Bei bestehender Schlaflosigkeit ist Veronal in Verbindung mit Pantopon oder Dionin von Nutzen.

Für die weitere Behandlung ist in Fällen, in denen Koronarsklerose vorliegt, Jodtherapie am Platze. Bei Lues soll energisch diese behandelt werden in der bei luetischen Aortenerkrankungen üblichen Weise.

Gegen leichtere Beschwerden kann man das Tragen einer Herzstütze nach Abbée empfehlen.

Von physikalischen Heilmethoden kommen allein Massage des Thorax und Atemübungen in Betracht. Bäderkuren jeglicher Art sind nicht angezeigt, ebensowenig Gymnastik. Die Behandlung der „nervösen“ und vasomotorischen Angina pectoris gehört zu der der Herzneurosen.

Die Beseitigung von Ödemen.

Bei ödematösen Kranken mit Herzinsuffizienz gibt letztere die therapeutische Medikation. Doch ist es auch, wenn es durch Digitalis allein meist gelingt, die Wasseransammlungen zu entfernen, oft, namentlich wenn vorher ungenügende Digitaliskuren vorausgegangen waren und man eine Zeitlang mit einem erneuten Versuch der Digitalis warten muss, in dieser Pause erwünscht, schon vorher die Diurese in Gang zu bringen. Andrerseits empfiehlt es sich diuretische Mittel mit der Digitalisanwendung zu verbinden, und schliesslich gibt es Fälle, in denen die Digitalis versagt und in denen es doch noch gelingt, der Wasseransammlungen Herr zu werden. Man sucht die Entwässerung herbeizuführen:

a) Durch diuretische Mittel. Ausser der Beeinflussung der Herztätigkeit durch Digitalismittel, welche allemal den idealen Erfolg bei der Bekämpfung der Ödeme bei der absoluten Insuffizienz des Herzens verspricht, ist man bei bestehendem Hydrops sehr häufig veranlasst, neben den herzanregenden, zugleich diuretische Mittel anzuwenden. Wenngleich die diuretischen Mittel zum Teil auch eine allgemeine Kreislaufwirkung entfalten, sei es direkt oder indirekt, so geben bei diesen die Wirkungen auf die Diurese doch in erster Linie die therapeutische Indikation. Die Harnabscheidung ist abhängig vom Blutdruck und der Stromgeschwindigkeit in den Glomerulis. Vielleicht auch von der Resorption von Flüssigkeit durch die Körperkapillaren. Zum Teil handelt es sich bei der Abscheidung des Urins um die einfachen mechanischen Verhältnisse einer Filtration, andererseits auch um spezifisch sekretorische und Rückresorption betreffende Vorgänge. Die Abscheidung ist weiterhin abhängig von dem Wassergehalt des Blutes. Starke Flüssigkeitszufuhr bewirkt starke Ausscheidung eines diluierten Harnes. Die Mittel, welche zur Beeinflussung dieser Funktionen zur Verfügung stehen, sind an Zahl beschränkt. Es ist in erster Linie das schon erwähnte Theobromin und das Theophyllin oder Theozin. Theobromin wird in Form des Th. natrio-salycil. (Diuretin) oder Th. natr. aceticum (Agurin) in Dosen von 0,5 bis 1 g bis zur Tagesdose von 6 g gegeben. Das vorzugsweise gebräuchliche Diuretin wird durch Säuren leicht zersetzt, es muss also jede Kombination mit Pflanzensäften vermieden werden. Es bewirkt leicht Magen-Darm-Störungen und wird am besten wenn angängig mit viel Flüssigkeit genommen. Die Wirkung besteht zunächst in der früher besprochenen blutdrucksteigernden Wirkung durch Konstriktion bestimmter Arteriengebiete, ferner aber in einer Wirkung auf das Herz. Die Theobromin-Diurese beruht auf einer Veränderung in der Niere selbst. Ob die sezernierenden Elemente zu einer starken Tätigkeit gebracht werden (von Schröder), ist nicht erwiesen, sicher ist, dass eine verstärkte Durchblutung der Niere stattfindet und dass weiterhin die Rückresorption in den Harnkanälchen vermindert wird. Vielleicht wirkt es auf die Körperkapillaren ein und veranlasst sie zur Resorption. In analoger Weise wirkt das Koffein, bei dem aber die vasokonstriktorische Wirkung überwiegt und die diuretische infolgedessen nicht so stark hervortritt. Das Koffein wird aber umgekehrt vom Magen-Darm-Kanal besser vertragen und eignet sich auch zur subkutanen Anwendung. Sehr gut wirkt oft das Theozin, welches in Tagesgaben von 0,8 bis 1,5 g verordnet werden kann. Vom Theozin sah ich mitunter noch Wirkungen, wenn Diuretin versagte und man kann es in kleinen Dosen von 0,6 g pro die lange Zeit fortgebrauchen lassen. Ebenso ist die Anwendung von Euphyllin (Theophyllin-Äthylendiamin) in Suppositorien zu empfehlen, auch intravenös und intramuskulär kann letzteres eingeführt werden.

Während Diuretin und Agurin Gemische darstellen, ist das von der Firma Merck hergestellte Theacylon eine chemische Verbindung und zwar ein Acidyl-Salycoyl-Derivat des Theobromins. Es ist gegen schwache Säuren beständig und passiert den Magen, wenn er normal sezerniert, deshalb unzersetzt, während die übrigen Theobrominmischpräparate meist bereits im Magen in ihre Komponenten, freie Salizylsäure und Theobromin, zerfallen. Es hat keine Ätzwirkung und ist geschmacklos. Es wird in Geloduratkapseln von 0,25 und Tabletten von 0,5 in den Handel gebracht. In Fällen, in denen Theozin, Diuretin, Agurin und Euphyllin in Pulvern und Suppositorien versagten, hat sich Theacylon oft noch als wirksam erwiesen. Es ist jedenfalls das wirksamste mir bekannte Theobrominpräparat, obwohl andererseits in seltenen Fällen, wenn dieses versagte, Diuretin und Theozin noch wirksam waren. Die Verordnung in Geloduratkapseln verhindert auch bei empfindlichen Verdauungsorganen fast immer Störungen. Es zeigte sich, dass nicht nur die Wassermenge, sondern auch die absolute Menge des ausgeschiedenen Kochsalzes unter Einwirkung des Theacylons anstieg. Phenolphthalein und Jodkali wurden während der stärkeren Diurese ebenfalls schneller ausgeschieden als vorher, ebenso steigerte sich die Stickstoffausscheidung. Bei Nephritikern senkte sich in der Regel der Blutdruck. Auch stenokardische Beschwerden werden günstig beeinflusst.

Eine rasch eintretende sehr stark gesteigerte Diurese bringt bei erkrankter Niere unter Umständen die Gefahr mit sich, dass urämisches Koma auftritt, deshalb ist namentlich bei Überempfindlichkeit der Nierengefässe Vorsicht mit diuretischen Mitteln am Platze und man soll sie zunächst in kleinen Dosen versuchen. Die Tagesdosis des Theacylon ist 1,5—3 g. Diuretin wird in Dosen von 3—6 g pro die gegeben. Theocin in Dosen von 0,75—1,0 g.

In anderer Weise wirkt das Kalomel ein. Sind in den Geweben grössere Mengen von Flüssigkeit retiniert, so wirkt es in Gaben von 0,2 g mehrmals am Tage mitunter stark diuretisch (Jendrassik), und zwar dann, wenn man durch Opium den Eintritt von Durchfällen verhindert. Die Wirkung soll dadurch zustande kommen, dass es eine starke Exsudation in den Dünndarm veranlasst. Im Dickdarm wird die Flüssigkeit resorbiert und dem Blute, welches inzwischen den durch die Exsudation erlittenen Wasserverlust durch Aufnahme der in den Ödemen reichlich angebotenen Flüssigkeit wieder ausgeglichen hat, zugeführt. Das Blut wird dadurch hydrämisch und gibt infolge dieser Beschaffenheit den Wasserüberschuss durch die Nieren ab. Man muss es mehrere Tage nacheinander in Gaben von 3 mal 0,2 g geben (Stintzing). Die Diurese setzt am 2. bis 4. Tage ein und hält bis zu 10 Tagen an. Es können kolossale Mengen Flüssigkeit auf diese Weise den Körper verlassen. Das Mittel hat die Unannehmlichkeit, dass es den Darm stark reizt und trotz Opiumverabreichung starke, ja blutige Durchfälle erzeugen kann. Auch die Quecksilber-Stomatitis lässt sich nicht immer vermeiden und muss durch Gurgelungen mit Kali chloricum und anderen antiseptischen Mitteln bekämpft werden. Der Erfolg ist ein unsicherer. Eine Kontraindikation ist bestehende Nephritis, sowie stärkere allgemeine Körperschwäche, ebenso muss der Darm gesund sein. Jedenfalls ist seine Anwendung auf Fälle zu beschränken, bei denen alle sonstigen Versuche die Diurese anzuregen versagten.

Eppinger hat eine eigenartige diuretische Wirkung der Schilddrüsensubstanz, des Thyreoidins, festgestellt. Der Weg, auf dem dieser Stoff wirkt, ist nicht eine Beeinflussung der Niere selbst, sondern nach den eingehenden Versuchen Eppingers greift es in den peripheren Zellgebieten des Körpers dort, wo die Ödemflüssigkeit sich ablagert, an. Ausgehend von den Beobachtungen beim Myxödem, bei dem Aufschwemmungen pseudoödematöser Art im Unterhautzellgewebe stattfinden, hat Eppinger der Thyreoidea einen Einfluss auf den Wasserwechsel zugesprochen. Er fand empirisch, dass bei gewissen Formen von Ödem die Zufuhr von Thyreoidsubstanz auch dann, wenn andere Diuretika versagten, stark harntreibend wirkte. Seine klinischen Beobachtungen zeigten das besonders bei der sog. Myodegeneratio cordis, d. h. bei Fällen von Ödemen, die auf eine verschlechterte Herztätigkeit zurückgeführt werden, ohne dass sich sichere Zeichen einer anatomischen Herzerkrankung erkennen lassen. In der Regel haben solche Kranke eine kleine Schilddrüse, auch ein allgemein gedunsenes Aussehen. Die Ödeme können bis zu ganz abnormer Grösse anschwellen, dabei zeigen sie in ihrer Lokalisierung den Typus der Ödeme aus schlechtem

Kreislauf. Weiter erwiesen sich dieser Behandlung als zugänglich die Ödeme bei Nephrosen, besonders auch Schwangerschaftsödeme. Es reagiert aber nicht jedes Ödem auf die Thyreoidbehandlung. Am besten wirkt sie bei Nephrosen oder bei Nephritis mit nephrotischem Einschlag und in den Fällen von Myodegeneratio cordis, in denen ein Missverhältnis zwischen der Schwere der Ödeme und dem objektiven Herzbefund zu erkennen ist. Bei dem durch lokale Stauung hervorgerufenen Aszites, so bei Leberzirrhose, wirkt das Thyreoidin ebenso wie alle Diuretika nicht. Die Dosis, in der das Thyreoidin gegeben wird, schwankt zwischen 3 mal täglich 0,1—0,2 g der getrockneten Schilddrüse. Wenn bei 3 mal 0,2 g innerhalb einiger Tage eine Vermehrung der Diurese nicht eintritt, so ist der Fall nicht geeignet. Von einer Steigerung des Mittels ist kein Erfolg zu erwarten. Natürlich muss während einer solchen Kur das Verhalten der Herztätigkeit und des Nervensystems beobachtet werden. Auftreten von Tachykardie, Tremor, Schweissen und sonstigen Erscheinungen des Hyperthyreoidismus verbieten die Fortsetzung der Kur. Zweckmässig fängt man mit 3 mal 0,1 an und steigert nach einigen Tagen, wenn eine Wirkung auf die Diurese ausbleibt und keine Schädigung nach der Basedow-Seite hin eintritt, die Dosis allmählich bis zu 3 mal 0,2. Ich habe verschiedentlich die Anwendung von Thyreoidsubstanz zur Anregung der Diurese versucht, bisher aber nur in wenigen Fällen deutlichen Erfolg gesehen. Es mag sein, dass in unserer Gegend, in der auch sonst Kropfkranke seltener sind, geeignete Fälle weniger häufig vorkommen als in Süddeutschland und Österreich, doch wird in Fällen hartnäckiger Ödeme, die unter die oben genannten Erkrankungen fallen, ein Versuch mit der Schilddrüsentherapie zu machen sein.

Die weiteren empirisch angewandten Diuretika, wie die neuerdings wieder empfohlene Bulbus scillae, Kalium aceticum, Strontium lacticum, Fructus juniperi, Blatta orientalis usw., werden wohl nur selten noch angewandt, zumal die Wirkung durchaus unsicher und experimentell nicht genügend begründet ist. Bulbus scillae wurde neuerdings von Mendel wieder bei Herzkrankheiten empfohlen. Das Mittel soll besonders bei Störung der diastolischen Erweichung (?) von Nutzen sein. Auch der innerliche Gebrauch von Harnstoff in grossen Gaben, welcher in neuerer Zeit als Diuretikum empfohlen wurde, hat sich selten wirksam erwiesen.

Natürlich wirken auch Salzlösungen, Glaubersalz, Kochsalz und andere Salze diuretisch. Durch Erhöhung des osmotischen Druckes im Blute ziehen sie Wasser aus den Geweben an, und da diese Stoffe in gesunden Nieren leicht ausgeschieden werden, so wird mit ihnen das angezogene Wasser mit entfernt. Andererseits hindern sie, einmal in die Harnkanälchen ausgeschieden, die Rückresorption. Bei kranken

Glomerulis sind sie nicht anwendbar. Sie wirken dann, namentlich das Kochsalz, harnsekretionsvermindernd. Können die Nieren das Kochsalz nicht ausscheiden, so wird es im Körper retiniert und bedarf nunmehr, um isotonisch abgelagert zu werden, der Retention grosser Flüssigkeitsmengen. Es können demnach auf diese Weise die Ödeme sogar gesteigert werden.

Von G. See wurde der Milchzucker als Diuretikum empfohlen, der ebenfalls durch Anziehung von Wasser Hydrämie erzeugt und ähnlich wie der Traubenzucker beim Diabetes Harnflut bewirkt. Es muss dabei der Zucker — man kann auch Traubenzucker verwenden — mit möglichst wenig Flüssigkeit genommen werden.

b) Durch Anregung der Darmtätigkeit. Während bei Leberzirrhose und bei Nierenerkrankungen unter Umständen Anregung der Darmtätigkeit eine vorteilhafte Entlastung des Organismus vom retinierten Wasser hervorbringen kann, ist bei Herzinsuffizienten die Anwendung starker Drastika untunlich, auch ist der therapeutische Effekt gewöhnlich nicht erheblich. Als zweckmässige Mittel werden Istisin, Laxin und Purgen (Phenolphthalein) empfohlen (Geisböck). Die Mittel machen wässerige Durchfälle, ohne den Kräftezustand zu beeinträchtigen. Die Tagesdosis ist 1 bis 3 Tabletten.

c) Durch Anregung der Schweisssekretion. Anregung der Schweisssekretion durch Anwendung von Hitze verbietet sich gewöhnlich wegen der subjektiven Beschwerden der Kranken, welche längeres Stillliegen und starke Erhitzung nicht vertragen. Am besten anwendbar ist noch das partielle Glühlichtbad im Bett. Der in Form einer Reifenbahre, an welcher an der Innenseite die Glühlampen in der Zahl von etwa 12 Stück, welche in Serien von je 4 nacheinander eingeschaltet werden können, angebracht sind, angefertigte Schwitzapparat wird über die unteren Extremitäten gelegt und mit einer Wolldecke überdeckt. Man kann bei diesem Apparat durch Veränderung der Zahl der Lampen die Wärmeentwickelung verändern und so auch, ohne dass es für den Kranken besonders angreifend ist, Schweissausbrüche erzielen. Injektion von Pilokarpin empfiehlt sich für diesen Zweck nicht.

Von v. Reiher wurde die Massage bei Schwerinsuffizienten empfohlen. Es ist durch Massage möglich, die Ödeme der Extremitäten um ein geringes zu vermindern, aber eine Dauerwirkung lässt sich nicht erzielen. Die Faradisation der Bauchdecken (Glax) ist zur Beseitigung von Hydrops als Therapie ebenfalls nicht geeignet.

d) Die mechanische Beseitigung der Wasseransammlungen. Wenn alle diese Mittel die Ödeme nicht zum Schwinden bringen, die Haut mehr und mehr gespannt wird, was namentlich, wenn die Genitalien ödematös schwillen, für die Kranken ausserordentlich lästig wird, so ist man unter Umständen gezwungen, die Ödeme mechanisch zu entleeren. Mitunter tritt Naturhilfe ein, indem an den Unterschenkeln die Haut an einzelnen Stellen nekrotisiert und zum Durchbruch kommt und aus diesen Wunden die Ödemflüssigkeit sickert. Diesen Ausgang soll man vermeiden, da er zu den schweren Gefahren einer erysipelatösen oder auch septischen Infektion führt. Man kann aber die grössten Ödemansammlungen und auch Wasseransammlungen in den Körperhöhlen durch Punktionen der Haut der unteren Extremitäten zur Entleerung bringen.

Die gebräuchlichen Methoden sind zunächst die Punktion mit Troikarts. Von Sauthey wurden kleine Hohlnadeln angegeben, die, in die Haut eingestochen, ein allerdings nur langsames Abtropfen der Flüssigkeit ermöglichen und sich leicht verstopfen. Curschmann hat ähnliche aber grössere Troikarts angegeben. Diese bestehen aus einer an ihrem unteren Ende mehrfach durchlochten Röhre, in welche ein Spitzdorn passt. Die Röhre wird über den Dorn gestreift und mit ihm zusammen in die vorher wohl desinfizierte Haut eingestochen, nach Zurückziehen des Dornes bleibt die Kanüle liegen. Man kann über die äussere Mündung einen mit steriler physiologischer Kochsalzlösung gefüllten, keimfrei gemachten Gummischlauch ziehen, das Ende des Gummischlauches befindet sich unter dem Spiegel einer in einem tiefer stehenden Gefäss befindlichen Kochsalzlösung, so dass eine heberartige Ansaugung entsteht. Die Kanüle befestigt man mit Heftpflasterstreifen. Man kann auch einige Einschnitte in die gut desinfizierte Haut auf dem Fussrücken machen, die dann mit einem sterilen Verband von hydrophiler Watte oder Holzwolle verbunden werden. Wir bedienen uns gewöhnlich des folgenden Verfahrens: Die wohl desinfizierten Unterschenkel werden mit zahlreichen Einstichen vermittelst eines Troikart-Stiletts, namentlich an der äusseren Seite, rasch punktiert, indem man nur die Spitze des Stiletts einstösst. Man kann so an jedem Bein 30 und mehr solcher kleinen Wunden setzen. Unmittelbar nach dem Eingriff beginnt reichlich Ödemflüssigkeit aus den kleinen Hautwunden sich zu entleeren, der nur wenig Blut beigemengt ist. In wenigen Stunden wird aus diesen Hautöffnungen eine grosse Menge von Flüssigkeit ausgeschieden, die man entweder in sterilem Holzwollverband über einem Sublimatumschlag auffangen oder einfach abfliessen lassen kann, wobei der Kranke in halbsitzender Lage die mit aseptischem Umschlag versehenen Füsse in ein sterilisiertes Metallbecken stellt. In 2 bis 3 Tagen sind solche Kranke von den Ödemen und den Wasseransammlungen in den Körperhöhlen meist ganz befreit und es dauert oft lange Zeit, bis sich von neuem wieder Flüssigkeit ansammelt, namentlich wenn, was oft der Fall ist, nunmehr Herzmittel und Diuretika, vor allen Dingen die Digitalis, wieder wirksam werden. Die kleinen Hautwunden verheilen nachher sehr rasch. Da die Ödeme ein bedeutendes Kreislaufhindernis darstellen, so wird durch ihre Entfernung die Herzarbeit erleichtert. Von Curschmann sind für besondere Fälle noch Drainagekapseln angegeben, welche einen abnehmbaren Deckel haben und mit der offenen Seite auf die Haut gesetzt werden. Nachdem der Deckel abgenommen ist, werden von oben einige Hautschnitte gemacht, der Deckel wird aufgesetzt und mit einem Hebersystem verbunden. Diese sollen, wenn sie gut und fest mit dem flachen Rande auf der Haut aufsitzen, die Wunde vor Unreinigkeiten schützen. Zu demselben Zwecke kann man Trichter verwenden. Mir fehlt über diese Anwendung eigene Erfahrung, man wird aber dieses etwas komplizierte und oft schwer exakt durchführbare Verfahren kaum nötig haben. Durch wiederholte Hautpunktionen kann man nicht nur die Beschwerden der Kranken auffallend lindern, sondern hat begründete Hoffnung, auch das Leben länger erhalten zu können. In einzelnen Fällen, bei denen diese Punktion mehrfach wiederholt werden musste, waren die Kranken in den Zwischenzeiten monatelang beschwerdenfrei, zumal wenn nach Entleerung der Ödeme die Herzkraft sich heben liess. Meist kann man bei der Anwendung der Hautpunktion die mechanische Entleerung eines Hydrothorax und eines Aszites durch Punktion umgehen. Doch wird man bei starken Flüssigkeitsansammlungen in den Pleuraräumen, um die Kompressionserscheinungen der Lungen sofort zu heben, eine Punktion vornehmen müssen. Man muss, um den Eintritt eines Lungenödems zu vermeiden, die Flüssigkeit sehr langsam und nicht zu viel auf einmal ablassen. Dasselbe gilt für die Punktion eines Stauungs-Aszites.

Die kausale Behandlung der Herzinsuffizienz und die besonderen Indikationen einzelner organischen Erkrankungen.

Während die Behandlung der Herzinsuffizienz den früher geschilderten Gang im allgemeinen einzuhalten hat, erfordern die Ursachen, welche zur Insuffizienz geführt haben, häufig besondere Berücksichtigung. Um es gleich vorweg zu nehmen, wird man, wenn Lues vorliegt, welche zu Arterienerkrankung oder zur Erkrankung des Herzens selbst geführt hat, unter allen Umständen eine spezifische Behandlung einleiten müssen und kann damit hoffen, das Grundleiden günstig zu beeinflussen. Dass Intoxikationen und Infektionen, speziell fieberhafte Krankheiten, besonderer Massnahmen bedürfen, ergibt sich aus der Natur des einzelnen Leidens von selbst und muss als bekannt vorausgesetzt werden.

Überanstrengung des Herzens als Ursache der Herzmuskelinsuffizienz erheischt zunächst grösste Ruhe. Man lässt die Kranken unter Umständen wochenlang zu Bett liegen und beginnt vorsichtig mit den für die Behandlung der relativen Insuffizienz angegebenen Methoden.

Das Herz der Fettleibigen bedarf einer besonders vorsichtigen therapeutischen Überlegung. Nur bei jüngeren Menschen darf man, wenn die Kreislaufstörung noch im Beginn steht, energische Entfettungskuren vornehmen. Besteht der Verdacht, dass der Herzmuskel oder das Arteriensystem nicht mehr intakt ist, der in höheren Lebensaltern immer gerechtfertigt ist, so darf eine Entfettungskur nur mit grösster Vorsicht und sehr allmählich eingeleitet werden. Durch entsprechende Diät und langsame Steigerung der Körperbewegungen ist eine Abnahme der Körperfette herbeizuführen. Sind schon ausgesprochene Insuffizienzerscheinungen oder eine Angina pectoris vorhanden, so wird einer durchaus schonenden Behandlung zunächst der Vorzug zu geben sein. Die Diät ist so einzurichten, dass der Körperbestand zunächst gewahrt, aber nicht vermehrt wird und es ist nach den Grundsätzen der Behandlung der Herzinsuffizienz vorzugehen. Erst wenn das Herz gekräftigt und imstande ist, ausserwesentliche Arbeit zu leisten, geht man zur eigentlichen Entfettungskur über. Die Einschiebung von Karelltagen, d. h. Milchdiättagen, bewährt sich gerade in solchen Fällen sehr. Eine reine Milchernährung, wie sie Moritz vorschlägt, kann für kürzere Zeit ebenso wie eine Karellkur wohl durchgeführt werden, für längere Zeit ist sie in den meisten Fällen nicht möglich (S. 627). Besteht Arteriosklerose, so sind die für die Behandlung dieser massgebenden Grundsätze zu beachten. Eine Beschränkung der Flüssigkeitszufuhr ist in Fällen von Fettleibigkeit gewöhnlich von Vorteil (Epstein). Als Kurorte kommen für Fettleibige mit relativer Herzinsuffizienz besonders Marienbad, Kissingen, ferner auch Homburg und Karlsbad in Betracht.

Entfettungskuren sollen, namentlich wenn Symptome von seiten der Kreislauforgane vorliegen, nie schematisch vorgenommen werden, sondern sich dem Einzelfalle anpassen. Vor allen Dingen ist für genügende Eiweisszufuhr zu sorgen und die Kalorienzahl der Nahrung muss, obwohl wir nicht sicher wissen, wie viele der zugeführten Kalorien ausgenutzt werden, in ein bestimmtes Verhältnis zum Körpergewicht gebracht werden (S. 624).

Zu den Fettleibigen zählen gewöhnlich auch diejenigen Leute, welche durch übermässigen Biergenuss sich ihr Herzleiden zugezogen haben. Man wird hier vor allen Dingen den Genuss des schädlichen Getränkes verbieten, jedoch die an Alkohol gewöhnten Menschen nicht gleich vollständig zu Temperenzlern machen können. Ist umgekehrt die Ursache einer Herzmuskel-Insuffizienz in Ernährungsstörungen oder mangelhafter Übung der Körpermuskeln und damit der Herzkraft zu suchen, so wird man durch Hebung der Ernährung und vorsichtige Übung der Körpermuskulatur eine Kräftigung des Herzens in diesen besonderen Fällen unterstützen müssen.

Chronische Erkrankung der Atmungsorgane, welche zu Herzschwäche führen, müssen sorgfältig behandelt werden. Vor allen Dingen ist für Verhütung und rasche Heilung akuter Bronchitiden zu sorgen. Hier ist auch die Anwendung der Brunsschen Unterdruckatmung und des Bogheanschen Atmungsstuhles zu versuchen, besonders beim Vorliegen von Emphysem (S. 615). Pleuritischen Verwachsungen ist durch rechtzeitige Punktion von Exsudaten und durch Nachbehandlung mit Gymnastik vorzubeugen. Ebenso sind asthmatische Anfälle zu bekämpfen und zu erleichtern durch Sedativa. Die von Strümpell empfohlene Behandlung mit elektrischen Lichtbädern kann vorsichtig angewandt werden. Mitunter muss man bei akuten schweren Störungen durch Aderlass oder Abbinden der Glieder eine Entlastung des Venensystems in solchen Fällen herbeiführen. Die Freundsche Resektion der

Rippenknorpel kommt ferner als Behandlung des starren Thorax, einer häufigen Ursache des Emphysems, und damit der dadurch gesetzten Kreislaufstörungen hier in Betracht.

Ist eine Nephritis die Ursache der Herzmuskel-Insuffizienz, so wird in den diätetischen Verordnungen alles, was die Niere schädigt, vermieden werden müssen. Man soll die Diät nicht so einrichten, dass der Kranke geschwächt wird, sondern nur das Schädliche vermeidet. In erster Linie erfordert dabei der Zustand des Herzens Berücksichtigung. Man wird demnach nach den Grundsätzen der Behandlung der Herzinsuffizienz vorgehen. Bestehen Ödeme, so wird man eine kochsalzarme Kost bevorzugen aus den Seite 706 angegebenen Gründen, um eine Ausscheidung des retinierten Wassers zu erleichtern, doch wird man sich davor hüten müssen, dass die Kranken nicht wegen mangelnden Appetits bei einer solchen Kost unterernährt werden (v. Noorden). Die Diurese lässt sich mitunter durch Theobromin- und Theozin-Präparate in Gang bringen. Blutdrucksteigernde Mittel sind meist zu vermeiden, da bei Nephritikern wegen der schlechten Beschaffenheit der Gefässwände Neigung zu Blutungen besteht. Bei stark erhöhtem Blutdruck kommt eine Behandlung der chronischen Hypertension in Frage.

Die Behandlung der Endokarditis.

Tritt eine akute Endokarditis, die in der Regel eine Komplikation eines fieberhaften Gelenkrheumatismus ist, auf, so ist erstes Erfordernis das Einhalten absoluter Bettruhe. Der Kranke muss vor allen überflüssigen Bewegungen bewahrt werden, weshalb es auch notwendig ist, dass er ständig eine Pflegeperson um sich hat und von der Bettschüssel Gebrauch gemacht wird. Die Grundkrankheit ist weiter zu bekämpfen. Auch vor der Anwendung der Salizylpräparate braucht man, wenn ein Gelenkrheumatismus vorliegt, solange das Herz suffizient ist, sich nicht zu scheuen. Wichtig ist, das Salizyl dann in genügenden Dosen zuzuführen, am besten mit der doppelten Menge von Natr. bicarb. Bei Erwachsenen gibt man etwa 10 Gramm Natr. salicyl. in den ersten 24 Stunden. Gegen die Schmerzen und die erregte Herzaktion erweist sich die Applikation einer Eisblase auf die Herzgegend als nützlich. Doch ist es notwendig, um den durch das Gewicht ausgeübten Druck zu vermindern, die Blase an einen über das Bett gespannten Reifen oder sonst zweckmässig aufzuhängen, um so einen Teil des Gewichts von der Brustwand abzuhalten. Treten Erscheinungen von nachlassender Herzkraft auf, so ist mit Digitalismitteln einzugreifen. Etwa eintretende akute Herzschwäche wird am besten mit Strophantin intravenös behandelt. Eine genaue Inspektion des Rachens ist notwendig, um etwa dort bestehende Eiterherde aufzufinden und sind diese durch Spaltung und spätere Ausschälung der Mandeln zu entfernen; wie überhaupt bei jedem akuten Gelenkrheumatismus und jeder Endokarditis die Infektionsquelle, die sich in der Regel im Rachen befindet, aufzusuchen und unschädlich zu machen ist. Im weiteren Verlauf der Endokarditis kommt wesentlich Ruhe und erst nach mehrwöchentlichem Nachlass des Fiebers das Aufstehen in Betracht. Die Diät hat während des Fiebers möglichst flüssig oder breiig zu sein. Für Stuhl ist zu sorgen. Besonders wichtig ist der Schlaf, der am besten durch abendliche laue Abwaschungen, durch Adalin oder Brommittel, eventuell in Verbindung mit kleineren Gaben Pantopon, herbeizuführen ist. Bestehen stärkere Schmerzen, so ist Anwendung von Opiaten notwendig: Dionin oder Kodein und in schweren Fällen Pantopon oder Morphium.

Hat sich ein Herzfehler gebildet, so ist eine möglichst vollständige Kompensation herbeizuführen. In der Regel stellt sich schon nach wenigen Tagen der Beginn der Hypertrophie der mehr arbeitenden Herzabschnitte ein, was sich durch die Verstärkung der II. Töne andeutet. Als Nachkur empfiehlt sich dann eine Behandlung von übenden Methoden, vor allem Kohlensäurebäder, die zweckmässig in einem der bekannten Badeorte durchgeführt wird (S. 600).

Bei der schweren Form der septischen Endokarditis ist jede Therapie machtlos, wenn es nicht gelingt durch Entfernung der Infektionsquelle oder durch Anwendung von Antistreptokokkenserum ätiologisch einzuwirken. Am besten bedient man sich eines polyvalenten Serums, wie es von verschiedenen Fabriken, wie den Behringwerken, den Sächsischen Serumwerken und den Höchster Farbwerken hergestellt wird. Die Anwendung kolloider Silberlösungen, wie Kollargol oder besser Dispargen, ist zu versuchen. Im übrigen sind dieselben Grundsätze der Behandlung wie bei der akuten rheumatischen Endokarditis massgebend.

Die chronische septische Endocarditis lenta, mit der die rekurrierenden Endokarditis meist identisch ist, wird mit Ruhe und vor allem roborierender Diät behandelt. Da mitunter der Körper wohl durch in ihm sich bildende Immunitätskörper mit der Infektion fertig wird, so ist alles zu begünstigen, was die Körperkräfte hebt. Auch hier ist polyvalentes Streptokokkenserum zu versuchen. Der Anämie ist durch Eisen oder Kakodyl, letzteres in subkutanen Injektionen, entgegenzuwirken. Bei Herzschwäche ist die Behandlung der Herzinsuffizienz einzuleiten.

Hat sich nach Ablauf einer gutartigen Endokarditis ein Klappenfehler ausgebildet, so muss dessen Kompensation abgewartet werden, zu deren Herbeiführung Digitalismittel herangezogen werden können. Die Hauptsache ist aber wochenlange Bettruhe. 6—8 Wochen muss der Kranke ruhig gehalten werden. Ist er voll kompensiert, dann bedarf es keiner besonderen Behandlung, nur der Prophylaxe. Badekuren mit CO_2 Bädern sind dann günstig wirkend, nachher überflüssig. Eine etwa bestehende Anämie ist zu bekämpfen. Bronchitis ist zu verhüten. Während eine Mitralinsuffizienz ebenso wie eine Aorteninsuffizienz die Leistungsfähigkeit des Herzens oft wenig beeinträchtigen, ist dies bei der Mitralstenose anders. Da die Kompensation auf den muskelschwächeren Herzteilen dem linken Vorhof und meist auch dem rechten Ventrikel beruht, so sind Anstrengungen möglichst zu vermeiden. Bei der Aortenstenose kann die Leistungsfähigkeit gut erhalten sein, nur bei höheren Graden der Verengerung treten Störungen in der Herzdynamik ein. Alle kombinierten Klappenfehler verlangen dauernd Schonung, aber auch jeder Herzfehlerkranke ist dringend vor Überanstrengung zu hüten.

Aorteninsuffizienzen versagen bei Dekompensation oft auf Digitalis, während Mitralfehler bei muskulärer Insuffizienz meist gut ansprechen. Sind jene auf Lues zurückzuführen, so ist dies verständlich, da die luetische Erkrankung eine immer weiter fortschreitende ist. Hier ist, wie bei der luetischen Aortenerkrankung (s. diese), eine spezifische Therapie angezeigt.

Die Behandlung der Myokarditis.

Die Therapie einer akuten Myokarditis fällt im wesentlichen mit der der Endokarditis zusammen, mit der sie ja häufig verbunden vorkommt. Hat man berechtigten Verdacht, bei einer fieberhaften Erkrankung eine Komplikation mit Entzündung des Myokards anzunehmen, was sich durch Störung des Rhythmus durch anhaltende Tachykardie oder auch durch Unregelmässigkeiten, wie Extrasystolenarhythmie, Leitungsstörungen, auch vielleicht Vorhofflimmern, oder stark positiven Vagusdruckversuch anzeigen kann, so ist das Einhalten von Körperruhe noch dringender geboten, wie bei der Endokarditis. Mitunter entzieht sich die Myokarderkrankung jeder klinischen Feststellung. Es ist bei solchen Erkrankungen, bei denen erfahrungsgemäss eine Myokardschädigung häufig vorkommt, wie bei der Diphtherie, Pneumonie, dem akuten Gelenkrheumatismus u. a., wenn sich Labilität des Pulses namentlich beim Aufrichten zeigt, grösste Vorsicht geboten. Man lässt die Kranken eine lange Ruhekur durchmachen, bis man erwarten kann, dass die Krankheitsprozesse abgelaufen sind. Vor allem ist bei noch bestehendem Fieber jede vermeidbare Körperbewegung zu unterlassen, aber auch nach Entfieberung lange Zeit Ruhe zu halten. Auch hier kommt als Nachbehandlung eine übende Bäderbehandlung in Betracht, aber erst dann, wenn man, ohne dass Atemnot entsteht, dem Kranken schon einiges zumuten kann. Das Auftreten der Dyspnoe ist ein Warnungssignal und soll jedesmal zur möglichsten Ruhe mahnen.

Da die chronische Myodegeneratio auf Ernährungsstörungen einzelner Teile des Herzmuskels, die primär durch Gefässobliteration hervorgerufen werden, beruht, so kann ihre Behandlung nur eine rein symptomatische sein. Treten Insuffizienzerscheinungen auf, so müssen sie nach den erwähnten Grundsätzen behandelt werden.

Die Behandlung der Perikarderkrankungen.

Akute Perikarditis tritt selten für sich allein auf, sondern meist als Komplikation mit anderen fieberhaften Erkrankungen. Abgesehen von dem Gelenkrheumatismus sind es die Pneumonie, ferner die septischen Erkrankungen, die zu einer akuten Entzündung des Perikards führen. Weiter führen Pleuritiden oft zur Miterkrankung des Herzbeutels. Die Hauptursache einer chronischen Perikarditis ist die Tuberkulose. Die Pericarditis sicca, bei der ein grösserer Erguss nicht nachweisbar ist, wird behandelt wie die akute Endokarditis: Ruhe, Eisbeutel auf das Herz, eventuell beim Nachlassen der Herzkraft Digitalismittel, sind hier angezeigt. Als ableitende Methode ist eine Jodpinselung auf die Herzgegend gebräuchlich. Gegen die Schmerzen, die gerade bei dieser Affektion häufig recht quälend sind, geht man, wenn die Eisblase oder eventuell anzuwendende trockene Schröpfköpfe nicht genügend lindernd wirken, mit Opiaten vor, mit Dionin, oder wenn dies nicht wirkt, mit Morphium oder Pantopon. Eine Verschlechterung der Herzkraft ist durch diese Mittel nicht zu befürchten; im Gegenteil, es wird das Herz, wenn die Schmerzen nachlassen, allein schon durch die zentrale Einwirkung der Mittel ruhiger.

Bei eintretender Insuffizienz, die namentlich bei der häufigen Komplikation mit Myokarditis auftritt, sind die bei jener gebräuchlichen Mittel anzuwenden.

Die exsudative Perikarditis erfordert weitere Massnahmen. Wenn sich in der Perikardhöhle ein grösseres Exsudat nachweisen lässt, was sich durch Vergrösserung der Dämpfung, durch Erscheinungen von Kompression im linken Unterlappen der Lunge, ferner durch Nachlassen des Reibegeräusches anzeigt, so erhebt sich die Frage, ob das Exsudat entfernt werden soll.

Ein eitriges Exsudat ist sofort zu entfernen, und zwar unterliegt es der chirurgischen Behandlung. Bei serösen Exsudaten kommt es auf die klinischen Erscheinungen am Herzen an. Kleinere Exsudate brauchen nicht punktiert zu werden. Es gelingt ja doch nicht, durch eine Punktion ein Exsudat restlos zu entfernen. Bei grösseren Exsudaten hängt die Indikation vom Verhalten des Herzens ab. Im allgemeinen zeigt die Erfahrung, dass selbst grosse Exsudate sich oft überraschend schnell aufsaugen. Wer solche Kranke mit perikardialem Exsudat aufmerksam verfolgt, wird es gewöhnlich erleben, dass, wenn man sich zur Punktion entschliesst, schon die Wendung nahe ist. Gewöhnlich tritt ein wirklich bedrohlicher Zustand für das Herz nicht ein. Dies ist durchaus verständlich, wenn man sich die anatomische Lage des Exsudats vorstellt. Der Herzbeutel bietet sehr viel Raum, namentlich nach rückwärts hin, so dass schon ganz erhebliche Mengen sich dort ansammeln können, bevor sie einen positiven Druck auf das Herz ausüben (S. 382).

Im allgemeinen gibt es nur zwei Indikationen zur Punktion. Die erste ist die, wenn durch die Grösse des Exsudats die Gefahr eines akuten Versagens des Herzens durch Behinderung der diastolischen Füllung herbeigeführt wird. Wenn das Exsudat sich rasch ansammelt und einen gewissen Druck auf das Herz ausübt, so hindert es die diastolische Erweiterung und Füllung des Herzens mehr und mehr. Die Folge davon ist, dass der Puls kleiner wird. Das Herz wird, da es durch die Zahl der Systolen die geringere Füllung der einzelnen zu kompensieren trachtet, auch beschleunigt. Also eine innerhalb kurzer Zeit sich entwickelnde Pulsbeschleunigung und damit verbundenes Kleinerwerden des Pulses gibt eine Indikation zur Entfernung des Exsudats ab.

Die zweite Indikation ist dann gegeben, wenn ein Exsudat allzulange bestehen bleibt und keine Neigung zur spontanen Resorption zeigt. Letzteres kommt sehr selten vor.

Es erhebt sich die Frage, ob eine einfache Punktion oder eine Perikardiotomie vorgenommen werden soll. Jedenfalls hat jedem Eingreifen eine Probepunktion vorauszugehen.

Die Punktion des Herzbeutels ist, obwohl sie meist günstig abläuft, nicht ohne Gefahr. Man kann vor allen Dingen das Herz selbst durch die Punktionsnadel verletzen, was, wenn man den linken Vorhof oder das linke Herzohr trifft, von grosser Gefahr werden kann. Andererseits ist eine Verletzung der Art. mammaria interna, welche meist etwa 2 cm links oder rechts vom Brustbeinrand verläuft, ein gefährliches Ereignis. Bei abnormem Verlauf dieser Arterie kann es trotz aller Sorgfalt zu ihrer Verletzung und damit zur Verblutung kommen.

Eine Eröffnung der Pleurahöhle durch den Punktionsstich wurde früher sehr gefürchtet, doch ist sie nicht von grossem Belang, abgesehen bei eitrigem Exsudat. Aber bei diesem wird man, wenn es durch Probepunktion sicher gestellt ist, sowieso nicht punktieren, sondern chirurgisch vorgehen.

Die Stelle an welcher eine Punktion ausgeführt werden soll, muss innerhalb der absoluten Dämpfung liegen. Die Wahl des Ortes wird von den einzelnen Autoren verschieden angegeben. Am meisten empfehlenswert ist eine Stelle am linken Rande der Dämpfung ausserhalb der Mamillarlinie. Hier wird man am wenigsten Gefahr laufen, das Herz selbst zu treffen, und wenn man es trifft, so ist es der muskelstarke linke Ventrikel, dessen Wand nicht leicht durchstochen wird. Ebensowenig kommt man dort in Gefahr die Mammaria interna zu verletzen. Durch Röntgenuntersuchung kann man sich leicht über die Ausdehnung des Exsudats unterrichten. Man punktiert im 4. oder 5. Zwischenrippenraum. Nach Curschmann kann man auch vom Rücken aus links von der Wirbelsäule punktieren, wenn dort durch eine Dämpfung sich die Lage des Exsudats anzeigt.

Sehr häufig bestehen neben den perikardialen auch pleuritische Exsudate, die entweder durch dieselbe Punktion oder durch eine zweite zu entfernen sind.

Die Punktion wird mit einem nicht zu dünnen Troikart ausgeführt, nachdem man vorher die wohldesinfizierte Hautstelle, die man durchstechen will, durch Ätherspray oder Schleichsche Infiltration anästhesiert hat. Ein kleiner Hautschnitt erleichtert das Eindringen des Troikarts. Man sticht langsam nach innen und oben ein und je nach der Grösse des Panniculus adiposus etwa 2—4 cm tief. An dem Troikart befestigt man einen Gummischlauch, dessen Ende in ein Gefäss mit steriler Kochsalzlösung versenkt wird. Ein Ansaugen des Exsudats darf nicht stattfinden. Ist das Exsudat gross, so lässt man in kurzen Unterbrechungen langsam immer wieder kleine Mengen ab unter Kontrolle des Pulses, um dem Herzen Gelegenheit zu geben, sich den veränderten Druckverhältnissen anzupassen. Wenn das Exsudat abgelaufen ist, so wird der Troikart schnell herausgezogen. Macht man vorher einen Hautschnitt, so empfiehlt es sich, die Haut beim Einstechen des Troikarts so zu verziehen, dass nach dem Herausziehen des Troikarts Muskel- und Hautwunde sich nicht decken. Dies verhindert ein Nachsickern des Exsudats.

Die Gefahren der Punktion sind: 1. das Herz anzustechen, 2. die Mammaria interna zu verletzen. Ersteres erkennt man daran, dass aus der Kanüle Blut sich entleert. Dann muss der Troikart sofort herausgezogen, das Herz freigelegt und genäht werden, sonst füllt sich der Herzbeutel mit Blut und das, was man durch die Punktion verhindern wollte, tritt ein. Durch den steigenden Druck im Herzbeutel wird die diastolische Erweiterung des Herzens verhindert.

Kommt erst beim Herausziehen aus der Troikarthülse Blut, oder blutet die Punktionsstelle stark nach und entsteht eine Blutbeule an der Punktionsstelle, so kann eine Verletzung der Mammaria interna vorliegen. Auch dies erheischt einen operativen Eingriff und Unterbindung des verletzten Gefässes.

Es ist für jeden verantwortlich denkenden Arzt unheimlich im Dunklen zu arbeiten, wie es bei einer solchen Punktion der Fall ist. Noch unheimlicher wird es dann, wenn man weiss, dass ein unglücklicher Zufall eine sofortige technische Schwierigkeit bietende und lebensgefährliche Operation erfordern kann. So erhebt sich die Frage, ob nicht die Perikardiotomie, d. h. die Eröffnung des Herzbeutels durch einen Schnitt vorzuziehen ist. Bei letzterem Vorgehen ist eine schwerere Verletzung oder gar eine tödliche Komplikation des Eingriffes gänzlich ausgeschlossen; abgesehen davon, dass alle Hilfsmittel für eine etwa notwendige weitere Operation in solchen Fällen bereit stehen.

Perikardiale Verwachsungen können ebenfalls einen operativen Eingriff erfordern, wenn sie zu Behinderung der Herztätigkeit führen: Ist das Herz durch Schwarten gewissermassen eingemauert und mit dem knöchernen Thorax fest verbunden, das Mediastinum ebenso fixiert, so erwächst ihm daraus eine grössere Arbeit. Es muss bei der Systole Teile der Brustwand mitbewegen, die bei der Diastole federnd vorschnellen. Eine einfache Concretio pericardii ohne Fixierung des Herzbeutels an der vorderen Thoraxwand wird vom Herzen symptomlos ertragen und ist ja in der Regel diagnostisch nicht festzustellen. Eine stärkere Schwartenbildung kann aber durch die damit verbundene mechanische Überlastung des Herzens schliesslich eine Kreislaufinsuffizienz zustande bringen. Die Kammermuskeln kommen zum Versagen, da sie die durch die Verwachsung bedingte andauernde Mehrarbeit nicht leisten können. Es kommt zu Atemnot, Ödemen, Leberschwellung und Ergüssen in die Körperhöhlen.

In solchen Fällen kann ein chirurgisches Eingreifen grosse Besserung bringen. Brauer hat ein solches zuerst empfohlen und unter dem Namen Kardiolysis ausführen lassen. Bei der Operation werden die 4., 5. und 6. Rippe von der Brustwarzenlinie bis zum vorderen Ansatz des Sternums freigelegt und aus jeder Rippe ein Stück entfernt, welches knapp vom Brustbein bis etwas über die Brustwarzenlinie hinausragt. Das Periost wird an der vorderen Fläche abgetragen, an der Rückfläche kann es stehen bleiben, da die Befürchtung, dass von dort aus eine Knochenneubildung das Resultat der Operation gefährden könnte, nicht eingetroffen ist. Es bilden sich die Rippenknochen nur teilweise wieder neu, der Knorpel überhaupt nicht. So wird an Stelle der mehr oder weniger starren knöchernen Thoraxwand ein elastisches Fenster gesetzt und die Herzarbeit dadurch ausserordentlich erleichtert.

Es kommt für das Endresultat natürlich darauf an, in welchem Zustande sich der Herzmuskel zur Zeit der Operation befindet. Hatte er noch genügend Reservekraft, so kann der Erfolg der Operation ein dauernd guter sein. War er schon völlig erschöpft, so ist natürlich die Prognose schlechter.

Auch bei Verziehung des Mediastinums nach rechts und Einbettung des Herzens in Schwarten kann durch eine rechtsseitige Kardiolysis Erleichterung geschaffen werden, wie mich ein Fall in meiner Klinik lehrte.

Die Behandlung der Herzunregelmässigkeiten.

Da Unregelmässigkeiten des Herzschlages nicht nur bei organisch Herzkranken, sondern auch bei Leuten vorkommen, deren Herz keinerlei Zeichen einer organischen Erkankung erkennen lässt und die als einziges pathologisches Kreislauf-Symptom dann gefunden werden, so tritt oft die Frage an den Arzt heran, sie zu beseitigen. Ist das Herz insuffizient, so verschwinden die Arhythmien in der Regel mit Wiederherstellung der Kompensation. Ist dies aber nicht der Fall, so geben die Unregelmässigkeiten eine besondere Indikation für die Therapie ab. Leider ist eine solche noch nicht voll ausgebaut, doch kennen wir manche wirksame Behandlungsmethoden.

Die respiratorische Arhythmie bedeutet nichts Krankhaftes und bedarf keiner besonderen Behandlung. Ablenkung, auch Körperbewegungen und sonstige durch Vaguseinflusslähmung pulsbeschleunigende Mittel, wie Atropin, bringen sie zum Verschwinden. Deshalb bedarf es nicht der Empfehlung von Ruhe, sondern im Gegenteil damit Behaftete sollen sich beschäftigen. Ruhe, ist sogar schädlich, denn gerade in der Ruhe treten die Vaguseinflüsse, welche sie hervorbringen, mehr hervor. So wird man Menschen, die respiratorische oder sonstige Sinusarhythmien zeigen, nicht als Herzkranke zu behandeln haben. Liegt Anämie oder Nervosität vor, so ist diese zu bekämpfen. Die Herzbewegungsstörung selbst gibt keine Indikation für eine besondere Behandlung ab. Dasselbe gilt für Sinustachy- und Bradykardien.

Da Extrasystolien einen recht lästigen Zustand für den Kranken darstellen, so tritt namentlich in der ärztlichen Sprechstunde recht oft die Aufgabe heran, diese zum Verschwinden zu bringen. Bei organischen Erkrankungen gehen sie mit der Besserung der Herztätigkeit in der Regel wieder zurück, aber auch bei Gesunden pflegen Extrasystolen gewöhnlich nur zu gewissen Zeiten gehäuft aufzutreten, vor allem scheint nervöse Übererregbarkeit dazu zu führen. Angstzustände vermehren die Neigung zur Extrasystolie. Auch hier ist ängstliche Ruhe nicht am Platze, im Gegenteil oft wirken sogar mächtige Körperbewegungen dabei nützlich. Auch brauchen solche Kranke nicht ängstlich vom Alkohol und Tabak gänzlich ferngehalten zu werden, wenngleich jedes Übermass hier schädlich wirken kann. Selbstverständlich wird man die Ursache, wenn eine solche erkennbar oder wahrscheinlich ist, abzustellen suchen. Nicht selten treten Extrasystolien bei starken Rauchern auf, denen man dann den Tabakgenuss reduzieren muss. Nervöse Kranke wird man entsprechend behandeln. Liegen Erkrankungen anderer Organe, besonders des Verdauungstraktus vor, so müssen diese behandelt werden. Sexuelle Exzesse sind zu verhüten.

Als innere Mittel werden bei Extrasystolen vielfach Baldrian- und Brompräparate empfohlen. Liegt allgemeine Nervosität vor, so sieht man mit der beruhigenden Wirkung dieser Mittel auch die Extrasystolen vorübergehen. Wenckebach empfiehlt Strychnin in Dosen von 1—2 mg täglich. Nach Strychninmedikation habe ich selbst häufig guten Erfolg gesehen. Ich kombiniere es stets mit Chinin und von dieser Kombination habe ich recht hartnäckige Fälle von frequenten Extrasystolen sich rasch bessern gesehen. Digitalis in grösseren Dosen ist jedenfalls nicht angebracht. Bei der Digitalismedikation sehen wir ja bei besonders empfindlichen Kranken Extrasystolenbigeminie auftreten. Dagegen sind kleine Dosen, verbunden mit Chinin und Strychnin, mitunter von guter Wirkung. Da Digitalis in kleinen Dosen die Reizbarkeit des Herzens herabsetzt (Brandenburg), so ist auch experimentell diese Verordnung gerechtfertigt. Nach Hecht wirkt auch Physostygmin günstig. Ich habe öfter von kleinen Dosen Strophantustinktur Günstiges gesehen, zumal wenn sie mit Strychnin und Chinin kombiniert waren.

Anfälle von Herzjagen stellen für die Behandlung zweierlei Indikation. Die erste ist, einen bestehenden Anfall abzukürzen, die zweite, der Wiederkehr der Anfälle vorzubeugen. Zur Abkürzung der Anfälle sind solche Methoden geeignet, welche den Vagus erregen. So gelingt es öfter, durch Druck auf den rechten oder linken Vagus den Anfall plötzlich zu beenden. Noch sicherer wirkt bei vielen Kranken die Anstellung des Valsalvaschen Versuchs: Tiefes Einatmen und Pressen mit geschlossener Glottis. Ich kenne mehrere Kranke, die ihre Anfälle dadurch Jahre lang, wenn sie gleich zu Beginn eines solchen das Verfahren anwandten, sofort beenden konnten. Es hat den Anschein, als ob die Abkürzung ausgebildeter Anfälle zugleich die Anfälle seltener macht, während wenn die Anfälle austoben können, sie um so leichter wiederkehren. So liegt es auch im Interesse der Beseitigung und Verhinderung der Anfälle, jeden einzelnen möglichst abzukürzen. Als weitere Mittel zur Abkürzung der Anfälle sind empfohlen: Tiefes Niederhocken, was zur Kompression der Unterleibsgefässe führt, ferner Kitzeln im Halse bis zur Erregung von Würgen und Erbrechen (Pal),

Herabhängenlassen des Oberkörpers aus dem Bett, so dass der Kopf tief liegt (Rosenstein). Auch durch Abführmittel herbeigeführte starke Darmentleerungen beenden den Anfall mitunter (Wenckebach). Beim Auftreten von Ruktus oder von Gähnen hört oft der Anfall auf. Mitunter auch verschwindet er bei der Galvanisation am Halse, wie ich es in zwei Fällen erlebte. Da die Anfälle eine Analogie mit dem Auftreten von Extrasystolen haben, so habe ich in der Zwischenzeit häufig Strychnin und Chinin in kleinen Dosen nehmen lassen, jedenfalls sind häufig die Anfälle danach seltener geworden.

Auch hier gilt es, den Kranken psychisch zu beruhigen, da offenbar psychische Erregungen das Auftreten der Anfälle begünstigen. Von der Digitalis habe ich nicht den oft erwähnten günstigen Erfolg gesehen, wenigstens bei gesunden Herzen nicht; auch nicht von den von Volhard empfohlenen intravenösen Strophantininjektionen. Ich habe sie in meiner Klinik bei gesunden und kranken Herzen wiederholt gemacht, ohne dass der Anfall darauf reagierte. Im Anfall selbst wirkt eine Eisblase auf das Herz und ruhige Lage oft günstig. Hält trotzdem der Anfall längere Zeit an, so verschwindet er manchmal, sobald die Kranken aufstehen und umhergehen, ebenso wie er, wenn er im Umhergehen auftritt, beim Niederlegen verschwindet. Kennt man die Schädlichkeiten, welche vermutlich den Anfall auslösen — besonders kommt da Nikotinabusus in Frage — so muss man sie abstellen.

Einfache Überleitungsstörungen, die mit Allorhythmie verbunden sind, bestehen in der Regel nur kurze Zeit, wenigstens habe ich noch nie einen Fall andauernder einfacher Überleitungsstörung gesehen. Sie bedürfen deshalb keiner speziellen Behandlung. Gegenüber dem ausgebildeten Herzblock sind wir machtlos, wenn er, wie gewöhnlich, durch organische Ursachen hervorgerufen wird. Kann man ursächlich einwirken, dies ist wohl nur bei luetischen Erkrankungen der Fall, so wird man eine spezifische Kur einleiten. Die Digitalis ist im allgemeinen nicht indiziert, da sie die Überleitung verschlechtert, wohl durch ihre zentrale Vaguswirkung. Doch habe ich sowohl wie auch Tabora von kleinen Dosen mitunter guten Erfolg gesehen. Atropin ist in den Fällen angezeigt, in denen die Leitungsstörung durch zentrale Ursachen hervorgerufen wird. Es gelingt dann, durch Ausschaltung des Vaguseinflusses die Leitung zu verbessern und die Kammern zu schnellerem Schlagen zu bringen. Tabora empfiehlt Atropin mit Digitalis zu verbinden. In schweren Fällen von Adams-Stokesscher Krankheit hat sich Sauerstoffatmung bewährt. Jedenfalls ist bei Kranken mit dauernder Leitungsstörung die Lebensweise so zu regeln, dass stärkere Anstrengungen vermieden werden, da die automatisch schlagende Kammer dem Einfluss der Herznerven entzogen ist und bei erhöhten Ansprüchen nicht kompensatorisch folgen kann. Ebenso sind Exzesse jeglicher Art zu meiden. Bei ruhiger Lebensweise können die Kranken ihr Leiden lange ertragen, dagegen kann eine einmalige Überanstrengung plötzlichen Herzstillstand herbeiführen.

Das Vorhofflimmern und Flattern ist in der Regel ein dauernd bestehender Zustand. Seltener kommt es in Anfällen vor. Da die Ursache noch nicht sicher bekannt ist, so kann eine kausale Therapie nicht eingreifen. Da die Herztätigkeit durch das Flimmern geschädigt wird, so muss man versuchen, es möglichst zu beseitigen, vor allem aber eine allzu frequente Kammertätigkeit zu beruhigen. Bei schneller absoluter Unregelmässigkeit des Pulses ist zunächst die Anwendung der Digitalis zu empfehlen. Mackenzie gibt sogar an, dass die Digitalisbehandlung nur in damit komplizierten Fällen vor Herzinsuffizienz einen guten Erfolg verspricht. Hier ist besonders die chronische Verabreichung der Digitalismittel angezeigt. Man gibt sie täglich oder in kurzen Pausen in kleinen Dosen von etwa 0,1 pro die oder weniger. Die Befürchtung, dass dadurch eine Digitalisgewöhnung oder eine Kummulation des Mittels auftreten könne, ist durch die Erfahrung als unberechtigt erwiesen. Ich selbst habe Kranke mit Vorhofflimmern Jahre hindurch Digitalis in kleinen Dosen nehmen lassen, meist verbunden mit Koffein, ohne jemals eine nachteilige Wirkung gesehen zu haben. Gelingt es, die Pulsfrequenz dauernd zwischen 60 und 80 zu halten, so ist dies für die Kranken von grossem Vorteil. Sie werden leistungsfähiger, Druck und Beklemmung schwinden, das Herz ruht sich in den längeren Diastolen besser aus und wird so in seiner Kraft geschont. Mitunter wird der Puls unter Digitalisgebrauch wieder regelmässig, doch ist dies ein seltener Glücksfall. Die Digitalis hemmt das Leitungsvermögen im Überleitungssystem; dadurch kommen die zahlreichen Flimmerreize, die vom Vorhof ausgehen, seltener zur Wirkung. Vielleicht auch setzt es die Erregbarkeit der kontraktilen Muskulatur herab. Nimmt man die Digitalisdosen zu hoch, so entsteht gerade in diesen Fällen leicht die echte Bigeminie. Selbst vollständige Blockierung der Kammern kann eintreten und dadurch der automatische langsame Kammerrhythmus. Edens nimmt an, dass ein zu hoher Kalziumgehalt des Blutes die zur Bigeminie führende Digitalisüberempfindlichkeit bedinge.

Dieselbe Behandlung gilt für Vorhofflattern, in dem wir nur einen anderen Grad derselben Störung sehen.

Neuerdings wird beim Vorhofflimmern von Wenckebach das Chinin empfohlen. Namentlich in Fällen, in denen das Vorhofflimmern erst kurze Zeit besteht, oder in Anfällen auftritt, wirkt das Chinin günstig ein, so dass das Flimmern einer regelmässigen Herztätigkeit Platz macht. Eine Dosis von 1 g Chinin bringt dies mitunter zustande, und damit können Erscheinungen von Kreislaufinsuffizienz verschwinden. Besteht eine organische Erkrankung des Herzens, wie ein Klappenfehler, und zeigen sich Erscheinungen von Dekompensation, so sind doch Digitalisgaben in der für die Behandlung der Herzinsuffizienz gebräuchlichen Art notwendig. Das Chinidin wirkt nach Frey ebenfalls günstig auf das Flimmern ein und vermag es in manchen Fällen aufzuheben. Auch v. Bergmann berichtet günstige Wirkung dieses Mittels und eigene Erfahrungen haben sie in mehreren Fällen bestätigt. Leider ist der Erfolg bei länger bestehendem Flimmern gewöhnlich kein dauernder. Die Dosis ist hier 3 mal 0,2—0,4 pro die.

Mitunter verschwindet das Vorhofflimmern, auch wenn es Jahre lang bestand, wenn man die Ursache entfernen kann. So sah ich in einem Fall, den Jores aus meiner Klinik mitgeteilt hat, in dem bei einer Kropfkranken absolute Unregelmässigkeit des Pulses bestand, nach operativer Entfernung des Kropfes den Puls wieder vollkommen regelmässig werden. Die bis dahin durch die Arhythmie des Herzens stark gestörte Kranke, die ein fast völlig untätiges Leben führte, wurde nachher wieder leistungsfähig und dieser Zustand besteht jetzt schon 5 Jahre.

Die alternierende Herztätigkeit bedarf keiner besonderen Behandlung. Da sie nur bei frequenter Herzaktion auftritt, so verschwindet sie gewöhnlich, wenn diese verlangsamt wird. Es gibt hier immer das Grundleiden die Indikation für die Behandlung ab. Bei hohem Blutdruck wird man versuchen, durch Ruhe und sonstige Mittel ihn herabzusetzen. Dadurch wird das Auftreten des Alternans verhindert. Beim Auftreten des Alternans bei insuffizientem Herzen wird es durch Digitalisanwendung gewöhnlich sofort beseitigt.

Literatur.

Bauer, Beiträge zur klinischen Konstitutionspathologie. Deutsch. Arch. f. klin. Med. Bd. 26. 1918. S. 196.

Bamberger, Lehrbuch der Herzkrankheiten. Wien 1857.

Braun, L., Therapie der Herzkrankheiten. Wien-Berlin 1903.

Broadbent, Herzkrankheiten mit besonderer Berücksichtigung der Prognose und der Therapie. Deutsch von Kernfeld. Würzburg 1902.

Dusch, v., Lehrbuch der Herzkrankheiten. Leipzig 1868.

Edens, Die Digitalisbehandlung. Berlin-Wien 1916.

Eppinger, Zur Pathologie und Therapie des menschlichen Ödems. Berlin 1917.

Epstein, Über Wasserentstehung und anstrengende Muskelbewegungen bei Fettsucht, Fettherz, Kraftabnahme des Herzmuskels. Wiesbaden 1885.

Fränkel, Alb., Über Digitalistherapie. Erg. d. inn. Med. I. 1908.

— Chronische Herzinsuffizienz und intravenöse Strophantin-Therapie.

Fränkel, Vorlesungen über die Krankheiten des Herzens. Berlin 1881.

Friedrich, Krankheiten des Herzens (Virchows Handb. Bd. 5). Erlangen 1861.

Groidel, Die physikalische Behandlung der Erkrankungen des Zirkulationsapparates. Erg. d. inn. Med. etc. Bd. 9.
Herz, Über Herzkrankheiten. Berlin u. Leipzig (Perley) 1912.
Hoffmann, Aug., Die Behandlung der Herzinsuffizienz. Deutsche med. Wochenschr. 1905. Nr. 18.
— Krankheiten der Kreislauforgane in Schwalbes Irrtümer der Diagnostik und Therapie. Leipzig 1919.
Huchard, Six leçons sur les maladies du coeur. Paris 1867.
— Traité clinique des maladies du coeur et de l'Aorte. Paris 1899.
— Die Krankheiten des Herzens und ihre Behandlung. Deutsch v. F. Rosenfeld. Leipzig (Barth) 1909.
Jakob, Über die Bedeutung der Karellkur bei der Beseitigung schwerer Kreislaufstörungen. Münch. med. Wochenschr. 1908. Nr. 16 u. 17.
Jaschke, Ehe bei herzkranken Mädchen. Münch. med. Wochenschr. 1910. Nr. 47.
Jores, Vorübergehen der P. irreg. prop. auf Grund einer thyreotox. Störung Zentralbl. f. Herzkrankr. 1915. S. 77.
Krehl, Zur Kenntnis des Digitalisgebrauches und des Wasserwechsels. Deutsch. Arch. f. klin. Med. Bd. 128. 1919. S. 165.
— Die Erkrankungen des Herzmuskels. 2. Aufl. Wien. u. Leipzig 1913.
Mackenzie, Lehrbuch der Herzkrankheiten. Deutsch von Grote. Berlin (Springer) 1910.
Mende, Über den Wert des Dyspnons bei Angina pectoris und verwandten Zuständen. Zentralbl. f. ges. Med. 1906. Nr. 24.
Meyer, Art., Die Digitalistherapie. Jena 1912.
Philipp, Die Kenntnis von den Krankheiten des Herzens. Berlin 1856 (Hirschwald).
Plaskuda, Untersuchungen über das Binden der Glieder etc. Deutsch. Arch. f. klin. Med. 1904. Bd. 80. S. 492.
Romberg, Über Digitalis. Münch. med. Wochenschr. 1913. Nr. 1.
— Lehrbuch der Krankheiten des Herzens und der Blutgefässe. Stuttgart 2. Aufl. 1901.
Rosenbach, Herzkrankheiten. Berlin-Wien 1899.
— Die Krankheiten des Herzens. Wien u. Leipzig 1897.
Saar, v., Ärztliche Behelfstechnik. Berlin (Springer) 1918.
Sec, Germain, Klinik der Herzkrankheiten. Deutsch von Max Salomon. Hamburg u. Leipzig 1890.
Sippel, Therapeutisches Taschenbuch der Herzkrankheiten. Berlin 1910 (Kornfeld).
Sittmann, Erkrankungen des Herzens und der Gefässe. Phys. Ther. in Einzeldarstellungen. Stuttgart 1907
Stokes, Die Krankheiten des Herzens und der Aorta. Deutsch von Lindwurm. Würzburg 1855.
Strassburger, Hydro- und Thermotherapie in Krause u. Garrée, Lehrbuch d. Ther. inn. Krankh. Jena 1911.
Strauss, Die Nephritiden. Wien-Berlin 1916.
Traube, J., Über die Behandlung der kardialen Dyspnoe und des kardialen Asthma. Beitr. Bd. 3. S. 211 u. a. and. Stellen in Beitr. 1 u. 2.
Volhard u. Fahr, Die Brightsche Nierenerkrankung. Berlin 1913.
Wenckebach, Die unregelmässige Herztätigkeit. Leipzig-Berlin (Engelmann) 1914.
— Über Chinin als Herzmittel. Berl. klin. Wochenschr. 1918. Nr. 22.

Ziemssen, Handbuch der Krankheiten des Zirkulationsapparates. 2. Aufl. Leipzig 1879. VI. Bd. d. Handb. d. spez. Path. u. Ther.

Die weitere Literatur ist im Abschnitt: Allgemeine Therapie angegeben, sowie im Kapitel: Die unregelmässige Herztätigkeit.

Entfernung der Ödeme.

Borgherini, Die mechanische Behandlung der Ödeme d. Herzkrankheiten. Deutsch. Arch. f. klin. Med. Bd. 61. S. 624.

Curschmann, Zur mechanischen Behandlung der Hautwassersucht. Ther. Monatshefte 1804. März. S. 85.

Eppinger, Zur Pathologie und Therapie des menschlichen Ödems. Berlin 1917.

Ewald, Über Massendrainage. Berl. klin. Wochenschr. 1897. Nr. 25. S. 545.

Fürbringer, Zur mechanischen Behandlung des Hautödems. Deutsch. med. Wochenschr. 1899. Nr. 1 a.

— Über die Behandluug der Hydrops. Deutsch. med. Wochenschr. 1890. Nr. 12.

Gerhardt, Über Einstiche in das Unterhautbindegewebe. Deutsch. med. Wochenschr. 1892. Nr. 7.

— Zur Behandlung der Hautwassersucht. Münch. med. Wochenschr. 1894. Nr. 50.

Glax, Über den Einfluss der Faradisation der Bauchmuskulatur auf Resorption und Harnausscheidung. Deutsch. Arch. f. klin. Med. Bd. 22. S. 611.

Krönig, Über operative Behandlung der Hautwassersucht. Verhandl. d. Kongr. f. inn. Med. 1897. S. 555.

Quincke, Über den Druck in Transsudaten. Deutsch. Arch. f. klin. Med. Bd. 21. S. 458.

Straub, Die Trichterdrainage. Eine Methode zur operativen Entleerung von Hautödemen. Zentralbl. f. klin. Med. 1882. Nr. 25.

Ziemssen, Die Punktion des Hydrothorax. Deutsches Arch. f. klin. Med. Bd. 5. S. 457.

Die Behandlung der Gefässerkrankungen.

Behandlung der Gefässinsuffizienz.

Bei der Therapie der in den Gefässen primär einsetzenden Kreislaufstörungen ist vom Standpunkt der Funktionsstörung zu unterscheiden, ob jene durch eine pathologische allgemeine oder umschriebene Erweiterung oder Verengerung der Gefässe hervorgerufen werden. In beiden Fällen wird das ganze Gefässsystem oder ein Teil insuffizient für die ihm zukommenden Funktionen. Wenn auch die klinischen Symptome bei einer akuten Herzmuskelinsuffizienz den bei einer akuten Gefässinsuffizienz eintretenden ähnlich sein können, so ist man doch meist in der Lage, sie unterscheiden zu können. Ist letzteres der Fall, so sind die vorzugsweise auf die Gefässe wirkenden therapeutischen Massnahmen indiziert. Leichter ist die Unterscheidung bei chronischen Zuständen. In der Blutdruckmessung ist ein vielfach entscheidendes Hilfsmittel gegeben, was in Verbindung mit der Feststellung der sonstigen klinischen Symptome den Angriffspunkt der Störung erkennen lässt. In akuten Fällen kann man von der Messung des Blutdrucks seine therapeutischen Erwägungen nicht abhängig machen, das allgemeine Krankheitsbild ist da entscheidend.

Für die Einleitung der Behandlung unterscheidet man zunächst zwischen einer Gefässdilatation, die entweder den grössten Teil der Gefässe, besonders die des Splanchnikusgebietes betrifft und akut oder chronisch bestehen kann, und einer Gefässverengerung akuter oder chronischer Natur, die den grössten Teil der Gefässe oder nur umschriebene Gefässprovinzen umfassen kann.

Die Behandlung der akuten vasomotorischen Gefässlähmung.

Die von Störungen im Bereich der Gefässe primär verursachte Kreislaufschwäche ergibt für eine funktionelle Behandlung andere Gesichtspunkte, wie für die durch primäre Herzschwäche allein entstandene. Besonders eine bei fieberhaften Infektionskrankheiten auftretende Vasomotorenschwäche kommt hier in Betracht. Auch sonstige toxische Einwirkungen haben oft ihren ersten Angriffspunkt im vasomotorischen Zentrum, so vor allem das Chloroform und das Chloralhydrat. Da das vasomotorische Zentrum dem Wärme-, Atmungs- und dem Vaguszentrum nahe liegt, so sind diese räumlich nahe zusammenliegenden lebenswichtigen Zentren auch denselben Schädlichkeiten häufig gemeinsam ausgesetzt.

Auch die Kreislaufschwäche, die durch übermässige Erweiterung und Lähmung der abdominellen Gefässe entsteht, entsteht durch vasomotorische Einflüsse.

Bei der sogenannten Ohnmacht handelt es sich gewöhnlich um eine solche vom Gehirn ausgehende vorübergehende Gefässlähmung.

Die Ursache der sogenaunten „Ohnmacht" beruht in der Hauptsache auf einer schlechten Durchblutung des Gehirns. So sieht man sie auch bei kreislaufgesunden Menschen mitunter durch Ursachen entstehen, die zu einer schlechten Blutversorgung des Gehirns führen. Plötzliches Aufrichten aus dem Schlaf, namentlich wenn damit Muskelbewegungen, die das Blut in die Peripherie drängen, verbunden sind, bringen, weil Herz und Gefässe sich den veränderten statischen Verhältnissen nicht rasch anpassen und so der am höchsten gelegene Teil, der Kopf und damit das Gehirn nicht genug Blut zugeführt erhalten, eine akute Gehirnanämie mit sich. Dasselbe ist der Fall, wenn sich die Gefässe des Splanchnikusgebietes stark erweitern, wie es bei Verdauungsstörungen (Vertigo a stomacho laeso) der Fall ist. Auch rein psychische Affekte, die sich äusserlich durch Erblassen des Gesichts oft anzeigen, können zur Kontraktion der Gehirngefässe führen und so Bewusstlosigkeit hervorrufen. Es beruht also dieser Zustand auf einer das Gehirn benachteiligenden Blutverteilung.

Die Behandlung hat dahin zu zielen, dem Gehirn möglichst rasch wieder eine genügende Durchblutung zu sichern. Flaches Hinlegen, Emporheben der Beine und des Unterkörpers, ferner sensible Hautreize, die Herz und Gefässe anregen, wie Kältereize mit Besprengen mit kaltem Wasser, Einatmen von reizenden Substanzen und in schweren Fällen Injektionen von Kampfer, Äther oder, wenn dies möglich, Einflössung von schwerem Wein, Kognak, Spiritus aethereus führen bei sonst gesundem Kreislauf, wenn sie zur Hand sind, rasch zur Beseitigung der oft dem Laien bedrohlich schwer erscheinenden Symptome.

Kommen solche Fälle bei schon bestehenden organischen Erkrankungen der Kreislauforgane vor, so wird man zunächst die genannten Mittel anwenden, aber in der Unsicherheit, ob nicht ein durch diese hervorgerufener Zustand vorliegt, eine intravenöse oder subkutane Anwendung von Digitalismitteln, vor allem Strophantin oder Digifolin ev. Digalen vornehmen, die in solchen Fällen niemals schaden kann.

Die Erweiterung oder Lähmung grosser Bezirke des Gefässsystems, besonders die der Bauchgefässe, bringt eine starke Herabsetzung des Blutdrucks mit sich, da die Blutmenge nicht zu einer normalen Füllung der erschlafften Gefässe ausreicht, und auch eine verstärkte Herzarbeit dann nicht imstande ist, den Druck hochzuhalten. Damit werden auch die Koronararterien schlechter gefüllt, was wieder nachteilig auf die Ernährung und damit auf die Funktion des Herzens zurückwirkt. Die allgemeine Blutdrucksenkung bringt den mit „Hypotension“ oder „Hypotonie“ bezeichneten Zustand hervor.

Eine solche Hypotonie kommt akut vorzugsweise, abgesehen von Vergiftungen, bei fieberhaften Infektionskrankheiten vor, wo sie die Hauptgefahr für das Versagen des Kreislaufs bildet.

Oft ist aber bei Zuständen von akuter Hypotension das Herz nicht nur sekundär in Mitleidenschaft gezogen, sondern sehr häufig durch die betreffende Noxe primär mitgeschädigt. Doch treten die Wirkungen dieser Schädigung gegenüber der Gefässlähmung gewöhnlich mehr in den Hintergrund.

Handelt es sich um ein akutes Versagen des Vasomotorenzentrums, welches in erster Linie zu einer Lähmung der Gefässe des Splanchnikusgebietes führt, so muss anders eingegriffen werden, wie bei Anfällen von akuter Herzmuskelschwäche. Zwar besteht eine starke gegenseitige Abhängigkeit zwischen dem Verhalten von Herz und Gefässen, so dass man reine Fälle von Herz- oder Gefässlähmung oft nicht scharf abgrenzen kann. Bei fieberhaften Erkrankungen verursachen die toxischen Einwirkungen der Bakterien eine vasomotorische Lähmung, die dem Bilde der durch narkotische Gifte hervorgerufenen ähnlich ist (Romberg, Pässler). Es wird aber durch diese Gifte auch das Herz nicht nur sekundär, sondern auch direkt geschädigt, so dass in solchen Zuständen auch auf das Verhalten des Herzens Rücksicht zu nehmen ist. So empfiehlt Friedemann bei längerdauernder fieberhafter Erkrankung, wie Typhus, Fleckfieber, aber es ist auch bei Pneumonien empfehlenswert, von vornherein für Kräftigung des Herzens Sorge zu tragen, damit, wenn der gefürchtete toxische Gefässkollaps eintreten sollte, das Herz wenigstens imstande ist, noch seine Arbeit zu leisten, um kompensierend zu wirken. Er empfiehlt daher bei solchen Krankheiten von vornherein mit kleinen Digitalisgaben oder mit Kampfer und Koffein das Herz zu stimulieren. Allen diesen Mitteln kommt ja in kleinen Dosen nebenbei noch eine konstriktorische Gefässwirkung zu und zwar derart, dass sie im für den Kreislauf günstigen Sinne sich auf die Splanchnikusgefässe geltend macht. Ist Kollaps eingetreten, so würde jede stomachale Darreichung solcher Mittel zu lange brauchen, um zur Wirkung zu kommen. Je nach dem Verhalten des Herzens wird man kombiniert Herz- und Vasomotorenmittel anzuwenden haben. Für Stimulierung des Herzens kann bei unmittelbar drohender oder schon eingetretener akuter Kreislaufschwäche nur eine intravenöse Strophantinzufuhr in Frage kommen.

Als beliebtestes allgemein auf Kreislaufschwäche wirkendes Mittel ist der Kampfer seit alters angewandt, der in öliger 1—2%iger Lösung oder in Form von Kampferwasser dann anzuwenden ist. Auch er hat wahrscheinlich eine, wenn auch bestrittene, Gefässwirkung.

Neben dem Kampfer ist das Koffein als vasomotorisches Erregungsmittel anzuwenden. Es wirkt in mittleren Dosen auf das Vasomotorenzentrum erregend ein. Die Herztätigkeit wird zunächst verlangsamt, bei grösseren Dosen beschleunigt, weil die Akzelleransendigungen im Herzen erregt werden und dadurch die durch Steigerung des Blutdrucks erhöhte Vaguserregung kompensiert wird. Der Tonus der Splanchnikusgefässe wird erhöht. Die Anwendung des Koffeins geschieht ebenfalls subkutan in Dosen von 3—5 mal täglich 0,2 der Doppelsalze, Coffeinum natrio-benzoicum oder Coffeinum natrio-salicylicum in 20%iger Lösung.

Neben dem Koffein ist das Strychnin ein hervorragendes Mittel das Vasomotorenzentrum zu erregen. Da diese Wirkung bereits vor der krampfauslösenden eintritt und es auch bei der toxischen zentralen Gefässlähmung nicht so leicht spinalerregend wirkt, so ist seine Anwendung als Vasomotorenmittel bei fieberhaftem Gefässkollaps durchaus indiziert (Meissner, Frey). In England und Amerika ist die Anwendung viel verbreiteter als bei uns, doch sollte sie auch bei uns mehr in Betracht gezogen werden. Die in meiner Klinik namentlich bei schweren Influenzafällen gemachten Erfahrungen sind zum Teil recht günstige gewesen. Man wird also in einzelnen Fällen von Digitalismitteln, Kampfer, Koffein und Strychnin Gebrauch machen.

Dazu kommt noch das als Gefässmittel wirksamste und empfehlenswerteste, das Adrenalin. Da es nicht im Zentrum, sondern in der Peripherie angreift, so kann es auch bei zentraler Unerregbarkeit des Vasomotorenzentrums noch einwirken. Es verengert die vom Sympathikussystem konstriktorisch versorgten Gefässgebiete, vor allem das Splanchnikusgebiet und hindert so den starken Abfall des Blutdrucks, der ja dadurch entsteht, dass sich der Mensch gewissermassen in sein Abdominalgefässsystem hinein verblutet. Zugleich wirkt es stimulierend auf das Herz ein. Bei intravenöser Anwendung ist die Wirkung geradezu eine überraschende. In wenigen Sekunden hebt sich der Blutdruck, die Herztätigkeit wird verstärkt und diese Wirkung kann bis zu einer Stunde andauern. Allerdings ist die intravenöse Injektion ein Experimentum crucis. Durch die plötzliche Einengung der Strombahn wird der linken Herzkammer plötzlich eine enorme Mehrarbeit zugemutet, und es ist im Einzelfall zweifelhaft, ob ein schon toxisch geschädigtes Herz trotz der stimulierenden Adrenalinwirkung imstande ist, diese Mehrarbeit zu leisten. Die Dosis ist 1 mg in 1 ccm Wasser (John).

Für wiederholte Anwendungen eignet sich besser die subkutane Injektion, bei der man grössere Gaben von 2—5 mg geben, und diese öfter wiederholen kann. Auch hierbei beobachtet man die Steigerung des Blutdrucks und die günstige Wirkung auf das Herz, wobei beide viel länger vorhalten als bei der intravenösen Injektion. Das Bedenken, dass die lokalen Gefässspasmen, die von dem injizierten Adrenalin am Orte der Einspritzung hervorgerufen werden, seine Resorption verhindern, hat sich in der Praxis nicht als zutreffend erwiesen. Gewiss ist die Wirkung eine schwächere wie beim direkten Einspritzen in die Blutbahn, zumal das Adrenalin in den Geweben leicht zersetzlich ist, doch sieht man klinisch auch nach der subkutanen Injektion so unzweideutige Wirkung, dass man diese Einwendungen praktisch nicht überschätzen darf.

Ätherinjektionen sind als Kollapsmittel mehr und mehr verlassen. Physiologisch ist eine sichere Wirkung auf die Kreislauforgane, abgesehen von einer mässig tonisierenden Wirkung auf die Splanchnikusgefässe nicht sichergestellt. Die Hauptwirkung kommt wohl durch die sensible Reizung bei der sehr schmerzhaften Einspritzung zustande, die reflektorisch auf das Vasomotorenzentrum einwirkt.

Neben dieser medikamentösen Therapie ist man in manchen Fällen oft noch darauf angewiesen, mit sonstigen Mitteln einzugreifen. So ist es beliebt, die Kranken starken Kaffee trinken zu lassen. Die Koffeinwirkung ist hierbei wohl das therapeutisch Massgebende. Auch Alkohol, namentlich in Form von Kognak oder mit Äther gemischt als Spiritus aethericus, kann man geben. Besonders auch werden starke ältere Rheinweine, auch Portwein, Sekt und ähnliches in solchen Fällen gerne verordnet, obwohl die physiologischen Unterlagen für die Wirkung nicht ganz sichergestellt sind. Der Alkohol wirkt beschleunigend auf die Herztätigkeit, besonders auf eine geschwächte. Ob er diese auch verstärkt, ist wahrscheinlich, aber nicht sichergestellt. Dixon fand eine Konstriktion der Darmgefässe nach Alkoholgaben. Sicher ist, dass die praktische ärztliche Erfahrung eine günstige Wirkung des Alkohols in solchen Zuständen immer wieder aufs neue lehrt.

Auch äussere Applikationen sind in solchen Fällen angezeigt. Sensible Reize wirken, wie wir aus der experimentellen Physiologie wissen, erhöhend auf den Blutdruck ein, so scharf riechende Substanzen, die eingeatmet werden, ebenso Hautreize aller Art. Diesem Umstande verdankt die Anwendung von Senfteigen auf die Haut, von scharfen Einreibungen und von Frottierung der Brusthaut ihre Grundlage. Während allzustarke sensible Reize das Vasomotorenzentrum lähmen (Shocklähmung), haben mässige und schwächere Reize eine erregende Wirkung, vorausgesetzt, dass es überhaupt noch erregbar ist.

Es kann noch versucht werden, die Füllung des erschlafften Gefässsystems mechanisch herbeizuführen. Dies ist durch intravenöse Kochsalzinfusion oder besser durch Infusion von Ringer-Lockescher Lösung möglich Wenn aber eine genügende Füllung sich auf diesem

Wege kaum erzielen lässt und die eingeführten, wenn auch isotonischen Flüssigkeitsmengen rasch aus dem Gefässsystem wieder verschwinden, so kann doch die Zufuhr von mancherlei Arzneimitteln in dieser Form erfolgen. Am besten giesst man körperwarme Ringerlösung ein, die man nach neueren Versuchen von Küttner mit Sauerstoff sättigen kann, was in einem besonderen, von der Firma Bürger in Tübingen zu beziehenden Apparat sehr leicht bewerkstelligt wird. Dieser besteht aus einem allseitig geschlossenen Glaszylinder, in den die Kochsalz- oder Ringerlösung eingebracht wird. Über der das Gefäss nicht ganz füllenden Flüssigkeit wird Sauerstoff aus einer Bombe geschichtet, dann wird durch angebrachte Hähne der Zylinder gänzlich abgeschlossen und stark geschüttelt. Auf diese Weise gelingt es, physiologische Kochsalzlösung bei Körpertemperatur und Atmosphärendruck mit 20 ccm reinen Sauerstoff zu sättigen.

Der Flüssigkeit kann man $^1/_2$ mg Adrenalin zusetzen. Auch kann man die Leosche Kampferlösung in Ringerscher Flüssigkeit zu diesem Zwecke benutzen. Die Zufuhr von stark verdünntem Adrenalin in Form von Infusion wirkt weniger stürmisch auf die Kreislauforgane ein und lässt sich unter Umständen mehrfach wiederholen. Eine wesentliche Blutdrucksteigerung lässt sich durch die mechanische Zufuhr von Flüssigkeiten nicht erreichen, wenn auch bei niedrigem Blutdruck das Abfliessen der zugeführten Flüssigkeit aus den Gefässen verlangsamt ist. Die Zufuhr grösserer Flüssigkeitsmengen intravenös hat nebenbei noch die Wirkung, dass die im Blute kreisenden Gifte verdünnt werden, oder auch, wenn sie nicht verankert sind, mit der Flüssigkeit durch die Nieren leichter ausgeschieden werden, womit eine Herabsetzung der Giftwirkung auf das Vasomotorenzentrum erreicht werden kann.

Die Behandlung der Arteriosklerose.

Eine Heilung versprechende Therapie der Arteriosklerose gibt es bisher nicht, so wenig wie es ein Heilmittel gegen das Altern gibt. Die Behandlung hat die Aufgabe, das Fortschreiten des Krankheitsprozesses aufzuhalten und die durch die Erkrankung hervorgerufenen Störungen zu beseitigen, oder wenn dies, wie oft nicht möglich ist, zu lindern.

Wenn man mit Marchand die Arteriosklerose als Aufbrauchkrankheit auffasst, so ist zunächst alles zu meiden, was den Aufbrauch beschleunigen kann. Beschleunigt kann er durch starke Beanspruchung der Gefässe werden. So sind zunächst alle den Blutdruck steigernden Schädlichkeiten zu vermeiden, besonders stärkere körperliche Anstrengungen. So ist das Bergsteigen zu widerraten, ebenso grössere Fusstouren, Schwimmen, Radfahren und jede Art sportliche Betätigung.

Aufregungen sind möglichst abzuhalten. Oft ist eine Beschränkung der geschäftlichen Tätigkeit notwendig, doch ist eine gänzliche Aufgabe des Berufs, bei den oft zur Hypochondrie neigenden Kranken, wenn möglich, zu vermeiden.

Die Mitteilung der Diagnose „Verkalkung“ bringt den meisten Kranken schwere Sorgen. Leider wird dies oft nicht genügend veranschlagt und den Kranken dadurch geschadet, besonders dann, wenn diese, wie in häufigen Fällen, zu Unrecht gestellt wird.

Wichtig ist die Anordnung der Lebensweise und der Diät.

Die ganze Lebensweise muss so eingerichtet werden, dass schädliche Einflüsse möglichst fern gehalten werden. Vor allem ist die Ernährung von Einfluss. Üppige Mahlzeiten und vor allem der Genuss von Alkohol sind zu meiden, ferner ist von jeder starken geistigen und körperlichen Betätigung abzuraten. Die von Rumpf empfohlene kalkarme Ernährung hat aus dem Gesichtspunkt verminderter Kalkzufuhr keine Indikation, wohl aber ist eine möglichst reizlose Milch und Milchspeisen bevorzugende Diät am Platze. Neuerdings wird sogar Kalziumgenuss als heilkräftig empfohlen. „Sic tempora mutantur“.

Eine rein vegetabilische Ernährung schützt nicht vor Arteriosklerose und ist auch wegen des Volumens der benötigten Nahrungsmitteln Arteriosklerotikern nicht anzuraten. Doch ist der reichliche Genuss von Obst und Gemüsen zu empfehlen, weniger von Mehlspeisen, um nicht eine Adipositas zu begünstigen.

Der Fleischgenuss soll eingeschränkt werden. Am besten lässt man nur einmal im Tage eine Fleischmahlzeit nehmen, und zwar mittags. Abends besonders sind leichtverdauliche Speisen zu verordnen. Die Mahlzeiten sollen nicht zu gross sein, besonders abends ist nur eine kleine Mahlzeit zu nehmen.

Der Genuss von Milch wird verschieden beurteilt. Eine reine Milchdiät ist wohl nur in seltenen Fällen, wie bei Adipositas, Stauungen, und dann nur für kurze Zeit, am Platze.

Alkohol ist in grösseren Mengen und in Gestalt konzentrierter Getränke, wie Likören, schweren Weinen, besonders Südweinen, zu vermeiden. Ob kleinere Mengen leichten Weines, am besten mit Wasser gemischt zu gestatten sind, kommt auf den Einzelfall an. Ein absolutes Alkoholverbot ist durch die Erfahrung nicht gerechtfertigt. Auch bei Abstinenten kommt häufig Arteriosklerose vor. Es hat keinen Zweck, kleine Mengen denen, die daran gewöhnt sind, zu verbieten, zumal man die Kranken dadurch ungesellig macht, was auf ihr psychisches Verhalten ungünstig einwirkt.

Das Tabakrauchen wird oft, aber nur das Übermässige, als schädlich bezeichnet (Erb). Je nach der Gewohnheit des einzelnen kann man geringe Mengen (2—3 Stück im Gesamtgewicht von höchstens 10 g) Zigarren im Tag, und zwar stets nur nach dem Essen gestatten.

Man wird am besten Importzigarren ganz ausschliessen und zu nikotinarmen Qualitäten oder „nikotinfreien" Fabrikaten raten. Statt dessen kann man auch durch eine Papierspitze rauchen lassen, in die man eine Flocke Eisenchloridwatte stecken lässt. Dadurch wird dem Tabakrauch ein grosser Teil seines für den Kreislauf schädlichen Bestandteils entzogen.

Kaffee und Tee sind nur in dünnen Aufgüssen zu gestatten.

Die Flüssigkeitszufuhr ist mässig zu halten, etwa $1^1/_2$—2 l täglich. Mitunter wirkt eine Herabsetzung, namentlich wenn Fettleibigkeit oder Nierenerkrankung die Arteriosklerose komplizieren, günstig.

Huchard bezeichnet mit Präsklerose eine im mittleren Lebensalter oft auftretende Labilität der Gefässe, die zu Blutdrucksteigerungen, Wallungen usw. führt. Für diese empfiehlt er reine Milchdiät zeitweilig einzuhalten.

Was die übrige Lebensweise anbetrifft, so ist eine mässige Bewegung im Freien und eine genügende Ausspannung nach der Arbeit anzustreben. Für Erholungsaufenthalt ist zu sorgen, grössere Höhen sind dabei zu meiden. 1200 m Höhe dürfte die äusserste Grenze sein. Es muss dabei Gelegenheit zu Spaziergängen auf ebenen Wegen geboten sein. Für genügenden Schlaf ist zu sorgen und jede Störung der Verdauungsorgane hintanzuhalten. Regelrechte Stuhlentleerung muss, durch den Gebrauch abführender Brunnen oder milder Abführmittel, herbeigeführt werden. Beliebt sind Trinkkuren in Marienbad, Tarasp, Kissingen, weniger in Karlsbad. Besteht Dyspepsie, so kommen besonders Kissingen, Homburg, Mergentheim, Bertrich und Neuenahr in Betracht. Die Quellen dürfen nie heiss, sondern nur mässig erwärmt getrunken werden. Sie können auch zu Hauskuren gebraucht werden. Der Gebrauch kohlensaurer Bäder, wie die von Nauheim, können im Beginn der Arteriosklerose von Nutzen sein. Die Wirkungsweise dieser Bäder ist S. 595 besprochen. Nach den dort aufgeführten Indikationen muss man sich richten. Älteren Leuten ist der Gebrauch indifferenter Thermalquellen, wie Schlangenbad, Baden-Baden, Wildbad und in leichten Fällen Gastein anzuraten. Orte mit gleichmässiger milder Temperatur sind für die Frühjahrs- und Herbstzeit zu empfehlen. Unter Umständen ist ein Winteraufenthalt in warmem Klima wünschenswert.

Die physikalische Therapie kann in mannigfacher Weise herangezogen werden. Da O. Müller und Romberg die träge Reaktion sklerotischer Arterien auf thermische Reize nachgewiesen haben, so ist vor stark differenten Temperaturreizen zu warnen. Laue Bäder nahe der Indifferenzzone (34° C), mit oder ohne Zusatz von Salz oder Fichtennadelextrakt, besonders aber wechselwarme Teilabwaschungen können angewandt werden. Auch Teil- oder Halbpackungen mit nachfolgenden lauen Abwaschungen können verordnet werden.

Die Anwendung der Kohlensäurebäder wird verschieden beurteilt. Jedenfalls können sie bei ärztlicher Überwachung und in nicht zu vorgeschrittenen Fällen, versucht werden. Der Erfolg ist im Einzelfall zu beobachten. Sinkt nach dem Bade der Blutdruck, tritt Wohlbehagen ein, so kann man sie fortsetzen. Kontraindiziert sind sie vor allem bei Koronarsklerose und vorgeschrittener Nierensklerose.

Für Sauerstoff- und Luftperlbäder, die von manchen bevorzugt werden, gilt dasselbe. Laqueur zieht sie den kohlensäurehaltigen Bädern vor.

Elektrische Wechselstrombäder können in Form des Vierzellenbades, und wenn dies gut vertragen wird, in Form von Vollbädern unter der gleichen Vorsicht versucht werden.

Massage ist zur Unterstützung des Kreislaufes und wegen der gefässerweiternden Wirkung zu empfehlen. Doch soll sie nicht zu kräftig ausgeführt werden.

Gymnastik ist in Form der Widerstandsgymnastik, und zwar mit leichten Übungen beginnend, oft bei leichteren Fällen von Vorteil. Sinkt nach der Behandlung der Blutdruck, so ist sie fortzusetzen, steigt er, so ist die Reaktion der Gefässe ungünstig und man sieht besser davon ab.

Von französischen Autoren wurde die Anwendung der Teslaströme in Form der d'Arsonvalisation empfohlen. Eigene Anwendungen haben mir keine sichtbaren Erfolge, ausser vielleicht auch auf andere Ursachen zurückzuführende geringe Senkung des Blutdrucks gezeigt.

Die sonstigen Anwendungen der Elektrizität betreffen Teilgebiete des Körpers. So die Diathermie, die in den von ihr beeinflussten Gefässbezirken Erweiterungen hervorbringt. Auch das Kondensatorbett, auf demselben Prinzip beruhend, ist zur Behandlung der Arteriosklerose empfohlen.

Von jeher stand die medikamentöse Behandlung der Arteriosklerose im Vordergrund des ärztlichen Interesses und da ist es vor allem die Anwendung der Jodpräparate, die von alters her beliebt ist.

Die Anwendung des Jodes als Gefässmittel ist zunächst rein empirisch erfolgt. Experimentell ist eine Herz- oder Gefässwirkung nicht sicher erwiesen.

Dass Jodzufuhr bei Kropfkranken zu Pulsbeschleunigung führen, den Kropf „basedowfizieren" kann, ist eine oft beobachtete Tatsache, die zur grössten Vorsicht bei der Anwendung von Jodpräparaten bei Kropfkranken mahnt. Selbst äusserliche Applikation von Jodsalben oder Jodtinktur können schädlich wirken. Die Einführung jodierter Eiweisskörper, besonders des Thyreoidin, führt ebenfalls bei empfindlichen Personen zu Tachykardie und sonstigen Basedowsymptomen, doch ist die Wirkung nicht direkt vom Jodgehalt der Mittel abhängig. So haben anorganische Jodsalze diese Wirkung bei nicht Kropfkranken nicht.

Auch eine erweiternde Wirkung auf die Blutgefässe ist nach Stockman und Charteris nicht nachzuweisen. Klinisch beobachtet man aber nach Jodmedikation oft Blutdrucksenkung. Man glaubte, es sei eine herabsetzende Wirkung auf die Viskosität des Blutes vorhanden., aber auch diese ist nach neueren Untersuchungen (Determann, Lindmans) zweifelhaft geworden. Es liegen also für die Indikation einer Kreislauf-Jodtherapie bisher keine wissenschaftlichen Grundlagen vor. Trotzdem werden sie oft mit anscheinend günstigem Erfolg angewandt.

Als Medikamente sind Jodmittel mit Unterbrechungen chronisch anzuwenden. Man gibt das Jod gewöhnlich in Form von Jodsalzen, besonders gern Jodnatrium oder Jodrubidium in Milch oder alkalischen Mineralwässern. Der Zusatz von Natr. bicarbonium macht die Jodsalze besser verträglich. Von organischen Jodmitteln hat sich nach Untersuchungen von Bröking in meiner Klinik besonders Sajodin erwiesen. Auch Jodglidin, Jodostarin, Jodfortan und Jodomenin, um nur einige zu nennen, sind zur Jodtherapie empfohlen. Jod wird im Körper retiniert, d. h. es scheidet sich langsamer aus, wie es aufgenommen wird. Es bedarf deshalb einiger Vorsicht bei der Verordnung. Besonders bei Kropfkranken, Anämischen oder Kachektischen, ebenso bei Nierenkranken mit verzögerter Salzausscheidung ist es kontraindiziert. Saure Speisen und Getränke lässt man meiden, Hautausschläge werden durch Anwendung von Fowlerscher Lösung in kleinen Gaben verhütet. Die Tagesdosis von Natr. jodatum, welches wir gewöhnlich anwenden, ist etwa $^1/_2$—1 g, von Sajodin $1^1/_2$—3 g.

Erlenmeyer empfiehlt eine Mischung von Jodsalzen zu nehmen und mit steigenden Dosen in Intervallen vorzugehen. Jedenfalls ist es nützlich, Jodsalze in Intervallen nehmen zu lassen. Wird Jod vom Magen nicht vertragen, so kann es durch Einspritzungen von Jodipin, einer öligen Lösung, ersetzt werden, das sich in Dosen zu 10 ccm 2mal wöchentlich in erwärmtem Zustande leicht intramuskulär injizieren lässt. Es wird so im Körper deponiert und spaltet langsam das Jod ab. Das Jodipin kommt in 10- und 25%iger Lösung in den Handel.

Als weitere Medikamente zur Behandlung der allgemeinen Arteriosklerose sind gewisse Salzgemische empfohlen worden: so das Pruneceksche Serum, bestehend aus Natr. chlor. 4,92, Natr. phosph. 0,15, Natr. carbon. 0,21, Kal. sulfur. 0,4, Natr. sulfur. 0,44, Aqu. dest. ad. 100, welches in den Oberarm subkutan injiziert werden soll. Ein anderes Gemisch ist das Goldschmidtsche Antisklerosin (Natr. chlor. 80%, Calc. glyc. phosph. und Natr. phosph. āā 3,5%), welches in Tabletten genommen werden soll. Beide Mittel haben wohl nur suggestive Wirkung, jedenfalls ist weder wissenschaftlich noch empirisch irgend eine Wirkung auf sklerotische Prozesse in den Arterien nachgewiesen worden.

Besondere Indikationen.

Hypertension.

Die chronische Hypertension bildet eine Erschwerung für die Herzarbeit, ausserdem wirkt sie wahrscheinlich auch schädigend auf die anhaltend überlasteten Arterien ein. So ist es begreiflich, dass man sich bemüht, dieses Symptom zu bekämpfen. Andererseits ist aber zu berücksichtigen, dass es bei seinem häufigsten Vorkommen, bei Nierenerkrankungen, eine kompensatorische Wirkung hat, indem es den Blutdruck so erhöht, dass die geschädigte Nierenfunktion dadurch kompensiert wird. Eine gewaltsame dauernde Herabsetzung des erhöhten Blutdrucks würde, wenn sie überhaupt gelänge, dem Kranken kaum zum Vorteil gereichen.

Das Symptom der chronischen Hypertension wird hauptsächlich diätetisch bekämpft. Aufregung und körperliche Anstrengungen wirken nachteilig und sollen möglichst vermieden werden. Oft ist zeitweilig völlige Ruhe und eine Liegekur angezeigt. Eine an Extraktivstoffen arme Kost, vor allem Milch und Zerealien, sind geeignet, günstig zu wirken. Alkohol, Kaffee, Tee, Gewürze sind zu vermeiden.

Bei den Zuständen, in denen sich Gefässkrampf als Ursache feststellen lässt, sind gefässerweiternde Mittel von Wirksamkeit. Allgemein verordnet werden in solchen Fällen Jodmittel, aber nach dem schon Ausgeführten ist die Wirkung eine unsichere und nicht klargestellte. Es kommen weiter Nitrite in Frage, deren physiologische Wirkung bekannt ist. Von diesen wirkt am raschesten das Amylnitrit, welches man tropfenweise einatmen lässt. Lauder-Brunton hat es zuerst gegen Anfälle von Angina pectoris empfohlen, die wahrscheinlich durch isolierten Gefässkrampf der Kranzarterien hervorgebracht werden. Es kann natürlich durch dieses Mittel auch die Herzarbeit dann erleichtert werden, wenn ein allgemeiner Gefässkrampf den gesamten Querschnitt der Blutbahn einengt und dadurch übergrosse Widerstände für die Herzarbeit schafft. Die Wirkung des Amylnitrit tritt sehr rasch ein. Es erweitert die Koronararterien und begünstigt dadurch die Herzarbeit.

In ähnlicher Weise wirkt das Nitroglyzerin in Dosen von $^1/_2$—1 mg, am besten in alkoholischer Lösung gegeben. Während die Wirkung des Amylnitrit sehr flüchtig ist, hält die Wirkung des Nitroglyzerins mehrere Stunden an. Huchard empfahl statt dessen das Erythrolum tetranitricum in Dosen von 0,03. Es wirkt länger anhaltend und bewährte sich mir vielfach bei der Prophylaxe und Therapie stenokardischer Anfälle. Es ist jetzt in Form von Kompretten erhältlich, die statt der „Tabloids“ verwendet werden. Da es oft Kopfschmerz erzeugt, so hindert dies oft die Anwendung. Natrium nitrosum, auch

Kalium nitrosum wirken bei Hypertension oft günstig, wenn auch vorübergehend ein.

Unter dem Namen Vasotonin wurde von Franz Müller eine angebliche Doppelverbindung des Alkaloids Yohimbin mit Urethan hergestellt. Es sollte durch diese Kombination die Einwirkung des Yohimbins auf das Sexualsystem und das Atemzentrum vermieden werden. Nach Feststellung von Spiegel handelt es sich um ein einfaches Gemisch von Yohimbin und Urethan. Es soll intravenös gegeben werden. Ich sah nach seiner Anwendung wiederholt heftige Erregungszustände mit Pulsirregularität auftreten. Günstige Dauerwirkung auf die Hypertension sah ich nicht.

Bei vorübergehenden, so in tabischen Krisen eintretenden Blutdruckerhöhungen ist Chloralhydrat oft wirksam (Pal).

Nach Pauli bewirken Rhodansalze ein Sinken des Blutdruckes, was von Pal bestätigt wurde. Ein Versuch mit diesen Mitteln kann gemacht werden, doch ist dabei zu berücksichtigen, ob das Allgemeinbefinden nicht leidet.

Von französischer Seite wurde dem aus der Mistel gewonnenen Guisipine (Leprince) eine blutdruckherabsetzende Wirkung nachgerühmt, die sich aber nicht bewährte (Leva).

Das aus dem Opium gewonnene Papaverin setzt den Blutdruck herab. Man kann es in Dosen von 0,03—6 in Tabletten nehmen lassen. Es bewirkt mässige Blutdrucksenkung bei chronischer Hypertension. Auch intravenös und subkutan kann es angewandt werden (Pal).

Da die medikamentöse Therapie nicht geeignet ist, die Blutdruckerhöhung dauernd günstig zu beeinflussen, so bieten, was vom teleologischen Standpunkt aus verständlich ist, nur diätetische und physikalische Massnahmen nach dieser Richtung hin Aussicht auf Erfolg. Massage und leichte Gymnastik sind bei noch suffizientem Herzen zu versuchen. Besonders die Atmungsgymnastik, so bei Anwendung des Bogheanschen Atmungsstuhles, hat sich als nützlich erwiesen (Laqueur).

Vorsichtige Hydrotherapie mit Temperaturen, die nahe der Indifferenzzone liegen, ist angebracht. Doch ist Vorsicht geboten, da oft der Blutdruck durch Kohlensäurebäder gesteigert wird. Sauerstoff- und Luftperlbäder setzen ihn oft herab (Winternitz).

Schwitzprozeduren, die am besten als Liegelichtbäder angewandt werden, setzen den Blutdruck herab, aber nur vorübergehend (Strasser, Millner).

Radiumemanation soll nach Loewy und Plesch den Blutdruck herabsetzen, nach letzterem Autor auch Thorium x. Ich habe davon nichts gesehen. Es ist eben, da der Blutdruck auch von dem psychischen Verhalten sehr abhängig ist, schwer, hier zu sicherem Urteil zu gelangen.

Der Aderlass ist zur Herabsetzung des pathologisch gesteigerten Blutdrucks oft versucht worden. Die Nachwirkung ist aber eine geringe. In kurzer Zeit ist die alte Höhe erreicht und so kann er nur als ultima ratio in bedrohlichen Zuständen, namentlich wenn sich Gehirnsymptome einstellen, angewandt werden. Dauernde Nachwirkungen habe ich stets vermisst.

Die Beseitigung lokalisierter angiospastischer Zustände.

Je nach der Lokalisation der Arteriosklerose sind die von ihr in den von den befallenen Gefässgebieten versorgten Organen hervorgerufenen Krankheitserscheinungen verschieden. Therapeutisch besonders wichtig sind die dabei auftretenden Gefässkrämpfe (Gefässkrisen Pal), die sowohl bei der peripheren in den Extremitäten lokalisierten Sklerose (intermittierendes Hinken Erb) wie bei der Koronarsklerose (Angina pectoris), sowie ferner bei der Sklerose der Abdominalgefässe (Dyspragia intestinalis angiosclerotica Ortner) sich in schmerzhaften Anfällen äussern. Auch rein funktionell kommen sie an den distalen Enden der Extremitäten vor (Raynaudsche Krankheit). Die Therapie hat zwei Aufgaben: die Anfälle abzukürzen, zu lösen, und der Wiederkehr der Anfälle vorzubeugen.

Gefässkrämpfe kann man nur durch gefässerweiternde Mittel günstig beeinflussen. Als äussere Anwendung sind Wärme-Anwendungen zu wählen. Aber auch innerlich gegebene Mittel können nützen. Unter diesen stehen als schnellwirkende obenan die Nitrite. Man verordnet deshalb bei Angina pectoris, um den Anfall abzukürzen, Amylnitrit oder Nitroglyzerin oder Erythrolum tetranitricum, weil diese Mittel eine besonders die Koronararterien erweiternde Wirkung haben. Ebenso kann man Papaverin intravenös versuchen (Pal).

Besteht Herzschwäche, so ist Digitalis angezeigt in Verbindung mit Koffein oder Theobromin. In solchen Fällen wirken diese Mittel, auch wenn man sie in kleinen Dosen chronisch nehmen lässt, prophylaktisch gegen die Wiederkehr der Anfälle günstig ein.

Am wirksamsten erweist sich, um Anfälle zu verhüten, die Anwendung der Theobrominmittel. So Diuretin in Tagesgaben von 1—3 g. Auch Erythrolum tetranitricum kann in Gaben von 3 mal 0,01—3 zu diesem Zweck mit gutem Erfolg gegeben werden.

Unter dem Namen Dyspnon werden Tabletten, die eine Mischung von Diuretin, Agurin und Extr. Quebracho, insgesamt 0,5 g enthalten, in den Handel gebracht, die sich auch zur Vorbeugung der Anfälle oft bewähren. (Tagesdosis 3—6 Tabl.) Auch Eusthenin, eine Kombination von Jodnatrium und Theobromin zu nahezu gleichen Teilen, kann in Pulvern zu 0,5 g 3- bis 5 mal täglich gegeben werden.

Chronische intermittierende Jodmedikation ist mitunter auch von Nutzen.

Auch für die Anfälle von Dyspragia intestinalis ist eine kombinierte Jod- und Theobrominmedikation angezeigt. Also hier kommen diätetische und physikalische Anwendungen noch besonders in Betracht. Heisse Umschläge, Klysmen und reizlose blande Kost in kleinen Mahlzeiten. Vor allem ist stärkere Belastung der Verdauungsorgane zu vermeiden. Wirksam sind oft Papaverintabletten, auch Atropin verdient versucht zu werden. Diathermie erweist sich oft als nützlich.

Das intermittierende Hinken erfordert lokale Anwendungen. Vor allem wirken lokale elektrische Bäder (galvanische) günstig ein, da sie die Gefässe erweitern. Auch lokale CO_2-Bäder von indifferenter oder etwas über der Differenzzone liegender Temperatur sind angezeigt. Diathermie vermag, besonders weil sie in die Tiefe wirkt, Gefässerweiterung herbeizuführen. Leichte Streichmassage vermag die Zirkulation zu befördern, ebenso wie passive und vorsichtig geleitete leichte aktive Gymnastik. Dabei ist es wichtig, die befallenen Extremitäten durch entsprechende Kleidung warm zu halten. Kälteeinwirkungen bringen oft Verschlimmerung.

Diätetisch ist vor allem das Rauchen einzuschränken und besser ganz zu verbieten. Die Erfahrungen von Erb haben ergeben, dass der Tabakabusus in der Ätiologie gerade dieser Form der Arteriosklerose eine Hauptrolle spielt, deshalb ist ihm unter allen Umständen entgegenzutreten.

Als Medikamente sind Jod und Theobrominmittel auch hier zu versuchen. Nitrite wirken nicht. Papaverin schien mir mehrfach nützlich zu sein.

Das Herz ist, um eine bessere vis a tergo zu schaffen, wenn es schwach ist, entsprechend zu behandeln. Erb empfiehlt regelmässig Strophantustinktur nehmen zu lassen.

Tritt bei peripherer Sklerose durch Obliteration der Gefässe eine distale Gangrän ein, so bedarf es der chirurgischen Behandlung. Besonders bei Diabetes kommt sie vor. Sind es nur lokal begrenzte Gebiete, so wird möglichst konservative Behandlung zu empfehlen sein, unter der es oft gelingt, jahrelang den Prozess zu beschränken.

Besondere Therapie bei Sklerose der Nierenarterien.

Bei angiosklerotischen Nierenerkrankungen ist die Behandlung vom Zustand des Herzens und der Gefässe abhängig. Liegt keine Herzschwäche vor, vermag das Herz durch vermehrte Arbeit die Hypertonie zu bewältigen, so ist kein Anlass zu besonderer Therapie gegeben. Vor allem darf bei konstant starrem, niedrigem, spezifischem Gewicht des Urins die Wasserzufuhr nicht eingeschränkt werden.

Bei der sogenannten „Kombinationsform“, bei der auch das Parenchym der Niere erkrankt ist, wird die Behandlung von der Funktionsstörung der Nieren abhängig, die durch besondere Untersuchung (s. S. 628) festgestellt werden muss. Je nach dem Ausfall dieser ist die Zufuhr von Kochsalz oder Wasser zu beschränken oder nicht. Die Diät wird ganz von der bestehenden Nierenstörung diktiert. In leichteren Fällen bedarf es nur der Fernhaltung von Schädlichkeiten. Im übrigen fällt die Behandlung mit der Behandlung der Hypertonie zusammen, und wenn Herzschwäche eintritt, mit der der Herzinsuffizienz. Tritt Niereninsuffizienz auf, so ist vor allem eine etwa beabsichtigte Joddarreichung kontraindiziert. Bei Hypostenurie muss für genügende Wasserzufuhr gesorgt und das Kochsalz reduziert werden. Treten Ödeme auf, so ist ihre Beseitigung durch die früher angegebenen Mittel anzustreben. Zeigt sich verminderte Stickstoffausscheidung, so muss in der Diät durch Einschränkung des Eiweisses dieser nach Möglichkeit Rechnung getragen werden. Bei hohem Blutdruck sind wiederholte Aderlässe von Vorteil.

Besondere Therapie bei Gehirnarteriensklerose.

Hier sind vor allem die Einwirkungen auf das psychische Verhalten des Kranken massgebend. Meist wird es nötig, mehr oder weniger die Berufstätigkeit einzuschränken. Aufregungen und geistige Anstrengungen sind hier zu vermeiden. Bei Schwindelerscheinungen erweist sich eine kombinierte Jod-Bromtherapie oft nützlich. Genuss von Alkohol und Tabak, die beide bei dieser Form besonders die Beschwerden steigern können, muss eingeschränkt oder ganz gemieden werden. Besonders auch sollen grössere Mahlzeiten nicht genommen werden. Für leichten Stuhl muss gesorgt werden, um die durch Pressung bei der Defäkation erfolgende Verdrängung des Blutes aus den Abdominalorganen in die schwachwandigen Gehirngefässe zu vermeiden.

Die Galvanisation des Kopfes wird vielfach als gefässerweiterndes Mittel empfohlen. Man verwendet schwachen, galvanischen Strom. Bei grossen (6×12 cm) Elektroden wird eine Elektrode (Kathode) in den Nacken, die andere (Anode) auf der Stirn gesetzt. Stromstärke 2—5 M. A. Dauer 1—3 Minuten. Ob eine genügende Tiefenwirkung statthat, ist zweifelhaft.

Auch Franklinisation und d'Arsonvalisation kann versucht werden.

Vor allem ist für Schlaf zu sorgen. Oft hindern kalte Füsse am Einschlafen, dann lässt man im Bett wollene Strümpfe tragen oder das Bett anwärmen. Auch warme Tücher, um die Füsse und Unterschenkel geschlagen, sind nützlich. Verhilft Brom nicht zum Schlaf, so ist Medinal oder Veronal angezeigt, doch nicht jeden Abend, sondern alle 2—3 Tage. Ein Zusatz von Kodein (Codeonal) oder Pantopon oder auch Papaverin erhöht die schlafmachende Wirkung dieser Mittel.

Besteht Polycythaemia rubra (über 5 000 000 Erythrozyten im Kubikmillimeter), so ist auch bei der zentralen Arteriosklerose von wiederholten Aderlässen Gutes, wenn auch nur vorübergehend, zu erwarten.

Therapie der Arteriitis luica und des Aneurysma.

Die diätetische Behandlung der Arteriitis und des Aneurysma der Aorta ist wie die der Arteriosklerose einzurichten. Liegt Lues wie gewöhnlich vor, was stets durch Anstellung der Wassermannschen Reaktion sicher zu stellen ist, so ist eine energische antiluetische Behandlung am Platze.

Die Sektionsbefunde bei luetischer Erkrankung der Aorta zeigen, dass eine starke Tendenz zur Narbenbildung in den erkrankten Geweben besteht. Dies lässt hoffen, dass unter einer spezifischen Therapie der Prozess zum Stillstand gebracht werden kann. Von den empirisch in diesen Fällen von alters her angewandten Jodmitteln ist ein durchgreifender Erfolg nicht zu erwarten (Oigaard). Es bedarf energischer Kuren. Vor allem ist Salvarsan in Form von Neosalvarsan, Salvarsannatrium oder von Silbersalvarsan (Kolle) anzuwenden. Man beginnt mit kleinen Dosen 0,1—0,2 auf Salvarsan berechnet, die man alle 8 Tage wiederholt und sie steigert, bis etwa so viel wie 5,0 g Salvarsan entspricht intravenös eingeführt ist. Daneben wird eine energische Quecksilberkur, am besten in Form der Schmierkur angewandt. In frühzeitig erkannten Fällen verspricht diese Behandlung guten Erfolg, aber auch schon vorgeschrittene Fälle, bei denen schon Aneurysmabildung vorliegt, werden oft stationär. Jedenfalls habe ich solche durch Jahre hindurch so behandelt und im Röntgenbilde einen vollkommenen Stillstand, d. h. keine weitere Vergrösserung des Aneurysmas feststellen können. Gegenüber dieser spezifischen Behandlung treten alle sonstigen therapeutischen Massnahmen an Wichtigkeit zurück.

Die sonstige Behandlung wird von den besonderen Symptomen des Einzelfalls abhängen. Etwa eingetretene Herzinsuffizienz muss nach den für diese massgebenden Grundsätzen behandelt werden. Jedenfalls wird durch Verminderung von Anstrengungen und durch diätetische Vorschriften nach dieser Richtung hin prophylaktisch vorzugehen sein.

Dazu kommen die von der Atemnot und den so häufig dabei auftretenden stenokardischen Anfällen gegebenen Indikationen, Eisblase auf das Herz, Ruhekur und strenge Diät, Diathermie und Röntgenbehandlung bringen häufig Erleichterung.

Auch äussere Eingriffe sind empfohlen worden. Liegt das Aneurysma günstig, so kann eine andauernde Kompression Nutzen bringen. Vielfach hat man zum Zweck der Wandverstärkung im Aneurysmasack Gerinnungen hervorzurufen gesucht und, um zugleich das Lumen zu verkleinern, subkutane und intramuskuläre Injektionen mit flüssiger Gelatine empfohlen (Curschmann). Letztere wird von Merck in steriler Form in zugeschmolzenen Glastuben in den Handel gebracht. Es ist empfehlenswert, nur diese anzuwenden, da bei Anwendung selbstbereiteter Gelatinelösungen Tetanusinfektionen beobachtet werden. Elektropunktur und Einführung von Fremdkörpern in das Aneurysma sind zu demselben Zweck empfohlen. Macewin machte durch Einstich mit Nadeln Verletzungen der Intimaauskleidung, an denen sich dann Thromben bilden sollten. Natürlich besteht bei allen diesen Eingriffen die grosse Gefahr, dass durch Thrombenverschleppung Embolien in lebenswichtige Organe erfolgen. Es ist dies Arbeiten im Dunkeln stets von unübersehbaren Gefahren begleitet.

Das Aneurysma der aufsteigenden Aorta und das Aneurysma der Anonyma kann nach Brasdor durch Unterbindung der Anonyma operativ behandelt werden. Es soll dadurch eine Stagnationsthrombose bewirkt werden. In seltenen Fällen brachte dies günstigen Erfolg. Eigene Erfahrungen über derartige Eingriffe fehlen mir.

Alles, was ich von der Behandlung mit Gelatine, Acupunktur etc. bei Aneurysmen gesehen habe, hat mich in keinem einzigen Falle davon überzeugt, dass dadurch dem Kranken ein wesentlicher Nutzen erwachsen wäre. Die rein symptomatische und prophylaktische Behandlung mit inneren Mitteln leistete ganz dasselbe und der Verlauf der Erkrankung wurde durch die oben genannten Eingriffe nicht wesentlich beeinflusst. Die Insuffizienz des Herzens wurde anscheinend nicht weiter hinausgeschoben, wie bei konservativer und spezifischer Behandlung.

Die Aneurysmen peripherer Arterien können nur chirurgisch behandelt werden.

Die Behandlung der Erkrankungen der Venen.

Bei entzündlichen Erkrankungen der Venen ist Ruhigstellung, eventuell unter Anwendung einer Schienenlagerung und Hochlagerung des betreffenden Gliedes, notwendig. Kühle Umschläge mit essigsaurer Tonerde oder Bleiwasser lindern die Schmerzen. Auch Priessnitzumschläge oder warme Umschläge können dann versucht werden, wenn Kälte nicht lindernd wirkt.

Kommt es zu Phlebektasien, so ist, wenn keine Entzündung in den varikösen Venen besteht, durch Kompression vermittelst elastischer Binden (Gummiströmpfe) einer zunehmenden Erweiterung vorzubeugen. Mitunter verkleinern sich bei konsequenter Durchführung dieser Therapie die Varizen. Da sie meist die unteren Extremitäten betreffen, so sind stärkere Anstrengungen dieser, wegen des vermehrten Innendruckes durch die beschleunigte Zirkulation, zu vermeiden. Bestehen starke Beschwerden, so ist operative Behandlung angezeigt.

Varizen in den inneren Organen, wie sie bei chronischen Stauungszuständen, besonders im Ösophagus vorkommen, sind kaum therapeutischen Massnahmen zugänglich.

Hämorrhoidalvenenschwellungen erfordern Sorge für leichten Stuhl. Sitzbäder, kühle Umschläge und Applikation von Belladonnasuppositorien lindern die Schmerzen. Es sind Hantelpessare zur mechanischen Kompression empfohlen. Statt der Suppositorien kann man Injektionen von Salben in den After vornehmen.

Thrombosen der Venen sind durch Ruhigstellung und feuchte Umschläge zu behandeln. Nach Ablauf der Schwellung kann man zu Wickelungen und leichter Streichmassage übergehen.

Bei Lungenembolien durch aus den Venen verschleppte Gerinnsel, ist, wenn sie grössere Bezirke absperren, eine kräftige Einwirkung auf das Herz mit Digitalismitteln, Koffein und Kampfer notwendig, je nachdem das Herz Zeichen von Insuffizienz darbietet. Auf kleinere Bezirke verschleppte Emboli rufen das Bild des Lungeninfarktes hervor und bedürfen keiner besonderen Kreislaufstherapie.

Literatur.

Adam, Zur Viskosität des Blutes. Zeitschr. f. klin. Med. 68. 1909.

Bayer, Über den Einfluss des Kochsalzes auf die arteriosklerotische Hypertonie. Arch. f. exp. Path. u. Pharm. 57.

Bäumler, Behandlung der Blutgefässkrankheiten. Handb. d. ges. Therapie von Penzoldt und Stintzing III. 1910. Daselbst reichl. Literatur.

Bröking, Beiträge zur Jodausscheidung. Zeitschr. f. exp. Path. u. Ther. VIII. 1910.

Braun, Verhandl. d. Deutsch. Ges. f. Chirurgie. 1911.

Curschmann, Besserungs- und Heilungsvorgänge bei Aneurysmen der Brustaorta. Arb. aus der med. Klinik zu Leipzig 1893.

Determann, Das Verhalten der Blutviskosität bei Joddarreichung. Deutsche med. Wochenschr. 1908. Nr. 20.

— Die Viskosität des menschlichen Blutes. Wiesbaden 1910.

Erlenmeier, Zur Behandlung der zerebralen Arteriosklerose im Beginn. Deutsch. Medizinal-Ztg. 1904. Nr. 9 u. 10.

— und Stein, Jodwirkung, Jodismus- und Arteriosklerose. Therap. Monatshefte 1909. H. 3.

Fellner, Klinische Erfahrungen über Vasotonin. Verh. d. 27. Kongr. f. inn. Med. Wiesbaden 1910. S. 647.

Fischer und Mehring, Über eine neue Klasse von jodhaltigen Mitteln. Med. Klinik 1906. Nr. 7.

Friedemann, Über die Kreislaufstörungen bei Inf.-Krankh. und ihre Behandlung. Ther. d. G. 1918. S. 433.

Goldschmidt, Antisklerosin bei Arteriosklerose. Deutsche Praxis 1903. Nr. 19.

Groedel, Badekuren bei Arteriosklerose. Wien. med. Wochenschr. 1896. Nr. 16 u. 17.

Hirsch und Beck, Studien zur Lehre von der Viskosität (inneren Reibung) des lebenden menschlichen Blutes. Deutsch. Arch. f. klin. Med. 69. S. 503 u. Münch. med. Wochenschr. 1900.

Huchard, Traité des maladies du coeur. III. Vol. Paris 1899.

Jagic, Über kombinierte Theobromin- und Jodbehandlung. Med. Klin. 1908. Nr. 14.

John, Weitere klin. Erfahrungen über intravenöse Suprarenininjektionen. Münch. med. Wochenschr. 1909. Nr. 29.

Landmann, Gelatine und Blutgerinnung. Mitteil. aus den Grenzgebieten. Bd. 14. S. 682.

Lauder-Brunton, Über die Anwendung von Kaliumnitrat und -nitrit bei chronischer Steigerung der Aortenspannung. Deutsch. med. Wochenschr. 1902. Nr. 10.

Lindmann, Über die Einwirkung des Jods auf die Blutviskosität. Inaug.-Diss. Marburg 1908.

Lommel, Über die Viskosität des Blutes bei Schwitzprozeduren. Deutsch. Arch. f. klin. Med. 1904. Bd. 80. S. 308.

Marchand, Über Arteriosklerose. Verh. d. XXI. Kongr. f. inn. Med. Wiesbaden 1904.

Meyer-Gottlieb, Experimentelle Pharmakologie. III. Aufl. Wien 1914.

Müller, Tierexperimentelle Studien über Vasotonin. Verh. d. XXVII. Kongr. f. inn. Med. Wiesbaden 1910. S. 643.

Müller, O. und Inada, Zur Kenntnis der Jodwirkung bei Arteriosklerose. Deutsch. med. Wochenschr. 1904. Nr. 48.

Romberg, Über Arteriosklerose. Verh. d. XXI. Kongr. f. inn. Med. Wiesbaden 1904.

Rumpf, Neue Gesichtspunkte in der Behandlung chronischer Herzkrankheiten. Verh. d. XV. Kongr. f. inn. Med. Wiesbaden 1897. S. 351.

Schmidt, M., Frühdiagnose und Behandlung der Aortenaneurysmen. Verh. d. XVII. Kongr. f. inn. Med. Wiesbaden 1899.

v. Schrötter, Beitrag zur Therapie der Aortenaneurysmen. Deutsch. Arch. f. klin. Med. 1889. Bd. 35. S. 138.

Spiegel, Über Vasotonin. Therapeut. Monatsh. 1910. Juli.

Stadler, Die Klinik der syphilitischen Aortenerkrankung. Jena 1912.

Winternitz, Über das Verhalten von Jodfetten im Organismus. Deutsch. med. Wochenschr. 1897. Nr. 23.

Weintraud, Über die Salvarsanbehandlung syphilitischer Herz- und Gefässerkrankungen. Ther. d. Geg. 1911. S. 442.

Die Therapie konstitutioneller Kreislaufstörungen.

Konstitutionell bedingte, d. h. nach Siemens idio- oder paratypische Kreislaufstörungen sind in erster Linie ein Gegenstand prophylaktischer Massnahmen. Erziehung, Ausbildung, Berufswahl und Lebensweise müssen dem vorliegenden Leiden angepasst werden.

In der Regel erliegen die idiotypisch schwächlichen, bei denen kongenitale Missbildungen des Herzens vorliegen, schon früh ihrem Leiden. Nur in seltenen Fällen erreichen sie ein höheres Alter. Dass sie sich dann leichten, sog. Zimmerberufen, zuwenden, ist selbstverständlich, da jede körperliche Anstrengung zu meiden ist.

Die bei Infantilismus, Chondrodystrophie, rachitischem Zwergwuchs, Mongolismus vorkommenden Herzstörungen bedürfen nur der Prophylaxe. Bei letzterem ist eine Thyreoidbehandlung mitunter angezeigt.

Kann man den Status thymo-lymphaticus feststellen, so ist vor Narkosen zu warnen. Auch elektrische Starkstromanwendungen sind bei solchen zu meiden wegen der Gefahr plötzlicher Todesfälle. Gichtische und diabetische Störungen erfordern entsprechende diätetische Massnahmen. Über Fettsucht und die Behandlung der bei ihr vorkommenden Kreislaufstörungen ist schon an anderer Stelle das Nötige ausgeführt. (S. 625 u. 710.)

Von besonderer praktischer Wichtigkeit ist das Tropfenherz. Auch hier ist die Prophylaxe eine Hauptaufgabe. Solche Herzträger sind zu erheblichen Anstrengungen nicht befähigt. Die starke Reaktionsfähigkeit ihres Herzens macht sie leicht bei solchen versagen. Deshalb ist ihnen auch die Ausübung jedes Sports zu untersagen. Im übrigen wird man durch langsam gesteigerte körperliche Übungen, bes. Athemgymnastik, durch gute Ernährung und alles was auf allgemeine körperliche Kräftigung hinzielt, so Hydrotherapie, Klimatotherapie, dahin zu wirken haben, dass sich die Konstitution bessert. Es sind aber hier nur begrenzte Möglichkeiten. Man sieht aber unter günstigen Verhältnissen oft doch solche Herzen sich auswachsen. Besonders sind auch Atemübungen hier angebracht.

Bei bestehenden Thoraxdifformitäten ist frühzeitige orthopädische Behandlung angezeigt.

Erhöhte Vagusreizbarkeit, etwa bestehende Unregelmässigkeiten des Herzschlags sind mit den gegebenen Hilfsmitteln zu behandeln, im Vordergrund steht immer die Kräftigung des ganzen Menschen und die Vermeidung von Schädlichkeiten.

Solch labile Herzen darf man auch keinen grossen Erregungen aussetzen. Namentlich die Schule sündigt oft in dieser Beziehung, insofern manches als böser Wille gedeutet wird, was auf schwächlicher Veranlagung beruht.

Die Störungen im Pubertätsalter, in der Gravidität und im Klimakterium bedürfen der Beachtung. Besonders im Klimakterium oft ist gegen mancherlei subjektive Kreislaufstörungen, die mit diesem in ätiologischem Zusammenhang stehen, ärztlich einzuwirken. Die Behandlung richtet sich nach der Art der Störung. Oft wirken bei den klimakterischen Störungen Ovarialpräparate, die man monatelang nehmen lässt, günstig ein. Dazu kommen Sedativa: Brom, Valeriana. Auch milde Hydrotherapie und klimatische Kuren, besonders subalpine Höhenorte, wirken oft günstig ein.

Alle stark reizenden Anwendungen sind zu vermeiden. In Herzbäder gehören solche Kranke nicht.

Von den Kreislaufstörungen bei Erkrankungen der Drüsen mit innerer Sekretion interessieren hier in erster Linie die beim Kropfherzen, der Struma basedowficata, vorkommenden. Es ist eine lange Kontroverse darüber geführt, ob hier die chirurgische Therapie stets einzuschlagen ist oder ob die interne Therapie zunächst versucht werden soll. Die Frage ist wohl jetzt dahin zu beantworten, dass man in erst kurze Zeit bestehenden, noch keine schwereren Kreislaufsymptome darbietenden Fällen einen Versuch mit interner Behandlung machen kann. Führt diese innerhalb weniger Monate nicht zu einer durchgreifenden Besserung oder verschlechtert sich das Befinden sogar, so ist die chirurgische Behandlung einzuleiten, denn die Erfolge dieser sind so eindeutig günstig in solchen Fällen, in denen das Herz noch suffizient ist, dass man nicht zu lange damit zögern soll. Wie weit die Operation gehen soll, ob nur eine Arterienunterbindung oder eine partielle Exstirpation des Kropfes gemacht werden soll, entscheidet der Chirurg. Letzteres wird jetzt wohl allgemein vorgezogen. Die Mortalität bei der Operation schwankt zwischen 3 und 5%. Die Heilungen zwischen 50 und 75%.

Wenn man einen Versuch mit interner Behandlung machen will, — und dieser ist bei leichten Fällen, falls sie in der Lage sind, sich monatelang schonen zu können, angebracht — so ist das erste Erfordernis: grösste körperliche und namentlich psychische Ruhe. Die Versuche, spezifisch wirkende Mittel zu finden, haben zu allerlei Ergebnissen geführt, die zum Teil wohl überschätzt sind. Als solche sind zu nennen Antithyreoidin Moebius, welches aus dem Serum entkropfter Ziegen gewonnen wird und in Tropfen und Tablettenform in den Handel kommt. Ferner wurde empfohlen das Fleisch thyreoidektomierter Tiere zu verwenden (Sorge), und ferner die Milch entkropfter Ziegen, die mit Milchzucker vermengt, als Pulver unter dem Namen „Rodagen“ erhältlich ist. Nur bei leichten Fällen ist von diesen Mitteln Erfolg zu erwarten. Experimentell ist er nicht erwiesen. Sonstige Medikamente wie Natrium phosphoricum, Arsen, Chinin etc. haben keinen direkten Einfluss erkennen lassen. Die Hauptsache ist neben der Ruhe eine vorsichtige diätetisch-physikalische Behandlung. Vor allem ist eine Vermehrung des Körpergewichts anzustreben bei abgemagerten Kranken. Regelrechte Mastkuren können gemacht werden, doch unter Berücksichtigung des Umstandes, dass zu starkes Körperfett wieder den Kreislauf erschwert und für ein schon geschwächtes Herz eine ungünstige Belastung bedeutet.

Eine zweite, sehr oft guten Erfolg versprechende Massnahme ist ein möglichst langer Aufenthalt im Hochgebirge. Man wählt dazu möglichst grosse Höhenlagen 1500—1800 m. Besonders die Kurorte des Engadins, so namentlich Pontresina sind für solche Fälle geeignet.

Die Bestrahlung der Schilddrüse mit Röntgenstrahlen wurde von Holzknecht und Schwarz empfohlen. Anscheinend guten Erfolgen stehen die Bedenken gegenüber, dass nach Röntgenbestrahlungen sich Verwachsungen der Schilddrüse mit der Umgebung einstellen können, die eine etwa nachher doch notwendige Operation sehr erschweren können.

Als hydrotherapeutische Massnahmen empfehlen sich Kälteapplikationen auf die Herzgegend und in den Nacken. Auch Teilwaschungen, laue Halbbäder wirken oft günstig ein.

Empfohlen wird elektrische Behandlung mit der G. Fischerschen Galvanisation am Halse (Kathode im Nacken; Anode 20 qcm rechts und links unter dem Kieferwinkel; Stromstärke 1—3 MA; Dauer je 2,5 Min.). Auch d'Arsonvalisation und Anwendung von Quarzlampe (künstliche Höhensonne) kann man versuchen.

Galvanische Vollbäder von indifferenter Temperatur beruhigen oft.

Erkrankungen des chromaffinen Systems, besonders der Nebennieren, die zu M. Addisonii führen, gehen mit schwacher Herztätigkeit und Erniedrigung des Blutdrucks einher. Da es durchweg bösartige Erkrankungen, Tuberkulose oder Karzinom sind, die diesen Symptomenkomplex hervorrufen, so hat eine interne Therapie keine Aussicht auf Erfolg Die Behandlung kann nur diätetisch und symptomatisch sein.

Die Behandlung der Herzneurosen.

Die Therapie der Herzneurosen muss in erster Linie auf die Ätiologie des Krankheitszustandes Rücksicht nehmen, wenngleich die Therapie aller Herznervenstörungen gewisse gemeinsame Grundzüge hat, die sich auf die allgemeine Behandlung beziehen. Ganz gleichgültig, aus welcher Ätiologie eine funktionelle Störung am Herzen entsteht, gewisse psychoneurotische Einflüsse können und werden oft hinzukommen. In vielen Fällen ist aber auch durch die ätiologischen Momente ein Fingerzeig gegeben, wie man im Einzelfalle die Störungen therapeutisch beeinflussen kann.

Was die rein psychogenen Störungen anbetrifft, welche als Teilerscheinungen einer allgemeinen Psychoneurose auftreten, so wird die Behandlung in solchen Fällen mit der der Psychoneurosen zusammenfallen. Alle Methoden, welche zur Behandlung der Neurasthenie und Hysterie üblich sind, werden auch hier, wenn sie die Grundkrankheit bessern, die Herzstörungen ebenfalls günstig beeinflussen. Aber die psychogenen Herzstörungen, die so oft organische Störungen überlagern und andererseits auch bei ursprünglich lokalisierten Herznervenstörungen schliesslich sich hinzuaddieren, geben noch einige besondere Indikationen. Es ist eine fast durchweg zutreffende Erfahrung, dass Herzneurotiker eine grosse Neigung zur Selbstbeobachtung haben. Es muss ein Grundsatz der psychischen Behandlung sein, dass man die Kranken über ihren Zustand beruhigt und vor allem der Selbstbeobachtung entgegenwirkt. Deshalb ist in solchen Fällen vor einer ausgedehnten Lokalbehandlung zu warnen, höchstens Kühlung auf die Herzgegend ist hier angebracht. Elektrische Lokalbehandlungen, worunter auch die von Rumpf angewandten oszillatorischen Ströme zu begreifen sind, können unter Umständen auch zwar suggestiv günstig wirken, im allgemeinen aber lenken sie die Aufmerksamkeit des Kranken nur noch mehr auf das Herz hin. Goldscheider empfiehlt in solchen Fällen Gymnastik, um die Kranken an die bei Steigerung der Herzfrequenz eintretenden subjektiven Gefühle zu gewöhnen und sie von ihrer Unschädlichkeit zu überzeugen. Es ist aber hier Vorsicht geboten, denn auch bei

Psychoneurotikern erlebt man, dass stärkere Bewegungen die Beschwerden unter Umständen recht anhaltend zu steigern imstande sind.

Was über den Wert des Schlafes bei der Behandlung der Herzinsuffizienz gesagt ist, gilt in gleicher Weise für die Behandlung der Herzneurosen. Für ausreichenden Schlaf muss gesorgt werden. Am besten eignen sich als Schlafmittel neben hydriatischen Anwendungen die Brompräparate, auch das Bromural und das Adalin, ferner Veronal und Medinal.

Klimatische Kuren wirken bei sonst kräftigen Herzneurotikern unter Umständen ausgezeichnet, selbst grosse Höhenlagen werden gut vertragen und bringen oft die Beschwerden zum Verschwinden. Die äussere Ablenkung, ferner die stärkere körperliche Betätigung wirken neben den klimatischen Einflüssen hier günstig. Ebenso wird man von der Hydrotherapie als Allgemeinbehandlung Gebrauch machen, sich aber von stärker angreifenden Methoden fern halten (Determann, Goldscheider). Vor allen warmen oder heissen Prozeduren ist zu warnen, sie wirken fast immer ungünstig. Dagegen sind kühle Anwendungen, Abreibungen, Sitz- und Fussbäder zu versuchen.

Einer besonderen Erwähnung bedürfen die Kohlensäure- und Sauerstoffbäder. Ihre Wirkung auf den Kreislauf ist, wie O. Müller nachgewiesen hat, wesentlich durch die Temperatur der Bäder bedingt, damit ergibt sich ihre Indikation. (S. 595.) Herzneurastheniker in ausgesprochene Herzheilbäder zu schicken, ist aus psychischen Gründen nicht ratsam. Im Zusammenleben mit organisch Herzkranken sehen sie in diesen Schicksalsgenossen, und es befestigt sich in ihrem Innern immer mehr der Gedanke, dem gleichen Lose wie diese zu verfallen. Selbst Kohlensäurebäder in der häuslichen Praxis sind unter Umständen bei der allgemein verbreiteten Ansicht, dass diese nur bei eigentlich Herzkranken in Anwendung kommen, besser zu vermeiden, da man die gleiche Wirkung auf andere Weise erzielen kann. Was die elektrischen Bäder anbetrifft, die ja in der Behandlung der Herzkranken neuerdings eine grosse Rolle spielen, so wirken sie auf derartige Kranke wesentlich suggestiv, unter Umständen aber auch stark erregend. Damit würde auch die Frage der elektrischen Allgemeinbehandlung erledigt sein. Man hat die Wirkungen auf das Gefässsystem, welche bei solchen Prozeduren unter Umständen, namentlich durch unkontrollierbare psychische Einwirkungen (Weber) eintreten, keineswegs in der Hand. Deshalb ist Vorsicht geboten.

Die Massage als allgemeines Kräftigungsmittel wird ebenfalls nur mit der nötigen Vorsicht anzuwenden sein. Es kommt auf den Allgemeinzustand des Kranken an und hier entscheidet bisher nur die Erfahrung. Die Vibrationsmassage der Herzgegend, welche oft die Herzfrequenz herabsetzt, habe ich öfter angewandt, bin aber von dieser Anwendung zurückgekommen, da alle lokale Behandlung, wie schon erwähnt, die nachteilige Autosuggestion begünstigt. Das Tragen der Abbéeschen Herzstütze, die in einer dreieckigen Lederpelotte, welche auf der Herzgegend mit gekreuztem Riemen befestigt wird, besteht, hat vielleicht den Vorteil, die Herzgegend dem tastenden Finger zu entziehen, andererseits aber gewöhnen sich manche Nervöse so sehr daran, dass sie sie nachher nicht wieder ablegen. Fernerhin lenkt eine Herzstütze, da sie doch in der Herzgegend angebracht ist, die Aufmerksamkeit wieder auf das Herz.

Der Kardinalpunkt der Behandlung der Herzpsychoneurosen ist die psychische Therapie, wofür sich im einzelnen keine Vorschriften geben lassen. Eine psychisch beruhigende Behandlung, wobei der Arzt seine ganze Persönlichkeit einzusetzen hat, ist imstande, den Kranken seine Leiden vergessen zu machen, ihn über Angst und Beschwerden hinweg zu bringen. Vermag es der Arzt, dem Psychoneurotiker das Selbstvertrauen zu wecken und ihm die Überzeugung beizubringen, dass sein Herz gesund ist, so ist dem Kranken der grösste Dienst geschehen.

Anders liegt die Sache, wenn lokalisierte Herznervenstörungen vorliegen. In den Fällen, in denen man lokale Störungen im Vagus oder Sympathikusgebiet, resp. in den Zentren dieser Nerven vermutet, hat die pathologisch-anatomische Untersuchung greifbare, vor allen Dingen therapeutisch angreifbare Veränderungen nicht nachgewiesen. Auch der genaue Sitz und die Art der Schädigung bei denjenigen Krankheitsbildern, die wir als lokalisierte Herzneurosen auffassen, ist bisher nicht festgestellt. Dass es sich dabei um organische, vielleicht nur molekuläre Veränderungen handelt, wird mehr und mehr wahrscheinlich. Sicherlich wird auch in solchen Fällen eine von oben genannten Grundsätzen diktierte Behandlung nützlich sein, da ja die meisten dieser ursprünglich lokalisierten Herznervenstörungen schliesslich durch Überlagerung allgemein nervöser Symptome auf psychischem Wege mehr oder weniger beeinflusst werden. Über Störungen in den im Herzen selbst gelegenen Ganglien und Nerven wissen wir noch nichts Bestimmtes. Es ist aber gewiss möglich, dass auch von diesen lokalisierte Störungen ausgehen können. Hat man begründeten Anlass zu glauben, es mit einer lokalisierten Störung zu tun zu haben, so wird man, da die meisten dieser Störungen ja anfallsweise auftreten, nach Möglichkeit der Wiederholung solcher Anfälle vorzubeugen, und da selbst bei lokalen Herznervenstörungen psychische Momente auslösend wirken können, durch allgemein beruhigende Massnahmen diesen Faktor auszuschalten suchen.

Zu den Herznervenstörungen gehört sicherlich ein grosser Teil der Fälle von Herzunregelmässigkeiten, besonders von Herzjagen. Hier bewährte sich mir sehr die Therapie der Verhütung der Anfälle. Man kennt eine Menge von Kunstgriffen, welche imstande sind, den Anfall abzuschneiden. Druck auf den Vagus, tiefes Einatmen, der Valsalvasche Versuch, ferner Erregen von Erbrechen oder Würgen durch Kitzeln des Rachens (Pal), Niederhocken, Tieflagerung des Kopfes beenden bei vielen Patienten erfahrungsgemäss den Anfall. (S. 721.) Ich habe bei einer grossen Anzahl von derartigen Kranken die Erfahrung gemacht, dass die Anstellung des Valsalvaschen Versuches, tiefes Atmen und Pressen mit geschlossener Glottis, wenn der Versuch sofort im Beginn des Anfalls gemacht wird, den Anfall fast regelmässig kupiert. Unter Umständen muss der Versuch drei- und viermal wiederholt werden, aber mir sind nur wenige Fälle bekannt, bei denen es nicht dadurch geglückt wäre, den beginnenden Anfall zu kupieren. Eventuell kann man den Druck auf den N. vagus zugleich ausführen lassen, was in einem Fall, in welchem der Valsalvasche Versuch nichts nützte, sofort Erfolg brachte. Ich verfüge jetzt über viele Fälle, die ich durch Jahre verfolgen konnte, von denen zwei seit 8 Jahren, ein dritter seit drei und der vierte seit zwei Jahren völlig von ihren Anfällen, die sie früher alle paar Monate heimsuchten, befreit sind, und zwar dadurch, dass sie zunächst konsequent jeden Anfall auf dem angegebenen Wege unterdrückten. Schliesslich blieben die Anfälle ganz aus. Es scheint dadurch meine früher geäusserte Anschauung bestätigt zu werden, dass ein Anfall gewissermassen für die folgenden die Bahn ebnet und, je häufiger sich die Anfälle austoben können, um so leichter wieder ein neuer entstehen kann.

Manche funktionelle Herzerkrankungen entstehen durch Giftwirkungen. Die neueren Untersuchungen haben ja gezeigt, dass gewisse Stoffe ganz elektiv auf bestimmte Nervenbahnen und Zellen einwirken, und gerade die schon angezogenen Arbeiten von Langley, Straub, Fröhlich und Loewi, Eppinger und Hess haben dargetan, dass wir in gewissen pflanzlichen und tierischen Stoffen Mittel besitzen, auf diese Nervenbahnen isoliert einzuwirken. Die bisher vorliegenden pharmakologischen Untersuchungen erlauben heute noch nicht, ein Bild der Wirkung dieser Mittel, geschweige denn Indikationen für ihre Anwendung aufzustellen. Hier wird es noch vieler Arbeit bedürfen, um der chemischen Therapie den Weg zu weisen. Es ist aber nicht zu bezweifeln, dass nach dieser Richtung hin ein Weg gefunden wird, den Herznervenerkrankungen besser beizukommen wie bisher.

Was Prophylaxe anbelangt, so muss man natürlich in allen Fällen von Herznervenerkrankungen die Genussgifte, welche das Herz- und Gefässnervensystem oder auch den Herzmuskel beeinflussen, Nikotin, Koffein, Alkohol, ganz verbieten. Das bezieht sich auch auf die psychogenen Herzstörungen, denn auch bei diesen ist schliesslich der Angriffspunkt für die Störung das Herznervensystem, und es ist nicht von der Hand zu weisen, dass derartige Mittel die Reizbarkeit auch für psychische Reize steigern können, da diese doch auch auf den Herznervenbahnen zum Herzen geleitet werden. Eine spezifisch medikamentöse Therapie aber mit Herznervenmitteln, wie etwa Pilokarpin, Muskarin, Cholin, Adrenalin, Atropin, Nikotin etc., wird sich erst auf weitere Untersuchungen hin aufbauen können. Nur die Anwendung des Atropins ist bisher nach Dehios Vorgang versucht worden und hat in seltenen Fällen von zentral erzeugter Bradykardie günstige Erfolge gezeitigt, und zwar in den Fällen, in denen eine erhöhte Vaguswirkung auf das Herz angenommen werden musste. Es steht in Parallele zur Wirkung des Atropins auf die Magensafthypersekretion (Riegel) und auf das Asthma bronchiale (Trousseau).

Von sonstigen medikamentösen Mitteln sind besonders die Sedativa bei Herzneurosen in Gebrauch: Brom, vor allen Dingen Baldrianpräparate werden hier empfohlen. Gewarnt werden muss vor der Digitalis. Die Vaguswirkung der Digitalis ist bei gesundem Herzmuskel nicht konstant und tritt dann erst bei ganz oder nahezu toxischen Dosen auf. Als Herzmuskelmittel ist es in allen Fällen reiner Herznervenstörungen natürlich wirkungslos. Dasselbe gilt für Strophantin und die übrigen Digitalismittel. Aber nicht nur die Wirkungslosigkeit allein ist es, die vor der Anwendung warnen muss. Mitunter bringen die digitalisartigen Mittel direkt Störungen des Rhythmus hervor (Brandenburg). Es sind auch üble suggestive Folgen zu befürchten, dadurch dass bei der heute allgemein bekannten Tatsache, dass man Digitalis besonders bei schweren Herzkrankheiten gibt, der Kranke leicht beunruhigt wird.

Von den tonischen Mitteln, Eisen, Strychnin, Chinin etc. macht man die bei der Neurasthenie gebräuchliche Anwendung. Das Chinin wirkt dabei auch spezifisch hemmend auf die reizbildenden Elemente des Herzens. Bei Anämischen resp. Chlorotischen wird man den Hämoglobingehalt des Blutes zu vermehren trachten, um damit das Herz, welches durch die zum Transport der nötigen Sauerstoffmenge benötigte vermehrte Blutmasse vermehrte Arbeit leisten muss, zu entlasten.

Aus der Indikation, den Schlaf herbeizuführen, bedient man sich besonders der Brompräparate, ferner des Adalins, des Sedals u. a. und meidet die Alkaloide des Opiums. Auch sonstige Schlafmittel, besonders Veronal, Medinal und Bromural, können angewandt werden. Wir verfügen über eine grosse Zahl solcher Mittel, die unbedenklich in solchen Fällen angewandt werden können. Vor Angewöhnung muss der Kranke behütet werden.

Bei allen Herznervenstörungen wird man zugleich nicht nur dem Allgemeinbefinden und dem Herzen, sondern auch den übrigen Organen seine Aufmerksamkeit zu schenken haben, welche durch sympathische und autonome Nervenverbindungen zu dem Herzen in naher Beziehung stehen. Es ist das vor allen Dingen der Magen, der bei manchen in leerem, bei anderen in gefülltem Zustande unangenehme Begleiterscheinungen von seiten des Herzens hervorruft, sowie der Darm. Dadurch werden der Diätetik der Herzneurotiker bestimmte Indikationen gegeben. Über Zahl der Mahlzeiten, Umfang derselben werden die Verordnungen sich je nach dem funktionellen Zustand der Verdauungsorgane dem Einzelfalle anpassen müssen.

Ferner ist auch der sexuellen Hygiene grosse Aufmerksamkeit zu schenken. Gerade sexuelle Verhältnisse spielen nicht nur für manche psychoneurotische Formen, und zu diesen ist die „Phrenokardie" zu zählen, sondern wahrscheinlich für sonstige Herznervenstörungen eine gewisse Rolle. Somatisch-sexuelle Exzesse steigern in solchen Fällen die Beschwerden, vor allen Dingen aber auch psychisch-sexuelle und ein Teil der psychischen Diätetik wird es sein, auf diesem heiklen Gebiete einzuwirken. Mit quälerischen kathartischen Massnahmen und mit peinlicher Inquisition und Psychoanalyse wird man den an sich ängstlichen Herzneurotiker schwerlich beruhigen, aber in vorsichtiger Weise auf diese Schädlichkeiten hinzuweisen, wird, wenn Verdacht auf eine derartige Ätiologie vorliegt, notwendig sein.

Es ergibt sich aus dem Dargelegten, dass eine weitgehende Individualisierung bei der Behandlung der Herznervenkranken, wie ja auch bei allen an funktionellen Neurosen: Neurasthenie, Hysterie etc. Leidenden notwendig ist. Erholungsreisen, Badekuren, hydrotherapeutische Massnahmen, Sanatorium und Krankenhausbehandlung werden unter Umständen nötig sein. Der Erfolg hängt dabei ganz wesentlich von dem suggestiven Einfluss des Arztes und der gewählten Methode ab.

Literatur.

Abbée, Über Anwendung eines Herzstützapparates bei Herzaffektionen insbesondere bei kardialer Dyspnöe.

Beard, Die Nervenschwäche. Leipzig 1881.

Büdingen, Grundzüge der Anstaltsbehandlung nervös und organisch bedingter Herzstörungen. Therapeut. Monatsh. 1907. H. 8 u. 9.

Curschmann, Über das Wesen einiger körperlichen Störungen der Hysterie und ihre Bedeutung für die Therapie. Therap. d. Gegenw. 1906. S. 440.

Determann, Über Herz- und Gefässneurosen. Volkmanns Samml. klin. Vortr. 96 97. 1894.

Dreyfus, Über nervöse Dyspepsie. Jena 1908.

Edgreen, Über die sogenannten nervösen Herzkrankheiten. Wiener med. Presse 1903. Nr. 29/31.

Eppinger und Hess, Zur Pathologie des vegetativen Nervensystems. Zeitschr. f. klin. Med. 1909. Bd. 63 u. 64.

Faber, Reflexhyperästhesien bei Verdauungskrankheiten. Deutsch. Arch. f. klin. Med. 1900. Bd. 65. S. 334.

Gibson, Die nervösen Erkrankungen des Herzens. Deutsch v. Heller. Wiesbaden 1910.

Goldscheider, Über Abgrenzung und Behandlung der Herzneurosen. Zeitschr. f. diät. u. phys. Ther. 1906. Bd. 10. S. 1.

Gräupner, Die Herzstütze. Wiener med. Presse 1901. Nr. 27.

Horner, Der Blutdruck des Menschen. Wien u. Leipzig 1913.

Herz, M., Die sexuelle psychogene Herzneurose. Wien 1909.

Herzog, Über die Abhängigkeit gewisser Neurosen und Psychosen von Erkrankungen des Magendarmtraktus. Arch. f. Psych. 1898. Bd. 31.

Hochhaus, Über funktionelle Herzkrankheiten. Deutsch. med. Wochenschr. 1900. Nr. 14.

Hoffmann, Die paroxysmale Tachykardie. Wiesbaden 1900.

— Pathologie und Therapie der Herzneurosen. Wiesbaden 1901.

— Symptome und Therapie der Herzneurosen. Deutsch. Zeitschr. f. Nervenheilk. 1910. Bd. 38.

— Über die klinische Bedeutung der Arhythmie des Herzens. Med. Klinik 1906. Nr. 43.

Kraus, F., Einiges über funktionelle Herzdiagnostik. Deutsch. med. Wochenschr. 1905. 1. 2. 3.

Krehl, Zur Behandlung nervöser Herzerkrankungen. Zeitschr. f. ärztl. Fortbildung 1906. Nr. 23. S. 682.

— Über nervöse Herzerkrankungen und den Begriff der Herzschwäche. Münch. med. Wochenschr. 1906. 33. S. 23.

— Die Erkrankungen des Herzmuskels und die nervösen Herzkrankheiten. Nothnagels Handbuch. II. Aufl. 1913.

Langley, Ergebnisse der Physiologie 1903 u. Brain 1903. Bd. 26. S. 1.

Lehr, Die nervöse Herzschwäche. Wiesbaden 1891.

Lewandowsky, Die Funktionen des zentralen Nervensystems. Jena 1907.

Loismann, Zur Frage der digestiven Reflexneurose des N. vagus. Prager med. Wochenschr. 1900. Nr. 15.

Martius, Tachykardie. Stuttgart 1895.

— Pathogenese innerer Krankheiten. Stuttgart 1904.

Müller, F., The nervous affections of the heart. Arch. of int. Med. 1908. January.

Noorden, v., Hysterische Vagusneurosen. Charité-Annalen. Bd. 18. S. 249.

Nothnagel, Angina pectoris vasomotoria. Zeitschr. f. klin. Med. Bd. 1.

Oppenheim, Psychotherapeutische Briefe. Berlin 1904.

Reissner, Über unregelmässige Herztätigkeit auf psychischer Grundlage. Zeitschr. f. klin. Med. 1904. 53.

Rosenbach, Krankheiten des Herzens. 1897.

— Ausgew. Abhandl. 1909. II. S. 330.

Rumpf, Die Behandlung der Herzneurosen. Deutsch. med. Wochenschr. 1905. Nr. 52.

— Zur Behandlung der „nervösen“ oder funktionellen Herz- oder Gefässstörungen. Therapie d. Gegenw. Dez 1899.

Rumpf, Die Diagnose und Behandlung der Herz- und Gefässneurosen. Deutsch. med. Wochenschr. 1910. Nr. 28/29.

Schlesinger, Über die paroxysmale Tachykardie und ihre Beziehungen zu den Erkrankungen des Nervensystems. Samml. klin. Vortr. 1906. Nr. 533.

— Die Therapie der Basedowschen Krankheit. Wien. klin. Rundschau. 1906. Nr. 17

Schmidt, Ad., Neurosen innerer Organe und Erkrankung der Organnerven. Münch. med. Wochenschr. 1909. Nr. 32.

v. Strümpell, Einige Bemerkungen über das Wesen und die Diagnose der sog. nervösen Dyspepsie. Arch. f. klin. Med. 73.

Alphabetisches Autorenregister.

Diejenigen Autorennamen, die im Text (nicht in der Literaturangabe) vorkommen, sind durch halbfette Zahlen kenntlich gemacht.

H.

Y.

Z.

Alphabetisches Sachregister.

A.

B.

C.

D.

E.

F.

G.

H.

I.

J.

K.

L.

M.

P.

Q.

R.

S.

T.

U.

V.

W.

Y.

Z.